ご購入～アクセスまでのイメージ

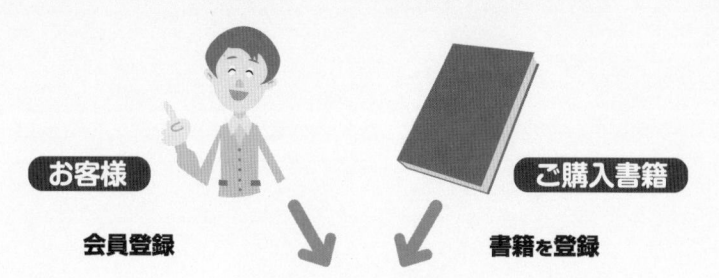

お客様 → 会員登録
ご購入書籍 → 書籍を登録

↓

マイページ
会員登録は初回のみ！

↓ ダウンロード

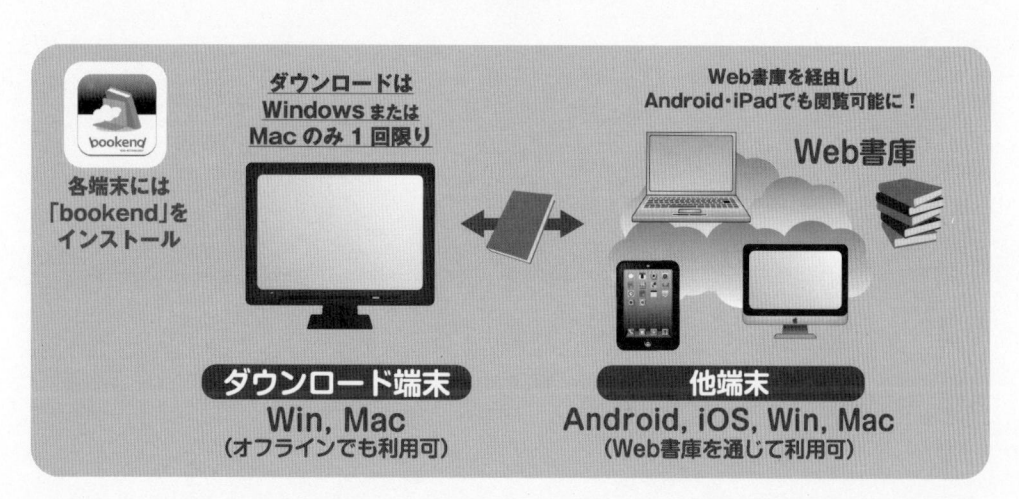

各端末には「bookend」をインストール

ダウンロードはWindowsまたはMacのみ1回限り

Web書庫を経由しAndroid・iPadでも閲覧可能に！

Web書庫

ダウンロード端末
Win, Mac
（オフラインでも利用可）

他端末
Android, iOS, Win, Mac
（Web書庫を通じて利用可）

> コンテンツを移動することにより、別端末でも閲覧は可能ですが、同時に閲覧できるのは3端末までです

■ダウンロード端末 対応OSバージョン（2016年3月現在）

Windows	Mac	iOS	Android
Windows XP/Vista/ 7/8.1/10 各日本語版（ただし、64bit版はXP/Vistaは未対応）	Mac OS 10.9～10.11 各日本語版	iOS 5.1.1 以上	Android2.3 以上

■bookend はアイドック株式会社の製品です．
■対応バージョンの詳細につきましては，http://bookend.keyring.net/service/requirement.html をご覧下さい．
■オンラインアクセス権付き書籍の仕様に変更等が生じた場合には，ホームページほか，会員の皆さまには，ご登録アドレスに E-mail にてお知らせ致します．

JN310192

臨床放射線腫瘍学

最新知見に基づいた放射線治療の実践

Clinical Radiation Oncology

編集

日本放射線腫瘍学会
日本放射線腫瘍学研究機構

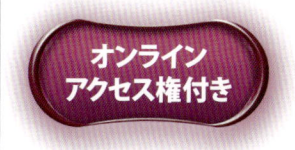

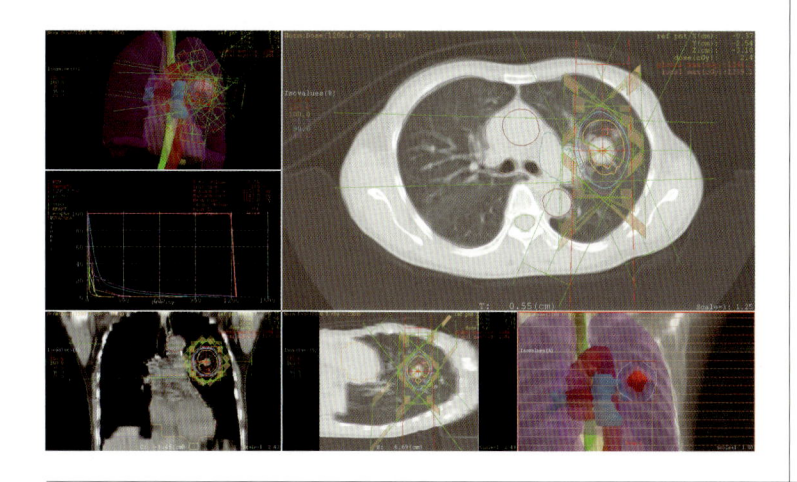

オンライン
アクセス権付き

南江堂

Clinical Radiation Oncology
© Japanese Society for Therapeutic Radiology and Oncology, Japanese Radiation Oncology Study Group, 2012
Published by Nankodo Co., Ltd., Tokyo, 2012

■「臨床放射線腫瘍学」編集委員会 (五十音順) (*委員長)

秋元 哲夫* あきもと てつお	国立がん研究センター東病院臨床開発センター粒子医学開発分野
池田 恢 いけだ ひろし	地方独立行政法人堺市立病院機構市立堺病院放射線治療科
大西 洋 おおにし ひろし	山梨大学大学院医学工学研究部放射線医学教室
小口 正彦 おぐち まさひこ	がん研究会有明病院放射線治療部
兼平 千裕 かねひら ちひろ	東京慈恵会医科大学放射線医学講座
西村 恭昌 にしむら やすまさ	近畿大学医学部放射線腫瘍学部門
根本 建二 ねもと けんじ	山形大学医学部放射線腫瘍学講座

■執筆者 (執筆順)

浜島 信之 はまじま のぶゆき	名古屋大学大学院医学系研究科予防医学
安井 弥 やすい わたる	広島大学大学院医歯薬保健学研究院分子病理学
小池 盛雄 こいけ もりお	文京学院大学保健医療技術学部
桐生 茂 きりゅう しげる	東京大学医科学研究所附属病院放射線科
大友 邦 おおとも くに	東京大学医学部附属病院放射線科
長谷川正俊 はせがわ まさとし	奈良県立医科大学医学部医学科放射線腫瘍医学講座
晴山 雅人 はれやま まさと	社会医療法人 禎心会 放射線治療研究所
坂田 耕一 さかた こういち	札幌医科大学医学部放射線医学講座
角道 祐一 かくどう ゆういち	東北大学加齢医学研究所臨床腫瘍学分野
石岡千加史 いしおか ちかし	東北大学加齢医学研究所臨床腫瘍学分野
松本 義久 まつもと よしひさ	東京工業大学原子炉工学研究所物質工学部門
増永慎一郎 ますなが しんいちろう	京都大学原子炉実験所附属粒子線腫瘍学研究センター
三浦 雅彦 みうら まさひこ	東京医科歯科大学大学院医歯学総合研究科口腔放射線腫瘍学分野
秋元 哲夫 あきもと てつお	国立がん研究センター東病院臨床開発センター粒子医学開発分野
中村 聡明 なかむら さとあき	京都府立医科大学大学院放射線診断治療学講座
大屋 夏生 おおや なつお	熊本大学大学院生命科学研究部放射線治療医学分野
細井 義夫 ほそい よしお	広島大学原爆放射線医科学研究所
佐野 尚樹 さの なおき	山梨大学医学部附属病院放射線部
黒岡 将彦 くろおか まさひこ	神奈川県立がんセンター放射線治療品質保証室
成田雄一郎 なりた ゆういちろう	弘前大学大学院医学研究科放射線科学講座
熊崎 祐 くまざき ゆう	埼玉医科大学国際医療センター放射線腫瘍科
遠山 尚紀 とおやま なおき	千葉県がんセンター放射線治療部物理室
国枝 悦夫 くにえだ えつお	東海大学医学部専門診療学系放射線治療学
奥村 雅彦 おくむら まさひこ	近畿大学医学部附属病院中央放射線部
岡本 裕之 おかもと ひろゆき	国立がん研究センター中央病院放射線治療科
西尾 禎治 にしお ていじ	国立がん研究センター東病院臨床開発センター粒子線医学開発分野
赤城 卓 あかぎ たかし	兵庫県立粒子線医療センター放射線物理科
田中 良明 たなか よしあき	社会医療法人財団 石心会 川崎幸病院放射線治療科
前林 俊也 まえばやし としや	日本大学医学部放射線医学系
柴田 徹 しばた とおる	香川大学医学部附属病院放射線治療部
髙井 良尋 たかい よしひろ	弘前大学大学院医学研究科放射線科学講座
白土 博樹 しらと ひろき	北海道大学大学院医学研究科病態情報学講座
永田 靖 ながた やすし	広島大学大学院医歯薬保健学研究院放射線腫瘍学
木村 智樹 きむら ともき	広島大学大学院医歯薬保健学研究院放射線腫瘍学
渋谷 均 しぶや ひとし	東京医科歯科大学大学院医歯学総合研究科腫瘍放射線医学
伊藤 善之 いとう よしゆき	名古屋大学大学院医学系研究科量子介入治療学
秋庭 健志 あきば たけし	東海大学医学部付属病院放射線治療科
大泉 幸雄 おおいずみ ゆきお	東海大学医学部付属病院放射線治療科

細野　　眞	ほその　まこと	近畿大学高度先端総合医療センター
池田　　恢	いけだ　ひろし	地方独立行政法人堺市立病院機構市立堺病院放射線治療科
土器屋卓志	どきや　たくし	元埼玉医科大学国際医療センター放射線腫瘍科
岡崎　　清	おかざき　きよし	東芝メディカルシステムズ営業本部治療営業部
手島　昭樹	てしま　てるき	大阪府立成人病センター放射線治療科
角　美奈子	すみ　みなこ	国立がん研究センター中央病院放射線治療科
末山　博男	すえやま　ひろお	新潟県立中央病院放射線治療科
唐澤久美子	からさわ　くみこ	放射線医学総合研究所重粒子医科学センター病院
前林　勝也	まえばやし　かつや	東京女子医科大学放射線腫瘍学講座
青山　英史	あおやま　ひでふみ	新潟大学医学部放射線医学教室
多湖　正夫	たご　まさお	帝京大学医学部附属溝口病院放射線科
北條　秀博	ほうじょう　ひでひろ	国立がん研究センター東病院粒子線医学開発部
荻野　　尚	おぎの　たかし	メディポリス医学研究財団がん粒子線治療研究センター
古平　　毅	こだいら　たけし	愛知県がんセンター中央病院放射線治療部
西尾　正道	にしお　まさみち	国立病院機構北海道がんセンター放射線治療科
野木　沙眞	のぎ　さちか	東京医科大学病院放射線科
徳植　公一	とくうえ　こういち	東京医科大学病院放射線科
髙山香名子	たかやま　かなこ	南東北がん陽子線治療センター
不破　信和	ふわ　のぶかず	兵庫県立粒子線医療センター
山崎　秀哉	やまざき　ひでや	京都府立医科大学大学院放射線診断治療学講座
河島　光彦	かわしま　みつひこ	国立がん研究センター東病院粒子線医学開発部
茶谷　正史	ちゃたに　まさし	大阪労災病院放射線治療科
柴山　千秋	しばやま　ちあき	済生会宇都宮病院放射線科
高橋　　聡	たかはし　さとる	自治医科大学放射線医学教室
村山　重行	むらやま　しげゆき	静岡県立静岡がんセンター陽子線治療科
小川　洋史	おがわ　ひろふみ	静岡県立静岡がんセンター放射線治療科
西村　哲夫	にしむら　てつお	静岡県立静岡がんセンター放射線治療科
大西　　洋	おおにし　ひろし	山梨大学大学院医学工学研究部放射線医学教室
副島　俊典	そえじま　としのり	兵庫県立がんセンター放射線治療科
早川　和重	はやかわ　かずしげ	北里大学医学部放射線科学（放射線腫瘍学）
辻野佳世子	つじの　かよこ	兵庫県立がんセンター放射線治療科
唐澤　克之	からさわ　かつゆき	がん・感染症センター都立駒込病院放射線診療科
森山　正浩	もりやま　まさひろ	松江市立病院放射線科
内田　伸恵	うちだ　のぶえ	鳥取県立中央病院放射線治療室
淡河恵津世	おごう　えつよ	久留米大学医学部重粒子線がん治療学講座
板坂　　聡	いたさか　さとし	京都大学大学院医学研究科放射線腫瘍学・画像応用治療学
萬　　篤憲	よろず　あつのり	国立病院機構東京医療センター放射線科
茂松　直之	しげまつ　なおゆき	慶應義塾大学医学部放射線科学教室
高橋　常浩	たかはし　つねひろ	慶應義塾大学医学部外科学教室
小川　和彦	おがわ　かずひこ	大阪大学大学院医学系研究科放射線治療学講座
寺嶋　千貴	てらしま　かずき	兵庫県立粒子線医療センター放射線科
村上　昌雄	むらかみ　まさお	獨協医科大学病院放射線治療センター
永倉　久泰	ながくら　ひさやす	KKR札幌医療センター放射線科
上紺屋憲彦	かみこんや　のりひこ	兵庫医科大学放射線医学教室
西村　恭昌	にしむら　やすまさ	近畿大学医学部放射線腫瘍学部門
野宮　琢磨	のみや　たくま	山形大学医学部放射線腫瘍学講座
青木　　学	あおき　まなぶ	東京慈恵会医科大学放射線医学講座
平塚　純一	ひらつか　じゅんいち	川崎医科大学放射線医学（治療）教室
青木　昌彦	あおき　まさひこ	弘前大学医学部附属病院放射線部
佐藤　久志	さとう　ひさし	福島県立医科大学附属病院放射線医学講座
佐々木智成	ささき　ともなり	九州大学大学院医学研究院臨床放射線科学分野

中村　和正	なかむら かつまさ	九州大学大学院医学研究院臨床放射線科学分野	
生島　仁史	いくしま ひとし	徳島大学大学院HBS研究部放射線治療技術科学分野	
有賀　久哲	ありが ひさのり	岩手医科大学放射線医学講座	
笹井　啓資	ささい けいすけ	順天堂大学大学院医学研究科放射線治療学講座	
井垣　浩	いがき ひろし	東京大学医学部附属病院放射線科	
末藤　大明	すえふじ ひろあき	久留米大学医学部放射線医学教室	
早渕　尚文	はやぶち なおふみ	久留米大学医学部放射線医学教室	
齋藤　淳一	さいとう じゅんいち	群馬大学大学院医学系研究科病態腫瘍制御学講座腫瘍放射線学分野	
加賀美芳和	かがみ よしかず	昭和大学医学部放射線医学講座放射線治療学部門	
芝本　雄太	しばもと ゆうた	名古屋市立大学大学院医学研究科放射線医学分野	
江島　泰生	えじま やすお	神戸大学大学院医学研究科放射線医学分野	
今井美智子	いまい みちこ	磐田市立総合病院放射線治療科	
村上　直也	むらかみ なおや	国立がん研究センター中央病院放射線治療科	
伊丹　純	いたみ じゅん	国立がん研究センター中央病院放射線治療科	
小泉　雅彦	こいずみ まさひこ	大阪大学医学部附属病院オンコロジーセンター医学物理室	
野崎美和子	のざき みわこ	獨協医科大学越谷病院放射線科	
岸　和史	きし かずし	和歌山県立医科大学放射線医学教室	
栗林　茂彦	くりばやし しげひこ	日本医科大学付属病院放射線治療科	
伊藤　芳紀	いとう よしのり	国立がん研究センター中央病院放射線治療科	
林　靖之	はやし のぶゆき	長崎大学大学院医歯薬学総合研究科放射線診断治療学	
野中　哲生	のなか てつお	神奈川県立がんセンター放射線腫瘍科	
中山　優子	なかやま ゆうこ	神奈川県立がんセンター放射線腫瘍科	
鹿間　直人	しかま なおと	埼玉医科大学国際医療センター放射線腫瘍科	

序　文

　がんは2人に1人が罹り，3人に1人が命を落とす文字どおりの国民病である．がん治療の三本柱が，手術，放射線治療，薬物療法であることは国際的に広く認知されているが，わが国においては，がん治療＝手術という意識が医療スタッフ，国民いずれにも深く根付いている時期が長く続いていた．

　近年の高齢化社会の到来により，手術に向かない，あるいは手術を希望しない患者が増加している．また，革新的な放射線治療技術，機器の登場，あるいは化学放射線療法の開発によって放射線治療の有効性を著しく高めることが可能となり，放射線治療の役割が増大した結果，近年では30％強の新規がん患者が放射線治療を受けていると推定されている．欧米先進国ではおおむね60％の患者が放射線治療を受けており，わが国において放射線治療はさらに発展するものと考えられる．

　国民の放射線治療への期待が高まっている中で，標準的な放射線治療を医師，医学物理士，診療放射線技師，看護師から成る放射線治療チームとして，いかに適正かつ安全に実施するかが問われる．放射線治療においては，従来職人的な要素が色濃く残り，標準化という点では十分な対応ができていない部分が少なくなかった．標準化に欠かせない臨床試験が国内外であまり実施されてこなかったことも一因であろう．

　日本放射線腫瘍学会は，今年で創立25周年を迎える．100人前後であった会員も2,000人を超える学会に発展し，医師のみならず医学物理士，診療放射線技師，看護師を正会員，准会員として有している．

　今回，日本放射線腫瘍学研究機構との共同編集で本書「臨床放射線腫瘍学」を上梓することとなった．学会・機構が編集し，がんの基礎から，放射線生物学，放射線物理学，照射技術，放射線治療施設の運営・管理，各種臓器がんに対する各論まで，放射線腫瘍医として理解しておかなければならない内容を要領よくまとめた書籍に仕上がっている．基礎研究あるいは臨床の最前線で活躍している執筆者のご尽力に感謝申し上げるとともに，本書が「臨床腫瘍学」の教科書として臨床の現場で広く活用されることを念じてやまない．

2012年10月

公益社団法人　日本放射線腫瘍学会
理事長　平　岡　眞　寛

特定非営利活動法人 日本放射線腫瘍学研究機構は平成18年7月20日に成立し，すでに6年間の活動を行ってきた．本機構の目的は「広く一般市民を対象として，悪性腫瘍などに対する最適な放射線療法の普及のために，多施設共同研究事業や国内外の研究状況の情報の収集を通じて，科学的根拠に基づいた放射線療法を確立するとともに，得られた成果を広く社会一般に対して周知せしめるための事業を行い，もって社会全体の医療福祉の増進に寄与することで社会貢献すること」である．この目的を達成するため，出版事業や市民公開講座など社会全体の医療福祉の増進に寄与する特定非営利事業を開始している．今回はその事業の一環として，公益社団法人 日本放射線腫瘍学会と共同で本書の出版を企画した．放射線治療に関する多くの教科書や図書はすでに出版されているが，こうした教科書や図書の多くは網羅的な記述が中心となっている．そこで，特徴ある教科書とすべく，総論を充実させたばかりでなく，全体の2/3を占める各論ではケーススタディを盛り込むことで，より実践に即した教科書を目指した．

　総論は，がん治療の基礎知識，放射線生物学，放射線物理学と放射線治療計画，照射法・治療手技，放射線治療施設の運営・管理に関連する知識の5章から成り立っている．各論は部位別に39章から成り，60例を超える症例を提示し，症例ごとに臨床経過（症例，現病歴，検査所見），設問（2～3題），解答と解説，治療の経過，関連疾患および放射線腫瘍学関連事項の記載と解説，文献から構成されている．読者は提示された症例について各自で検討し，設問に答えてから，解説へと読み進んでいくことになる．解説ではその症例に関する放射線腫瘍学の基礎的知識や関連疾患の知識を習得することができる．さらに知識を深めたい読者には文献が添えられている．

　本書が放射線治療専門医を目指す若手医師はもちろんのこと，専門医を取得した放射線腫瘍医，その他がん治療に携わる医師ならびに医学物理士，放射線治療品質管理士，看護師といった医療スタッフにとっても座右の書となれば幸いである．

2012年10月

特定非営利活動法人 日本放射線腫瘍学研究機構

理事長 三橋紀夫

目　次

総　論

1 がん治療の基礎知識 — 2
- A. がんの疫学 …………………………………………………… 浜島　信之 2
- B. 腫瘍生物学 …………………………………………………… 安井　　弥 7
- C. がんの病理診断 ……………………………………………… 小池　盛雄 11
- D. 病期診断のための画像診断 ………………………………… 桐生　茂・大友　邦 17
- E. 治療効果判定法と有害事象の評価法 ……………………… 長谷川正俊 22
- F. がん放射線治療総論 ………………………………………… 晴山　雅人・坂田　耕一 27
- G. がん薬物療法総論 …………………………………………… 角道　祐一・石岡千加史 34

2 放射線生物学 — 40
- A. 放射線によるDNA損傷・修復と細胞死 ………………… 松本　義久 40
- B. がん細胞と正常組織の放射線応答 ………………………… 増永慎一郎 45
- C. 放射線感受性の決定因子とその修飾 ……………………… 三浦　雅彦 50
- D. 分割照射法，多分割照射法と寡分割照射法 ……………… 秋元　哲夫 55
- E. 化学放射線療法，分子標的治療 …………………………… 中村　聡明 58
- F. 有害事象と耐容線量 ………………………………………… 大屋　夏生 62
- G. 放射線被曝の基礎と放射線の人体への影響 ……………… 細井　義夫 66

3 放射線物理学と放射線治療計画 — 70
- A. 放射線の種類と特性，線量測定法 ………………………… 佐野　尚樹 70
- B. 線量計算とアルゴリズム …………………………………… 黒岡　将彦 76
- C. 線量分布の作成と評価 ……………………………………… 成田雄一郎 80
- D. 放射線治療における固定 …………………………………… 熊﨑　　祐 87
- E. 位置照合の方法 ……………………………………………… 遠山　尚紀 91
- F. 放射線治療計画の基礎と方法 ……………………………… 国枝　悦夫 96
- G. 放射線治療の品質管理 ……………………………………… 奥村　雅彦 100
- H. 高エネルギーX線発生装置，放射線治療計画装置 ……… 岡本　裕之 104
- I. 粒子線治療装置 …………………………………………………………… 108
  - 1) 陽子線 ……………………………………………………… 西尾　禎治 108
  - 2) 炭素イオン線 ……………………………………………… 赤城　　卓 115

4 照射法・治療手技 — 120
- A. 3次元原体照射 ……………………………………………… 田中　良明・前林　俊也 120
- B. 強度変調放射線治療 ………………………………………… 柴田　　徹 125

 C．画像誘導放射線治療 ……………………………………………… 髙井　良尋　*131*
 D．呼吸移動対策 ……………………………………………………… 白土　博樹　*138*
 E．定位放射線治療 ……………………………………… 永田　　靖・木村　智樹　*142*
 F．小線源治療 ………………………………………………………… 渋谷　　均　*147*
 G．術中照射 …………………………………………………………… 伊藤　善之　*152*
 H．全身照射 ……………………………………………… 秋庭　健志・大泉　幸雄　*157*
 I．放射性同位元素内用療法 ………………………………………… 細野　　眞　*162*

5 放射線治療施設の運営・管理に関連する知識 ―――――――― *166*
 A．放射線に関係する法律の基礎知識 ……………………………… 池田　　恢　*166*
 B．放射線防護の考え方 ……………………………………………… 土器屋卓志　*169*
 C．放射線治療施設の建設と設備の導入・更新に関わる法規 …… 岡崎　　清　*175*
 D．放射線治療部門の運営 …………………………………………… 手島　昭樹　*183*
 E．チーム医療としての放射線治療 ………………………………… 角　美奈子　*189*

各　論

1 皮膚の悪性腫瘍 ――――――――――――――――――――――― *196*
 A．有棘細胞がん ……………………………………………………… 末山　博男　*196*
 B．特殊な皮膚腫瘍 …………………………………………………………………… *201*
  1）Merkel 細胞がん，皮膚悪性黒色腫 ……………………… 唐澤久美子　*201*
  2）乳房外 (extramammary)Paget 病 ………………………… 池田　　恢　*206*

2 中枢神経腫瘍 ――――――――――――――――――――――― *208*
 A．神経膠腫 …………………………………………………………… 前林　勝也　*208*
 B．胚細胞系腫瘍 ……………………………………………………… 青山　英史　*213*
 C．髄芽腫 ……………………………………………………………… 多湖　正夫　*217*

3 眼球・眼窩の悪性腫瘍（悪性黒色腫） ――――――― 北條　秀博・荻野　　尚　*223*

4 外耳道がん ――――――――――――――――――――――― 木村　智樹　*228*

5 上咽頭がん ――――――――――――――――――――――― 古平　　毅　*232*

6 中咽頭がん ――――――――――――――――――――――― 西尾　正道　*239*

7 鼻腔・副鼻腔がん ―――――――――――――――― 野木　沙眞・徳植　公一　*245*

8 口腔がん ――――――――――――――――――――――――――― *249*
 A．舌がん ……………………………………………………………… 渋谷　　均　*249*
 B．その他の口腔がん ………………………………………… 髙山香名子・不破　信和　*254*

9 喉頭がん ――――――――――――――――――――――――――― *259*
 A．声門がん …………………………………………………………… 山崎　秀哉　*259*
 B．声門上がん ………………………………………………………… 河島　光彦　*267*

目次

- 10 下咽頭がん ……………………………………………………………… 茶谷　正史　273
- 11 唾液腺腫瘍 ……………………………………………… 柴山　千秋・髙橋　聡　277
- 12 甲状腺がん ……………………………………………………………… 村山　重行　281
- 13 原発不明頸部リンパ節転移 ……………………………… 小川　洋史・西村　哲夫　286
- 14 非小細胞肺がん ……………………………………………………………………… 290
  - A. Ⅰ期非小細胞肺がん（早期） …………………………………… 大西　洋　290
  - B. Ⅲ期非小細胞肺がん（進行期） ……………………………… 副島　俊典　296
- 15 小細胞肺がん …………………………………………………………… 早川　和重　300
- 16 胸腺腫瘍 ………………………………………………………………… 辻野佳世子　306
- 17 悪性胸膜中皮腫 ………………………………………………………… 唐澤　克之　310
- 18 乳がん ……………………………………………………………………………… 315
  - A. 乳房温存療法 ……………………………………… 森山　正浩・内田　伸恵　315
  - B. 乳房切除術後 ……………………………………………………… 淡河恵津世　321
- 19 食道がん …………………………………………………………………………… 325
  - A. 頸部食道がん ……………………………………………………… 板坂　聡　325
  - B. 胸部食道がん ……………………………………………………… 萬　篤憲　330
- 20 胃がん …………………………………………………… 茂松　直之・高橋　常浩　335
- 21 膵がん …………………………………………………………………… 小川　和彦　340
- 22 肝細胞がん ……………………………………………… 寺嶋　千貴・村上　昌雄　344
- 23 胆道系腫瘍 ……………………………………………………………… 永倉　久泰　351
- 24 直腸がん ………………………………………………………………… 上紺屋憲彦　354
- 25 肛門がん ………………………………………………………………… 西村　恭昌　359
- 26 膀胱がん ………………………………………………………………… 野宮　琢磨　365
- 27 前立腺がん ………………………………………………………………………… 371
  - A. 外部照射 …………………………………………………………… 青木　学　371
  - B. 小線源治療 ………………………………………………………… 平塚　純一　377
  - C. 術後照射 …………………………………………………………… 秋元　哲夫　383
- 28 陰茎がん ………………………………………………… 青木　昌彦・髙井　良尋　387
- 29 精巣腫瘍 ………………………………………………………………… 佐藤　久志　392
- 30 子宮頸がん ………………………………………………………………………… 396
  - A. 根治的放射線治療 ………………………………………………… 佐々木智成　396
  - B. 術後照射 …………………………………………………………… 中村　和正　402
- 31 子宮体がん ……………………………………………………………… 生島　仁史　407
- 32 腟外陰がん ……………………………………………………………… 有賀　久哲　412
- 33 悪性リンパ腫 ……………………………………………………………………… 416
  - A. Hodgkinリンパ腫 ………………………………………………… 笹井　啓資　416
  - B. びまん性大細胞型リンパ腫 ……………………………………… 井垣　浩　421
  - C. 節外性リンパ腫（胃） …………………………… 末藤　大明・早渕　尚文　427
  - D. 節外性リンパ腫（皮膚） ………………………………………… 齋藤　淳一　432

E．節外性リンパ腫（鼻） ·· 加賀美芳和　437
　　F．節外性リンパ腫（脳） ·· 芝本　雄太　442
　　G．節外性リンパ腫（眼） ·· 江島　泰生　447
34 多発性骨髄腫・形質細胞腫 ─────────────────── 今井美智子　452
35 骨・軟部腫瘍 ──────────────────────────── 457
　　A．骨腫瘍 ·· 村上　直也・伊丹　　純　457
　　B．軟部腫瘍 ·· 小泉　雅彦　463
36 小児腫瘍 ───────────────────────────── 468
　　A．Wilms 腫瘍 ··· 野崎美和子　468
　　B．神経芽腫 ·· 副島　俊典　473
　　C．Ewing 肉腫 ·· 角　美奈子　476
37 良性疾患 ───────────────────────────── 481
　　A．血管腫 ·· 岸　　和史　481
　　B．その他 ·· 栗林　茂彦　486
38 緩和的治療 ──────────────────────────── 491
　　A．転移性骨腫瘍 ·· 伊藤　芳紀　491
　　B．転移性脳腫瘍 ·· 林　　靖之　497
39 がん救急 ───────────────────────────── 504
　　A．上大静脈症候群 ·· 野中　哲生・中山　優子　504
　　B．切迫麻痺 ·· 鹿間　直人　508

索　引 ··· 512

謹告　著者ならびに出版社は，本書に記載されている内容について最新かつ正確であるよう最善の努力をしております．しかし，薬の情報および治療法などは医学の進歩や新しい知見により変わる場合があります．薬の使用や治療に際しては，読者ご自身で十分に注意を払われることを要望いたします．

株式会社　南江堂

臨床放射線腫瘍学

総　論

1. がん治療の基礎知識　*2*
2. 放射線生物学　*40*
3. 放射線物理学と放射線治療計画　*70*
4. 照射法・治療手技　*120*
5. 放射線治療施設の運営・管理に関連する知識　*166*

総論

1 がん治療の基礎知識

A がんの疫学

1 疫学

　人集団における疾病の頻度分布とこれを規定する要因を研究する学問が疫学である．疫学研究で得られた情報は疾病予防の基礎資料として活用される．

　疫学の研究手法としては，①疾病と要因の頻度分布を記述する記述疫学（descriptive epidemiology），②介入を行わずに関連の強さを測定する分析疫学（analytical epidemiology），③個人または地域に疾病予防のための介入を行い，その効果を測定する介入研究（intervention study）に区別される．

　分析疫学には，①疾病の有無を区別せずに対象者を集め，得られたデータ中で有病と要因との関連の強さを測定する横断研究（cross-sectional study），②疾病を持つ集団と持たない集団からそれぞれ対象者を集め，疾病と要因の関連の強さを測定する症例対照研究（case-control study），③疾病のない集団を追跡調査し，募集時での要因の有無とその後に発生する疾病頻度との関連を測定するコホート研究（cohort study）とがある．

2 発生頻度の指標

　疾病の頻度には，①疾病発生の頻度を示す罹患率，②一定期間の中での有病者頻度を示す期間有病率，③一時点での有病者頻度を示す時点有病率がある．罹患率には，①観察人年あたりの罹患数（ある年の罹患率は，その年の中央の日の人口数×1年で人年が計算される）と，②観察開始時点の観察対象者のうちどれだけの割合の人が病気になったかを示す累積罹患率とがある．

　罹患率には，年齢構成を補正していない粗率と，標準人口（通常は「昭和60年モデル人口」）の年齢構成のもとでの率を示す年齢調整率とがある．ほとんどのがんは高齢者において頻度が高いことから，人口が高齢化していくと，各年齢群での頻度に変化がなくても粗率は高くなる．医療提供を考えるうえでは粗率が重要となるが，年齢構成の変化の影響を除いたうえでの頻度を比較する場合には年齢調整率が用いられる．

3 がん死亡

　2008年のがん死亡数は，世界全体で約757万人（男性422.5万人，女性334.6万人）と推計されている．部位別にみると，男女合計では肺（138万人），胃（74万人），肝臓（70万人），結腸直腸（61万人），乳房（46万人）の順で，男性では肺（95万人），肝臓（48万人），胃（46万人），結腸直腸（32万人），食道（28万人），女性では乳房（46万人），肺（43万人），結腸直腸（29万人），子宮頸部（27万人），胃（27万人）の順と推計されている[1]．

　わが国の2008年のがん死亡数は，342,963人（男性206,354人，女性136,609人）で全死亡数の30.0％（男性33.9％，女性25.6％）を占める[2]．男性では，肺，胃，大腸，肝臓，膵臓の順で，女性では，大腸，肺，胃，膵臓，乳房の順である．

　年齢調整死亡率（標準人口は昭和60年モデル人口）の推移を図1に示す．胃がんは男女とも1960年代から減少してきている．肺がんは男女とも1990年代まで増加してきたが，増加は止まっている．肝がんは，男性では1970年代から上昇し1990年代で減少に転じ，女性では1950年代から減少し1970年代で増減が止まっていたが，1990年代に一時的に上昇し，その後は減少を示している．子宮がんの減少は1990年代に止まっている．乳がんは1960年代から増加が続いている．

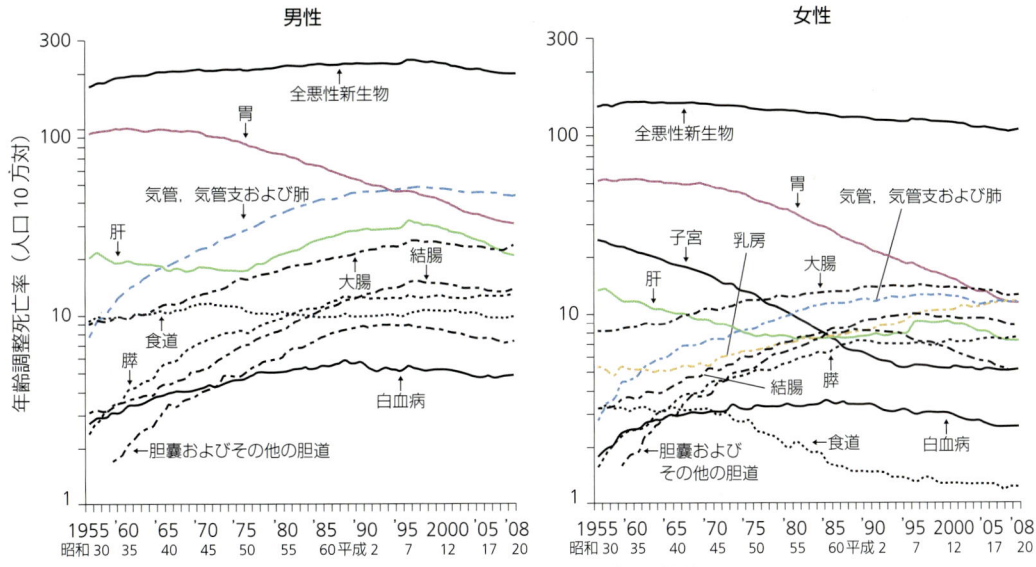

図1 部位別にみた悪性新生物の年齢調整死亡率（人口10万対）の推移

資料　厚生労働省「人口動態統計」
注1）大腸は，結腸と直腸S状結腸移行部および直腸を示す．ただし，昭和40年までは直腸肛門部を含む．
　2）結腸は，大腸の再掲である．
　3）肝は，肝および肝内胆管で示す．
　4）年齢調整死亡率の基準人口は「昭和60年モデル人口」である．

（厚生統計協会：厚生の指標 57：43, 2010）

4　がん罹患

　世界全体でのがん罹患数推計値（2008年）は1,268万人（男性664万人，女性604万人）であった．男性では肺（110万人），前立腺（91万人），結腸直腸（66万人），胃（64万人），肝臓（52万人），女性では乳房（138万人），結腸直腸（57万人），子宮頸部（53万人），肺（51万人），胃（35万人）の順である[1]．

　わが国のがん登録事業からの推定値では，2005年における発生数は約65万人（男性38万人，女性27万人）であった[3]．**図2**に，人口10万対での粗率と年齢調整率を粗率の大きいものから示す．年齢調整率は2005年での年齢別罹患率を1985年の人口構成にあてはめた場合の頻度であり，粗率との差は人口の高齢化に起因する増加分を示す．肝臓，膵臓，胆嚢の年齢調整率が子宮頸部の年齢調整率より小さくなっているのは，子宮頸がんで多い40〜69歳での重みが1985年人口では2005年の人口に比較し大きいからである．

5　がん累積罹患率

　1998年までの年齢別がん罹患率を用いて累積罹患率が推計されている[4]．この推計値によれば84歳までにがんに罹患する確率は男性で44.8％，女性で26.5％であり，男性の2人に1人，女性の4人に1人が一生（84歳まで）の間にがんに罹患することになる．男性では，胃12.7％，結腸直腸10.0％，肺9.5％，肝臓4.8％，前立腺3.8％，女性では，結腸直腸5.4％，胃4.8％，乳房4.2％，肺2.7％，子宮頸部2.2％と推計されている[4]．なお，国立がん研究センターのホームページには，更新された累積罹患率が掲載されている．2005年データに基づく推計では，すべてのがんについての生涯累積罹患率は，男性54％，女性41％と記載されている．

6　発生要因モデル

　疾病頻度を規定する要因は遺伝要因と環境要因に大別される．疾病の中には，生涯累積罹患率（浸透率）が100％近くになる単一遺伝子病もあれば，外傷のように環境要因で発生するものもある．そのため，従来は**図3a**のように遺伝か環境かという一次元的にその役割をとらえるモデルが使用され，いずれの寄与が大きいかという問題設定がされることもあった．

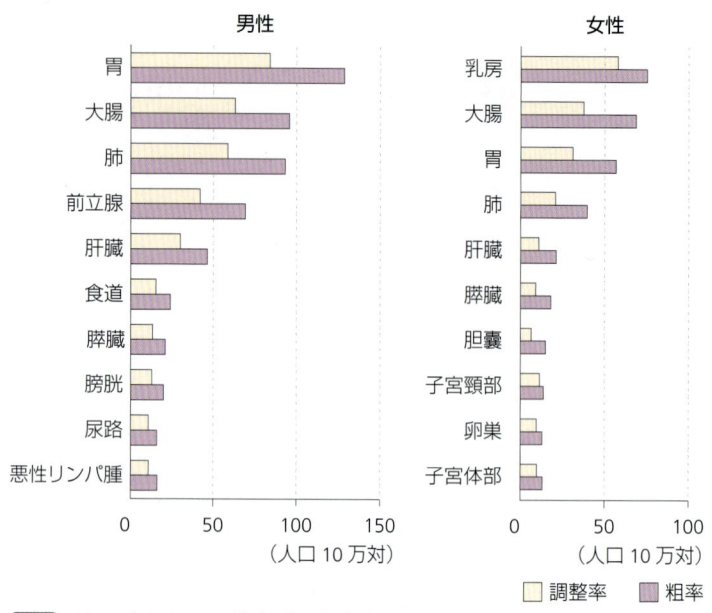

図2 2005年における推定がん発生率

(Matsuda T et al：Jpn J Clin Oncol **41**：139-147, 2001)

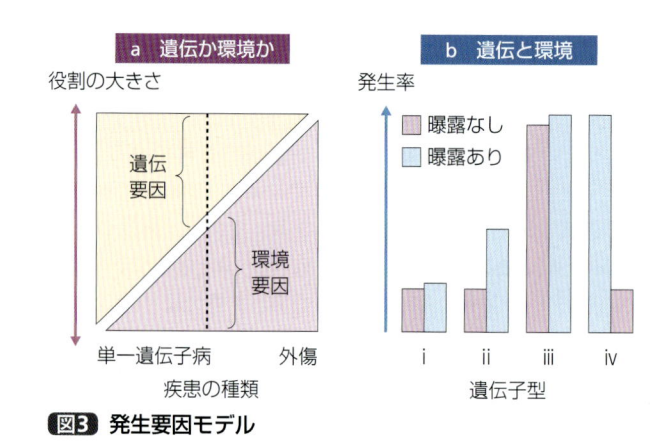

図3 発生要因モデル

　しかし，フェニルケトン尿症（フェニルアラニン脱水素酵素の欠損による常染色体劣性遺伝する単一遺伝子病．新生児時期に発見し，低フェニルアラニン高チロシン食とすることにより予防可能）のように単一遺伝子病でも予防できるようになってくると図 **3a** の発生要因モデルにはあてはまらない．

　図 **3b** の発生要因モデルに示すように，有害な環境要因に曝露があっても疾病発生頻度が上昇しない遺伝子型を持った個体（ⅰ）もあろうし，上昇する遺伝子型を持つ個体（ⅱ）もあろう．また，通常の生活では曝露がなくとも疾病発生率が高い遺伝子型を持つ個体（ⅲ）もあるが，発生機序が解明されることにより関係する環境要因を排除し疾病予防が可能となる遺伝子型（ⅳ）もありうる．遺伝と環境が組み合わさって疾病が発生するという二次元的に考えるほうが現実に合っているといえる．

7　がんの環境要因

　がんの環境要因については，国際がん研究機関（International Agency for Research on Cancer：IARC）が研究結果の内容を検討したうえで，5段階（グループ 1，2A，2B，3，4）に分類し，ヒトに対する発がん性があると判断されるグループ1に107の項目をリ

表1 国際がん研究機関（IARC）によるヒトに対する発がん物質（グループ1）：107項目からの抜粋（2011年4月現在）

化学物質
NNK, アスベスト, アセトアルデヒド, アフラトキシン, カドミウム, ヒ素, ビニルクロライド, ベンゼン, ベンゾピレン, ホルムアルデヒド
薬剤・治療
azathioprine, エストロゲン（閉経に対する治療），エストロゲンとプロゲステロン併用（閉経に対する治療，経口避妊薬），etoposide, cyclosporine, cyclophosphamide, tamoxifen, phenacetin, busulfan, melphalan
混合物の総称および作業
アルコール飲料, コールタール, 鉱油, 塩漬けの魚（中国式）, 喫煙および受動喫煙, 木のほこり, シリカのほこり, ペンキ塗り, 無煙タバコ
感 染
B型肝炎ウイルス, C型肝炎ウイルス, Epstein-Barrウイルス, HIV 1型, 成人T細胞白血病ウイルス1型, Kaposi肉腫関連ヘルペスウイルス, 肝吸虫（*Clonorchis sinensis, Opisthorchis viverrini*）, ヒトパピローマウイルス 16, 18, 31, 33, 35, 39, 45, 51, 52, 56, 58, 59型, *Helicobacter pylori*
その他
X線, γ線, 紫外線, 電離放射線, 太陽光

〈http://monographs.iarc.fr/ENG/Classification/index.php〉

ストしている．その一部を，①化学物質，②薬剤・治療，③混合物の総称および作業，④感染，⑤その他に分類して**表1**に示す．

a 喫 煙

タバコの煙の中には4,000種類もの化学物質が含まれており，60種類は発がん物質であることがわかっている．男性では喫煙率が高いことから，がん全体での人口寄与危険度割合は1/3程度と推計されている．喫煙により発生リスクが上昇するがんには，口腔がん，喉頭がん，肺がん，食道がん，胃がん，肝がん，膵がん，膀胱がんが挙げられる．喫煙開始の防止と禁煙は最も有効ながん予防方法である．

b 飲 酒

飲酒は食道がん，肝がんの発生リスクを上昇させる．エタノールから生成されるアセトアルデヒドには発がん性がある．アルデヒド脱水素酵素の活性がない遺伝子型である *ALDH2 487LysLys* 型の人は飲酒ができないためアルコール性疾患になることはないが，*487GluLys* 型の人が *487GluGlu* 型の人のように飲酒すると，飲酒量に対する血中アルデヒド濃度上昇は大きく，アルコール性疾患の発生リスクが *487GluGlu* 型の人に比べ著しく高まることがわかっている．

c 感 染

B型肝炎ウイルス（hepatitis B virus：HBV），C型肝炎ウイルス（hepatitis C virus：HCV），肝吸虫；肝がん，Epstein-Barrウイルス（Epstein-Barr virus：EBV；鼻咽腔がん），*Helicobacter pylori*（*H. pylori*；胃がん），ヒトパピローマウイルス（human papilloma virus：HPV；子宮頸がん），成人T細胞白血病ウイルス1型（human T cell leukemia virus-1：HTLV-1；成人T細胞性白血病）はがん発生に関与していることがわかっている．

HPV感染予防のための予防接種（3回接種）がわが国でも開始された．子宮頸がんの生涯累積発生率は1%程度（国立がん研究センターの推計値）であり，胃がん（国立がん研究センターの推計値は男性で11%，女性で6%）に比べ低い．予防接種による子宮頸がん予防効果と *H. pylori* 除菌による胃がん予防効果はともに半分程度である．胃がんは累積罹患率が子宮頸がんよりも高く，*H. pylori* 除菌は1週間の服薬で行えることから，予防対策の効率は *H. pylori* 除菌のほうが高いと推測される．

d 食事，運動，肥満

食事，運動，肥満はいくつかのがんの発生と関連し

表2 食品，栄養素，肥満，運動とがん発生リスク

	食道	胃	結腸	直腸	肝臓	肺	乳房
野菜	↓		↓	↓			
果物	↓	↓				↓	
保存加工肉			↑	↑			
塩分		↑					
飲酒	↑↑				↑↑		↑↑
熱い飲食物	↑						
肥満	↑↑*		↑↑	↑↑			↑↑**
運動			↓↓				

＊：腺がん，＊＊：閉経後
↓は発生を抑える可能性が大きい，↓↓は確実．
↑は発生を上昇させる可能性が大きい，↑↑は確実．

[International Agency for Research on Cancer：Fruits and vegetables. IARC Handbooks of Cancer Prevention Volume 8, IARC Press, 2003，および World Health Organization：Diet, Nutrition and the Prevention of Chronic Diseases, Report of a Joint WHO/FAO Expert Consultation, WHO Technical Report Series 916, 2003 から作成された国立がん研究センターがん対策情報センターのホームページ（http://ganjoho.jp/public/pre_scr/cause/dietarylife.html）より改変〕

ている．これまでの疫学調査の結果に基づいて作成された報告が，国立がん研究センターのホームページにわかりやすく掲載されている．表2はそれをさらに改変したものである．

文献

1) Ferlay J et al：Estimates of worldwide burden of cancer in 2008：GLOBOCAN 2008. Int J Cancer **127**：2893-2917, 2010
2) 厚生統計協会：国民衛生の動向．厚生の指標 **57**：43, 2010
3) Matsuda T et al：Cancer incidence and incidence rates in Japan in 2005：based on data from 12 population-based cancer registries in the Monitoring of Cancer Incidence in Japan（MCIJ） project. Jpn J Clin Oncol **41**：139-147, 2011
4) Inoue M, Tominaga S：Probabilities of developing cancer over the life span of a Japanese--updata. Asian Pac J Cancer Prev **4**：199-202, 2003

総論　1. がん治療の基礎知識

B　腫瘍生物学

1　腫瘍の定義

　腫瘍とは，生体に由来する細胞が過剰に増殖した状態をいい，一般に肉眼的には腫瘤を形成する[1]．増殖態度から良性腫瘍と悪性腫瘍とに大別される．良性腫瘍は，腫瘍細胞が発生局所にとどまった状態で緩徐に増殖し，通常は宿主を死に至らしめない．発生母細胞・母組織とよく似た形態・構造・機能を持つ．悪性腫瘍は，増殖能が高く，さらに発生局所での増生にとどまらず，周囲組織に直接浸潤し，あるいは血管やリンパ管を経由して遠隔臓器やリンパ節に転移する．腫瘍細胞は無限に増殖し，宿主に死をもたらす．悪性腫瘍を総称して「がん（cancer）」といい，悪性上皮性腫瘍は「癌腫（あるいは癌，carcinoma）」，悪性非上皮性腫瘍は肉腫（sarcoma）という．

2　正常細胞とがん細胞の生物学的特性

a　正常細胞の生物学

　正常細胞は，それぞれの組織幹細胞（tissue stem cell）から分化し，その細胞固有の機能ならびに形態を獲得する（分化）．正常細胞の分裂寿命は有限であり，一定回数分裂すると老化に陥りやがて死滅する．正常細胞はプラスチックディッシュ上で培養した場合，隣の細胞と接触すると増殖は停止する（接触阻止現象）．

b　がん細胞の生物学

　がん細胞の特徴として，増殖シグナルの過剰，増殖抑制からの回避，細胞死抵抗性，無限の分裂能，浸潤能・転移能，血管新生能などが挙げられる[2,3]．正常細胞とがん細胞の生物学的特性を対比して**表1**に示す．

1）自律性増殖

　がん細胞は，がん化や過剰増殖の原因が除かれた後も増殖を続ける．増殖因子に対する依存性は低い．

2）接触阻止現象の喪失

　細胞同士が接触しても増殖を止めず，細胞が重層化しコロニー（フォーカス）を形成する．

3）足場非依存性増殖

　がん細胞は，細胞外基質に接触していなくても増殖できる．培養細胞では軟寒天培地や液体培地中で単細胞レベルで増殖する．

4）造腫瘍性・可移植性

　がん細胞はヌードマウスなどの免疫不全動物に移植腫瘍を形成し，継代することができる．

5）社会性喪失

　細胞間接着分子の不活化により接着能が著しく低下し，ギャップジャンクション（gap junction）の異常により細胞間コミュニケーションが失われている．

6）細胞の不死化

　がん細胞の分裂寿命は無限であり，これを細胞の不死化という．テロメラーゼ（telomerase）の恒常的活性化による染色体の安定化が関与する．

7）浸潤能・転移能

　細胞間接着性の低下，細胞外基質の分解，運動性の亢進などにより，浸潤能・転移能を獲得している．

8）血管新生能

　がん細胞は血管内皮成長因子（vascular endothelial growth factor：VEGF）などの種々の血管新生因子を産

表1　生物学的特性からみたがん細胞と正常細胞の違い

	がん細胞	正常細胞
分化	分化の障害	幹細胞から分化
増殖性	自律性増殖 足場非依存性 造腫瘍性・可移植性	非自律性増殖 足場依存性 移植なし
社会性	接触阻止現象の喪失 細胞間コミュニケーション低下	接触阻止現象
分裂寿命	無限→不死化	有限
浸潤性・転移能	ある	ない

生・分泌し，自らを栄養する血管を新生させる能力を有している．

3 がん化のプロセスと発がん要因

a 発がんの基本プロセス

がん化には，外から加わるさまざまな刺激と宿主要因とが関わり，後述するがん抑制遺伝子の欠失や変異などによる機能喪失やがん遺伝子の活性化が蓄積されてがんは発生する[4]．がん化のプロセスとは，正常細胞に形質転換が起こり，そのトランスフォーム（transform，悪性形質転換）細胞が臨床がんになる過程ということができる．主に動物の発がんモデル実験から，発がんのプロセスには，イニシエーション（initiation），プロモーション（promotion），プログレッション（progression）の3つの段階が存在するといわれている．上記のがん細胞の特性は，initiation から promotion の段階において獲得される．

b 発がんの外因と内因（表2）

発がんの要因は，外因（外界から与えられる因子）と内因（生体が内在性に持っている因子）に大別され，これらの組み合わせによってがんは発生する[5]．外因には，化学的因子，物理的因子，生物学的因子があり，内因は，遺伝性腫瘍と遺伝的素因とに分けられる．

1）化学的因子

いわゆる発がん物質であり，ジベンゾアントラセン（dibenzanthracene）や N-ニトロソ化合物（N-nitroso compound）などが代表的である．活性化された発がん物質は DNA と結合し，DNA 鎖の切断あるいは点突然変異をもたらす．活性酸素による塩基の酸化も transversion 変異（プリンとピリミジン間の変異）の原因となる．職業がんの多くは化学発がん物質による発がんである．

2）物理的因子

放射線や紫外線が代表であり，DNA 損傷，DNA 鎖切断，DNA 架橋，ピリミジン二量体形成などが起こる．通常，DNA 損傷は修復されるが，その機能低下により DNA 複製を通じて変異が固定されやすい．機械的刺激は，舌癌，口腔癌などにあてはまる．

3）生物学的因子

発がんに関与するウイルスは5種類程度であり，Epstein-Barr ウイルス（EBV；Burkitt リンパ腫，上咽頭癌），ヒトパピローマウイルス（HPV；子宮頸癌），B 型肝炎ウイルス（HBV；肝細胞癌），C 型肝炎ウイルス（HCV；肝細胞癌），成人 T 細胞白血病ウイルス1型（HTLV-1；成人 T 細胞性白血病）などが挙げられる．*Helicobacter pylori* 菌は胃癌や MALT（mucosa-associated lymphoid tissue）リンパ腫の発生要因となる．

4）遺伝的内因

遺伝性腫瘍では，生殖細胞系列において1つのアリルに原因遺伝子（主にがん抑制遺伝子）の変異があり，新たにもう一方に変異や欠失が生じてがんが発生する（Knudson の two-hit theory）．この異常を引き継ぐことは顕著な遺伝的内因となる．

一方，ヒトゲノムには一塩基変異多型（single nucleotide polymorphism：SNP）を代表とする遺伝子多型がある．がん化に関連する遺伝子のプロモーターあるいは遺伝子内に存在すると蛋白の発現量や機能に影響を及ぼし，発がんリスクを変化させる．薬剤感受性や有害事象の出現を変化させることもある．

4 遺伝子制御メカニズムとその異常

ヒトには約3万個の遺伝子が存在する．「遺伝子が発現する」とは，遺伝情報が DNA→mRNA→蛋白質に流れることである．がんでは，遺伝子の構造あるいは発現にさまざまな異常が存在する．

a 遺伝子自体の異常

がんでみられる遺伝子異常の代表は，点突然変異，

表2 がんの発生要因

外因
1. 化学的因子 　　化学発がん物質（職業がん），食事，喫煙
2. 物理的因子 　　放射線，紫外線，慢性機械的刺激
3. 生物学的因子 　　EBV, HCV, HBV, HPV, HTLV-1, *Helicobacter pylori* 菌

内因
1. 遺伝性腫瘍（two-hit theory） 　　家族性大腸ポリポーシス，遺伝性網膜芽細胞腫など
2. 遺伝的素因 　　遺伝子多型（一塩基変異多型）

遺伝子増幅，対立遺伝子欠失などであり，その結果，遺伝子産物の機能が亢進あるいは低下する．染色体の転座による融合遺伝子形成の多くは白血病や肉腫で認められる．

b エピジェネティック（epigenetic）な異常

遺伝子自体には異常がなく，転写，翻訳あるいは蛋白質の修飾段階における異常によって表現型に変化を生ずることをいう．多くのがん抑制遺伝子の不活化には，DNA のメチル化とヒストンの修飾によるクロマチンの構造の変化が関わっている．

非翻訳 RNA のうち，20塩基程度のマイクロ RNA（micro RNA）は標的遺伝子の mRNA の 3'UTR に相補的に結合し標的遺伝子の発現を抑制する[6]．1つのマイクロ RNA には100以上の標的遺伝子が存在し，さまざまながんの生物学的特性を制御していることがわかってきた．がんの診断・治療標的としてのマイクロ RNA の重要性が注目されている．

c がん関連遺伝子

がん関連遺伝子・分子の異常は，がん細胞の特性である過剰増殖，浸潤能・転移能などを規定している．

1）がん遺伝子

点突然変異や遺伝子増幅などにより活性化され過剰な機能を示す．コードする蛋白質により，次の5群に分類される．①増殖因子/増殖因子受容体群（*sis/PDGFB*, *erb-B1/EGFR*, *erb-B2/HER2* など），②チロシンキナーゼ群（*src*, *yes* など），③セリンスレオニンキナーゼ群（*raf*, *mos* など），④G蛋白質群（*H-ras*, *KRAS* など），⑤転写因子群（*myc*, *fos*, *jun* など）．

2）がん抑制遺伝子

機能を失うことによりがん化に関与する遺伝子の総称である．*p53*（Li-Fraumeni 症候群），*Rb*（家族性網膜芽細胞腫），*APC*（家族性大腸ポリポーシス），*BRCA1*（家族性乳癌）など，多くは遺伝性腫瘍の原因遺伝子として同定されたものであるが，一般のがんにおいてもがん化に関与する．機能としては，転写制御（*p53*, *Rb*, *WT1* など）に関わるものが多いが，細胞周期（*p16*），DNA 修復（*hMLH1*, *hMSH2*），脱リン酸化（*PTEN*）に関わるものもある．

3）細胞周期関連遺伝子

細胞周期には2ヵ所にチェックポイント（G_1/S, G_2/M）があり，正の調節因子サイクリン（cyclin）およびサイクリン依存性キナーゼ（cyclin-dependent kinase：Cdk）と，負の調節因子 Cdk インヒビター（$p16^{INK4a}$, $p21^{Waf1}$, $p27^{Kip1}$ など）によって制御されている．サイクリン D_1/E の遺伝子増幅による活性化，Cdk インヒビター p16 の遺伝子欠失や DNA メチル化による不活化は，細胞に異常増殖をもたらす．

4）細胞接着・細胞外基質分解関連遺伝子

上皮細胞接着分子 E-カドヘリン（E-cadherin）の遺伝子変異あるいは DNA メチル化による不活化は細胞間接着不全をもたらす．細胞外基質を分解する酵素は，一般に活性中心に Zn^{2+} を含んでいることからマトリックスメタロプロテアーゼ（matrix metalloproteinase：MMP）と呼ばれ，がん細胞では過剰発現している．組織に存在する MMP 阻害蛋白質（tissue inhibitor of metalloproteinase：TIMP）とのバランスによって基質分解は調節されている．これらの異常ががん細胞の浸潤・転移に関与する．

5 がんの増殖動態—細胞増殖と細胞死

がん細胞1個（直径 $10\mu m$ とすると）から臨床的にとらえられる 1 cm（がん細胞10億個）のがんになるには30回の細胞分裂が必要であり，がん細胞が1回分裂するのに要する時間を7日とすれば，7ヵ月で臨床がんになるはずである[7]．さらに10回の分裂（わずか70日）で宿主に死をもたらす 10 cm の大きさになる計算が成り立つ．しかし，がんの自然史の研究から生体内での臨床がん形成には10年以上が必要と推定されている．これは，がん組織では，過剰に分裂・増殖するがん細胞とアポトーシス（apoptosis）や壊死（ネクローシス，necrosis）により死滅するがん細胞が存在し，その数的バランスにより増大速度が決定されているためである．がん細胞の死滅の程度は，血管新生能とともに，bcl ファミリーをはじめとするアポトーシス制御遺伝子の異常によって規定されている．

6 がん幹細胞と治療抵抗性

1つの腫瘍を構成するがん細胞は均一ではなく階層性を有しており，正常の組織幹細胞に類似した自己複製能と多分化能を有する「がん幹細胞（cancer stem cell）」が少数ながら存在している[8]．1997年に急性骨髄性白血病（acute myelogenous leukemia：AML）のがん幹細胞が同定されて以降，乳癌，脳腫瘍，膵癌な

どの固形がんでもその存在が確認されており，CD133，CD44は代表的がん幹細胞マーカーとされている．がん幹細胞はABCG2，ABCB1トランスポーターを強く発現するために抗がん薬抵抗性であり，また放射線治療後のがん細胞の残存・再発との関連も指摘されている．すべてのがん細胞を死滅させるには，がん幹細胞を特定して治療の標的にする必要があり，幹細胞性の維持機構の解明と特異的マーカーの同定は重要な課題である．

文献

1) 岡田保典：腫瘍．シンプル病理学，第6版，笹野公伸ほか（編），南江堂，東京，p73，2010
2) 井出利憲：癌の原因を探る．分子生物学講義中継 part 3，羊土社，東京，p92，2004
3) Hanahan D, Weinberg RA：Hallmarks of cancer：the next generation. Cell **144**：646-674, 2011
4) 安井 弥：がんの生物学．がん治療認定医教育セミナーテキスト，第2版，日本がん治療認定医機構教育委員会，東京，p1，2008
5) 畠山昌則：腫瘍発生のメカニズム．病態病理学，菊池浩吉（監），南山堂，東京，p512，2004
6) 坂本直也ほか：消化器癌におけるmicroRNAの意義．日臨 **69**：103-107, 2011
7) 藤田哲也：癌の自然史のキネティックス．消化管癌の発生と自然史，加藤 洋（編），金原出版，東京，p15，2000
8) 仲 一仁，平尾 敦：がんの"幹細胞らしさ"と治療抵抗性のメカニズム．実験医 **29**：276-283, 2011

総論　1. がん治療の基礎知識

C　がんの病理診断

1　腫瘍診断における病理診断の基本

　画像診断の著しい進歩や種々の腫瘍マーカーの導入により，がんの存在診断や質的診断が格段に進歩したとはいえ，本質に迫る病理診断はがんの診療における最も基本となる．腫瘍診療に関わる病理診断には，①治療に先立ち，腫瘍の組織型や異型度などの質的診断・特性・悪性度などさまざまな情報を提供し，それに基づいて治療方針が決定される生検診断，②切除標本を詳細に検討し病期（pTNM や各種「癌取扱い規約」による病期）の決定や悪性度の診断，切除の完全性を検証する病理診断，③術前に確定診断のついていない症例における病変の良性・悪性の診断や腫瘍の組織型診断，切除断端の判断をする術中迅速診断，④細胞診断，⑤不幸にして死の転帰をとった患者の病理解剖による評価，などが挙げられる．さらには，治療後の生検・切除例の病理診断には治療効果の判定が含まれる（**図1**）．これらの病理診断は Cancer Board における治療方針決定のための基礎となり，病理医の参加が必須となる．

　病理診断の基本はホルマリン固定・パラフィン包埋組織のヘマトキシリン・エオシン（HE）染色標本，各種の特殊染色であるが，種々の単クローン抗体を用いた免疫組織化学も日常的に行われ，各臓器における病変の詳細な鑑別診断や原発不明がんの原発巣の検索に用いられている[1]（**図2**）．病理学的診断は単なる形態学的診断にとどまらず，日々進歩する分子生物学的手法を駆使した診断技術や検索方法を取り入れており[2]，それぞれの検索に適した固定法あるいは検体処理を選択する（**表1**）．

　臓器により腫瘍の組織型分類が異なるので，世界保健機関（World Health Organization：WHO）の腫瘍分類[3]［WHO Classification of Tumors：Pathology & Genetics として国際がん研究機関（IARC）よりシリーズで臓器系統・組織別に出版されている］やわが国の学会・研究会などによる各臓器の「癌取扱い規約」[4]（金原出版）の分類に従って診断されることが望ましい．

2　生検診断

a　生検診断の方法

　腫瘍の存在診断に生検を必要としない病変は多数存在するが，腫瘍の組織型や異型度などの質的診断や腫瘍の特性，悪性度などに関しては侵襲的診断方法である生検診断が必須である．腫瘍の組織像は部位により異なることがあり，1つの部位がすべてを代表するとは限らない．可能であれば複数の生検組織を採取し，すべての組織を標本として検索する．経尿道的前立腺切除例では多数の組織片が採取されるが，肉眼的にが

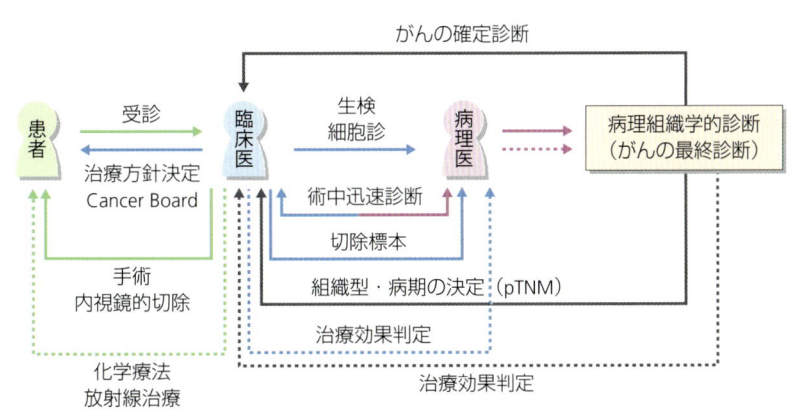

図1　がん診療と病理医・病理診断の関わり

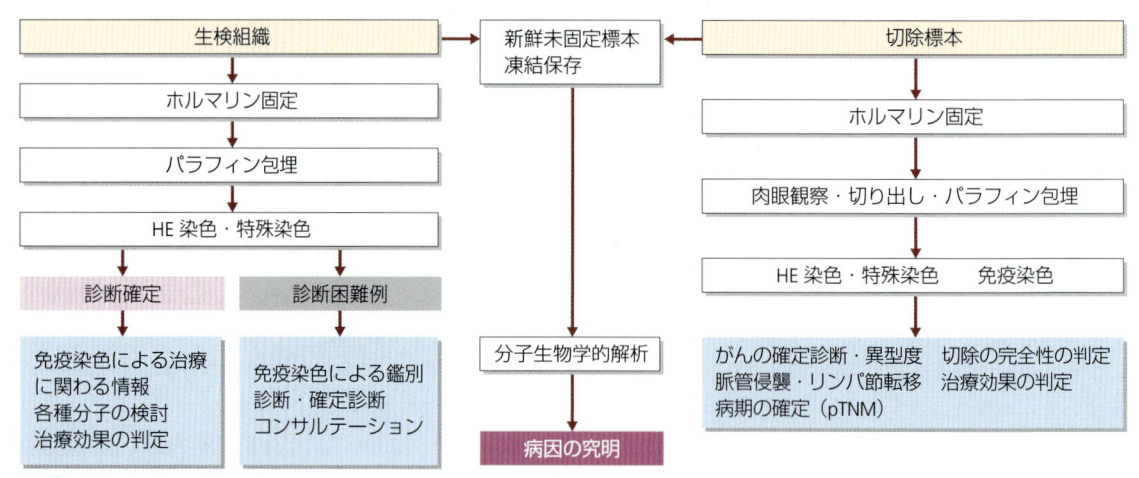

図2 がんの病理診断の流れ

```
生検組織 → 新鮮未固定標本 ← 切除標本
          凍結保存
  ↓                            ↓
ホルマリン固定                ホルマリン固定
  ↓                            ↓
パラフィン包埋               肉眼観察・切り出し・パラフィン包埋
  ↓                            ↓
HE染色・特殊染色            HE染色・特殊染色  免疫染色
  ↓         ↓
診断確定   診断困難例
  ↓         ↓
免疫染色による治療  免疫染色による鑑別   分子生物学的解析
に関わる情報       診断・確定診断           ↓
各種分子の検討     コンサルテーション    病因の究明
治療効果の判定

がんの確定診断・異型度  切除の完全性の判定
脈管侵襲・リンパ節転移  治療効果の判定
病期の確定（pTNM）
```

表1 日常汎用される病理検体の処理・検索法

検体の種類	処理法（固定など）	主な染色法・検索法
生検標本	6〜10倍希釈ホルマリン	HE 特殊染色　免疫組織化学
	periodate-lysine-paraformaldehyde（PLP）固定	免疫組織化学（特に悪性リンパ腫）
細胞診（擦過・捺印・圧挫・穿刺吸引・塗抹）	湿潤固定（95％エタノール）	パパニコロウ染色　HE 特殊染色　免疫組織化学
	乾燥固定	血液・骨髄塗抹標本　メイ・グリュンワルド・ギムザ染色
術中迅速診断	新鮮標本をただちに病理部へ	凍結切片のHE 特殊染色　免疫組織化学
切除標本	6〜10倍希釈ホルマリン	HE 特殊染色　免疫組織化学
分子生物学的試料	新鮮未固定標本　凍結保存	フローサイトメトリー　DNA抽出など
	パラフィン切片	レーザーマイクロダイセクション

んの存在を指摘することは困難であり，すべての組織片を標本としてがんの存在する組織片数を調べる必要がある．臨床的に像の異なる部位から採取された組織片は個別に標本とし，臨床像と組織像が対応できるようにする．

b 治療に即応した病理診断

また，治療に即応した病理診断あるいは病理情報が求められているものもある．乳腺腫瘍では針生検で採取される腫瘍は良性・悪性の判断の他に，悪性であれば浸潤の有無，導管がん・小葉がんの鑑別の他にエストロゲン受容体（estrogen receptor：ER），プロゲステロン受容体（progesterone receptor：PR），およびHER2テストの結果を報告することが必須となる．ER，PR，HER2は免疫組織化学的に通常のパラフィン切片に応用可能であり，HER2に関してはfluorescence in situ hybridization（FISH）法も行われている[5,6]．治療に直結するものとして病理学的検索法の必須事項であるが，生検組織は小さなものであり，切除標本による判定と異なることも考慮に入れる必要がある．乳腺の良性・悪性病変の鑑別に際して筋上皮細胞の有無が判断の根拠となることがあり，平滑筋アクチンの免疫染色による確認が必要となる．

同様に前立腺の良性・悪性病変の鑑別にはp63の免疫組織化学による基底細胞の有無の判定が欠かせない[7]．消化管病変では内視鏡による肉眼観察が可能であり，病変の存在診断は容易である．また，拡大内視鏡や画像強調法による詳細な観察により，胃小窩の構造変化の観察，あるいは大腸のpit patternの変化や狭帯域光観察（narrow band imaging：NBI）による

C. がんの病理診断

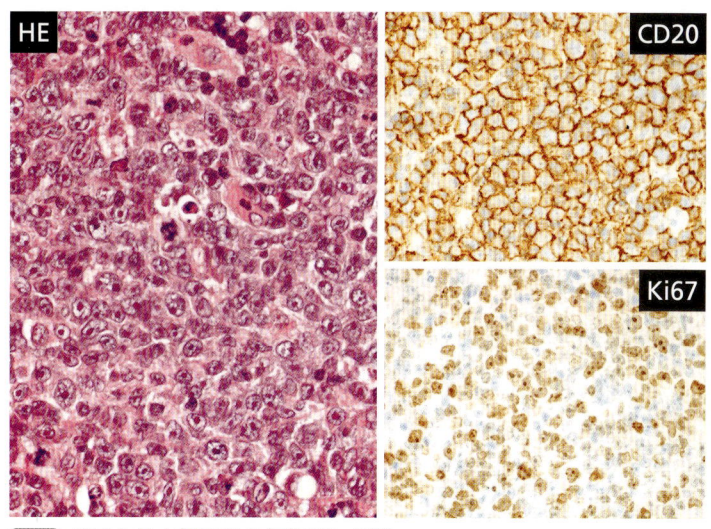

図3 びまん性大細胞型B細胞リンパ腫
免疫組織化学は日常的に行われる有用なルーチン検査である．フローサイトメトリーの行えないびまん性大細胞型B細胞リンパ腫症例で免疫染色でCD20陽性が確認されればヒト化したマウスCD20抗体（rituximab）＋CHOP療法が行われる．

詳細な血管構築の観察などにより組織構築や病理組織像に迫ることができるようになっており[8,9]，初期の病変の病理組織学的診断が重要となっている．

c わが国と欧米との診断基準の違い

わが国と欧米の病理診断で差がある病変としては，消化管の上皮内病変あるいは粘膜内病変が挙げられる．細胞異型と構造異型を重視して粘膜内病変をがんと診断するわが国の病理医の立場と，浸潤をもってがんと診断する欧米の病理医の立場の差により診断が大きく異なっていた．同一症例を一堂に会して検討し，大きく歩み寄りを示したものにウィーン分類が挙げられる[10]．

d 細胞表面マーカーの検索

悪性リンパ腫のリンパ節生検，あるいは消化管の悪性リンパ腫などの生検では，単に通常のHE染色にとどまらず，免疫組織化学の応用による細胞表面マーカーの検索が必須である（図3）．形態学的診断にとどまらず，新鮮未固定標本を用いてフローサイトメトリーによる表面マーカーの検索を行い，腫瘍細胞の性格を明確にすることも病理診断の役割であり，臨床医は標本提出時に病理医と連絡をとり，必ず未固定新鮮標本のまま病理部（病理検査室）に届けることが肝要である．さらにはDNAを抽出して解析することも病理診断の一部となる．

生検診断における腫瘍の組織型と切除標本の診断とに乖離が生じやすいものに，肺がんがある．肺がんの組織型が複雑に入り混じり，生検で採取されるわずかな組織で得られる情報が必ずしも腫瘍全体の組織型を代表しているとは限らないことによる．近年，肺腺がんの一部にEML4-ALK遺伝子の異常が発見され[11]，imatinibによる分子標的治療の対象となっており，polymerase chain reaction（PCR）による検索や免疫組織化学が病理診断に日常的に導入される可能性もある[12]．新しい免疫組織化学的マーカーの発見，導入とともに，病理診断学の知識は絶えず更新され，診断の精度と質を向上することが求められる．

e 診断困難な場合

良性・悪性診断を含めた生検診断と画像診断や臨床所見とが合致しない症例あるいは診断困難な症例に遭遇することもまれではない．臨床像と病理診断の不一致の原因として，①臨床情報の不足，②生検部位が不適切，③臨床診断の誤り，④病理医の経験不足，などが挙げられる．臨床情報の不足は生検部位が適切で組織標本上の情報が十分であるにも関わらず，患者の背景や局所の所見についての記載が不足していることにより，最終的に的確な病理診断に至らない場合であり，病理医の力量不足も要因となる．生検部位が不適

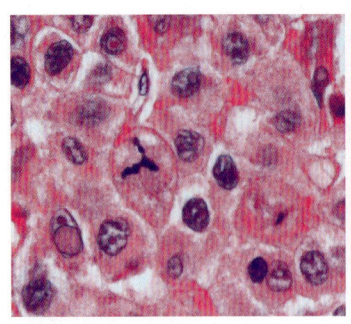

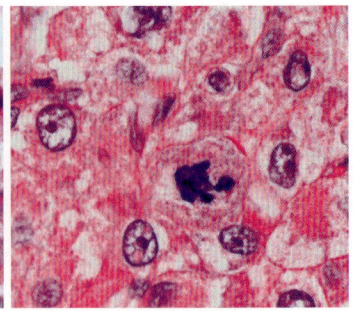

図4 異型核分裂像

切である場合には的確な病理診断に至らない．深部に存在する軟部腫瘍では辺縁部に反応性変化を伴うことがあり，そのような部位から採取された標本では病変の本態を確定することが困難である．病理診断に供される組織は全身臓器に及ぶものであり，一人の病理医がすべての臓器・組織の腫瘍診断に精通することはきわめて困難であり，画像診断を含めた臨床所見との十分な対比により正確な診断に至るので，問題例に関する臨床医と病理医の話し合いはきわめて重要である．病理診断を鵜呑みにすることなく，また問題点がある場合には臨床診断を再考して確定診断に至ることが望まれる．

転移性腫瘍の生検による原発巣の診断は，臓器に特徴的な組織像を示すものでは比較的容易であるが，未分化な腫瘍では原発臓器を推定することが困難な場合がある．既往の標本がある場合には必ず参照する．転移性がんの多い肝臓では胃がんや大腸がんの鑑別は多くの場合可能であるが，多発病巣が存在しても原発性胆管細胞がんや特殊な型の肝細胞がんの可能性もあり，HE標本での鑑別が困難な症例に遭遇する．また，原発性の非上皮性腫瘍や転移もありうる．胆管上皮に発現するサイトケラチンやそれぞれの腫瘍に特徴的な抗体を用いた免疫組織化学を行い鑑別する[13]．いずれにせよ各臓器の腫瘍の特徴を十分に把握しておく必要がある．

時には挫滅などの人工的な影響により上皮性・非上皮性の鑑別すら困難な症例もあり，各種抗体を用いた免疫染色により鑑別を進め，原発巣の確定につなげる必要がある．肺の小細胞がんや悪性リンパ腫ではいずれもほとんどの細胞が挫滅されて採取されることがある．腫瘍であることを疑わせるが，確定診断できない時にはCD56の免疫染色やCD20の免疫組織化学により鑑別が可能となる．上皮性あるいは非上皮性悪性腫瘍の鑑別の困難な症例も存在し，未分化がんと診断されて放射線治療の後に横紋筋の形質発現を認めて横紋筋肉腫と診断が変更されるような症例にも遭遇する[13]．

すでに他施設で生検による病理学的診断が下された患者を治療する際には，治療開始前に前施設の標本を取り寄せ，自施設の病理医により診断を確認する必要がある．取り寄せが不可能な場合には再度，生検や細胞診を行い自施設で確定診断を下してから治療に入る必要がある．この確認を怠って治療を開始することはきわめて危険な要素を含んでいることを十分に認識しておく．

f 悪性腫瘍の形態学的特徴

悪性腫瘍の形態学的特徴としては次のものが挙げられる．①多型性：細胞や核が大小不同を示し，周囲の細胞の数倍のものや極端に小型の細胞などが出現する．②核形態の異常：クロマチンの増量，核縁の肥厚，核/細胞質比（N/C比）の増大，核型の不整，明瞭な核小体が認められる．③核分裂像の増加：特に三極・四極・多極などの異常核分裂像の存在（図4）．④極性の消失：正常の細胞配列が乱れ，時に腫瘍細胞の敷石状の増殖を示す．⑤腫瘍性巨細胞の出現や壊死巣の出現．ただし，核分裂像の増加は肉芽組織などの反応性変化でも認められ，分裂像の増加のみでは悪性診断の根拠とはなりえない．明らかな浸潤像やリンパ管・静脈浸潤が観察されれば診断は容易であるが，生検診断では必ずしも遭遇することは多くない．がんはその発生母地となる臓器に類似した高分化なものから，その発生母地とは類似しないきわめて未分化なものまで幅広い広がりを示している．たとえば，高分化の肝細胞がんは胆汁を産生して緑色調を呈し，高分化型扁平上皮がんでは角化を示し，正常の表皮に類似した構造を呈する．

3 切除組織の病理組織学的診断

外科切除標本は適切な病理組織学的検索が可能となるように6〜10倍希釈ホルマリンに固定する．固定前後の肉眼所見および腫瘍の割面を写真に記録する．大きな腫瘍では，新鮮標本に割を入れ，中心部も十分に固定されるようにする．必要に応じて未固定標本を凍結保存する．

標本の切り出しは腫瘍の性状の診断，広がりの確認（病期の決定），切除断端の確認などに十分な肉眼観察のもとに最適の方法で切り出し，病期の決定の資料とする．

病理学的病期分類［国際対がん連合（Union for International Cancer Control：UICC）分類］[14]では手術時に切除された原発巣の病理組織学的検索により，大きさや広がり（pT1〜4），リンパ節転移の有無（N0〜1），臓器転移（M0〜1）などの外科的に切除されたすべての組織の病理学的検索や術中の触診所見などにより病期（pTNM）が決定される．病期が進行していることは，腫瘍による侵襲が大きく，治療成績が不良となることを意味する．わが国ではさらに詳細な各種臓器の「癌取扱い規約」も用いられている．切除標本の病理組織学的診断は単に病期の確定のみにとどまらず，特に消化管では先進部の組織形態，たとえば大腸がんにおける簇出はリンパ節転移や予後の重要な指標となることが明らかになっている[15]．腫瘍によっては別の病期分類が用いられることがある．

生検・手術標本は通常HE染色が行われるが，必要に応じて各種の特殊染色や免疫組織化学による検索が行われる．脈管侵襲の検索には血管壁の構造を認識するための弾性線維染色（EvG染色やビクトリア青とHEの重染色）やD2-40免疫染色によるリンパ管の検出が有用である．

術前に放射線治療や化学療法が行われた症例では治療効果の判定が必要になる．各種「癌取扱い規約」に臨床的な治療効果の判定は比較的詳細に記載されているが，病理学的判定基準の記載は乏しい．「食道癌取扱い規約」では肉眼的に推定される病変の存在部位を可能な限り標本を作製して判断する．「胃癌取扱い規約」では肉眼的に推定される病変部の割面を観察し，少なくとも病変が存在したと考えられる最大割面の標本ならびにがんが残存している可能性が高い切片を作製し，組織学的に評価するとされている．

4 術中迅速診断

術前に診断の確定していない病変の外科治療に際して手術中に標本を凍結，クリオスタットにて薄切し短時間で標本を作製，病理診断を下し，診断の報告は直接術者に届けられ，術式や切除範囲の決定に資する．したがって対象となる病変は必ずしも腫瘍性病変とは限らず，腫瘍・非腫瘍の鑑別診断や，腫瘍であれば良性・悪性の判定がなされることになる．大きく切除することの困難な脳腫瘍などでは脳表から深部にかけて順次標本を採取し，病変に的中しているか，的確な病理診断の確定が可能かなどを判断する．脳腫瘍の術中迅速診断で悪性リンパ腫の診断が下されれば，さらなる切除は行われず，放射線治療が選択されることになる．また，膠細胞腫瘍であれば切除および術中照射あるいは術後の放射線治療が加えられることとなり，治療法が異なるので，きわめて有用な診断である．また，切除断端の腫瘍の有無，すなわち切除の完全性を判断するための迅速診断も頻繁に行われる．

迅速診断に供される標本は未固定新鮮標本であり，凍結切片のほかに捺印標本，圧挫標本を作製し速やかにアルコール固定，HE染色を行う．凍結切片作製より短時間で標本作製が可能で，凍結切片による迅速診断の補助として有用である（図5）．

腹水，胸水などの体腔液や，腹腔洗浄液なども術中迅速細胞診に提出される．「胃癌取扱い規約」では腹腔洗浄細胞診陽性（CY1）は腹膜転移を認めるP1と同等の意味が付与され，取り入れられている．

5 細胞診

擦過物，液状検体，捺印検体や穿刺吸引物などが対象となる．穿刺吸引細胞診は甲状腺・乳腺などの腫瘍などにしばしば行われ，時に表在リンパ節の病巣に対しても行われる．

細胞診標本の固定は一般に湿潤法で，スライドガラスに塗布後，標本を乾燥させないように即座に95％アルコール液にて固定を行う．パパニコロウ染色が一般的であるが，適宜特殊染色を行う．主に血液疾患の領域で汎用される乾燥固定は，メイ・グリュンワルド・ギムザ染色やペルオキシダーゼ反応，免疫組織化学などのために行う固定である．

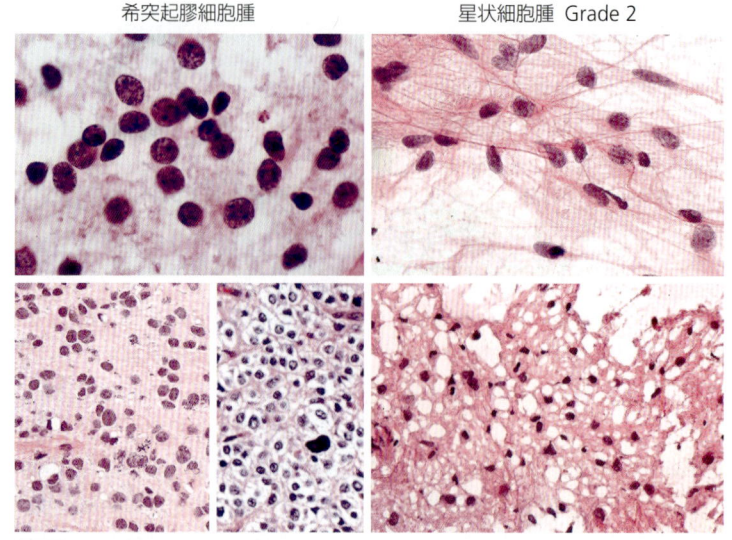

図5 膠細胞腫の術中迅速診断
上段：圧挫標本，下段：凍結切片，中央は希突起膠細胞腫の永久標本

希突起膠細胞腫 ／ 星状細胞腫 Grade 2

6 病理解剖

不幸にして死の転帰をとった場合に遺族の承諾のもとに行われる．画像診断の進歩などに伴い剖検率は著しく低下しているが，その重要性は変わらない．がんに対する種々の治療の効果判定や合併症の有無，重複がんや潜在がんの検出など，腫瘍学にとって貴重な情報を提供するものである．

病理診断なくしてがんの治療・診療を行うことは不可能であり，臨床医と病理医の緊密な連携が求められる．

文 献

1) 深山正久ほか（編）：診断に役立つ免疫組織化学．病理と臨 **25**（臨時増刊号），2007
2) 金井弥栄ほか（編）：病理診断に役立つ分子生物学．病理と臨 **29**（臨時増刊号），2011
3) Bosman FT et al：WHO Classification of Tumours, Volume 3, Tumours of the Digestive System, 4th Ed, IARC Press, Lyon, 2010
4) 日本胃癌学会（編）：胃癌取扱い規約．第14版，金原出版，東京，2010（その他臓器別に取扱い規約が発刊されている）
5) Wolff AC et al：American Society of Clinical Oncology/College of American Pathologists guideline recommendation for human epidermal growth factor receptor 2 testing in breast cancer. J Clin Oncol **25**：118-145, 2007
6) Sauter G et al：Guidelines for human epidermal growth factor receptor 2 testing：biologic and methodologic considerations. J Clin Oncol **27**：1323-1333, 2009
7) Shah RB：Comparison of the basal cell-specific markers, 34betaE12 and p63, in the diagnosis of prostate cancer. Am J Surg Pathol **26**：1161-1168, 2002
8) 佐野 寧ほか：狭帯化RBG fiber内蔵narrow band imaging（NBI）systemの開発・臨床応用．胃と腸 **36**：1283-1287, 2001
9) 八木一芳ほか：早期胃癌の画像診断 範囲診断のための精密検査 拡大内視鏡検査 NBI検査併用拡大内視鏡と"化学的"内視鏡診断．胃と腸 **44**：663-667, 2009
10) Schlemper RJ et al：The Vienna classification of gastrointestinal epithelial neoplasia. Gut **47**：251-255, 2000
11) Soda M et al：Identification of the transforming EML4-ALK fusion gene in non-small-cell lung cancer. Nature **448**：561-566, 2007
12) Mino-Kenudoson M et al：A novel, highly sensitive antibody allows for the routine detection of ALK-rearranged lung adenocarcinomas by standard immunohistochemistry. Clin Cancer Res **16**：1561-1571, 2010
13) Takizawa T et al：X-radiation-induced differentiation of xenotransplanted human undifferentiated rhabdomyosarcoma. Lab Invest **60**：22-29, 1989
14) Sobin LH et al：TNM Classification of Malignant Tumors, 7th Ed, Wiley-Blackwell, New York, 2010
15) 河内 洋ほか：SM癌治療における簇出の意義．大腸疾患NOW2009，武藤徹一郎（監），日本メディカルセンター，東京，p127-132, 2008

総論　1. がん治療の基礎知識

D 病期診断のための画像診断

　画像診断は非侵襲的に生体内の情報を示すことが可能である．担がん患者において治療方針の決定には病期診断が重要であり，画像，特に人体の輪切りである断層像が果たす役割は大きい．画像診断は病変を見つけ，病変の画像的特徴および臨床情報から病変を検討して，診断に到達することにあるが，放射線治療における病期診断ではすでに病変の組織型が病理学的に診断されている場合がほとんどなので，通常の画像診断とややプロセスが異なる．しかし病期診断は患者の治療方針に直接関わるので，通常の画像診断と同様に重要である．

　病期診断のための画像診断においては，正確な病変の大きさの計測，リンパ節転移や遠隔転移の診断が重要であり，実際の臨床では異なる画像検査法を組み合わせて検討を行う．本項では病期診断で用いられる代表的な画像検査の概説を行い，病期診断において重要と思われる点について総論的に述べる．

1 画像検査法

a CT

　CTはX線を用いる撮影法で，体軸に対して垂直な軸位断を得ることが可能である．CTは面内の空間分解能が高く，形態情報を得るのに適している．検出器が1列のシングルスライスCTは広範囲を薄い厚みの画像を用いて撮影を行うのが困難で，体軸方向の空間分解能が高くなかったが，現在主流となっている複数列の検出器を備えたマルチスライスCTの登場により，広範囲において体軸方向に高い空間分解能を備えた画像データを収集することが可能になった．またマルチスライスCTは従来のシングルスライスCTよりも高速に撮影を行うことが可能で，1回の検査で文字どおり頭の先から足の先まで撮影が行える．この点でCTは広い範囲における病変検索に優れているといえる．

　CTにおいて病変と周囲構造との輝度の差，すなわちコントラストはそれぞれのCT値の差の程度により規定される．肺腫瘍のように周囲の肺実質のCT値がきわめて低く，病変とのCT値の差が大きい場合は病変の描出は明瞭になるが，CT値が近似する軟部組織に周囲が取り囲まれている病変の場合は境界が不明瞭であることが多い．多くの腫瘍性病変は周囲よりも血流が豊富であるので，造影剤を経静脈的に投与することにより病変を明瞭に描出することが可能になる（**図1**）．

　CTは形態情報を得るのに優れている一方，病変の性状や良悪性を評価するのに適していない場合があ

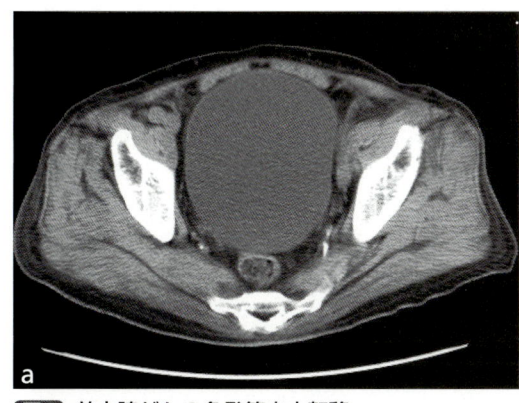

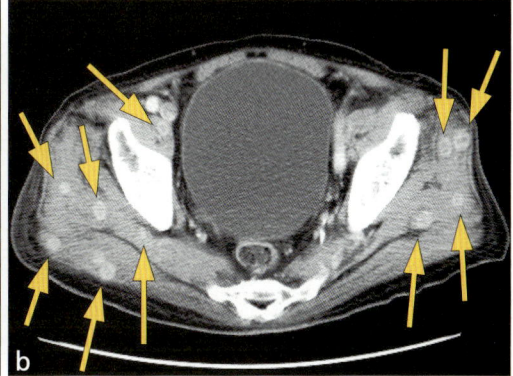

図1　前立腺がんの多発筋肉内転移
a：単純CTでは転移の描出は得られていない．
b：造影CTにおいて筋肉内の多発転移が明瞭に描出されている（矢印）．

る．MRIで用いられている組織特異性造影剤は現在のところCTにはなく，細胞外液性造影剤により血流情報は得られるが，組織に特異的な情報を得るのは難しい．また，造影剤に対する感度が低いため，必要な造影剤量もMRIに比較して多い．

X線を用いているので電離放射線被曝が不可避である．電離放射線被曝は撮影の範囲が広いほど，また体格が大きいほど多くなる．胸部CTでおおよそ5〜8 mSv，胸腹骨盤CTで10〜15 mSv程度の被曝が生じる．ある決まった範囲において造影剤静注前後にそれぞれ撮影を行えば，被曝は1回の撮影に対して2倍になり，ダイナミックスタディで3相撮影を行うと被曝は3倍となる．医療被曝は患者の被曝による損失よりも得られる利益が上回っている状態が前提であり，むやみな検査による被曝は避けるべきである．特にわが国ではCTの設置台数が多く，医療被曝量が海外に比較して高い[1]．検査の適応について検討を行う一方，撮影部位に応じて照射線量を減らして被曝を軽減するなどの撮影方法の最適化も必要である．

b | MRI

強い磁場のもとにおいて生じる水素原子核の核磁気共鳴現象を利用して生体内を画像化する．CTと同様に断層像が得られるが，体軸に対して任意の撮像断面を選択することが可能である．T1強調像，T2強調像，拡散強調像などさまざまなパルスシーケンスがあり，それぞれ異なる生体情報を画像化することが可能である．コントラスト分解能もCTに比較して高く，特に中枢神経や頭頸部における病変の描出はCTよりも勝る．MRIは造影剤に対する感度がCTより高く，少ない造影剤量で造影効果が得られる．細胞外液性造影剤に加え，特定の組織に分布する組織特異性造影剤も臨床で用いられている．このようにMRIはCTよりも病変の組織の性状を反映した情報を得ることが可能である．

撮影範囲は核磁気共鳴現象により生じる電磁波を受信するコイルの範囲により決定されるので，一般のMRI装置においては広範囲の撮影は向かない．拡散強調像を複数回撮影して全身の病変を描出する試みも行われているが[2]，現段階ではどの施設でも行える検査とはいえない．従来はMRIは薄いスライスの画像を得るのに適していなかったが，機器の進歩により撮像断面をより薄くすることが可能になった．しかしながらマルチスライスCTのように広範囲をすべて薄いスライスで撮影することはまだ困難である．撮影時間はCTよりも長時間であり，CTのように簡便に撮影を行うことはできない．

MRIはある条件のもとにおいて画像に歪みが生じうる．生体と磁化率が極端に異なる空気や異物により周囲に画像の歪みが生じることがあり，パルスシーケンスによっては歪みが生じやすいものがある．また，X線による放射線被曝がないことはMRIの大きな特徴である．CT，MRIのどちらでも評価可能な病変においてはMRIとCTを交互に利用して運用することも被曝低減の観点から重要である．

c | FDG-PET

核医学検査において放射性同位元素で標識した放射性標識化合物を体内に投与して，放出される放射線を検出して画像化する．さまざまな標識化合物を用いることにより多様な生体内情報の画像化が可能である．近年広く行われているPETは病変の糖代謝亢進を画像化したもので，ブドウ糖と類似した構造の[18]F-fluoro-2-deoxy-D-glucose（FDG）を用いる．ブドウ糖は糖代謝が亢進した細胞に取り込まれヘキソキナーゼによりリン酸化され，FDGも同様にリン酸化される．リン酸化されたブドウ糖は解糖系に進むが，FDGは解糖系には進まず細胞内に蓄積していく．陽電子を放出する[18]FでFDGをあらかじめ標識することにより，ブドウ糖の代謝亢進した細胞を画像化することが可能になる．多くの腫瘍細胞は嫌気性糖代謝を活発に行うので，FDG-PETにより病変の糖代謝の画像化が可能である．肺結節においてはFDG-PETにより集積が強ければ悪性，弱ければ良性と判定することが可能で，高い正診率が報告されている[3]．

CTやMRIに比較して病変の検出は優れているが，空間分解能は劣っており，小さい病変の評価には適さないという欠点がある[4]．また，炎症細胞にも集積がみられるため，活動性炎症が偽陽性となることがある．放射性物質を用いるので医療放射線被曝が問題になるが，FDG-PETでは約3 mSvの被曝であり，CTよりも少ないと考えてよい．

2 病期診断

a | 腫瘍の大きさ

病変の大きさにより病期が決定されるので，正確な大きさの測定が重要である．CT画像は高い空間分解

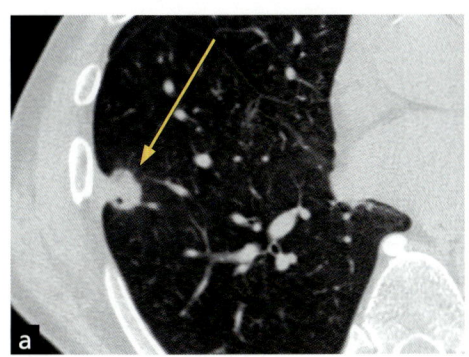

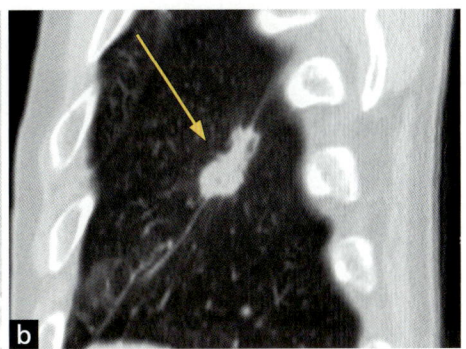

図2 肺腺がん
a：CT軸位断において右下葉の胸膜下に胸膜の引き込みを伴う肺腫瘤が描出されている（矢印）．軸位断では腫瘍は1.5 cmに計測される．
b：ワークステーションで再構築された矢状断像において，上下方向に細長い病変であることが示されている（矢印）．矢状断において最大径は3.4 cmであった．

能を有しており，腫瘍の大きさを測定するのに適している．病変の最大径は必ずしもCT撮像断面内にあるとは限らないが，マルチスライスCTで薄い厚みの画像が得られていれば，ワークステーションにて任意の方向からの観察が可能で最大径の計測が可能である（**図2**）．また，小さい病変を評価するためには部分容積効果を避けるために薄いスライスでの撮影が必要であり，病期診断のためにルーチンで薄いスライスの画像を収集しておくことが望ましい．臨床において広く用いられているマルチスライスCTにおいては実現可能である．

MRIは任意の方向の断層像を得ることが可能であるが，前述のように画像に歪みが生じる可能性がある．臨床機ではある一定の範囲では歪みが最小限になるように設定されてはいるが，病変の大きさの正確な計測はやはり原則として画像に歪みが生じないCTのほうが適している．FDG-PETは空間分解能の改善が行われているが，大きさの測定には現段階では適していない．

病変によっては画像で測定された大きさと摘出病変が異なることが起こりうる．腎明細胞がんのように血流が豊富な腫瘍では，CTでの計測値と摘出病変の実測値が異なる場合があると報告され，摘出後の腫瘍内の血流減少が原因の1つと考えられている[5]．

b リンパ節転移

リンパ節転移の評価を行うためには，リンパ節の存在およびリンパ節の良悪性の診断が必要になる．CTでは腫大したリンパ節が類似したCT値を示す臓器に近接している場合にその指摘がしばしば困難になる．指摘されたリンパ節の良悪性は，CTでは大きさをもって判定されており，短径1 cm以上のものを悪性とすることが多い．そのため，これよりも小さいリンパ節転移を正確に診断することが困難であり，CTによるリンパ節転移の診断には限界がある．

FDG-PETは腫瘍細胞で活発になっている糖代謝の画像化を行うので，機能的にリンパ節転移の診断が行える．非小細胞肺がん，頭頸部がんのリンパ節転移の診断において，CTよりもFDG-PETにおいて高い正診率が報告されている[6,7]．膵がんのリンパ節転移の検出は，CTとともにFDG-PETにおいても低いと報告されている[8]．これは膵がんにおいてしばしば血糖値の高い症例が存在し，高い血糖がFDGと競合してFDGの集積が低下するためと考えられている．また，悪性腫瘍はリンパ節にサルコイドーシス様の反応を伴うことがあり，FDG-PETでそのようなリンパ節に集積がみられ偽病変となることがある（**図3**）．リンパ節のサルコイド反応は担がん患者のFDG-PETの1.1%にみられ，血液腫瘍や精巣，肺，胃，結腸，乳房などのさまざまな臓器の腫瘍に生じることが知られている[9]．このように頻度は高いとはいえないが，一定の割合でサルコイド反応がFDG-PETのリンパ節転移の偽陽性となりうることを知っておく必要がある．生理的集積についての知識も必要で，病変と区別して指摘することが重要である．

リンパ節転移とは異なるが，悪性リンパ腫はFDGが高率に集積し，病期診断にFDG-PETが有用であることが早期から確立した疾患である．濾胞性リンパ腫

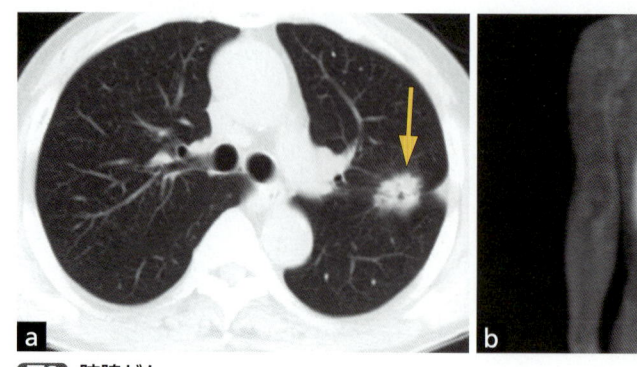

図3 肺腺がん
a：CT において左肺に肺腫瘤が描出されている（矢印）．
b：FDG-PET で左肺の腫瘤に集積が描出されており（矢印），右肺門のリンパ節にも集積がみられる（矢頭）．
その後の経過より右肺門のリンパ節はサルコイド反応であったと考えられた．

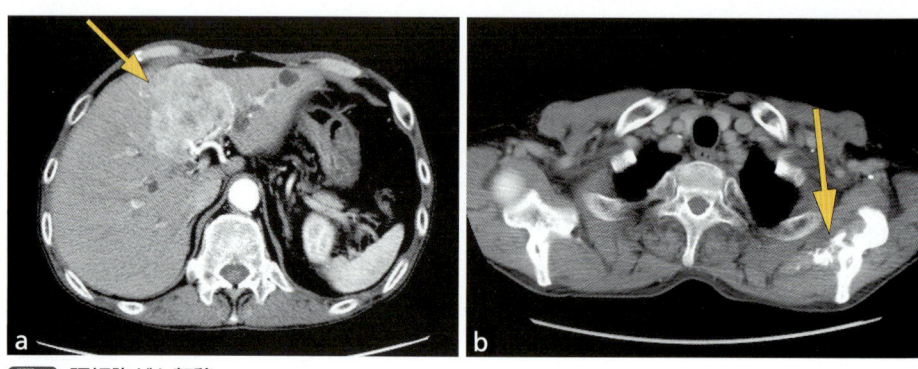

図4 肝細胞がん転移
a：造影 CT において肝左葉内側区に肝細胞がんがみられる（矢印）．
b：左肩甲骨に転移がみられる（矢印）．

や MALT リンパ腫のように集積が低い組織型もあるが，治療効果判定では不可欠とされている[10]．

c 転移

転移の検出にはまずは広範囲の検索を高い空間分解能をもって行えるマルチスライス CT が用いられる．原発巣からのリンパ流や播種しうる経路を重点的にみることが重要であるが，その一方，血行性転移はどこにでも生じうるので撮影された画像を部位に関わらず注意深く観察することが必要である（図4）．椎体への骨転移は CT の軸位断の観察では検出が困難な場合があるが，薄いスライスにより再構築された矢状断像では検出が可能な場合がある（図5）．これは矢状断では椎体の全体像を観察することが可能で病変の検出が容易になるためである．

MRI は肝臓や脳など特定の臓器への転移の明瞭な描出が可能である．特に肝臓においては，肝実質に選択的に取り込まれる組織特異性造影剤が臨床で利用可能になっており，小さい転移性病変の検出が可能となっている．PET は転移の検出に優れているが，小さい病変の評価はしばしば困難であり，CT や MRI と併せて診断を行う必要がある．骨転移は溶骨性転移においては FDG-PET の検出は良好だが，造骨性転移への集積は不良である[11]．

悪性腫瘍の病期診断において，代表的な画像検査法である CT，MRI，FDG-PET についての概要，および病期診断におけるポイントについて述べた．それぞれに長所，欠点があり，それらを組み合わせることにより適切な病期診断に到達可能となる．担がん患者の治療後の予後を考慮して，医療放射線被曝について留意した適切な検査の運用が望まれる．

D. 病期診断のための画像診断

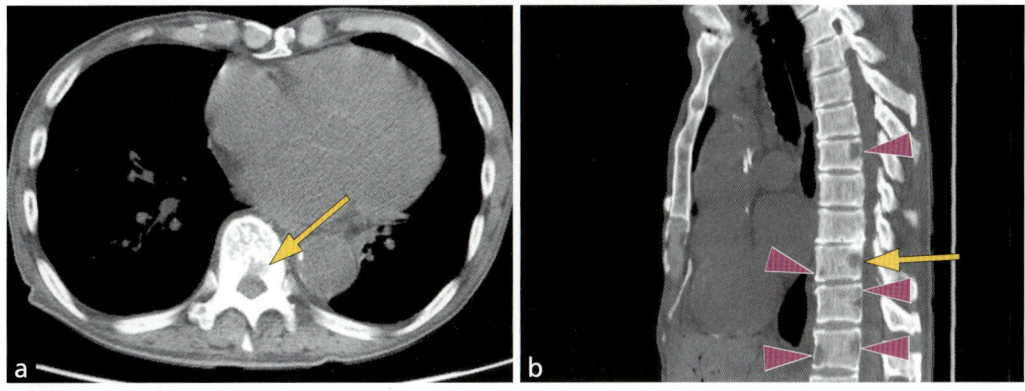

図5 胆管がん骨転移
a：CT軸位断像では椎体に小さい溶骨性転移がみられるが，明瞭な描出ではない（矢印）．
b：再構成された矢状断像にて上下に連なる正常の骨梁の中に溶骨性転移が明瞭に示されている（矢印）．その他にも溶骨性転移が多発している（矢頭）．

文 献

1) 赤羽恵一：医療被ばくの現状．INNERVISION **25**：46-49, 2010
2) Kwee TC et al：Whole-body diffusion-weighted magnetic resonance imaging. Eur J Radiol **70**：409-417, 2009
3) Bunyaviroch T, Coleman RE：PET evaluation of lung cancer. J Nucl Med **47**：451-469, 2006
4) Delbeke D et al：Procedure guideline for tumor imaging with ^{18}F-FDG PET/CT 1.0. J Nucl Med **47**：885-895, 2006
5) Jeffery NN et al：Discrepancy between radiological and pathological size of renal masses. BMC Urol 2011 Feb 22；**11**：2
6) Steinert HC et al：Non-small cell lung cancer：nodal staging with FDG PET versus CT with correlative lymph node mapping and sampling. Radiology **202**：441-446, 1997
7) Sigg MB et al：Staging of head and neck tumors：[18]F-fluorodeoxyglucose positron emission tomography compared with physical examination and conventional imaging modalities. J Oral Maxillofac Surg **61**：1022-1029, 2003
8) Delbeke D et al：Optimal interpretation of FDG PET in the diagnosis, staging and management of pancreatic carcinoma. J Nucl Med **40**：1784-1791, 1999
9) Chowdhury FU et al：Sarcoid-like reaction to malignancy on whole-body integrated ^{18}F-FDG PET/CT：prevalence and disease pattern. Clin Radiol **64**：675-681, 2009
10) Cheson BD et al：Revised response criteria for malignant lymphoma. J Clin Oncol **25**：579-586, 2007
11) Nakai T et al：Pitfalls of FDG-PET for the diagnosis of osteoblastic bone metastases in patients with breast cancer. Eur J Nucl Med Mol Imaging **32**：1253-1258, 2005

総論　1. がん治療の基礎知識

E　治療効果判定法と有害事象の評価法

がん診療における治療効果判定法，有害事象評価法には，それぞれの変遷があり現在に至っているが，最近は化学療法，放射線治療，その他の治療法も含めた判定法，評価法で，国際的に共通のものが使用されることが多い[1-5]．特に化学療法後の効果判定や有害事象の評価が重視される傾向があり，一般に多くの腫瘍，臓器がカバーされているが，必要に応じて腫瘍別，臓器別あるいは治療方法別，その他の基準，指標などが用いられることもある．ここでは，放射線治療との関連に留意しながら，現在最も普及している治療効果判定法と有害事象評価法の概要を述べる．

1　治療効果判定の目的と方法

治療の有効性を判定する代表的な方法としては，腫瘍の縮小率，患者の生存期間，生存率などを評価する種々の方法がよく知られているが，個々の症例における評価と臨床研究における全体的な評価は，目的や方法が異なる．

多数の症例を集積して，治療法の有効性を明らかにすることを目的とした臨床研究，特に新規薬剤の治験などでは，一般によりエビデンスレベルの高い結果を出すことが望まれ，ランダム化第Ⅲ相試験の有用性が強調されている．種々の臨床試験では，全生存期間（overall survival），無増悪生存期間（progression-free survival），無再発生存期間（relapse-free survival），無病生存期間（disease-free survival），無進行期間（time to progression），奏効率（response rate），局所制御率（local control rate）など，種々の評価が行われている．なお，全生存期間は多くの場合に有用であるが，その他については腫瘍の種類や治療法によって妥当性が多少変わりうる．

種々の生存期間の評価では，生存期間中央値（median survival time）が最もよく使われているが，他に生存率（5年生存率，10年生存率など）も用いられている．一般的な臨床研究における生存に関する検討では，Kaplan-Meier法による生存率曲線が使用されることが多く[6]，生存期間の群間比較にはlog-rank検定がよく行われている[7]．

一方，奏効率（完全奏効または部分奏効になった割合）の算出にはまず個々の症例の効果判定，特に腫瘍縮小効果の判定が重要で，その集積によって解析が可能となる．ただし，種々の指標が必ずしも相関するわけではないので，結果の解釈には注意が必要である．一部の指標で統計学的な有意差が出ても，実際の臨床における意義が異なることもよくある．局所制御率，無増悪生存期間などで有意差が出ても，全生存期間には差がないこともしばしばあり，特に局所治療効果が主体の放射線治療や外科治療では注意が必要である．たとえば，脳転移の定位放射線照射に全脳照射を併用することの有用性についての第Ⅲ相試験[8]では，全脳照射の併用の有無で全生存期間には有意差を認めなかったが，脳内再発の頻度には有意差を認めている．

日常臨床においては，単に治療効果判定といえば個々の症例の評価のことであり，それぞれの患者に実施した治療の有効性を明らかにして，その後の治療方針決定の参考にするために，腫瘍の縮小率や腫瘍マーカーの推移，症状の変化などを検討していることが多い．次にその具体的な評価方法について述べる．

2　RECIST

腫瘍縮小効果あるいは増悪を主体に治療効果判定を行う基準の中で，現在最も普及しているのはResponse Evaluation Criteria in Solid Tumors（RECIST）と思われる．RECIST改訂版[1,2]の日本語訳が日本臨床腫瘍研究グループ（Japan Clinical Oncology Group：JCOG）から公開されていてウェブサイトで入手可能であり[3]，さらに関連した総説も散見される[9]．詳細についてはぜひ文献を参照していただきたい．

以前は腫瘍の二次元計測（評価可能病変の短径，長径などの2径を計測して，その積の和を評価する方法；WHO基準）が普及していたが，RECISTでは一次元計測［標的病変の1径；通常は最大径（長径），リンパ節では短径］を行い（図1），2個以上の場合はその和を比較して評価する．なお，部分奏効（partial

22

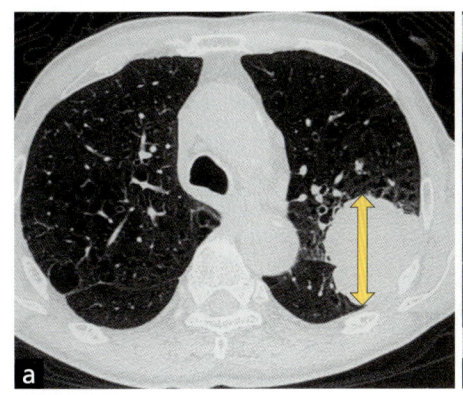

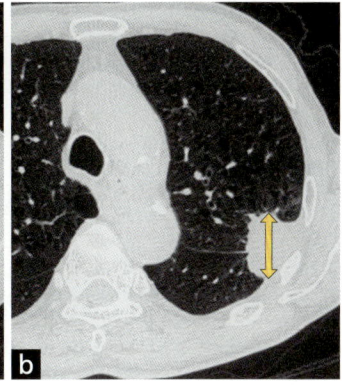

図1 肺がんの治療効果判定
長径の計測と比較（a：治療前，b：治療後），部分奏効（PR）相当である．

response：PR）は，2径計測の積では50％以上の減少とされていたが，RECISTでは30％以上の減少（すなわち70％以下に縮小）である．

a 測定可能病変

代表的な測定可能病変は，腫瘍（長径が，CTで10 mm以上，測径器の測定で10 mm以上，あるいは胸部X線写真で20 mm以上），リンパ節（短径がCTで15 mm以上）などである．なお，それ以下の大きさの腫瘍やリンパ節あるいは胸水，腹水，がん性リンパ管症などは測定不能病変とされていて，その評価についても記載されている．

b 測定方法

腫瘍の大きさを評価する方法はいろいろあるが，CTが最も一般的である（**図1**）．客観性，再現性に優れ，検査も比較的容易であり，腫瘤を形成する多くの悪性腫瘍において，現在では最も標準的な評価法といえる．なお，部位によってはMRIのほうが望ましいこともあり，たとえば脳腫瘍ではMRIが比較的よく使われている．

ほかにX線写真（特に肺腫瘍）の計測，腫瘍の直接計測（主に表在性，浅在性腫瘍）などもしばしば行われている．ただし，超音波はCT，MRIに比して客観性がやや乏しいので，RECISTでは効果判定に使用すべきではないとされている．

FDG-PETに関しては，RECISTの通常の測定法の部分には記載がない．新病変の出現による増悪評価の部分に，CTを補完するためにPETを併用することの妥当性が多少述べられている程度である．

腫瘍マーカーについても，RECISTでは客観的な腫瘍縮小効果の評価に単独では使用しないことになっているが，測定不能な非標的病変の評価では重要である．腫瘍によってその位置付け，意義は大きく異なり，たとえば前立腺がんの治療経過では必須の検査の1つになっている．

c 標的病変

RECISTでは，治療前のベースライン評価において2個以上の測定可能病変を認める場合，合計最大5個（各臓器最大2個）までの病変を標的病変として選択する．

d 効果判定基準

標的病変の評価を**表1**に示す．ただし，前述のようにこの効果判定基準は，化学療法における効果判定を主たる目的にしている印象がある．たとえば，複数の病変の計測値の和を評価する方法は，局所療法である放射線治療の効果判定に最適とはいい難く，化学放射線療法の場合でも，照射野内と照射野外では治療の強度が大きく異なるので注意が必要である．

RECISTでは形態学的な基準での評価（測定）を原則としているが，形態学的な評価が困難な場合（測定不能病変）も想定され，さらに最近では機能画像，特にPETの有用性も指摘されている．効果判定におけるFDG-PETの有用性を示す報告が増加傾向でPET Response Criteria in Solid Tumors（PERCIST）という概念も提唱され[10]，さらに腫瘍によっては積極的にPETでの評価が試みられている．特に通常FDG陽性の悪性リンパ腫の場合には，腫瘍が残存していても

総論—1. がん治療の基礎知識

表1 効果判定基準

完全奏効 (complete response：CR)	すべての標的病変の消失．標的病変として選択したすべてのリンパ節病変は，短径で10 mm未満に縮小しなくてはならない．
部分奏効 (partial response：PR)	ベースライン径和に比して，標的病変の径和が30％以上減少．
進行 (progressive disease：PD)	経過中の最小の径和（ベースライン径和が経過中の最小値である場合，これを最小の径とする）に比して，標的病変の径和が20％以上増加，かつ，径和が絶対値でも5 mm以上増加．
安定 (stable disease：SD)	経過中の最小の径和に比して，PRに相当する縮小がなくPDに相当する増大がない．

（有害事象共通用語規準 v4.0 日本語訳 JCOG版）

表2 大星・下里分類（組織学的治療効果）

Grade 0	治療効果なし
Grade Ⅰ	腫瘍変性がみられるが，腫瘍細胞の破壊がない
Grade Ⅱa	腫瘍細胞の破壊があるが，生存腫瘍細胞が1/3以上
Grade Ⅱb	腫瘍細胞の破壊があり，生存腫瘍細胞が1/3未満
Grade Ⅲ	破壊された腫瘍細胞のみを認め，生存腫瘍細胞がない
Grade Ⅳ	腫瘍細胞を認めない

（Shimosato Y et al：Jpn J Clin Oncol **1**：19-35, 1971）

FDG集積が消失すれば完全奏効（complete response：CR）と判定することが標準的になっている[11]．

3 組織学的効果判定

RECISTにはほとんど記載されていないが，40年前に出された大星・下里分類[12]は光学顕微鏡レベルの組織学的効果判定方法であり（表2），現在でもしばしば使用されている．画像診断ではPRと判定されても腫瘍の中には腫瘍細胞が生残していない場合もありうるので，組織学的な検索は有用であるが，すべての病変について検討することは困難である．実際にはたとえば，術前照射施行例の効果判定（手術摘出組織で評価）にしばしば使われている．

なお，この40年間に病理学も著しく進歩し，特に分子病理学の発展が目覚ましいが，現在でも悪性腫瘍の分類の基本は光学顕微鏡レベルの形態診断であり，これをさらに詳細に分類する段階で種々の蛋白，遺伝子レベルの検討が行われている．細胞死の概念が単なる壊死のみでなく，アポトーシスに代表されるような細胞死において種々の分子生物学的な解明が進んでいるので，今後は効果判定においても分子生物学的な治療効果判定方法が確立されていく可能性がある．

4 有害事象の評価法

有害事象（adverse event：AE）の定義にもよるが，現在最も頻用されている米国国立がん研究所（National Cancer Institute：NCI）の有害事象共通用語規準CTCAE（Common Terminology Criteria for Adverse Events）v4.0では，「有害事象とは，治療や処置に際して観察される，あらゆる好ましくない意図しない徴候（臨床検査値の異常も含む），症状，疾患であり，治療や処置との因果関係は問わない．因果関係があると判断されるものと，因果関係ありと判断されないものの両者を含む」とされている．日本語訳は，有害事象共通用語規準 v4.0 日本語訳 JCOG版としてウェブサイトからダウンロード可能である[4,5]．CTCAEでは，器官別大分類（system organ class：SOC）がABC順に記載され，さらに具体的なCTCAE用語と，それぞれの重症度に相当するグレード（Grade 1～5）が記載されている（表3）．

E. 治療効果判定法と有害事象の評価法

表3 CTCAEにおけるGrade（AEの重症度）の定義

Gradeは有害事象（AE）の重症度を意味する．CTCAEではGrade 1～5を以下の原則に従って定義しており，各AEの重症度の説明を個別に記載している	
Grade 1	軽症；症状がない，または軽度の症状がある；臨床所見または検査所見のみ；治療を要さない
Grade 2	中等症；最小限/局所的/非侵襲的治療を要する；年齢相応の身の回り以外の日常生活動作の制限[*1]
Grade 3	重症または医学的に重大であるが，ただちに生命を脅かすものではない；入院または入院期間の延長を要する；活動不能/動作不能；身の回りの日常生活動作の制限[*2]
Grade 4	生命を脅かす；緊急処置を要する
Grade 5	AEによる死亡

Grade説明文中のセミコロン（；）は「または」を意味する．
[*1]：身の回り以外の日常生活動作（instrumental ADL）とは食事の準備，日用品や衣服の買い物，電話の使用，金銭の管理などを指す．
[*2]：身の回りの日常生活動作（self care ADL）とは入浴，着衣・脱衣，食事の摂取，トイレの使用，薬の内服が可能で，寝たきりではない状態を指す．
すべてのAEがすべてのGradeを含むわけではないので，一部のAEではGradeの選択肢が5種類未満となっている．

(有害事象共通用語規準 v4.0 日本語訳JCOG版)

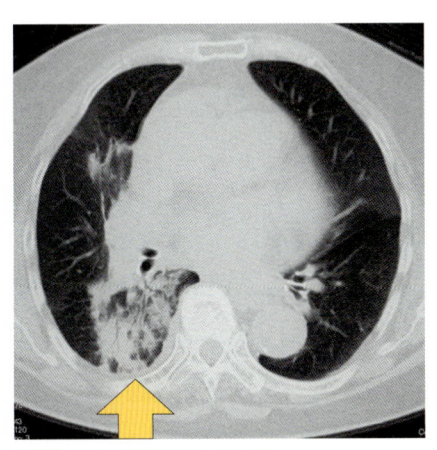

図2 放射線肺臓炎（矢印）

図2にCTCAEの具体例を示す．放射線治療後に肺臓炎を合併することは珍しくないが，照射野，線量体積ヒストグラム（dose-volume histogram：DVH）に注意すれば[13, 14]大部分は照射野内にほぼとどまり，症状も比較的乏しいことが多い．ただし，背景に間質性肺炎があると重篤な肺臓炎を合併する頻度が非常に高いので，放射線治療の可否決定や治療後の経過観察において特に注意が必要である．画像所見のみでほとんど症状がない場合はGrade 1，呼吸器症状が明らかで内科的処置（ステロイド投与など）を使用されるとGrade 2，さらに酸素まで必要になるとGrade 3，生命を脅かすほどになるとGrade 4，死亡するとGrade 5である．ただし，ステロイドを開始するかどうかの判断は担当医によって異なるので，実際には同程度の肺臓炎でもGrade 1とされている場合とGrade 2として治療されている場合がありうる．

前述したように，CTCAEは放射線治療に特化されたものではなく，他の治療と共通で，放射線治療に関連する急性期有害事象と晩期有害事象を明確に区別しているわけではないので，注意が必要である．特に問題になりやすい放射線治療後の晩期有害事象の評価には，従来から使用されている他の評価方法，特にLate Effect in Normal Tissue-Subjective Objective Management and Analytic（LENT-SOMA）scale[15-17]が現在でも有用と思われる．詳細は省略するが，晩期有害事象について，主な臓器別にSubjective（S），Objective（O），Management（M），Analytic（A）の4項目を検討する方法である．大部分の臓器ではS，O，Mの3項目において，それぞれいくつかの具体的な内容について，0（有害事象なし）またはGrade 1～4の点数をつけてその平均点を算出する．Aについては検査などの実施の有無について，YesまたはNoのいずれかを選ぶ．最近では，LENT-SOMAの使用頻度はCTCAEに比較すると低いと思われるが，それでも前立腺がん，子宮頸がん，頭頸部がん，その他の放射線治療に伴う晩期有害事象の評価にはしばしば使用さ

れていて，論文も散見される．

なお，放射線治療に合併する有害事象に関しては，急性期，晩期という時期的な問題以外にも，耐容線量という概念も非常に重要で[18,19]，さらに直列臓器（器官）と並列臓器（器官）を区別して理解することも有害事象を評価するうえで必要である（これらの点については「総論-2-F」を参照していただきたい）．

文献

1) Eisenhauer EA et al：New response evaluation criteria in solid tumours：revised RECIST guideline (version 1.1). Eur J Cancer 45：228-247, 2009
2) RECIST 〈http://www.recist.com/〉
3) 固形がんの治療効果判定のための新ガイドライン RECIST ガイドライン version1.1 〈http://www.jcog.jp/doctor/tool/recistv11.html〉
4) CTCAE v4.0 〈http://ctep.cancer.gov/protocolDevelopment/electronic_applications/ctc.htm#ctc_40〉
5) 有害事象共通用語規準 v4.0 日本語訳 JCOG 版〈http://www.jcog.jp/doctor/tool/ctcaev4.html〉
6) Kaplan EL, Meier P：Nonparametric estimation from incomplete observations. J Am Statist Assoc 53：457-481, 1958
7) Peto R et al：Design and analysis of randomized clinical trials requiring prolonged observation of each patient. II. Analysis and examples. Br J Cancer 35：1-39, 1977
8) Aoyama H et al：Stereotactic radiosurgery plus whole-brain radiation therapy vs stereotactic radiosurgery alone for treatment of brain metastases：a randomized controlled trial. JAMA 295：2483-2491, 2006
9) van Persijn van Meerten EL et al：RECIST revised：implications for the radiologist. A review article on the modified RECIST guideline. Eur Radiol 20：1456-1467, 2010
10) Wahl RL et al：From RECIST to PERCIST：Evolving considerations for PET response criteria in solid tumors. J Nucl Med 50 (Suppl 1)：122S-150S, 2009
11) Cheson BD et al：Revised response criteria for malignant lymphoma. J Clin Oncol 25：579-586, 2007
12) Shimosato Y et al：Histological evaluation of effects of radiotherapy and chemotherapy for carcinomas. Jpn J Clin Oncol 1：19-35, 1971
13) Graham MV et al：Clinical dose-volume histogram analysis for pneumonitis after 3D treatment for non-small cell lung cancer (NSCLC). Int J Radiat Oncol Biol Phys 45：323-329, 1999
14) Tsujino K et al：Predictive value of dose-volume histogram parameters for predicting radiation pneumonitis after concurrent chemoradiation for lung cancer. Int J Radiat Oncol Biol Phys 55：110-115, 2003
15) Rubin P et al：RTOG Late Effects Working Group. Overview. Late Effects of Normal Tissues (LENT) scoring system. Int J Radiat Oncol Biol Phys 31：1041-1042, 1995
16) Pavy JJ et al：EORTC Late Effects Working Group. Late Effects toxicity scoring：the SOMA scale. Int J Radiat Oncol Biol Phys 31：1043-1047, 1995
17) LENT SOMA scales for all anatomic sites. Int J Radiat Oncol Biol Phys 31：1049-1091, 1995
18) Emami B et al：Tolerance of normal tissue to therapeutic irradiation. Int J Radiat Oncol Biol Phys 21：109-122, 1991
19) 日本放射線科専門医会・医会ほか（編）：放射線治療計画ガイドライン 2008 年版〈http://www.kkr-smc.com/rad/guideline/2008/〉

総論　1. がん治療の基礎知識

F　がん放射線治療総論

1　わが国における放射線腫瘍学の現状

わが国の2005年人口動態統計によると，がん罹患者は年間60万人，がん患者は300万人，がん死亡者は32万人で，3人に1人はがんで死亡し，死因の第1位を占めている．放射線治療の新患者は年間17万人おり，4人に1人以上の約27％が放射線治療を受けている．わが国はますます高齢化社会となり，65歳以上が全人口の20％以上を占め，がん治療の中で放射線治療の役割は増していくと考えられる[1]．

わが国の国民病であるがんへの対応は，2006年に「がん対策基本法」が制定され，2007年より施行，放射線治療ならびに化学療法の専門医の育成，緩和医療の充実，がん登録の推進，がん相談支援や情報提供体制の構築が謳われている[2]．特に参議院の附帯決議においては，放射線治療の重要性について述べられている[3]．これらの理念に基づき，文部科学省では2009年に「がんプロフェッショナル養成プラン」[4]が策定され，近年の高度化したがん医療の担い手となる高度な知識・技術を持つがん専門医師およびがんに携わる医療スタッフなど，がんに特化した高度職業人の養成を行う大学院教育プログラムで運用され，放射線腫瘍医，医学物理士および放射線治療品質管理士の養成が重要な課題として取り上げられ，現在18地域で「がんプロフェッショナル養成プラン」が，2012年から新たに15地域で「がんプロフェッショナル養成基盤推進プラン」[5]が行われている．また，厚生労働省においては2004年度から開設された「第3次対がん10か年総合戦略」に基づき，がんの医療地域格差の要因などについて検討され，2006年に都道府県および地域「がん診療連携拠点病院」が全国的に質の高いがん専門治療を提供することができるよう，均てん化を図ることを目的に全国の二次医療圏に1つずつ制定する指針が出され[6]，2011年現在388施設が認定されている[7]．また，2008年には，がん診療連携拠点病院の放射線腫瘍医は専従である常勤医であることが望ましいとされている[8]．以上のような状況のもとで現在，放射線腫瘍医，医学物理士，放射線治療専門技師などの高度職業人の育成がなされている．

a 日本放射線腫瘍学会（JASTRO）と放射線治療専門医

1895年のレントゲン博士によるX線の発見を契機として放射線医学は拓かれ，放射線診断学，放射線治療学，核医学の分野が長年日本医学放射線学会（Japan Radiological Society：JRS）のもとで活動してきた．しかし，3領域各々の学術が高度化するに伴い，単一学会の枠内では学術的要請に応えることが困難となり，1964年には核医学が学会として独立した．放射線治療学においては米国放射線腫瘍学会（American Society of Radiation Oncology：ASTRO），欧州放射線腫瘍学会（European Society for Radiotherapy and Oncology：ESTRO）が早くから独立した専門学術団体として活動し，優れた学術成果を発表してきた．このような状況のもと，1983年に放射線治療学に係る研究者が放射線治療システム研究会を設立し活動を開始，さらに発展的に，1988年に「日本放射線腫瘍学会（Japanese Society for Therapeutic Radiology and Oncology：JASTRO）」を設立した[9]．JASTROは，放射線腫瘍学を専門とする医師，および放射線腫瘍学研究に資する生物学者，医学物理学者を主たる会員とし，さらに放射線治療に携わる診療放射線技師，看護師などを主に准会員とし，「放射線腫瘍学およびこれに関連する研究の連絡提携および促進を図り，もって学術の発展に寄与する」ことを目的として活動している．

がん治療において放射線治療は，外科治療，化学療法と並んできわめて重要な位置を占めている．放射線治療は外科治療と同様に局所療法であるが，多くのがんで罹病器官の形態と機能を温存し，QOLを良好に保ちつつがんを治癒せしめうる点で優れており，適応が正しければ腫瘍の局所制御率は手術に匹敵する．また，その低侵襲性のゆえ，高齢のがん患者に対しても優しい治療である．わが国では現在，がん患者の4人に1人が放射線治療を受けているが，欧米では2人に1人が放射線で治療されている．さらに最近は，定位放射線治療，強度変調放射線治療（intensity-modulated radiation therapy：IMRT），画像誘導放射線治療（image-guided radiotherapy：IGRT），粒子線治療などの高精度照射技術の開発・普及により，がん病巣への線量集中性が飛躍的に高まり，適応は一段と拡大しており，放射線治療の患者数は数年後には倍増すると推定されている．

がん治療において，近年その重要性が増している放射線腫瘍学研究の継続的かつ安定的発展とその専門家の育成および教育に責任を持つ学会として「日本放射線腫瘍学会（JASTRO）」が位置付けられ，2008年12月には任意団体から一般社団法人に移行し，2012年2月より公益社団法人となった．2012年3月現在，正会員2,008名，准会員1,388名などからなる総数3,451名の学会員を擁し，正会員の約80％以上は主に放射線治療に従事する医師からなっている．したがって，厚生労働省が認めた広告のできる専門医基準の1つである，「会員数が1,000人以上であり，かつ，その8割以上が医師または歯科医師であること」を満たしている[10]．JASTROは国際活動としてASTROおよびESTROとの間で，毎年，学会代表者を相互派遣し，学術交流を図るとともに，中国，韓国の放射線腫瘍学会とも学術交流を深め連携しつつ，アジア放射線腫瘍学会の設立に向け指導的立場で全アジアの研究を牽引している．

JASTROは1998年に認定医制度を発足させ，放射線腫瘍学の広範な知識とともに臨床に豊富な経験を有する医師を放射線腫瘍学認定医と定めていた．しかし，患者を含めたいくつかの団体からJRS治療専門医とJASTRO認定医との区別が付け難いとの意見が多くあり，整合性をとるために「放射線治療専門医の一本化」を目指し検討した結果，2009年より両学会で共同認定することになった．2012年9月現在980名が認定されている．2年間の初期研修後，JRSおよびJASTROに入会し放射線医学の3年間の後期研修後に，放射線科専門医の試験を受験し合格後，さらに放射線腫瘍学の研修を2年間行い，放射線治療専門医試験に合格すると放射線治療専門医と認定される．放射線治療専門医試験はJASTROが主体的に行い，筆記および口頭試問から構成されている．

b わが国における放射線治療事故および放射線治療専門職の不足

放射線治療に伴う患者への過剰照射や過少照射事故は数多く報告されている．放射線の吸収線量はあくまでもファントムを用いた線量測定によってなされ，実際の体内での線量を照射ごとには把握できない．すなわち，照射事故が発生しても，何かをきっかけに判明しない限り事故として気が付かず，治療が続行されている可能性が高い．わが国の診療放射線技師は欧米と比較しレベルが高く，欧米での医学物理士や線量測定士の業務も含め放射線治療技師がこれらの仕事を行ってきた．この点は，放射線腫瘍医，放射線物理士，線量測定士，放射線治療技師として職責が分離している欧米諸国どころか，米国の放射線治療システムを導入したアジア諸国とも異なった独自のシステムで運営されてきた．わが国ではこれまで放射線腫瘍医と放射線治療技師の頑張りでまかなわれてきたが，放射線治療のシステムはより高度化され，個人単位の努力では間に合わなくなってきた．

放射線治療専門医は臨床症状，身体所見，検査結果，画像診断をもとに放射線治療の適応の有無を決定し，さらに根治的/緩和的放射線治療の治療方針も決めなければならない．また，放射線治療について，化学療法との併用の有無，予測される副作用や合併症を含め患者に十分な説明をし，書面による同意を得なければならない．その後，放射線治療計画日の設定，CTを用いた肉眼的腫瘍体積（gross tumor volume：GTV）の入力，照射方法の決定，治療経過中の経過観察など多くの業務があり，時代とともにこれらにとられる時間も膨大に増加してきている．

近年，3次元原体照射，定位放射線治療，IMRT，IGRT，前立腺がんに対するヨウ素-125（^{125}I）シード永久挿入組織内照射など新たな治療法が開発され普及し，すでに大部分は健康保険適用となっている．日常の放射線治療は診療放射線技師が行う．診療放射線技師は医師の指示のもとに，放射線を人体に照射できる唯一の職種である．治療計画にあたっては固定具の作製，毎日行われる照射の際には再現性の高いセットアップ，照射条件の設定・確認と，これらの精度の確認なしにはまったく放射線治療が成り立たない重要な部門である．1つの直線加速器（リニアック）には複数の診療放射線技師が必要であることは常識である．2005年度にJASTRO，日本放射線技師会，日本放射線技術学会の3関連団体により放射線治療専門放射線技師認定機構が設立され，よりよい放射線治療の実地を目指し専門放射線技師の認定を行うだけでなく，放射線治療技術に関する専門的資質や技量の充実を図るために，継続的な教育システムによる研修，講習，実習

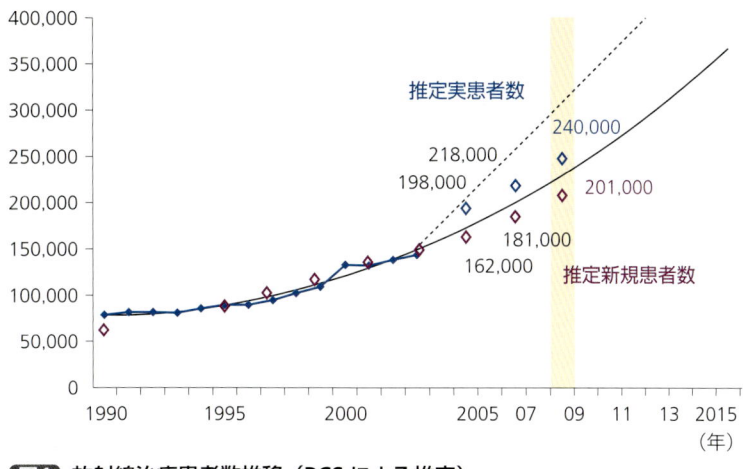

図1 放射線治療患者数推移（**PCS**による推定）
PCS：Patterns of Care Study
実患者数：新規患者数＋再来患者数

（2009年JASTRO構造調査）

を実施している[11]．

放射線治療専門医と放射線治療専門技師の間には数多くの業務が存在する．放射線治療計画の立案を基本として，がん治療で使用される放射線治療関連機器（治療計画用CT，治療計画装置，放射線発生装置）に含まれる不確定性を明確にしたうえで，各々の患者だけではなく，放射線治療全体の品質を保証しなければならない．放射線治療の質的保証や質的管理も含まれる．これらの業務を誰が行うのかが重要である．

わが国における医学物理士は欧米と比較しきわめて少ない．これらの多くは研究所，大学や会社に勤務し，病院に勤務する医学物理士はきわめて少なく，病院におけるポジションさえもなかった．そこで，放射線治療の潜在的危険性を認識するとともに，さらなる放射線治療の安全管理体制確立のため，放射線治療に関連する5つの学会および団体（JASTRO，JRS，日本医学物理学会，日本放射線技術学会，日本放射線技師会）で，医療事故防止対策について検討し，最終的には放射線治療品質管理機構を創設し，2012年現在855名が放射線治療品質管理士として認定されている[11]．また，JRSにおいて行われていた医学物理士試験は医学物理士認定機構により行われ，2012年現在729名の医学物理士が認定されている[13]．しかし，医学物理士の業務は放射線（画像）診断，核医学も含んでおり，放射線治療は医学物理士の仕事の一端でしかない．わが国における医学物理士は理工農薬学系と放射線技術系に大別される．欧米では前者が多いが，わが国では後者が多い傾向がある．いずれにしても，医学物理士は米国での約4,000人と比較しきわめて少ない数である．また，放射線治療品質管理士という制度は諸外国にはなく，わが国独自の制度である．将来これらの制度が融合し，両者の知識と技術が合体した世界に誇れる優れた医療を提供してくれる集団となることが望まれる．

JASTROで調査した過去の治療件数とその予測では，わが国における放射線治療患者は大幅な勢いで増加すると推定され，放射線治療専門医，放射線医学物理士/品質管理士，放射線治療専門技師の増加と充実が望まれる．2009年JASTRO構造調査による放射線治療患者数推移を**図1**に示した．2009年では推定新規患者数は201,000名，推定実患者数は240,000名である．

放射線腫瘍学の発展を目的としてJASTROではさまざまな活動を行ってきた．たとえば，文部科学大臣や各大学の医学部長への放射線腫瘍学講座の設立の要望である．また，定位放射線治療，IMRTの保険適用の施設基準として「放射線治療における機器の精度管理，照射計画の検証，照射計画補助作業等を専ら担当する者（診療放射線技師，その他の技術者（注：医学物理士）等）が1名以上配置されていること」が記載され，病院における医学物理士のポジションの確立も成し遂げることができた[14]．さらに画像誘導放射線治療加算も，担当する常勤である専門職の条件を満たさなければ認められず，より品質管理の確保された放射線治療が求められている．

2 放射線治療の役割

わが国においては，国民の半分が「がん患者」となり，がんは国民病といってよい状況である．がんの治療法は，外科治療，放射線治療と化学療法の3つからなる．化学療法は，白血病や悪性リンパ腫などの血液がんにおいては治すための治療，すなわち根治的治療として用いられるが，固形がん，いわゆる臓器から発生するがんにおいては，手術と放射線治療の2つだけが根治的治療となる．手術は臓器を取り除くが，放射線治療は外部照射あるいは小線源治療でなされ，臓器に存在するがん細胞を死滅させるので，臓器の形態が温存されるとともに臓器が所有している機能も温存する確率が高くなる．

a 放射線治療の適応

多くの患者は，病名が確定してから放射線腫瘍医に紹介される．放射線腫瘍医は，第一に病理組織診断を確認しなければならない．特殊な症例においては，複数回の生検によっても病理組織診断が確定しなくても臨床的悪性腫瘍と診断し放射線治療を行う場合もあるが，あくまでも特殊なケースであることを十分留意されたい．第二にがん原発巣の広がりと所属リンパ腺および遠隔転移の有無を確認しなければならない．これらの把握のためにはCT，MRI，PETおよび核医学，超音波などの各種画像診断が有用である．

治療の適応にあたってはUICCのTNM分類（第7版，2009年）が用いられている[15]．原発巣（T），リンパ節転移（N），遠隔転移（M）で表示し，これらTNMの因子に基づいて病期分類がなされる．数多くの改訂がなされ，病期分類が生存率を反映するように，血清腫瘍マーカー，病理組織異型度，さらに画像診断も加えられて，より複雑化している感がある．また，病理学的分類としてWHOのICD-O（International Classification of Diseases for Oncology）が用いられている[16]．

放射線診断専門医による読影診断レポートを参照するが，放射線腫瘍医としてOncology Imagingの知識を習得し，画像所見を再確認しなければならない．また，画像診断では，把握しにくい表存性病変の広がりをみるために，咽頭内視鏡を用いた頭頸部がんの所見の取得や頭頸部リンパ節転移の状態を把握するための触診，腟診や直腸診を用いた子宮頸がんの病巣の進展を把握できる技術を得ておくことが必要である．

患者の全身状態は，Karnofsky performance status（KPS）とWHO performance status（PS）分類があるが，わが国では簡便である後者が多く用いられる[16]．全身状態は患者の予後が推定できる重要な因子であるので記載しなければならない．がんの局在および組織診断は部位（topography）と形態（morphology）分類が用いられ，患者登録時に用いられる．

b 放射線治療方針

放射線治療は目的により根治的，緩和的および予防的放射線治療に分けられる．

1）根治的放射線治療

治癒を目的とした治療である．原則として初回治療で原発巣が進行していない，播種や遠隔転移がなく，一般状態がある程度良好でなければならない．腫瘍の放射線感受性は低くなく，腫瘍周辺には重篤な有害事象を生じさせるような重要正常組織がない，などを考慮し，治癒可能な線量を投与できる条件が整っていなければならない[17]．

2）緩和的放射線治療

根治は期待できないが，患者のQOLの向上を目的とした治療である．治癒不能な病期，再発や転移の病巣に対して，部分的な腫瘍縮小効果により症状の緩和を目指す．骨転移に対する疼痛の緩和や病的骨折の予防，脳転移に対する神経症状の改善，脊髄圧迫症状や上大静脈症候群の改善を目的とした治療である．

転移が単発性か多発性か，原発巣の治療から転移が発生するまでの期間，原発巣などにより患者の予後が大きく変化するため，時に準根治的治療可能症例となりうるので，十分な考慮が必要である．

1995年にHellmanらがoligometastasesという概念を提唱した[18]．単一部位もしくは数ヵ所の再発や転移の場合，これらの病変に手術や放射線治療を行うことで，全身化学療法のみの場合よりも生存期間が延長する病態が存在するという．Niibeらは原発巣が制御され，数ヵ所の再発や転移の場合，さらに予後が良好であると報告している[19]．

3）予防的放射線治療

乳がんや子宮がんの所属リンパ節への照射，肺小細胞がん，白血病や一部の悪性リンパ腫に対する全脳照射などがある．

c 集学的治療と放射線治療

放射線治療はさまざまな治療法と併用される．

1) 化学療法との併用

固形がんにおいて化学療法単独治療では根治的効果がほとんど期待できないが,放射線感受性を高めるために併用されることが多く,化学放射線療法と呼ばれている.根治的治療を目指す場合には併用する頻度は高くなる.また,遠隔微小転移の治療の目的もある.

化学療法を併用する時期によって名称が異なる.化学療法を先行し,縮小した腫瘍に対して放射線治療を行う導入化学療法(induction chemotherapy),同時に併用する同時併用化学放射線療法(concurrent chemoradiotherapy),放射線治療後に再発予防を目的に化学療法を行う補助化学療法(adjuvant chemotherapy)がある.薬剤として cisplatin や fluorouracil を用いた同時併用の割合が高くなってきている.有害事象は,放射線単独と比べて照射野内の急性期皮膚炎や粘膜障害が増強される.また化学療法による骨髄抑制,白血球・好中球減少や血小板減少も出現する.化学療法との併用によって口腔・喉頭および食道の急性期粘膜障害のため経口摂取ができなくなることが多く,体力消耗を小さくして治療を完遂するために,最近では開腹手術せずに内視鏡下に,経皮的に胃瘻チューブを造設する経皮内視鏡的胃瘻造設術(percutaneous endoscopic gastrostomy:PEG)を行う施設もある.しかし,PEG 使用は全例では行われず,医療費削減の点からすべての患者への造設には疑問があるとの意見もある.

2) 外科治療との併用

併用する時期によって術前照射,術中照射,術後照射に分けられる.

a) 術前照射

以前ほど行われなくなったが,直腸がんなどの消化器がんに行われている.線量は 40 Gy 程度で,腫瘍を小さくすることにより摘出を容易にすることを目的としている.照射後 1 ヵ月程度で手術がなされる.

b) 術中照射

深在性の腫瘍に対して開胸・開腹して,重要臓器を照射野外に置き,腫瘍を直視下に露出させ照射を行う方法である.膵がんや膀胱がんなどで行われていたが,最近は高精度放射線治療の進歩と治療室を手術場と同様にクリーンルームとしなければならない点から,あまり用いられなくなってきた.

c) 術後照射

手術時により肉眼的あるいは顕微鏡レベルの腫瘍が残存した場合や切除断端までの距離がわずかな場合,さらに摘出リンパ腺転移の割合が多く,再発の危険性が高い場合に術後照射が行われる.乳がん・子宮頸がん・脳腫瘍・頭頸部がんなどで行われている.

d 放射線治療方法

外部照射と密封小線源治療に分類される.

1) 外部照射

リニアックなどの体外照射装置を用い,身体の外から照射する方法である.4,6,10,15 MV-X 線や 4〜16 MeV 電子線が一般的に用いられている.1 門,対向 2 門,非対向 2 門,多門照射や運動照射が行われている.最近は,正常組織の照射をできるだけ避けるために,多分割コリメータ(multiple leaf collimator:MLC)を用いて病巣の形状に合わせて照射を行っている.5 mm や 10 mm あるいは機器によっては 3 mm のマイクロ MLC が用いられている.また,ウェッジフィルタを用いて線量分布の改善を目指している.これらの代表的な 3 次元外部放射線治療法を以下に記載する.

a) 原体照射

治療計画用 CT,治療計画装置,MLC のネットワークの構築により,より容易に治療可能となり,3 次元原体照射(three-dimensional conformal radiation therapy:3D-CRT)が用いられている.

b) 定位放射線照射(stereotactic irradiation)

定位的手法を用いて数回で高線量の放射線を正確に病巣に集中して照射する治療法である.専用装置としてコバルトの微線源が装置しているガンマナイフやロボットタイプのサイバーナイフがある.リニアックを用いた定位放射線治療も普及している.その理由は,脳腫瘍以外の体幹部の病変に対しても治療可能であるためである.リニアックにより極小照射野で線量を集中的に照射する治療法でノンコプラナー照射も行われる.頭頸部に対する治療については,照射中心の固定精度が 2 mm 以内で,体幹部においては 5 mm 以内の精度でなければならない.

c) 強度変調放射線治療(IMRT)

MLC を用いて,空間的または時間的放射線強度の調整を同一部位に対する複数からの照射で,3 次元での線量分布を最適なものとする治療法である.IGRT を併用する場合が多い.IGRT とは毎回の照射時に,治療計画時と照射時の照射室内で画像的に確認・記録して照射する治療法である.

2) 密封小線源治療[20]

小線源治療(brachytherapy)は,放射性同位元素

を適切な金属の中に密封した小線源を，病変の内あるいは可能な限り近接させて照射する治療法である．治療方法は2つあり，病巣の内に線源を挿入する組織内照射と，病巣がある管腔臓器に留置する腔内照射である．これらの小線源治療は，病巣が大きな場合には外部照射と併用して用いられることもある．

小線源治療の利点は，病巣局所に大線量を集中して与えることができ，病巣以外への正常組織では距離の逆二乗の法則で線量も低下させることが可能な点である．欠点としては，病巣へ直接線源を留置させるため，手術的処置が必要なことである．

ラジウムによる被曝防護と破損時のラドンガスによる放射線汚染が問題となり，コバルトからセシウム，さらにイリジウム線源へと新しい核種が用いられてきた．また，コンピュータの進歩により，線量計などが正確かつ迅速となった．さらにわが国では，2003年から^{125}Iシード線源による前立腺がんの治療が認可され，多くの患者に小線源治療が用いられるようになった．

小線源治療は，線源を一時的に挿入する一時挿入法と，永久的に挿入する永久挿入法に分類される．前者は挿入した小線源を適切な線量を与えた後に抜去し治療は終了するが，後者は線源を永久に挿入した状態となる．

セシウム-137（^{137}Cs）は半減期が30年で針あるいは管の形状である．イリジウム-192（^{192}Ir）はγ線エネルギーが^{137}Csよりも低く，防護は容易で半減期は74日である．線源は柔軟性があり，ヘアピン，シングルピン，ワイヤー，シードなどの形状で国産化されている．

放射性金粒子（^{198}Au）は半減期が2.7日ときわめて短く口腔内腫瘍の永久挿入線源として，^{125}Iは，外径0.8 mm，長さ4.5 mmのチタンカプセル内に封入されているシード線源である．γ線のエネルギーはきわめて低く，半減期は60日と超低線量率シード線源である．前立腺がん組織内挿入法に用いられ，年々使用量が増加している．

代表的疾患として腔内照射は子宮頸がん，胆道腫瘍，食道がんなど，組織内照射は前立腺がん，頭頸部がん，軟部組織腫瘍などである．

e 放射線治療計画

放射線治療計画では，照射すべき部位の標的体積（ターゲット）を決定する．視・触診，CT・MRI・FDG-PETなどの画像，内視鏡や手術所見などを参考あるいは各種画像を融合し，肉眼的腫瘍体積（GTV）を決定する[21]．次にGTVに腫瘍が顕微鏡的に進展した範囲あるいは所属リンパ節領域を含めた照射すべき臨床標的体積（clinical target volume：CTV）を決定する．さらにCTVに呼吸，嚥下・心拍動，蠕動などの体内臓器の働きによる影響を含めた体内標的体積（internal target volume：ITV）を決定しなければならない．さらに，毎日の照射におけるセットアップマージン（set-up margin：SM）を含めて，計画標的体積（planning target volume：PTV）を設定する．以上の定義により，根治的な照射野では，GTV≦CTV≦ITV≦PTVとなる．次にPTVの内部や近傍に存在する放射線感受性の高いリスク臓器（organ at risk）を認定し，線量を考慮しなければならない[22]．

f 線量分割法

1回線量や総線量は，照射体積の大きさやリスク臓器が照射されるか，放射線感受性，化学療法併用有無など，いくつかの因子を考慮し決定する[23]．わが国では1回線量2 Gy（化学療法併用時は1.8 Gy）週5回治療を行う施設が多い．したがって，60～70 Gy/30～39回/6～8週という治療法が用いられている．英国では1回線量を増加させ15～16回/3週や25回/5週，さらに基底細胞がんにおいては100 kV以下のX線を用い2～4 cmまでの照射野に対して18～20 Gyの1回照射での根治的照射を行っている．各国で長い放射線治療の歴史のうえに放射線治療がなされている．骨転移に対する緩和的放射線治療においても，欧州では種々の分割照射が用いられており，英国では8 Gyの1回照射，スウェーデンでは20 Gy/5回，他の国では30 Gy/10回が最も用いられている．また，ドイツでは40 Gy/20回が次いで採用されている．

腫瘍細胞と正常組織の照射からの回復の差に着目し，1日に6時間以上の間隔をあけ，2回照射を行う過分割照射法もなされている．1回線量を1～1.3 Gyに下げて1日2回照射し，晩期有害事象の発生頻度を低下せしめ，総線量を増加させることを目的とする過分割照射法（hyperfractionation）と1回1.3～2 Gyまでの線量を1日2回照射し，照射期間を短縮し，照射中の腫瘍再増殖を抑える加速過分割照射法（accelerated hyperfractionation：AHF）がある．また，反対に1回線量を大きくし，照射回数と照射期間を減らす寡分割照射法（hypofractionation）がある．この照射法は主に緩和的放射線治療に用いられてきたが，最近は根

治的に定位照射に用いられてきている．

いずれにしても，照射が終了してしまえば晩期有害事象を避けることはできないので，できるだけ所属施設で採用している線量分割法を用いることを勧めたい[24,25]．

文 献

1) 最新がん統計．国立がん研究センターがん対策情報センター〈http://ganjoho.jp〉
2) がん対策基本法〈http://law.e-gov.go.jp/announce/H18HO098.html〉
3) がん対策基本法案に対する附帯決議〈http://www.ytakashi.net/CONTENTS/0.cancer/laws/060615futaiketugi.htm〉
4) がんプロフェッショナル養成プラン〈http://www.mext.go.jp/a_menu/koutou/kaikaku/gan.htm〉
5) がんプロフェッショナル養成基盤推進プラン〈http://www.mext.go.jp/a_menu/koutou/kaikaku/1314727.htm〉
6) がん診療連携拠点病院の整備について〈http://www.mhlw.go.jp/topics/2006/02/tp0201-2.html〉
7) がん診療連携拠点病院を地域別一覧から探す．国立がん研究センターがん対策センター〈http://ganjoho.jp〉
8) 平成23年がん診療連携拠点病院の整備に関する指針の一部改正について〈http://www.mhlw.go.jp/bunya/kenkou/dl/gan_byoin02.pdf#search〉
9) 一般社団法人 日本放射線腫瘍学会〈http://www.jastro.or.jp/〉
10) 専門医の広告に関する基準・手続き等．社団法人 日本専門医制評価・認定機構〈http://www.japan-senmon-i.jp/index.html〉
11) 日本放射線治療専門放射線技師認定機構〈http://www.radiation-therapy.jp/index.shtml〉
12) 放射線治療品質管理機構〈http://www.qcrt.org/kikou.html〉
13) 医学物理士認定機構〈http://www.jbmp.org〉
14) 強度変調放射線治療（IMRT）．特掲診療料の施設基準等及びその届出に関する手続の取り扱いについて〈http://kt52th.umin.jp/kart_shiryou/kart_soukai83th_pdf/tp0305_06.pdf〉
15) UICC日本委員会TNM委員会（訳）：TNM悪性腫瘍の分類 日本語版，第7版，金原出版，東京，2010
16) Fritz A et al：International Classification of Diseases for Oncology（ICD-O），3rd Ed, World Health Organization, Geneva, 2000
17) 有害事象共通用語規準v4.0 日本語訳JCOG版（CTCAE v4.0-JCOG）〈http://www.jcog.jp/doctor/tool/ctcaev4.html〉
18) Hellman S, Weichselbaum RR：Oligometastases. J Clin Oncol **13**：8-10, 1995
19) Niibe Y et al：Multi-institutional study of radiation therapy for isolated para-aortic lymph node recurrence in uterine cervical carcinoma：84 subjects of a population of more than 5,000. Int J Radiat Oncol Biol Phys **66**：1366-1369, 2006
20) 萬 篤憲：小線源治療 低線量率．がん・放射線療法 2010，大西 洋ほか（編），篠原出版新社，東京，p430, 2010
21) ICRU Report 50-Prescribing, recording and reporting photon beam therapy. ICRP Publications, Bethesda, 1993
22) ICRU Report 50-Prescribing, recording and reporting photon beam therapy（supplement to ICRU Report 50）. ICRP Publications, Bethesda, 1999
23) 西村恭昌：放射線治療計画総論．放射線治療計画ガイドライン2008年版〈http://www.kkr-smc.com/rad/guideline/2008/〉，日本放射線科専門医会・医会ほか（編），p1, 2008
24) 井上俊彦：腫瘍学とは．がん・放射線療法 2010，篠原出版新社，東京，p10, 2010
25) 早川和重：放射線腫瘍学総論．新臨床腫瘍学，日本臨床腫瘍学会（編），南江堂，東京，p211, 2007

総論　1. がん治療の基礎知識

G　がん薬物療法総論

1　抗がん薬開発の歴史

　抗がん薬の起源は毒ガス（サルファマスタードガス）である．マスタードガスは，1917年，第一次世界大戦で初めて使用されて以来，皮膚に重篤なびらんや水疱などの障害をきたす他，呼吸器，造血器，消化器にも強い毒性をもたらすことで知られるようになった．これを揮発性の少ないものに改良したのがナイトロジェンマスタードである．この薬剤を用いた研究は，1942年，米国Yale大学のGoodmanらにより始められ，1946年，世界で初めてヒトの悪性リンパ腫に対する抗腫瘍効果が報告された[1]．これが現在の化学療法，すなわちがん薬物療法の幕開けである．その後，ナイトロジェンマスタードに始まるアルキル化薬に加え，代謝拮抗薬，ビンカアルカロイド系薬，白金製剤，抗がん性抗生物質，トポイソメラーゼ阻害薬，タキサン系薬など，いわゆる殺細胞性抗がん薬（cytotoxic drug）の開発につながっていく[2]．

　一方，1980年代後半からは，分子生物学の発展によりがん進展に関わる重要な分子が次々と明らかになり，これらを標的とした分子標的治療薬の開発が一気に進められてきた．1997年，世界で初めて医薬品として承認されたrituximabは，ヒトB細胞表面抗原であるCD20抗原に対する抗体であり，リンパ腫の治療成績向上に大きく貢献した[3,4]．続いて登場したtrastuzumabは，HER2過剰発現が確認された進行乳がんの治療に大きな変革をもたらした[5]．2000年を境に数多くの分子標的治療薬が臨床の場に登場し，血液腫瘍のみならず難治性の固形がんの治療成績向上につながる新しい薬剤の開発が次々と進められている．近年，抗がん薬の開発において分子標的治療薬はその大半を占めており，各臓器がんに対する標準的治療の多くで分子標的治療薬が含まれるようになってきている．

2　抗がん薬の分類

　がん薬物療法とは，殺細胞性抗がん薬，分子標的治療薬，さらにホルモン療法薬や非特異的免疫療法薬など，あらゆる抗がん薬を用いた治療法の総称である．

a　殺細胞性抗がん薬

　一般的な分類法で記すが，これには由来物質と作用機序による分類が混在している．白金製剤と抗がん性抗生物質が由来物質による分類，その他はすべて作用機序による分類である．

1）白金製剤（cisplatin, oxaliplatinなど）

　白金（プラチナ）電極の分解産物が大腸菌の増殖を抑制することから発見された抗がん薬である．作用機序は，DNAと結合して架橋形成することでDNA複製を抑制し，抗腫瘍効果を発揮する．プリン塩基（グアニン，アデニン），特にグアニンに結合しやすく，主にDNA 1本鎖内に架橋（鎖内架橋）を形成することで細胞死を誘導する．細胞周期特異性はない．固形がんに広いスペクトラムを持つことから，固形がんの薬物療法の主役を担っているといえる．

2）抗がん性抗生物質〔doxorubicin（DXR），epirubicin, idarubicin（IDR），actinomycin Dなど〕

　微生物の産生物に由来する化学療法薬のことを「抗生物質」と呼ぶ．このうち，がん細胞の増殖抑制効果のあるものが抗がん性抗生物質と総称される．作用機序は，トポイソメラーゼ阻害，DNA架橋形成などさまざまである．

3）アルキル化薬（cyclophosphamide, ifosfamideなど）

　構造の中にアルキル基を持ち，ある分子や化合物にアルキル基を導入できる．作用機序は，DNA塩基に対しアルキル基を結合させることでDNAの複製を阻害して細胞死を誘導するものである．細胞周期特異性はなく，G0期の非増殖細胞に対しても効果を発揮する．

4）代謝拮抗薬（methotrexate, pemetrexed, fluorouracil, capecitabine, gemcitabineなど）

　正常な代謝物と類似した低分子化合物を用いて，これらを核酸や蛋白質の合成・分解の段階で取り込ませることによって細胞死を誘導する．休止期の細胞には作用しないため，一定濃度で長時間接触している必要がある．

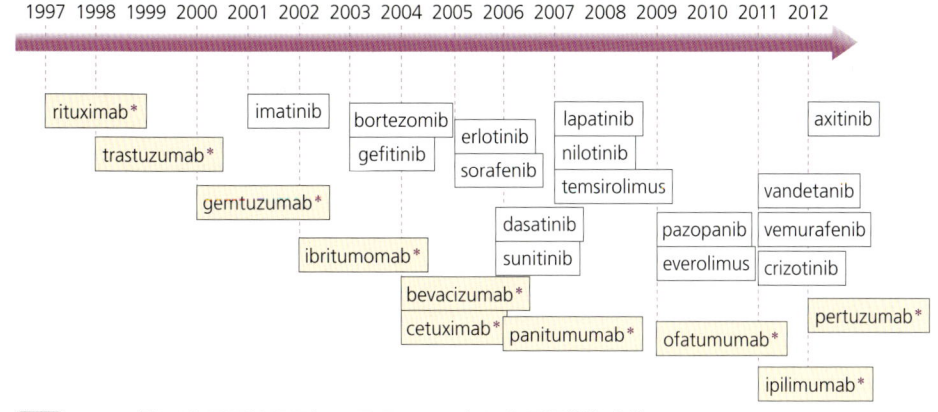

図1 FDA（米国食品医薬品局）で承認された主な分子標的治療薬
＊：抗体薬

5）トポイソメラーゼ阻害薬（irinotecan, etoposideなど）

DNAは相補的な二重らせん構造のため，複製，転写，組換えが行われる際に高度のねじれが生じる．DNAトポイソメラーゼは，このDNA代謝を円滑に進めるために，DNAの切断，弛緩，結び目の形成を行う酵素である．DNAトポイソメラーゼの働きを阻害することで細胞死を誘導する抗がん薬がトポイソメラーゼ阻害薬である．抗がん性抗生物質の中でDXRやIDRは，トポイソメラーゼ阻害作用を有する．

6）微小管阻害薬〔vincristine（VCR），vinorelbine（VNR），paclitaxel（PTX），docetaxel（DOC）など〕

微小管は，チュブリン蛋白が重合してできたもので，細胞内で常に形成と解体を繰り返している．微小管は，細胞分裂の際に紡錘体を形成するなどして分裂に不可欠な働きをするが，これを阻害するのが微小管阻害薬である．機序によって大きく2つに分類され，チュブリンの重合を阻害して脱重合を促進するビンカアルカロイド系（VCR，VNRなど）と，チュブリンの脱重合を阻害して重合を促進するタキサン系（PTX，DOCなど）がある．

b　がん分子標的治療薬

殺細胞性抗がん薬は，その名が示すとおり殺細胞活性によりスクリーニングされてきたものであり，その多くは骨髄抑制や悪心・嘔吐に代表される有害事象を伴う．一方，がん分子標的治療薬は，がん進展に関わる標的分子の阻害活性によりスクリーニングされてきたものであり，骨髄抑制や悪心・嘔吐などの有害事象が少ない点が特徴である．現在までに医薬品として承認されてきた代表的な分子標的治療薬を示す（**図1**）．がん分子標的治療薬は，抗体薬，小分子化合物，その他に分類される．

1）抗体薬（monoclonal antibody）

抗体薬は細胞外に発現する分子（受容体，リガンド，がん関連抗原など）に特異的に結合するもので，現在ではヒト型化が可能となったことで異種蛋白に対する免疫応答を最小限に抑えられるようになった[6]．代表的な標的分子として，CD20，HER2，血管内皮成長因子（VEGF），上皮成長因子受容体（epidermal growth factor receptor：EGFR）が挙げられる．これらを標的とした抗体薬は，すべて注射薬として用いられる．

2）小分子化合物（small molecule）

がん細胞内で発現している異常な分子（受容体チロシンキナーゼ，シグナル伝達因子など）を標的とした分子量の比較的小さい化合物で，小さいがゆえに多くは細胞内に移行可能である．作用機序は主にはシグナル伝達に関わる酵素を特異的に阻害するものであり，量産が比較的容易で安定性が高いため経口薬が多い[7]．しかしこれらの化合物は，標的分子以外の複数の分子にも作用する可能性があり，また長期投与のデータも十分ではないため，急性期のみならず晩期有害事象にも注意が必要である．

3）その他

ペプチド，アンチセンス，遺伝子治療などが挙げられるが，いずれも臨床試験の段階である．

注）殺細胞性抗がん薬も，DNA，チュブリン，各種酵素などを標的分子として持っているが，これら

の標的は正常細胞にも存在するため一般的には分子標的治療薬には分類されない.

c ホルモン療法薬

前立腺がんや一部の乳がんなど，ホルモン依存性腫瘍が対象で，広義の分子標的治療薬の範疇といえる．抗エストロゲン薬（tamoxifen），アンドロゲンからエストロゲンへの変換酵素であるアロマターゼ阻害薬（exemestane, letrozole），LH-RH アゴニスト（leuprorelin, goserelin），抗アンドロゲン薬（bicalutamide）などがある．

d 非特異的免疫療法薬

非特異的免疫反応を利用して抗腫瘍効果を得る目的に使用される．インターフェロン，インターロイキン-2，BCG などがある．

3 がん薬物療法の目的

がん治療の大きな目的は治癒，延命であり，この目的を達成するために，がん薬物療法は単独または手術治療，放射線治療を組み合わせて行われる．がん薬物療法の判断は，がん種，がんの進行度，performance status（PS），臓器機能，合併症などを考慮してなされなければならない．

a 治 癒

薬物療法のみで完全治癒が目指せる腫瘍群が存在し，これらに対しては診断後速やかに標準治療を full dose で実施することが必須である．造血器悪性腫瘍をはじめ，薬物療法高感受性固形がんがこれに相当する．具体的には，急性骨髄性白血病，急性リンパ性白血病，Hodgkin リンパ腫，非 Hodgkin リンパ腫（中，高悪性度），胚細胞腫瘍，絨毛がんである．目的が治癒であるため，許容される副作用のハードルは治癒不可能ながん種と比べて高く設定されることが多い．治療関連死などを最小限に抑えるためにも，専門医の高い治療技術が求められる．

b 延 命（症状緩和）

薬物療法のみでは治癒が望めない腫瘍群として，ほとんどの固形がんと一部の造血器悪性腫瘍がこれに相当する．よって，このような腫瘍群に対するがん薬物療法の役割は生存期間の延長，すなわち延命である．同時に，症状のない患者であればその出現を遅らせること，症状のある患者であればそれを緩和することが薬物療法の目的となる．がん種によって期待される効果は異なり，医師はがん薬物療法で期待しうる効果のみでなく，それに伴う不利益やリスクも明確に患者に伝えたうえで治療を行わなければならない．

がん種により効果に長短はあるが，薬物療法での延命が期待できるがん種として，大腸がん，胃がん，肝がん，膵がん，食道がん，頭頸部がん，小細胞肺がん，非小細胞肺がん，腎がん，膀胱がん，前立腺がん，乳がん，卵巣がん，子宮がん，骨肉腫，悪性軟部腫瘍，脳腫瘍，慢性骨髄性白血病，非 Hodgkin リンパ腫（低悪性度），多発性骨髄腫が挙げられる．このうち症状緩和が重視されるのは，肝がん，膵がん，食道がん，頭頸部がん，非小細胞肺がん，膀胱がん，前立腺がん，子宮がん，悪性軟部腫瘍，脳腫瘍である．

c 再発予防，ダウンステージング，集学的治療

1）術後補助化学療法（adjuvant chemotherapy：AC）

原発病巣に対する局所治療（手術治療あるいは放射線治療）が行われた後に，依然残存が予想される全身の微小転移を根絶し，その後の再発を予防する目的で行われる薬物療法である．有用性が示されているがん種として，大腸がん，胃がん，非小細胞肺がん，乳がん，子宮体がん，骨肉腫，Ewing 肉腫／原始神経外胚葉性腫瘍（primitive neuroectodermal tumor：PNET）がある．

2）術前補助化学療法（neoadjuvant chemotherapy：NAC）

手術前にダウンステージング目的で行われる薬物療法であり，導入化学療法（induction chemotherapy）とも呼ばれる．有用性が示されているがん種として，食道がん，膀胱がん，乳がん，喉頭がん，胚細胞腫瘍，骨肉腫，悪性軟部腫瘍がある．手術標本から薬物療法の効果を評価することもできる．

3）集学的治療（combined modality）

放射線治療など異なる治療法を併用することで効果を高める目的に行われる．化学放射線療法が有用とされるがん種として，肺がん，食道がん，非 Hodgkin リンパ腫，子宮頸がん，頭頸部がん，肛門管がんがある．

4 がん薬物療法の各種理論

a Skipper モデル

Skipperらは，白血病細胞株を用いた研究からがん細胞の増殖スピードは指数関数的であり，がんの大きさに関わらずdoubling time（倍化時間）は一定であることを見出した[8]．これをもとに導き出されたモデルは，治療によって死滅する細胞数は一定数ではなく，一定割合であるというものであり，造血器悪性腫瘍のように薬物療法に高感受性のがんには比較的よくあてはまる．

b Gompertzian モデル

しかし，固形がんの多くはSkipperモデルのような増殖はせず，腫瘍の増大につれて倍加時間は延長する．Nortonは，イギリスの数学者Gompertzが導いた成長曲線をもとに，がん細胞増殖率は全細胞数に逆相関し，腫瘍は小さい時ほど速く増殖するという経験的モデルを提唱した[9]．このモデルに従えば，腫瘍量が小さいほどがん細胞増殖率は高いため，治療によって死滅する細胞割合も大きくなるはずであり，この理論が現在の術後補助化学療法を支持する根拠にもなっている．

c Norton-Simon の仮説

1977年，NortonとSimonは，腫瘍は大きくなるに従い増殖速度が遅くなり（Gompertzianモデル），逆に腫瘍が小さい時は増殖速度が速く薬物療法への感受性も高いという仮説を提唱した[10]．つまり，腫瘍が小さい時期のほうが大きくなってからよりも，たとえ同じ治療を行ったとしても，より高い効果が期待されることを意味している．前述のGompertzianモデルと併せて，小さい腫瘍に対する早期治療戦略は術後補助化学療法の背景となっている．

元来，抗がん薬の抗腫瘍効果は単位時間あたりに投与される薬剤の量（dose intensity）に依存している．dose intensityを高めるには1回あたりの投与量を高めることが第一であり，これを臨床応用したのが大量化学療法（high-dose chemotherapy, dose-intensive chemotherapy）である．大量化学療法の有用性は臨床の場で認められ，現在も造血器悪性腫瘍を中心に実施されている．また，dose intensityを高める別の方法として，投与間隔を短くして頻回投与を行うdose-dense chemotherapyもあり，1回の薬剤投与による縮小率よりも，再増大する時間を与えないよう休薬期間を短くすることが狙いである．さらに，ある薬剤の組み合わせで最大の腫瘍縮小効果が得られている間は薬剤を変更する必要がなく，縮小率が鈍ってきた時点で薬剤を変更するという考え方（sequential chemotherapy）が推奨される背景にもなっている．

このようにNorton-Simonの仮説は，術後補助化学療法，大量化学療法，dose-dense chemotherapy, sequential chemotherapyの理論的背景となっている．

d Goldie-Coldman の仮説

1979年，GoldieとColdmanは，がん細胞は時間とともに一定の頻度で突然変異を起こし薬剤耐性を獲得し増殖していくという数学的モデルを提唱した[11]．このモデルでは，腫瘍細胞中の薬剤耐性細胞集団の存在比率は，腫瘍の大きさ・細胞総数に比例するとされる．薬剤耐性細胞は10^3〜10^6個で出現するとされているが，臨床的にがんが発見される10^9個の時点では10^3以上の耐性細胞が存在することになる．したがって，腫瘍量が小さいできるだけ早期に，有効薬剤を同時に併用して治癒（total cell kill）を目指したものが，併用化学療法（combination chemotherapy）の背景となっている．

5 薬剤耐性

抗がん薬に対する耐性細胞の出現は，がん薬物療法を行ううえで大きな障害となる．薬剤耐性のメカニズムはいまだ不明な点も多いが，近年急速に解明されつつある．代表的な薬剤耐性機構を以下に示す．

a トランスポーターによる細胞外への排出機構

MDR1/ABCB1遺伝子産物であるP-糖蛋白質（P-glycoprotein：P-gp）は細胞膜上に存在し，アデノシン三リン酸（adenosine triphosphate：ATP）のエネルギー依存的に抗がん薬など細胞毒性を有する化合物の細胞外排出を行う輸送体蛋白質［ABC（ATP-binding cassette）トランスポーター］の1つである[12]．P-gpは，腸，肺，腎の近位尿細管，血液脳関門の毛細血管内皮細胞などにも発現しているが，腫瘍細胞ではP-gpに代表される複数のABCトランスポーターの発現が亢進することで，薬剤の細胞外排出が促進され薬剤耐

性となる．現在，P-gp阻害薬の開発なども試みられているが，臨床応用されるには至っていない．

b 分子標的治療薬に対する耐性機構

非小細胞肺がんの治療薬であるgefitinibでは，EGFR蛋白の1アミノ酸置換（T790M）[13]，c-METがん遺伝子の増幅[14]，PI3K/AKTの活性化[15]などが主な獲得耐性の機序として知られている．また，慢性骨髄性白血病の治療薬であるimatinibにおいては，Bcr-Abl融合遺伝子に新たな点突然変異が加わることで獲得耐性が生じる[16]．imatinib抵抗性の慢性骨髄性白血病に対しては，dasatinibやnilotinibなど変異Bcr-Ablをターゲットとした新たな有効薬も存在する．大腸がんの治療薬であるcetuximabでは，自然耐性としてKRAS変異が知られており，KRAS変異型の大腸がんには効果がない[17,18]．

6 バイオマーカー

バイオマーカーとは，「正常な生物学的プロセス，発病のプロセス，あるいは治療介入への薬理学的反応を反映する，測定および評価可能な特性」である[19]．がん薬物療法においては，薬剤感受性を予測するバイオマーカーは，個別化医療という観点からもきわめて重要である．すでに臨床応用されているものでは，trastuzumabの感受性を予測するためのHER2発現レベル，gefitinibの感受性を予測するためのEGFRステータス，cetuximabおよびpanitumumabの感受性を予測するためのKRASステータスなどがある．今後も，臨床的に簡便で，かつ再現性や定量性の高いバイオマーカーの開発は，がん薬物療法において最も注目される領域であろう．

7 がん薬物療法の現状と今後の展望

1990年代後半から分子標的治療薬が次々に開発され，それまで殺細胞性抗がん薬が主流であったがん薬物療法は，現在では分子標的治療薬を主体とした治療へとシフトしてきている．今後はさらにこれら抗がん薬を駆使した個別化医療の時代へと進むであろう．新規治療薬の開発，および感受性，安全性，耐性化などを予測するバイオマーカー研究が進むことで，がん薬物療法はますます発展していくものと期待される．

本項ではがん薬物療法について総論として概説した．さらに詳細な総論および各論に関しては他書を参照されたい[20]．

文献

1) Goodman LS et al：Nitrogen mustard therapy；use of methyl-bis（beta-chloroethyl）amine hydrochloride and tris（beta-chloroethyl）amine hydrochloride for Hodgkin's disease, lymphosarcoma, leukemia and certain allied and miscellaneous disorders. J Am Med Assoc **132**：126-132, 1946
2) Chu E et al：Principles of medical oncology. Cancer：Principles and Practice of Oncology, 7th Ed, DeVita VT Jr et al（eds）, Lippincott Williams & Wilkins, Philadelphia, p295, 2005
3) Coiffier B et al：CHOP chemotherapy plus rituximab compared with CHOP alone in elderly patients with diffuse large-B-cell lymphoma. N Engl J Med **346**：235-242, 2002
4) Hiddemann W et al：Frontline therapy with rituximab added to the combination of cyclophosphamide, doxorubicin, vincristine, and prednisone（CHOP）significantly improves the outcome for patients with advanced-stage follicular lymphoma compared with therapy with CHOP alone：results of a prospective randomized study of the German Low-Grade Lymphoma Study Group. Blood **106**：3725-3732, 2005
5) Slamon DJ et al：Use of chemotherapy plus a monoclonal antibody against HER2 for metastatic breast cancer that overexpresses HER2. N Engl J Med **344**：783-792, 2001
6) Majidi J et al：Target therapy of cancer：implementation of monoclonal antibodies and nanobodies. Hum Antibodies **18**：81-100, 2009
7) Saijo N et al：Strategy for the development of novel anticancer drugs. Cancer Chemother Pharmacol **52**：S97-101, 2003
8) Skipper HE et al：Experimental evaluation of potential anticancer agents：XIII. On the criteria and kinetics associated with "curability" of experimental leukemia. Cancer Chemother Rep **35**：1-111, 1964
9) Norton L：A Gompertzian model of human breast cancer growth. Cancer Res **48**：7067-7071, 1988
10) Norton L, Simon R：Tumor size, sensitivity to therapy, and design of treatment schedules. Cancer Treat Rep **61**：1307-1317, 1977
11) Goldie JH, Coldman AJ：A mathematic model for relating the drug sensitivity of tumors to their spontaneous mutation rate. Cancer Treat Rep **63**：1727-1733, 1979
12) Ueda K et al：The mdr1 gene, responsible for multidrug-resistance, codes for P-glycoprotein. Biochem Biophys Res Commun **141**：956-962, 1986
13) Pao W et al：Acquired resistance of lung adenocarcinomas to gefitinib or erlotinib is associated with a second mutation in the EGFR kinase domain. PLoS Med **2**：e73, 2005
14) Engelman JA et al：MET amplification leads to gefitinib resistance in lung cancer by activating ERBB3 signaling. Science **316**：1039-1043, 2007

15) Yano S et al : Hepatocyte growth factor induces gefitinib resistance of lung adenocarcinoma with epidermal growth factor receptor-activating mutations. Cancer Res **68** : 9479-9487, 2008
16) Shah NP et al : Multiple BCR-ABL kinase domain mutations confer polyclonal resistance to the tyrosine kinase inhibitor imatinib (STI571) in chronic phase and blast crisis chronic myeloid leukemia. Cancer Cell **2** : 117-125, 2002
17) Bokemeyer C et al : Fluorouracil, leucovorin, and oxaliplatin with and without cetuximab in the first-line treatment of metastatic colorectal cancer. J Clin Oncol **27** : 663-671, 2009
18) Van Cutsem E et al : Cetuximab and chemotherapy as initial treatment for metastatic colorectal cancer. N Engl J Med **360** : 1408-1417, 2009
19) Biomarkers Definitions Working Group : Biomarkers and surrogate endpoints : preferred definitions and conceptual framework. Clin Pharmacol Ther **69** : 89-95, 2001
20) 日本臨床腫瘍学会（編）：新臨床腫瘍学，第2版，南江堂，東京，p2, 2009

総論

2 放射線生物学

A 放射線によるDNA損傷・修復と細胞死

1 放射線によるDNA損傷

　放射線はがんを治癒することができる一方，がんを引き起こすこともあるが，これらはいずれもDNA損傷が原因であると考えられている．放射線によって生じるDNA損傷はさまざまであるが，1 Gyあたりの生成数は，1本鎖切断1,000個，塩基損傷500個，DNA-蛋白質架橋150個，二重鎖切断40個程度といわれている[1]．このように，DNA二重鎖切断（double-strand break：DSB）は数としては少ないが，生物効果に最も大きく寄与すると考えられている．

2 DNA二重鎖切断の修復

　ヒトを含め，哺乳類細胞において，DSBは主として非相同末端結合（nonhomologous end joining：NHEJ），相同組換え（homologous recombination：HR）の2つの機構で修復される[2-4]．

　NHEJはDNA末端同士をただちにつなげる反応である（図1左）．まず，Ku86（Ku80ともいう）とKu70のヘテロダイマー（以下，これをKuと呼ぶ）がDSBに結合する．DNA-PKcsはKuを介してDSBに結合し，蛋白質リン酸化を促す（KuとDNA-PKcsの複合体をDNA-PKと呼ぶ）．DNA末端の形状によりただちに結合できない場合には，結合に先立って整形（プロセシング）が行われる．プロセシングには，ヌクレアーゼArtemisをはじめ，必要に応じて多くの酵素が関わると考えられる．最終的に，XRCC4とDNAリガーゼⅣ（Lig Ⅳ）からなる複合体が，DNA末端同士をつなげる反応を実行する．またXLF（別名Cernunnos）はXRCC4と構造上類似性を示す分子として発見され，XRCC4と結合し，ミスマッチやギャップがあるDNA末端同士の結合を促進すると考えられている．

　一方，HRでは，DSB部位周辺と相同な配列を鋳型として修復が行われる（図1右）．相同な配列の探索のために，まず，DSBの位置から一方の鎖が5'から3'-方向に分解され，1本鎖部分が形成される．これはresectionと呼ばれ，エキソヌクレアーゼであるMre11-Nbs1-Rad50（MRN）複合体によって行われると考えられている．この1本鎖DNA上にRad51が整列したフィラメントが形成される．Rad51は1本鎖DNAと2本鎖DNAの一方を交換する活性を持ち，相同鎖の探索を行う．続いて切断部位から鋳型鎖に従ってDNA合成が行われる．最後に，交差した2本の鎖が解離（resolution）されて修復が完了する．

　HRはNHEJに比べ高精度であると一般的に考えられている．NHEJでは結合部位における塩基の欠失や挿入，さらには偶然に空間的に近接する他の配列との結合などの誤りが起こる可能性が考えられる．一方，HRでは，相同配列間のわずかな違いを除けば塩基レベルで正確に復元される．しかし，HRを行うには細胞内に相同な配列，すなわち相同染色体もしくは姉妹染色体が存在することが必須である．さらに，高等動物細胞では相同染色体はほとんど鋳型として機能せず，複製後に近傍に存在する姉妹染色体のみがHRの鋳型として機能する．このため，HRによる修復はS期の中盤以降からG_2期に限定される．実際，NHEJ欠損細胞はG_1期に最も顕著な放射線感受性を示す．脊椎動物細胞の集団，特に体内のものはG_0/G_1期の割合が多いため，NHEJの重要度はさらに高くなる．また，細胞がS期からG_2期にかけて最も放射線抵抗性となることは古くより知られた事実であるが，これはこの時期において精度が高いHRが可能であるためと現在では考えられている．

　なお，NHEJは免疫系組織において免疫グロブリン，T細胞受容体の多様性を生み出すV（D）J組換えにおいても働いている．したがってNHEJを欠損すると，放射線感受性に加え免疫不全を呈する．その中で最も

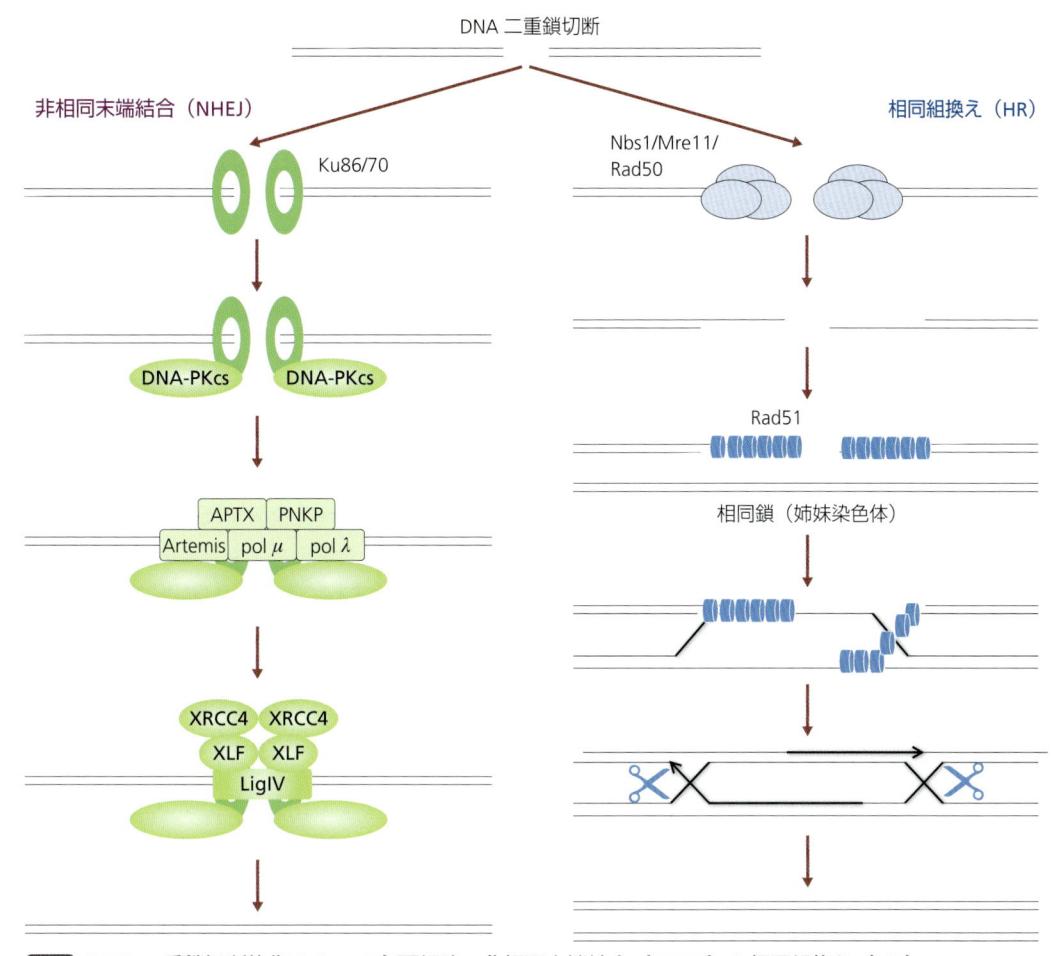

図1 DNA二重鎖切断修復の2つの主要経路，非相同末端結合（NHEJ）と相同組換え（HR）
NHEJ：nonhomologous end joining
HR：homologous recombination

古くから知られているものとして，DNA-PKcs に変異を持つ重症複合免疫不全（severe combined immunodeficiency：scid）マウスがある．scid マウスは免疫能を持たないため，拒絶がなく，移植実験に頻用されている．また，HR は生殖系組織における減数分裂時の相同染色体間の組換えにも働いている他，特定の遺伝子を破壊（ノックアウト）する手法として用いられている．

3 細胞周期チェックポイント

DNA に損傷，特に切断がある状態で複製，分配を行うと致命的となる．そのため，細胞は DNA 損傷に応じて，修復が完了するまでの間，細胞周期を一時的に停止する機構を備えている．これを「細胞周期チェックポイント」という．DNA 損傷に応じて起こるチェックポイントとしては，DNA 複製が行われる S 期への進行を停止する「G_1/S 期チェックポイント」，S 期にすでに入っている細胞での DNA 複製の進行を停止する「S 期チェックポイント」，染色体分配が行われる M 期への進行を停止する「G_2/M 期チェックポイント」の3つがある（**図2**）．

細胞周期進行の解析法としては，ヨウ化プロピジウムで蛍光染色し，フローサイトメータで解析する方法が一般的である．ヨウ化プロピジウムは DNA の塩基間に挿入する形で結合し，蛍光を発する．この蛍光強度は DNA 量に比例する．フローサイトメータで解析すると，細胞1個ごとの蛍光強度が得られ，蛍光量がちょうど2倍異なる位置に2つのピークがみられる．蛍光量が少ないほうのピークが G_1 期の細胞集団，多

いほうのピークが G_2 期および M 期の細胞集団，その間に分布するのが S 期の細胞集団である．さらに，ブロモデオキシウリジン（BrdU）を培地に添加することにより S 期の細胞を標識したり，ヒストン H3 のセリン 10 のリン酸化を M 期の指標としたりする場合もある．

細胞周期の進行は，主にサイクリンとサイクリン依存性キナーゼ（Cdk）によって調節されている．サイクリンは細胞周期のある時期で転写が誘導され，また，ある時期を過ぎるとユビキチン-プロテアソーム系を介した分解を受けることにより，細胞周期の進行に伴って発現量が劇的に変化する．一方，Cdk は名前のとおり活性化にサイクリンを必要とする蛋白質リン酸化酵素であり，細胞周期の特定の時期に活性を示す．サイクリン，Cdk ともに数種類存在し，細胞周期の時期ごとに異なるサイクリンと Cdk の複合体が活性化する．たとえば，G_1 期から S 期への進行には Cdk2/サイクリン E 複合体，G_2 期から M 期への進行には Cdk1（別名 Cdc2）/サイクリン A 複合体が必要である．細胞周期チェックポイント機構は，複数のシステムでサイクリン-Cdk にブレーキをかける．

具体的な機構として DNA 損傷に応答して，まず蛋白質リン酸化酵素である ATM（ataxia telangiectasia mutated）および ATR（ataxia telangiectasia mutated- and Rad3-related）が活性化する．ATM，ATR は転写因子 p53 をリン酸化し，その安定性や活性を上げる．すると，p53 は p21 の転写を促進し，p21 が Cdk を阻害する．また，ATM および ATR はチェックポイントキナーゼ Chk1 および Chk2 をリン酸化してその活性を上昇させる．Chk1 および Chk2 は脱リン酸化酵素である Cdc25 をリン酸化してその機能を阻害する．Cdc25 は Cdk の活性を抑制している Thr14，Tyr15 の脱リン酸化に必要であることから，Cdk が不活性状態にとどまる[5]．

4 細胞死の判定基準と測定法

放射線による細胞死にはいくつかの分類や定義がある．まず，細胞死の判断基準（エンドポイントともいう），つまり，何をもって細胞が死んだと判断するかについてもいくつかの考え方がある．

放射線生物学分野において，最も古くから用いられている判断基準の1つに「増殖死」というものがある．これは，もともと増殖能力を持っていた細胞がそ

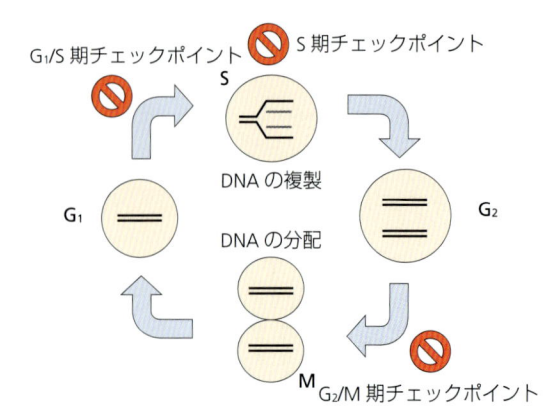

図2 細胞周期チェックポイント機構

れを失うことを指す．換言すれば，代謝活動を活発に行っていても，動いていても，増殖しない細胞は死んでいると判断する．実験的には，「コロニー形成法」によって調べる．まず，細胞を1個1個ばらばらにしてディッシュ上にまく．一定時間（おおむね1〜3週間）経過すると，この細胞が増殖して，肉眼でみえる，おおむね50個以上の細胞から構成される集団が，最初の細胞が存在した位置の周辺に形成される．これがコロニーである．できたコロニーの数の最初にまいた細胞の数に対する比を百分率で表したものをプレート効率（plating efficiency：PE）という．また，放射線照射した細胞の PE を非照射細胞の PE で割った値を生存率（surviving fraction：SF）という．横軸を放射線量（多くの場合，吸収線量を Gy 単位で表す），縦軸を生存率（対数目盛りとすることが多い）として，両者の関係をプロットしたものを「生存率曲線」という．細胞固有の放射線感受性の違いや，薬剤の効果などを示すためによく用いられる．生存率曲線の一例を**図3**に示す．M059J は DNA-PKcs を欠損するグリオーマ細胞，M059K はその対照で正常な DNA-PKcs を有する細胞である．このように，DNA-PKcs など DNA 修復に重要な遺伝子を欠損する細胞は放射線感受性が高いことがわかる．

一方で，細胞の代謝機能が働いていれば生きている，働いていなければ死んでいるとする判断基準がある．測定法の代表的なものとして，MTT 法と色素排除法が挙げられる．MTT 法では，黄色化合物である MTT が細胞内の脱水素酵素の作用によって還元されて紫色の化合物に変化する反応を利用し，吸光度によって細胞生存率を測定する．色素排除法は，生きている細胞が異物を細胞外へ排出する機構を利用してい

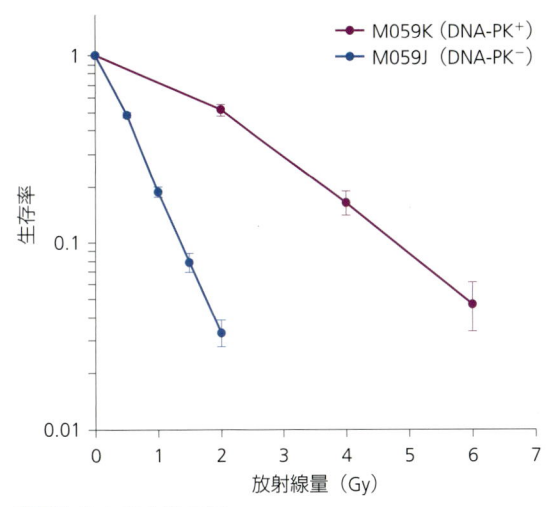

図3 生存率曲線の例

る．細胞に色素を加えた後，光学顕微鏡で観察し，色素に染まっていない細胞を生きていると判定し，色素に染まった細胞を死んでいると判定する．色素としては，青色のトリパンブルーや赤色のエリスロシンがよく用いられる．その他，後述のアポトーシスの初期変化に注目する方法もある．その代表例として，Annexin V染色法が挙げられる．

5 放射線誘発アポトーシス

放射線による細胞死の分類として，「分裂死」と「間期死」という概念がある．分裂死とは，細胞が分裂期，すなわちM期を経て死ぬことである（なお，上述の増殖死と分裂死を混用することがしばしば見受けられる）．一方，間期死とは細胞がM期に至る前に死ぬことである．放射線の生物影響は，M期における染色体分配のエラーによるところが大きいが，M期に至る前に死ぬということは，染色体分配のエラーが原因ではないということである．

間期死はリンパ球や胸腺細胞において特に顕著であり，「アポトーシス」によって起こる．アポトーシスは，当初病理学の分野で提唱されたもので，「ネクローシス（壊死）」の対概念である．アポトーシスは，免疫系における抗体非産生細胞や自己免疫細胞の除去，発生過程における手足の指の間の細胞の消失など，さまざまな生命現象でみられ，多細胞生物において不要あるいは有害な細胞を除去する機構と考えることができる．ネクローシスが細胞の膨潤，細胞溶解という過程をたどるのに対し，アポトーシスは細胞および核の凝縮，断片化という過程をたどり，最終的にはマクロファージに貪食される．アポトーシスの過程では，DNAが約180塩基対ごとに切断され，電気泳動を行うとラダー状のパターンがみられる．

多細胞生物においては，個々の細胞が失われることで重大な影響につながることはきわめて少ない．一方で，細胞がDNA損傷を修復して生き延びようとする場合，修復が正確かつ完全であればよいが，不正確あるいは不完全であると発がんや遺伝的影響を引き起こすおそれがある．放射線誘発アポトーシスは，細胞が自らを犠牲とすることにより，個体と種を守る機構であると考えることができる（**図4**）．

アポトーシスにおいては，ミトコンドリアに局在するBcl2ファミリー蛋白質とプロテアーゼであるカスパーゼファミリー蛋白質が重要な役割を担っている．Bcl2ファミリーにはアポトーシス促進性のものと抑制性のものがあり，アポトーシスの際，ミトコンドリアの透過性が増大し，チトクロムcなどが放出される．放射線誘発アポトーシスにおいては，細胞周期チェックポイントと同様，p53が重要な役割を担っている．p53によって転写が促進される遺伝子の中に，Noxa, BaxなどのBcl2ファミリー蛋白質が含まれる．この他，p53はp53AIP1などの転写を促すことを通してアポトーシスを引き起こすと考えられている[6]．

6 放射線高感受性遺伝病

放射線によるDNA損傷の修復や細胞応答に関わる遺伝子を欠損すると放射線高感受性となる．そのようなヒト遺伝病がこれまでに多数明らかにされている[7]．

最も古くから知られているのは，ATMを欠損する毛細血管拡張性運動失調症（ataxia telangiectasia：AT）である．ATの主な症状としては，病名の由来となっている歩行困難など小脳性運動失調，眼球結膜などでの毛細血管の拡張に加え，免疫不全，高発がん性などが認められる．また，NBS1を欠損するNijmegen染色体不安定性症候群（Nijmegen breakage syndrome：NBS）は，免疫不全，高発がん性に加え，小頭症，鳥様顔貌などを特徴とする．その他，AT類似症候群（AT-like disease：ATLD）においてNbs1と複合体を形成するMre11の変異が認められる．一方，Rad50の変異はNBS類似症候群（NBS-like disease：NBSLD）の患者において認められる．

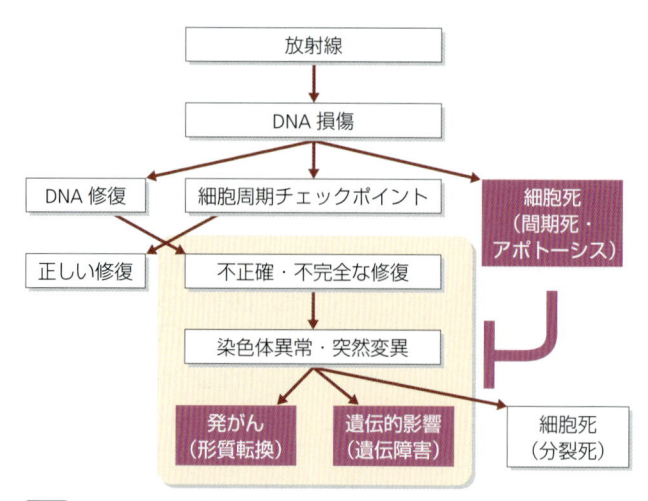

図4 放射線誘発アポトーシスの意義

上述のとおり，DNA-PKcs を欠損する scid マウスは放射線高感受性と T 細胞，B 細胞両方を欠損する重症複合免疫不全症を呈する．ヒトで同様の症状を呈する遺伝性疾患 radiosensitive severe combined immunodeficiency（RS-SCID）において，近年，DNA-PKcs の変異が発見された[8]．また，Artemis，XLF（Cernunnos）は RS-SCID の原因遺伝子として発見された．Lig IV の変異は免疫不全，小頭症，鳥様顔貌，小人症などを呈する．また，ATR を欠損する Seckel 症候群では，小頭症，鳥様顔貌，小人症などがみられる[9]．さらに 2009 年に，放射線感受性，免疫不全，特異顔貌，学習障害を示す RIDDLE（radiosensitivity, immunodeficiency, dysmorphic features, and learning difficulties）syndrome の原因遺伝子としてユビキチンリガーゼ RNF168 が同定された[10-12]．

なお，多くの遺伝子について，すでに遺伝子欠損マウスが作製されており，その表現型から個体における意義が明らかになっている．

文献

1) United Nations Scientific Committee on the Effects of Atomic Radiation：UNSCEAR 2000 Report to the General Assembly, with Scientific Annexes Volume II：Effects. p4, 2000
2) Polo SE, Jackson SP：Dynamics of DNA damage response proteins at DNA breaks：a focus on protein modifications. Genes Dev **25**：409-433, 2011
3) 松本義久：DNA 二重鎖切断センサー：DNA 依存性プロテインキナーゼ（DNA-PK）機能研究の現状と課題．放射生物研 **40**：82-108, 2005
4) 松本義久：放射線による DNA 損傷の修復．放射線医科学，大西武雄（監），学会出版センター，東京，p18-21, 2007
5) 松本英樹：放射線による情報伝達の変化．放射線医科学，大西武雄（監），学会出版センター，東京，p14-17, 2007
6) 鈴木文男：放射線による細胞死．放射線医科学，大西武雄（監），学会出版センター，東京，p26-29, 2007
7) 小松賢志：放射線高感受性遺伝病．放射線医科学，大西武雄（監），学会出版センター，東京，p37-39, 2007
8) van der Burg M et al：A *DNA-PKcs* mutation in a radiosensitive T-B- SCID patients inhibits Artemis activation and nonhomologous end joining. J Clin Invest **119**：91-98, 2009
9) O'Driscoll M et al：An overview of three new disorders associated with genetic instability：LIG4 syndrome, RS-SCID and ATR-Seckel syndrome. DNA Repair **3**：1227-1235, 2004
10) 中田慎一郎：クロマチンユビキチン化を介する DNA 二本鎖損傷応答．放射生物研 **46**：140-159, 2011
11) Stewart GS et al：The RIDDLE syndrome protein mediates a ubiquitin-dependent signaling cascade at sites of DNA damage. Cell **136**：420-434, 2009
12) Doil C et al：RNF168 binds and amplifies ubiquitin conjugates on damaged chromosomes to allow accumulation of repair proteins. Cell **136**：435-446, 2009

B がん細胞と正常組織の放射線応答

1 放射線照射の効果

a 放射線感受性に影響する因子[1]

放射線治療の効果に影響する因子としては，①病巣側においては，腫瘍細胞レベルで，内的放射線感受性，増殖能細胞（がん幹細胞），細胞周期などの細胞動態，修復能などが，組織レベルでは，酸素分圧（腫瘍血管分布），間質反応などの微小環境が，②治療装置側においては，放射線の線質，照射の分割様式（線量率，時間線量分布），空間線量分布などが，③臨床側のものとしては，前治療の有無（①の諸因子への影響），併用治療（抗がん薬，増感剤）の有無がある。

一般に G_2 期後半〜M 期で最も放射線高感受性で，S 期後半〜G_2 期前半で最も放射線抵抗性であり，この期間の放射線抵抗性の原因は，相同組換えによる放射線誘導 DNA 二重鎖切断（DSB）の修復が生じるためと考えられている。

放射線照射の分割回数を増やしたり，線量率を低下させる（線量率効果）と，亜致死損傷からの回復が認められ放射線の照射効果が低下する。HeLa 細胞を含む一部の細胞では，ある線量率域（HeLa 細胞では 0.37 Gy/hr）では高線量率に比べ生物効果が逆に大きくなる現象が観察される。この現象を逆線量率効果と呼び，放射線感受性の高い G_2 期に細胞が集積するためと考えられている。それより高い線量率では放射線抵抗性の S 期に細胞が集積し，それより低い線量率では G_2 期で細胞周期が止まらないため放射線感受性は低下する。

放射線照射の間接効果によって生じたラジカルを化学固定する酸素は，強力な化学増感剤であり，低酸素状態では常酸素状態より放射線抵抗性となる。通常の細胞では，無酸素状態から酸素分圧の上昇とともに急速に感受性が増大し，30 mmHg でプラトーに達し，2.5〜3.0 倍となる。直接効果による DSB が支配的な，低線量領域や重粒子線のような高線エネルギー付与（linear energy transfer：LET）放射線照射では酸素効果は小さい。

荷電粒子は軌跡に沿ってエネルギーを付与する。電子は低 LET 放射線であり，陽子の LET は少しばかり高く，速中性子ではさらに高くなり，重荷電粒子は LET が最も高い。LET は粒子の速度が小さくなるとともに増加するので，ある放射線の LET は平均値で表示される。LET が大きくなれば生物学的効果比（relative biological effectiveness：RBE）も大きくなるが，粒子の軌跡に沿って過密な電離が起こり，細胞死にとって過剰な損傷が起きるため（over kill），100 keV/μm 付近でピークに達した後，再び低下する。LET が大きくなると放射線感受性は細胞周期にあまり依存しなくなり，直接作用による DSB が支配的で，酸素効果も低下し，分割照射による DNA 損傷の回復が起こりにくいために，晩期反応組織でも分割照射による耐容線量の増加や潜在致死損傷の回復による晩発障害の低減を期待し難くなる。

放射線照射によって（無限）増殖能を失った細胞が「細胞死」とされるが，神経細胞などのように分化によってそれ以上分裂しない正常細胞には適用されない。細胞死には，アポトーシス，オートプシー，ネクローシス，老化，微小管脱重合による分裂期破綻が知られており，従来の照射後数回分裂後に生じる分裂死と，1 回も分裂を経ずに生じる間期死という分け方では，分裂期破綻以外のアポトーシス，オートプシー，ネクローシス，老化をいずれの細胞死においても認める。

b 組織への放射線効果[2,3]（図 1）

1）腫瘍組織

体積の増加速度が大きい腫瘍は，細胞の多くが増殖細胞分画にあるため，照射により急速に縮小する。しかし，腫瘍の反応率は細胞の増殖動態ばかりでなく細胞の寿命の長短にも依存し，たとえ増殖の緩やかな腫瘍でも，アポトーシスや分化細胞の自然脱落などで細胞の寿命が短い場合には，照射後急速に縮小する。一方，体積の増加速度が小さい腫瘍では一般に腫瘍の縮小は遅い。前立腺がんや下垂体腫瘍のように増殖の遅い腫瘍の場合は，照射効果が遅延する。

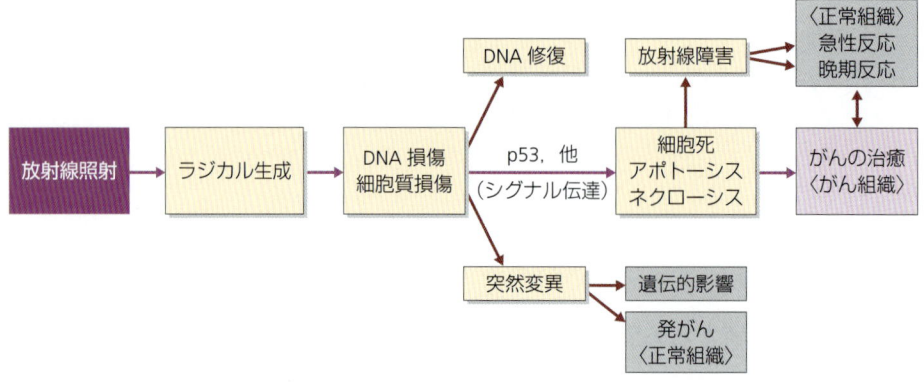

図1 細胞レベルにおける放射線の影響

2) 正常組織

　放射線による細胞死の大半は照射後の分裂死である．数回の細胞分裂を経て増殖能を喪失する細胞分裂の活発な組織では照射後早期に，また分裂の緩やかな組織では遅れて障害が発現する．腸管，骨髄，咽頭・食道粘膜，皮膚などは前者（急性障害型組織）に，中枢・末梢神経系，腎臓，骨，肺などは後者（晩期反応組織）に属する．晩発障害の標的細胞は器官や組織によって異なり，腎臓では尿細管上皮細胞の損傷が原因となる．晩発障害の大きな原因に血管系の障害があり，中枢神経系やヒト肝臓では障害の主因とされ，血管内皮上皮細胞が標的細胞であると考えられている．一般に直列臓器では線量の影響が強く，並列臓器では体積の影響が大きいが，並列臓器の肺や肝臓では肺門部や肝門部周囲に重要な構造物があるため直列臓器として考える必要がある．

2 放射線照射に対する細胞の応答

a DNA 損傷に対する細胞応答（センサーとトランスデューサー）[4]

　DNA に損傷が起こると損傷が起こったことをセンサーが感知し，感知シグナルを受け取ったトランスデューサーが連鎖反応的にそのシグナルを標的部位まで伝達する．ここでエフェクターに作用して修復，細胞周期，アポトーシスなどさまざまな場面で細胞の反応を引き起こす．放射線の場合には DSB が最も重要な損傷である．

　DSB が生じると，クロマチン構造が乱れヌクレオソームを構成する構造蛋白質の1つであるヒストン H2A のサブタイプ H2AX のリン酸化が特異的に誘導され，リン酸化型 H2AX（γH2AX）が損傷部位に集積する．これは DNA に損傷が誘発されたことを DNA 修復機構に伝達するためのスタートとなるシグナル形成であり，最初に何が DSB を認識しているのかは明らかではない．その候補として，下流の ATR（ataxia telangiectasia mutated-and Rad3-related）を活性化させる DSB 部位に形成される1本鎖 DNA 領域や，DSB 時のクロマチン（ヌクレオソーム）の構造変化により，剥き出しになったヒストン H3 の79番目のメチル化されたリジン残基と結合し，下流の ATM（ataxia telangiectasia mutated）あるいは ATR にシグナルを伝える可能性のある 53BP1（p53-binding protein 1）が考えられている．

　ATM および ATR は，DNA 損傷の誘発が引き金となってリン酸化され，下流のさまざまな蛋白質にリン酸化を介してシグナルを伝え，細胞周期の調節，DNA 損傷修復機構の誘導，アポトーシス誘導の調節などを行っている．このシグナル伝達経路としては，MAP キナーゼ（mitogen activated protein kinase）情報伝達系が考えられており，放射線だけではなく，細胞内での情報伝達全般の中心的な役割を担っている．シグナルの伝達は3～4段階のリン酸化カスケードからなっており，細胞外シグナル抑制キナーゼ（extracellular signal-regulated kinase：ERK），JNK-SAPK（C-jun N-terminal/stress-activated protein kinase），p38 の3タイプの経路からなる．

　放射線による DNA 損傷は核で起きるので，ここがシグナルの起点になる．MAP キナーゼ系が活性化されるためには，核の損傷シグナルが細胞質や細胞膜に伝達される機構があるはずであり，不活性状態では

BRCA1と結合した状態にあるC-Ablというキナーゼが，放射線で活性化したATMキナーゼの作用によってBRCA1から解離して活性型になり，JNK系やp38系の上位にあるMAPKKKK（MAP kinase kinase kinase kinase）を基質にすることでシグナルが伝わる（図2）．

b 細胞周期の停止とDNA損傷修復（エフェクター）[5]

G_1期の細胞においてDSBが生じると，ATMあるいはATRによるp53のセリン残基のリン酸化によりシグナルが伝達され，G_1期からS期への移行は阻止され，この阻止の間にDNA損傷の修復を行う（G_1期阻止）．G_2期にある細胞が照射を受けた場合，ATM/Chk2経路が働き細胞周期の阻止が起こる．一方，G_1期やS期で照射を受けた細胞は，ATR/Chk1経路が働きG_2期まで到達しそこで細胞周期が止まる．G_2期においてもATMあるいはATRによりp53が活性化され細胞をG_2期にとどめ，細胞はこの間にDNAの損傷修復を行う（G_2期阻止）．

DSB部位へのγH2AXの集積がシグナルとなり，非相同末端結合（NHEJ）に関わるDNA-PK（DNA-PKcs，Ku70，Ku86の複合体），または，相同組換え（HR）修復の構成因子の1つのMRN複合体（Mre11，Rad50，Nbs1の複合体）が損傷部位に集められ，DNA損傷修復が開始される（DNA損傷修復の誘導）．

c DNA損傷以外の放射線応答[6]

放射線照射は核DNAに作用するだけでなく，細胞質や細胞膜にも作用する．MAPキナーゼ系の活性化には，このような核外の損傷も関係していると考えられ，細胞膜表面にある上皮成長因子受容体（EGFR）やインスリン様成長因子（insulin growth factor-1：IGF-1）受容体の制御にもATMが機能的に関わっている．また，10 Gy以下の線量で細胞膜表面のスフィンゴミエリンをセラミドに変化させERK系を介して細胞増殖促進，DNA損傷修復活性化，遺伝子発現活性化を発現する経路も明らかになっている．放射線によるNF-κBの活性化とDNAへの結合，放射線による活性酸素を介したチオレドキシン（thioredoxin：Trx）誘導によるNF-κBの活性化とDNAへの結合なども明らかになっている．

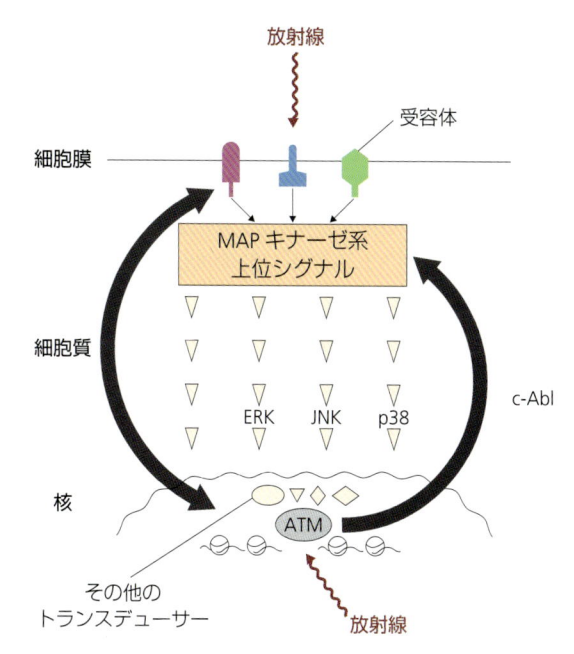

図2 放射線とMAPキナーゼ系との関係

3 がんの生物学的特性[7-9]

a 細胞周期

細胞周期はそれを正に調節するサイクリン（サイクリンD1など）およびサイクリン依存性キナーゼ（Cdk）（Cdk2など）と，負に調節するCdkインヒビター（p16，p21，p27など）によって制御されている．細胞周期にはいくつかのチェックポイントが存在し，細胞が正しく細胞周期を進行させているかどうかを監視し，異常や不具合がある場合には細胞周期の進行を停止・減速させる．細胞周期制御の破綻は，細胞の無制限な分裂をきたし，がん化に至ることとなる．

1）増殖シグナルの獲得

細胞は外部からの刺激に応答して細胞分裂するが，がんでは外部からの刺激とその応答機構に異常があり，分裂シグナルが過剰になっている．たとえば，上皮成長因子（epidermal growth factor：EGF）がその受容体（epidermal growth factor receptor：EGFR）と結合することによって，細胞内シグナル（Ras，Raf，MAPK，AKTなど）が活性化するが，がん細胞ではこのようなシグナル伝達経路が自律性にあるいは過剰に活性化している．多くの分子標的治療薬はこのシグナル伝達経路を阻害するものであり，シグナル伝達経

路の活性化によってサイクリンの活性化やpRBの不活性化が起こり，細胞周期が進行する．これらの細胞内シグナルは細胞周期のみならず，アポトーシス，血管新生，転移・浸潤にも関与する．

2）チェックポイント機構の破綻

がん細胞ではG_1/S期チェックポイントの制御異常がしばしば認められる．がん抑制遺伝子産物p53はG_1/S期チェックポイントの鍵分子であり，不活性化によって細胞周期の制御が不能となる．がん抑制遺伝子産物p53は転写因子として，G_1/S期チェックポイントを負に制御する遺伝子p21を誘導する．がん細胞ではG_2/M期チェックポイント（G_2期からM期に移行する際のチェックポイント）など他の細胞周期制御機構にも異常がみられることもある．

b 細胞死

がん組織ではがん細胞の細胞分裂による増殖と，アポトーシスや壊死（ネクローシス）による細胞死とのバランスにより，腫瘍としての増大速度が決定される．ネクローシスが外的要因による受動的な細胞死であるのに対し，アポトーシスは細胞死につながる分子を積極的に活性化させて死に至るプロセスであり，プログラム細胞死（programmed cell death）とも呼ばれる．形態学的にはクロマチンの凝集，核の断片化，アポトーシス小体の形成などの特徴を示す．

アポトーシスのシグナルにはさまざまな因子が関与するが，最終的には蛋白分解酵素カスパーゼの活性化によって核内のDNaseが活性化しDNAが分解される．

ミトコンドリアからのチトクロムcの放出がアポトーシス機構の中心である．ミトコンドリア外膜に存在するBclファミリーはチトクロムcの放出を制御しており，Bcl-2やBcl-xLは抑制的に，BaxやBakは促進的に働く．また，AKTの活性化によってBadやFoxoなどが活性化しミトコンドリア膜を安定化することでアポトーシスが抑制される．

アポトーシスのシグナル伝達機構は，細胞内部の分子が変化することによる経路（内因性）と，外部刺激によるデスレセプターの活性化を介する経路（外因性）に分類できる．内因性経路では，たとえばp53によってBaxをはじめとするアポトーシス促進遺伝子の発現が活性化する．外因性経路では，たとえばINFなどのデスリガンドによってデスレセプターが活性化し，ミトコンドリアからチトクロムcが放出される．これらアポトーシス経路の異常により，がん細胞では細胞死が抑制されている．

c 不死化

染色体末端はテロメアという構造によって保護されている．通常の体細胞では細胞分裂ごとにテロメアが短縮するため，一定回数しか分裂できない（細胞老化）．テロメラーゼ（telomerase）は逆転写酵素を含む酵素複合体で，テロメア末端を伸張する．通常の体細胞ではテロメラーゼ活性はきわめて低いのに対し，生殖細胞，胚性幹細胞などの正常細胞やがん細胞ではテロメラーゼが高度に発現し，細胞分裂時もテロメア長が維持される（不死化）．

d 血管新生

臓器の増大には新たな血管が形成されること（血管新生）が必須であるが，がんも例外ではない．血管新生は促進因子と抑制因子のバランスによって制御され，促進因子には血管内皮成長因子（vascular endothelial growth factor：VEGF），塩基性線維芽細胞成長因子（basic fibroblast growth factor：bFGF）/線維芽細胞増殖因子（fibroblast growth factor-2：FGF-2）などがある．VEGFの産生は，低酸素やがん遺伝子の活性化，がん抑制遺伝子の不活性化によって促進しており，多くのがんではVEGFが過剰に産生されている．

e 浸潤・転移

がんは原発巣を離れて隣接組織に浸潤したり，遠隔臓器に転移したりする．転移の過程はがん細胞の原発巣からの離脱，細胞外マトリックス（extracellular matrix：ECM）の分解，がん細胞の運動など複数の段階からなる．上皮がんにおいては原発巣からのがん細胞の離脱にはE-カドヘリンなど接着因子の機能低下が重要である．一方，インテグリンを介したECMとの接着や，セレクチンを介した血管内皮への接着はがん細胞の運動に必要である．がん細胞自身や間質細胞が分泌するマトリックスメタロプロテアーゼ（matrix metalloproteinase：MMP）などのプロテアーゼやグリコシダーゼの作用によって基底膜などのECMが分解される．一方，組織にはMMP阻害蛋白質（tissue inhibitor of metalloproteinase：TIMP）があり，そのバランスによって分解作用は調節されている．

文献

1) 細井義夫:放射線腫瘍学の生物学的基礎. がん・放射線療法2010, 大西　洋ほか (編), 篠原出版新社, 東京, p149, 2010
2) 長谷川正俊, 浅川勇雄:細胞レベルの生物学. がん・放射線療法2010, 大西　洋ほか (編), 篠原出版新社, 東京, p159, 2010
3) 三橋紀夫:放射線治療の有害事象. がん・放射線療法2010, 大西　洋ほか (編), 篠原出版新社, 東京, p93, 2010
4) 江島洋介:放射線損傷と細胞応答. 放射線基礎医学, 第11版, 菅原　努 (監), 金芳堂, 京都, p167, 2008
5) 松本英樹:放射線による情報伝達の変化. 放射線医科学, 大西武雄 (監), 学会出版センター, 東京, p14, 2007
6) 鈴木文男ほか:放射線誘導シグナル伝達. 低線量・低線量率放射線による生物影響発現, 大西武雄 (監), アイプリコム, 奈良, p21, 2003
7) Hanahan D, Weinberg RA:The hallmarks of cancer. Cell **100**:57-70, 2000
8) Harrington K et al:Molecular biology for the radiation oncologist:the 5Rs of radiobiology meet the hallmarks of cancer. Clin Oncol **19**:561-571, 2007
9) Hanahan D, Weinberg RA:Hallmarks of cancer:the next generation. Cell **144**:646-674, 2011

総論　2. 放射線生物学

C　放射線感受性の決定因子とその修飾

　細胞の放射線感受性はさまざまな因子によって決定され，これらは内因性と外因性に分類することができる．前者は細胞に内在する因子であり，その多くは遺伝的に規定されていることが多い．後者には，細胞外に存在する腫瘍微小環境，放射線の種類，線量率，分割法など，多岐にわたる因子が含まれる．本項では，X線，γ線などの低線エネルギー付与（LET）放射線に対する放射線感受性を規定する種々の因子を中心に解説するとともに，これらの因子を利用，修飾して放射線増感を図るアプローチについても紹介する．

1 内因性因子

a 内在性SH物質

　低LET放射線では，DNA近傍の水が電離され，その結果生じたOHラジカルが，二次的にDNAに損傷を与える間接作用と呼ばれるプロセスが主に起こり，直接DNAに損傷を与える直接作用よりも細胞死に大きく寄与していると考えられている．したがって，細胞内にフリーラジカルを不活化するSH物質などの還元物質が存在すれば，DNA損傷を減じ，放射線感受性は理論的に低下することになる[1]．細胞内にはシステインやグルタチオン（glutathione：GSH）などのSH物質が比較的多量に存在しており，細胞によってその含量は異なる．また，抗がん薬に耐性を示すようになった腫瘍細胞は，GSHレベルが上昇し，放射線にも抵抗性を示す場合がある．しかしながら，一般に，GSHレベルが放射線感受性に影響を与えるのは低酸素下の場合のみで，酸素が十分に存在している場合，GSH量は有意に放射線感受性に影響を与えないという報告が多い．

b 二重鎖切断（DSB）修復能

　DNA損傷量が同じであっても，それを修復する能力が高ければ，放射線抵抗性になることは容易に理解できる．DNA損傷の中でも，二重鎖切断（DSB）は，放射線による細胞死に最も大きな影響を与える重篤な

ものである．したがって，その修復機構である非相同末端結合（NHEJ）と相同組換え（HR）の効率が高い場合，放射線抵抗性となる．前者においては，Ku70/Ku86，DNA-PKcsが，後者においてはATM，Mre11/Nbs1/Rad50，Rad51，Rad52，Brca1/Brca2などの因子が中心的役割を果たす．子宮がんの放射線治療において，前者の必須蛋白であるKu86（Ku80）蛋白の発現量が高いグループと低いグループにおいて，前者は後者に比べ有意に5年生存率が低下する報告がなされている[2]．

c 細胞周期分布

　M期細胞のみをshake off法にて採取し，同調しながら細胞周期を進行させ，各時期に照射して放射線感受性を調べると，M期が最も放射線感受性，S期後期が最も放射線抵抗性を示す．よって，細胞周期の分布の違いが放射線感受性に影響を及ぼすことになる[3]．いまだにそのメカニズムは完全には解明されていないものの，前者ではコンパクトに折り畳まれた染色体構造がDSBを引き起こしやすくしていること，後者ではHRが関与している可能性が指摘されている．固形がん中では，増殖が停止しているG_0分画が大きく，こうした細胞では，後述する潜在性致死損傷修復や低酸素状態によって放射線抵抗性になることが考えられる．

d アポトーシス頻度

　アポトーシスは，遺伝的にプログラムされた能動的細胞死であり，種々の刺激によって引き起こされ，放射線もその1つである．白血病細胞や悪性リンパ腫細胞と異なり，一般に固形がん細胞においては，放射線によって引き起こされるアポトーシス頻度は低く，主な細胞死様式はネクローシスであると考えられている．しかしながら，照射前あるいは照射後のアポトーシス頻度が，腫瘍の奏効率や局所制御率と相関するという多くの報告がある．

e 上皮成長因子受容体（EGFR）発現量

　膜貫通型チロシンキナーゼである種々の増殖因子受

容体は，放射線によってリガンド非依存的に自己リン酸化が引き起こされる．その結果，下流の MEK/ERK 経路，PI3 キナーゼ経路，STAT 経路などの増殖シグナルや生存シグナルが発生し，細胞死が抑制される．代表的なものに EGFR があり，多くの腫瘍細胞で過剰発現しており，その発現量と放射線抵抗性との間に相関がある[4]．

2 外因性因子

a 酸素効果

酸素分圧は，放射線感受性に最も大きな影響を与える因子の1つである．この効果は，照射時の酸素分圧が重要で，照射前後の状態は関係しない．20 mmHg 以下になると細胞は放射線抵抗性を示し，無酸素下，有酸素下の間で，相対的放射線感受性が 50% になる酸素分圧は 3 mmHg である．固形がん中の低酸素分画には，このレベルにある腫瘍細胞が存在する．固形がんは，血管からの拡散によって酸素が供給されるため，血管から 100 μm 程度離れると，増殖を停止した低酸素性の腫瘍細胞が出現するが，こうした状態は，慢性低酸素と呼ばれる．一方，腫瘍血管は，周期的に開閉していることが知られ，血管が閉じることによって急に低酸素状態が引き起こされる場合がある．これを，急性または周期的低酸素と呼ぶ．したがって，腫瘍細胞の放射線感受性は，これらの腫瘍微小環境によって大きな影響を受けることになる．無酸素下において一定の効果（標的モデルにおける D_0 など）を得るために必要な線量の，有酸素下において一定の効果を得るために必要な線量に対する比率を，酸素増感比（oxygen enhancement ratio：OER）と呼び，低 LET 放射線では約 3 を示す．

b 分割照射における4つのR

分割照射をすることで，固形がん中に，放射線感受性に影響を与える因子の変動が起こる．さまざまな因子が変動するが，放射線治療における分割照射において考慮すべき重要な因子として，1960 年代に 4 つの R（Repair, Reoxygenation, Redistribution, Repopulation）が提唱された[5]．

1) Repair

分割照射中に，亜致死損傷からの回復によって生存率が上昇する現象である．分割照射によって，生存曲線の肩が再現し，1 回照射に比べ放射線抵抗性になる．この実態は，分割照射中に起こる DSB 修復と考えられている．

2) Reoxygenation

放射線照射によって，それまで低酸素だった分画に酸素が到達して酸素化する現象をいう．このタイミングで次の照射が行われると，放射線増感が起こる．すなわち分割照射では，再酸素化を繰り返すことで，低酸素細胞の放射線抵抗性をある程度克服できると考えられている．

3) Redistribution

1 回の照射により，最も放射線抵抗性を示す S 期後期の細胞が多く残存するため，照射直後に再度照射すると，細胞の致死効率は低い．そこで，照射後，残存した放射線抵抗性細胞が細胞周期を回り出し，同調が崩れてもとの分布に戻った後に次の照射をすれば，致死効果は高くなると考えられる．これが，本来の Redistribution の概念である．その後，細胞周期チェックポイントの概念が生まれ，照射後，放射線感受性を示す G_2/M 期に細胞が集積することから，この時期が至適タイミングと考えられ，最近では Redistribution といえば，こちらを指すことが多くなっている（Eric Hall の教科書[5]では，Reassortment と呼んでいる）．

4) Repopulation

分割照射中にがん幹細胞が増殖することで，個々の細胞の放射線感受性は変わらないが，標的細胞数が増え，結果として放射線抵抗性になることをいう．Withers らは，頭頸部がんの放射線治療では，治療期間が 4 週を超えると，加速度的にがん幹細胞が増殖し，治癒に必要な総線量が急激に増加することを示している[6]．

c 線量率

低 LET 放射線では，一般にその線量率が低下すると放射線抵抗性を示し，線量-細胞生存率曲線の傾きが緩やかになるが，これは亜致死損傷からの回復と照射中の細胞増殖によって説明される．しかしながら，ある線量率域（0.5 Gy/hr 前後）においては，線量率が低下すると逆に放射線感受性になる．これは逆線量率効果と呼ばれ，当初，照射中に G_2 アレストが起こり，放射線感受性期に同調する Redistribution によって説明されていたが，必ずしも G_2 アレストが起こらなくとも感受性になることがわかってきた．0.5 Gy 以下の吸収線量では，1 Gy 以上での一般的な線量-細胞生存率曲線の外挿から外れる放射線超高感受性域が存

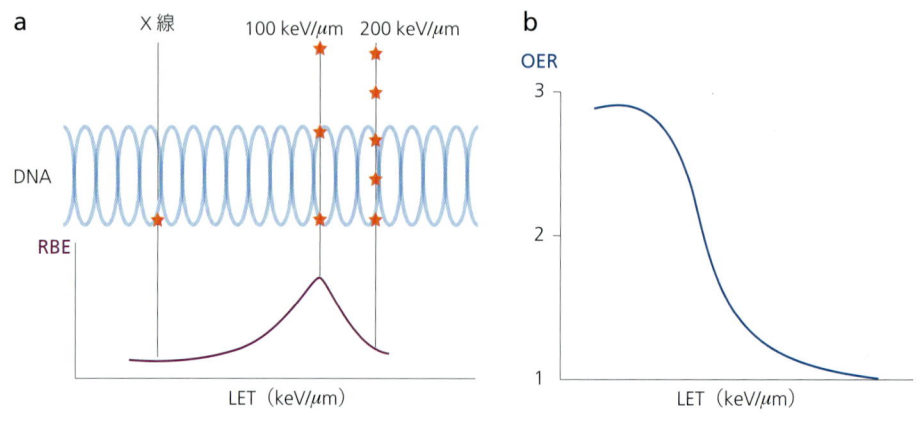

図1 LETとRBE，OERとの関係
a：線エネルギー付与（LET）と生物学的効果比（RBE）との関係．X線のような低LET放射線では，電離密度が小さく，二重鎖切断（DSB）生成効率は低い．一方，重粒子線のような高LET放射線では，電離密度が大きく，効率よくDSBが生成されるが，大きすぎると無駄撃ちが多くなり，RBEは低下する．
b：LETと酸素増感比（OER）との関係．X線ではOERは3であるが，重粒子線ではほぼ1となる．

在する．これは，G_2期の細胞が0.5 Gy以下の照射ではATMが活性化されず，チェックポイントが作動しないため，DSBを有したままM期に進行するために起こる現象であると考えられている．

d 線 質

X線やγ線は低LET放射線に属し，その電離密度は粗であるのに対し，α線や重粒子線は高LET放射線と呼ばれ，飛跡に沿って密に電離が起こる．後者は効率よくDSBを引き起こすことができるため，同じ吸収線量でも，その細胞致死効果はX線やγ線より大きい．200 kVのX線によって一定の効果を得るために必要な線量の，テスト放射線によって一定の効果を得るために必要な線量に対する比率を，生物学的効果比（RBE）と呼ぶ．LETが大きくなるとRBEは大きくなるが，あるレベルを超えると無駄撃ちが多くなって，RBEはむしろ低下する現象が起こり，これをover killと呼ぶ（図1a）．OERは，LETが大きくなるにつれて1に近づく（図1b）．すなわち，高LET放射線では，低LET放射線に比べ生物効果が大きいのみならず，酸素の影響も受けなくなることを示している．また，深部線量率曲線において，陽子線や重粒子線は，Braggピークを示し，線量分布のうえで正常組織の吸収線量を大きく減少させることができる．

e 照射後の環境

細胞がプラトー期にあり，増殖を停止している状態で放射線を照射し，数時間そのまま37℃にインキュベーションする．その後，トリプシン処理をして播き直した場合の生存率は，すぐに播き直した場合の生存率に比べ著しく上昇する．この現象を潜在的致死損傷（potentially lethal damage：PLD）からの回復または修復という．これは，インキュベーション中に本来死ぬはずだった細胞が，PLDから回復して生存したと考えられている．また，細胞を照射直後，0.5 M程度の高張液で処理すると，著しく生存率が低下する．ところが，照射後20分経過してから高張処理をしても生存率はまったく低下しなくなる．これは，本来修復できたはずのPLDが，高張処理によって固定され，修復不能になったと考えられている．このように，照射後の細胞が置かれる環境によって放射線感受性は大きく変動するが，これらは，DSB修復能が修飾されるためであることがわかっている．

f 血管新生

固形がん中の腫瘍細胞への酸素や栄養分の供給は，腫瘍血管からの拡散によって行われるため，血管新生は増殖において必須のプロセスである．hypoxia-inducible factor-1α（HIF-1α）と呼ばれる転写因子は，酸素下ではユビキチン化され蛋白が分解されているが，低酸素下では蛋白が蓄積し，他の因子と複合体を形成してhypoxia response element（HRE）をプロモーターに持つ遺伝子群の発現を活性化する．血管内皮成長因子（VEGF）はその1つであり，低酸素になると

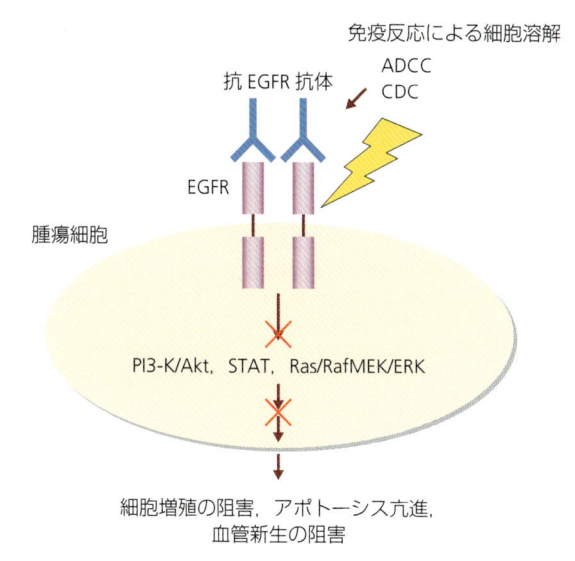

図2 抗EGFR抗体による放射線効果の増強メカニズム
EGFR：上皮成長因子受容体，ADCC：抗体依存性細胞傷害，
CDC：補体依存性細胞傷害

その発現が亢進し，血管内皮細胞が遊走，浸潤，増殖を介して血管新生が促進される．血管新生能が高いと，低酸素分画が小さくなることにより，腫瘍の放射線感受性が上昇しうる一面，HIF-1活性の上昇により，種々のサイトカインが分泌されて，血管内皮細胞が放射線抵抗性となり，結果として腫瘍細胞の増殖能を促進することになり，複雑な様相を呈する．さらに，血管新生阻害薬で処理すると，後述するvascular normalizationというリモデリングが起こるため，一層複雑になる．

3 放射線感受性の修飾

ここでは，上記放射線感受性に影響を与える因子を利用した，放射線増感アプローチについて紹介する．

a 低酸素細胞増感剤

固形がん中に存在する低酸素状態は，放射線治療成績を左右する最も大きな問題の1つである．古くから，低酸素分画に集積し，酸素の代わりをする電子親和性の高い物質が求められ，多くの物質が開発されてきた．ニトロイミダゾール系の物質がその代表的なものであるが，末梢神経毒性がその臨床応用を阻んできた．そうした毒性を軽減したnimorazoleは，デンマークで認可・使用されているが，その効果が劇的ではな

いことと，安価すぎるために製薬会社の関心を引かないこともあって，世界的な普及に至っていない．低酸素分画は，標的としてきわめて優れていることから，依然開発が続けられている．

b 上皮成長因子受容体（EGFR）阻害薬

分子標的治療薬は，がん細胞特異的な標的のうち，増殖を亢進したり，アポトーシスを抑制する因子の機能を低分子物質あるいは抗体によって抑制し，副作用の軽減を狙ったものである．すでに多くの薬剤が開発されているが，EGFRに対する分子標的治療薬は，最も研究が進んでいる（図2）．腫瘍細胞がEGFRチロシンキナーゼの変異やKRASの変異を有する場合，その反応性が異なることも治験で証明されつつある．

最近では，放射線治療や化学療法との併用でその有用性が示されている．MD Anderson Cancer CenterのAngらのグループは，頭頸部がんに対し，放射線治療と抗EGFR抗体であるcetuximab（アービタックス）を併用すると，局所制御率，生存率のいずれにおいても放射線治療単独に比べ有意に上昇することを報告した[7]．この場合，EGFR下流のシグナル伝達経路の抑制に加え，抗体依存性細胞傷害（antibody-dependent cellular cytotoxicity：ADCC）や補体依存性細胞傷害（complement-dependent cytotoxicity：CDC）も寄与していると考えられている．

c 血管新生阻害薬

血管新生阻害薬としては，angiostatin，endostatinが前臨床試験段階で大きな注目を集めたが，最初に米国で認可されたのは抗VEGF抗体のbevacizumab（アバスチン）である．腫瘍血管は，腫瘍細胞への酸素の供給源であることから，腫瘍の放射線感受性に大きな影響を与えうることは想像に難くない．放射線照射後，血管新生が阻害されれば増殖は抑制される方向に働くが，先に血管新生が阻害されれば低酸素分画を大きくし，むしろ放射線による効果を減弱させることが予想される．Jainらは，血管新生阻害をすると，一時的に腫瘍血管が正常血管に近い構造と機能を呈するため，むしろ腫瘍組織の再酸素化が起こることを見出し，このタイミングで照射をすれば，放射線増感につながることを示した[8]．しかしながら，一般に放射線治療は20～30回の分割照射が行われることを考慮すると，その併用タイミングの一般化は容易ではない．

文献

1) Hall EJ, Giaccia AJ：Radioprotectors. Radiobiology for the Radiologist, 7th Ed, Lippincott Williams & Wilkins, Philadelphia, p129, 2010
2) Harima Y et al：Expression of Ku80 in cervical cancer correlates with response to radiotherapy and survival. Am J Clin Oncol **26**：e80-85, 2003
3) Hall EJ, Giaccia AJ：Radiosensitivity and cell cycle age in the mitotic cycle. Radiobiology for the Radiologist, 7th Ed, Lippincott Williams & Wilkins, Philadelphia, p54, 2010
4) Ang KK et al：Impact of epidermal growth factor receptor expression on survival and pattern of relapse in patients with advanced head and neck carcinoma. Cancer Res **62**：7350-7356, 2002
5) Hall EJ, Giaccia AJ：Time, dose, and fractionation in radiotherapy. Radiobiology for the Radiologist, 7th Ed, Lippincott Williams & Wilkins, Philadelphia, p391, 2010
6) Withers HR et al：The hazard of accelerated tumor clonogen repopulation during radiotherapy. Acta Oncol **27**：131-146, 1988
7) Bonner JA et al：Radiotherapy plus cetuximab for squamous-cell carcinoma of the head and neck. N Engl J Med **354**：567-578, 2006
8) Jain RK：Normalization of tumor vasculature：an emerging concept in antiangiogenic therapy. Science **307**：58-62, 2005

D 分割照射法，多分割照射法と寡分割照射法

放射線治療を臨床で実施する際には，放射線の物理学的な基礎知識に加えて放射線生物学の知識も欠くことはできない．特に日常臨床で行っている分割照射法は，放射線生物学に裏付けされたものである．1日の照射回数を増やす多分割照射法や，大きい分割線量を用いて分割回数を減らす寡分割照射法も，分割照射法の放射線生物学を応用したものである．そのためそれぞれの分割方法で治療効果や急性期ならびに晩期有害事象発生がどのように変化するかを予測するには，がん細胞や正常細胞の分割照射に対する放射線応答の理解が基礎となる．分割照射法は治療可能比向上の有効な方法の1つであるが，その歴史は古く，臨床で試みられた種々の分割法の結果を時に反省を加えられながらフィードバックし，改良しながら発展してきた[1]．本項では，分割照射法の放射線生物学的な基礎を解説することで，多分割照射法や寡分割照射法を臨床応用する際の基本的な理解向上に役立てばと考えている．

1 分割照射の放射線生物学的な理論の変遷

分割照射法の理論に対する最初の数学的な試みは1944年のStrandqvistによる報告で，皮膚と口唇の基底細胞がん・扁平上皮がんの再発と有害事象を総線量と治療期間との関係から解析し，総線量と治療期間を対数表示すると直線関係になることを示したものである[2]．そして，この直線より上の線量域では皮膚障害が，またこの直線より下の線量域では再発の頻度が高くなるという関係を示し，分割回数や1回線量が放射線治療の有害事象や腫瘍制御に密接に関与することを示す知見である．その後，Ellisがnominal standard dose（NSD）の概念を用いて分割回数の重要性を提唱した[3]．

$$D = NSD \times N^{0.24} \times T^{0.11}$$

（N：分割回数，T：総治療期間）

がEllisの式である．0.24は回復，0.11は再増殖を表したものである．これにより，放射線治療による腫瘍制御と有害事象をより客観的に解析および予測することが可能となった．しかし，この公式は，耐容線量を超えない範囲なら腫瘍に大きい線量を与えることで治癒率は向上することになる．NSDの概念に基づいた臨床データが報告されるにつれて，NSDに関していくつかの欠点が指摘された．その1つは，NSDの概念では1回線量を大きくした場合の晩期有害事象の頻度やその程度を過小評価する可能性があるというものである．Bentzenらは，NSDが等価となる総線量を，12分割と22分割した1回線量で治療した乳がん症例の皮膚紅斑と皮下線維化を比較検討した[4]．その結果では，1回線量を大きくした12分割の治療群でGrade 2以上の皮膚線維化が有意に高かった（**表1**）．皮膚線維化などの晩期有害事象はその症状が非可逆的で慢性的になることが多く，放射線治療後の副作用としては可能な限り低く抑えることが重要であるが，NSDの概念ではその発生や程度を予測できないことは臨床的に大きな問題である．さらに高いエネルギーのX線を用いた放射線治療が普及するにつれて，リスク臓器として皮膚ではなく脊髄，肝臓，腎臓などが重要となってくると，NSDでは対応できないこともわかってきた．この問題を解決する理論として，linear-quadratic（LQ）モデルが提唱された[5]．

表1 乳がん術後照射における急性皮膚反応と皮下線維化

	12分割	22分割
皮膚紅斑（Grade≧3）（%）	35	31
皮下線維化（Grade≧2）（%）	68	5

（Bentzen SM et al：Radiother Oncol **15**：267-274, 1989）

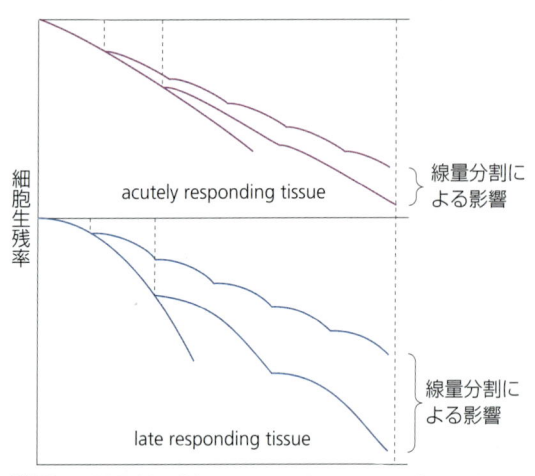

図1 分割照射に対する acutely responding tissue と late responding tissue の相違
(Hall EJ : Radiobiology for the Radiologist, 4th Ed, Lippincott Williams & Wilkins, 1993 より改変)

表2 分割照射で重要な因子

- 1回線量（分割線量）
- 分割間隔
- 総線量
- 治療期間

分割照射法を理解するうえで重要な因子を**表2**に示す．これらの因子を変化させることにより，急性期有害事象，晩期有害事象および腫瘍に対する抗腫瘍効果は変化するが，その理由は組織の α/β 比の違いに基づく線量効果曲線の形の相違で説明可能である．以下にこれらの因子と急性期有害事象，晩期有害事象および腫瘍に対する抗腫瘍効果の関連について，LQモデルに基づいて解説する．

2 LQモデルと分割照射

LQモデルは，線量と殺細胞効果の関係を表す線量効果曲線が，

$$E = n\,(\alpha d + \beta d^2)$$

（E：生物学的な効果，n：分割回数，d：分割線量）

で表せるとするもので，放射線の細胞への効果を線量の1次項成分と2次項成分の寄与に分けて考える．臨床において通常に用いられる分割線量の範囲であれば，NSDとは異なり晩期反応の臨床データにもよくフィットし対応可能である．組織や腫瘍の放射線応答の指標である α/β 比は1次項成分と2次項成分による細胞死の比率が等しくなる線量であり，組織の放射線に対する反応性の違いはこの α/β 比により急性反応型組織（acutely responding tissue：α/β 比が大きい）と晩期反応型組織（late responding tissue：α/β 比が小さい）に分けることができる．この2つの組織型の違いは線量効果曲線の曲がりの程度の違いによるものであり，この相違が分割照射に対するこの2つの異なる反応型組織の放射線応答を説明する重要なポイントである（**図1**）．換言すると，LQモデルは急性期有害事象と晩期有害事象を規定する組織の放射線応答の相違を，分割線量などの大小から説明することが可能な理論といえる．それゆえLQモデルは分割照射法の放射線生物学的な基礎を説明可能な理論であり，分割照射法の理解とその臨床応用の際に重要な概念である．

a 急性反応と腫瘍組織の反応

急性反応の標的組織である α/β 比が大きい acutely responding tissue は，分割線量を変化させても，その影響は小さい．つまり分割線量の大きさに依存しないことがわかる．acutely responding tissue は照射期間中に増殖がみられるため，治療期間が過度に延長すると急性反応は低下する．これは，逆に照射期間中に増殖を抑制するように1日あたりの線量を増加する（つまり週間線量を高くする）と急性反応は強くなるということである．

腫瘍の α/β 比は，その組織型や原発部位により幅があることが報告されているが，肺がんや頭頸部がんなどの多くの腫瘍の α/β 比は acutely responding tissue とほぼ同様の 10 Gy 前後とされ，分割線量，治療期間・週間線量の変化に対しては acutely responding tissue と同様の反応を示す．それゆえ，抗腫瘍効果を高めるために週間線量を上げる加速分割または加速過分割照射では，急性期有害事象も強くなる．通常より大きい分割線量を用いて分割回数を減らす寡分割照射でも，週間線量が通常分割照射法より高くなれば急性期有害事象については同様である．粘膜炎などの急性反応増強による放射線治療休止のため放射線治療期間が延長すると，抗腫瘍効果にとってマイナスとなる．

b 晩期有害事象

晩期有害事象の標的組織である late responding tissue は，分割線量の大きさに強く影響される．つまり，

表3 多分割照射法と急性反応，晩期反応および抗腫瘍効果の関係

	分割線量（Gy）	分割回数	治療期間	急性反応	晩期反応	抗腫瘍効果
過分割照射	1〜1.3	2	→	↑→	↓	↑→
加速過分割照射	1.2〜2	2〜3	↓	↑	→↑	↑

分割線量を小さくすることで晩期有害事象を低下させることが可能で，逆に総線量を同程度にして分割線量を大きくすると晩期有害事象は強くなる．そのため，寡分割照射法では晩期有害事象に注意を要する．late responding tissueは照射期間中の増殖はないとされるため，急性期有害事象やα/β比の大きい腫瘍の局所制御のように治療期間には影響されないとされる．つまり，治療期間を延長しても晩期有害事象は低減できない．しかし，加速過分割照射などにより治療期間を短縮して過度に週間線量を上げた治療の場合には，正常組織の障害からの回復の遅れや不十分な回復により晩期有害事象が増加する可能性が指摘されている．

C 分割間隔

分割間隔を適切に保つことで正常組織障害の回復が維持されるため，1日に2〜3回の照射を行う際には分割間隔を適切に保つことは重要である．至適な分割間隔は6時間とされ，これ以下の間隔で照射した場合には同じ効果を生じる線量は低下することがわかっている[7]．つまり，1.2 Gyを6時間間隔で2回照射した場合と1.2 Gyを3時間間隔で照射した場合では，後者のほうが細胞へのダメージは強くなる．これは抗腫瘍効果の増強にもつながるが正常組織障害も増強することになり，多分割照射では治療可能比を低下させることになるため，分割間隔を適切な範囲に保つことは重要である．

現在臨床で行われている多分割照射法は過分割照射法（hyperfractionation）と加速過分割照射法（accelerated hyperfractionation）であるが，以下のように定義されている．
- 過分割照射法：1回1〜1.3 Gyまでの線量を1日2回照射し，1回線量を下げることによって晩期有害事象の発生頻度を抑え，合計線量を安全に増加させる．
- 加速過分割照射法：1日1.3〜2 Gyまでの線量を1日2回あるいは3回照射し，合計線量は変化させずに照射期間を短縮し，照射中の腫瘍再増殖の影響を抑え，局所制御率の向上を目的とする．

これらの照射方法と急性期有害事象，晩期有害事象および抗腫瘍効果の関係を**表3**に示す．

分割照射の放射線生物学的理論や臨床応用の歴史は古く，多分割照射法などは頭頸部がんの放射線治療での有用性はメタ解析などを通じて確立している[7]．また，前立腺がんではその放射線生物学的な特徴から，寡分割照射法による効果増強の試みが臨床試験などで行われている．そのため，その理論的な背景や問題点を整理・理解することは，放射線治療の臨床では重要かつ有用であると考えられる．

文献

1) Adelstein DJ et al：An intergroup phase III comparison of standard radiation therapy and two schedules of concurrent chemoradiotherapy in patients with unresectable squamous cell head and neck cancer. J Clin Oncol **21**：92-98, 2003
2) Strandquist M：Studien über die kumulative Wirkung der Röntgenstrahlen bei Fraktionierung. Acta radiol（Suppl）**55**：1-300, 1944
3) Ellis F：Dose, time and fractionation：a clinical hypothesis. Clin Radiol **20**：1-7, 1969
4) Bentzen SM et al：Latent-time estimation for late cutaneous and subcutaneous radiation reactions in a single-follow-up clinical study. Radiother Oncol **15**：267-274, 1989
5) Fowler JF：The linear-quadratic formula and progress in fractionated radiotherapy. Br J Radioll **62**：679-694, 1989
6) Thames HD et al：Tissue repair capacity and repair kinetics deduced from multifractioated or continuous irradiation regimens with incomplete repair. Br J Cancer **49**（Suppl Ⅵ）：236-239, 1984
7) Bourhis J et al：Hyperfractionated or accelerated radiotherapy in head and neck cancer：a meta-analysis. Lancet **368**：843-854, 2006

E 化学放射線療法，分子標的治療

現在臨床応用されている抗がん薬は，①殺細胞性抗がん薬（cytotoxic drug），②分子標的治療薬（molecular targeted drug），③ホルモン療法薬（hormonal agent），④免疫療法薬，に大きく分類できる．

従来からの抗がん薬である殺細胞性抗がん薬は，アルキル化薬，白金製剤，代謝拮抗薬，抗がん性抗生物質，トポイソメラーゼ阻害薬，微小管阻害薬に分類される．白金製剤と抗がん性抗生物質は由来物質からきた分類名，その他はすべて作用機序に関する分類名である．細胞が生存を維持し，細胞分裂をするためのDNA合成，修復，転写，蛋白合成，あるいは分裂に際し発現するチュブリンの合成や機能を傷害することにより，抗腫瘍効果を発揮する．がん細胞と正常細胞を区別する力に乏しいため，治療域が狭く，正常細胞もかなりの程度傷害を受ける．しかし効果の面で依然として抗がん薬の主力として使用されている．

一方，分子標的治療薬はがん細胞が特異的にあるいは過剰に発現している分子（蛋白，遺伝子）を傷害することを目的に作られている．その分子ががん細胞の生存の維持にきわめて重要で，しかもがん細胞への特異性が高ければ高いほど，治療効果の高い有用な薬剤となりうる．たとえば，bcr/ablキメラ遺伝子を持つ慢性骨髄性白血病（chronic myelogenous leukemia：CML）に対して，imatinibはBcr/Abl蛋白を標的にした特異的阻害薬として開発され，従来の治療指針を根本的に覆すに至った薬剤として広く臨床応用されている．分子標的治療薬はチロシンキナーゼ阻害を目的とする小分子化合物（small molecule）と，抗体薬をはじめとする大分子化合物（macromolecule）に分類される．

1 殺細胞性抗がん薬（cytotoxic drug）

a アルキル化薬

構造内にアルキル基を持ち，主としてがん細胞のDNA塩基に対してアルキル基を結合させることによってDNA複製を阻害し，細胞死に至らせる．細胞周期に依存しないためG_0期の細胞に対しても効果を発揮する．第一次世界大戦で使用されたマスタードガスをもとにして製造されたmechlorethamineは人類最初の抗がん薬となった．代表的な薬剤として，ifosfamide，cyclophosphamide，dacarbazineなどがある．

b 白金製剤

構造内の白金錯体がDNA1本鎖あるいは2本鎖間に架橋を形成し，DNA合成を阻害し，細胞死に至らせる．現在の化学療法の中心的役割を担っており，開発時期により第一世代cisplatin（CDDP），第二世代carboplatin（CBDCA），第三世代oxaliplatin（L-OHP）に分けられる．

c 代謝拮抗薬

DNAおよびRNA合成に必要なプリン，ピリミジンなどの核酸代謝酵素の阻害薬である．増殖している細胞に対して強い活性を示し，ほとんどがG_1/S期の細胞周期に特異的に作用する．プリン代謝拮抗薬として，mercaptopurine（6-MP），fludarabine，ピリミジン代謝拮抗薬として，fluorouracil（5-FU），tegafur-uracil（UFT），capecitabine，gemcitabine（GEM），葉酸代謝拮抗薬としてmethotrexate（MTX）などがある．

d 抗がん性抗生物質

菌の増殖を阻害する抗生物質の中で，がん細胞増殖阻止活性を持つものの総称である．代表的なものとしては，doxorubicin（DXR），bleomycin，actinomycin Dなどがある．

e トポイソメラーゼ阻害薬

細胞分裂時に2本鎖DNAの切断と再結合を行うDNAトポイソメラーゼを阻害することで細胞死をもたらす．I型トポイソメラーゼはDNA2本鎖の一方だけを切断し，II型トポイソメラーゼは2本鎖を切断した後にDNAを再結合する．I型トポイソメラーゼ阻害薬としてirinotecan（CPT-11），nogitecan，II型トポイソメラーゼ阻害薬としてetoposide（VP-16）

などがある．

f 微小管阻害薬

微小管とチュブリンヘテロダイマーの重合，脱重合の平衡状態を阻害する．微小管の働きが阻害されることで神経細胞の軸索輸送障害が起き，結果として神経障害をきたす．重合阻害薬として vincristine（VCR），vinorelbine（VNR）を含むビンカアルカロイド系，脱重合阻害薬として paclitaxel（PTX），docetaxel（DOC）を含むタキサン系がある．

2 化学放射線療法

殺細胞性抗がん薬（化学療法）と放射線治療を併用する化学放射線療法の目的には，①放射線の局所効果を化学療法により増感する，②化学療法により潜在性の微小遠隔転移を制御すること，の大きく2つが挙げられる．前者の増感効果について，Kasibhatla らは頭頸部がんを対象とした臨床試験結果を用い定量的に解析し，化学療法を併用することで 12 Gy 程度の上乗せ効果があるとしている[1]．

化学療法と放射線治療との併用タイミングは，①放射線治療に先行して行う順次化学放射線療法，②両者を同時に行う同時化学放射線療法，の2つが主に試みられてきた．前者は比較的安全に行われる反面，放射線による局所効果を向上させず，化学療法により遠隔転移再発が減った非小細胞肺がんを除き，放射線治療単独に比較して生存率の向上が示されなかった．

一方，同時化学放射線療法については，悪性神経膠腫，頭頸部がん，食道がん，非小細胞肺がん，小細胞肺がん，膵がん，直腸がん，肛門管がん，子宮頸がん，膀胱がんなど多くの部位で放射線治療単独に比較して治療成績の向上が示された[2-8]．これらのエビデンスから，同時化学放射線療法は全身状態や肝，腎，骨髄機能の良好な患者に対する標準的な化学放射線療法とみなされ，現在広く用いられるようになっている．

しかし同時化学放射線療法では，どの部位においても照射中の有害事象は増し，咽頭炎，食道炎などの粘膜炎，放射線皮膚炎，血液毒性などの急性期有害事象が増強する．また晩期有害事象の増加についての報告もあり，進行頭頸部がんに対する同時化学放射線療法では 43% の重篤な晩期有害事象が発生したとしている[9]．また進行食道がんに対して同時化学放射線療法で治療した場合，放射線心外膜炎や放射線胸膜炎による心嚢液貯留，胸水貯留などがしばしば認められる[10]．

このように高い治療効果の反面，正常組織の有害事象の代償を払っている化学放射線療法に対して，がん特異的な放射線感受性増感を得ようという試みが，次項で説明する分子標的治療薬と放射線治療との併用治療である．

3 分子標的治療薬（molecular targeted drug）

がんの分子標的治療は，正常細胞には影響せずにがん細胞だけに照準を合わせる治療法として，従来の化学療法よりも安全で高い効果が期待されている．現在，EGFR，HER2，c-kit，PDGFR，VEGF，Bcr-Abl，CD20，mTOR などを標的とした分子標的治療薬が認可され，さまざまな腫瘍を対象に臨床使用されている（表1）．固形がんでは EGFR/HER2 と VEGF を標的にした薬剤が多く，中でも最も臨床応用が進んでいるのが EGFR とそのシグナル伝達を標的にしたものである．

a 上皮成長因子受容体（EGFR）阻害薬

EGFR はがん細胞において自身の遺伝子増幅や遺伝子変異，構造変化をきたすことで発がん，およびがんの増殖，浸潤，転移などに関与するとされている[11]．阻害薬としては，EGFR チロシンキナーゼ阻害薬 gefitinib（イレッサ）を中心に開発が進められ，2002年7月に世界に先駆けてわが国で進行非小細胞肺がんに対する二次治療以降の治療薬として承認された．特に，EGFR 遺伝子変異陽性を有する肺がんに効果が高いことが明らかになり，一次治療としての gefitinib 単独治療薬として従来の化学療法（白金製剤を含む2剤併用療法）を凌駕する治療成績が示されている[12-14]．今後は EGFR 遺伝子変異陽性患者群における一次治療としての gefitinib の使用頻度が増すと予想される．

放射線治療との併用では抗 EGFR 抗体 cetuximab（アービタックス）において，Bonner らが進行頭頸部がんを対象とした臨床試験の結果を報告しており，cetuximab と放射線治療との併用群が放射線治療単独群に比べ，有意に局所制御率および全生存率が向上することが明らかになっている[15, 16]．従来の抗がん薬併用放射線治療と違い，治療に伴う QOL 低下を認めないことも特徴の1つである．また他のがん種と同様に cetuximab に特有のざ瘡様皮疹については，COSTART

表1 主な分子標的治療薬

一般名	商品名	標的	対象悪性疾患
小分子化合物			
gefitinib	イレッサ	EGFR	非小細胞肺がん
imatinib	グリベック	BCR/ABL, c-kit	CML, ALL, GIST
erlotinib	タルセバ	EGFR	非小細胞肺がん, 膵がん
lapatinib	タイケルブ	EGFR/HER2	乳がん
sorafenib	ネクサバール	VEGF, Raf, Flt3, Kit	腎がん, 肝がん
sunitinib	スーテント	VEGF, PDGF, Kit	腎がん, GIST
nilotinib	タシグナ	BCR/ABL	CML, ALL
dasatinib	スプリセル	BCR/ABL, Src	CML, ALL
everolimus	サーティカン	mTOR	腎がん
temsirolimus	トーリセル	mTOR	腎がん
抗体薬			
rituximab	リツキサン	CD20	B細胞性リンパ腫
trastuzumab	ハーセプチン	HER2	乳がん, 胃がん
bevacizumab	アバスチン	VEGF	大腸がん, 肺腺がん
cetuximab	アービタックス	EGFR	大腸がん, 頭頸部がん
panitumumab	ベクティビックス	EGFR	大腸がん

CML：慢性骨髄性白血病, ALL：急性リンパ性白血病
GIST：消化管間質腫瘍

Grade 2 以上の皮疹を呈した症例で有意に生存率が向上することがわかり, ざ瘡様皮疹の出現がcetuximab効果のバイオマーカーである可能性が示唆されている[16].

現在, ヒトパピローマウイルス（HPV）関連中咽頭がんを対象に, cetuximab 併用放射線治療と CDDP 併用化学放射線療法の治療効果を比較する第Ⅲ相試験（RTOG1016）が進行中である. 従来の標準治療である化学放射線療法と同等の成績が示され, より有害事象が少ない結果が出ることが期待されている.

b 血管新生阻害薬

抗 VEGF 抗体 bevacizumab（アバスチン）は, 非小細胞肺がん, 大腸がん化学療法との上積み効果があることが示され, 第一選択治療薬として臨床使用されている. その他にも sorafenib（ネクサバール）, sunitinib（スーテント）が腎がん, 肝がんなどを対象に臨床使用されている. 放射線治療との相乗効果を示す第Ⅲ相試験はまだないが, 初期の血管新生阻害薬 angiostatin の時代から動物実験レベルで放射線治療併用効果を示す結果が示されている.

血管新生阻害薬の有害事象として消化管出血や消化管穿孔がある. 腹部への放射線治療を行うことでこれら消化管障害が増す可能性も指摘されており, 放射線治療との併用時には注意を払う必要がある[17].

また放射線脳壊死や放射線網膜炎は, 放射線治療後の異常血管新生が主な病態であり, これらに対する治療薬として用いられることもある.

文 献

1) Kasibhatla M et al：How much radiation is the chemotherapy worth in advanced head and neck cancer? Int J Radiat Oncol Biol Phys **68**：1491-1495, 2007
2) Stupp R et al：Radiotherapy plus concomitant and adjuvant temozolomide for glioblastoma. N Engl J Med **352**：987-996, 2005
3) Stupp R et al：Effects of radiotherapy with concomitant and adjuvant temozolomide versus radiotherapy alone on survival in glioblastoma in a randomised phase Ⅲ study：5-year analysis of the EORTC-NCIC trial. Lancet Oncol **10**：459-466, 2009
4) Forastiere AA et al：Concurrent chemotherapy and radiotherapy for organ preservation in advanced laryngeal cancer. N Engl J Med **349**：2091-2098, 2003
5) Blanchard P et al：Meta-analysis of chemotherapy in head and neck cancer（MACH-NC）：A comprehensive analysis by tumour site. Radiother Oncol **100**：33-40, 2011

6) al-Sarraf M et al : Progress report of combined chemoradiotherapy versus radiotherapy alone in patients with esophageal cancer : an intergroup study. J Clin Oncol 15 : 277-284, 1997
7) Furuse K et al : Phase III study of concurrent versus sequential thoracic radiotherapy in combination with mitomycin, vindesine, and cisplatin in unresectable stage III non-small-cell lung cancer. J Clin Oncol 17 : 2692-2699, 1999
8) Green JA et al : Survival and recurrence after concomitant chemotherapy and radiotherapy for cancer of the uterine cervix : a systematic review and meta-analysis. Lancet 358 : 781-786, 2001
9) Machtay M et al : Factors associated with severe late toxicity after concurrent chemoradiation for locally advanced head and neck cancer : an RTOG analysis. J Clin Oncol 26 : 3582-3589, 2008
10) Ishikura S et al : Long-term toxicity after definitive chemoradiotherapy for squamous cell carcinoma of the thoracic esophagus. J Clin Oncol 21 : 2697-2702, 2003
11) Hynes NE, Lane HA : ERBB receptors and cancer : the complexity of targeted inhibitors. Nat Rev Cancer 5 : 341-354, 2005
12) Mok TS et al : Gefitinib or carboplatin-paclitaxel in pulmonary adenocarcinoma. N Engl J Med 361 : 947-957, 2009
13) Maemondo M et al : Gefitinib or chemotherapy for non-small-cell lung cancer with mutated EGFR. N Engl J Med 362 : 2380-2388, 2010
14) Mitsudomi T et al : Gefitinib versus cisplatin plus docetaxel in patients with non-small-cell lung cancer harbouring mutations of the epidermal growth factor receptor (WJTOG3405) : an open label, randomised phase 3 trial. Lancet Oncol 11 : 121-128, 2010
15) Bonner JA et al : Radiotherapy plus cetuximab for squamous-cell carcinoma of the head and neck. N Engl J Med 354 : 567-578, 2006
16) Bonner JA et al : Radiotherapy plus cetuximab for locoregionally advanced head and neck cancer : 5-year survival data from a phase 3 randomised trial, and relation between cetuximab-induced rash and survival. Lancet Oncol 11 : 21-28, 2010
17) Lordick F et al : Increased risk of ischemic bowel complications during treatment with bevacizumab after pelvic irradiation : report of three cases. Int J Radiat Oncol Biol Phys 64 : 1295-1298, 2006

総論　2. 放射線生物学

F　有害事象と耐容線量

1　放射線治療における有害事象

　有害事象（adverse event）とは，治療との因果関係が明らかなもののみならず，患者にとって好ましくない医療上のすべての出来事と定義されるが，ここでは，副作用（adverse reaction）という意味で用いる．
　放射線治療は局所治療であるため，原則として有害事象も照射範囲内にのみ発生する．正常細胞の細胞死による実質細胞数の減少，およびそれに引き続いて起こる炎症反応，再増殖機転，間質の線維化，局所血流の変化などの現象が，症状を伴って発現した際に有害事象として認識される．放射線治療における有害事象は，発症時期によって，急性障害（acute toxicity）と晩期障害（late toxicity）に大別される．

a　急性障害（acute toxicity）

　放射線治療期間中およびその直後から数ヵ月までに観察される有害事象であり，粘膜炎，皮膚炎，白血球減少，脱毛などがある．通常は時間が経つにつれて自然軽快する．通常分割で50 Gy以上の照射が行われた場合，照射範囲内の皮膚炎，粘膜炎はほぼ必発といえるが，その程度は個人差が大きい．
　根治的放射線治療では，ある程度の急性障害は許容せざるを得ないが，重症化した場合は治療の完遂の妨げになり，患者の全身状態の悪化（胃腸障害による摂食不良による体重減少など）の原因になり，また後述のように，長期に遷延して晩期障害に移行することもあるため，照射期間中のきめ細かな観察と適切な対策が必要である．一方，有痛性骨転移など，がんに伴う症状緩和を目的とした放射線治療においては，症状を伴う急性障害をできるだけ発生させないことが強く求められる．
　重度の急性障害が完全に回復せずに遷延することがあり，その場合は晩期障害との区別は困難である．たとえば，頭頸部がんの根治的放射線治療において，急性障害としての咽頭粘膜炎が照射終了後も長期にわたって持続し，嚥下障害などの症状が軽快しないことがしばしば経験される．照射野内粘膜の幹細胞が枯渇し，正常な粘膜の再増殖ができなくなり，間質の線維化によって補われることが原因と考えられる．
　急性障害の強さは，総線量のみならず，線量累積率（週間線量）にも依存すると考えられる．頭頸部がんに対する臨床試験で，総線量は同等であっても，10 Gy/週と12 Gy/週のスケジュールを比較すると，後者において有意に急性障害が強いことが示されている[1]．

b　放射線宿酔（radiation emesis）

　放射線治療早期に起こる全身倦怠，嘔気，食欲不振などの症状を，放射線宿酔という．急性障害の1つであるが，全身的症状である点，発症時期が早い点，照射期間後半には軽快することが多い点から，上記の粘膜炎など，放射線による細胞障害とは異なるメカニズムであると考えられ，セロトニンなどの液性因子の関与が示されている[2]．全身照射，中枢神経，上腹部の放射線治療の際に時々認められる．化学療法併用時はその副作用にマスクされ，照射に伴う緊張や通院の負担による訴えとも区別しにくい．

c　放射線肺臓炎（radiation pneumonitis）

　胸部照射後，亜急性（1～6ヵ月後）に発症する放射線肺臓炎は，肺がんなどの放射線治療において臨床的に重要な有害事象である．インターロイキン（interleukin：IL）-1，IL-6，腫瘍壊死因子（tumor necrosis factor：TNF）-α，トランスフォーミング増殖因子（transforming growth factor：TGF）-βなどのサイトカインの発現が関与していると考えられている[3,4]．通常，照射野に一致して発生するが，照射範囲外や対側肺にも進展することがあり，病理学的には閉塞性細気管支炎性器質化肺炎（bronchiolitis obliterans organizing pneumonia：BOOP）様の所見を呈する．保存的治療によって消失する場合と，肺線維化に移行する場合がある．放射線肺臓炎は，古典的な急性障害，晩期障害のいずれにも分類されない．近年，肺がんの多門照射における線量分布に基づいた解析によって，放射線肺臓炎の発症頻度は，V_{20}（少なくとも20 Gy照射される肺の体積割合）など種々のパラメータと相関

することが示されており，放射線治療計画に日常的に応用されている．

d 晩期障害（late toxicity）

放射線治療終了後，数ヵ月〜数年してから発症する有害事象であり，臓器実質細胞数の減少，間質の線維化，血管障害による血流低下，壊死などの結果として起こる．臨床像は照射部位によって多彩であり，中枢神経では脳萎縮，記銘力低下，四肢麻痺（脊髄）など，頭頸部では唾液腺分泌低下，味覚異常，顎骨壊死など，胸部では肺線維化，心筋障害，心膜炎など，腹部骨盤では腎不全，肝機能低下，膀胱萎縮など，消化管では難治性潰瘍，穿孔，狭窄などの症状を呈する．進行性，不可逆的なことが多く，重度の場合はQOLの低下や生命の危険をもたらす．

長期生存を目指す根治的放射線治療では，晩期障害を発生させないために最大限の努力が必要である．実際に重度の晩期障害に遭遇することはまれであるが，これには，腫瘍と重要臓器が近接している場合では，晩期障害の回避を優先するために，本来腫瘍制御に必要な線量以下で治療せざるを得ないという側面もある．近年の強度変調放射線治療（IMRT）などの高精度放射線治療においては，腫瘍組織への線量集中により，このジレンマの克服が期待される．

緩和目的の放射線治療では，予想される生命予後が極端に短い場合に限り，晩期障害のリスクを考慮しない治療も理論上は成立する．しかしながら，生命予後や晩期障害発生の時期を正確に推定することは容易ではなく，原則として慎重な治療計画が望まれる．

晩期障害の発生率および重症度は，総線量および1回線量の大きさに依存する．1回線量を小さく（分割回数を多く）することが晩期障害の軽減に有効であることは，多くの実験系，臨床データで示されている．

e 有害事象の個人差と予測因子

放射線治療に伴う有害事象には個人差があり，照射範囲，処方線量，線量分割などが一定であっても，特に強度の有害事象を発生する症例が全体の数％に認められる．その一部は，糖尿病などの基礎疾患の存在，化学療法など併用療法の影響，あるいは線量分布上のホットスポットの存在など，既知の予測因子で説明可能であるが，約7割は内因性の放射線感受性における個人差によると考えられている[5]．この内因性の個人差を遺伝子解析によって予測する研究が注目されている．前述のTGF-β1の他，XRCC，SOD，ATMなどいくつかの候補遺伝子の一塩基多型（single nucleotide polymorphism）が，臨床的な有害事象の程度と相関することが報告されている[6]．現時点で，有害事象予測に決定的なものは同定されていないが，将来的に有害事象予測が実用化された場合，放射線治療の姿を大きく変える可能性がある．

f 二次がん（secondary cancer）

放射線治療に起因する二次がんは，晩期障害の1つとして位置付けられている．放射線治療から二次がん発症までの時間は，5〜10年という報告が多いが，それより遅いこともまれではない．放射線誘発がんとそれ以外の原因で起こるがんを，病理的，臨床的に区別することはできないため，二次がんかどうかは過去の放射線治療歴（照射範囲，線量分布，治療時期）との関連において推定せざるを得ない．

日常の個々の放射線治療例においては，既存のがんの制御を妥協してまで，二次がん発生のリスク低下に配慮することは現実的ではないが，小児，若年者の症例や，乳がん，前立腺がんなどの比較的長期の生命予後が期待される場合は，二次がんについても十分なインフォームドコンセントが必要である．

放射線治療による二次がんが広く検討されている例としては，Hodgkinリンパ腫の放射線治療後の乳がんの発生があり，多くの報告で，年齢，照射線量，照射野の大きさなどがリスク因子として示されている．マントル照射野による放射線治療は，縦隔のみ照射の2.7倍の乳がん発生リスクと報告されている[7]．また，前立腺がん症例を対象とした報告では，直腸がん発生の相対危険度が，手術単独など放射線治療非施行群で0.55〜1.0に対し，放射線治療施行群で0.8〜1.7と，若干の増加が観察されている[8]．

g 細胞レベルの放射線感受性

細胞の放射線に対する感受性は，その細胞の再生能力に比例し，分化程度に反比例するという傾向を，Bergonie-Tribondeauの法則と呼ぶ．すなわち，分裂頻度が高い，将来長期にわたって分裂する，形態的または機能的に未分化な細胞は，放射線感受性が高いといえる．この法則は，人体を構成するさまざまな細胞系に広くあてはまるが，例外も多く，放射線による細胞死の機序が，古典的な分裂死だけでないことを示唆している．一例として，成熟リンパ球は分裂しない

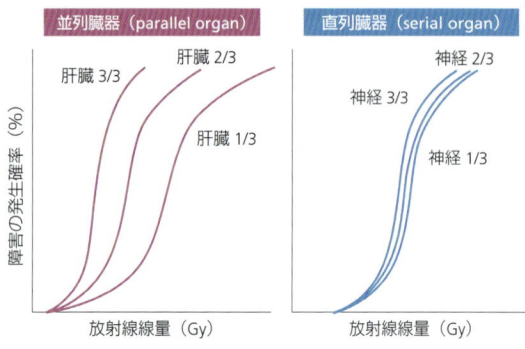

図1 臓器の放射線感受性

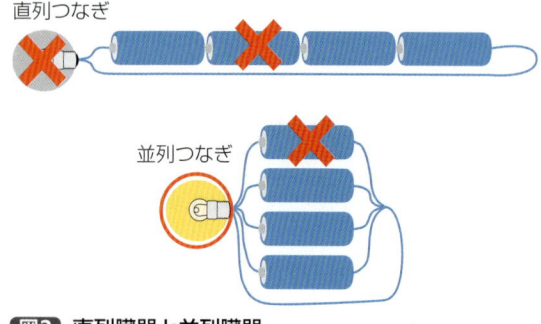

図2 直列臓器と並列臓器

が，アポトーシスを誘導して細胞死するため，放射線感受性は非常に高い．

2 臓器の耐容線量（tolerance dose）

あらゆる領域において，安全な放射線治療を行うには，正常臓器の耐容線量に関する十分な知識が不可欠である．人体各臓器の耐容線量は，それぞれの臓器を構成する細胞の放射線感受性を反映することはいうまでもない．しかしながら，それぞれの臓器は多様な細胞系によって構築されており，また臓器の機能は実質細胞数に比例するとは限らないので，生物学的知見だけから耐容線量を決定するのは困難であり，多くの臨床データの蓄積によって導き出す必要がある．

臓器の放射線感受性には個人差があるため，横軸に放射線線量，縦軸に障害の発生確率をプロットすると，図1のようなS字曲線となり，耐容線量は通常TD (tolerance dose)$_{5/5}$（5年間で5％に有害事象を起こす線量）およびTD$_{50/5}$（5年間で50％に有害事象を起こす線量）で表現する．主要な臓器の耐容線量は，「放射線治療計画ガイドライン2008」の付表「通常分割照射における正常組織の耐容線量」に記載されている[9]．

このガイドライン付表を実際の臨床に使用する際は，以下の点に注意すべきである．①通常分割でない（1回線量が大きい），化学療法などの併用，臓器予備能がすでに低下している，照射体積が大きいなどの場合は，S字曲線は左にシフトし，耐容線量はさらに減少する．②1990年代以前の臨床データから導き出された値であるため，新規治療技術において，線量計算法，不均質補正の影響がある場合は，別に考慮する必要がある．③臓器障害は all or none ではなく，「重症度」のスペクトラムがあるため，耐容線量を超える，超えないに関わらず，線量をできるだけ低く抑える努力が必要である．

a 直列臓器と並列臓器（serial organ and parallel organ）

臓器の機能単位（functional subunit）が直列に連続している臓器を直列臓器と呼び，並列に配置されている臓器を並列臓器と呼ぶ．1つの豆電球と複数の乾電池からなる電気回路にたとえると理解しやすい（図2）．直列つなぎの場合，電池が1個欠落するだけで電球は消灯するが，並列つなぎの場合は電池が1個欠落しても，他の電池に異常がなければ，電球は消灯しない．消化管，脊髄，末梢神経などは直列臓器に，肝臓，肺，腎臓などは並列臓器に分類されるが，実際には純粋な直列臓器，並列臓器というわけではなく，ほとんどの臓器は両者の性質を兼ね備えている．たとえば心臓は，心筋という意味では並列的であるが，冠動脈の構造に着目すれば直列的といえる．

一般的に直列臓器においては，少数の機能単位の欠落を，他の機能単位が補うことができないため，わずかな体積であっても，最大線量がその臓器の耐容線量を超えないように治療計画することが必要である．並列臓器においては，ある程度の機能単位の欠落は，他の健康な機能単位によって代償されるため，耐容線量は照射体積に依存する傾向があり，それを意識して治療計画を行う必要がある．

b 体積効果（volume effect）

上述のガイドライン付表にも示されているように，個々の臓器の耐容線量は，照射される体積の，その臓器全体積に対する割合が大きくなるにつれて低下する．これを体積効果と呼び，その程度は直列臓器と並

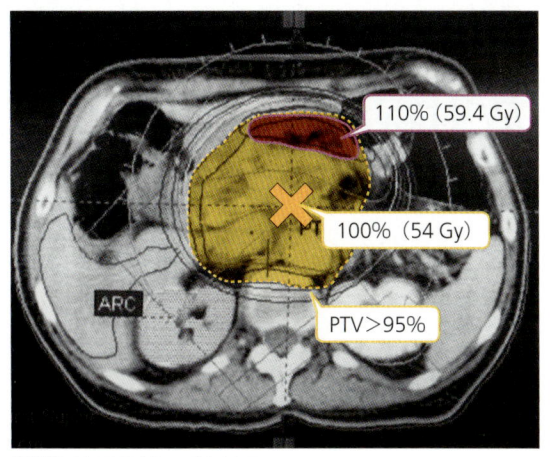

図3 線量分割と耐容線量
PTV：計画標的体積

列臓器で異なる．たとえば，代表的な並列臓器の肝臓では，耐容線量 $TD_{5/5}$（5年間で5％に肝不全を起こす線量）は，全肝照射で30 Gy，2/3で35 Gy，1/3で50 Gyと体積効果が大きいのに対し，典型的な直列臓器の末梢神経（腕神経叢）では，$TD_{5/5}$（5年間で5％に臨床的に明らかな神経損傷を起こす線量）は，3/3で60 Gy，2/3で61 Gy，1/3で62 Gyと，体積の影響は小さい．

並列臓器において体積効果が大きい理由は，健康な機能単位の数が，臓器全体としての機能に直接影響するためである．一方，直列臓器においても，体積効果がある程度観察されるのは，次のような機序によると考えられる．①照射範囲外から正常細胞が遊走してくることにより，きわめて小さい範囲の障害による機能低下は代償される（純粋に直列でない）．②広範囲の障害は，小範囲の障害よりも症状が強く治癒しにくいため，臨床的な有害事象としてカウントされやすい（消化管潰瘍など）．③照射体積が大きいほど線量分布が不均一になり，結果的にホットスポットが出現しやすい．④臓器内すべての機能単位の耐容線量が均一でなく，潜在的なウィークポイントが存在する場合，照射範囲が大きいほど，偶然そのウィークポイントが照射野に含まれる確率が上昇する．

C 線量分割と耐容線量

晩期障害の発生は，総線量のみならず，1回線量の大きさに依存する．すなわち，1回線量が大きいほど耐容線量は低下し，逆に，1回線量が小さければ耐容線量は上昇する．1回線量が大きい定位放射線治療においては，標的体積近傍の直列臓器に対し，この現象に対する配慮が特に必要であることはいうまでもない．

さらに，従来型（通常分割）の放射線治療においても，晩期障害の1回線量依存性を意識しておく必要がある．たとえば，膵がんなど上腹部腫瘍に対し，2 Gyを27回，総線量54 Gyの多門照射による放射線治療を計画した際，胃の後壁の一部が計画標的体積（PTV）に含まれ，線量分布図上110％のホットスポットが出現していたとする（図3）．胃後壁の総線量は，2.2 Gy×27回で59.4 Gyであり，耐容線量（60 Gy）を下回っている．しかしながら，LQモデルを用い，胃壁のα/β比を2 Gyとして計算すると，2.2 Gy×27回は，1回線量2 Gyの分割法での総線量に換算すると62.4 Gyに相当し，胃穿孔のリスクは想定よりも高くなる可能性がある．このように，意図しないホットスポットは，総線量と1回線量の二重の悪影響を及ぼすため，過小評価せずに積極的に解消する必要がある．

文献

1) Overgaard J et al：Five versus six fractions of radiotherapy per week for squamous-cell carcinoma of the head and neck（IAEA-ACC study）：a randomised, multicentre trial. Lancet Oncol **11**：553-560, 2010
2) Maranzano E et al：A prospective observational trial on emesis in radiotherapy：Analysis of 1020 patients recruited in 45 Italian radiation oncology centres. Radiother Oncol **94**：36-41, 2010
3) Graves PR et al：Radiation pulmonary toxicity：from mechanisms to management. Semin Radiat Oncol **20**：201-207, 2010
4) Chen Y et al：Circulating IL-6 as a predictor of radiation pneumonitis. Int J Radiat Oncol Biol Phys **49**：641-648, 2001
5) Turesson I et al：Prognostic factors for acute and late skin reactions in radiotherapy patients. Int J Radiat Oncol Biol Phys **36**：1065-1075, 1996
6) Andreassen CN：Searching for genetic determinants of normal tissue radiosensitivity—are we on the right track? Radiother Oncol **97**：1-8, 2010
7) De Bruin ML et al：Breast cancer risk in female survivors of Hodgkin's lymphoma：lower risk after smaller radiation volumes. J Clin Oncol **27**：4239-4246, 2009
8) Bostrom PJ, Soloway MS：Secondary cancer after radiotherapy for prostate cancer：should we be more aware of the risk? Eur Urol **52**：973-982, 2007
9) 日本放射線専門医会・医会ほか（編）：放射線治療計画ガイドライン2008年版〈http://www.kkr-smc.com/rad/guideline/2008/〉, p324-325, 2008

総論 2. 放射線生物学

G 放射線被曝の基礎と放射線の人体への影響

1 個体に対する放射線の急性作用

a 放射線による急性死

特定の種の動物の集団が急性全身被曝をした場合に，被曝線量が少なければ死亡する個体は認められないが，ある一定の線量以上で死亡する個体が現れ，線量を増すにつれて死亡率は上昇し，やがて集団のすべての個体が死亡する．ある集団の半数の個体が死亡する線量を半致死線量と呼び，放射線による急性死の指標として用いる．ヒトの場合には60日以内に半数の個体が死亡する線量を半致死線量［LD（lethal dose）$_{50/60}$］として用い，動物の場合には30日以内に半数の個体が死亡する線量を半致死線量（LD$_{50/30}$）として用いる．ヒトとその他の動物で観察期間が異なるのは，被曝から骨髄死に至るまでの期間が異なることによる．ヒトのLD$_{50/60}$は3.0〜5.0 Gyとされ，動物のLD$_{50/30}$は，マウスで5.2〜6.4 Gy，ラットで8.0〜8.2 Gy，イヌで2.4〜3.2 Gy，サルで5.2〜5.5 Gyと報告されている[1]．

b 放射線による急性死の病態

放射線による急性死では被曝線量により死に至る病態が異なる．線量が低いほうから順に骨髄障害，消化管障害，中枢神経障害が病態の中心となる[2]．これらを総称して急性放射線症候群（acute radiation syndrome）と呼ぶ．これらの病態に関係なく，1 Gy以上の線量を全身に被曝すると48時間以内に共通の症状が一過性に認められる．その症状を前駆症状と呼び，その時期を前駆期と呼ぶ．

1）前駆症状

代表的な症状としては，嘔吐・嘔気，下痢，頭痛，意識障害，発熱などである[2]．これらの症状の発現時期・重篤度・発現頻度は線量に依存し，線量が大きいほどより早期に発症し，重篤度は上がり，症状の発現頻度は高くなる（表1）．この他の前駆症状として，被曝数時間後から線量依存性に末梢血中の顆粒球数が一過性に上昇し，1〜2日以内に減少する現象がある[2]．

2）骨髄死（骨髄症候群による死）

3〜10 Gyの被曝により生じ，治療を加えない場合

表1 γ線全身被曝線量と前駆症状

		1〜2 Gy	2〜4 Gy	4〜6 Gy	6〜8 Gy	> 8 Gy
嘔吐・嘔気	発症時期 発現頻度（％）	≥2 時間 10〜50	1〜2 時間 70〜90	<1 時間 100	<30 分 100	< 10 分 100
下痢	重篤度 発症時期 発現頻度（％）	— — —	— — —	中等度 3〜8 時間 <10	重度 1〜3 時間 >10	重度 <1 時間 100
頭痛	重篤度 発症時期 発現頻度（％）	極軽微 — —	軽微 — —	中等度 4〜24 時間 50	重度 3〜4 時間 80	重度 1〜2 時間 80〜90
意識障害	重篤度 発症時期 発現頻度（％）	—	—	—	意識障害 可能性あり	意識消失 分〜秒単位 100（>50 Gy）
発熱	重篤度 発症時期 発現頻度（％）	平熱 — —	微熱 1〜3 時間 10〜80	発熱 1〜2 時間 80〜100	高熱 <1 時間 100	高熱 <1 時間 100

（IAEA Safety Resports Series No.2：Diagnosis and Treatment of Radiation Injuries, 1998 より改変）

には被曝後20〜30日で死亡する．典型的な経過としては，前駆症状とそれに続く1〜2週間の潜伏期間の後に，白血球と血小板の減少に基づく感染症と出血により死亡する．2〜5 Gyの全身被曝では，約3週間後に白血球と血小板は最低値を示す．治療法としては，自家末梢血造血幹細胞移植が最も有効で，サイトカイン治療や臍帯血移植，同種末梢血造血幹細胞移植，同種骨髄移植が適応となる．病態としては，骨髄幹細胞の死滅・減少による白血球や血小板の減少が起こり，それに基づく感染症や出血により死亡する．

3）腸死（消化管症候群による死）

10〜100 Gyの被曝により生じ，治療を加えない場合には被曝後8〜14日で死亡する．典型的な経過としては，前駆症状とそれに続く数日間の潜伏期の後，嘔気・嘔吐，下痢，消化管出血・下血，脱水，電解質喪失で死亡する．被曝線量が高いほど潜伏期は短くなる．治療としては，対症療法の他，造血幹細胞移植も行われる．治療により延命効果は期待できるが，これまでに10 Gy以上被曝して生存した症例はない．病態としては，小腸絨毛上皮の幹細胞であるクリプト（陰窩）細胞の死滅とそれによる絨毛上皮の喪失が起こり，体液喪失，消化管感染，消化管出血により死亡する．

4）中枢神経死（神経血管症候群による死）

100 Gy以上の全身被曝により生じ，被曝後1〜2日以内に死亡する．典型的な経過としては，被曝直後に意識消失した後回復し，激しい嘔気・嘔吐，運動失調，痙攣，頭痛が現れた後，血圧低下，昏睡が現れ死亡する．神経血管症候群に対する有効な治療法はなく，対症療法のみ行う．病態としては，微小血管の透過性亢進により脳浮腫となり，頭蓋内圧亢進・脳ヘルニアにより死亡すると考えられている．血管の透過性亢進により全身の浮腫，胸腹水の貯留，肺水腫なども認められる[2]．

5）急性放射線症候群の治療のための造血幹細胞移植

放射線による骨髄幹細胞の死滅や減少による骨髄症候群に対する治療として，同種造血幹細胞移植が有効な方法であるが，HLA型の問題や移植片対宿主病（graft versus host disease：GVHD）の問題がある．東海村臨界事故で8 Gy equivalent被曝した作業員に対して臍帯血移植が行われたが，その際には抗胸腺細胞グロブリン（antithymocyte globulin：ATG）による免疫抑制が行われた[2]．これらの問題があるため，高線量の被曝が予想される者は，あらかじめ自家末梢血造血幹細胞を採取し保存しておくことが望ましい．

6）急性放射線症候群における肺障害

急性放射線症候群では，被曝後数週間以内に発生する間質性肺炎と，晩期有害事象として数ヵ月以降に生じる肺線維症が重要である．間質性肺炎の発症には線量率が重要なことがわかっており，線量率を1 Gy/分から0.05〜0.15 Gy/分に低下させると発症頻度が低下する．

7）唾液腺腫脹と血清アミラーゼの上昇

東海村臨界事故の患者では，被曝数時間後に痛みを伴う両側唾液腺の腫脹を認めた[3]．血清アミラーゼは被曝10時間後に異常値を示し，翌日には正常値の10倍程度（1,094〜2,454 IU/mL）まで上昇したことが報告されている[3]．

c 放射線による急性死を修飾する因子

1）放射線の線質

放射線の種類が異なると急性効果の程度も異なる．一般に線エネルギー付与（LET）が100 keV/μm程度までは，LETが高いほど生物効果は大きく，急性効果も大きい．

2）線量率

線量率により$LD_{50/30}$の値は異なる．図1に示すとおり，マウスの$LD_{50/30}$では線量率効果が認められる[1]．

3）年齢

動物実験の結果では，成熟に従い$LD_{50/30}$の値は上昇しピークとなり，それ以降は逆に加齢に従い$LD_{50/30}$の値は低下する[4]（図2）．

4）遺伝的素因

マウスの$LD_{50/30}$はストレインによって異なることが報告されている．その原因の1つとしてDNA二重鎖切断修復に関わるDNA依存性プロテインキナーゼの塩基配列の多様性（一塩基多型）が報告されている[5]．

2 胎内被曝による奇形の発生

a 動物実験における胎内被曝の影響

一般に受精に始まる胚・胎児の全発育期を着床前期，器官形成期，胎児期に分けることができる．動物実験の結果では，着床前期に被曝すると胚は死亡し吸収される確率が高くなり，生き残ったものには奇形が認められない[6]．器官形成期に被曝するとさまざまな身体構造の奇形が発生する確率と死亡する確率が高く

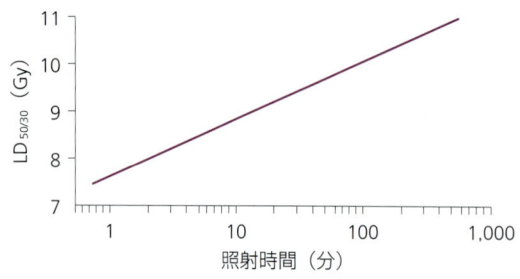

図1 マウスにおける線量率（照射時間）と LD₅₀/₃₀ の関係

（Neal FE：Int J Radiat Biol **2**：295-300, 1960）

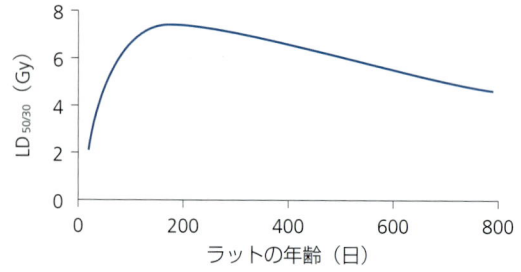

図2 ラットにおける被曝時年齢と LD₅₀/₃₀ の関係

（Casarett AP：Radiation Biology, Prentice-Hall, p245, 1968）

なる．胎児期に被曝すると明らかな構造奇形が発生する確率は低いが，永続する発育遅延が生じる確率は胎児期初期に被曝する場合に最も高い．

b ヒトにおける胎内被曝の影響

ヒトで観察されているのは小頭症，精神遅滞，発育遅延のみである[6,7]．ただし，広島・長崎で胎内被曝した子どもの疫学調査では，原爆被爆時に妊娠4週以下の例が少ないことから，妊娠4週以下で被曝した場合には死産率が高いことが示唆される．小頭症は広島での胎内被曝者に限られ，妊娠第4〜13週に被曝した場合に認められ，妊娠第6〜11週での被曝で高頻度に認められた[6]．小頭症発症の閾値線量は 0.1〜0.19 Gy である．精神遅滞は，受精後第8〜25週に被曝した場合に認められ，受精後8〜15週での被曝で高頻度に認められた[6,7]．精神遅滞発症の閾線量は 0.12〜0.23 Gy である[6,7]．

3 放射線の遺伝的影響

動物実験の結果では，放射線は自然発生と同じ種類の突然変異の発生率を増加させる．マウスの実験では，突然変異の発生に関して線量率効果が認められる．また，マウスではメスに比べオスの遺伝的影響に関する感受性が高く，特に低線量でその傾向が高く，低線量率で起こる放射線誘発遺伝的影響のほとんどすべてはオスによる[6]．広島・長崎の原爆被爆者のデータでは，被曝により突然変異頻度を上昇させる方向に差が認められたが，統計学的に有意ではない[6,7]．自然突然変異の発生率を2倍に上昇させる線量を倍加線量と呼び，電離放射線生物効果に関する委員会（BEIR）と原子放射線影響に関する国連科学委員会（UNSCEAR）では，マウスの実験からヒトの倍加線量を1 Gy と推定している．

4 放射線による悪性腫瘍の誘発

a 絶対リスクと相対リスク

放射線被曝による発がんのリスクは主に絶対リスクと相対リスクで表される．絶対リスクとは放射線被曝した集団内での総例数または発生率であり，多くの場合，10^4 人年 Gy あたり（1 Gy あたりの 10^4 人年あたり）で表される．相対リスクとはある健康影響について，対照群と比較して被曝群のリスクが何倍になっているかを表すものである．相対リスクが関連の強さを示しているのに対して，絶対リスクは集団全体に及ぼす公衆衛生上の影響の強さを表す指標である．過剰絶対リスクとは，放射線被曝集団における絶対リスクから放射線に被曝しなかった集団における絶対リスク（自然リスク）を引いたもので，過剰相対リスクとは相対リスクから1を引いたものである．

b 広島・長崎の原爆被爆者での発がん

広島・長崎での原爆被爆後の発がんのパターンは白血病と白血病以外の固形がんで異なる[6,7]．白血病は被曝後2〜3年後から増加を始め6〜7年後にピークとなり，その後は次第に減少する．白血病の潜伏期間には線量依存性があり，被曝線量が高いほど潜伏期間は短くなる．これに対して固形がんでは一般的ながん年齢になってから増加し始め，年々増加を続ける．固形がんでは潜伏期間の長さは被曝線量に関係ない．**表2** に30歳で原爆被爆した場合の70歳における発がんリスクの男女平均値を示す[8]．

G. 放射線被曝の基礎と放射線の人体への影響

表2 原爆被爆者の部位別放射線発がんリスク

発がん部位	過剰絶対リスク (10^4人年・Gyあたりの過剰数)	過剰相対リスク (1 Gyあたりの過剰リスク)
白血病	2.6	4.62
固形がんの合計	52	0.47
口腔	0.56	0.39
食道	0.58	0.52
胃	9.5	0.34
結腸	8.0	0.54
肝臓	4.3	0.30
肺	7.5	0.81
黒色腫を除く皮膚がん	0.35	0.17
女性乳房	9.2	0.87
卵巣	0.56	0.61
膀胱	3.2	1.23
脳・中枢神経	0.51	0.62
甲状腺	1.2	0.57

被曝時年齢30歳の70歳における男女平均リスク.
(Preston DL et al：Radiat Res **168**：1-64, 2007)

発がんリスクでは，被曝時年齢が低いほど相対リスクも絶対リスクも高い．性別との関係では，相対リスクは女性で高いが，絶対リスクに男女差は認められない．これは女性でもともと発がんリスクが低いためである．200 mSv以上の線量と過剰発がんリスクとの関係は，固形がんでは直線関係が認められ（Lモデル），白血病では0～2 Gyの範囲で下に凸の二次曲線を示し，2 Gy以上で直線関係を示す（LQモデル）．200 mSv以下の低線量や0.1 mSv/分以下の低線量率では発がんリスクが低下すると考えられ，高線量・高線量率の影響から低線量・低線量率の影響を推測するための係数が決められている．その係数は線量線量率効果係数（dose and dose rate effective factor：DDREF）と呼ばれ，国際放射線防護委員会（International Commission on Radiological Protection：ICRP）では2と推定している．

c チェルノブイリ原子力発電所事故の被曝者での発がん

広島・長崎の原爆では空中爆発であったため，核分裂生成物は大部分成層圏に拡散し，被曝は爆発時の放射線による外部被曝が中心であった．これに対しチェルノブイリ原子力発電所事故では地上での爆発であったため，核分裂生成物は周辺の地表に飛散した．このため周辺住民の被曝では，核分裂生成物による内部被曝が大きな役割を果たした．結果として，チェルノブイリ原子力発電所事故では放射性ヨウ素の内部被曝による小児の甲状腺がん発生頻度が被曝後2～3年後から有意に上昇し，白血病などの発生頻度の上昇は有意ではなかった．

d 発がんリスクを修飾する因子

発がんリスクを修飾する因子として，被曝時年齢，性別，線質，線量・線量率などがある[6,7]．固形がんの

文献

1) Neal FE：Variation of acute mortality with dose-rate in mice exposed to single large doses of whole-body x-radiation. Int J Radiat Biol **2**：295-300, 1960
2) 青木芳朗，前川和彦：緊急被ばく医療テキスト，医療科学社，東京，2004
3) Akashi M et al：Initial symptoms of acute radiation syndrome in the JCO criticality accident in Tokai-mura. J Radiat Res **42**：S157-S166, 2001
4) Casarett AP：Radiation Biology, Prentice-Hall, New Jersey, p245, 1968
5) Mori N et al：Variations of Prkdc encoding the catalytic subunit of DNA-dependent protein kinase (DNA-PKcs) and susceptibility to radiation-induced apoptosis and lymphomagenesis. Oncogene **20**：3609-3619, 2001
6) Hall EJ, Giaccia AJ：Radiobiology for the Radiologist, 6th Ed, Lippincott Williams & Wilkins, Philadelphia, 2011
7) 放射線被曝者医療国際協力推進協議会（編）：原爆放射線の人体影響，第2版，文光堂，東京，2012
8) Preston DL et al：Solid cancer incidence in atomic bomb survivors：1958-1998. Radiat Res **168**：1-64, 2007

総論

3 放射線物理学と放射線治療計画

A 放射線の種類と特性,線量測定法

1 放射線の種類と特性

a 放射線治療に使用される放射線

現状の放射線治療で使用されている主な放射線としては,X線,γ線,電子線,β線,中性子線,陽子線,重粒子線(炭素イオン線)などがある.これらの放射線は生体内物質を電離・励起する能力を持つ電離放射線であり,身体深部まで到達する高エネルギーを有している.

放射線の分類を表1に示す.X線,γ線は電磁波であるが,高エネルギーの場合には粒子としての性質を持つ(光子線という).放射線と物質との相互作用の過程で分類すると,電荷を持たない非荷電粒子線であるX線,γ線,中性子線は間接電離放射線に,電荷を持つ荷電粒子線は直接電離放射線に,それぞれ分けられる.間接電離放射線とは,その放射線自体(一次放射線)の電離能力は小さいが電離により発生した二次放射線の電離能力が大きいものをいい,一次放射線自体による直接的な電離能力の大きいものを直接電離放射線と呼ぶ.

生体内での線量分布形状はその放射線の種類で異なる(図1).非荷電粒子線の深部線量分布形状は,一次放射線のフラックスの変化に大きく依存する.また,荷電粒子線の深部線量分布形状は,一次放射線が持つ,電荷,質量,エネルギーによる阻止能の変化に大きく依存する.

b X線

放射線治療で最も多く利用されている放射線である.その大半はリニアックなどの直線加速器から発生する高エネルギーX線によるもので,外部照射装置として使用されている.

X線の発生は,真空の加速管内で高速に加速した電子を銅や白金などの重金属ターゲットに衝突させることによる制動放射を利用する.この制動X線は,加速された電子がターゲット中の原子核の近傍を通過する際,クーロン場による加速度を受けて軌道が偏向される時に放出されるエネルギーに相当する電磁波である.そのエネルギー分布は連続スペクトルを示す.リニアックで発生するX線エネルギーは電子の加速電圧で表示され,一般的には4〜18 MVのエネルギーが

表1 放射線治療に使われている放射線の種類

	種類	記号	電荷量	質量	生物学的効果比(RBE)	発生源
直接電離放射線(荷電粒子線)	電子線(β線)	e⁻	−1	0.511 MeV	1	加速器(放射性同位元素)
	陽子線	P	+1	938.2 MeV	1.1	加速器
	重粒子線(炭素イオン線)	C⁺	+6	1.12×10^4 MeV	3	加速器
間接電離放射線(非荷電粒子線)	X線	X	0	0	1	加速器
	γ線	γ	0	0	1	放射性同位元素
	中性子線	n	0	939.6 MeV	3	原子炉,加速器,放射性同位元素

RBE:relative biological effectiveness

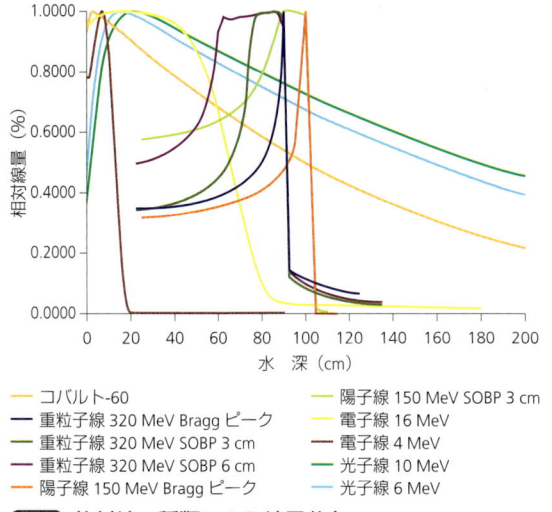

図1 放射線の種類による線量分布

SOBP：spread out Bragg peak（拡大 Braggピーク）

凡例：
- コバルト-60
- 重粒子線 320 MeV Bragg ピーク
- 重粒子線 320 MeV SOBP 3 cm
- 重粒子線 320 MeV SOBP 6 cm
- 陽子線 150 MeV Bragg ピーク
- 陽子線 150 MeV SOBP 3 cm
- 電子線 16 MeV
- 電子線 4 MeV
- 光子線 10 MeV
- 光子線 6 MeV

使用されている．

　高エネルギー X 線の体内線量は，入射直後に増加に向かい，ピーク後は指数関数的に減弱する．この入射直後から線量ピークまでをビルドアップ効果（領域）といい，光子と物質の相互作用（主に Compton 散乱）で生じた二次電子の飛程付近が最大値となる．このビルドアップ効果はエネルギーの大きさに依存し，大きくなるに従い入射からピーク線量になるまでの距離が長くなる．また，X 線のエネルギーの増加に伴い，体内深度での線量の減弱の割合は少なくなる．実際の臨床では，患者ごとの腫瘍位置を考慮し，最適な深部線量分布形状を持つエネルギーを選択し利用する．

c γ線

　γ線の物質に対する相互反応は X 線と違いはなく，体内線量も同じような深部線量分布形状となる．γ線は原子核の励起状態からのエネルギー遷移により発生する．また，1 回の遷移過程から放出されるγ線のエネルギーは単一である．γ線による放射線治療はリニアックのような装置から発生する放射線ではなく，放射性同位元素から持続的に発生する放射線を利用している．長年コバルト-60（^{60}Co）線源を用いた遠隔治療装置が使用されてきたが現在はリニアックにその役目を譲っている．今は密封小線源治療にγ線放出核種が用いられている．また，放射線治療の線量校正で利用する電離箱の出力校正は ^{60}Co 線源が線量基準線源として使われている．

d 電子線

　高エネルギー電子線は，X 線と同じくリニアックなどの加速器から供給され外部照射装置として使用されている．電子線は主にクーロン電磁相互作用で生じる阻止能によって体内にエネルギーを付与していく．電子は荷電粒子の中で非常に軽い質量を持つ粒子であるため，電子線は体内でクーロン力による運動方向が大きく変わり迂回したような軌跡をたどる．その結果，電子線の深部線量分布は深部へ行くとなだらかに線量が増加し，その後は急峻に減少するピーク形状を形成する．入射電子線のエネルギーの増加に伴いピーク幅は広がり位置は深部方向へ移動し，ピーク後の線量減少は緩やかとなる．実際の治療では 4〜20 MeV のエネルギーに加速された電子線が使われ，その深部線量分布形状の特性から，体表面から約 5 cm 程度までの表在性の病変に対し使用されることが多い．

e β線

　β線は原子核がβ崩壊する際に放出されるマイナス 1 荷の電荷を持つ電子またはプラス 1 荷の電荷を持つ陽電子の流れのことであり，連続スペクトルのエネルギー分布を持つ．β線の物質との相互作用は電子線と同様であると考えればよい．放射線治療では，目の翼状片に対する術後再発の予防照射としてストロンチウム-90（^{90}Sr）β線アプリケータによる密着照射が行われてきた．最近では骨転移の疼痛緩和を目的とした ^{89}Sr（放射性医薬品，塩化ストロンチウム-89）治療[1]や，抗腫瘍効果を目的としたイットリウム-90（^{90}Y）で標識した抗 CD20 抗体を用いた放射免疫療法[2]にβ線が有効利用されている．

f 陽子線

　陽子線はリニアックなどで加速された水素核が束になって流れてくるものである．陽子はプラス 1 荷の電荷を持ち，電子と比較すると約 2,000 倍の質量を持つ荷電粒子である．陽子線の深部線量分布は入射エネルギーによる阻止能の変化に大きく依存する．体内で粒子が止まる寸前に非常に大きなエネルギーをその場に付与するため，その結果 Bragg ピークと呼ばれる深部線量分布を形成する．なお，体内への入射エネルギーを大きくすると，そのピーク位置は深い点まで到達する．治療では Bragg ピーク幅を腫瘍の深部方向の幅に合わせた拡大 Bragg ピーク（spread out Bragg peak：SOBP）を照射付属器で形成することで，病巣部に限局した高い線量集中を得ることができる．また生物学的効果比（RBE）が1.1程度とX線や電子線とほとんど変わりはないことから，今までの臨床経験をもとにした治療計画を立てることができる利点がある．陽子線治療はサイクロトロンやシンクロトロン加速器から供給される80～250 MeVの陽子線が利用されている[3-5]．最近は加速器，ビーム輸送機器および照射機器の小型化も進んでおり，陽子線治療を開始する施設数が増加している．

g 重粒子線（炭素イオン線）

放射線治療における重粒子線とは，現在では一般的に炭素イオン線のことを意味している．炭素イオン線は加速器などで加速された炭素イオンが束になって流れてくるものである．炭素イオン線は陽子線の12倍の質量と6倍の電荷量を持っているので，陽子線と比べさらに鋭いBraggピークと側方散乱が少ない線量分布を形成する．また，Braggピークより深部方向の線量は，入射炭素核の原子核破砕片の影響で線量がゼロにはならないフラグメントテールを引く．炭素イオン線はRBEが大きいことから，酸素効果や細胞周期による放射線感受性の影響を受けにくい利点があり，一般的に利用されているX線や電子線に対し抵抗性があるとされる腫瘍にも効果が期待されている．わが国では現在3施設で治療が行われており，シンクロトロン加速器により200～420 MeV/nに加速された炭素イオン線を用いた治療が行われている[3-5]．

h 中性子線

中性子線はそのエネルギーによって，熱中性子，熱外中性子，中速中性子，速中性子，超高速中性子に分類される．非荷電粒子線である中性子線の体内における深部線量分布形状はX線やγ線と同様な減衰曲線を描く．高線エネルギー付与（LET）放射線である中性子線はRBEが大きく，また酸素効果の影響を受けない特徴があり，難治性のがん治療に期待された[6]．放射線治療では主にサイクロトロン加速器から生成される速中性子線を用いた外部放射線治療が行われたが，発生装置が大型になることや線量分布が他の陽子線や重粒子線に比べ劣るなどの理由から，現状での利用施設は少ない．現在，患者の腫瘍にホウ素薬剤を集めたうえで中性子線を照射することによって，ホウ素核と中性子核の原子核反応により放出される高LETを持つ荷電粒子を利用したホウ素中性子捕捉療法（boron-neutron capture therapy：BNCT）[7]が注目されている．

2 線量測定法

放射線治療では体内に投与された放射線エネルギーを吸収線量として評価している．吸収線量の測定法は国際的に統一された基準があり，わが国においてもそれに従い，日本放射線物理学会（編）「外部放射線治療における吸収線量の標準測定法」（標準測定法01）[8]および「放射線治療における小線源の吸収線量の標準測定法」[9]により標準測定法が確立されている．本項ではこの標準測定法をもとに，外部放射線治療における測定法について述べる．

a 線量計

標準測定法では国内における線量トレーサビリティを確立するため，すべての治療施設が医療用線量標準センターにより校正を受けたリファレンス線量計を所有することを勧告している．リファレンス線量計にはファーマ形電離箱線量計，あるいは電子線には平行平板型電離箱線量計が定められており[8]，装置の出力線量測定や保有する他のフィールド線量計の校正に使用される．フィールド線量計としては測定精度が高いことや簡便であることから0.1～数cm^3の体積の電離箱線量計が一般的に使用されている．また最近では定位放射線照射や強度変調放射線治療（IMRT）といった高精度治療に$0.1\ cm^3$以下の電離体積の小さい電離箱線量計も多用されるようになった[10, 11]．

その他の測定器としては熱蛍光線量計（thermoluminescent dosimeter：TLD），蛍光ガラス線量計（photoluminesence dosimeter：PLD），シリコンダイオード検出器（silicon diode detector），ダイヤモンド検出器（diamond detector），MOSFET線量計（metal oxide semiconductor dosimeter），フィルムなどがあり，その用途や線量計特性に応じて使い分けられている（**表2**）．

b ファントム

放射線治療における基準媒質は水と決められている．すなわち治療装置からの出力線量あるいは治療計画装置による病巣への投与線量は，水の吸収線量により評価される[8]．水ファントムには測定目的により大

表2 線量計の種類と用途

	線量計	用途	備考
リファレンス線量計（フィールド線量計）	ファーマ形電離箱	・装置出力測定 ・絶対線量測定 ・フィールド線量計校正	・リファレンス線量計は年1回の校正が必要
	平行平板型電離箱	・装置出力測定 ・絶対線量測定 ・フィールド線量計校正	・リファレンス線量計は年1回の校正が必要 ・10 MeV以下の電子線測定 ・表面線量やビルドアップ領域のような線量変化の大きな領域の測定に有効である
フィールド線量計	熱蛍光線量計（TLD）	・ファントム内の線量測定（分布測定） ・線量変化の大きい領域の測定 ・絶対線量の測定にはリファレンス線量計による比較校正が必要	・小型であることからポイント線量の測定に有利 ・エネルギー依存性，非直線性，退行現象，素子間のばらつきに注意が必要
	蛍光ガラス線量計（PLD）		・小型であることからポイント線量の測定に有利 ・TLDに比べエネルギー依存性，直線性がよい ・素子間のばらつきが少ない
	シリコンダイオード検出器	・空間分解能が高いことから，定位照射などのナロービームの測定に有利 ・絶対線量の測定にはリファレンス線量計による比較校正が必要	・耐水性がある ・気圧の影響がない ・ダイヤモンド検出器以外はエネルギー依存性に注意が必要 ・検出器破損があるため印加電圧に注意する
	ダイヤモンド検出器		
	MOSFET線量計		
	写真フィルム	・ファントム内の相対的線量分布測定	・エネルギー依存性，方向依存性，ファントムとの密着度，現像条件による影響に注意する
	ラジオクロミックフィルム		・写真フィルムに比べエネルギー依存性が少ない ・フィルム濃度読み取り時のスキャン方向依存性に注意が必要

型の3次元駆動ファントムからモニタ線量計校正用に小型のものがあるが，測定時には散乱線の減少を考慮し，照射野周囲5 cm以上，深さ方向は測定最大深より10 cm以上のサイズがあるファントムを使用しなければならない．治療計画の線量および分布検証のために水等価な固体ファントムがよく利用される．しかし固体ファントムはその製品の元素組成により水等価性に相違があることから，固体ファントム個々の物理特性に対するスケーリング補正などを行う必要がある[12, 13]．このスケーリング補正は不確かさが大きいことから，使用前には水ファントム測定値との比較を行い，補正値の妥当性を十分確認しなければならない．

c 加速器の出力測定

リニアックなどの外部放射線治療装置からのX線および電子線の出力線量測定における基準条件を**表3**に示す．通常加速器の出力は基準点吸収線量 D_r（最大吸収線量 d_{max}）で評価され，校正深で求めた校正点吸収線量（D_c）から深部量百分率（percentage depth dose：PDD）または組織最大線量比（tissue-maximum ratio：TMR）を用いて計算で求める．加速器のモニタ校正はこの基準点吸収線量をもとにしたモニタ線量計の感度調整により行われる．

表3 X線と電子線における吸収線量標準測定法の基準条件

項目	X 線	電子線
ファントム	水	水または10 MeV未満のエネルギーでは水等価ファントムも可
電離箱	ファーマ形電離箱（電離体積 0.6 cm³ 程度）	10 MeV未満のエネルギーでは平行平板型電離箱．10 MeV以上のエネルギーでは平行平板型電離箱またはファーマ形電離箱
校正深（d_c）	10 cm	$d_c = 0.6R_{50} - 0.1$ （gcm^{-2}）
電離箱の基準点	幾何学的中心	平行平板型電離箱では電離空洞前壁内面．ファーマ形電離箱は幾何学的中心から $0.5r_{cyl}$ cm 線源寄り
照射野サイズ	10×10 cm	10×10 cm （$R_{50} \leq 7$ gcm^{-2}） 20×20 cm （$R_{50} > 7$ gcm^{-2}）
線源電離箱間距離	線源回転軸間距離（SAD）	アプリケータの規定値

d 校正点吸収線量測定

校正点吸収線量（D_c）は，次式より求める．

$$D_c = MN_{D,W}k_Q \quad (1)$$

ここで M はリファレンス線量計の指示値，$N_{D,W}$ は水吸収線量校正定数，k_Q は線質変換係数である．

1) 測定値 M

測定値 M は，次式より求める．

$$M = M_{raw}k_{TP}k_{pol}k_s k_{elec} \quad (2)$$

ここで，M_{raw} は3回以上測定した線量計読み値（指示値）の平均値，k_{TP} は温度気圧補正係数，k_{pol} は極性効果補正係数，k_s はイオン再結合補正係数，k_{elec} は電位計校正係数である．

2) 水吸収線量校正定数 $N_{D,W}$

基準となる水吸収線量場において，リファレンス線量計個々のレスポンスに対する校正定数である．医療用線量標準センターによる校正により与えられる．現状の $N_{D,W}$ は ^{60}Coγ 線照射線量場で与えられたコバルト校正定数 N_C に校正定数比 $k_{D,X}$ を乗じて得られているが，産業技術総合研究所において水吸収線量場が整い次第，$N_{D,W}$ が直接提供されることになる．

3) 線質変換係数 k_Q

電離箱線量計の校正に用いる基準線質（^{60}Coγ 線）と，測定対象とする線質 Q に対する電離箱線量計の応答（レスポンス）の違いを補正する係数である．標準測定法01では線質 Q を決める指標として，X線の場合 $TPR_{20,10}$ を，電子線では深部量半価深 R_{50} を採用し，電離箱個々にその値が与えられている．

e 粒子線の吸収線量測定法

粒子線における吸収線量も（1）式より求めることができる．一般に，測定対象となる粒子線に対するリファレンス線量計の $N_{D,W}$ は供給されていないことから，次式により得られた線質変換係数 k_Q を用いて吸収線量を求めることになる．

$$K_Q = \frac{(S_{w,air})_Q (W_{air})_Q P_Q}{(S_{w,air})_{Q_0} (W_{air})_{Q_0} P_{Q_0}} \quad (3)$$

ここで，$(S_{W,air})_Q$ および $(W_{air})_Q$ は，それぞれ線質 Q の放射線に対する水と空気の阻止能比ならびに空気の W 値であり，P_Q は放射線場 Q での擾乱補正係数である．線質 Q_0 を ^{60}Coγ 線とした場合の陽子線，炭素イオン線における水と空気の阻止能比[14,15]，空気の W 値[15,16]，擾乱係数は標準測定法01[8]ならびに ICRU レポート49[14]および IAEA398[15]を参照していただきたい．近日発刊される標準測定法01の改訂版（標準測定法12）では粒子線に対する詳細な吸収線量測定法が記載される予定である．

文 献

1) 日本医学放射線学会ほか：有痛性骨転移の疼痛治療における塩化ストロンチウム-89治療の適正使用マニュアル，第4版，2009
2) 日本医学放射線学会ほか：イットリウム-90標識抗CD20抗体を用いた放射免疫療法の適正使用マニュアル，第2版，2009
3) 鎌田 正ほか：重粒子線がん治療の進歩 5,000例の実績 重粒子線がん治療成果報告 5,000例の治療成績 重粒

子線装置 HIMAC がん治療 15 年の歩み. INNERVISION **25**(1)：46-47, 2009
4) 宇野 隆ほか：陽子線と炭素線の適応と展望. 日本放射線腫瘍学会 Newsletter No.2 通巻 88 号, 2008
5) 平岡真寛ほか：これだけは知っておきたい放射線療法 Q & A—基本知識と最前線. がん治療レクチャー **2**(1), 2011
6) 恒元 博：高 LET 放射線治療の展望. 日放線腫瘍会誌 **7**：265-279, 1995
7) 小野公二, 鈴木 実：加速器中性子源によるホウ素中性子捕捉療法の展望. 映像情報 Med **42**：1038-1041, 2010
8) 日本医学物理学会：外部放射線治療における吸収線量の標準測定法（標準測定法 01), 通商産業研究社, 東京, 2001
9) 日本医学物理学会：放射線治療における小線源の吸収線量の標準測定法, 通商産業研究社, 東京, 2000
10) 大西 洋ほか（監）：詳説 体幹部定位放射線治療—ガイドラインの詳細と照射マニュアル, 中外医学社, 東京, 2006
11) 遠山尚紀ほか（監）：詳説 強度変調放射線治療—物理・技術的ガイドラインの詳細, 中外医学社, 東京, 2010
12) 荒木不次男ほか：光子ビームにおける水等価固体ファントムを用いた水吸収線量の評価. 日放線腫瘍会誌 **19**(2)：99-107, 2007
13) 放射線治療分科会：外部放射線治療における保守管理マニュアル, 日本放射線技術学会, p127-130, 2003
14) International Commission on Radiation Units and Measurements：Stopping Powers and Ranges for Protons and Alpha Particles. Report 49, ICRU Publications, Bethesda, 1993
15) International Atomic Energy Agency：Absorbed dose determination in external beam radiotherapy. Technical Report Series 398, International Atomic Energy Agency, Vienna, 2000
16) International Commission on Radiation Units and Measurements：Clinical proton dosimetry. Report 59, ICRU Publications, Bethesda, 1998

総論　3. 放射線物理学と放射線治療計画

B　線量計算とアルゴリズム

1　放射線治療における線量計算の役割

　放射線治療では，放射線治療計画装置（radiotherapy treatment planning system：RTPS）を用いて患者体内の線量計算を行い，腫瘍および腫瘍周囲の正常組織に投与される線量を評価して，立案された治療計画の適正を判定する．この放射線治療計画は，適切な放射線治療を施行するための根幹の作業だが，WHO の調査報告では[1]，1976〜2007 年の間に発生した重大な有害事象を伴う放射線治療事故のうち，約 55％が放射線治療計画の過程が原因であるとされている．事故原因は治療計画過程の中でもさらに細分化されるが，RTPS に対する知識不足によって，不適切な治療を実施するケースがあることは事実である．本項では，治療計画過程の中でも線量計算に焦点を絞って解説する．

2　患者体内での放射線のふるまい

　体外から患者へ照射された放射線が体内の組織にエネルギーを付与するメカニズムを理解することは，RTPS の線量計算の仕組みを理解するために不可欠である．

a　一次線と二次電子

　物質に外部から光子（一次線）が照射された時，一次線は物質中の電子と相互作用を起こしながら減弱する．この相互作用によって発生される二次電子の軌道に沿って，物質はエネルギーを付与される．ここで付与されるエネルギーを吸収線量と呼ぶ[2]．一次線，二次電子と吸収線量の関係を図 1 に示す．線量計算においても，物質内での一次線と二次電子の挙動をいかに精度よくモデル化できるかが，最終的な線量計算精度を左右する重要なポイントとなる．

b　不均質領域の影響

　放射線治療における線量測定や線量計算では，水を基準物質として基礎的な理論体系が構築されている．人体組織（軟部組織，筋肉）は放射線に対して水に近い物理特性を有しているが，体内には骨や肺など，水とは物理特性が大きく異なる組織が混在している．各組織はそれらに含まれる単位体積あたりの電子数（電子濃度）がそれぞれ異なるため，一次線の減弱，相互作用の発生確率や散乱線の拡散範囲などが組織ごとに異なる．そのため，水に対する線量計算だけでは，体内の線量分布を正しく計算するには不十分であり，電子濃度が水とは異なる領域（不均質領域）に対する補正計算が必要となる．この補正計算は，一般的に不均質補正計算と呼ばれており，線量計算アルゴリズムによってさまざまな手法が取り入れられている[3,4]．

3　線量計算アルゴリズム

　RTPS は複数の線量計算アルゴリズムを搭載しているが，それらは，①補正ベースアルゴリズムと，②モデルベースアルゴリズムの 2 つに分類される．また近年ではモンテカルロ法と呼ばれる，確率論を応用して放射線の挙動をより精密にシミュレーションする手法を線量計算に組み込むアルゴリズムも普及し始めている．現在 RTPS で使用可能な線量計算アルゴリズムを表 1 に示す．

a　補正ベースアルゴリズム

　水中で測定された深部線量データをもとに計算され

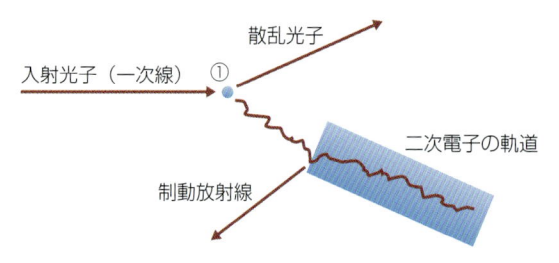

図1　光子の相互作用とエネルギー付与

図中①は相互作用点を表す．図中，四角で囲まれた二次電子の軌道周囲でエネルギー付与が発生する．これを吸収線量と呼ぶ．
(Johns HE et al：The Physics of Radiology, 4th Ed, Charles C Thomas Publisher, p217, 1983)

B. 線量計算とアルゴリズム

表1 線量計算アルゴリズムの一覧表

線量計算 アルゴリズム		光子の補正			電子の補正		
		一次線	一回散乱	多重散乱	軸方向	横方向	境界領域
補正ベース アルゴリズム	実効減衰法 TAR 比法	Z					
	Batho 法	Z					
	modified Batho 法	E	A		A	A	
	equivalent TAR 法	E	A				
モデルベース アルゴリズム	convolution/ superposition 法	E	A	A	I	I	
	モンテカルロ法	E	E	E	E	E	E

Z：一次線光子が通過した実効長により補正
E：考慮済み
A：準実験関数を用いて近似を行う
I：低次にて部分的に計算

た線量分布に対して，体輪郭補正，ビーム修飾器具補正や不均質補正を補正係数によって考慮して最終的な線量分布を求めるアルゴリズムである．実際の測定データをもとに計算を行うことから，実測ベースアルゴリズムと呼ばれることもある．

補正ベースアルゴリズムは，**表1**に示されるようにさらにいくつかのアルゴリズムに分類されるが，それらは不均質補正のための補正係数の算出方法がそれぞれ異なり，これによって不均質領域の計算精度が左右される[4]．しかし，いずれのアルゴリズムも不均質領域における散乱線の再現性に限界があるため，以下に述べるモデルベースアルゴリズムと比較すると計算精度は大きく劣る．

b モデルベースアルゴリズム

1) 基本原理[5-7]

モデルベースアルゴリズムは，実測データやモンテカルロ計算から求められたパラメータを用いて，解析学的に線量計算を行うアルゴリズムである．

モデルベースアルゴリズムの線量計算フローの概念図を**図2**に示す．直線加速器（リニアック）から照射される一次線のエネルギースペクトルを RTPS 内にモデル化し，一次線が患者体内へ入射した際に組織との間で発生する相互作用で放出するエネルギーを TERMA（total energy released per unit mass）で表す．一次線の体内での減弱は，TERMA の指数関数的減衰の補正を施すことで再現される．相互作用点で発生する二次電子，または散乱光子が再び物質内で相互作用

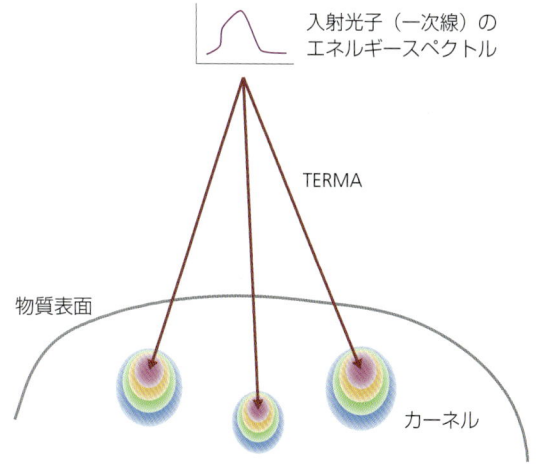

図2 モデルベースアルゴリズムの線量計算フローの概念図
各相互作用点での TERMA の強度によってカーネルのサイズが変化する．

を起こして発生させる二次電子によって組織へエネルギー付与されるが，この散乱線によるエネルギー付与の3次元的な空間分布をカーネルで表す．TERMA とそのエネルギーに対応したカーネルを重畳積分することで，各点の吸収線量が算出される．これを患者体内のあらゆるポイントで実施し，それらの線量情報を合算することで，最終的な体内の線量分布が得られる．

2) 不均質領域への対応[3, 4]

RTPS では，患者体内での TERMA の指数関数的減衰を水の線減弱係数で計算し，カーネルは水中で相互作用が発生した場合のエネルギー付与の空間分布をモ

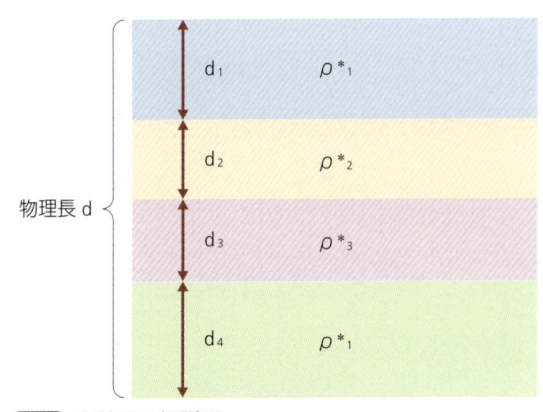

図3 実効長の解説図

d_xは各層の物理長，ρ^*_xは各層の水に対する相対電子濃度．全4層の物理長dに対し，水等価長に換算した実効長d_{eff}は，

$$d_{eff} = \rho^*_1 d_1 + \rho^*_2 d_2 + \rho^*_3 d_3 + \rho^*_1 d_4$$

と表される．

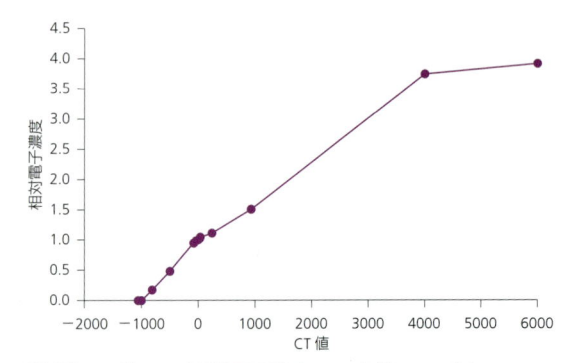

図4 CT値から相対電子濃度への変換テーブル

水の電子濃度（CT値＝0）を基準として，各CT値の電子濃度を正規化している．

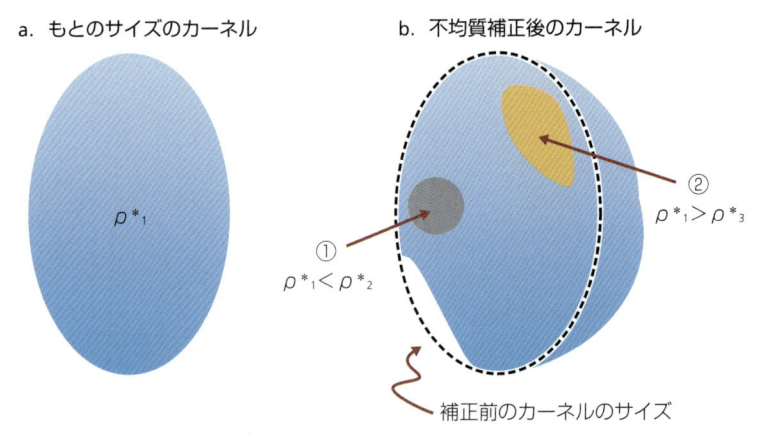

図5 カーネルの不均質補正概念図

①電子濃度が高い領域では，二次電子の拡散が妨げられるため，カーネルが縮小する．
②電子濃度が低い領域では，二次電子が拡散するため，カーネルが拡大する．

デル化したものを線量計算に用いている[8]．そのため，患者体内の不均質領域に対して線量計算を実施する際，TERMAとカーネルの不均質補正が必要となる．

TERMA，カーネルの不均質補正には実効長を用いる．実効長とは，不均質領域を含む直線の物理長を，水等価に換算した時の長さを表す（**図3**）．実効長換算の際には，治療計画に用いるCT画像のCT値から変換された，水に対する相対電子濃度を用いる（**図4**）．

TERMAの軌道が不均質領域を通過する場合，体表面からの距離を，軌道上の相対電子濃度によって実効長に換算して一次線の減弱を計算する．

カーネルは，その原点となる相互作用点から任意点までの間に発生するエネルギー吸収は2点を結ぶ直線に沿って発生すると仮定しているため，不均質補正は2点を結ぶ直線上の相対電子濃度に基づいて，その直線の長さを実効長に換算することで実施される（**図5**）．

しかし，モデルベースアルゴリズムはすべてのアルゴリズムでカーネルの不均質補正を実施するわけではなく，不均質補正を実施するものをsuperposition法，実施しないものはconvolution法として区別される．

C 線量計算アルゴリズムの違いによる線量分布の変化

図6に，各種線量計算アルゴリズムとそれぞれに対応する線量分布を示す．

図6 線量計算アルゴリズムの違いによる線量分布の相違
Clarkson法（+）convolution法（+）superposition法（+）モンテカルロ法（+）
Clarkson法は，XiO®（Elekta社）に搭載されている補正ベースアルゴリズム．
（千葉県がんセンター　遠山尚紀先生ご提供）

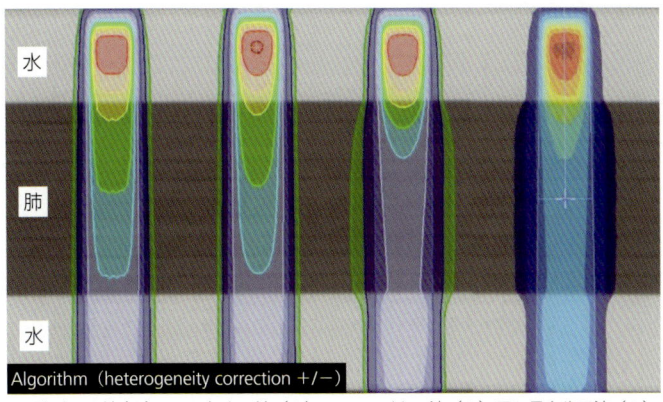

Clarkson法とconvolution法を比較すると，肺内の線量分布に相違がみられ，convolution法ではClarkson法よりも肺内の線量が低下している．convolution法とsuperposition法とでは，肺内および水と肺の境界部分の線量分布に大きな相違が生じている．またsuperposition法は，最も精度よく線量分布を再現するとされるモンテカルロ法に近い線量分布が得られている．

肺は水に比べて組織に含まれる電子数が少ないため，相互作用が発生しにくく，吸収される線量も低くなる．そのためカーネルの不均質補正を行うsuperposition法では，肺内の線量の低下が再現されるが，カーネルの不均質補正を行わないconvolution法では，肺内でも水中と同等のエネルギー付与が起こると認識され，肺内の線量分布が正しく再現されない．

近年のコンピュータの演算処理能力の著しい向上により，多くのRTPSでモデルベースアルゴリズムが標準アルゴリズムとなってきている．現在多くの施設で使用可能なアルゴリズムの中では，superposition法クラスのものが最も精度が高いと考えられるが，他のアルゴリズムと比較して，計算時間が長いという欠点がある．そのため，要求される線量計算精度と計算時間のバランスをよく考慮して，使用するアルゴリズムを選択する必要がある．

文献

1) World Health Organization：Radiothrapy Risk Profile, WHO Press, Geneva, 2008
2) Johns HE et al：Measurement of radiation；Dosimetry. The Physics of Radiology, 4th Ed, Johns HE et al（eds）, Charles C Thomas Publisher, Illinois, p217, 1983
3) Papanikolaou N et al：Inhomogeneity correction methods. AAPM report No.85, Tissue Inhomogeneity Corrections for Megavoltage Photon Beams, Papanikolaou N et al（eds）, Medical Physics Publishing, Madison, p29, 2004
4) Ahnesjö A, Aspradakis MM：Dose calculations for external photon beams in radiotherapy. Phys Med Biol **44**：R99-155, 1999
5) Ahnesjö A et al：Calculation and application of point spread functions for treatment planning with high energy photon beams. Acta Oncol **26**：49-56, 1987
6) Mackie TR et al：A convolution method of calculating dose for 15-MV x rays. Med Phys **12**：188-196, 1985
7) Miften M et al：Implementation of FFT convolution and multigrid superpotion models in the FOCUS RTP system. Phys Med Biol **45**：817-833, 2000
8) Mackie TR et al：Generation of photon energy deposition kernels using the EGS Monte Carlo code. Phys Med Biol **33**：1-20, 1988

総論　3. 放射線物理学と放射線治療計画

C　線量分布の作成と評価

　放射線治療計画の役割は，治療前に患者ごとに計画した放射線ビームの配置，放射線照射野，エネルギーに応じた体内線量分布がその患者の治療目的を満たすものであるか否かを事前に評価することである．現在普及している3次元治療計画装置（コンピュータソフトウェア）は，患者の代わりに患者の3次元CT画像（場合によっては呼吸動体の様子を撮影した4次元CT画像）を使ってその評価をすることが普通となっている．つまり，放射線ビームの照射によって，体内で実現されるであろう放射線量の分布を計算し，腫瘍体積に治療として必要な放射線が照射されているか，あるいは隣接するリスク臓器や正常臓器にどの程度の放射線が照射されていて，臨床的に合併症などが誘発される量であるのか否かを事前に評価するのである．

　放射線量の分布（以下，線量分布）とは，放射線ビームの入射によって体内のビーム軸中心あるいはその中心軸から放射状に広がる体内物質内における吸収線量（単位：グレイ，Gy）の分布を可視化したもので，通常は同じ線量を結んだ等線量曲線，あるいは基準点線量を100（パーセント，％）とした等百分率曲線で表される．

1　吸収線量

　線量分布は吸収線量（Gy）という放射線量で表される物理量である．吸収線量とは放射線が体内に入射しそのエネルギーを付与し吸収された（エネルギー）量を単位質量あたりに換算した量で，SI単位系ではJ/kg（ジュール/キログラム）で表される．ちなみに，体内に入射する前の放射線の強度を表す物理量は，照射線量である．照射された単位質量あたりの空気から放出される電子（電離）が完全に停止するまでの間に電離するイオンの電荷で表され，単位はC/kg（クーロン/キログラム）である．照射線量はX線やγ線のみに適用される物理量である．

　高エネルギーX線が物質中に入射すると，入射エネルギーと物質の種類に応じて光電効果，Compton散乱，電子対生成，干渉性（コヒーレント）散乱などの相互作用が引き起こされる．その結果二次電子が放出されて，さらにその二次電子あるいは散乱X線などがさらなる相互作用（上記の相互作用に加えて制動放射，電子対消滅なども加わる）をカスケード式に引き起こし，やがてはすべての入射エネルギーが物質中に吸収されていく．そのため，入射放射線が単色エネルギーでかつペンシル状に入射した場合であっても，物質中のある深さの点に注目すると，その点を起点に分布する吸収線量は3次元的な広がり（カーネル）を持ち，その広がりは入射X線のエネルギーに依存する．図1に示すように，1 MVと10 MVの単色エネルギーX線では，吸収線量の広がりに大きな違いがある．ただし実際の直線加速器（リニアック）から放出されてくる高エネルギーX線は単色ではなくスペクトル性を有しているため，線量分布の広がりは単純なものではない．

　また，入射先の物質の種類によってもこの分布は変化する．これは散乱X線や二次電子の挙動に関係するもので，たとえば500 keVのエネルギーを持った二次電子の飛程（完全停止するまでの平均到達距離）は水中で1.6 mm，空気中で88 cm，1 MeVでは水中で3.8 mm，空気中で2.5 mと，二次電子のエネルギーと物質の違いによって吸収線量の広がりに大きな変化が生じることになる．リニアックからの放射線で，体

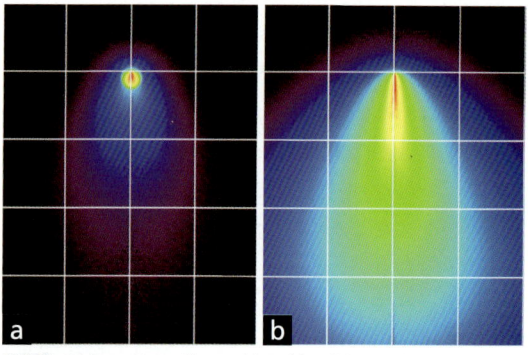

図1　単色エネルギーX線入射に対する水中での吸収線量のカーネル
aは1 MV，bは10 MVのX線の場合である．1マスは1 cmを表す．図は，EGS4汎用モンテカルロ法による計算である．

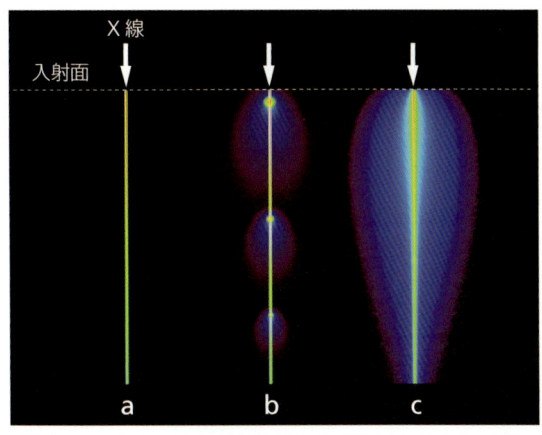

図2 ペンシルビーム状の X 線入射に対する吸収線量分布
a：入射 X 線（一次線）のエネルギー付与の減衰直線．
b：深さごとに発生するカーネルの概念図．
c：全カーネルの総和として，ペンシルビームに対する吸収線量分布．吸収線量は入射軸の側方へも寄与する．

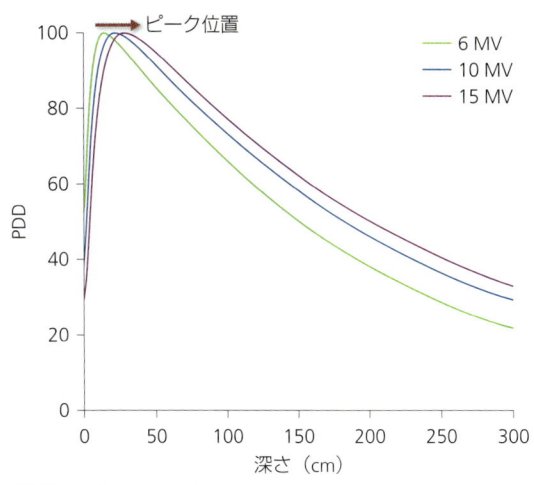

図3 公称エネルギー 6，10，15 MV のリニアック装置の照射野 10×10 cm² に対する深部量百分率（PDD）

内で発生する二次電子の実効エネルギーは数 100 keV であることを考えると，その飛程は水に近い軟部組織で数 mm，空気を多く含む肺では数 cm 程度と，組織によって違いがあることを理解いただきたい．また，これは実際の臨床例の線量分布を解釈するうえでも重要な予備知識となる．

2 ペンシルビームに対する吸収線量減衰

単色のエネルギーを有する X 線が物質中に入射した後の減衰（光子数，エネルギー）はよく知られた指数関数型減衰曲線で表すことができる．しかし，前述のとおり深さごとに起こる相互作用の結果，二次放射線（電子，X 線）が 3 次元的に広がり（深さごとにその点に付与されたエネルギーに応じたカーネルが累積される），結果として，吸収線量としては X 線の入射後急速に側方へ広がりをみせる（**図2**）．実際の放射線治療では，照射部位に応じてある面積を持った照射野で放射線を照射するのが通常であるが，この有限の面積を持った放射線が体内に入射した際の体内での分布を理解するうえで，便宜的にペンシルビームの集合体であることを意識するとその理解が向上する．

つまり，ペンシルビームの 1 つ 1 つが体内に入射すると，吸収線量としては個々のビーム線束方向だけではなく，隣接するビーム線束位置までもその分布を及ぼすということであり，有限照射野内の吸収線量分布とは，個々のペンシルビームによる吸収線量分布の重畳積分によって成り立っているという理解ができるのである．

3 深部量百分率（PDD），組織最大線量比（TMR）

体内吸収線量の深部方向の減衰曲線は深部量百分率（PDD）と呼ばれる．PDD は入射エネルギーのエネルギー特性を反映して，その減衰曲線が形作られる．たとえば 10 MV の X 線は 6 MV の X 線に比べて物質中での透過性の強さから，その PDD は傾斜が緩くより深いところまで吸収線量を及ぼす（**図3**）．また PDD は照射野の大きさの影響も受けるため，治療計画装置には照射野ごとの PDD を測定し入力する．PDD は線源表面間距離（source-surface distance：SSD）= 100 cm として測定するが，治療計画装置では，線源回転軸間距離（source-axis distance：SAD）= 100 cm とした，組織最大線量比（TMR）に変換し使用される．

4 有限照射野に対する吸収線量分布

リニアック装置は，照射された放射線が体内に入射した後に，吸収線量分布がある深さの同一平面上においてある程度平坦になるように，ビーム平坦化フィル

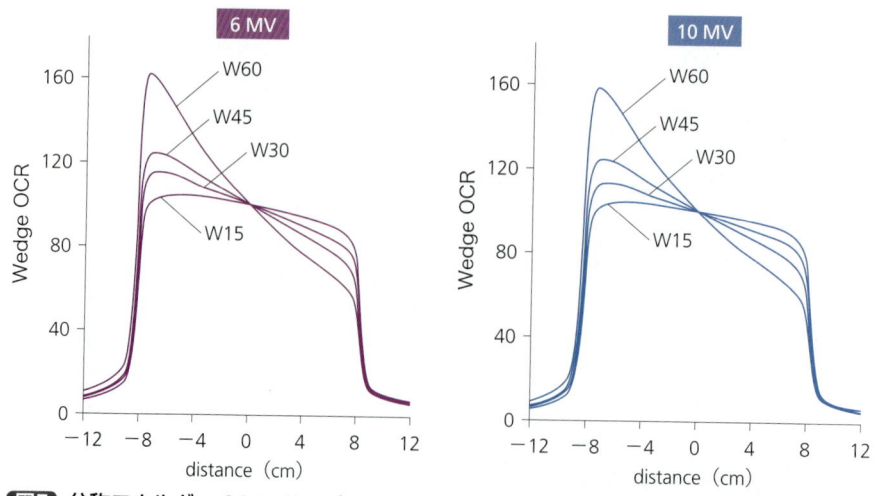

図7 公称エネルギー 6 MV および 10 MV のリニアック装置のウェッジ装着時の軸外線量比（OCR）（自験例）
照射野は 15×15 cm²．

的，リスク臓器の線量低減が主たる目的）などに応じて，さまざまなレベルで評価されるべきである．

- レベル1：照射野内あるいは治療対象部位に臨床上許容し難い高線量領域（たとえば120％以上）が存在していないか．
- レベル2：リスク臓器の吸収線量が，放射線障害を誘発しえないレベルまで低く抑えられているか．
- レベル3：標的体積［臨床標的体積（CTV）もしくは計画標的体積（PTV）］の線量均一性が保たれており，最小線量も治療目的を達成可能なレベル以上を確保できているか．

これらの評価は，単純に各CTスライス上の線量分布を目視で確認する方法から，CT上で描出した標的体積あるいはリスク臓器の3次元的な体積情報から，その中の線量ヒストグラムを解析する方法などによって行われる．この線量ヒストグラムは通常は線量体積ヒストグラム（dose-volume histogram：DVH）という形で表現される（図9）．また，このDVHを利用して，処方線量の90％あるいは98％線量で包含できた標的体積としてのV_{90}あるいはV_{98}などを算出したり，標的体積の95％を包含しえた最低線量としてのD_{95}などといった線量指標を計算し評価する場合もある．この線量指標はリスク臓器に対しても適応可能である．リスク臓器内の吸収線量の評価は，その臓器が直列臓器なのか並列臓器なのか，吸収線量の体積効果があるのかどうか，呼吸性などの生理動態を伴う臓器なのかどうかなどによって，その評価方法も異なってくる．脊髄や腸管のような直列臓器の場合には臓器内

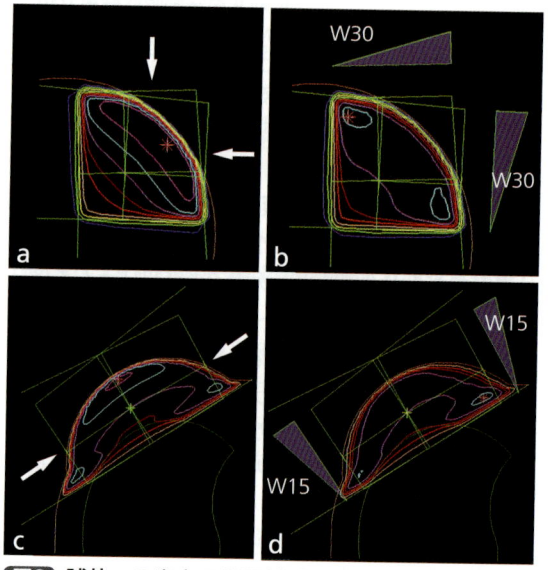

図8 球体への直交2門照射（上段，6 MV，ウェッジ角度30°）および乳房温存非対向2門照射（下段，10 MV，ウェッジ角度15°）でのウェッジの効果
等線量曲線は110％（ピンク），105％（水色），100％（紫），95％（濃赤），90％（赤），80％（オレンジ），70％（黄），60％（緑），50％（青）を示す．

の最大線量が最も重要であり，肺，肝臓，腎臓などに代表される並列臓器の場合には，ある線量で包含された臓器体積 V（dose）を評価することが重要となる．

ICRU（国際放射線単位測定委員会，International Commission on Radiation Units and Measurements）レポート50[3]では，標的体積内の線量不均一性は処方線量の−5〜＋7％以内にすべきなどともしている

C. 線量分布の作成と評価

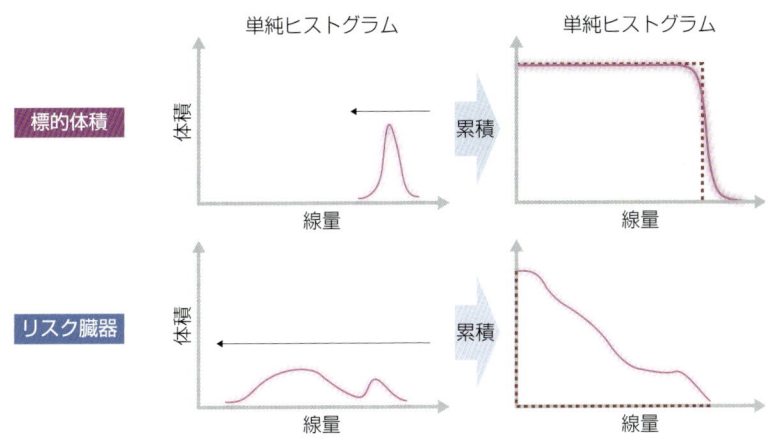

図9 線量体積ヒストグラム（DVH）の概念
単純ヒストグラムは各線量が占める標的体積もしくはリスク臓器内の体積分布である．その体積分布を高線量側から累積していったのが累積ヒストグラムであり，臨床で用いられるDVHである．標的体積（上段）の場合は，すべての線量域ですべての体積を包含しているのが理想（茶色点線）．また，リスク臓器（下段）では，ゼロ以外のすべての線量域で包含されている体積がゼロであることが理想（茶色点線）．

が，ここで紹介したような線量評価法は，当然のことではあるが，計算された吸収線量分布の物理的精度が確保されていて，また輪郭設定も臨床的に妥当に行われている場合にのみ有効であるといわざるを得ないことを追記しておく．

9 線量処方

治療計画では，線量分布を作成する過程で線量処方を行い，照射に必要なモニタユニット（monitor unit：MU）値の算出を行う．この線量処方とは照射体積内に線量基準点（線量が100％となる点）を定義し，この点に対して処方線量を与える作業である．通常この線量基準点はICRUレポート50/62[3,4]に従って，ビーム線束軸中心上でかつPTVの中心になる点を選択し定義されることが多く，同時にアイソセンタとして使われてきた．多くの照射法で利用可能であり，かつ線量の処方と記録の統一化という観点からも，このICRU基準点は広く線量の処方点として用いられてきた．ただし，縦隔照射や骨盤腫瘍のリンパ節照射の場合などで，PTVが不整形となりその中心点が正常肺野内やPTV内に存在しない場合などでは，アイソセンタはPTV中心点に設定するが，線量を処方する評価点をPTV内に移動して線量を処方するということが行われる．また，鼻腔/咽頭が治療対象の場合で，PTV中心に設定したアイソセンタが空気層などの低密度領域上になってしまった場合でも，線量を処方する評価点を軟部組織などがある充実部領域に移動することが行われる．

10 新しい線量処方（ICRUレポート83[5]）

線量処方として従来行われてきた方法は，PTVあるいは照射領域内の任意の点に対して線量を規定する方法である．ICRUが2009年に発表したレポート83は，それまでのレポート50/62で示してきた線量処方に加えて，PTVの体積線量を使った新しい線量処方を支持すると伝えた．この措置は，PTV内の線量分布を重視する体幹部定位照射（stereotactic body radiation therapy：SBRT）や強度変調放射線治療（IMRT）などの高精度放射線治療が登場し広く普及してきたことを受けてのことである．SBRTやIMRTではD_{95}（95％-PTV体積を包含する線量）やPTVの平均線量が処方線量となるように線量分布を規格化することが広く行われている．ICRUレポート83で示された線量処方に関する意見として，実際にはPTVの線量中央値（median dose）とPTV中心の線量平坦領域の平均線量の2つのみについて線量処方のレポート対象として支持できるとした報告がある[6]．

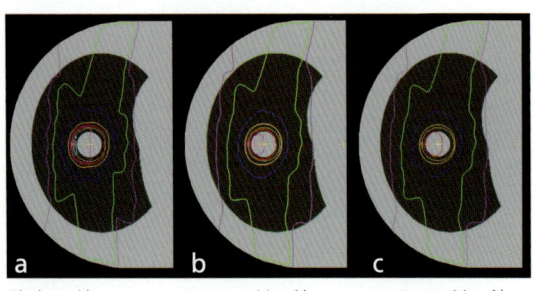

総 論—3. 放射線物理学と放射線治療計画

図10 体幹部定位照射の線量分布の線量計算アルゴリズムによる違い

肺野内に直径 3 cm の肉眼的腫瘍体積（GTV, 黄細線）を模擬し，これに 5 mm のマージンを付加し計画標的体積（PTV, 白細線）とした．計画は 6 MV-X 線によるノンコプラナーの 6 門照射．a：Clarkson 法，b, c：superposition 法．また a, b はそれぞれアイソセンタにて 48 Gy を処方，c は a で計算した MU 値を用いて線量分布を作成した．等線量曲線は 105%（水色），100%（ピンク），95%（赤），80%（オレンジ），50%（青），20%（緑），5%（紫）を示す．

11 体積線量処方の留意点

線量計算アルゴリズムの進歩によりいわゆる第四世代の計算アルゴリズムが普及してきている．当然のことながら，第四世代アルゴリズムによる線量分布はより現実に近く物理的精度も向上するといった飛躍があったのだが，一方で，不均質領域での計算精度が悪かった従来法で計算した線量分布との間に大きな変化をもたらす結果となった．特に胸部や鼻腔や咽頭のように空気層を多く含む領域でその変化が大きい．第四世代前の線量計算アルゴリズムは，低密度領域での二次電子の飛程の変化を考慮していないものや，カーネルといった概念を持たずにビーム線束方向のみの密度補正しかしないものが当たり前であった．結果として，従来法は本来吸収線量が分布しない PTV 辺縁の線量を過剰評価し，あたかも均一性のよい線量分布を算出してきた．第四世代では PTV 辺縁線量はおろか腫瘍径が小さい場合の標的中心点（ICRU 基準点）の線量低下をも忠実に計算する．つまり，同じ MU 値に対する標的中心点あるいは PTV 辺縁の線量は，計算アルゴリズムの違いによって変動することを意味する．

図10 に，直径 3 cm の肺がん［肉眼的腫瘍体積（GTV）］を模擬したファントムに対し計算した 10 MV-X 線による固定 6 門（ノンコプラナー）照射による SBRT 治療計画の線量分布を示す．PTV マージン，リーフマージンともに 5 mm ずつを付加した．図 10a は従来の線量計算アルゴリズム（Clarkson 法），図 10b，c は第四世代アルゴリズム（superposition 法）によるものである．a, b はいずれも 48 Gy をアイソセンタ（ICRU 基準点）で処方した分布である．両方法の最大の違いは，PTV 辺縁（白細線）を Clarkson 法では 95〜100% 線量で包含しているのに対し，superposition 法では 80% 線量でしか包含できていない点である．c は Clakson 法で計算した MU 値を superposition 法に適用し線量分布のみを計算したもので，同一 MU 値であるにも関わらず線量計算アルゴリズムの（世代の）違いによって，特に PTV 辺縁領域（空気層）と GTV 内の線量均一性に大きな違いがみられる．a と b の比較により，ICRU 基準点の線量は，Clarkson 法では 48.0 Gy，superposition 法では 46.2 Gy であり，また，D_{95} 線量は Clarkson 法では 46.4 Gy であるのに対し，superposition 法では 41.0 Gy である．つまり，この場合もし第四世代の superposition 法を使用しかつ D_{95} 線量処方を行うと（41.0 Gy が 48.0 Gy になるように規格化），その MU 値は Clarkson 法の ICRU 基準点線量処方に比べて 17% も上昇することを意味している．そのため，線量計算アルゴリズムと線量処方の選択には，それらの特徴を十分理解し，施設内での全計画スタッフの合意のもとに方針を決めるべきである．

文献

1) 医用電子加速装置—性能特性 JIS Z 4714, 2001
2) IEC 60976. Medical electrical equipment-Medical electron accelerators-Functional performance characteristics, International Electrotechnical Commission, 1989
3) International Commission on Radiation Units and Measurements：Prescribing, Recording and Reporting Photon Beam Therapy, Report 50, ICRU Publications, Bethesda, 1993
4) International Commission on Radiation Units and Measurements：Prescribing, Recording and Reporting Photon Beam Therapy（Supplement to ICRU Report 50），Report 62, ICRU Publications, Bethesda, 1999
5) Report 83：Prescribing, recording, and reporting photon-beam intensity-modulated radiation therapy（IMRT），Journal of the ICRU 10（1），2010
6) Bratengeier K et al：Remarks on reporting and recording consistent with the ICRU reference dose. Radiat Oncol 4：44, 2009

総論 3. 放射線物理学と放射線治療計画

D 放射線治療における固定

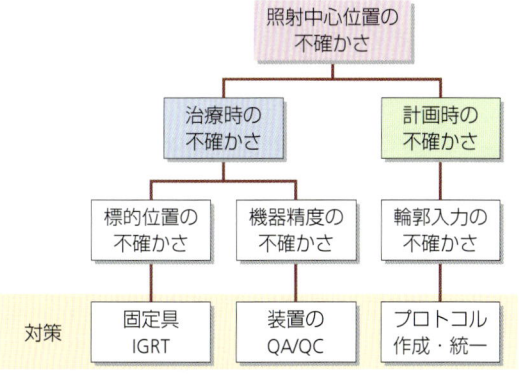

1 照射中心位置の不確かさ

　放射線治療では，治療計画で決定した照射中心位置で照射が行われる必要がある．しかし，治療計画で決定した照射中心位置を照射時に完全に再現させることは困難であり，照射中心位置の不確かさが残る．照射中心とは患者・位置照合装置・照射装置の3つの座標系を結びつける3次元上での基準点であり，アイソセンタを意味する．照射中心位置の不確かさは治療計画で標的の輪郭を描く時から生じるが，治療計画での標的設定後の不確かさには，ガントリ，コリメータ，治療寝台，位置照合装置などの機械に関連した幾何学的位置の不確かさと，皮膚マーク，患者の動き，臓器の動きなどの患者に関連した患者位置決めの不確かさに大きく分けられる（**図 1**）．

　放射線治療における患者固定の目的は，後者の患者に関連した不確かさを低減することである．つまり，照射時に治療計画時の体位を再現し，照射中心位置を計画時と可能な限り一致させることである．ただし，治療直前の患者体位の再現性だけでなく，治療中の体位を保持して患者の動きを低減させる役割もある．したがって，治療計画 CT 時や照射直前だけでなく，照射中の患者体位を保持するための固定精度が必要である．

　固定精度の評価は特殊装置を除き，一般的には呼吸などによる動きが少ない骨格に対する相対的な距離として評価される．基準となる骨格は内部移動のある肋骨などではなく，椎体としたほうが再現性は高い．腫瘍自体や金属マーカーによるセットアップでは，骨格に対して位置変位が大きい場合に，ビームが通過する体内の位置が変化してしまうため，線量分布の不確かさが増加する．

2 治療計画で照射位置を担保する方法

　照射中心位置の精度を高めたとしても，治療計画で決定した照射中心位置を照射時に完全に一致させることは困難である．また，臓器の移動により標的が照射野外の位置にきたりして，十分な線量を標的に与えられない可能性もある．そこで，照射方法，固定法，患者位置決め方法，呼吸移動対策法などに応じて，ICRU レポート 50/62 に準拠した適切な標的設定が必要である[1,2]（詳細は「総論-3-F」を参照）．

　特に，ビームに対する臓器の移動と患者位置の不確かさを補償して照射位置を担保する方法として，ICRU レポート 62 では体内マージン（internal margin：IM）とセットアップマージン（set-up margin：SM）が定義されており，一般的には IM と SM を加算して計画標的体積（PTV）へのマージンとする．IM とは呼吸，拍動，腸管の蠕動などの生理的な動きや臨床標的体積（CTV）サイズ，形状，位置の変化に伴って，静止した骨格に対して相対的な臓器移動を補償するマージンである．また，SM とはセットアップ時（照射直前）と照射中における患者の位置誤差を補償するマージンである．IM と SM はそれぞれ照射ごと（inter-fractional）に発生するものと照射中（intra-fractional）に発生するものに分けられる．さらに，位置変化の偏りを表す系統誤差（systematic error）と位置変化のばらつきを表す偶発誤差（random error）に分けられる．

　IM の評価法としては，CT 撮影（4D-CT や slow scan CT）や X 線透視撮影が一般的である．ただし，呼吸のばらつきによる不確かさまでは含んでいない場合には，患者に十分に説明をするなどして，呼吸の再現性

図 1 照射中心位置の不確かさ
IGRT：画像誘導放射線治療
QA：品質保証，QC：品質管理

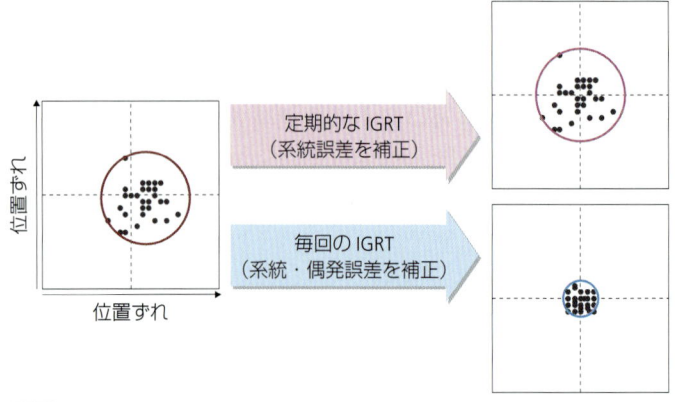

図2 定期的な IGRT と毎回の IGRT の違い
定期的な画像誘導放射線治療（IGRT）とは系統誤差のみ補正するため，計画標的体積（PTV）へのマージンを大幅に減少できないが，毎回の IGRT では系統誤差と偶発誤差を補正するため，PTV へのマージンを大幅に減少できる．

を担保する必要がある．SM に関しては，新規治療患者のセットアップエラーを予測することは困難であるため，同様部位に治療した患者のセットアップエラーを遡って解析して，治療部位ごとのセットアップエラーの傾向を把握することが一般的である．CTV の 99％の体積が 95％以上の線量で照射される，あるいは 90％の患者で CTV の最低線量が処方線量の 95％を超えるために必要な PTV へのマージンを算出する代表的なモデル式がある[3,4]．また，画像誘導放射線治療（IGRT）を利用して，数回の画像による位置照合結果により PTV へのマージンが適切であるかを確認することも重要である．

3 照射中心位置精度を向上させる方法

照射中心位置精度を向上させるためには，さまざまな固定法（固定具）・体内移動抑制対策・画像誘導技術がある．まずは，患者位置決めにおけるセットアップエラーを小さくすることが重要である．

a 照射ごと（inter-fractional）のセットアップエラー低減

照射ごと（inter-fractional）のセットアップエラーを小さくする方法としては，レーザー照準器を利用した患者皮膚マーク合わせだけではなく，2 方向以上の透視が可能な装置や，画像照合可能な CT 装置などの位置照合装置を利用することが考えられる．特に，強度変調放射線治療（IMRT），定位放射線治療などの高精度放射線治療では正確な標的またはリスク臓器の位置決めが必要であり，画像誘導（image guide：IG）が高精度放射線治療には必要不可欠である．IG を利用すれば，従来のレーザー照準器を利用した皮膚マーク合わせでの放射線治療と比較し，標的に対して正確な照射が可能となる．また，PTV へのマージンを縮小でき，正常組織への線量を低減することが可能となる．

IG の利用頻度により，定期的な IG と毎回の IG が考えられる．定期的な IG では，基本的には皮膚マーク合わせのセットアップを行い，皮膚マーク合わせでのセットアップエラーを求めるために画像を取得して，数回の画像照合結果から系統誤差を補正するために PTV へのマージンを算出する．一方，毎回の IG では，皮膚マーク合わせのセットアップエラーを毎回補正するため，系統誤差と偶発誤差の両方を補正していることになる（図 2）．ただし，定期的な IG より毎回の IG のほうが PTV へのマージンを小さくできるが，計画位置と最終患者位置との残差が必ずあるため，マージンを 0 にすることはできない[5]．利用する位置照合装置の特性を把握して，その使用方法・頻度に応じた適切なマージンを設定するべきである．また，IG では照合系座標中心と照射系座標中心が一致していなければ，照射装置や患者に関連した照射中心位置の不確かさに加えて，さらなる照射中心位置の不確かさを生じてしまうため，照射中心位置精度を向上させることはできない．

b 照射中（intra-fractional）のセットアップエラー低減

次に，照射中（intra-fractional）のセットアップエ

ラーを低減する方法としては，本来は照射中の患者体位を監視して，患者位置の変位量を治療寝台もしくは照射装置で補正して照射できることが理想だが，治療寝台や照射装置は動かさずに頭頸部・体幹部シェルや吸引式固定具，ボディフレームなどのベースプレートを利用して，患者の動きを最小限にする方法が現実的である．すなわち，固定具は患者体位の再現性に加えて，照射中の患者体位の保持性を備えていなければならない．

体内移動抑制対策は，胸腹部におけるIMの最大の要因である呼吸による臓器移動に対して行うものである．患者体位と同様に呼吸移動に関しても，呼吸リズムの照射ごと（inter-fractional）の再現性と照射中（intra-fractional）の保持性を考える必要がある．呼吸移動は特に横隔膜付近では大きく，特に体幹部定位治療を行う場合にはIMを縮小するための対策をしなければ，照射体積が大きくなりすぎてしまう．対策としては，呼吸移動を小さくする方法（腹部圧迫法，呼吸学習法，呼吸停止法）と，呼吸移動を照射中に相対的に小さくする方法（呼吸同期法，動体追跡法）がある[6]．照射中心に対する患者の動きや臓器の体内移動を制限する装置には，シェル，ボディフレーム，CTリニアック装置，照射中透視，呼吸同期装置，動体追跡装置などがある．施設ごとに，これらの装置を用いて照射中心に対する患者の動きや臓器の体内移動をどの程度抑制できているかを把握する必要がある（詳細は「総論-4-D」を参照）．

4 保険上必要な固定精度とガイドラインの理解

保険上での固定精度の制約があるのは定位放射線治療とIGRTである．直線加速器（リニアック）による頭頸部の定位放射線治療では，照射中心の固定精度は2mm以内，体幹部の定位放射線治療では照射中心の固定精度は5mm以内と定められている．頭頸部の定位放射線治療の国内の学会公認ガイドラインは存在しないが，「体幹部定位放射線治療ガイドライン」では定義の1つとして，「照射回ごとの照射中心位置のずれ（固定精度）を5mm以内に収める．照射中心の固定精度が5mm以内であることを毎回の照射時に確認する必要がある」と記されている[7]．照射中心の固定精度とは，毎回の照射時に照射中心の，治療計画時に設定した照射中心に対する再現精度のことである（図3）．これはセットアップエラーを意味しており，動きの少ない椎体などの骨格を基本とした患者体位の再現精度という理解が正しい．

「5mm」とは直線距離のことではなく，3次元の各軸方向の最大のずれが5mm以内ということである．固定精度の確認方法は電子ポータル画像装置（electronic portal imaging device：EPID）や同室CT装置などの位置照合装置が利用される．具体的に，骨格による位置照合を行う場合には，治療計画時の位置照合画像（デジタル再構成シミュレーション画像，digitally reconstructed radiography：DRR）と照射回ごとのポータル画像上での骨格のずれが5mmということであり，生理的な臓器移動による標的位置の変動は含まれていない．標的の体内移動はCTVにIMを付加した体内標的体積（ITV）で考慮するべきである．ただし，位置照合に体内留置した金属マーカーを用いる場合や同室CT装置を用いる場合には，生理的な臓器移動まで補正していることになる．さらに，「固定フレームやシェルを用いて患者の動きを固定する．または生理的呼吸運動や臓器の体内移動に同期または追跡照射を行い，治療中のずれに対しても精度管理を行うこと」が定義されている．5mmの中には照射装置の幾何学的駆動誤差も含むため，より厳しい固定精度が必要である．「体幹部定位放射線治療ガイドライン」では最初の10例の固定精度を確認することが推奨されている．

また，画像誘導放射線治療は診療報酬上で，「IGRTとは毎回の照射時に治療計画時と照射時の照射中心位置の3次元的な空間的再現性が5mm以内であることを照射室内で画像的に確認・記録して照射する治療のことである」と示されている[8]．照射時とは照射直前（inter-fractional）のことを意味しており，こちらも臓器移動を除いたセットアップエラーという理解が正しい．ただし，5mmの中には患者自身の位置誤差に加えて，照射装置と位置照合装置の両座系中心の幾何学的位置誤差も含まれる．さらに，位置照合に用いるDRRの画質や輪郭情報，位置照合結果を算出する付属の解析ソフトウェアも最終的な照射中心位置に影響する．

5 固定具の作製

頭頸部，体幹部用固定具には熱可塑性シェル，吸引式固定具，ベースプレートなど，さまざまなものが市販されている．治療時における照射中心位置の不確かさは固定具の種類によっても変化する．特に，IMRT

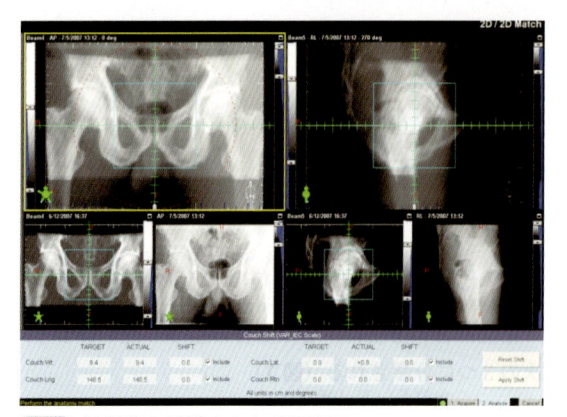

図2 骨構造を基準とした位置照合
骨盤部の放射線治療における骨照合．治療装置と一体型となったkV-X線装置を用いて正面・側面の画像を取得し（対象画像），DRR（基準画像）と比較している図．

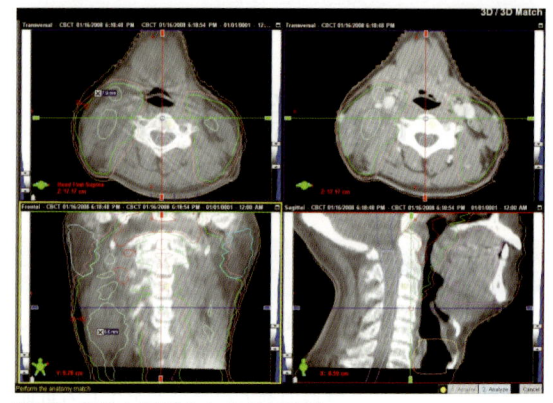

図3 標的を基準とした位置照合
頭頸部の放射線治療における標的照合．治療装置と一体型となったkV-X線装置を用いてコーンビームCT画像を取得し（対象画像），治療計画CT画像（基準画像）と比較している図．

c 標的照合

標的照合とは，治療計画CT画像などの3次元画像などを基準画像とし，治療室内でコーンビームCTや同室設置CT，超音波装置を用いた照合装置などを用いて取得した3次元のCT画像，超音波画像などを対象画像として，標的を基準として位置照合する方法である．また標的近傍に留置した金属マーカーなどを基準として，2次元X線画像などを対象画像として照合する方法もある（図3）．標的を対象として照合を実施しているため，その位置精度が高い．しかし，画像取得に時間を要する，被曝線量が増加するなどの短所も存在する．

位置照合には，さまざまな方法，さまざまな装置が使用可能であるが，それぞれ長所短所が存在する．よって，各症例に求められる位置精度や被曝線量などを考慮し，適切な位置照合を選択する．どのような照合画像を使用する場合も，画像の画素数や画像スライス厚が位置照合精度に影響を及ぼす．また，患者の呼吸などの動きにより画像にアーチファクトや歪みが生じるため，照合時に注意が必要である．

4 位置誤差の要因

さまざまな方法で位置照合が実施されるが，位置照合における位置誤差は，装置に関連する項目，患者に関連する項目の2つに分類される．

a 装置に関連する位置誤差

装置に関連する位置誤差とは，装置の幾何学的・線量的精度による位置誤差である．装置とは治療装置だけでなく，位置照合装置も含む．治療装置の精度管理項目については各種ガイドラインを参考にされたい．以下に位置照合装置の品質管理の例について述べる．

1) 位置照合装置の品質管理

位置照合装置を使用する場合，装置導入時の機械的精度の評価，その後の日々の品質管理が重要となる．特に重要なのが画像中心とアイソセンタとの一致である．アイソセンタ位置を示すマーカー（ファントム）を設置し，画像中心にそのマーカーが表示されることを日々の品質管理項目として確認する（図4）．また，近年の高精度放射線治療装置は寝台を遠隔で移動し，患者位置補正が可能となり有用であるが，その遠隔寝台移動精度の担保も必要である．

このように照合装置の位置精度を確認したうえで，照合装置の総合試験として，ファントムを用いて実際の位置照合と同様の手順で確認することが重要である．これにより，照合装置の位置精度，寝台遠隔移動精度，基準画像位置精度，位置照合ソフト精度などを包括して確認することができる．

位置照合ソフトは，①目視による位置照合，②手動による画像重ね合わせによる位置照合，③自動画像重ね合わせによる位置照合などが存在する．一般に位置照合アルゴリズムは照合対象を剛体として位置照合を行うため，人体のように多くの関節，軟組織などによって構成される非剛体を対象として位置照合を行う

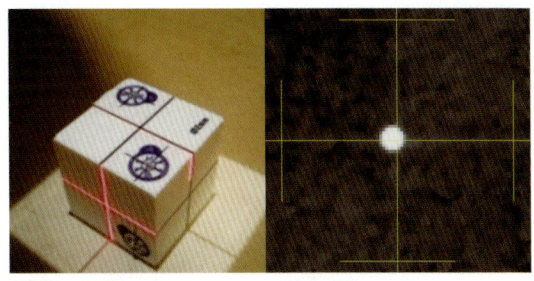

図4 画像中心とアイソセンタの一致
中心に金属球が配置されたファントムを位置決め用レーザーを基準に設置し（左図），kV-X線装置にて2次元X線画像を取得した．金属球と画像中心（画像中の十字の交点）が一致しているか確認した図．

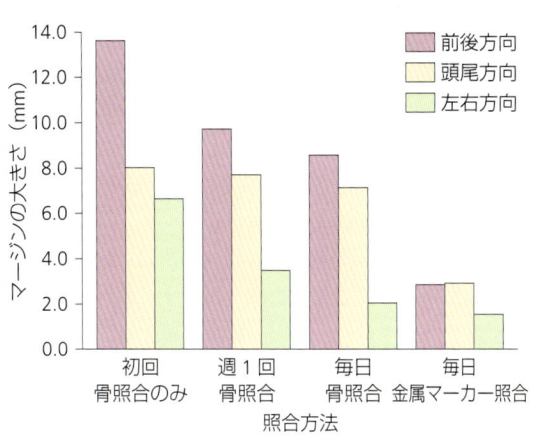

図5 位置照合方法の違いによるマージンへの影響（前立腺）（自験例）
前立腺がんへの放射線治療において蓄積した位置誤差情報から算出したマージン．算出は，Stroomら[2]の$2.0\Sigma + 0.7\sigma$を用いて算出した（Σ：systematic errorの標準偏差，σ：random errorの二乗平均平方根）．

場合，注意が必要である．患者位置合わせにおいては，従来のレーザーを用いることで，患者体位のねじれが少なくなるように位置合わせすることが求められる．また，患者体位にねじれが存在する場合は，照合をどの領域に対して実施するのか，患者体位のねじれをどのように補正するかなど施設ごとに位置照合方法を統一する必要がある．

位置照合において治療装置の位置精度管理［品質保証（quality assurance：QA）/品質管理（quality control：QC）］が重要なのは当然であるが，照合装置の精度管理（QA/QC）も同様に重要である．

b 患者に関連する位置誤差

患者に関連する位置誤差は，位置合わせ方法，固定具の種類，固定具の再現性，そして日々の位置合わせを担当する者（診療放射線技師）の技量などがある．また，患者自身に関連する前処置の実施，生理的影響，精神的影響や体調までもが位置精度に影響する．固定具作製，位置合わせ方法，前処置などは各施設でさまざまであるため，治療計画で使用するマージンは定量的に評価し決定することが望ましい．特に，高精度放射線治療の場合，各施設の根拠あるマージンの算出は重要である．通常治療とIMRTにおける位置精度の考え方の基本は同様であるが，異なるのは許容される位置精度である．

5 位置照合と治療計画

位置照合と治療計画は密接に関係している．それは，位置照合の方法，特に照合頻度，照合対象によってセットアップマージン（SM）や体内マージン（IM）

が大きく異なるためである．また，患者の固定具による固定も治療中の患者体動を抑制するために有用である．特に高精度放射線治療では，通常の放射線治療と比較して照射時間が延長するため重要となる．

高精度放射線治療では標的に付与するマージンが小さくなるように思われるが，マージンの大きさは照射方法ではなく，位置照合方法（照合頻度，照合対象など）に左右されるため，マージンの設定には注意が必要である．

例として前立腺に対する外部放射線治療における位置照合方法の違いによるマージンへの影響について**図5**に示す．

6 画像誘導放射線治療臨床導入のためのガイドライン

「画像誘導放射線治療臨床導入のためのガイドライン」[1]（以下IGRTガイドライン）は，2010年9月に，日本医学物理学会，日本放射線技術学会，日本放射線腫瘍学会の協議により各施設で画像誘導放射線治療（IGRT）を安全に臨床導入するために策定された．以下にIGRTガイドラインの要約を示すが，詳細はIGRTガイドラインを参照されたい．また，IGRTは発展途上の技術である．したがって，本ガイドラインは作成時点の知見に基づくものであり，将来の技術開発または臨床データの蓄積によりガイドラインの改訂が必要

になる場合がある．また，診療報酬の改訂により内容に変更が生じる可能性があることに注意されたい．

a IGRT の定義

IGRT の定義は，「IGRT とは 2 方向以上の 2 次元照合画像，または 3 次元照合画像に基づき，治療時の患者位置変位量を 3 次元的に計測，修正し，治療計画で決定した照射位置を可能な限り再現する照合技術を意味する」と示された．また，診療報酬上は，「IGRT とは毎回の照射時に治療計画時と照射時の照射中心位置の 3 次元的な空間的再現性が 5 mm 以内であることを照射室内で画像的に確認・記録して照射する治療のことである」とされている．IGRT 加算を算定できるのは，同照合技術が照射期間を通じて毎回の照射時に施行される放射線療法に限るものであり，そのような治療方法が必要な症例にのみ算定可能である．診療報酬上，IGRT を施行するにあたって，IGRT ガイドラインでは以下に示す機器的要件，人的要件を満たすことを推奨している．

b IGRT として認められる機器的要件

機器的要件としては，「位置照合装置が放射線照射装置と同室に設置されており，その位置照合装置は骨格，基準マーカー，臓器の輪郭をもとに患者位置変位量を計測するための照合画像を取得できるシステムであること．さらに，ソフトウェアなどを用いて基準画像と照合画像を比較し，治療寝台移動量を計測できること」となっている．

c IGRT 施行に関する施設・人的要件

厚生労働省保険局医療課長通知[3]に記載の施設基準を満たす必要がある．また，これに加え，以下の人的体制を構築することを推奨している．

1）放射線治療を専ら担当する常勤の医師

放射線治療の経験を 5 年以上有する者については，その経験のうちに「3 次元放射線治療計画装置を用いた放射線治療」の経験を 3 年以上有すること．

2）放射線治療を専ら担当する常勤の診療放射線技師

放射線治療の経験を 5 年以上有する者については，その経験のうちに「3 次元放射線治療計画装置を用いた放射線治療」の経験を 1 年以上有すること．これの職種は，業務の安全性の観点から放射線治療を専任[注1]するのではなく，専従[注2]することが望ましい．

3）放射線治療における機器の精度管理，照射計画の検証，照射補助作業等を専ら担当する者

医療機器安全管理の観点から，IGRT のスタッフとして，医師と照射に直接携わる診療放射線技師の他に，放射線治療に関する機器の精度管理などを専ら担当する[3] 1 名以上の常勤の「診療放射線技師または放射線治療品質管理士」，および 1 名以上の常勤の医学物理士がいることを推奨する．これら 2 つの職種は，業務量の観点から放射線治療に専任するのではなく，専従することが望ましく，また放射線治療の臨床現場における機器の精度管理，照射計画の検証，照射計画補助作業などの経験を 1 年以上有すること．

d IGRT 施行における物理・技術的 QA/QC

当該保険医療機関において，IGRT に関する手法と機器の精度管理に関する指針が策定されており，実際の IGRT の精度管理が当該指針に沿って行われているとともに，公開可能な実施記録と精度管理に係る記録が保存されなければならない．また，照合系座標中心と照射系座標中心の一致を担保しなければならない．具体的には，照射室レーザー照準器照準点を照射系座標中心に一致させ，次に照射室レーザー照準器を利用して，照合系座標中心を照射系座標中心に一致させる．この両座標系の幾何学的位置誤差が最小となるようなコミッショニングと QA/QC を実施する．使用する患者位置固定具や位置照合手法に依存する施設の位置照合の不確かさは治療計画で設定する計画標的体積（PTV）マージンに反映させなければならない．位置照合結果を患者ごとに管理したうえで，集積したデータを解析し，PTV マージンの再評価を定期的に行うことを推奨する．QA/QC プログラムや IGRT 実施指針に含むことが望まれる内容を下記に示す．

注1：当該療法の実施を専ら担当していることをいう．「専ら担当している」とは，担当者となっていればよいものとし，その他診療を兼任していても差し支えないものとする．ただし，その就業時間の少なくとも 5 割以上，当該療法に従事している必要があるものとする[4]．

注2：当該療法の実施日において，当該療法に専ら従事していることをいう．「専ら従事している」とは，その就業時間の少なくとも 8 割以上，当該療法に従事していることをいう[4]．

①レーザー照準器の位置精度に関する項目
②位置照合装置の位置精度に関する項目
③位置照合装置と放射線照射装置の両座標系の整合性に関する項目
④位置照合装置の機械的接触防止インターロックに関する項目
⑤位置照合装置の画質に関する項目
⑥位置照合装置の被曝線量に関する項目
⑦位置照合解析ソフトウェアに関する項目
⑧治療寝台移動の位置精度に関する項目
⑨位置照合装置と放射線治療管理システムとの通信の信頼性に関する項目

e | IGRT 施行における臨床的 QA/QC

IGRT は従来の位置照合手法と比較して、その撮影頻度や被曝線量が増加することが懸念される。そのため、患者位置照合による位置精度向上の有効性と、被曝線量の増加によるリスクを考慮して臨床使用するとともに、ALARA（as low as reasonably achievable）の原則に従うものとする。位置照合装置による被曝線量は装置使用開始前の検証対象となり、定期的な品質管理項目として実施しなければならない。

f | IGRT に関与する職種における役割

IGRT を実施するにあたり、各職種の役割について下記に示す。

1) 医 師
①放射線治療の実施に関するインフォームドコンセントに加え、IGRT を実施することの有効性とリスクについて患者に説明する。
②治療計画（治療計画用 CT 撮影も含む）を実施する前に、IGRT を実施するうえで必要な患者情報を他職種に伝達する。
③IGRT が適切に実施されているか監督する。
④IGRT の空間的精度について把握する。
⑤患者位置照合において位置変位量が許容範囲にあるか判定する。
⑥患者位置照合による被曝線量について把握し、確認する。
⑦IGRT に関する QA/QC の結果について他職種と協議、評価し、その結果を承認する。
⑧施設データに基づく適切な PTV を設定する。

2) 診療放射線技師
①位置照合装置と患者位置固定具について、それらの特性を理解して使用する。
②位置照合画像を取得する。
③位置照合結果を記録する。
④位置照合装置に不具合が生じた場合、精度管理を専ら担当する者へ報告し、協同してシステムの復帰および安全管理を実施する。

3) 精度管理等を専ら担当する者
①IGRT に関するソフトウェアおよび装置の幾何学的な精度を保証する。
②IGRT に関する品質管理プログラムを策定、実行、評価する。またその実施記録を管理する。
③位置照合装置に不具合が生じた場合、システムの復帰および安全確認の実施において、先導的役割を果たす。
④IGRT 実施のためのマニュアルを他職種と協力して策定し、遵守する。
⑤位置照合による被曝線量について評価する。
⑥患者位置照合結果から PTV マージンを計算する。
⑦位置照合装置と放射線治療管理システムとの通信の動作確認をする。

文 献

1) 日本医学物理学会ほか：画像誘導放射線治療臨床導入のためのガイドライン，2010
2) Stroom JC et al：Inclusion of geometrical uncertainties in radiotherapy treatment planning by means of coverage probability. Int J Radiat Oncol Biol Phys **43**：905-919, 1999
3) 保医発 0305 第 3 号平成 22 年 3 月 5 日
4) 健発 0329 第 4 号平成 23 年 3 月 29 日，がん診療連携拠点病院の整備に関する指針の一部改正について，厚生労働省健康局長

総論 3. 放射線物理学と放射線治療計画

F 放射線治療計画の基礎と方法

コンピュータを用いた治療計画は，それまで図表と手計算に頼っていた線量分布図作成を容易にし，実用的な精度での線量の表示を可能とした．また，1970年代後半から出現したX線CTで，体内臓器の位置，構造が得られるようになり，位置精度も向上した．治療計画に用いる画像も，X線シミュレータ画像からCTに置き換えられ，さらに一部では4次元CT（4D-CT）が使用されるようになった．

このように周辺技術が進歩し治療計画が複雑になるにしたがって，一方では既存の治療計画に関する概念におけるいくつかの欠点も浮かび上がってきた．特に人体内の臓器移動は4D-CTによっても治療計画CT時には完全には把握できず，固定法や治療時の呼吸制御，同期などの工夫を凝らしたとしても一定の曖昧さが残る．標的体積や，臓器移動などの概念は国際放射線単位測定委員会（ICRU）の一連の報告書によって定義されており，治療関連装置の進歩やより精密な治療技術の発達に伴って，既存の概念を補う形で順次改訂されてきた．X線シミュレータの時代には単純に標的体積（target volume）とされていたが，その後のCT治療計画に対応して，標的とすべき範囲とセットアップマージン（SM）などの治療時の誤差や不正確さなどを明確に区別するためにICRUレポート50[1]が定義された．さらにその増補の形でICRUレポート62[2]では臓器の動きに関する概念が明確化された．

1 体積について（図1）

a 肉眼的腫瘍体積（gross tumor volume：GTV）

明確に触れることのできる，あるいは（CTなどの画像機器で）みることのできる，明らかな腫瘍の範囲．予防的照射や摘出術後などではGTVが定義されないこともある．

b 臨床標的体積（clinical target volume：CTV）

CTVは潜在的な腫瘍の進展範囲（進展している可能性のある範囲）であって，放射線治療に先立って常に定義される最も重要な体積である．また，処方線量が違って，いくつかのCTVがあることもありうる．みえない腫瘍の周囲浸潤範囲（CTV-1）と，領域リンパ節など潜在的な転移の可能性のある範囲（CTV-2）などとされることもある．本来は，治療方法から完全に独立した概念であるが，実際には可能な照射方法，腫瘍の進展のしやすさ，患者の状態，予想される障害などを考慮して設定され，放射線腫瘍医の意図で大きく違ってくる．

治療計画装置ではGTVに一定のマージンをつけて機械的に作成することもできるが，腫瘍の進展方向や解剖学的障壁となる部分（骨，被膜，血管壁など）を考慮して，十分に検討するべきである．GTV，CTVは解剖学的な範囲であって，外からみれば人体の動き

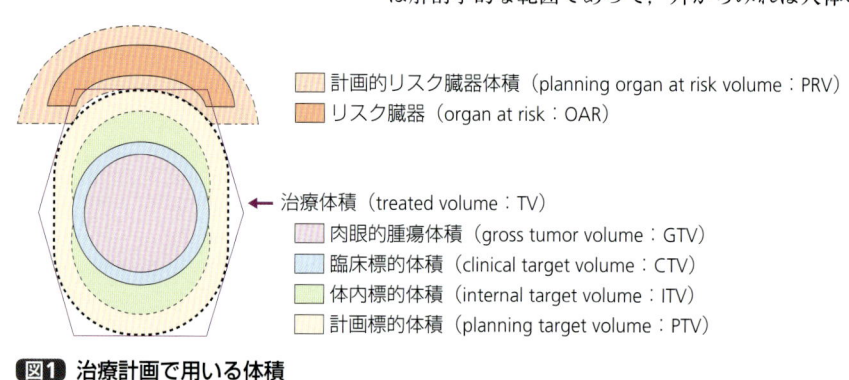

図1 治療計画で用いる体積

- 計画的リスク臓器体積（planning organ at risk volume：PRV）
- リスク臓器（organ at risk：OAR）
- 治療体積（treated volume：TV）
- 肉眼的腫瘍体積（gross tumor volume：GTV）
- 臨床標的体積（clinical target volume：CTV）
- 体内標的体積（internal target volume：ITV）
- 計画標的体積（planning target volume：PTV）

とともに移動，変形することになる．

c 体内標的体積（internal target volume：ITV）

放射線治療の際にCTVが含まれて照射されることを保証するためには，ある程度の余裕（マージン）を持たなければならない．そのうち，人体内の標的体積の動き（呼吸移動，腸管運動，膀胱充満その他の生理的な人体の動き：腫瘍の大きさや形の変化なども考慮されるべき）の部分を体内マージン（IM）と呼ぶ．CTV周囲にIMをつけた範囲がITVである．IMの大きさは腫瘍の部位によって違い，頭蓋内ではほぼゼロとしてよく，肺などでは大きい．必ずしも全方向で同じではなく，呼吸移動に関して頭尾方向に大きくとるなどする．

d 計画標的体積（planning target volume：PTV）

PTVはすべての位置的変動（患者の動き，患者セットアップの誤差，ITVを含む組織のサイズおよび形状の変動，ビームサイズおよび方向の誤差など）の影響を考慮した体積になる．ITVにSMを付加した範囲であり，GTV，CTVと違って治療装置を基準とした幾何学的な座標系での定義である．装置側からみればこの範囲に照射すればITVが含まれることが保証されることになる．IMとSMとを合わせてPTVマージンとする．これまでは，CTVに一定のマージンをつけてPTVとすることもしばしば行われているが，強度変調放射線治療（IMRT）などでは患者設定や臓器移動について，1回の照射中（intra-fraction）および毎回の照射間（inter-fraction）での幾何学的不確実性を考慮して設定すべきである．

このようにGTV，CTVにIM，SMなどのマージンを順につけてPTVとして，それに対して照射を行う方法は，IM，SMを確保しようとすると実際上は過度にPTVが大きくなることもあるが，手順として明確であり確実な照射が可能になる．

e リーフマージン（leaf margin）

多分割コリメータで照射野を設定する際には，幾何学的な半影や散乱線の影響で照射野辺縁部分の線量は低くなる．そのため，PTV外縁に一定の範囲（リーフマージン）を加えて照射野を設定する．ただし，リーフマージンの目的はPTV内の線量分布を均一にすることであり，特に多門照射では3次元線量分布を線量体積ヒストグラム（DVH）などで確認しながら，各門のリーフマージンを部分的に削ることは可能であるし，また照射体積，治療体積が過度にならないためにもリーフマージンを適度に調整すべきである．

f リスク臓器（organ at risk：OAR）

照射によってリスクを受ける可能性のある臓器である．並列臓器では臓器全体を囲む．脊髄などの直列臓器では照射体積に含まれるだけの一部を囲むだけでもよい．

g 計画的リスク臓器体積（planning organ at risk volume：PRV）

OARについてもCTV同様にIMやSMを加え，治療中の不確かさを考慮した体積であり，ORとPRVの関係はCTVとPTVの関係に相当する．すなわち，PRVはOARにIMとSMを加えたものとなる．

h 治療体積（treated volume：TV）

治療の目的のために必要な線量での（たとえば90％あるいは95％）等線量曲線に囲まれた体積のことをいう．PTVはTVに含まれることになる．多門照射で門数が増加するとPTVに対するTVの比（conformity index）が小さくなる．

i 照射体積（irradiated volume）

正常組織の耐容という面からみて有意であると考えられる線量が照射される組織の体積である．正常組織の合併症に関与する．線量に関しては一定の基準はないが，一般に低線量領域であるために多門照射で門数が増加するとむしろ照射体積は増加することがある．

j ICRU基準点と線量の記載

日常臨床での線量表記は，ある1点での線量を記載することが行われており，その点をICRU基準点として処方線量を定義する．ICRU基準点はPTVの内部に設定し，アイソセンタと一致させることが多い．

2 線量体積解析

標的体積やリスク臓器内の線量（横軸）と体積（縦軸）の関係をDVHとして表すことができる．DVHでは各体積内の3次元線量分布を2次元的な曲線に示

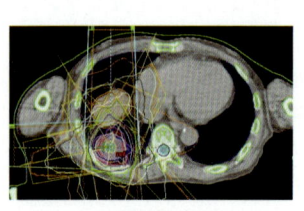

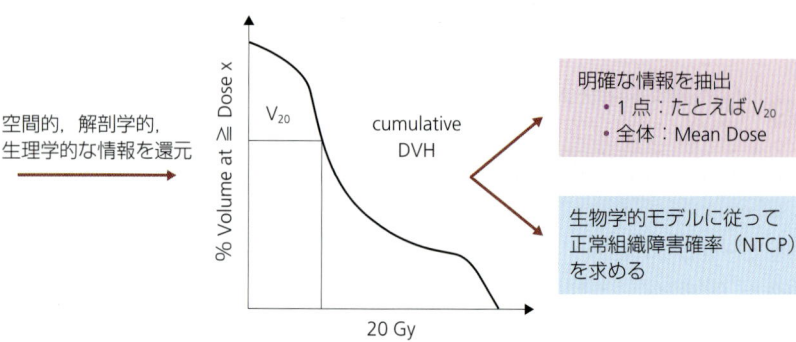

図2 3次元線量分布からの情報抽出

［Marks LB et al：Int J Radiat Oncol Biol Phys 76（3 Suppl）：S10-19, 2010 より改変］

し，さらにはある特定の体積が受ける線量という形で数値情報にまで還元することができる（**図2**）．例として，ある臓器の95％が受ける線量（D_{95}）や，一定線量（20 Gy）を受ける臓器体積の％表示（V_{20}）などがある．この単純化のために数値的な治療計画の評価，自動最適化に有効であるが，一方で臓器特有の内部構造，放射線感受性などの情報をすべて一様なものと仮定して消し去っている，という欠点もある．

3　ICRUレポート83で規定された概念

IMRTにおいては，3次元原体照射（3D-CRT）の時代のICRUレポート62までの規定では不都合が生じるようになってきた．たとえば3D-CRTではアイソセンタ（ICRU基準点）の線量で標的体積への線量をほぼ代表させることができたが，IMRTではアイソセンタに低線量域や急な線量勾配がくることもあり適切な代表値とはみなせない．また，3次元線量計算を行うことを前提に線量体積曲線より標的への処方線量を保証する形で，D_{95}（標的体積の95％の範囲が受ける線量）などが処方線量として用いられてきた．しかし，施設間で線量表記が必ずしも統一されていなかったことや，D_{95}を使用すると多くの場合，これまでの線量基準より高い標的体積線量を受け，実質的な線量増加になるなどの問題があった．

ICRUレポート83[3]では，記載線量として標的体積線量の中央値（D_{50}）を併記することを推奨している．これまでのICRU基準点による既存の記載方法との一定の継続性が得られる．また，IMRTでは最適化の結果としていわゆるリスク臓器以外の部位に高線量域が生じることがある．このようなCTVやOAR以外の領域，すなわち残余リスク体積（remaining volume at risk：RVR）に関しても予期せぬ高線量が生じないようにしなければならない．

その他，PTV，PRVを作る際に，たとえそれぞれがOARまたはCTVに重なる形で侵入していても，マージンの妥協をしないでそれぞれ独立にPTV，PRVを作成し，それぞれの線量分布をDVHなどで評価したうえで最終的な決定をすべきことなどが推奨されている．

線量-体積関係からの吸収線量の記載を推奨し，誤差の生じやすい最低線量や最高線量ではなく，それぞれD 98％，D 2％などを使用することとしている．これまでのICRUレポートは5％以内の吸収線量の正確さを求めていたが，ICRUレポート83ではそれに代わって，①緩徐な線量勾配の線量分布では標的体積の85％の吸収線量が5％以内であること，②急峻な線量勾配においては吸収線量の正確さの代わりに「一致距離」（distance to agreement）を求めること，が推奨されている．すなわち，急峻な線量分布では標的体積の85％の点で5mm以内に同じ値になる点があればよい．

4　放射線生物学的最適化について

特にIMRTの最適化の過程では，通常DVH表記での数点で，リスク臓器のX％をY Gy以内に収める，などの線量制約の表現をしている．たとえば，前立腺がんでは，前立腺全体と場合によって精嚢などが標的体積となるが，標的体積とリスク臓器の関係が常にほぼ一定であり，経験的にも線量制約をある程度明確に設定できる．しかし，肝がんや肺がんなどは，腫瘍発生母体となる肝，肺などの並列臓器内に標的体積があり，その位置関係，大きさが一定でなく，有害事象の発生確率を一律に評価できないという困難さがある．

DVH解析より，肺の場合はV_{20}[4]，平均肺線量（mean lung dose：MLD）[5]などが指標になる．また，肝ではV_{30}などで障害発生確率を予想している．これらの個々の知見を取り込んで，さらに一般的かつ定量的な障害発生予測モデルを確立していく必要がある．

腫瘍制御確率（tumor control probability：TCP）や正常組織障害発生確率（normal tissue complication probability：NTCP）[6,7]などの放射線生物学的な指標で，治療計画を数値的に評価できる．NTCPは正常組織に障害を及ぼす確率である．臓器の一部分が照射される場合にNTCPは一般により下がる（耐容線量が上昇する）が，その傾向が強いものを並列臓器と，部分照射による効果の少ないものを直列臓器という．TCPは同様に腫瘍制御ができる確率であり，NCTPとともに線量の増加によって理論的にはS状の増加をする．generalized equivalent uniform dose（gEUD）は不均等な照射がなされた場合の，全体照射との反応等価の線量を示す[8]．これにより理論的には障害予測が可能となり，IMRTの最適化には有効である．3次元線量分布の記録が得られるようになり，今後のデータの蓄積から，より正確な障害予測パラメータが得られる希望があるが，現時点ではこの理論的なモデルは十分な信頼が得られていない．最近，Quantitative Analyses of Normal Tissue Effects in the Clinic（QUANTEC）のガイドライン[9]では，16の臓器において，より具体的に定量的な障害発生確率の評価を試みている．

5 記録について

ICRUの報告では，記録に重点が置かれている．わが国でも医師と技師との間で線量評価法が異なり，互いに気付かなかったため患者死亡を含む大事故につながった例も報告されている[10]．

特にIMRTの報告に関しては，紙での記録では有用な情報を必ずしも再現することができないため，電子的な保存（の併用）が推奨される[11]．保存期間は，各患者に対する治療計画の品質管理を保証するものであるため，永久保存が望ましい．

文献

1) International Commission on Radiation Units and Measurements：Prescribing, Recording and Reporting Photon Beam Therapy, Report 50, ICRU Publications, Bethesda, 1993
2) International Commission on Radiation Units and Measurements：Prescribing, Recording and Reporting Photon Beam Therapy（Supplement to ICRU Report 50），Report 62, ICRU Publications, Bethesda, 1999
3) Report 83：Prescribing, Recording, and Reporting Photon-Beam Intensity-Modulated Radiation Therapy（IMRT），Journal of the ICRU **10**（1），2010
4) Graham MV et al：Clinical dose-volume histogram analysis for pneumonitis after 3D treatment for non-small cell lung cancer（NSCLC）．Int J Radiat Oncol Biol Phys **45**：323-329, 1999
5) Kwa SL et al：Radiation pneumonitis as a function of mean lung dose：an analysis of pooled data of 540 patients. Int J Radiat Oncol Biol Phys：**42**：1-9, 1998
6) Lyman JT：Complication probability as assessed from dose-volume histograms. Radiat Res Suppl **8**：S13-19, 1985
7) Kutcher GJ et al：Histogram reduction method for calculating complication probabilities for three-dimensional treatment planning evaluations. Int J Radiat Oncol Biol Phys **21**：137-146, 1991
8) Niemierko A：Reporting and analyzing dose distributions：a concept of equivalent uniform dose. Med Phys **24**：103-110, 1997
9) Marks LB et al：Guest editor's introduction to QUANTEC：a users guide. Int J Radiat Oncol Biol Phys **76**（3 Suppl）：S1-2, 2010
10) 医学放射線物理連絡協議会：国立弘前病院における過剰照射事故の原因及び再発防止に関する調査報告書．日放線腫瘍会誌 **16**：133-141, 2004
11) Holmes T et al：American Society of Radiation Oncology recommendations for documenting intensity-modulated radiation therapy treatments. Int J Radiat Oncol Biol Phys **74**：1311-1318, 2009

G 放射線治療の品質管理

1 放射線治療における品質管理とは

　quality assurance（QA）や quality control（QC）の用語は，もとは産業界での製品の質の精度管理のために用いられてきた．放射線診療用語[1]では，QAは「品質保証，精度保証，質的保証」，QCは「品質管理，精度管理，質的管理」と解釈されている．放射線治療においては，QAは，患者および家族に対して，患者が受ける治療に要求されるすべての医療行為と用いられる装置の質を保証するために医療側（患者の治療に直接，間接に関与する医療スタッフ）が行う体系的保証となる．QCは，患者に関わる治療行為と装置の質的精度を保証するための管理を意味する．したがって，QAを維持するための活動がQCである．また，実際の品質管理が計画どおりに実施されているか，目的とするレベルに達しているかを，独立した試験と評価を行う質的監査（quality audit）が重要となる．医用原子力技術研究振興財団が2007年より開始した「第三者的評価機関によるガラス線量計を用いた治療用照射装置の出力線量測定事業」は，直線加速器（リニアック）の線量モニタシステムの出力線量校正に対する質的監査の1つである．医療訴訟の多い欧米諸国では，厳しい規制のもとに放射線治療システムのQA/QCシステムが発足されており，放射線治療に関するガイドラインが多く出版されている．

　放射線治療における精度保証は，大別すると物理的・技術的QA，臨床的QAとなる．物理的・技術的QAは，主に装置や装備機器，治療計画装置（CT装置やコンピュータ），測定機器や固定具などが対象であり，受入試験，コミッショニングや定期的精度管理などが主なQCとなる．臨床的QAは，主に腫瘍医に関係する内容が多くを占め，治療の適応から計画，治療中および治療後の評価，経過観察に分類され，それぞれに詳細なQC項目が定められている．

　放射線治療は，他科に比較して多職種の医療スタッフがチーム医療を実施する特殊な部門である．特に物理的・技術的QAに関しては，欧米では medical physicist，radiation dosimetrist，radiation therapist が業務を分業し，責任の所在が明確になっている．わが国においては，QA/QC業務は，多くは診療放射線技師が照射業務と並行して実施しているため，業務内容が複雑かつ増加する現状においては，各業務を行う組織作りと人材の登用および責任の所在の明確化が急がれる．

2 外部照射の品質管理

　外部照射装置には，リニアック以外にもガンマナイフ，トモセラピー，ロボット型加速器などがあり，実際の品質管理はそれぞれの特性や特徴を考慮した方法で行われる．装置の品質管理の目的は，受入試験およびコミッショニングが完了した時点の線量および幾何学的性能が維持され，日本放射線腫瘍学会（JASTRO）ガイドライン[2]などで示されている許容範囲内であることを保証することにある．各試験項目の試験方法は，「外部放射線治療装置の保守管理プログラム」[3]や「外部放射線治療における保守管理マニュアル」[4]などが参考となる．これらは国際電気標準会議（International Electrotechnical Commission：IEC）[5]や米国医療物理学会（American Association of Physicists in Medicine：AAPM）[6]のレポートを参考にしており，JIS Z 4714（2001）[7]にも採用されている．

　放射線治療における物理的・技術的QA/QCの根拠となる投与線量および空間位置評価の不確かさを図1に示す[8]．投与線量の不確かさは，リニアックの線量モニタシステムの出力精度と治療計画装置の計算精度（インストールデータの測定精度にも依存する）の影響を受け，空間位置の不確かさは，リニアックの機械的精度と患者固定精度（CT撮影法の影響も含む）の影響を受けているのがわかる．したがって，リニアックの出力線量評価と機械精度，治療計画および患者固定精度に関するバランスのとれたQA/QCが重要であることがわかる．

　近年の外部照射装置は，dynamic/virtual wedge や多分割コリメータが搭載され，非対称照射野の使用が可能であり，治療法においては強度変調放射線治療（IMRT）や定位放射線治療，呼吸同期照射などの高

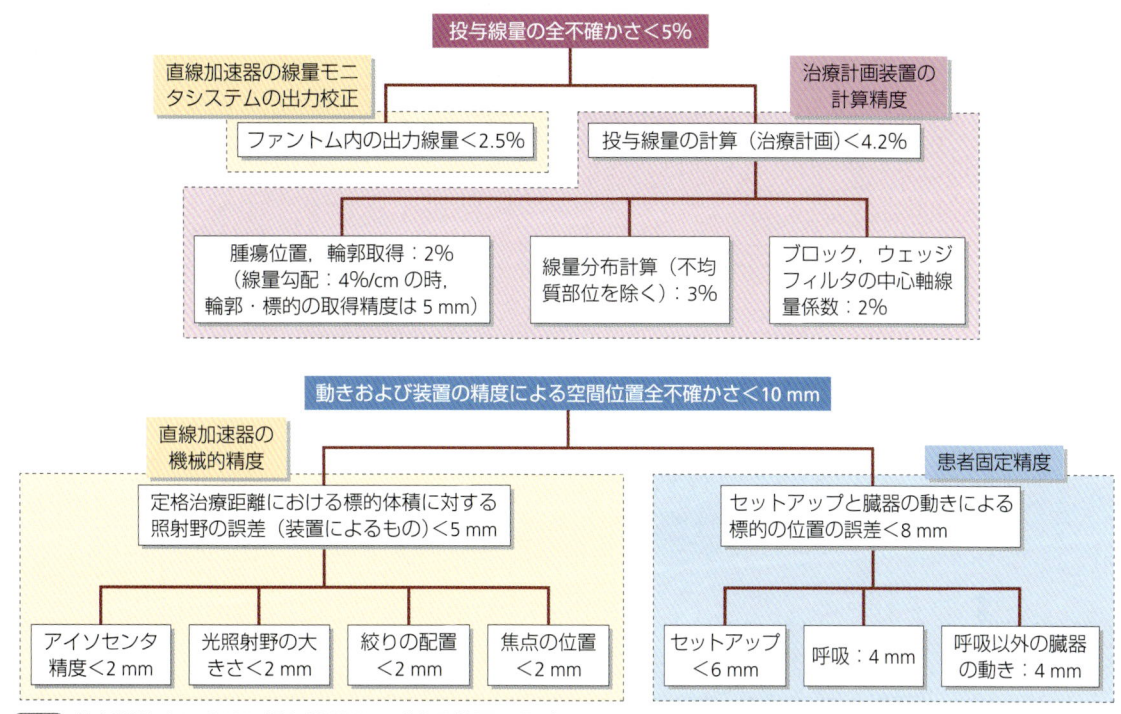

図1 放射線治療における投与線量および空間位置の不確かさ
(American Institute of Physics for American Association of Physicists in Medicine: Physical Aspects of Quality Assurance in Radiation Therapy, AAPM report13, 1994)

精度放射線治療が行われている．このような現状において，従来のQA/QCガイドラインでは対応できなくなったため，新しくQA/QCガイドラインがAAPMからTG142[9]として勧告された．TG142では，外部照射装置をIMRT非対応装置，IMRT実施装置，定位照射実施装置に分類して，線量的，幾何学的項目，安全装置，呼吸同期装置などの許容値を勧告している．その他にも，dynamic/virtual wedge，多分割コリメータ，EPID imaging，コーンビームCTのQAに関する内容も示されている．各々のQA項目は，dailyからannualまでの頻度別となっており，実施には多くの時間を費やすことになる．QA項目の実施には，各施設でQAに必要な測定機器を準備するとともに，実施可能なプログラムの計画を行い，品質管理を専門に担当する技術者が必要である．

3 放射線治療計画の品質管理

X線透視による位置決めから，X線CT画像を用いた3次元治療計画へと発展した今日では，放射線治療計画システムは放射線治療の基盤で重要な役目を担う．放射線治療計画の品質保証は，X線CT装置を含め，導入から治療開始までに関するQA/QCの他，臨床開始時の使用者に対するトレーニング，定期的QA/QCの実施など，多岐で複雑な作業となっている．

欧米諸国では，AAPMのTG40[6]，TG53[10]，ESTRO Booklet No.7[11]などが主要なガイドラインとして用いられ，治療計画におけるQAは必須の作業として行われている．また，IMRTに関するガイドラインも出版されている[12,13]．AAPM TG53は日本語訳も出版されており，日本医学物理学会では，AAPM TG53，ESTRO Booklet No.7を参考にした，国内向けに臨床現場で実施できるQAガイドラインを出版している[14]．

治療計画装置の導入から臨床までの品質管理手順を図2に示す．受入試験は，治療計画装置が仕様書どおりに動作することを確認する試験であり，ベンダー側が実施するものである．コミッショニングは，治療計画装置の基本的性能から臨床を想定した治療条件における計算結果と測定データの比較と精度評価，および治療サーバや装置制御用コンピュータへの伝達系のチェックなどを実施する検証試験である．しかし，臨床においては，コミッショニングでは行わない複雑な

総　論—3. 放射線物理学と放射線治療計画

```
┌─────────────────────────────────┐
│      治療計画装置の導入           │
│           ↓                      │
│        ┌─────────────────┐      │
│        │テストデータによる動作試験│      │
│        └─────────────────┘      │
│      受入試験                    │
└─────────────────────────────────┘
         ↓
┌─────────────────────────────────┐
│  ビームデータの測定              │
│  （PDD や OCR などのスキャンデータと OPF や WF などのノンスキャンデータ） │
│         ↓                        │
│  ビームモデリング                │
│         ↓                        │
│  ビームデータのインストール      │
│         ↓                        │
│  インストール後の入力値および計算値の確認 │
│         ↓                        │
│  コミッショニング（諸条件の計算値と測定値の検証） │
└─────────────────────────────────┘
         ↓
┌─────────────────────────────────┐
│  臨床の開始                      │
│  ┌─────────────┐                │
│  │ 定期的な検証 │                │
│  └─────────────┘                │
└─────────────────────────────────┘
```

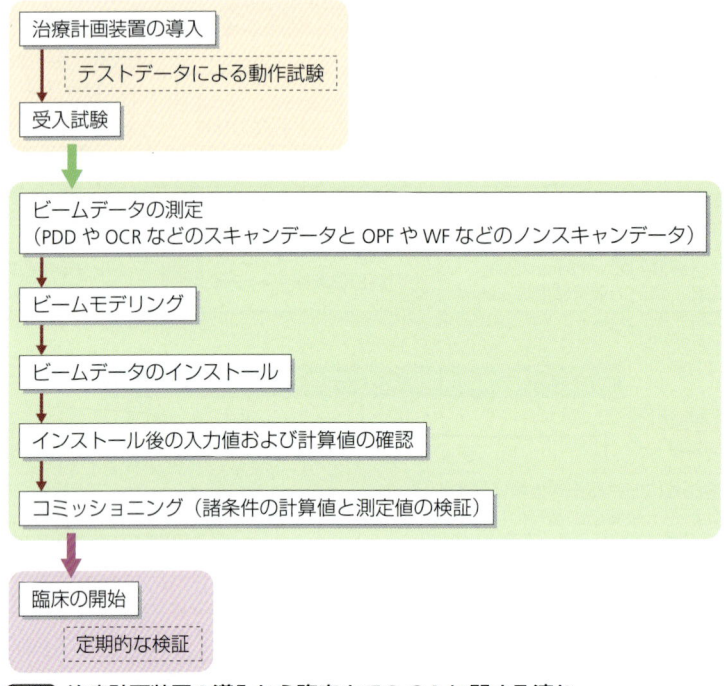

図2 治療計画装置の導入から臨床までの QA に関する流れ
PDD：深部量百分率，OCR：軸外線量比
OPF：出力係数，WF：ウェッジ係数

治療計画が作成されることもあり，治療開始までのチェック体制［各ビーム条件の整合性，モニタユニット（MU）値の独立計算や線量検証など］を整えることは，放射線治療計画の品質管理の重要なポイントとなる．

4　放射線治療におけるリスクマネジメントと品質管理

　放射線治療の品質管理は，近年の放射線治療技術のめまぐるしい発展に伴い，ハードウェアの精度管理が中心となっている．WHO が 2008 年に報告した Radiotherapy Risk Profile[15] の報告によると，1976～2007 年までの間に発生した放射線治療事故の原因の 55％ が放射線治療計画に関連し，45％ が新しいシステム導入が原因とされている．また，放射線治療事故全体の約 60％ がヒューマンエラーから発生していると報告されている．IMRT など治療計画から照射までに複雑で多くの作業過程を必要とする高精度放射線治療においては，専門知識を持った医師，診療放射線技師，医学物理士，看護師によるチーム医療となるため，事故を未然に防ぐためのリスクマネジメント（危機管理）は品質管理の重要な位置を占める．

　事故などの事象における分類とその分析を実施するうえで重要なのは，リスクマネジメントにおける用語とその定義である．厚生労働省医療安全対策検討会議資料[16] では，医療事故防止に関する基本的な用語を解説している（表1）．これらの用語は，国内の医療施設において一般的に用いられているものである．国際的には国際原子力機関（International Atomic Energy Agency：IAEA）[17]，WHO[15]，英国放射線学会（British Institute of Radiology：BIR）[18] なども用語の定義を示しているが，インシデント，アクシデントの定義の意味合いが諸外国で異なる場合もある．後に行うリスクプロファイルの分析および品質管理のための改善を考慮した場合，各用語の定義とともに明確な分類が必要となってくる．

　放射線治療における医療事故で認識しておくべきことは，発生した事故の発見はすぐにわかるものでなく，数日後から数年後に現れるということである．また，多くの職種や人による作業手順の中や，治療計画装置の入力データの誤り，照射装置の線量モニタシステムの不具合など，系統誤差が原因の場合には，多数の患者に影響を及ぼすことになる．WHO 報告[15] で

G. 放射線治療の品質管理

表1 医療事故防止に関する基本的用語について

医療事故（アクシデント）	医療に関わる場所で，医療の全過程において発生する人身事故一切を包含する言葉
医療過誤	医療の過程において医療従事者が当然払うべき業務上の注意義務を怠り，これによって患者に障害を及ぼした場合をいう
インシデント	事故（アクシデント）に対応する言葉としてインシデントという言葉が用いられる．「患者に害を及ぼすことはなかったが，日常診療の現場で"ヒヤリ"あるいは"ハッ"とした経験」と定義している．
エラー	人間の行為が，(1) 行為者自身が意図したものでない場合，(2) 規則に照らして望ましくない場合，(3) 第三者からみて望ましくない場合，(4) 客観的期待水準を満足しない場合などに，その行為を「エラー」と定義する．
誤認	エラーの一形態であり，実際に存在しないものを認識したり，存在するものを正しく認識できないことをいう．すなわち，言語の聞き間違い，文字・表示の読み違い，機器のデータの読み違い，手慣れた業務における勘違い，患者に対する認識違いなどが誤認にあたる．

（厚生労働省 医療安全対策検討会議：リスクマネジメントマニュアル作成指針，厚生労働省ホームページ）

は，放射線治療において患者に被害を及ぼした事故の中で，治療計画に関連するものが55％，装置，機器のコミッショニングに関するものが25％と全体の80％を占める．医学放射線物理連絡協議会の国内における放射線治療事故報告においても同じ傾向がみられる．したがって，放射線治療施設においては，治療計画装置の入力データ（スキャンデータおよびノンスキャンデータ）の見直しと外部照射装置とのコミッショニングが事故防止のポイントとなる．しかし，近年の3次元原体照射法による複雑な照射法が多く用いられる臨床では，コミッショニングによるチェックでは限界があるため，MUの独立計算や定期的な線量分布検証を取り入れた検証システムを構築しなければならない．

文献

1) 日本放射線腫瘍学会用語委員会：JASTRO放射線治療用語集，第2版，2007
2) 日本放射線腫瘍学会QA委員会：外部放射線治療におけるQuality Assuranceシステムガイドライン．日放線腫瘍会誌 **11**：1-111, 2000
3) 日本放射線腫瘍学会研究調査会委員会（編）：外部放射線治療装置の保守管理プログラム，通商産業研究社，東京，1992
4) 放射線治療分科会（編）：外部放射線治療における保守管理マニュアル，日本放射線技術学会，2003
5) IEC 60976, Medical electrical equipment-Medical electron accelerator-Functional performance characteristics, 1989
6) Kucher GJ et al：Comprehensive QA for radiation oncology：report of AAPM Radiation Therapy Committee Task Group 40. Med Phys **21**：581-618, 1994
7) 医用電子加速装置—性能特性 JIS Z 4714, 2001
8) American Institute of Physics for American Association of Physicists in Medicine：Physical Aspects of Quality Assurance in Radiation Therapy, AAPM report13, American Institute of Physics, New York, 1994
9) Klein EE et al：Task Group 142 report：quality assurance of medical accerelators. Med Phys **36**：4197-4212, 2009
10) Fraass B et al：American Association of Physicists in Medicine Radiation Therapy Committee Task Group 53：quality assurance for clinical radiotherapy treatment planning. Med Phys **25**：1773-1829, 1998
11) Quality Assurance of Treatment Planning Systems Practical Example for non-IMRT Photon Beams, ESTRO Booklet No.7, ESTRO, 2004
12) Ezzell GA et al：IMRT commissioning：multiple institution planning and dosimetry comparisons, a report from AAPM Task Group 119. Med Phys **36**：5359-5373, 2009
13) Guidelines for the Verification of IMRT, ESTRO Booklet No.9, ESTRO, 2008
14) 西尾禎治ほか：X線治療計画システムに関するQAガイドライン．医物理 **27**：74, 2008
15) World Health Organization：Radiotherapy Risk Profile, WHO Press, Geneva, 2008
16) 厚生労働省 医療安全対策検討会議：リスマネジメントマニュアル作成指針，厚生労働省ホームページ
17) International Atomic Energy Agency：IAEA Safety Glossary：Terminology Used in Nuclear Safety and Radiation Protection 2007 Edition, International Atomic Energy Agency, Vienna, 2007
18) British Institute of Radiology：Toward Safer Radiotherapy, Royal College of Radiologist, London, 2007

総論 3. 放射線物理学と放射線治療計画

H 高エネルギーX線発生装置，放射線治療計画装置

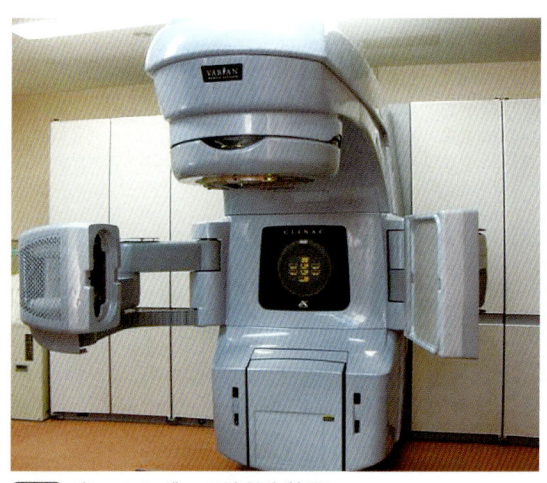

1 高エネルギーX線発生装置

　高エネルギーX線発生装置は，コバルト-60（^{60}Co）（平均エネルギー1.3 MeV）に比べて，ターゲットから発生するX線のエネルギーが高くビルドアップまでの距離が深いことから，急性期放射線皮膚炎を低減することができる利点を持つ．また粒子線施設に比べれば設備費用も比較的安価であることから，世界的にも標準的な放射線治療として広く普及している．日本放射線腫瘍学会（JASTRO）が実施している構造調査によると，わが国では，2009年時点で高エネルギーX線発生装置の保有台数は816台にのぼり，その台数も放射線治療の需要率の増加とともに年々増加傾向にある．また，近年では，図1に示すように，強度変調放射線治療（IMRT）や画像誘導放射線治療（IGRT）などの高精度放射線治療が可能な装置も広く利用されている．

a 高エネルギーX線発生装置の原理

　高エネルギーX線発生装置の根幹部には電子銃と呼ばれる放射線を発生させる源がある．そこでは高温に熱せられたフィラメントがあり，そこから自由電子が外部に放出される．放出された電子を加速管へと導くため，グリッド電圧と呼ばれる電圧が印加されている．電子は加速管へと続き，ここでクライストロンにより伝播された高周波により至適エネルギーまで加速される．この加速管は，空気による電子の減弱や散乱を避けるために，常時真空ポンプにより真空状態を保っている．その後，加速された電子は偏向電磁石により，磁力の力で270°進行方向を変化させ，ターゲットと呼ばれるタングステンの物質に正面衝突する．ターゲット直前の電子は，ほぼ公称エネルギーに相当する単色の運動エネルギーを持ち，空間的なビームの広がりも数mmに相当する．加速された電子がターゲットに衝突することにより，急な減速が生じ電子から制動放射が発生する．この制動放射が治療で用いるX線になる．ターゲットの素材は，制動X線が生じやすいように原子番号が高い物質であるタングステンが用いられる．しかし10 MeV以上のX線が生じた場合には，光核反応によりタングステンから中性子が発生する．これを防ぐために，タングステンよりも原子番号が低い銅などもターゲットの材料に用いられている．ターゲットから放出されるX線のエネルギー分布については，電子のエネルギー以上のエネルギーを持つX線は生じず，最大エネルギーをほぼ公称エネルギーとした連続的なエネルギー分布となる．

　ガントリヘッドには，照射野形状を決定するためのコリメータ（ジョウ）や多分割（マルチリーフ）コリメータなどが搭載されているが，配置や材料，駆動方法などはメーカーごとで異なる．しかしいずれの装置も，照射野外の漏洩線量を防ぐためさまざまな工夫がなされている．たとえば，多くの装置でリーフ間はタングアンドグルーブ構造となっており，リーフ間の漏洩線量を効果的に減らしている．

　一般的な線量プロファイルに関して，中心線量を100%とした時の50%線量を示す位置は，照射野エッジに対応する．照射野内であればどの領域も100%線量を示すわけではなく，照射野エッジ付近では線量の落ち込みが生じる．したがって，標的に対して線量を十分にカバーするためには，ポートマージンとして5〜

図1 高エネルギーX線発生装置

（国立がん研究センター中央病院）

7mmの設定が必要になる．また照射野エッジ付近においては，20％と80％線量で挟まれる領域，通称「半影（ペナンブラ）」と呼ばれる領域があり，半影が照射野サイズによって変化しないように，コリメータの形状や駆動法などが工夫されている．照射野外においては，ガントリヘッド，患者体内からの散乱線の寄与，またコリメータを透過するX線の寄与により，線量は0％を示さない．

b 高エネルギー発生装置の精度管理

高エネルギー発生装置の経時的な変化・誤作動・故障を未然に検出するためには，組織的な体制のもとで実施される，継続した精度管理が必要不可欠である．たとえば，ガントリの自重による回転中心の偏位や線量プロファイルの平坦度・対称性の劣化などは，長期的な期間中に徐々に変化が生じる．これらを検出するためには，長期的に継続可能な精度管理が必須である．そのためには，継続可能であることを優先的に考えた精度管理プログラムを策定し，複雑な検証法は避ける必要がある．また，特定の職種，特定のスタッフに負担がかからないように配慮する必要もある．

高エネルギー発生装置の精度管理の詳細については，JASTROより発刊されている「外部放射線治療装置の保守管理プログラム」で報告されている[1]．また2009年には，米国医学物理学会においてタスクグループレポート142[2]が報告され，検証項目が照射技術別に整理された，より自施設の精度管理の策定につながる内容でまとめられている．

精度管理を行う際には，線量的，幾何学的，安全性，呼吸同期管理の4つの視点から項目が分類できる．頻度に関しては，日常の精度管理，月ごとの精度管理，半年・年ごとの精度管理に分類でき，それぞれが独立した分析を行うのではなく，それぞれの結果を相補的に評価し，装置の状態を把握する必要がある．一般的に，日常の精度管理は，患者へ与える影響が大きい項目が主であるが，日々の実施が伴うため効率を重視した簡易的な方法が採用される．月ごとの精度管理は，日常の精度管理に比べより精度の高い検証法を実施し，日常の精度管理の結果に対して評価できる検証法を行う．年ごとの精度管理は，ビームプロファイルの平坦度，対称性や線質の変化など，長期間にわたり生じる変化について検出することを目的とする．たとえば，治療計画装置に登録するビームデータ取得と同じ条件で測定し，変化がないことを確認する．結果によっては，ビームデータの再測定・再登録，そしてビームモデリングが必要になる場合がある．

精度管理を行う際の重要な点は，実際の装置のアイソセンタ位置を把握することである．理想の状態は，ガントリやコリメータ，寝台の回転中心がある1点を交わり，レーザーの位置もその回転中心を指示していることである．通常はそのような理想の状態はなく，ある空間的な領域内に，それぞれの回転座標系の回転中心が存在する．それぞれの回転座標系の回転中心の確認法としては，一般的にはフィルムなどを用いたスターショット法が挙げられる．

2 放射線治療計画装置

従来の放射線治療計画は主にX線フィルムやX線シミュレータで取得した2次元画像を用いて骨構造などを参考にし，放射線腫瘍医が照射する領域と照射野の形状を設定し，手計算により照射モニタユニット（MU）値を算出し治療が行われていた．しかし1971年に，X線の透過率の差を利用したCTが開発され，コンピュータの発展とともに放射線治療の医療現場においても日常的に利用されるようになった．その結果，今日では多くの医療用の治療計画装置で，CT画像を用いた治療計画が可能であり，ビーム方向像（beam's eye view）やCT画像上に表示された線量分布を用いて，重要臓器を避けた最適な方向から標的へ照射することが可能となった．

治療計画装置を臨床導入するためには，線量計算を行うためのビームデータ測定が必要になる．測定データには大別すると2種類あり，深部量百分率（PDD）や軸外線量比（OCR）などのスキャンデータ（**図2a**）と，出力係数やウェッジ係数などのノンスキャンデータ（**図2b**）がある．また多分割コリメータの透過率やリーフのギャップ幅などIMRT特有の測定項目も存在する．一般的にスキャンデータは3次元走査式水ファントムを用いて取得するが，ビームデータの種類や測定方法はメーカーごとで異なり，適切な測定法で取得されなければならない．得られたビームデータは，計算MU値や線量分布を決定するもとである線量計算アルゴリズムの構築を行う際に用いられるため，厳重に確認を行ったうえでビームデータを治療計画装置に登録する．わが国においては，このビームデータの測定ミスが原因で発生した放射線照射事故が多数報告されている[3]．特に治療計画装置登録後には

総論 3. 放射線物理学と放射線治療計画

I 粒子線治療装置——1）陽子線

近年の半導体，機械，コンピュータ，ソフトといった技術は急速な進歩を遂げ，それらの進歩に伴い，放射線を腫瘍に集中させる照射が可能となり，放射線治療も高精度化の方向へ進んでいる．光子線は電荷を持たないため，体内の深部へ進むにつれて指数関数的に光子数が減少してしまう．そのため，X線治療では，複数の照射方向から腫瘍形状に沿って照射野および強度変調をコンピュータで最適化計算し，腫瘍に線量を集中させる強度変調放射線治療（IMRT）[1,2]が普及している．しかし，X線では腫瘍に対する線量集中性に限界があり，さらに腫瘍への線量集中を可能とする陽子線や重粒子線といった高エネルギー荷電粒子線治療法が提案された[3]．米国のローレンスバークレー国立研究所（Lawrence Berkeley National Laboratory：LBNL）では，シンクロサイクロトロン加速器から供給される340 MeVの陽子線を用いた動物実験の実施後，1954年から陽子線治療の臨床研究を開始した[4]．1957年にHeビームで，1975〜1992年までC，Ne，Si，Arビームで433名の患者の治療を実施した[5,6]．

世界において，研究施設も含め粒子線治療を実施している施設数は27施設（陽子線：24，炭素イオン線：2，陽子線と炭素イオン線：1）あるが，2000年以降に治療を開始した施設数は11施設（陽子線：10，陽子線と炭素イオン線：1）にのぼり[7]，ここ数年の治療技術の発展による施設数の増加は目覚ましいものがある．その施設の普及率は，陽子線治療のほうが圧倒的に高い数値となっており，陽子線治療への需要の高さがうかがえる．国内では，2011年現在，国立がん研究センター東病院，筑波大学陽子線医学利用研究センター，静岡県立静岡がんセンター，兵庫県立粒子線医療センター，若狭湾エネルギー研究センター，南東北がん陽子線治療センター，福井県立病院陽子線がん治療センター，財団法人メディポリス医学研究財団（鹿児島県指宿市）で陽子線治療が行われている．また，名古屋市，長野県松本市の相澤病院，北海道大学では陽子線治療施設の建設が決まっている．

1 陽子線の特性

正の一荷の電荷量を持つ陽子核をビームとする陽子線は，厚みのある物質に照射した時，主に物質中とのクーロン力による電離作用により運動エネルギーを損失する．その運動エネルギーの損失は阻止能と呼ばれ，運動エネルギーの大きさに反比例する関係を持つ．物質へ照射された陽子線は深部へ進むにつれて運動エネルギーを損失し，物質中で陽子線が停止する寸前の場所で非常に大きなエネルギーを損失する．その結果，停止寸前の場所にBraggピークと呼ばれる高い線量領域が形成される．陽子線の照射位置および入射運動エネルギーを調整して腫瘍部分にBraggピークを集中させることで，陽子線治療を実現させている．図1は陽子線治療と一般的な放射線がん治療（X線利用）における深部方向の線量分布特性である．陽子線治療は腫瘍に線量を集中させ，腫瘍部以外の線量投与を極力抑えることが可能である．

2 陽子線治療装置

陽子線治療において，患者体内で30 cm深の腫瘍まで治療照射をできるようにするには，陽子核を220 MeV

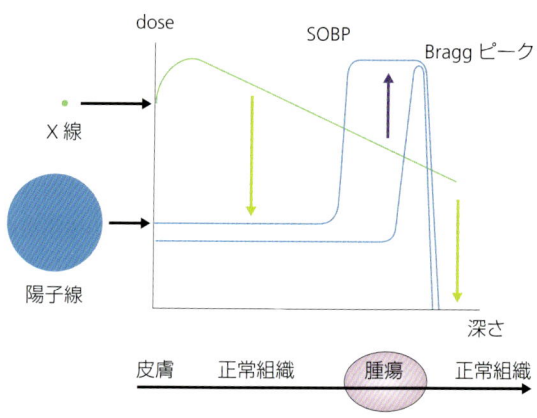

図1 陽子線治療とX線治療における深部方向の線量分布特性

SOBP：spread out Bragg peak（拡大Braggピーク）

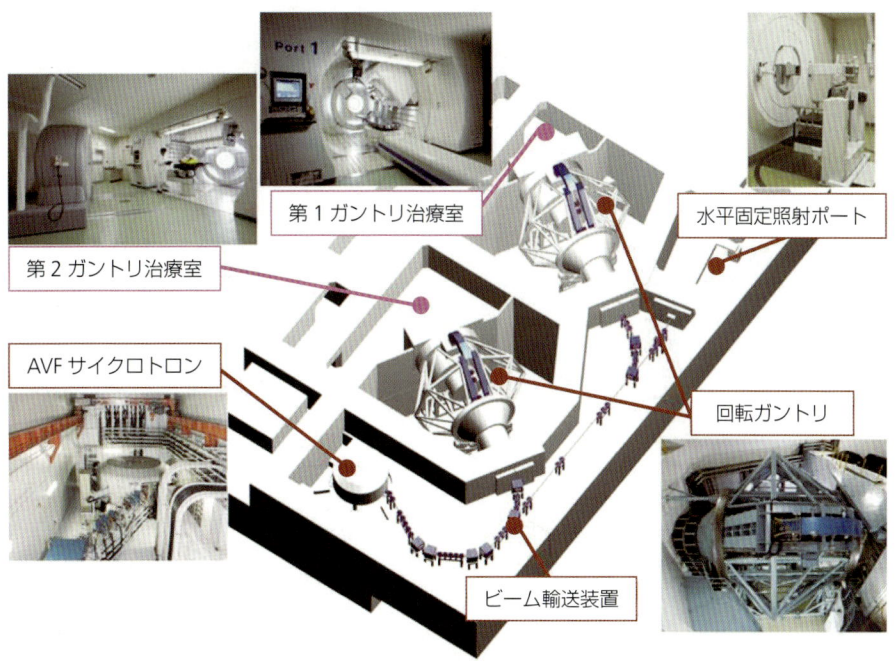

図2 国立がん研究センター東病院の陽子線治療装置

程度の運動エネルギーまで加速する必要がある．そのため，加速器，照射システムなど，すべてにおいてX線治療装置より大掛かりな装置が必要となる．施設規模としては，中規模の基礎物理実験研究所ぐらいの大きさとなり，40×50 mほどの大きさとなる．陽子線治療装置の構成は，加速器装置，照射装置，治療計画装置に大別することができる．その例として，**図2**に国立がん研究センター東病院の陽子線治療施設を示す[8,9]．

3 加速器装置

現在の陽子線治療で利用される加速器は，サイクロトロン加速器とシンクロトロン加速器の2種類に大別され，それぞれビーム強度・構造やエネルギー可変方式に特徴を持つ．国立がん研究センター東病院の陽子線治療装置では，常伝導AVF（azimuthally varying field）サイクロトロン加速器を採用している．この常伝導AVFサイクロトロン加速器は陽子核を235 MeVまで加速することができる医療用加速器で，少ないビーム調整で簡単にビームを加速し引き出すことができる．加速器からの引き出し（出口直後）ビーム強度は300 nAである．加速器の外観は直径4 mほどの大きさで，陽子核を235 MeVのエネルギーまで加速することができるAVFサイクロトロン加速器としては非常に小型である．加速器から出てくる陽子線は235 MeVの固定エネルギーのため，これを治療に適したエネルギーに調整する必要がある．加速器から出たビームライン上の間近に，グラファイト製のエネルギー吸収体を用いることで110 MeV，150 MeV，190 MeVおよび235 MeVの計4種類のエネルギーを供給することができる．また，エネルギー吸収体の下流直後にビーム・コリメータを設置し，それより下流のビーム輸送の光学系を決めている．途中，偏向電磁石の下流にビームスリットを設置し陽子線の運動量幅を狭めることで，エネルギー精度の高い陽子線を治療へ供給できるようになっている．

4 照射装置

陽子線治療の照射システムはX線治療の場合と異なり，3次元（照射野方向および深部方向）的な均一線量分布の形成が必要であり，そのため照射ノズルに数多くの照射野形成装置や線量モニタ系が設置されている（**図3**）．照射野内の均一線量分布形成には，1対の偏向電磁石を利用するWobbler法や，大きくビームを広げるために鉛の散乱体を組み合わせた二重散乱体法がある．Wobbler法は1対の垂直方向および水平

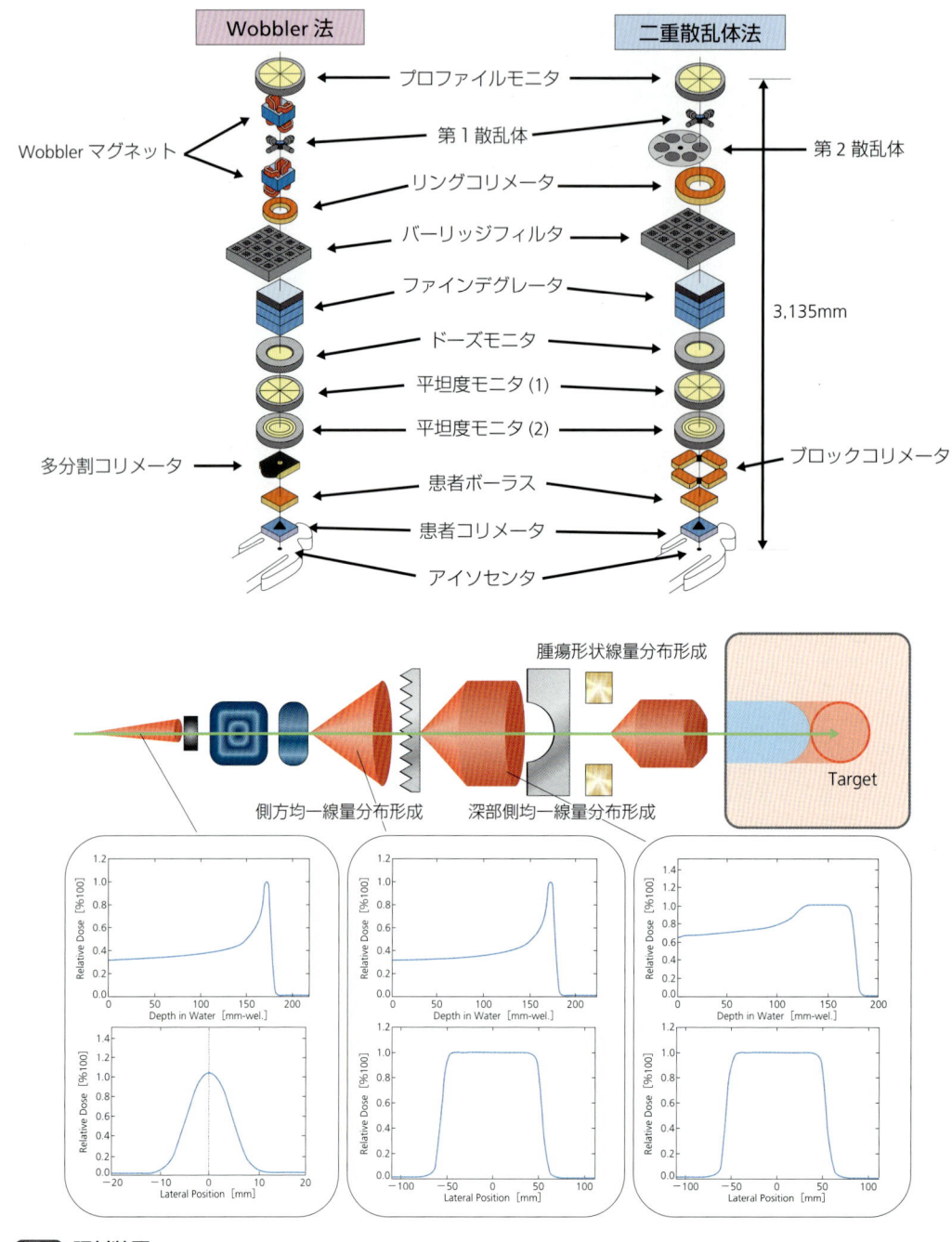

図3 照射装置
Wobbler法（左上），二重散乱体法（右上）における照射機器レイアウトおよび照射野形成法の概念図（下）．

方向への偏向電磁石によってビームを円形に走査し形成したドーナツ形状のビームを散乱体で大きく散乱させることで均一な線量の照射野を形成する方法である．二重散乱体は第一散乱体でビームを広いガウス分布に拡大させ，その下流に設置された第二散乱体によりさらにビーム中心部分を大きく散乱させて均一な線量分布を持つ照射野を形成する方法である[10]．深部方向においては，アルミ製で楔形状のエネルギー吸収体（リッジフィルタ）を利用するなどして，鋭いBraggピークを深部方向にシフトさせて重ね合わせること

で，腫瘍の厚さに応じた均一なSOBP（spread out Bragg peak，拡大Braggピーク）線量分布を形成する[10]．なお，海外ではリッジフィルタの代わりに勾配を持つ吸収体を回転させて利用するレンジモジュレータによりSOBPを形成するシステムを採用している施設が多い．また，3次元的な均一線量分布形状を持つ陽子線をさらに患者別・照射門別に製作した患者ボーラス・コリメータを利用することによって，腫瘍の形状・大きさ・位置に適した陽子線の線量分布を患者個別に整形して治療照射を実施する．陽子線照射装置では回転ガントリ装置を採用している場合が多い．患者を動かさずに，照射ノズルが患者の周りを回転することで，あらゆる方向から陽子線照射を可能とするシステムである．装置は直径10 m，重量150～300 tほどの可動式大構造物となる．

患者治療台は6軸駆動が可能な寝台が利用され，回転ガントリとの併用によりノンコプラナー照射（体軸垂直面以外の方向からの照射）を容易に行うことができる．また，レーザー変位計などを利用して腹部の動きを観測することで呼吸同期に対応したビーム照射も可能である．患者位置（腫瘍位置）決めは，照射の状態でX線透視画像を治療ごとに撮影し，リファレンス透視画像とサブトラクションすることで行っている．

5　治療計画装置

陽子線治療計画装置は，計画用に撮影されたCT画像を取り込み，画像表示，腫瘍や重要臓器の抽出，陽子線の照射計画，線量計算などが実施できる機能を備えたものである．また，その治療計画装置を稼働させ運用するには，水ファントムによって実測で得られた線量分布データなど，数多くの物理データを入力しておく必要がある．なお，最近ではX線治療計画装置開発メーカーが陽子線治療計画装置を開発し販売しているが，各陽子線治療施設で開発されたオリジナルの治療計画装置を利用しているところもいくつかある．

治療計画の実施においては，CT画像が持つCT値を相対水等価長へ換算し，患者体表面から腫瘍のある深部までの距離を水等価長として算出する．それによって，患者および照射門ごとに，必要とされる患者への最大入射エネルギー，腫瘍の水等価表記での厚み，患者ボーラスの形状が決定される．陽子線の線量分布計算のアルゴリズムは，大別すると3種類である．1つめは最も古典的な手法であるレイトレーシング法，2つめは，現在の陽子線の線量計算アルゴリズムの主流となっているペンシルビーム法，最後にモンテカルロ法である．また，物理的な吸収線量に対する放射線生物学的効果比（RBE）を考慮した臨床的な吸収線量を扱う必要がある．陽子線の場合，RBEはどの深部位置でも1.1の一定値を利用することが国家標準とされている．患者ごとの腫瘍にビームを集中させた照射を実施するため，計画されたビーム照射条件に対応する照射機器パラメータを決定し，実際の照射においてその機器の制御を行う．**図4**は治療計画装置上の表示画像の例である．

6　高精度陽子線治療への取り組み

高い線量集中性を示す物理特性を持っている陽子線治療が，国内外の医療へ本格導入されてから10年ほどの歳月が経過している．しかし，近年まで高精度陽子線治療の飛躍的進歩はなく，当時の陽子線照射技術をそのまま利用した治療の時代が続いてきた．この陽子線が持つ物理特性を最大限に引き出し，高精度陽子線治療を実現するためには，腫瘍へ的確に陽子線を照射するための統合された3つの先端技術（①最先端照射技術，②最先端シミュレーション技術，③最先端位置確認技術）の研究開発に取り組む必要がある．ここでは，国立がん研究センター東病院での取り組み例を示す．

先端照射技術においては，回転ガントリ照射室で陽子線スキャニング照射法とWobbler法を用いたパッシブ照射法の双方を同じ治療ポートで実現する多目的照射ノズル装置を開発した．陽子線スキャニング照射法は陽子線を細いペンシルビーム形状のビームに整形し，偏向電磁石で高速にビームを走査する照射法であり，腫瘍に対する線量集中性をさらに向上できる．また，腫瘍内を均一に照射することを基本とする陽子線スキャニング照射法を発展させることで，強度変調陽子線治療（intensity-modulation proton therapy：IMPT）が実現可能となる．**図5**はIMPTよって，3方向からの陽子線スキャニング照射によって，合算された線量分布が"NCC KASHIWA"となるように実験した結果である．

最先端シミュレーション技術においては，筆者の施設で開発した陽子線治療計画装置，それに搭載し臨床で実用しているクーロン多重散乱効果を考慮したペンシルビーム線量計算アルゴリズム（pencil beam algo-

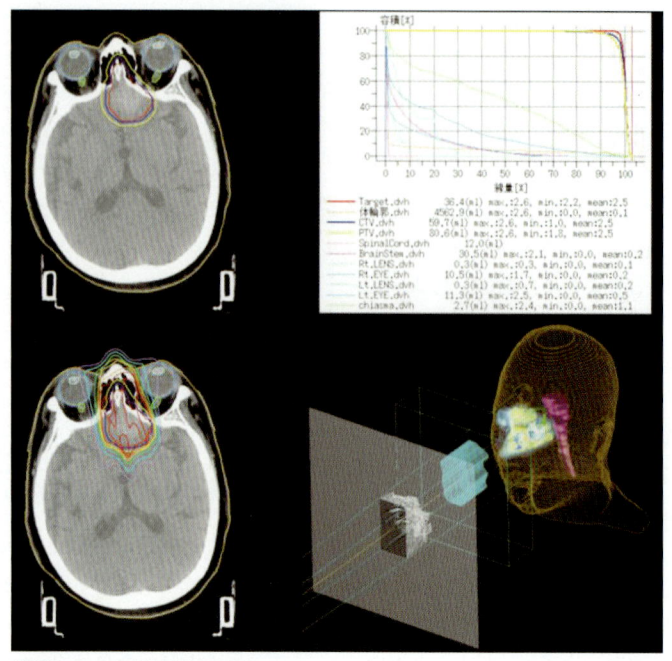

図4 陽子線治療計画画像
CT画像上のROI情報（左上），2次元線量分布（左下），DVH（右上）および3次元線量分布（右下）．
ROI：関心領域，DVH：線量体積ヒストグラム

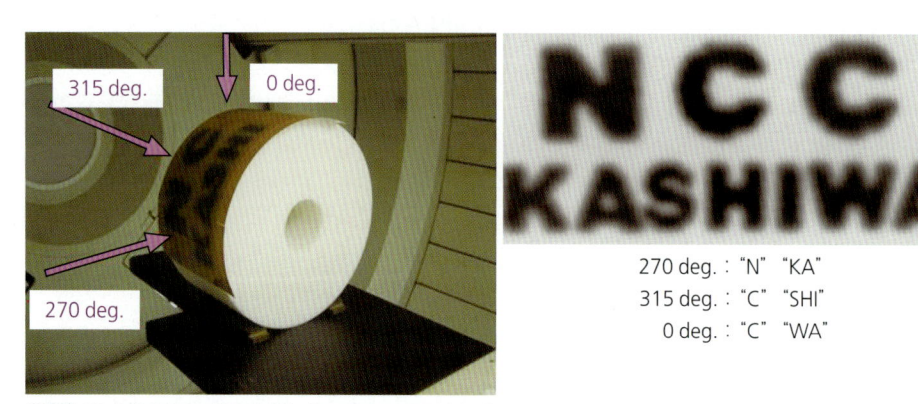

270 deg.：" N " " KA "
315 deg.：" C " " SHI "
0 deg.：" C " " WA "

図5 強度変調陽子線照射法（IMPT）の照射実験風景と結果
"NCC KASHIWA" の文字を3方向からの陽子線で照射した．

rithm：PBA)[11-16] を研究開発してきた．さらにシミュレーション精度を向上させるために，新規に陽子線治療計画装置およびPBAを発展させた線量計算アルゴリズム[17]や確率統計的手法によるモンテカルロ計算法の1つであるGEANT4[18,19]の研究開発を実施している．

最先端位置確認技術においては，腫瘍の位置を正確に把握するために，陽子線治療室内に任意の駆動が可能な多軸ロボット制御寝台，自走式CT装置およびフラットパネル検出器を用いた2軸透視画像装置との複合システムを開発した（図6）．また，陽子線照射によって，入射陽子核と患者体内の照射領域内で起こる標的原子核破砕反応より生成されるさまざまな種類の原子核の中でポジトロンを放出する不安定核，すなわちポジトロン放出核を情報因子とし，その情報量から陽子線治療において実際に照射された領域を可視化することで腫瘍への的確な陽子線照射を実施する研究も進んでいる[20,21]．

I. 粒子線治療装置―1）陽子線

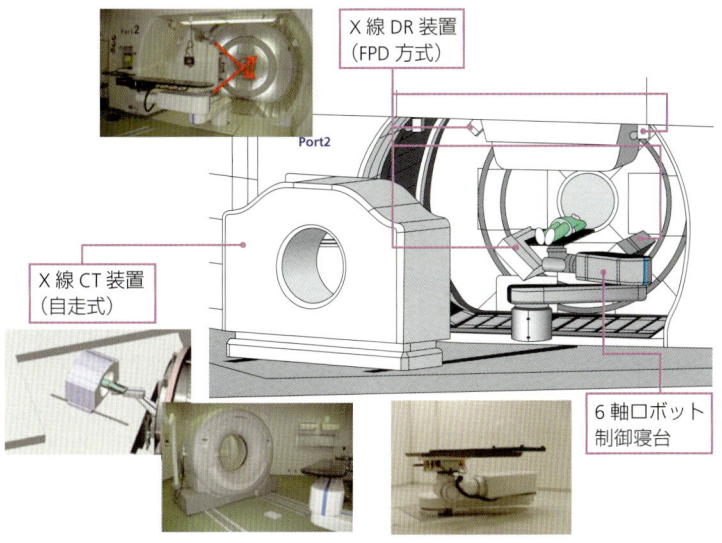

図6 陽子線回転ガントリ照射室内に設置した多軸ロボット制御寝台，自走式CT装置およびフラットパネル検出器を用いた2軸透視画像装置との複合装置

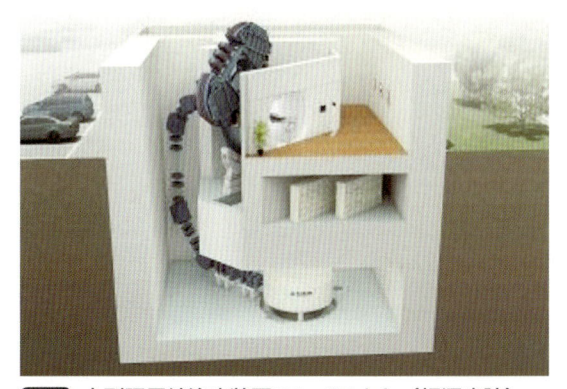

図7 小型陽子線治療装置のレイアウト（相澤病院）

7 小型陽子線治療装置の開発

近年，最新技術を導入した装置開発やこれまでの経験を活かした装置開発によって，陽子線治療装置および施設は急速に小型化・低コスト化へ進んでいる．その例として，**図7**は長野県松本市の相澤病院で導入が決まった陽子線治療装置のレイアウトであり，20 m×20 m×20 m（高さ）ほどの空間に装置を収めることが可能である．回転ガントリ装置の長軸（回転軸）の長さを半分に短縮し，ビーム輸送系の見直しにより輸送ポートを短くすることで実現させている．陽子線治療装置の心臓部である加速器に対しては，一切の変更を実施せず，治療で利用できるエネルギーと強度の陽子線の提供が保証されたコマーシャルベースのものを利用している．今後，新たな照射技術（たとえばスキャニング照射法）の研究開発や陽子線治療の適応疾患が明確になっていくことで，装置の小型化へ結びつくこともある．

これからの陽子線治療装置は，従来の複数陽子線治療室タイプではなく，複数リニアック室＋陽子線治療室タイプの小型陽子線治療装置の需要が主流になることは明らかである．これまで，陽子線治療装置および施設が大型になるため，都市の中心に施設が建設されることがなかった．装置の小型化によって，都市型陽子線治療装置ともいうべき新しいコンセプトの陽子線治療装置が増えていくに違いない．

文献

1) Brahme A：Optimization of stationary and moving beam radiation therapy techniques. Radiother Oncol **12**：129-140, 1988
2) Intensity Modulated Radiation Therapy Collaborative Working Group：Intensity-modulated radiotherapy：current status and issue of interest. Int J Radiat Oncol Biol Phys **51**：880-914, 2001
3) Wilson RR：Radiological use of fast protons. Radiology **47**：487-491, 1946
4) Lawrence JH et al：Pituitary irradiation with high-energy proton beams：a preliminary report. Cancer Res **18**：121-134, 1958
5) Tobias CA et al：Radiological use of high energy deu-

terons and alpha particles. Am J Roentgenol Radium Ther Nucl Med **67**：1-27, 1952
6) Lawrence JH et al：Heavy particle therapy in acromegaly. Acta Radiol **58**：337-347, 1962
7) PTCOG data：Patientstatictics-update02Mar2009.pdf
8) Nishio T：Proton therapy facility at National Cancer Center, Kashiwa, Japan. J At Energy Soc **41**：1134-1138, 1999
9) 立川敏樹ほか：国立がんセンター東病院の陽子線治療施設. 放射線と産業 **84**：48-53, 1999
10) Chu W et al：Instrumentation for treatment of cancer using proton and light-ion beams. Rev Sci Instrum **64**：2055-2122, 1993
11) Ciangaru G et al：Computation of doses for large-angle Coulomb scattering of proton pencil beams. Phys Med Biol **54**：7285-7300, 2009
12) Highland VL：Some practical remarks on multiple scattering. Nucl Instr Methods **129**：467-499, 1975
13) Lynch GR：Dahl OI：Approximations to multiple Coulomb scattering. Nucl Instr Methods **B58**：6-10, 1991
14) Moliere GZ：Theorie der Streuung schneller geladener Teilchen Ⅱ. Nucl Instr Methods **B74**：467-490, 1948
15) Moliere GZ：Theorie der Streuung schneller geladener Teilchen：Ⅱ. Mehrfach-und Vielfachstreuung Z. Naturforsch **3a**：78-97, 1948
16) Moliere GZ：Theorie der Streuung schneller geladener Teilchen：Ⅲ. Die Vielfachstreuung Z. Naturforsch **10a**：177-211, 1955
17) Egashira Y et al：Experimental evaluation of a spatial resampling technique to improve the accuracy of pencil-beam dose calculation in proton therapy. Med Phys **39**：4104-4114, 2012
18) Agostinelli S et al：（GEANT4 Collaboration）2003 GEANT4：a simulation toolkit. Nucl Instrum Methods Phys Res A**506**：250-303, 2003
19) Allison J et al：（GEANT4 Collaboration）2006 GEANT4 developments and applications. IEEE Trans Nucl Sci **53**：270-278, 2006
20) Nishio T et al：The development and clinical use of a beam ON-LINE PET system mounted on a rotating gantry port in proton therapy. Int J Radiat Oncol Biol Phys **76**：277-286, 2010
21) Miyatake A et al：Measurement and verification of positron emitter nuclei generated at each treatment site by target nuclear fragment reactions in proton therapy. Med Phys **37**：4445-4455, 2010

I 粒子線治療装置── 2）炭素イオン線

1 炭素イオン線の物理的・生物学的特長

　炭素イオン線は高エネルギー炭素原子核の流れである．粒子線の運動エネルギー（以下エネルギー）は核子あたりで表現されることが多い．粒子種が違っても核子あたりのエネルギーが同じであればほぼ同じ速度だからである．たとえば200 MeV陽子線と200 MeV/u炭素イオン線はほぼ同じ速度である．炭素原子核（以下炭素）は陽子6個，中性子6個から構成される（原子番号：Z＝6，質量数：A＝12）．これがよい意味でも悪い意味でもX線や陽子線との違いを作り出す．

a 加速に必要な電磁気力

　炭素イオン線を使って治療を行うためには，炭素イオン線を体内の20〜30 cmの深さまで到達させなければならない．そのためには炭素原子核を光速の60％程度まで加速する必要がある．加速には電磁気力を使う．炭素は陽子の12倍重いため12倍の力が必要であるが，6倍の電荷を持つので同じ電磁場で陽子の6倍の力を受ける．よって炭素を加速するためには陽子の2倍（＝A/Z）の電磁気力が必要ということになる．

b 飛程

　炭素イオン線が物質に照射されると物質内の電子と相互作用し次第にエネルギーを失い，ある深さで止まる（飛程）．そして止まる直前に最大のエネルギーを物質に放出する（Braggピーク）．エネルギーが高いほど飛程が長い．同じエネルギーでも粒子によって飛程が異なる．同じエネルギーの炭素イオン線は飛程が陽子線の1/3である．したがって，陽子線と同程度の飛程を得るためには約2倍近いエネルギーが必要となる．

c 飛程のゆらぎ

　炭素イオン線が物質中を通過すると電子と相互作用してエネルギーを失うが，その過程は確率的であり，同じエネルギーの粒子線でも飛程がわずかにずれる．そのずれ幅（ゆらぎ）は粒子が重いほど小さくなる．炭素イオン線のゆらぎは陽子線の1/3程度である．これは深さ方向のビームの切れ（distal fall-off）に影響する．ビームの切れは陽子線と比べて炭素イオン線のほうが圧倒的によい．

d クーロン散乱

　炭素イオン線は物質中を通過する際，物質内の原子核と電磁相互作用してその方向を変える（クーロン散乱）．その大きさは粒子が重いほど小さく，同じエネルギーならばその大きさはZ/Aに比例する．またエネルギーが高いほど散乱は小さい．同じ飛程の炭素イオン線と陽子線では，炭素イオン線の散乱の大きさは1/3程度である．クーロン散乱は体内での線量分布の側方の幅に影響するので，炭素イオン線の半影（ペナンブラ，penumbra）は陽子線と比べて圧倒的によい．

e 原子核反応

　炭素イオン線は物質内の原子核とクーロン散乱するだけでなく，原子核反応を起こす．炭素イオン線は水中深さ20 cmに到達するまでにその60％が物質中の原子核と反応し，炭素より軽い原子核，陽子〜ボロンに変化する．それらは核破砕粒子と呼ばれ，炭素より軽いため炭素の飛程を越えていく．これらは炭素イオン線の飛程より深いところに10％程度の線量を生ずる（fragmentation tail）．

f 陽子線との比較

　これまでの議論を表1にまとめた．総じて炭素イオン線は物質の影響を受けにくい．そのため線量分布は陽子線よりも圧倒的によい．一方で加速しにくく，また飛程を稼ぐためにはより高いエネルギーが必要となる．そのため炭素イオン線治療器は陽子線治療器よりも大きくなる．

g 生物学的効果比（RBE）

　炭素イオン線の最大の特徴は，陽子線と比べて生物学的効果比（RBE）が大きいところにある．またRBE

表1 炭素イオン線の物理的特性を陽子線と比較した値
（炭素イオン線/陽子線）

ビームのきれの悪さ（distal fall-off）	1/3
散乱の大きさ（lateral penumbra）	1/3
加速のしにくさ	2
25 cm の飛程を得るのに必要なエネルギー	1.8

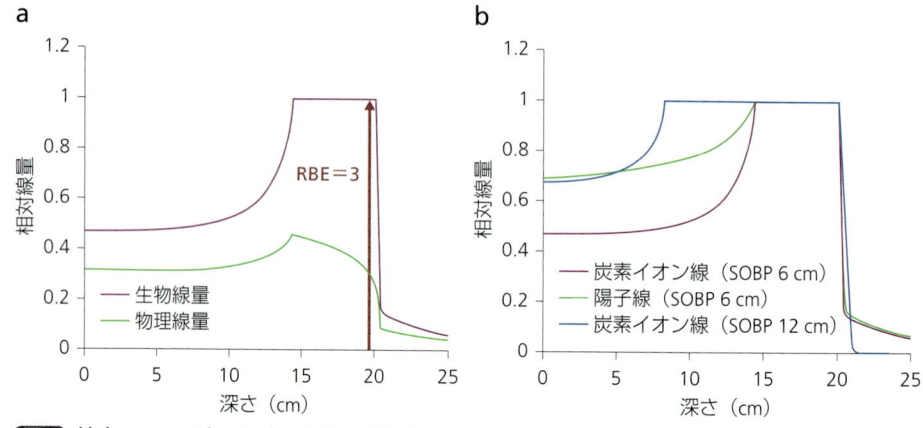

図1 拡大 Bragg ピーク（SOBP）の形成
a：炭素イオン線の生物線量と物理線量，b：炭素イオン線と陽子線線量分布の比較
RBE：生物学的効果比

（a：Kanai T et al：Int J Radiat Oncol Biol Phys **44**：201-210, 1999）

は線エネルギー付与（LET）に依存することが知られている．LET が高いほど RBE は大きくなるが，あまり LET が高いと RBE が逆に小さくなる（over kill）．炭素イオン線の LET はエネルギーが高い時 10 keV/μm，低い時 100 keV/μm ぐらいで，ちょうど Bragg ピーク付近で RBE が最大となる．そのため腫瘍を効率的に治療することができる．

粒子線でがんを治療するためには，Bragg ピークをがんの大きさに合わせて広げる必要がある．これを拡大 Bragg ピーク（SOBP）という．SOBP はさまざまな飛程の粒子線を重ね合わせることで形成される．陽子線の場合はエネルギーによって RBE が大きく変わることがないため，物理線量で平坦であればよかった．炭素イオン線の場合はエネルギーによって RBE が大きく変化するため，物理線量×RBE～生物線量が平坦になるように SOBP を形成する必要がある（**図 1a**）．

RBE はヒト唾液腺がん（HSG）細胞を使って調べられ，そのデータをもとに SOBP が形成された．しかし，計算された RBE は臨床に使うには小さいのではと考えられたため，中性子治療の経験から，SOBP 内の平均 LET が 80 keV/μm のところが RBE＝3 になるようスケーリングされて使われている（**図 1a**）[1]．

SOBP 内の炭素イオン線の腫瘍に対する生物学的反応は，RBE によって X 線のそれに一致させられている．よって同じ生物線量を投与すれば X 線と同じ反応が得られるはずである．炭素イオン線の生物学的有利さは，SOBP 内の RBE によるエンハンスにより腫瘍より浅いところに照射される線量が，X 線はもちろん陽子線よりも低くなるところにある（**図 1b**）．陽子線では SOBP における線量の約 70％ が皮膚に照射されるが，炭素イオン線では 50％ 程度までに抑えられる．しかし SOBP 幅が大きくなると皮膚線量が高くなってくる（陽子線も同様）．

RBE はさまざまな要因によって変わる．たとえば投与線量によっても変わるし，腫瘍と正常組織によっても違う．これらの違いは臨床試験の結果をふまえて先人によって作られてきた治療プロトコル内に吸収されている．したがって，X 線治療でもそうであるが，これまでの臨床結果や経験が大事であり，新しいプロトコルで炭素イオン線治療を開始する場合には注意が必要である．

2 治療装置

高エネルギーの炭素イオン線を生成するために加速器が必要である．加速器にはサイクロトロンとシンクロトロンがあるが，サイクロトロンでは電磁石の磁力が足りないため，炭素イオン線を生成するにはシンクロトロンが使われる．治療に必要な炭素イオン線をサイクロトロンで生成するには電磁石を超伝導にする必要がある．

a シンクロトロンの特徴

シンクロトロンは入射器として前段の線形加速器およびイオン源が必要である．これは入射粒子がシンクロトロンを一周しなければならないためである．シンクロトロンリングの1ヵ所に加速空洞があり，粒子はそこを通過するたびに加速される．リング内の磁場は加速に同期して上昇し，粒子をリング内に閉じ込める．ビームはある一定のエネルギーになったところで取り出され，治療室に導かれる．このようにシンクロトロンには入射，加速，取り出しという過程があり，入射・加速時にはビームが出せない．そのためビームはパルス状となる．サイクロトロンが定常ビームであるのとは対照的である．

b 照射方法

がん治療では正常組織を避けるため，あるいはリスク分散のためにビームを患者のあらゆる方向から照射する．そのため陽子線ではガントリが作られるが，炭素イオン線では巨大になりすぎるのであまり現実的ではない．実際ドイツにある重粒子線施設（Heidelberg Ion-Beam Therapy Center：HIT）の炭素イオン線ガントリは600 t以上ある[2]（陽子線では140 t程度）．したがって，炭素イオン線の場合，水平，垂直，斜め45°などのようにビームの角度は固定される．これらを組み合わせて45°刻みの角度でビームを作ることができる．

現在，一般的に炭素イオン線治療で用いられる照射方法は拡大ビーム法である．加速器から来るビームは直径1 mm程度の細いビームで，それを直径15〜20 cm程度まで広げて治療に用いる方法である．Braggピークもがんに合わせて3〜14 cmまで拡大する．

拡大ビームは，コリメータと補償フィルタ（ボーラス）を使って腫瘍の形に成形される（**図2**）．コリメータは炭素イオン線を止めるのに十分な厚さを持ち，腫瘍の形にくりぬかれた金属ブロックである．また，複

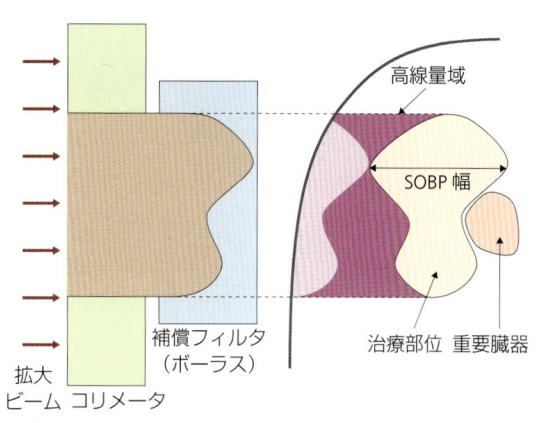

図2 拡大ビーム照射法の概念図

数の金属板を組み合わせた多分割コリメータも使われる．ボーラスはプラスチックブロックを削ったものである．粒子線が物質を通過する際にエネルギーを失うことを利用し，ボーラスの厚さを調節することで体内に到達する深さを調節し，炭素線の飛程を腫瘍の形に合わせることができる．

c 拡大ビーム形成機器

炭素イオン線を側方に拡大するには，散乱体を薄くできエネルギー損失が少ないWobbler法が用いられる．Wobbler法は散乱体によって若干広げられたビームを，電磁石によってもともとの軸の周りに周回させることで平坦な照射野を形成する．散乱体は厚みをできるだけ薄くするためアイソセンタから遠くに配置される．そのため照射ポートが7 m程度になる．SOBPの形成にはリッジフィルタが使われる．炭素イオン線はパルスビームであり，Wobbler法によって動的にビームを動かすので，静的にSOBPが形成できるリッジフィルタ法が最適である．リッジフィルタは楔状の金属板にビームを通すことにより，さまざまな飛程を持つビームを形成する．楔状の形を調節することにより生物学的に平坦なSOBPを形成できる．照射機器の配置を**図3**に示す．Wobbler電磁石，散乱体，リッジフィルタの他に，線量を制御するための線量モニタ，ビームの飛程を微細に調整するレンジシフタが含まれる．

d 位置決めシステムと呼吸同期システム

炭素イオン線治療は線量集中性がよいので，コリメータやボーラスと患者の治療部位が治療計画と一致していることが重要である．ずれると治療部位に照射

図3 拡大ビーム形成機器配置

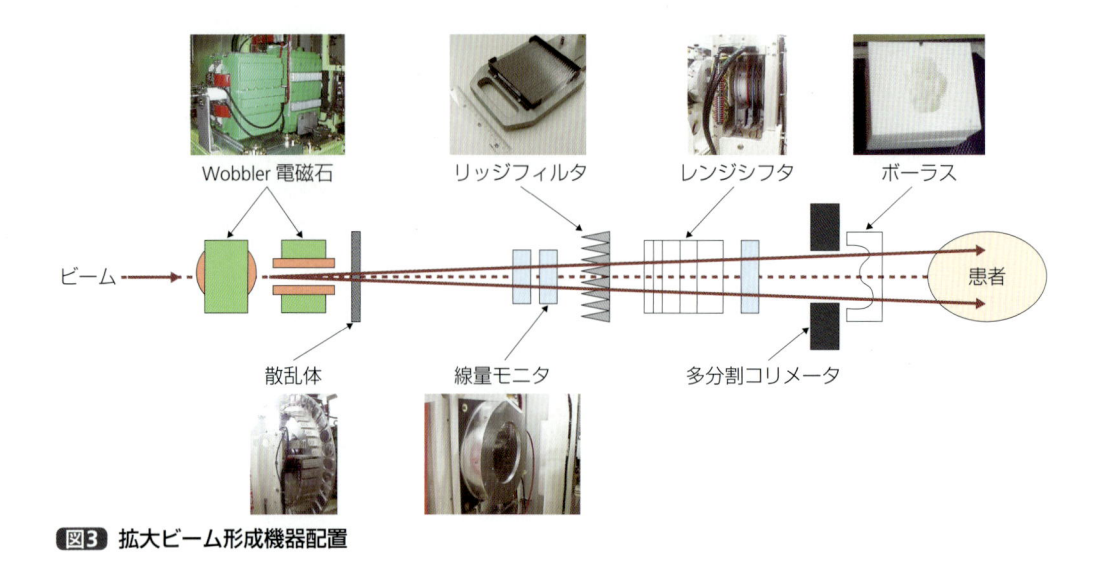

されないだけでなく，正常組織に高線量が照射される．そのため，コリメータ・ボーラスの設置精度や患者をビーム上に正確に位置付ける位置決めシステムが重要である．位置決めシステムは正側2方向の画像を取得し，その画像と治療計画時に使われたCT画像から再構成された正側2方向のデジタル再構成シミュレーション画像（DRR）を比較することにより患者を位置付ける．それらの精度を知ることは治療計画におけるマージンを決定するために重要である．

それ以外にも呼吸による臓器の動きによってずれが生じる．できるだけずれを最小にするために呼吸同期システムが必要となる．体表面の動きをモニタするセンサー（圧力センサーやレーザー距離計など）を使って体表面の動きを信号に変換し，その信号を使って最呼気の位置で照射するシステムである．

3 治療計画

炭素イオン線治療における計画標的体積（PTV）のマージンはX線治療と同様，臨床標的体積（CTV）に臓器の動きなどを考慮したマージン（体内マージン：IM），毎回の照射における設定誤差（セットアップマージン：SM）を付加して決められる[3]．

a 飛程誤差の考慮

X線治療では飛程という概念がないのでIM, SMのみ考慮すればよかった．しかし，炭素イオン線治療では飛程より深いところには線量が投与されないため，深さ方向のマージンについて考慮しなければならない．炭素イオン線の体内飛程はCT画像からCT値-水等価厚テーブルを使って計算されるが，変換アルゴリズムやテーブルには1～2%の誤差がある[4]．また，計画に使われる深部線量分布は測定から得られるが，この測定には±0.5 mm程度の誤差がある．さらにボーラスの水等価厚などビームライン機器の誤差なども考慮すると，飛程には少なくとも4～5 mm程度のずれが治療計画にあると考えられる．

b ボーラス位置ずれの考慮（スメアリング）

実際の治療ではコリメータ・ボーラスの位置が患者に対して治療計画とまったく同じ位置に設定されることはないため，そのずれを考慮したボーラスの設計が必要である（他の粒子線でも同様）．ずれが生じた場合でもコールドスポットなどが生じないように，ずれの分だけボーラスを薄く設計する．これをスメアリングという[5]．

スメアリング「あり」と「なし」の線量分布を**図4**に示す．「なし」の場合はボーラスがずれた時にコールドスポットが生じているが，「あり」の場合にはボーラスがずれた時でも腫瘍に適切に照射される．スメアリングの大きさは他にも呼吸による臓器の動きなどを考慮して決定される．しかし，スメアリングのために腫瘍よりも深いところにビームが照射されSOBP幅を広げる必要があるため，正常組織との兼ね合いからスメアリングを決定しなければならない．

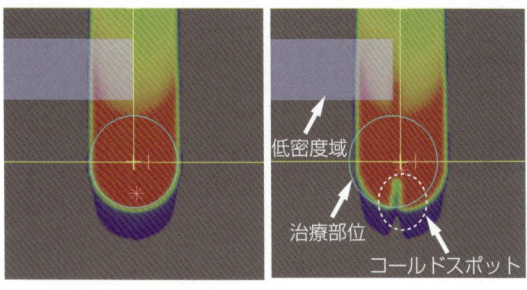

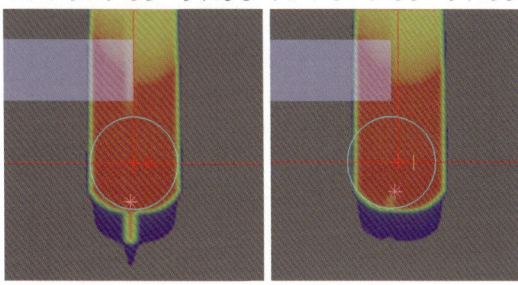

図4 スメアリングあり・なし，ボーラスずれあり・なしによる線量分布の相違

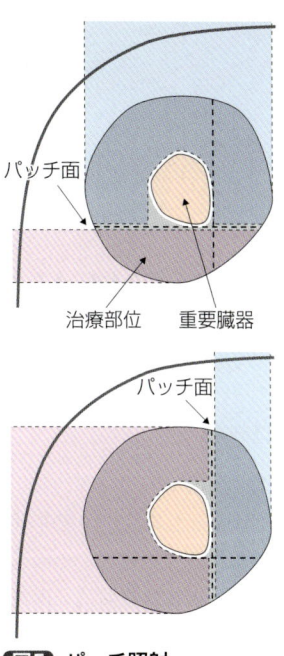

図5 パッチ照射

C パッチ照射

より複雑な計画としてパッチ照射がある．**図5**のように脊髄など重要臓器を巻き込むように腫瘍がある場合，部位を2つに分割し脊髄を避けるように照射する方法である．通常は，ラテラル側とディスタル側が接するようにパッチ面を作るよう計画を立てる．これは，ずれの発生要因が異なるからである．また**図5**のようにパッチ面は2つ以上あることが好ましい．パッチ面ではホット・コールドスポットができやすく，それが一連の治療で常に同じ場所に生じさせないようにするためである．

4 炭素イオン線治療の高精度化

最近のコンピュータ技術の向上によりX線治療では強度変調放射線治療（IMRT）などが開発された．炭素イオン線治療においても強度変調粒子線治療（intensity-modulation particle therapy：IMPT）が開発されている．陽子線ではすでに Paul Scherrer Institute（PSI）や MD Anderson Cancer Center で IMPT が行われている．炭素イオン線においても重イオン研究所（GSI Helmholtzzentrum für Schwerionenforschung GmbH）で開発され HIT で行われている．放射線医学総合研究所でも積層原体照射を開発し，現在 IMPT を実施している．粒子線治療も今後，より高精度化していくものと考えられる．

文 献

1) Kanai T et al：Biophysical characteristics of HIMAC clinical irradiation system for heavy-ionradiation therapy. Int J Radiat Oncol Biol Phys **44**：201-210, 1999
2) Kleffner C et al：Commissioning of the carbon beam gantry at the Heidelberg ion therapy（HIT）accelerator. Proceedings of EPAC08, Genoa, p1842-1844, 2008
3) Kanematsu N et al：A CT calibration method based on the polybinary tissue model for radiotherapy treatment planning. Phys Med Biol **48**：1053-1064, 2003
4) International Commission on Radiation Units and Measurements：Prescribing, Recording and Reporting Photon Beam Therapy（Supplement to ICRU Report 50）, Report 62, ICRU Publications, Bethesda, 1999
5) Ure M et al：Compensating for heterogeneities in proton radiation therapy. Phys Med Biol **29**：553-566, 1984

総論

4 照射法・治療手技

A 3次元原体照射

1 歴史的経過

　原体照射法は高橋信次によって1960年に始められたが，そのもとになったのは，1940年代後半から研究を続けていた回転横断撮影法と，その延長線上にある原体撮影法であり，人体を横断的に画像化して観察する原理を放射線治療に応用して，コバルト-60（^{60}Co）遠隔照射装置を用いて病巣の形状に合った照射範囲を運動照射によって得る方法を考案し，原体照射法（conformation radiotherapy）と名付けて報告した[1,2]．

　実は，運動照射中に照射口の形状を変えることにより病巣に一致した高線量域を得ようとする試みは，1957年に梅垣洋一郎により「可変絞り法」として発表され，海外でもWright, Primosらによってfield shaping methodとして報告されている．これらの方法は，原理的には高橋によって報告された原体照射法と同様であるが，強いて挙げれば，高橋らは臥位式で撮影できるX線回転横断撮影をすでに臨床応用しており，これを放射線治療計画用として日常的に用いていたことに大きな違いがあるといえよう[2-4]．

　当時の治療計画は，まずX線回転横断写真をトレースして，それに病巣（肉眼的腫瘍体積：GTV）に相当する範囲を輪郭像で描き，拡大率（1.24倍）を補正して照射野を定め，この形状に合わせて^{60}Co遠隔照射装置の照射口の鉛製単ブロックコリメータを回転角度に合わせて位置調整しながら照射する方法を採っていた．これらはすべてアナログ方式であり，線量計算も病巣中心のアイソセンタ面での平均深度と組織ファントム線量比（tissue phantom ratio：TPR）からコバルト線源の出力量を求めて治療を行っていた[3,4]．

　その後，1960年代半ばには直線加速器（リニアック）が登場して高エネルギーX線治療が可能となり，これに伴い可変絞り装置も多数の絞りに分割した多分割コリメータ（MLC）となり，より細かな照射野形状の加工が可能となった．さらに1970年代後半には，CTに代表されるコンピュータ技術の急速な進歩により，CT像の治療計画への応用や，線量計算，治療装置制御などにコンピュータシステムが導入され，MLCの制御方式も，病巣の形状に切り抜いたカムを用いて制御するアナログ方式から，コンピュータプログラムによるデジタル方式になり[5]，MLCの構造自体も従来の2 cm厚から最近は4 mm厚のものまで，より高精細なMLCを搭載する装置にまで発展してきた[6]．

2 原体照射法の技術的分類—3次元原体照射（3D-CRT）の概念

　これまで原体照射は，高橋の原法，すなわち回転照射を基本として病巣の形状に合わせるように照射野の形状を調節するという方法から始まり，さまざまな技術的改良が加えられてきた．もともと欧米では，放射線治療における線量管理，品質保証などの点で回転照射，運動照射という方法に馴染まない風潮があり，固定多門照射が一般的であったので，その延長線上に原体照射（欧米ではconformal radiotherapy：conformal RTが一般的）の概念がとらえられていたが，無駄な部位への照射を極力避けて，できるだけ病巣の形状に一致させて照射するという点では，3次元原体照射（three-dimensional conformal radiotherapy：3D-CRT）はすべての外部照射に求められる共通の基本的概念であるといってよいであろう．

　いうまでもないことだが，固定多門照射であれ運動照射であれ，治療ビームの照射軸を患者体軸に対して直交する方法（コプラナー照射）から，直交以外の多方向の角度から照射する方法（ノンコプラナー照射）にすることにより，線量の集中性がさらに高まることが知られている．すでに北畠，高橋らも，最初の原体照射の発表の翌年（1961年）には，治療寝台を長軸

表1 原体照射法（conformal RT）の技術的分類

Ⅰ．線源の照射位置が病巣に対して2次元的（コプラナー）
1. 不整形照射野による原体固定照射（static conformal RT） 　①多分割コリメータ（MLC）を用いる方法 　②不整形ブロック（customized shielding block）を用いる方法 2. 不整形照射野による原体運動照射（dynamic conformal RT：DCRT） 　①MLCを用いる方法：高橋による原体照射（conformation RT） 　②MLCを用いない方法 　　・梅垣による可変絞り法 　　・field shaping by Wright/Primos 　　・conformation RT by Davy 　　・computer-controlled RT by Levene
Ⅱ．線源の照射位置が病巣に対して3次元的（ノンコプラナー）
1. 3次元的原体固定照射（stereotactic RT with conformal static fields） 　①MLCを用いる方法 　②不整形ブロック（customized shielding block）を用いる方法（Kutcher） 2. 3次元的原体運動照射（non-coplanar dynamic conformal RT） 　①MLCを用いる方法（Hacker） 　②MLCを用いない方法（Podgorsak）

（森田皓三：癌の臨 40：33, 1994 より一部改変）

方向に対して斜めに位置させて照射する方法（傾斜廻転照射法）を発表しており，これがノンコプラナー照射を導入した3D-CRTの始まりといってよいであろう[4]．一方，1968年にLeksellが頭蓋内の小病巣に対する定位手術的照射を報告し（通称，ガンマナイフ），その後1983年にはリニアックによる定位照射として定位多軌道回転照射（stereotactic multiple arc radiotherapy：SMART）法が登場した．これらは定位放射線照射としてその技法はほぼ確立されているが，ここで用いられている照射線束は，基本的には大きさが異なる数種類の円形であり，病巣が大きかったり複雑な形状をしている場合には，球形の高線量域を重ね合わせたりする方法を採らざるを得ず，このことは治療計画の煩雑性を招き，病巣内の線量の不均一性なども加わり，その適用は頭蓋内など一部の領域に限られるという制約がある．

一方，3D-CRTでは，MLCを用いて照射野の形状を調整し，治療ビーム軸をノンコプラナーにすることで，その適用範囲を広げ，体幹部の病巣まで高精度な治療ができるようになった．実際の臨床では，固定多門にするか運動照射にするかで若干異なるが，これらの方法をまとめると**表1**のようになろう[3]．そのうえでさらにこの技術を発展させたのが強度変調放射線治療（IMRT）であり，そこでは照射野内をさらに細かい領域に分割して治療ビームの強度を調整し，これに多方向からの照射を適用することで，たとえば凹形のGTVに対しても適切な治療が可能な，より最適といえる3次元的な線量分布が得られるようになった．

3　3次元的治療計画の導入と検証法

CT，MRIなどの画像診断の発展は，人体構造をあらゆる断面に再構成して描出できるようになり，これに伴い3次元的な治療計画もより具体的に立案して，その内容を検証できるようになった．すなわち，治療標的となるGTV，計画標的体積（PTV）と，線量をできるだけ抑えたいリスク臓器（OAR）の幾何学的位置関係を3次元的にとらえ，これに3次元的線量計算を実施することで，より適切な放射線治療計画を実現させようとするものである．具体的には，線量計算は基本的には人体を細かい立方体の要素（ボクセル）に分割し，それぞれの平均電子密度から治療ビームの減弱度を求めて3次元的な線量分布を表示し，これと当初に予定していた治療計画との一致度を検証しようとするものである．治療ビームが3次元的に変動することになれば，線量計算の基本となる入力項目には，

照射野形状以外に，固定多門照射では照射ビームの入射角度と門数（回転照射では回転角度），治療寝台の移動角度，線量配分比率など，多くの項目を事前に設定しておく必要がある．最適な照射ビームの条件を得るのは容易ではないが，これを解決するのに手助けになるのが逆問題解決法による計算法であり，このうえに各施設における治療装置の仕様上の特徴と臨床経験をふまえて，最終的に最適と思われる治療法を決定することになる．

こうして得られた治療計画を最終的に評価するには，正常組織・臓器の線量体積ヒストグラム（DVH）や[7]，Lyman の正常組織障害発生確率（NTCP）モデルによる解析の他，特定の臓器，たとえば肺がんに対する 3D-CRT では 20 Gy 以上照射される肺の体積比（V_{20}）や平均肺線量（MLD）などが解析の指標として用いられている[8]．

一方，治療計画で得られた線量分布を実際の症例で実現させるには正確な位置合わせが不可欠であり，通常の皮膚マークによる照準の他に，体幹部シェルなどの補助具を用いた患者固定法や，治療体位での X 線透視による照射野確認，半導体検出器を用いた治療ビームによるリアルタイム的な位置確認など，さまざまな方法が導入，実施されている[9]．これらの照射野照合を総合的に行って治療するのが画像誘導放射線治療（IGRT）であり，最近の3次元放射線治療のような高精度放射線治療においては，正確な照準を行いかつそれを実照射で確認することの重要性がますます高まってきている[10]．さらにこのうえに，主としてわが国で発展してきた呼吸移動などを考慮に入れた，呼吸同期照射や動体追尾機能といった時間的因子を加味して治療ビームを制御する方法も考案され，実際に臨床使用されるようになり，こういった4次元治療計画ともいえる高精度の放射線治療が，今後ますます重要になってくるといえよう．

4 臨床応用に際しての狙い

これらの一連の原体照射法の狙いは，ひとえに物理的線量分布を改善することであり，これによって臨床応用においては，以下の2つの目標を達成しようとするものである．

①病巣の形状に合わせて照射することにより，周囲の正常組織への線量を軽減させ，これによって有害事象（特に晩期）の発生頻度を減らし，治療の質の向上を図る．

②病巣への治療線量の増量により，局所制御率の向上を図る．

これらのうち①については，初期の臨床応用に関する報告の中でも現れており，下垂体腫瘍や上顎がんにおける白内障の発生予防[11]，肺がんに対する放射線肺臓炎と肺線維症の予防[12]，前立腺がんにおける直腸出血の予防[13-15]，子宮頸がんにおける消化管症状の軽減[16]などで報告されている．このように有害事象の軽減効果のほうが達成されやすいとみなされるのは，放射線治療における線量効果曲線において，正常組織の障害発生の曲線は腫瘍組織の制御曲線よりも一般に急峻であり，特に閾値に近い線量域ではその効果が現れやすいことから，臨床的にもこれらの現象が取り上げられていると考えられる[3]．

一方，腫瘍制御に関する線量効果関係については，腫瘍細胞が放射線感受性に関して決して一様ではなく，局所制御率曲線が投与線量の増加に対してそれほど急峻でないことが知られている[3]．この背景には，腫瘍組織はさまざまな感受性を有する腫瘍細胞の集団から構成されていること，腫瘍組織の中で低酸素細胞の存在など腫瘍細胞の置かれている環境が一様でないことなどが挙げられている．いずれにしても，物理的な線量分布の改善は，通常のリニアックではほぼ最高に近いところにまで達しており，今後は至適な線量投与法や線量分割様式などの生物学的観点からみた線量配分の適用についての議論が，これまで以上になされるものと思われる[17]．

5 治療計画の実際

ここでは，早期の肺野型肺がんを例に取り上げて，3D-CRT の治療計画について具体的に述べることにする．対象となったのは，日本臨床腫瘍研究グループ（JCOG）の臨床研究（JCOG0403）の T1N0M0 非小細胞肺がんに対する体幹部定位放射線治療であり，その内容は，比較的小さな照射野領域に対して3次元的な体幹部定位放射線治療を，1回線量を従来の放射線治療よりも多くして，短期間に数回に分けて照射する方法である[18]．

提示した肺がん症例では，治療装置のガントリ角度を 0，35，40，90，140，205，320°の計7門とし，治療寝台の回転移動角度を，0，315，270，45°の4種類として，これらを組み合わせて計10門の照射門数で

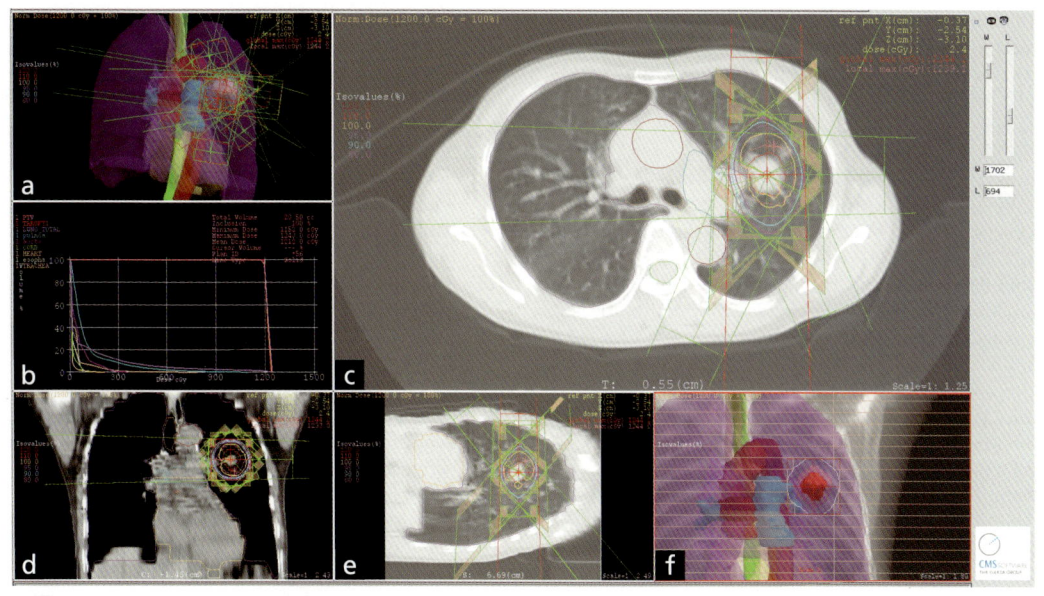

図1　3次元原体照射の治療計画の一例

肺がん（T1N0）に対して，リニアックのガントリ回転と治療寝台の回転移動を組み合わせて計10門照射を適用した時の治療計画図．
a：3次元ビーム投影表示，b：線量体積ヒストグラム（DVH），c：横断面の線量分布，d：冠状断面の線量分布，e：矢状断面の線量分布，f：ビーム方向像（BEV）

の治療を計画した（図1）．照射野の大きさはX, Y方向が4.7〜5.1 cmで，相対的線量配分（cGy）は，20, 60, 100（各1門），110（2門），120（3門），210, 230（各1門）である．その結果，照射領域の総体積は20.5 cm^{3}で，PTV内の線量は，Clarkson法では最大：49.72 Gy，最小：46.08 Gy，平均：48.48 Gy，D_{95}：47.8 Gy, homogeneity index（HI）：1.21, conformity index（CI）：2.76であり，superposition法では最大：48 Gy，最小：39.16 Gy，平均：45 Gy，D_{95}：42.6 Gy, HI：1.26，CI：2.14であった．肺のV_{15}はそれぞれ6.6%, 6.3%，V_{20}は同じく4%, 3.6%で，JCOG0403の線量制約の肺動脈（辺縁5 mm）35 Gy：10 cm^{3}以下，40 Gy：1 cm^{3}以下の条件を満たしており，その他，大動脈，食道，脊髄，心臓も同様であった．

6　今後の発展の方向性

3D-CRTは，治療装置本体と治療計画装置の一体化により，治療計画から実照射の実施に至るまで，全体の構成を標準的な仕様として整備されつつあるが，局所制御率の向上と副作用，合併症の軽減という放射線治療の理念を追求する面からいっても当然の流れといえるであろう．3D-CRTを適用することにより外科治療に匹敵する成績が得られるようになれば，さらに適応症例は増えるであろうし，高齢者社会を迎える今日においては，合併症を有するがん患者が増えることもあり，医学的にみて手術非適応例や手術を希望しない患者に対しては，放射線治療ががん治療における選択肢の中で重要な役割を果たすことになると思われる[19,20]．

先にも述べたが，今後は動きを伴う病巣に対しては時間的因子を加味した4次元的な原体照射の臨床応用が重要な課題になるであろうし，すでに実用化に向けてさまざまな技術が応用されている．高エネルギーX線のみならず，最近話題になっている粒子線治療もさまざまな生物学的特徴を有しているものの，線量分布という意味では原体照射の概念を追求する延長線上で発展してきた方法であり，今後この方面における技術開発が進むにつれて，ますます3D-CRTの理念に近づくものと思われる．

文　献

1) 高橋信次：コバルト60廻転照射に於ける新しい工夫．臨放 5：653-658, 1960

2) Takahashi S : Conformation radiotherapy. Rotation techniques as applied to radiography and radiotherapy of cancer. Acta Radiol Suppl **242** Stockholm : 11-142, 1965
3) 森田皓三：原体照射法（conformal RT）とその発展. 癌の臨 **40**：33-46, 1994
4) 田中良明：原体照射発展の足跡と今後の展開. 日放線腫瘍会誌 **15**：251-262, 2003
5) Levene MB et al : Computer-controlled radiation therapy. Radiology **129** : 769-775, 1978
6) Shiu AS et al : Comparison of miniature multileaf collimation (MMLC) with circular collimation for stereotactic treatment. Int J Radiat Oncol Biol Phys **37** : 679-688, 1997
7) Greco C et al : Finding dose-volume constraints to reduce late rectal toxicity following 3D-conformal radiotherapy (3D-CRT) of prostate cancer. Radiother Oncol **69** : 215-222, 2003
8) Kong FM et al : Final toxicity results of a radiation-dose escalation study in patients with non-small-cell lung cancer (NSCLC) : predictors for radiation pneumonitis and fibrosis. Int J Radiat Oncol Biol Phys **65** : 1075-1086, 2006
9) Nakagawa K et al : Real-time beam monitoring in dynamic conformation therapy. Int J Radiat Oncol Biol Phys **30** : 1233-1238, 1994
10) 田中良明：断層映像の放射線治療に果たす役割—回転横断撮影と原体照射から画像誘導放射線治療（IGRT）へ. 断層映像研会誌 **35**：50-57, 2008
11) Morita K, Kawabe Y : Late effects on the eye of conformation radiotherapy for carcinoma of the paranasal sinuses and nasal cavity. Radiology **130** : 227-232, 1979
12) Kong FM et al : Final toxicity results of a radiation-dose escalation study in patients with non-small-cell lung cancer (NSCLC) : predictors for radiation pneumonitis and fibrosis. Int J Radiat Oncol Biol Phys **65** : 1075-1086, 2006
13) Koper PC et al : Gastro-intestinal and genito-urinary morbidity after 3D conformal radiotherapy of prostate cancer : observations of a randomized trial. Radiother Oncol **73** : 1-9, 2004
14) Söhn M et al : Incidence of late rectal bleeding in high-dose conformal radiotherapy of prostate cancer using equivalent uniform dose-based and dose-volume-based normal tissue complication probability models. Int J Radiat Oncol Biol Phys **67** : 1066-1073, 2007
15) Michalski JM et al : Long-term toxicity following 3D conformal radiation therapy for prostate cancer from the RTOG 9406 phase I / II dose escalation study. Int J Radiat Oncol Biol Phys **76** : 14-22, 2010
16) Olofsen-van Acht MJ et al : Three-dimensional treatment planning for postoperative radiotherapy in patients with node-positive cervical cancer. Comparison between a conventional and a conformal technique. Strarlenther Onkol **175** : 462-469, 1999
17) Vogelius IS et al : Hypofractionation does not increase radiation pneumonitis risk with modern conformal radiation delivery techniques. Acta Oncol **49** : 1052-1057, 2010
18) Nagata Y et al : Survey of stereotactic body radiation therapy in Japan by the Japan 3-D Conformal External Beam Radiotherapy Group. Int J Radiat Oncol Biol Phys **75** : 343-347, 2009
19) Yendamuri S et al : Comparison of limited surgery and three-dimensional conformal radiation in high-risk patients with stage I non-small cell lung cancer. J Thorac Oncol **2** : 1022-1028, 2007
20) Rades D et al : Evaluation of prognostic factors and two radiation techniques in patients treated with surgery followed by radio (chemo) therapy or definitive radio (chemo) therapy for locally advanced head-and-neck cancer. Strahlenther Onkol **184** : 198-205, 2008

総論 4. 照射法・治療手技

B 強度変調放射線治療

1 強度変調放射線治療（IMRT）の原理と定義

　放射線治療において治療可能比の向上を達成するための物理的な方策の第一は空間的線量分布の改善である．すなわち，重要なリスク臓器を耐容線量の範囲内に保ちつつ，腫瘍標的に対して十分な根治線量を投与することである．1980年代以降，コンピュータ制御の多分割コリメータ（MLC）による標的形状に沿った照射野輪郭の整形およびCT画像上での線量分布作成を行う治療計画装置の導入を契機として，いわゆる3次元原体照射（3D-CRT）が一般的となり，線量分布の改善に寄与した．しかし，均一なフルエンス（放射線束の線量強度）で複数方向から照射する従来の3D-CRTの技術では基本的に外方に凸の線量分布が形成されるため，仮に標的が凹面を有する場合および標的と複数のリスク臓器が空間的に近接して存在する場合に，適切な線量分布を得ることは原則的に困難といえる．これを克服するための方法が強度変調放射線治療（intensity-modulated radiation therapy：IMRT）[1]であり，線量強度の変調（intensity modulation）を行うことで，照射野に含まれるリスク臓器への線量低減と不整形の標的形状に沿う均一な高線量投与を同時に達成することを可能とした（図1）．

　IMRTはすでに多様な照射装置，治療計画法による運用がなされており，かつ現在も進化変遷の続く技術であるゆえ，一元的に定義することは容易でない．それらに共通する特徴[2-4]は，①不均一な線量強度を有するビームの多方向からの照射技術，②強度変調を実現するための逆方向計算法による治療計画（inverse planning）などの最適化技術ということになる．

　わが国では2000年頃にIMRTの臨床応用が始まった．その後，先進医療による実施を経て，2008年4月からは中枢神経系，頭頸部，前立腺腫瘍に対して保険適用，さらに2010年4月より「すべての限局性悪性腫瘍」に対する適応拡大がなされた．2011年4月現在，医科診療報酬点数表に記載されているIMRTの定義は「多分割絞り（マルチリーフコリメータ）などを用いて，空間的または時間的な放射線強度の調整を同一部位に対する複数方向からの照射について行うことで，3次元での線量分布を最適なものとする照射療法をいう．ただし，診療報酬の算定については，関連学会のガイドラインに準拠[5]し，3方向以上の照射角度から各門につき3種以上の線束強度変化を持つビームによる治療計画を逆方向治療計画法にて立案したものについて照射した場合に限る」となっている．

図1 強度変調放射線治療（IMRT）の概念図

従来の放射線治療
腫瘍にも正常組織にも同じ量の放射線が照射されてしまう

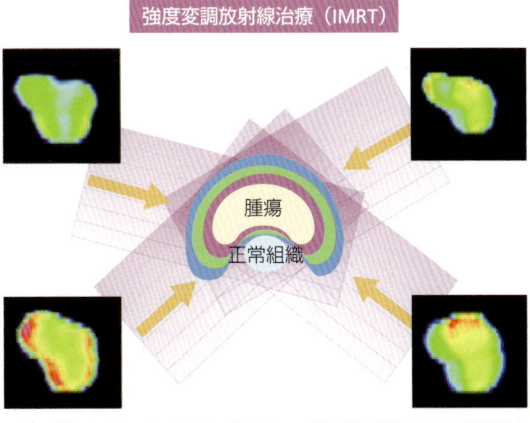

強度変調放射線治療（IMRT）
腫瘍形状に合わせた線量の集中と正常組織を避けた照射が可能

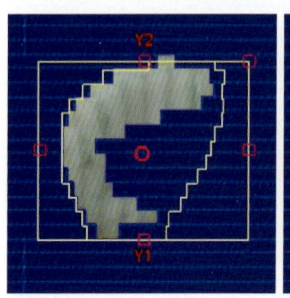

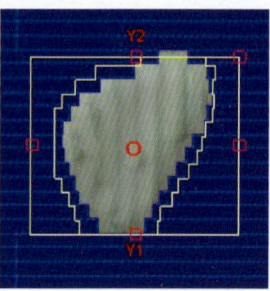

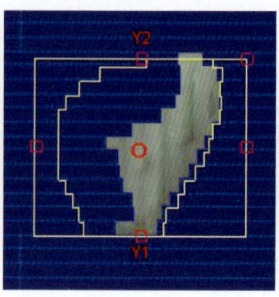

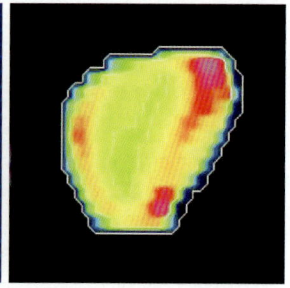

図2 多分割コリメータ（MLC）を用いた強度変調の実行
要求される不均一なフルエンスの実現のため，動的あるいは不連続的な MLC 動作によって極小セグメントの集合として照射が行われる．

2 IMRT の照射方法と治療装置

　IMRT の方法は，照射ビーム配置の差異により fixed-gantry IMRT（固定照射）と arc-based IMRT（回転照射）に大別される．また，強度変調の方式の点では，一般的な MLC を用いる方式として static MLC（step-and-shoot）IMRT，dynamic MLC IMRT がある．MLC 以外にも physical modulator（物理的補償フィルタ）を用いる方法がある．一方，arc-based IMRT のうち，ファンビームを用いる専用装置としては，NOMOS Peacock 装置やトモセラピーが挙げられる．また，ガントリ回転，MLC の動的制御を組み合わせた intensity modulated arc therapy（IMAT）や volumetric modulated arc therapy（VMAT）の臨床応用が開始されている．以下に，各種の方法について詳述する．

a static MLC（SMLC）と dynamic MLC（DMLC）による IMRT

　一般的なリニアックに搭載された MLC を用いて不均一なフルエンスの照射を実行するためには，極小で複雑な形状のセグメントの集合として照射を行う必要がある（**図2**）．MLC の駆動方式は以下の2つに分けられる．すなわち，時間的空間的に MLC を連続的に動作（いわゆる sliding window 法）させて行う dynamic MLC-IMRT（DMLC-IMRT）といくつかの不整形照射野を非連続的に重ねて（sept-and-shoot 法）行う segmental MLC-IMRT（SMLC-IMRT）である．DMLC-IMRT は高い空間分解能と迅速な照射が可能である利点があるが，MLC 位置と beam-on time の正確な同期制御が要求される．一方，SMLC-IMRT の場合は，機械的制御は DMLC-IMRT に比較して単純となる．

b トモセラピー（HI-ART System）

　トモセラピーはヘリカル CT スキャナの技術と直線加速器（リニアック）を融合させた IMRT 専用装置[6]である．ファンビーム形状の 6 MV-X 線を使用し，加速器を搭載したガントリが回転するのと同時に寝台が頭尾方向に移動して照射を行う．アイソセンタでの最大照射野は 5×40 cm で，強度変調はバイナリ MLC の高速度開閉により制御される．1回転あたりに 51 プロジェクションの照射が可能となる．患者のセットアップ後，治療開始の直前に 3.5 MV-X 線にてヘリカル CT を行うことにより画像誘導放射線治療（IGRT）のための高精度な照射位置の補正が可能である．

c physical modulator（物理的補償フィルタ）を用いた IMRT

　各固定照射門ごとのフルエンスマップにマッチするような立体成形を施した補償フィルタを用いて強度変調する方法で，線量強度の空間分解能も非常に高く，また，照射時間が短く，モニタユニット（MU）値も少ない．MLC 駆動に起因する物理的な問題（leaf end 効果や tongue and groove 効果）や不安定性がないため，品質保証にかける時間をも短縮できる利点がある．呼吸などの影響のある moving target への応用も比較的容易とされている．各施設でフィルタの切削などの作業を行うことは現実的ではないが，近年はドットデシマル社が，真鍮削り出しのカスタムフィルタのデリバリーとして商品化し，臨床応用[7]が始まっている．現時点では治療計画後に米国への発注，輸入，照射門ごとのフィルタ作成費用などの問題があるが，一連のランニングコストが低下すれば普及する可能性はある．

d VMAT 方式の rotational IMRT

　1995 年 Yu により IMAT が発表[8]されたが，これは高橋により考案された打ち抜き回転原体照射法[9]に強度変調の要素を加えたアイデアで，複数回のガントリ回転と MLC 動作を組み合わせて目的の線量分布を得る方法であった．その後，Otto により IMAT をさらに進化させ，ガントリ回転中に線量率，回転速度，MLC の動的制御を可能とした VMAT[10]が発表された．この方式の IMRT は，Elekta 社から VMAT および Varian Medical Systems 社から RapidArc® として提供されている．VMAT 方式の治療では従来の IMRT と比べて，MU 値の減少と短い照射時間での治療が可能であり，スループットの向上のみならず，被曝線量の低減が期待できるとされる．

3 一般的な MLC-IMRT の流れ

　一般的なリニアックによる MLC-IMRT の治療計画から治療開始まで，以下の一連の過程について説明する．①CT 画像取り込み，標的体積，リスク臓器の輪郭決定，②ビーム配置，目的関数調整，最適化計算，③MLC シークエンスの作成，④線量分布の評価（ここで④の段階において基準を満たす線量分布の作成完了となるまで②〜④の過程を繰り返す），⑤品質管理（QA），照合，セットアップ，治療実行．

　IMRT では標的の輪郭に沿った線量分布が形成されるため，①における臨床標的体積（CTV）決定の際には，腫瘍の潜在的進展を十分考慮することが重要である．そのためには FDG-PET，MRI などの画像情報の利用[11]，腫瘍進展に関する解剖学的・臨床腫瘍学的知識の熟知を要する．計画標的体積（PTV）マージンの付与は各施設での固定精度を基準として決定される．②において最適化計算の前段階として，適切なビーム配置の設定や調整が重要となる．必要最小限のビーム門数による計画は効率的な照射につながる．インバースプランにおける目的関数（objective function）の設定は，標的体積やリスク臓器の性状によって dose，dose-volume，または dose-response based のパラメータとして入力する．各々の関数は，スコア化された優先順位（priority または cost）を付与することにより調整する．目的関数を満たす解を見出すための過程を最適化（optimization）と呼び，上記のパラメータ調整による試行錯誤を要する．

　最適解に基づくフルエンスパターンはあくまで計算上の理想的（ideal）なものであり，照射装置によって実行可能（deliverable）なものとするためには③の MLC 動作（leaf sequence）への変換が必要となる．装置の線量率制御，MLC 駆動の特性や機械的限界などのハードウェア，および MLC 動作変換アルゴリズムは治療計画装置により特性や差異があることが知られている．たとえば，MLC 変換を介した再現性の忠実度の点で，Varian Medical Systems 社の Eclipse™ は sliding window 方式の DMLC 制御に優れ，Phillips 社の pinnacle[3] や Elekta 社の XiO® などは step-and-shoot 方式の SMLC 制御を得意とするようである．

4 IMRT 臨床応用の実際

　前述のとおり，わが国における IMRT の保険適用の対象はすべての限局性悪性腫瘍となったが，標的体積に対する均一な線量投与とリスク臓器の線量低減といった IMRT の特徴が特に有用となる適応領域としては，頭頸部がん，前立腺がんをはじめとする骨盤腫瘍，脳腫瘍などが挙げられる．

　以下に，前立腺がん，頭頸部がんに対して DMLC 法による IMRT を施行した自験例ついて概説する．治療計画法や治療成績の詳細については既報[12-14]を参照されたい．

a 頭頸部がんに対する IMRT

　頭頸部は解剖学的に複雑であり，腫瘍の局所進行や系統的拡大によっては放射線治療の際に考慮すべきリスク臓器も多岐にわたる．発声，嚥下，視聴覚，唾液腺機能，味覚など多様な有害事象が起こりうるため，IMRT を用いたリスク臓器の線量低減による機能温存が最も有用[15,16]とされる領域である．自施設では上・中・下咽頭がん，喉頭がん，副鼻腔がん，頸部食道がんなどを対象とした運用が行われている．治療期間の体輪郭の変化や腫瘍・正常臓器の縮小に対応するため 40〜50 Gy にて再計画する two-step 法[12]は有用と思われる．

【症例 1】

　46 歳男性，上咽頭がん T3N3bM0．右難聴と頸部リンパ節腫大．生検にて低分化扁平上皮がんと確定診断．IMRT による 70 Gy/35 回の照射を行った（図 3）．唾液腺機能は Grade 1 レベルで経時的に改善を認める．中耳炎による耳鼻科処置を要する以外は，視覚，

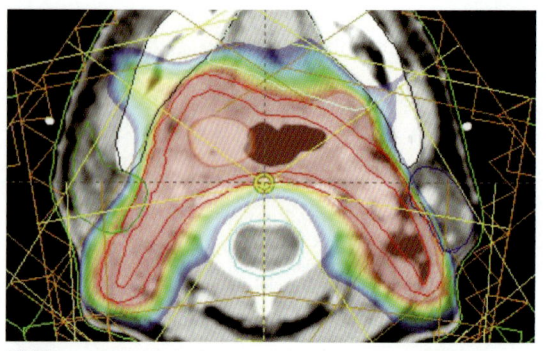

図4 中咽頭がんに対するIMRTの一例：線量分布

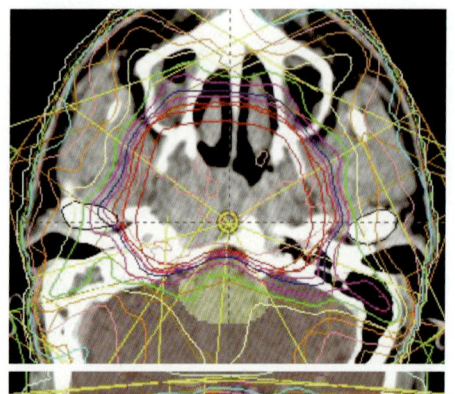

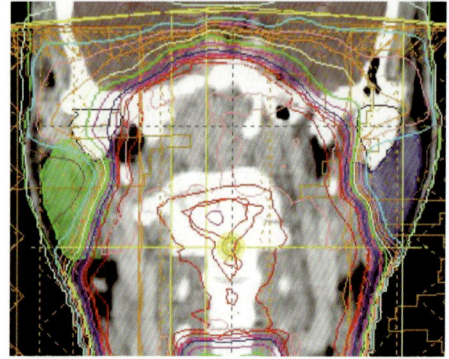

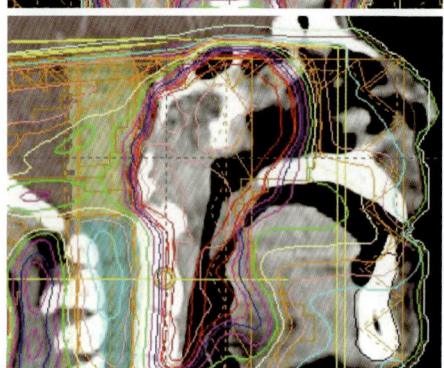

図3 上咽頭がんに対するIMRTの一例：線量分布図

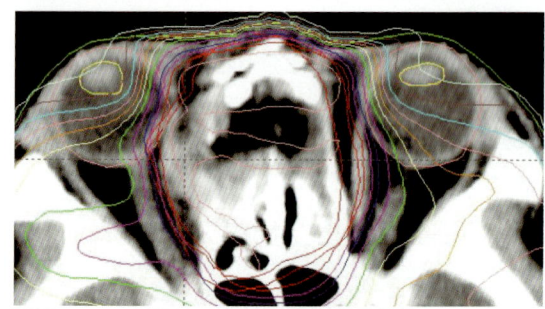

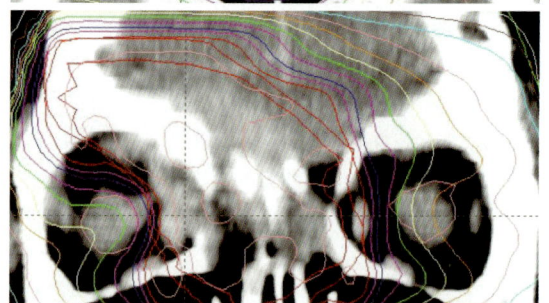

図5 副鼻腔がんの術後頭蓋底再発に対するIMRTの一例

聴覚，嚥下機能，神経系に明らかな晩期障害なし．
【症例2】
　舌根部がんT2N2aM0にて右頸部郭清後にIMRTを施行した．FDG-PET/CTを用いた治療計画を行った．線量分布を**図4**に示す．唾液腺をはじめ，脊髄，脳幹，内耳，口腔粘膜，喉頭，咽頭収縮筋の一部，下顎骨などリスク臓器の線量低減が可能であった．
【症例3】
　眼球突出，眉間部の膨隆と複視を主訴とし，前頭蓋底腫瘍に対して開頭切除術を受けたところ，低分化がんと判明し前頭洞がんと診断された．術後に局所再発のため，IMRTによる放射線治療を希望された．cispla-tinの同時併用にて66 Gy/33回の照射を行った（**図5**）．視神経，網膜，水晶体，脳実質に対する可及的な線量低減が可能であった．

b 前立腺がんに対するIMRT

　一般的に，前立腺がんに対する線量増加を行う場合は3D-CRT/IMRTが必要とされ，ことにIMRTによって，直腸線量の低減による晩期直腸出血の減少が期待[17,18]できる．自施設では，CTV（＝GTV）は前立腺と精囊とし，PTVマージンは頭尾左右10 mm（背側の直腸方向のみ6 mm）とし，リスク臓器は直腸，膀胱の他，照射野に関係する小腸，大腸，大腿骨頭〜頸部をそれぞれ輪郭抽出する．骨盤への同時照射の意義については議論[19]があるが，リンパ節領域に標的設

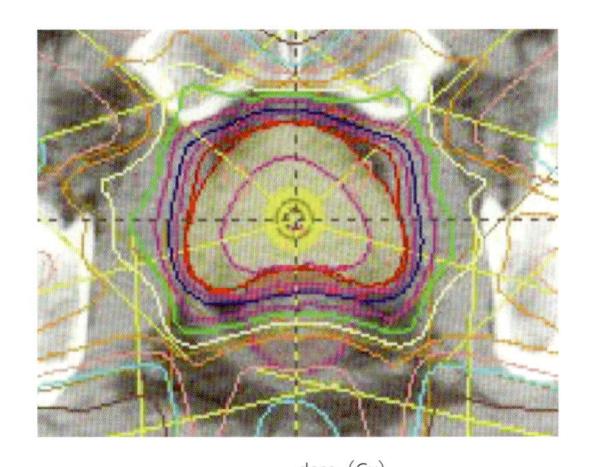

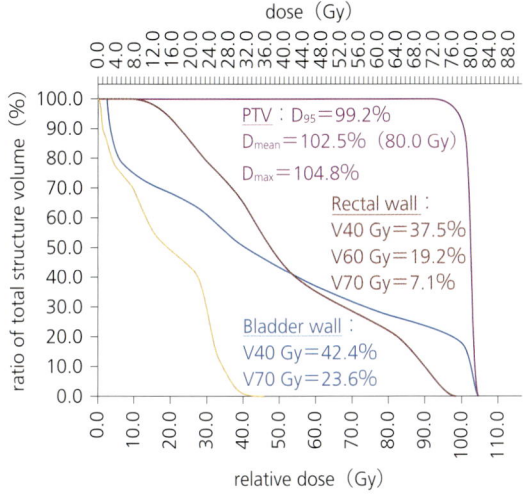

図6 前立腺がんに対するIMRTの線量分布図と線量体積ヒストグラム

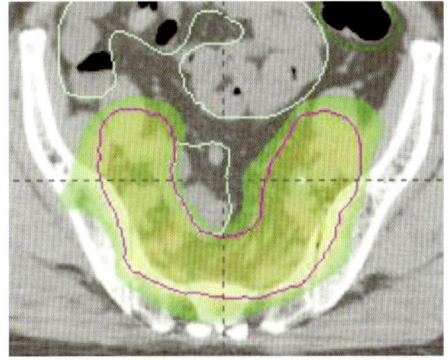

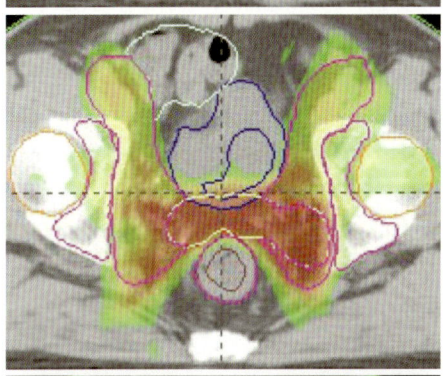

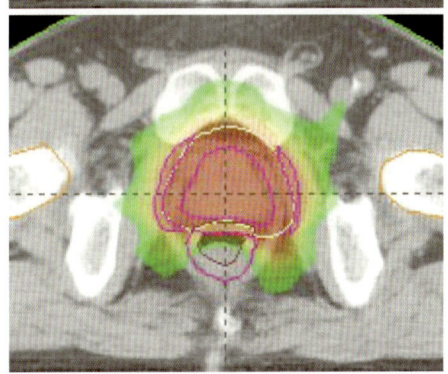

図7 同時ブースト法による骨盤リンパ節領域を含む前立腺がんIMRT

定を行って予防的・治療的にIMRTを施行することは可能である．10 MV-X線の5門照射にてEclipse™のDMLC-IMRTにより最適化・治療計画を行う．処方線量は78 Gy/39回とし，PTV-rectum（PTVから直腸の重複部分を除いた体積）を基準にD_{95}処方を行う．重複部分は別に線量調整し，PTV全体としてはD_{95}が98％以上，平均線量は約102.6％（80.0 Gy）程度となるようにしている．

【症例4】

67歳男性，前立腺がん．臨床病期：T2cN0M0, 治療前PSA：17.0 ng/mL, Gleason score：3+4, 狭心症で抗血小板薬，経口糖尿病薬による内科治療を受けている．内分泌療法はIMRT開始前6ヵ月より開始され，照射終了と同時に中止した．10 MVのX線を用いた5門照射にて前立腺・精嚢を標的として78 Gy/39回/8週のIMRTを施行した．線量分布図を図6に示す．急性期有害事象はGrade 2の頻尿のみ．晩期直腸出血を認めない．

【症例5】

64歳男性．人間ドックでPSA高値（6.16 ng/mL）を指摘された．臨床病期：T3aN1M0, Gleason score：4+5の低分化前立腺がんと診断された．アルコール性肝障害があり，LHRHアナログ単独の内分泌療法が行われ，PSA値低下に伴い左骨盤リンパ節の縮小を認めたためcN1と診断した．前立腺・精嚢および転移陽性リンパ節に78 Gy/39回，骨盤リンパ節領域には58.5 Gy/39回の標的体積内同時ブースト（simultaneous integrated boost：SIB)-IMRTを施行した（図7）．

急性期尿路障害は頻尿が Grade 2，排尿時痛 Grade 1，直腸障害は，排便時疼痛および出血は Grade 1 であった．晩期障害を認めない．

5 IMRT の標準化

がん治療の均てん化が望まれる状況で，IMRT の標準化[20]が課題となっているが，治療装置，治療計画装置の違い，治療精度やエラー低減技術および輪郭入力や線量処方などの施設間の差異が存在し，標準化は必ずしも容易ではない．現在，西村らを中心として上咽頭がんに対するわが国初の IMRT を用いた多施設共同臨床試験（JCOG1015）が行われている．プロトコル治療の均一性保証の観点から欧米で臨床試験参加の際の取り組みに準じてドライランの実施およびファントムを用いた線量測定による credentialing（参加資格認定）が行われ，IMRT の標準化の一助となることが期待される．

文 献

1) Brahme A：Optimal setting of multileaf collimators in stationary beam radiation therapy. Strahlenther Onkol **164**：343-350, 1988
2) Galvin JM et al：Implementing IMRT in clinical practice：a joint document of the American Society for Therapeutic Radiology and Oncology and the American Association of Physicists in Medicine. Int J Radiat Oncol Biol Phys **58**：1616-1634, 2004
3) The National Cancer Institute Guidelines for the Use of Intensity-Modulated Radiation Therapy in Clinical Trials〈http://www.atc.wustl.edu/home/NCI/IMRT_NCI_Guidelines_v4.0.pdf〉, 2005
4) ATC Guidelines for the Use of IMRT（including Intra-Thoracic Treatments）The Advanced Technology Consortium〈http://www.atc.wustl.edu/home/NCI/NCI_IMRT_Guidelines_2006.pdf〉, 2006
5) 強度変調放射線治療（IMRT）ガイドライン〈http://www.jastro.jp/guideline/files/imrt.pdf〉, 2008
6) Mackie TR et al：Tomotherapy：a new concept for the delivery of dynamic conformal radiotherapy. Med Phys **20**：1709-1719, 1993
7) Chang SX et al：A comparison of different intensity modulation treatment techniques for tangential breast irradiation. Int J Radiat Oncol Biol Phys **45**：1305-1314, 1999
8) Yu CX：Intensity-modulated arc therapy with dynamic multileaf collimation：an alternative to tomotherapy. Phys Med Biol **40**：1435-1449, 1995
9) Takahashi S：Conformation radiotherapy. Rotation techniques as applied to radiography and radiotherapy of cancer. Acta Radiol Suppl **242** Stockholm：11-142, 1965
10) Otto K：Volumetric modulated arc therapy：IMRT in a single gantry arc. Med Phys **35**：310-317, 2008
11) Okubo M et al：Radiation treatment planning using positron emission and computed tomography for lung and pharyngeal cancers：a multiple-threshold method for［(18) F］fluoro-2-deoxyglucose activity. Int J Radiat Oncol Biol Phys **77**：350-356, 2010
12) Nakamatsu K et al：Treatment outcomes and dose-volume histogram analysis of simultaneous integrated boost method for malignant gliomas using intensity-modulated radiotherapy. Int J Clin Oncol **13**：48-53, 2008
13) Nishimura Y et al：A two-step intensity-modulated radiation therapy method for nasopharyngeal cancer：the Kinki University experience. Jpn J Clin Oncol **40**：130-138, 2010
14) 柴田　徹：前立腺がんの最新放射線治療 強度変調放射線治療（IMRT）―当施設における IMRT の運用と治療実績を中心に．INNERVISION **26**：78-81, 2011
15) Butler EB et al：Smart (simultaneous modulated accelerated radiation therapy) boost：a new accelerated fractionation schedule for the treatment of head and neck cancer with intensity modulated radiotherapy. Int J Radiat Oncol Biol Phys **45**：21-32, 1999
16) Chao KS et al：Intensity-modulated radiation therapy in head and neck cancers：The Mallinckrodt experience. Int J Cancer **90**：92-103, 2000
17) Nutting CM et al：Reduction of small and large bowel irradiation using an optimized intensity-modulated pelvic radiotherapy technique in patients with prostate cancer. Int J Radiat Oncol Biol Phys **48**：649-656, 2000
18) Zelefsky MJ et al：Clinical experience with intensity modulated radiation therapy（IMRT）in prostate cancer. Radiother Oncol **55**：241-249, 2000
19) Roach M 3rd et al：PhaseⅢ trial comparing whole-pelvic versus prostate-only radiotherapy and neoadjuvant versus adjuvant combined androgen suppression：Radiation Therapy Oncology Group 9413. J Clin Oncol **21**：1904-1911, 2003
20) 柴田　徹：近畿大学における取り組みと IMRT の標準化に関する提言．臨放射線 **54**：579-588, 2009

総論 4. 照射法・治療手技

C 画像誘導放射線治療

画像誘導放射線治療の意義，ガイドライン的事項に関しては「総論-3-E」で概説されているので，本項では画像誘導機器の紹介（わが国での開発も含めて）とそれぞれの機器による画像誘導放射線治療の手法について解説する．

1 画像誘導装置開発に関するわが国の貢献

画像誘導放射線治療（image-guided radiotherapy：IGRT）装置は高精度放射線治療を行うためには必須である．画像誘導放射線治療がIGRTの日本語訳であるため，IGRTに関する技術は海外からの移入と思われがちであるが，若い先生方に知っておいて頂きたいことは，早期肺がんの定位照射でわが国は世界をリードしていることと同様に，IGRT装置も世界に先駆けていろいろな装置がわが国で開発されていることである．「画像誘導放射線治療臨床導入のためのガイドライン」（IGRTガイドライン）に，「IGRTとして認められる機器的要件」として，①2方向以上の透視が可能な装置：治療室内設置の装置，放射線照射装置に付属の撮影装置，②画像照合可能なCT装置：治療室内に設置されたCT装置，放射線照射装置に付属のコーンビームCT撮影装置，③画像照合可能な超音波診断装置と記載されているが，このうち，治療室内設置のCT装置，治療室内設置の透視装置，放射線治療装置付属の透視装置に関しては，わが国で初期の装置が開発されている．同室設置CTは植松らが防衛医大で開発したFOCAL（Fusion of CT and Linac）ユニット[1]，治療室内透視装置システムは白土らが北海道大学で開発したRTRT（Real-Time Tumor Tracking）システム[2]，ガントリ搭載型の透視装置システムとしては高井らが東北大学で開発したDFFP（Dual Fluoroscopy and Flat Panel）システム[3]である．これらの装置は世界のどの企業の商業的装置より早期に開発されており，IGRT装置開発でのわが国の貢献は大きい．以下にX線を用いない照合装置を除いた代表的なIGRT機器，実際のイメージガイド治療の一例について紹介する．

2 画像誘導装置の種類

a kV-X線を用いる画像誘導

1）ガントリ搭載kV-X線透視装置

a）プロトタイプ（非市販装置）

東北大学・高井らがVarian Medical Systems社製直線加速器（リニアック）をベースに開発したDFFP装置がガントリ搭載型システム（On-board Imager®：OBI）のプロトタイプである（図1）．DFFPが開発されてから約3年後に，この装置を参考にして同様のシステム（Integrated Radiotherapy Imaging System：IRIS）がマサチューセッツ総合病院（Massachusetts General Hospital：MGH）で製作されている[4]．これらの装置は，治療ビーム軸に対して±45°の位置に2台のX線透視装置を搭載し，対側にアモルファスシリコンフラットパネルセンサー（aSi-PS）を取り付けたものである．DFFPは，金属マーカーを使用することによって，その位置をリアルタイムで追跡しながら，多分割コリメータ（MLC）による動体追尾照射治療を目的として開発された[5]ものであるが，諸般の事情で現在はOBIに置き換えている．

b）OBI，Synergy®，TM2000

汎用型リニアックに直接X線透視装置を搭載したシステムがVarian Medical Systems社のOBI（On Board Imager®）（図2）とElekta社のSynergy®である．両者とも一対のX線透視装置＋aSi-PSをリニアックガントリに搭載した装置で，OBIはこの透視装置がロボットアーム上に取り付けられているため，照射時に折りたたむことができ，体幹部定位照射などで非共面ビームを用いる際，治療寝台の稼働が制限されない．これらの装置は，ともにコーンビームCT（CBCT）を撮ることができる．金属マーカーを用いなくてもCBCTで認識できる臓器，腫瘍であれば患者セッティングが可能である．しかしながら，診断用CTと比べコントラスト分解能が悪く，また，後述のMV-CTに比し金属アーチファクトが強く出るため適応可能な部位が限られる．

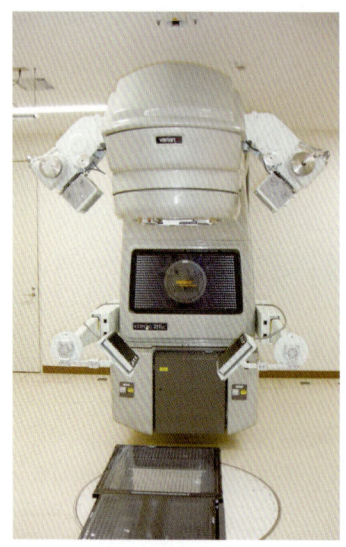

図1 DFFP（Dual Fluoroscopy and Flat Panel）システム（東北大学）

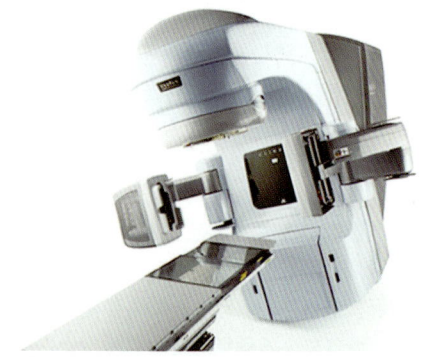

図2 OBI（On-Board Imager®）（Varian Medical Systems 社）

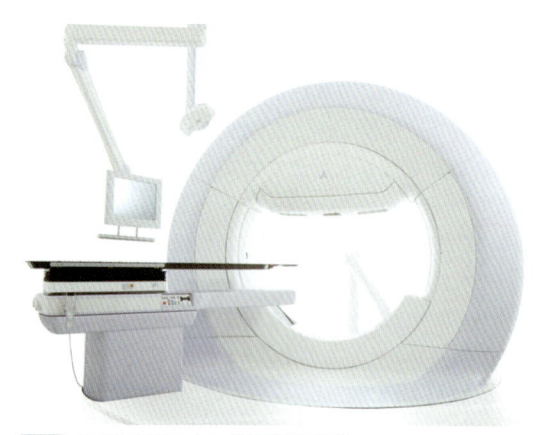

図3 MHI-TM2000（三菱重工社）

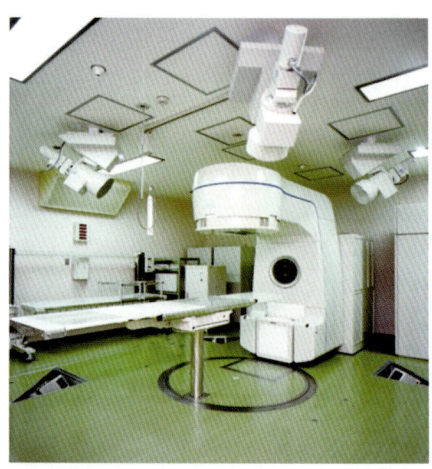

図4 RT-RT（Real-Time Tumor Tracking）システム（北海道大学）

三菱重工社製のMHI-TM2000（**図3**）は，O-ring内に，Cバンド加速管を用いた治療用X線ヘッドと2組の透視装置を搭載したシステムである．東北大学で開発されたDFFPやMGHのIRISの形をリング型にした構造で，ガントリ角度による誤差は少ないと思われる．治療用X線ヘッドは，その重心位置で直交する2軸（pan軸とtilt軸）のジンバル上に支持されており，追尾照射が行えるシステムとなっている．IGRT機能として，2組の透視装置によって得られる画像と治療計画時のデジタル再構成シミュレーション画像（DRR）との画像自動照合，O-ring回転によるCBCT画像と治療用CT画像との自動照合を行うことができる．

2）治療室設置 kV-X 線透視装置

a）RTRTシステム

北海道大学・白土らが，三菱電機と共同で開発したシステムである．4台のX線透視装置がリニアック室に設置してあり，それに対をなして天井に4台のイメージャーが取り付けてある（**図4**）．この装置は，放射線照射中にリアルタイムで腫瘍の位置をとらえることができる．腫瘍近傍に挿入した金属マーカーの透視画像をコンピュータが認識することにより，あらかじめ設定した位置に来た時のみ照射を行う迎撃照射が可能である．腫瘍の呼吸移動による誤差をきわめて小さくできる．三菱電機が放射線治療機器の製造から撤退したため現在は市販されていない．

b）Novalis®

Novalis®システムはドイツのBrainLAB社により開発された高精度定位放射線治療専用装置で，治療室内

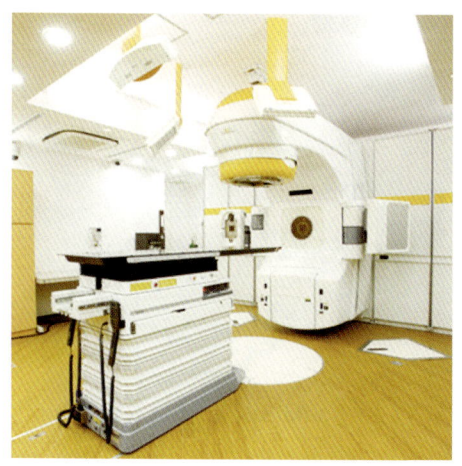

図5 Novalis® TX（BrainLAB 社）

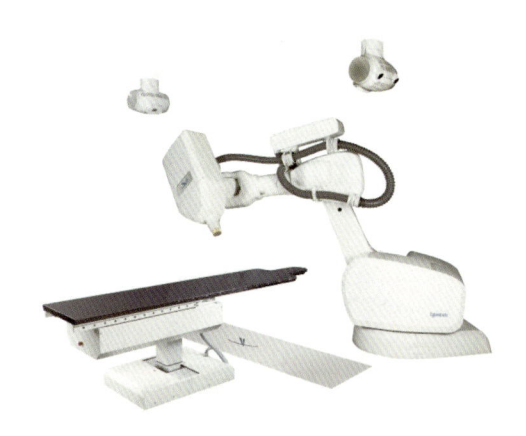

図6 Cyberknife®（Accuray 社）

に4対のX線透視装置とフラットパネルを備えている．この4対の透視装置を用いた位置決め装置をExacTrac X-ray（X線エグザックトラック）というが，患者位置決めを高精度で自動的に行うことができる［赤外線を用いたシステム（赤外線 ExacTrac）も有し，初期セットアップをこれで行ったり，呼吸同期照射にも応用される］．照合ソフトウェアはX，Y，Zの3方向の他，tilt，roll，pitch方向へのセットアップエラーも表示し，6方向から補正した患者位置を，6軸制御のロボット寝台によって自動患者ポジショニングを行うことができる．リニアックは6 MV-X線の装置（Clinac600N）で，m3マイクロMLC（3 mmのリーフ幅）を搭載しており正確なナロービーム照射ができる．しかしながら，照射野の大きさが10×10 cmと小さいため，体幹部では，頭頸部がん，脊椎腫瘍，肺がん，肝がんなどの定位照射，前立腺がんなど小さな標的に対する強度変調照射など適応疾患が限られる．後継機であるNovalis® Tx（図5）は，22×40 cmのマイクロMLCを搭載し大きな病変をも治療できるようになった．このマイクロMLCは中央部8 cmが2.5 mm幅のリーフで，両端部7 cmが5 mmリーフとなっている．リニアックはVarian Trilogy™で上記のOBIを備えており，ExacTrac X-rayの他にkV-X線コーンビームCTによる3次元画像照合が可能である．

3）CyberKnife®（サイバーナイフ）

CyberKnife®（Accuray 社）（図6）はロボットとリニアックを組み合わせた高精度放射線治療装置である．Xバンドの超小型リニアックを，6つの関節を持つロボットアーム上に搭載した構造となっており，きわめて自由度の大きな動きが可能である．あらかじめ設定された約100の点（Node）を順に移動しながら照射を行う．各Nodeから，最大12方向のビーム設定ができる．CyberKnife®は治療室内に2対のX線透視装置を備えており，それを用いた画像誘導システム，Target Locating System（TLS）では治療計画用CTから作成したDRR画像と透視画像とを用いて，数ビームごとに位置照合を行い補正を行う．したがって，セットアップエラーのみではなく，照射中誤差（intra-fractional エラー）にも対応する．初期のシステムは頭蓋内病変のみに対応していたが，国内での体幹部治療の承認が得られたことで，他の部位への対応も進んできている．椎体への照射では位置補正の他，変形を認識して高精度で照射できる方法も開発されている（Xsight™ Spine Tracking System）．体幹部では金属マーカーを使用することによって位置補正しながらの照射が可能であるし，Synchrony®という動体追跡照射システムを用いれば，追跡照射も可能である．わが国でも放射線治療用マーカー：VISICOIL™（RadioMed社）が薬事承認され，使用可能となったため追跡照射が施行される日もそう遠くはないと思われる．

b MV-X線を用いる画像誘導

1）EPID

従来のリニアックグラフィはMV-X線を用いた画像であるが，画像のコントラストが悪く，ほとんど使われなくなっていることは周知のとおりである．現在では，電子ポータル画像装置（electronic portal imaging device：EPID）を用いることが多く，近年のaSi-PS

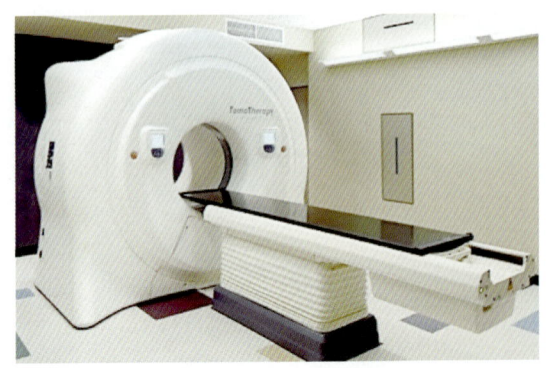

図7 TomoTherapy®（Accuray 社）

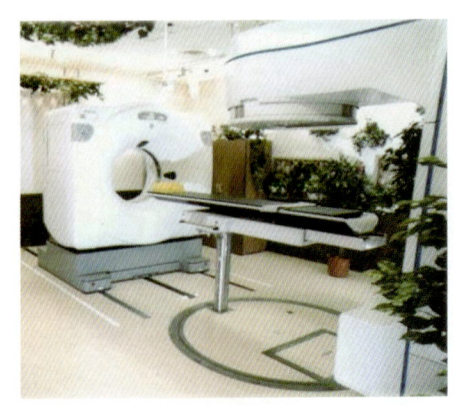

図8 CT-On-Rails システム（山梨大学）

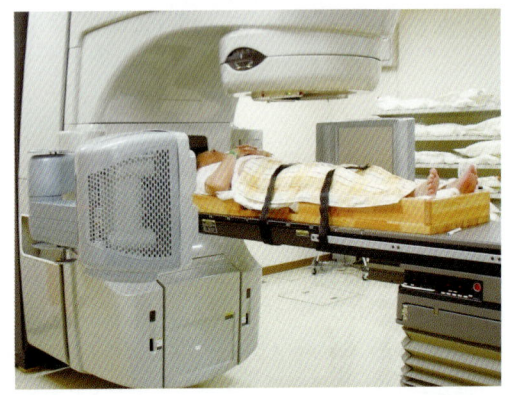

図9 前立腺がんに対する画像誘導 IMRT：患者セットアップ

を用いたものでは高画質となっている．画像はデジタル情報として得られ，エッジ強調などの画像処理を行うことによって位置照合が行いやすくなる．シネモードの EPID 画像は早期肺がん定位照射の照射中の位置確認に有用である．また，治療ビームと EPID を用いて，ガントリを回転させながら MV コーンビーム CT を撮ることも可能である．kV コーンビーム CT に比べコントラスト分解能が悪いが，金属アーチファクトは少ない．このシステムを用いて 3 次元 in vivo 線量測定を行う試みがあり，将来の dose-guided radiotherapy に応用される可能性がある[6]．

2) TomoTherapy®（トモセラピー）

TomoTherapy® は Winsconsin 大学の Mackie 教授により 1990 年に創案され，開発された．リングガントリ内に 6 MV-X 線リニアックを搭載し，ヘリカル CT のように回転しながら，64 対の binary MLC を高速に開閉することにより行う強度変調放射線治療（IMRT）専用の治療装置である（図7）．画像誘導としては，リニアックのエネルギーを 3.5 MV に調整して MV-コー

ンビーム CT を撮影して患者の位置照合ができる機能を有する．頭頸部などでは歯間によるアーチファクトが kV-CT に比し少なく，そのような部位での位置決めには適している．MV-CT は治療開始時の位置照合に加え，治療経過変化の記録，線量分布計算，適応放射線治療のための治療再計画など，多用途の目的に使われる．

C 同室設置 CT

IGRT の初期の形態である同室設置 CT によって，植松らは早期肺がんの定位照射を行った．植松らによって発表されたシステムは FOCAL ユニットと名付けられているが，このシステムは同室に X 線シミュレータも設置してある．同様のシステムで，CT-On-Rails と呼ばれるリニアック室に自走式 CT を設置したシステムがあるが，これは最初に山梨大学の大西らによって開発された[7]（図8）．Memorial Sloan-Kettering Cancer Center（MSKCC）でも，Phillips 社の診断用 CT と Varian Medical Systems 社の Clinac2100EX で同様のシステムを作っており，また，Siemens 社でも Siemens Primatom™ CT-On-Rails system を開発している[8]．リニアックの対側に CT が設置されており，治療台を 180°回転させた状態で CT を撮像する．診断用 CT を用いるため，画質がよく，腫瘍そのものをランドマークとして位置照合ができる．しかしながら，照射中の動きの確認は難しく，設置に広いスペースが必要となる欠点もある．

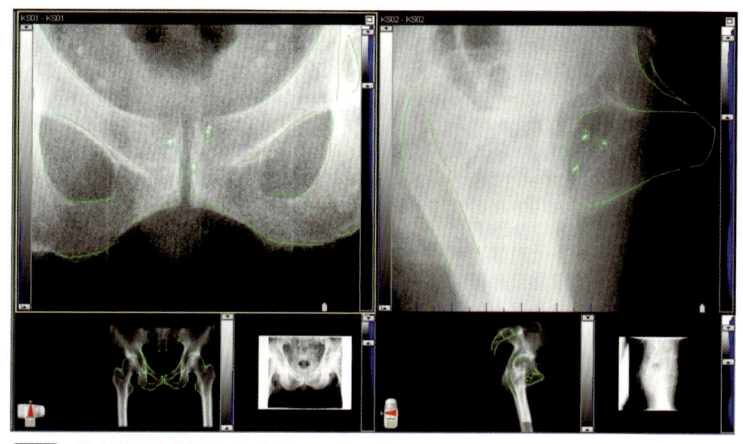

図10 前立腺内に挿入した金属マーカーを用いた OBI による 2D/2D マッチング

3 OBI を用いた IGRT の実際─前立腺がんに対する画像誘導強度変調照射法

a 金属マーカー挿入と患者固定

　まず，前立腺内に金属マーカーを挿入する（東北大学で開発したディスポーザブル金属マーカー挿入針[9]を用いて3個の金属マーカーを挿入している）．現在では前述の VISICOIL™（RadioMed 社）が薬事承認されたので，どこの施設でも同様の治療が可能である．次に患者の固定であるが，これも東北大学でのホームメイド固定装置［木製枠に Vac-Lok™（東洋メディック社）を組み入れた装置］を用いて行った（図9）．患者固定は何を用いてもよい．IGRT でも intra-fractional motion を少なくするためには何らかの固定装置は用いたほうがよい．

b OBI による金属マーカーを用いたマッチング

　図10 に金属マーカーを用いた場合の OBI による 2D/2D マッチング画像を示す．手動ないし自動で位置照合が可能であるが，金属マーカーを用いた場合は，手動による位置照合でも正確な照合が可能で，自動に比べはるかに速くでき，容易であるため筆者らは多用している．5門で IMRT を行っていたが，初期の頃はすべての照射野で，その後は2門ごとに，その照射直前に金属マーカーでの位置合わせを行った．図11 に皮膚マーカーで位置合わせをした時の金属マーカー（前立腺）位置の誤差と，金属マーカーで合わせた時のセットアップエラーを示す（このデータは DFFP により得られた3次元座標より求められたもの[10]）．当然のことであるが，金属マーカーを用いた画像誘導セットアップでは inter-fractional エラーは極力ゼロに近づけることができる．照射中の動き（intra-fractional エラー）が1 mm 以上の場合は repositioning を行った[10]．

　inter-fractional エラーがほとんどゼロであるため，PTV マージンは直腸と接する後壁が3 mm，その他全周囲を5 mm ときわめて少なくしているが，これでも安全・確実に照射が可能である．80 Gy/40 回の高線量 IMRT を行う際には，尿道の線量を5％減量して尿路系障害を下げるような治療計画を行った（図12）．治療計画の CT 撮影時にきわめてフレキシブルな6 Fr のオールシリコンフォーレカテーテル（クリエートメディック社）を挿入して尿道位置を確認している．金属マーカーを用いた IGRT により inter-fractional エラーをほぼゼロとし，intra-fractional エラーを field ごとないし2 field ごとにモニターしながら照射することができたため，PTV マージンをきわめて小さくすることが可能となり，かつ，尿道周囲線量の低減により，現在までのところ消化器系，尿路系の晩期有害事象発生の低減化に成功している．

　OBI に限らず，どの IGRT 機器を用いても，inter-fractional エラーはゼロに近くすることができ，かつ，intra-fractional エラーが一定以上になった場合の患者の repositioning（CyberKnife® の場合はビームが動く）が行えるため，線量増加が安全に行え，かつ正常組織の障害を減少させることが可能である．どのよう

D 呼吸移動対策

外部放射線において，呼吸移動は照射中誤差（intra-fractional エラー）の原因の１つである．呼吸移動対策法はいまだ不十分な場合も多いので，利用には注意が必要である．

1 体内の腫瘍の呼吸移動

a 振幅とスピード

肺がん患者の体内における肺がんの呼吸移動運動の振幅と移動スピードは，ある程度の予想はつくが，振幅，スピードともに患者ごとに異なり，同じ患者でも日によって軌跡が異なることがよく知られている（図1～3）[1]．患者の呼吸トレーニングによる腫瘍位置の再現性，呼吸運動の予測可能性は限定的であり，不規則な腫瘍の体内の動きに対する安全対策が必須である．

b 基線のゆれ

体外の皮膚と体内の腫瘍の呼吸による位置関係は一定ではない．患者の体調，緊張感，腹腔内臓器の体積変化，腹式呼吸と胸式呼吸のバランスなどが原因と考えられる．治療中に±2mm精度を維持するためには，患者台を約6分に1回補正する必要があることが知られている[1]．

2 呼吸移動対策 CT 治療計画

自由呼吸のCTは，呼吸による腫瘍位置の変動や，縦隔や胸壁浸潤を見逃すリスクにより，根治的放射線治療には不十分である[2]．数々の呼吸対策をした撮像方法があるが，確立されているとはいえない[3]．

a 呼吸同期 CT を利用した治療計画

体表面に置いた外部信号発信機により呼吸運動による皮膚表面の動きをとらえ，これに基づいてCTを呼吸相に合わせて再合成し，最適な呼吸相のCTを選択することで治療計画を行う．呼吸運動の再現性は不完全であり改良が期待される[4]．

b 呼吸止め CT を利用した治療計画

安定した呼気相にて呼吸を止めた状態で撮影する．治療装置側も同じ呼気相で照射するが，同じ呼気相でも腫瘍位置が異なることがある[5]．体表面の動きを参考にできる症例は限られており，その予測方法にはさらなる改良が期待される．

c 体内マーカーを利用した治療計画

体内の腫瘍近傍に金属マーカーや磁場発信機を挿入し，そのマーカーを位置決めに利用する．治療直前に確認するだけの方法と，リアルタイムの画像を利用する方法とがある[1]．マーカーと腫瘍との関係に関する品質管理が必要である．

3 治療中の呼吸運動観察装置と呼吸運動管理法

治療中に呼吸運動を観察して，これに基づいて治療中の呼吸運動を管理する試みとして，以下の方法の臨床効果が試されている．

①腹部圧迫による呼吸抑制照射[6]
②呼吸監視下の呼吸止め照射[7]
③外部信号を同期信号に利用した呼吸同期照射[8]
④外部信号から腫瘍位置を予測した呼吸予測照射[9]
⑤外部信号により呼吸予測照射を行い，内部信号を利用して追尾照射のずれがあると照射を遮断する安全機構[9]
⑥内部信号を利用した呼吸同期照射[10-12]

外部信号は，体内の腫瘍の動きに同期していることを保証するものではないため，「患者へのコーチング」，「患者自身のトレーニング」，「頻繁なX線による内部臓器のチェック」が品質保証の代用として挙げられており，侵襲性を回避する代わりに，患者自身のコンプライアンスに品質を委ねる欠点がある[3]．患者の内部から信号を発する装置は，信号と腫瘍との関係を照射直前にCTなどで取得でき，客観性が高い品質保証が

D. 呼吸移動対策

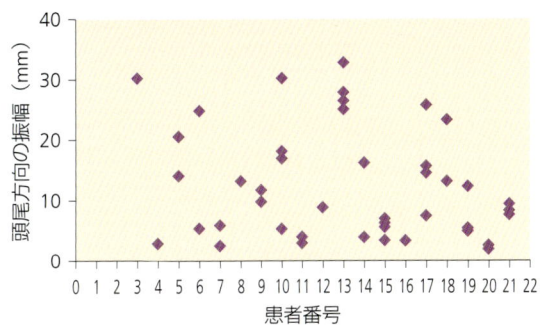

図1 肺がんの頭尾方向の振幅
同じ患者で複数点プロットされているのは治療日ごとの最大振幅を示す．1人について最大4日測定．
(Shirato H et al：Int J Radiat Oncol Biol Phys **64**：1229-1236, 2006)

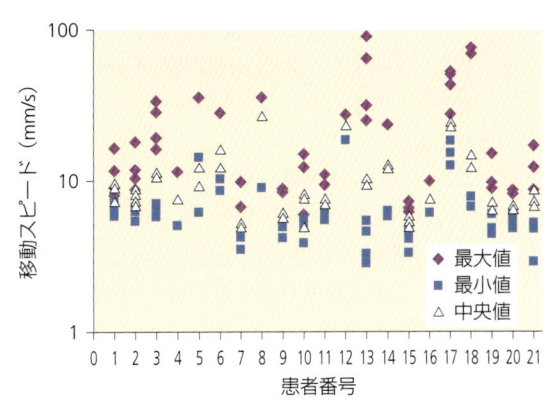

図2 肺がんの3次元的な軌跡の秒速（mm/s）の最大値，中央値，最低値
それぞれ複数あるのは図1と同じ理由．
(Shirato H et al：Int J Radiat Oncol Biol Phys **64**：1229-1236, 2006)

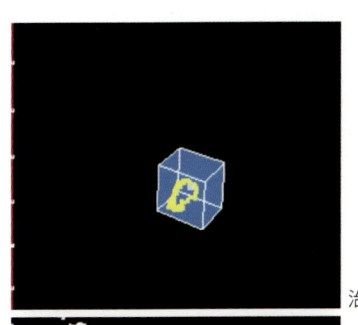

治療初日

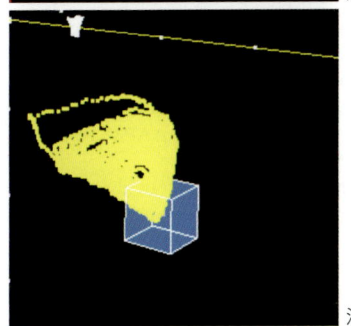

治療2日目

図3 同一患者の治療初日と2日目の肺がんの3次元的動きの軌跡（黄色）の違い
青い立方体は動体追跡装置を用いた迎撃照射の待ち伏せ座標±2 mmの座標を示し，いずれも一辺4 mm.

可能だが，腫瘍近傍に金属マーカーなどを挿入する侵襲を伴う．

4 呼吸運動観察装置と記録照合システムと治療装置の接続

呼吸運動管理法は，呼吸運動観察装置と治療装置の接続に十分な安全設計がなされ，記録照合システムで患者ごとに管理される必要がある．信号が安全閾値を超えた場合には治療装置からの照射は遮断され，それが治療装置の操作者に通知される必要がある．

呼吸運動観察装置の誤作動やアーチファクトにより，患者に対する危険がないように設計されている必要もある．患者の動きを補正するために治療台の位置・照射角度などを治療中に変える場合，許容補正幅を定め，観察装置からの偽信号の予期しない入力により誤動作しない安全構造が必要である．

5 位置検出用体内マーカー

治療計画時と実照射時の体内マーカーの位置を比較し，計画位置と一致している場合のみ照射する方法は臨床試験によって一定の成績を出しつつある．磁場[11]やX線透視を利用した位置検出用体内マーカーが臨床応用され，後者はディスポーザブルゴールドマーカー（植込み型病変識別マーカー）として保険適用となっている[11]．一部の腫瘍では照射中の連続的X線透視にて，金属マーカーなしでも追尾照射が可能な場合があるが，総じて腫瘍そのものの認識率は低い．

6 臨床利用上の注意

呼吸の予測困難性と呼吸運動観察装置や同期信号の不完全性を正しく認識し，薬事法承認を得た呼吸同期システムであっても，装置を過信した照射をしてはいけない．一般的放射線と同じ十分な計画標的体積（PTV）マージンを用いる場合には大きな問題はない．

以下の場合には，医学物理士による動体ファントムを利用したコミッショニングと品質管理を十分行ったうえで，適応基準・安全マニュアルを決め，倫理委員会を経た臨床試験として，患者からリスクに関するインフォームドコンセントを得たうえで行う．

① 4次元CT撮像法や呼吸移動対策を用いて，呼吸に対する照射野のマージンを標準治療よりも減らす場合．辺縁再発率を高めるリスクを伴う．

② 呼吸運動観察装置と，CT装置や治療装置の接続を行い，計画と実際の呼吸相を合わせて同期照射をする場合．呼吸相が合っても体内での腫瘍位置が一致していない場合[5]，再発と障害リスクを伴う．

③ 呼吸運動観察装置の情報に基づいて治療装置や患者台のパラメータを補正する場合．偽信号や誤動作による再発と障害リスクを伴う．

④ 呼吸曲線予測関数を利用する場合．

⑤ 記録照合システム（Record & Verifyシステム）に，呼吸運動監視装置・治療装置のパラメータの変化をチェックできる機構を装備していない場合．

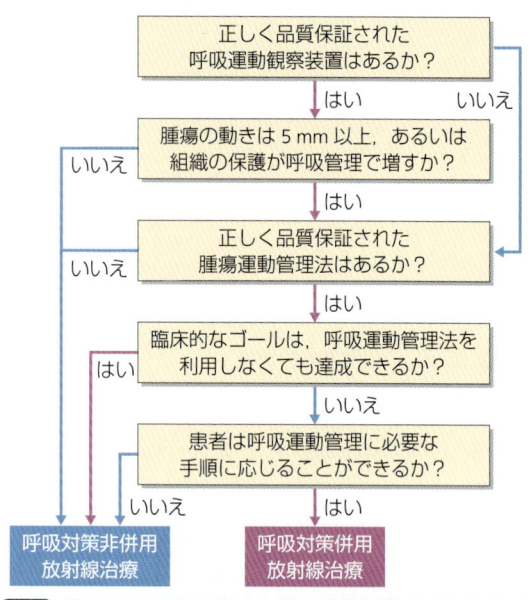

図4 推奨される放射線治療中に呼吸運動対策を考慮するべきかどうかについての臨床プロセス（米国医学物理学会タスクグループ76）

（Keall PJ et al：Med Phys **33**：3874-3900, 2006）

7 臨床的な意義

進行型非小細胞肺がんへの化学療法併用動体追跡放射線治療の第Ⅰ相研究ではpaclitaxel 40 mg/m^2，carboplatinはAUC=2で，食道炎により抗がん薬の投与量増加はできなかった[13]．小型肺がんへの動体追跡放射線治療を利用した体幹部定位放射線治療では，線量効果関係が鮮明になることが示唆され[12]，肝がんでは治療可能サイズが従来のX線治療よりも大きいことが示唆されたが[14]，いずれも正確な比較試験ではない．しかし，他の誤差要因との比較で考えると，腫瘍に5 mm以上の動きがある場合に，これを治療中±5 mm以下にする対策を考えることは，同じPTVマージンを利用しても，**図4**の場合には有害事象を減らすためには意義があるといわれ[3]，さらなる研究開発と臨床試験の継続が望まれる．

文　献

1) Shirato H et al：Speed and amplitude of lung tumor motion precisely detected in four-dimensional setup and in real-time tumor-tracking radiotherapy. Int J Radiat Oncol Biol Phys **64**：1229-1236, 2006
2) Shimizu S et al：Impact of respiratory movement on the computed tomographic images of small lung tumors in three-dimensional（3D）radiotherapy. Int J Radiat Oncol Biol Phys **46**：1127-1133, 2000
3) Keall PJ et al：The management of respiratory motion in radiation oncology report of AAPM Task Group 76. Med Phys **33**：3874-3900, 2006
4) Vedam SS et al：Acquiring a four-dimensional computed tomography dataset using an external respiratory signal. Phys Med Biol **48**：45-62, 2003
5) Hunjan S et al：Lack of correlation between external fiducial positions and internal tumor positions during breath-hold CT. Int J Radiat Oncol Biol Phys **76**：1586-1591, 2010
6) Negoro Y et al：The effectiveness of an immobilization device in conformal radiotherapy for lung tumor：reduction of respiratory tumor movement and evaluation of the daily setup accuracy. Int J Radiat Oncol Biol Phys **50**：889-898, 2001
7) Onishi H et al：A simple respiratory indicator for irradiation during voluntary breath holding：a one-touch device without electronic materials. Radiology **255**：917-923, 2010
8) Otani Y et al：A comparison of the respiratory signals acquired by different respiratory monitoring systems used in respiratory gated radiotherapy. Med Phys **37**：6178-6186, 2010
9) Schweikard A et al：Robotic motion compensation for respiratory movement during radiosurgery. Comput Aided Surg **5**：263-277, 2000
10) Imura M et al：Insertion and fixation of fiducial markers for setup and tracking of lung tumors in radiotherapy. Int J Radiat Oncol Biol Phys **63**：1442-1447, 2005

11) Balter JM et al : Accuracy of a wireless localization system for radiotherapy. Int J Radiat Oncol Biol Phys **61** : 933-937, 2005
12) Onimaru R et al : Steep dose-response relationship for stage I non-small-cell lung cancer using hypofractionated high-dose irradiation by real-time tumor-tracking radiotherapy. Int J Radiat Oncol Biol Phys **70** : 374-381, 2008
13) Sakakibara-Konishi J et al : Phase I study of concurrent real-time tumor-tracking thoracic radiation therapy with paclitaxel and carboplatin in locally advanced non-small cell lung cancer. Lung Cancer **74** : 248-252, 2011
14) Taguchi H et al : Intercepting radiotherapy using a real-time tumor-tracking radiotherapy system for highly selected patients with hepatocellular carcinoma unresectable with other modalities. Int J Radiat Oncol Biol Phys **69** : 376-380, 2007

E 定位放射線治療

1 定位放射線照射とは

　定位放射線照射とは，頭蓋内腫瘍において開発された固定精度を1〜2mm以内に保つ高精度照射法のことである．具体的には，病変（以下ターゲット）を正確に固定し，そのターゲットに正確に放射線を集中させることによって，周辺の正常組織への照射を可能な限り減少させ，かつ腫瘍への照射線量の増加を狙う治療法である．もともとは1960年頃よりガンマナイフ，1983年頃よりリニアックラジオサージャリーが臨床応用され，主に脳腫瘍に対して開発されてきた技術である．

　用語の定義上は，定位放射線照射は2つに分類される．まず1回照射を定位手術的照射（stereotactic radiosurgery，通称ラジオサージャリー）と呼び，次に2回以上の分割照射を定位放射線治療（stereotactic radiotherapy）と呼ぶ．一般的に，転移性脳腫瘍の場合は通常18〜25Gyの大線量を1回のみ照射するラジオサージャリーが行われる．しかし聴神経腫瘍のように正常組織と腫瘍が近接している頭蓋底腫瘍の場合，正常神経機能の温存を重視して，分割した定位放射線治療が行われることが多い．また上咽頭がんなどの頭頸部がんに行う場合も，通常は分割照射が用いられる．

　定位放射線照射の技術は1990年代に入って体幹部（主に肺腫瘍と肝腫瘍）に応用されるようになってきた[1,2]（図1）．脳腫瘍と異なり，体幹部腫瘍に定位放射線照射を行ううえで大きな課題となるのは，体動や呼吸移動による腫瘍の動きの制限である．一般的に肺がんに対する放射線治療で最も懸念される放射線肺臓炎は，その肺照射体積（V_{20}）と強く相関する．また

もう一方で，定位放射線照射は通常3〜5回の小分割回数で行われるため，1回の照射における位置のずれが局所再発に直結する可能性があるからである．

　以上の点より，脳定位放射線照射においては正確な患者固定法が，体幹部定位放射線照射ではそれに加えて呼吸調整法と毎回の治療前の照射野照合法の確立が非常に重要となる．

2 脳定位放射線照射の条件

　脳定位放射線照射の保険適用条件を**表1**に示す．

3 脳定位放射線照射で用いられる装置

　具体的に脳定位照射で用いられている装置には，下記のものがある．

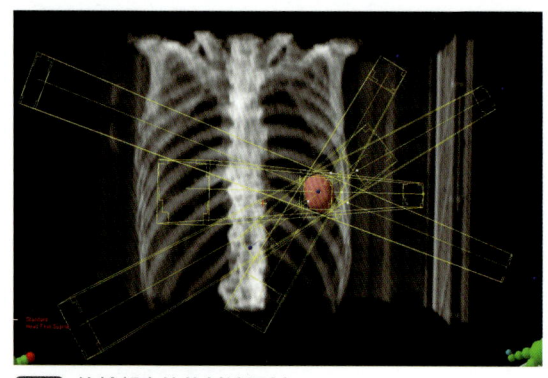

図1 体幹部定位放射線照射
多方向より肺腫瘍に放射線を集中させる．

表1 脳定位放射線照射の保険適用条件

1. 患者あるいはそれに連結された座標系において照射中心を固定精度以内に収めるシステムであること
2. 定位型手術枠を用いた方法，または着脱式固定器具を用いた方法であること
3. 照射装置の照射中心精度が1mm（健康保険では2mm）以内であること
4. 治療中を通じて上記固定精度を保つこと

表2 体幹部定位放射線照射の保険適用条件

1. 放射線科を標榜している保険医療機関であること
2. 放射線治療を専ら担当する経験年数 5 年以上の常勤の医師がいること
3. 放射線治療に関する機器の精度管理を専ら担当する者（医学物理士・診療放射線技師）がいること
4. 放射線治療を専ら担当する経験年数 5 年以上の診療放射線技師がいること
5. 治療計画用 CT を備えていること
6. 3 次元放射線治療計画装置を備えていること
7. 照射中心に対する患者の動きや臓器の体内移動を制限する装置を備えていること
8. 微小電離箱線量計または半導体線量計および水ファントムまたは水等価固体ファントムを備えていること
9. 毎回の照射中心の固定精度が 5 mm 以内であることを照射時に確認・記録していること
10. 放射線治療に関する機器の精度管理に関する指針とそれに伴った実施記録を残していること

a ガンマナイフ

国内に 50 台以上普及している脳定位照射専用装置であり，201 個のコバルト線源が 5 列に配置されている．コリメータヘルメットには 4, 8, 14, 18 mm の 4 種類が取り換え可能であり，線源焦点間距離は 400 mm である．

最新型のガンマナイフパーフェクションは 4, 8, 16 mm の 3 種類のコリメータを内蔵し，192 個の線源からのビームに対するコリメータサイズを自動的に可変可能となっている．

b サイバーナイフ

6 MV の X バンド小型直線加速装置をロボットアーム先端に取り付けた治療装置である．従来は脳専用であったが，近年体幹部定位放射線照射にも適応可能となった．

c 通常型直線加速器（リニアック）

通常型リニアックのガントリに円筒形の専用コリメータを付設することによって，球形に近い高線量分布を作成可能である．2〜3 mm 程度のマイクロ多分割コリメータを用いて，円筒コリメータを用いずとも，より腫瘍形状に近接した線量分布を作成することも可能である．近年は画像誘導装置としてリニアックに画像撮影装置を付設した装置が頻用される．

4 脳定位放射線照射の適応

脳腫瘍で定位放射線照射の適応となる病変は大きく分けて，①脳腫瘍（脳転移，聴神経腫瘍，髄膜腫），②脳血管性病変（脳動静脈奇形），③脳機能性病変（三叉神経痛，てんかん）に分類される．脳転移や脳動静脈奇形は辺縁線量が 18〜25 Gy を用いることが多く，三叉神経痛などには 80 Gy の大線量が照射される．治療成績として，脳転移の局所制御率は 80〜90％，脳動静脈奇形の閉塞率は 60〜90％ とされる．

5 体幹部定位放射線照射の条件

体幹部定位放射線照射を保険診療として行うためには，表2 のような施設基準を満たし地方社会保険事務局に届け出ておく必要がある．

6 体幹部定位放射線照射の実際

a 患者固定法

現在入手可能な体幹部定位放射線照射用固定具は，いずれもプラスチック製のフレーム内に発泡スチロールの固定具を使用したものや真空密着型の物がある．最近の画像誘導技術の進歩により，照射前後の位置補正（inter-fractional エラー）が可能となったが，治療中の位置補正（intra-fractional エラー）は難しいので，固定具は必須である．

b 呼吸移動の調整

肺腫瘍においては，腫瘍の呼吸移動を無視するわけにはいかない．患者の呼吸移動に対応した照射法として，大きく分けて，①呼吸停止法，②呼吸制限法（腹部圧迫法），③呼吸同期法がある．これらのいずれかの方法によって腫瘍の呼吸移動（体内マージン）を縮小させる試みが体幹部定位放射線照射には不可欠である．

呼吸停止法とは，患者に音声や光による合図で呼吸を一時的に停止させて，その間に照射することを繰り返す音声同期間欠照射法である．呼吸停止法は，一般的には安静呼気相で停止させ，理論上は体内標的体積（ITV）を最小限に減らして，照射体積も最小限に設定可能となる．また呼吸停止を行うための補助具も頻用されている[3]．

板状の固定具やベルトを用いて季肋部を圧迫することによって，患者の大きな横隔膜の動きを抑制する呼吸制限法もある．X線透視下で腫瘍の動きを確認し，通常 10 mm 以上の動きがあれば抑制することが多い[4]．ただ現実に肺がんで 10 mm 以上動いて呼吸抑制を行うのは全患者の 20〜25% 程度である．

他方では患者に自由に呼吸をさせながらも，照射を呼吸位相（主に呼気相）に同期させる呼吸同期法が開発されている．具体的には，患者の胸壁に赤外線マーカーを付着させたり，腫瘍内に金属マーカーを挿入したりして患者呼吸を感知しながら照射する方法が一般的である．

c ターゲット決定と CT 撮影条件

高精度放射線治療計画においては，通常 1〜3 mm 間隔で撮像された CT 画像を用いて，放射線腫瘍医が肉眼的腫瘍体積（GTV），臨床標的体積（CTV）ないし ITV およびリスク臓器の輪郭を入力する．CT 撮像条件については上記の治療時の呼吸条件に合わせた撮像法で行うべきである．呼吸同期法や呼吸停止法の場合はそれに準じて CT を撮像する．また呼吸抑制法の場合はできるだけ照射時の条件に近似させる目的で，4 秒以上のスキャン時間をかけて 1 枚のスライス画像をゆっくり撮像するいわゆる long time scan CT ないし slow scan CT 撮像法が用いられる．これらの CT 撮影法によってターゲット定義が異なることに注意が必要である．

近年は 4 次元 CT（4D-CT）撮像法の技術が導入されている．これは，CT 撮影時に患者体表面上に赤外線マーカーなどを配置し患者の呼吸シグナルを取得し，これを用いて動画 CT を再構成して 4D-CT 画像とするものである．これらの 4D-CT は全呼吸位相のターゲット情報（maximum intensity projection：MIP 像）が得られるので，体幹部定位放射線照射には非常に有用である．

d 治療計画について

ターゲット決定後に，beam's eye view や room's eye view などの再構成 3 次元画像を用いることによって，照射方向や門数，放射線のエネルギーなどさまざまな要素を組み合わせて照射野を決定する．ノンコプラナー 3 次元固定多門照射法や定位多軌道回転照射（SMART）が用いられることが多い．通常 6 門以上の固定多門照射でも，400°以上の回転照射でもほぼ類似した線量分布が実現可能である．治療計画の目標値は，ターゲット内の線量の均一性（10%以内）と 20 Gy 以上照射肺体積（V_{20}）の縮小（<15%）である．通常の体軸に垂直な方向からの照射に加えて，数門の 20〜40°寝台角度を回転させた照射を含めて，合計 6〜8 門の 3 次元照射を行うことによって，この条件を実現可能である．もちろん肺による不均質補正を行った 3 次元線量計算は必須であり，フレームを用いる場合は線量の減弱補正も考慮が必要である．また線量表記法については国内では通常はアイソセンタを線量評価点とする場合が多いが，近年 D_{95}（標的体積の 95%をカバーする線量）や（80〜90%）辺縁線量で表示される場合があるので注意が必要である．その他，照射野マージンや線量計算法によっても，治療計画が異なるので注意が必要である．

e 治療前照合法について

放射線治療において，毎回の照射前には，適切な部位に照射されるかどうかを高エネルギーX線画像やポータル画像，治療室内同室 CT などで照合画像を作成し確認する．特に定位放射線照射では，大線量小分割照射を行うために，毎回照射前の照合を行うことが不可欠である．筆者らは毎回の治療前に，照射の再現性確認目的で，正面と側面のリニアックグラフィ（照射装置を用いて照射前に撮影する確認画像）を撮像して，治療計画時のシミュレーションフィルムとの体位の再現性を再確認した．その結果，毎回の治療前照合によって，通常 2〜3 mm 以内の誤差範囲で照射を行うことが可能であった．JCOG0403 多施設共同臨床試験ではこれらのセットアップエラーを 5 mm とすることを必須条件としている．近年，これらの治療前位置照合を目的として，CT を放射線治療装置と同じ部屋に設置して毎回の治療前に CT で位置照合を行う施設（CT-On-Rails）や画像誘導放射線治療（IGRT）装置に付設された X 線装置を利用して，コーンビーム CT な

表3 体幹部定位放射線照射の治療成績

報告者（報告年）	総線量（Gy）	1日線量（Gy）	線量評価点	局所制御率	観察期間中央値
Uematsu（2001）	50〜60	10	80％マージン	94％（47/50）	36ヵ月
Arimoto（1998）	60	7.5	アイソセンタ	92％（22/24）	24ヵ月
Timmerman（2003）	60	20	80％マージン	87％（30/37）	15ヵ月
Onimaru（2003）	48〜60	6〜7.5	アイソセンタ	80％（20/25）	17ヵ月
Wulf（2004）	45〜56.2	15〜15.4	80％マージン	95％（19/20）	10ヵ月
Nagata（2005）	48	12	アイソセンタ	97％（44/45）	30ヵ月
Xia（2006）	70（50）	7（5）	アイソセンタ	95％（41/43）	27ヵ月
Baumann（2009）	45	15	67％マージン	92％（53/57）	35ヵ月

などによって治療前位置照合を行う施設も増加している．

7 体幹部定位放射線照射の適応

体幹部定位放射線照射における保険適用対象疾患は，原発性肺がん，肺転移，原発性肝がん，肝転移，脊髄動静脈奇形である．これらについても肺がんではリンパ節や遠隔転移のないⅠ期の早期病変，転移性病変では，①病変個数が3ヵ所以内，②各腫瘍の最大径が5 cm 以内，③原発性臓器が制御され，他臓器転移もないもの，が保険適用とされる．これらの病変に対しては1回線量10〜15 Gy を3〜5回照射することによって，多くは90％以上の高い局所非再発制御率が報告されている．

現在までに12 Gy×4回[5]，10〜12 Gy×5回[6]，7.5 Gy×8回，15 Gy×3回などの異なった分割照射法によっても，また欧米からは，Wulf[7] や Timmerman[8]，Xia[9]，Baumann[10] らの報告によっても生物学的効果線量（biological effective dose：BED）が100 Gy 以上である場合は局所制御率は88〜96％と大きな差はない（**表3**）．

Fowler らは LQ モデルを少ない分割回数において臨床的な応用が可能であることを示し，特にBED 100 Gy以上で良好な局所制御効果が期待できるとしている．また「体幹部定位照射は究極的に照射回数を1回まで減らせるのかどうか？」の疑問がある．これについては，欧米からの1回照射の結果が満足すべきものではなかったという報告からも，また腫瘍の中に低酸素分画が存在する限り分割照射が有利であるという放射線生物学的理由からも，実地臨床では3〜5回程度の分割照射が照射回数の最低値ではないかと推測される．

体幹部定位照射において20 Gy 以上の肺照射体積 (V_{20}) は通常10％以内である．その臨床上の結果として，ステロイドを必要とする Grade 2（CTCAE v4.0）以上のいわゆる症状のある放射線肺臓炎は非常に低い．つまり定位放射線照射の治療適応として肺野の4〜5 cm 以内の孤立性腫瘍を対象とする限り，照射される正常肺の体積も許容範囲内である．これはⅢ期肺がんに対する放射線治療における Grade 2 以上の合併症の頻度が20〜30％であることと比較すると十分に低い．Ⅰ期肺がん症例の大部分はもともと無症状であるために，治療に伴う合併症については慎重になる必要がある．もちろん5 cm より大きい腫瘍を治療したり，呼吸機能の不良な症例を治療する場合は注意が必要で，特に背景に間質性肺疾患を持った患者群では致死的放射線肺臓炎のリスクが高いので注意が必要である[11]．

また肺以外の合併症として，縦隔近傍の中枢側腫瘍には注意が必要である．現在までに国内外で致死的な喀血の報告[12] や，致死的な食道潰瘍の報告など[13] があるので，縦隔臓器（心臓・大血管，気管・気管支，食道など）の領域に照射が不可避な肺門部中枢側肺がんの場合への照射線量と分割回数は慎重になるべきである．近年は，晩期肋骨骨折に関連する報告も散見される．

文 献

1) Blomgren H et al：Radiosurgery for tumors in the body：Clinical experience using a new method. Journal of Radiosurgery **1**：63-74, 1998
2) Uematsu M et al：Focal, high dose, and fractionated modified stereotactic radiation therapy for lung carcinoma patients. Cancer **82**：1062-1070, 1998
3) Onishi H et al：A new irradiation system for lung cancer combining linear accelerator, computed tomog-

raphy, patient self-breath-holding, and patient-directed breath-control without respiratory monitoring devices. Int J Radiat Oncol Biol Phys **56**：14-20, 2003
4) Negoro Y et al：The effectiveness of an immobilization device in conformal radiotherapy for lung tumor：reduction of respiratory tumor movement and evaluation of daily setup accuracy. Int J Radiat Oncol Biol Phys **50**：889-898, 2001
5) Nagata Y et al：Clinical outcomes of a Phase I / II study of 48 Gy of stereotactic body radiotherapy in 4 fractions for primary lung cancer using a stereotactic body frame. Int J Radiat Oncol Biol Phys **63**：1427-1431, 2005
6) Uematsu M et al：Computed tomography-guided frameless stereotactic radiotherapy for stage I non-small cell lung cancer：a 5-year experience. Int J Radiat Oncol Biol Phys **51**：666-670, 2001
7) Wulf J et al：Stereotactic radiotherapy for primary lung cancer and pulmonary metastases：a noninvasive treatment approach in medically inoperable patients. Int J Radiat Oncol Biol Phys **60**：186-196, 2004
8) Timmerman R et al：Extracranial stereotactic radioablation：results of a phase I study in medically inoperable stage I non-small cell lung cancer. Chest **124**：1946-1955, 2003
9) Xia T et al：Promising clinical outcome of stereotactic body radiation therapy for patients with inoperable stage I / II non-small cell lung cancer. Int J Radiat Oncol Biol Phys **66**：117-125, 2006
10) Baumann P et al：Outcome in a prospective phase II trial of medically inoperable stage I non-small-cell lung cancer patients treated with stereotactic body radiotherapy. J Clin Oncol **27**：3290-3296, 2009
11) Takeda et al：Acute exacerbation of subclinical idiopathic pulmonary fibrosis triggered by hypofractionated stereotactic body radiotherapy in a patient with primary lung cancer and slightly forcal honeycombing. Radiat Med **26**：504-507, 2008
12) Nagata Y et al：Survey of stereotactic body radiation therapy in Japan by the Japan 3-D Conformal External Beam Radiotherapy Group. Int J Radiat Oncol Biol Phys **75**：343-347, 2009
13) Timmerman R et al：Excessive toxicity when treating central tumors in a phase II study of stereotactic body radiation therapy for medically inoperable early-stage lung cancer. J Clin Oncol **24**：4833-4839, 2006

総論　4. 照射法・治療手技

F　小線源治療

最近では外部照射でも腫瘍局所に限局した治療が可能な定位放射線治療，強度変調放射線治療（IMRT），画像誘導放射線治療（IGRT），粒子線治療などの3次元原体照射（3D-CRT）が発達し，放射線治療の主流になってきている．これに対し，病巣に放射性同位元素の小線源を直接挿入したり，病巣に挿入した管を通して小線源を導入して照射を行うのが小線源治療である．小線源治療は腫瘍に限局した治療を行うという点では3D-CRTであり，腫瘍内に線源が留置され，患者の呼吸や体動に合わせて線源が腫瘍を追従するという点からすると究極の4次元原体照射ともいえる．このため，小線源治療がIMRTを超える高精度放射線治療であることは言を俟たない．

小線源治療は線量率によって，0.4〜2 Gy/hrの低線量率（low dose rate：LDR）治療と12 Gy/hr以上の高線量率（high dose rare：HDR）治療，中間の中線量率（middle dose rate：MDR）治療に大別されるが，今ではLDRとHDRが主流となっている．遠隔操作式後装填法（remote afterloading system：RALS）は治療時間の短縮，放射線隔離病室の解消や医療スタッフの被曝を避けるためなどの目的で開発された遠隔操作による小線源治療システムであり，HDRに利用されている．

1　小線源治療の適応と結果，問題点

疾患別の小線源治療の詳細については各論に譲り，本項では小線源治療が選択されるにあたって，現時点での適応と結果について概説したい．

最近の日常診療において，放射線治療での治療成績が手術と同等かそれ以上を要請されることは当然であるが（**表1**），放射線には組織欠損による機能障害をより少なくするという要望が加味される[1-3]．特に頭頸部がん治療では，手術による会話や摂食障害への不安を頻繁に聞く機会がある．Ⅰ・Ⅱ期口腔がんでは，スペーサーと適切な線量評価法の導入後に，小線源治療では有害事象の少ない治療が可能となった（**図1**）[4]．さらに，高齢者や心身合併症などで，局所病変は根治的治療可能な病期ながら全身麻酔や術後管理が困難と判断された症例でも，小線源治療では外部照射などよりもはるかに短い治療期間で根治的治療が可能であることも重要である．これらの理由から，口腔/前立腺/子宮がん患者などの多岐にわたって小線源治療患者の年齢は高齢側に偏るきらいがあるものの，局所治療成績では決して若年者の手術成績に劣ってはいない[5]．最近の小線源治療患者の多くが，外科医によって根治的治療を回避された患者となっていることは最

表1 舌がんⅠ・Ⅱ期における標準的治療法と成績

治療法（症例数）		局所制御率（%）		5年原病生存率（%）	
		T1	T2	T1	T2
Wang	E（116）	86	43	64	36
Lefebvreら	I±E（299）	96	89	57	46
Shibuyaら	I±E（382）	86	78	80	76
Decroixら	E±I（382）	86	78	80	56
Whitehurstら	手術（119）	90	85	67	25
O'Brienら	手術（97）	95	83	73	62
朝蔭ら	手術（141）	91	87	90	72

E：外部照射，I：小線源治療

（渋谷　均：JOHNES **23**：619-622, 2007）

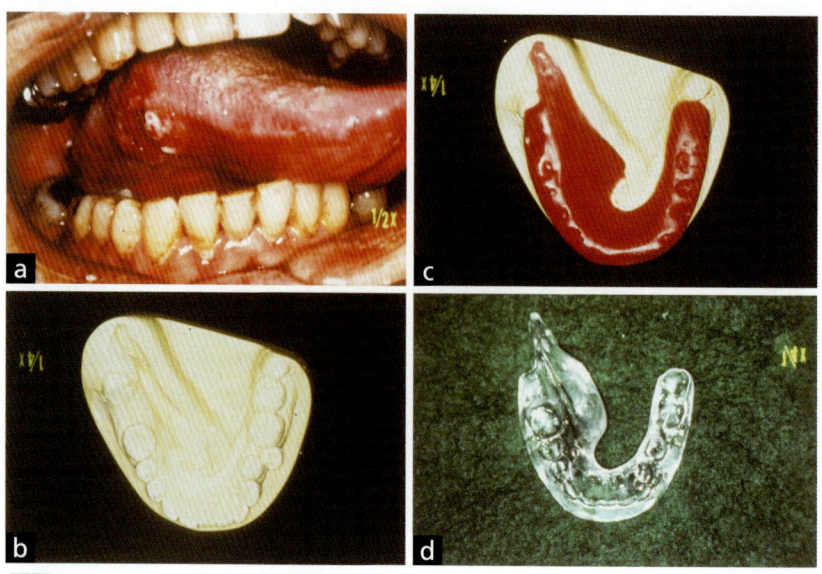

図1 スペーサーの作成（自験例）
下顎部の型を歯科材料でとり（b），これにワックスでモールドの鋳型を作製する（c）．この鋳型をアクリルレジンで置き換えることでスペーサーが完成する（d）．

近とみに実感させられている[5]．

　小線源治療では，治療成績がよくなるとともに，放射線誘発がんの問題がしばしば指摘されてきている．直近のデータ解析が行われた自施設で舌がん小線源治療後10年以上経過観察できた187例でも，約10％に放射線誘発がん例が記録されているが，手術では1例を除き救済治療に成功しており，少なくともその時点まで舌の機能が維持されていたことは強調してよいと思われる．

2　治療法の分類

　小線源治療線源や治療法は，治療部位と患者の容態，使用許可線源の種類，現有線源の放射能と形態などから選択される．

　小線源を病巣へ導く方法には，直接線源を病巣に挿入する組織内（interstitial）照射，病巣まで挿入した導入管を通して線源を導く腔内（intracavitary）照射，管腔内（intraluminal）照射，病巣表面に密着する補綴装置（mold＝鋳型）を作製し，装置内に小線源を導いて治療するモールド治療などがある．前立腺がんや口腔がんのLDR治療は組織内照射，子宮頸がんや前立腺がん，胆道がんのHDR治療は腔内照射や管腔内照射，皮膚がんや歯肉・口蓋がんのLDR/HDR治療はモールド治療で行われることが多い．

　組織内照射はさらにヨウ素-125（^{125}I）での前立腺がん治療，放射性金粒子（^{198}Au）による口腔がん治療などのように線源が病巣に残る永久挿入（permanent implant）と治療後に線源を抜去する一時的挿入（temporary implant）に分けられる．腔内照射とモールド治療，HDR治療のすべては一時的挿入に分類される．

　小線源治療では最近，医療スタッフの被曝や線源管理の煩わしさの忌避，治療技術の進歩からHDRの普及が著しいものの，治療する側の時間的制約，正常組織への合併症などの点から，いまだ頭頸部がん治療ではLDRが過半数を占めているのが現況である．LDR治療は十数時間以上の連続照射であるため生物学的効果比（RBE）が高く，正常組織にとって安全域の広い放射線治療となっていることは小線源治療に関与している放射線腫瘍医の間では周知の事実である．

3　放射性核種

　現在わが国の小線源治療に用いられる放射性核種の^{198}Au，^{192}Ir，^{137}Cs，^{125}I，^{90}Sr，^{60}Coなどはβ崩壊核種であり，核崩壊時に放出されるγ線を利用している．この際放出されるβ線は放射能を包むチタンやステンレス，金，白金などによって遮断されており，実際の治療に影響を及ぼすことはない．

　現在，小線源治療線源としてはHDR治療に^{192}Irと

F. 小線源治療

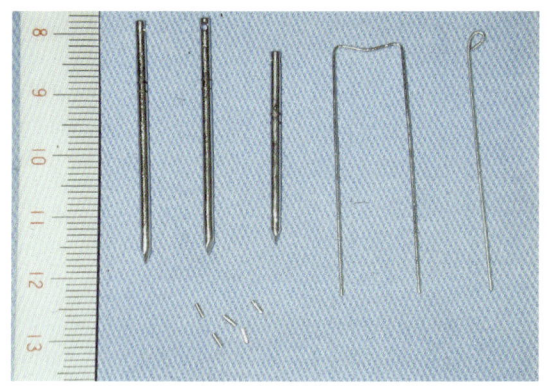

図2 LDR治療用3線源
^{137}Cs針：左上，^{192}Irピン：右上，^{198}Auグレイン：下

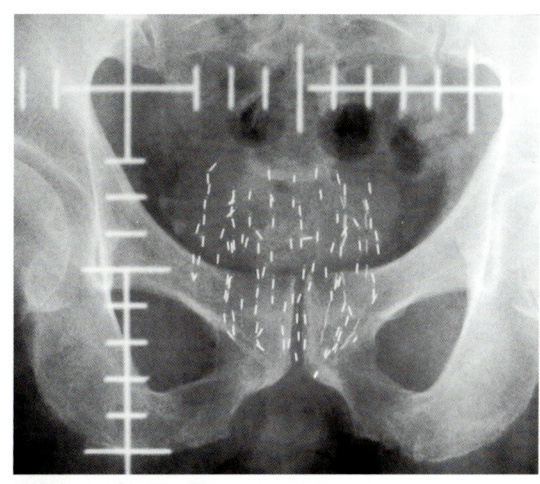

図3 前立腺がん ^{125}Iシード治療

^{60}Co線源が，LDR治療には^{198}Au，^{192}Ir，^{137}Cs，^{125}Iなどがある（図2）．使用頻度順に，それぞれの特徴を示す．

a ヨウ素-125（^{125}I）

前立腺がんのシード治療に主に用いられるLDR治療線源である．^{125}Iは化学的に銀の短線に結合され，チタンのカプセルに密封されている．半減期は59.4日であり，35.5 keVのγ線を放出する．放出γ線のエネルギーが低いものの，半減期がやや長い特徴を有する（図3）．

b イリジウム-192（^{192}Ir）

HDR，LDR両治療に利用される^{192}Ir線源はイリジウム・白金合金を白金で外装した線源であり，半減期73.4日，2本の放出γ線エネルギーの平均は0.38 MeVである．イリジウムでは^{60}Coより比放射能が高い線源を作製可能なため，LDR線源で径0.45 mm，HDR線源でも径0.9 mm（長さ4.5 mm）の線源であり，胆道系や気管系などのように細い線源導入管しか挿入できない部位のがんにも適応可能である．

c 放射性金粒子（^{198}Au）

舌を除く口腔がん治療に利用される^{198}Auは径0.8 mm，長さ2.5 mmであるが，周囲は白金で被覆されている．半減期2.7日，γ線のエネルギーは0.41 MeVである．半減期が短いことから永久挿入線源として用いられ，小さいことから補綴装置に入れて治療するモールド治療にも利用される（図4）．

d セシウム-137（^{137}Cs）

舌がんのLDR治療に利用されている線源である．^{137}Csの化合物が二重の白金・イリジウムの剛性容器に密封され，γ線エネルギーは0.66 MeV，半減期は30年である．残念なことに，現在では製造が中断されている．

e コバルト-60（^{60}Co）

現在はガンマナイフや一部のHDR-RALSの線源としてステンレスなどの管に収納して利用されている．γ線エネルギーは平均1.25 MeVと高く，半減期は5.27年である．

4 術前検査

前立腺がんの術前検査で，心筋梗塞や脳卒中を合併する患者でのwarfarinやaspirinなどの「出血に影響する薬」の投与のチェックは必須項目である．これらの疾患は高齢の前立腺がんに高率に合併しているが，これらの治療薬は小線源治療の1〜2週間前から内服を中止する必要がある．また前立腺がんLDR治療では腰椎麻酔での治療が標準なので，腰椎疾患や治療歴の確認も必要となる．わが国では治療用線源としては^{125}I線源が数種類の強度で販売されている．^{125}Iの退室基準に合わせ，治療約1ヵ月前に経直腸的超音波断層法（transrectal ultrasonography：TRUS）にて前立腺体積と形態，尿道と直腸の輪郭を診断，治療個数を決定し発注する．

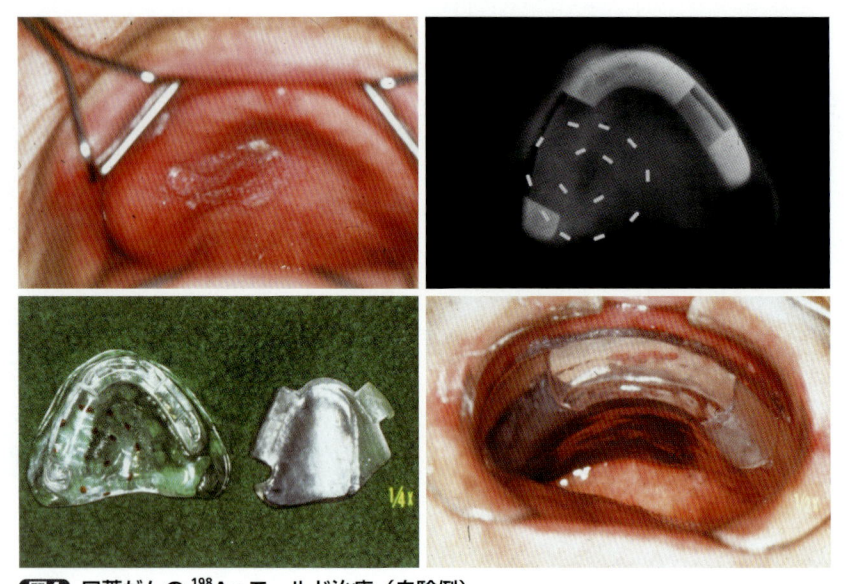

図4 口蓋がんの ^{198}Au モールド治療（自験例）
口蓋の型をアクリルレジンで作製し，この中に ^{198}Au グレインを包埋する．鉛ブロックで舌への放射線をブロックする．

　口腔・中咽頭がんの LDR 治療の術前検査でも，局所所見と同時に全身所見の診察は必須である．前立腺がんの小線源治療時と同様に「出血影響薬」の確認は不可欠で，^{137}Cs 針や ^{192}Ir 治療の際にはこれらの薬の休止が必要となるが，放射性金粒子治療の際には休薬は必要ない．舌がん治療では ^{192}Ir や ^{137}Cs 線源が選択され（厚さ 8 mm 以内では ^{192}Ir，それ以上の厚さだと ^{137}Cs 線源），口腔でも舌以外や心身の合併症を持つ高齢の舌がん患者では放射性金粒子治療が選択される．

　子宮がんでの小線源治療はマンチェスター法が基準となる．子宮がんの術前検査ではオボイドやタンデムのサイズと挿入位置の決定が行われる．内診時に疼痛の訴えが強い患者には座薬や静脈麻酔薬などでの疼痛管理，出血のある患者には止血処置の準備を事前に行っておく必要がある．

　わが国の LDR 治療は入院による治療が原則となっている．このため LDR 小線源治療では入院に伴う合併症への対応が必要となることがある．一般に病院の患者食は家庭食より低塩分，低カロリーとなっており，入院前の持参薬をそのまま継続すると，入院後に血圧や血糖の低下を招くことがある．また，子宮がんの LDR 治療では排便を止めるが，この際に肝機能障害のある患者では血中アンモニア値の上昇による意識障害が起きることがあり，腎透析患者では時に病室透析を検討せざるを得ないこともある．

　前立腺/口腔/子宮がんの HDR 治療での術前検査はそれぞれの LDR 治療の検査に準拠することになるが，外来治療では医療管理下外で起きる出血などの突発事象について患者への事前教育が必要となる．

5　線源配置での原則

　前立腺がんでは前立腺の V_{100}（処方線量の 100％以上が照射される前立腺体積の割合）が 95％以上，D_{90}（前立腺体積の 90％をカバーする線量）が 100〜130 Gy 以上になるようにし，尿道線量が過剰にならないように中央部を少なめとした線源配置を行うことが基準となる．American Brachytherapy Society（ABS）では小線源治療単独では 144 Gy，外部照射併用時には外部照射 40 Gy と小線源治療 100〜110 Gy の処方線量を推奨している．

　口腔がんの Paterson-Parker 法によると線源間隔は 10 mm，治療域は挿入点から 5 mm，線源配置では周囲に 80％を，中央部に 20％を配置し，総線量は 7 日で 70 Gy 投与を基準とする．腫瘍厚さが 10 mm を超える時は小線源前に 30〜40 Gy/3〜4 週の術前照射を行うが，この場合の小線源治療での線量は外部照射線量をそのまま減量するのではなく，約 10％減にとどめることが基準となる．

　子宮がん腔内照射ではアプリケータにオボイドとタ

ンデムを利用し，外側腟円蓋粘膜から子宮長軸に2 cm 頭側で，長軸に直交する線上で 2 cm 外側の点をA 点とし，頸がん原発巣治療に必要な線量，さらにA 点の高さで患者の中心線から 5 cm 外側を，骨盤壁に存在するリンパ節レベルの線量としている．外部照射 50 Gy と合わせた A 点の小線源での処方線量は，LDR では 25～35 Gy/5 回/5 週とされ，HDR では 14～15 Gy/2～3 回/2～3 週とされている．病期によって中央遮蔽を実施し，直腸線量は 65 Gy 以下，膀胱線量は 70 Gy 以下にしたい．

6 線量計算

小線源治療では腫瘍の動きに線源も追従するため臨床標的体積（CTV）がそのまま治療域となる．また小線源治療では線源近傍では急峻な線量勾配を持った線量分布となり，術者の個人差による治療体積内の線量分布の不均一性は避けにくい．これらは古くから指摘されてきている問題であり，より客観的で比較対照可能な線量計算法としてマンチェスター法とパリ法が作成され，今も広く利用されている．

現在では，前立腺がんや子宮がんの LDR/HDR 治療では線源配置を術前，術中に仮想しながら，理想的な線源配置が得られるようになり，術中に至適な線源配置が求められる術後線量計算法としてのコンピュータ法が普及してきている．コンピュータ計算の日常化によって，小線源治療の分野でも日常的な線源分布や治療時間の調整が可能となり，より合併症を避けた根治的治療が安全に行われるようになってきている．

文 献

1) 石井準之助ほか：舌扁平上皮癌（T1，T2N0）に対するレーザー舌部分切除の検討．頭頸部腫瘍 **29**：569-574, 2003
2) 朝蔭孝宏ほか：手術治療を主体とした舌癌の治療成績．頭頸部癌 **25**：118-122, 1999
3) 渋谷　均：舌癌 T2・T3 症例の小線源治療．JOHNS **23**：619-622, 2007
4) Miura M et al：Factors affecting mandibular complications in low dose rate brachytherapy for oral tongue carcinoma with special emphasis to spacer. Int J Radiat Oncol Biol Phys **41**：763-770, 1998
5) Khalilur R et al：Brachytherapy for tongue cancer in the very elderly is an alternative to external radiation. Br J Radiol **84**：747-749, 2010
6) Arai T et al：Second cancer after radiation therapy for cancer of the uterine cervix. Cancer **67**：398-405, 1991
7) Amemiya K et al：The risk of radiation-induced cancer in patients with squamous cell carcinoma of the head and neck and its results of treatment. Br J Radiol **78**：1028-1033, 2005

臓器別の報告を示す．

a 膵がん

膵臓は，術中照射が最も広く行われてきた部位の1つである．膵臓は周囲に小腸などの放射線感受性の高い臓器があるため，十分な外部照射が困難であるが，術中照射はこれら感受性の高い臓器を照射野外に退避させ，1回に大線量を投与することが可能である．しかし，膵がんと診断された時点で切除不能局所進行がんであることが多く，また早期に遠隔転移を生ずるため，術中照射の有用性の評価は困難である．切除不可能例に対する術中照射の場合，除痛効果では非術中施行例に比し除痛率が高いと報告されているが，延命効果の有効性については不明である[6]．切除可能例によるランダム化比較試験[3]では，術中照射により局所再発率が33% vs. 100%（対照群）で再発率の減少を認めたが，生存率へのインパクトはなかった．Ruano-Ravinら[7]のレビューからも，術中照射は局所進行がんと転移病期の症例では他の治療より効果が高いというエビデンスはないと結論している．「膵癌診療ガイドライン」[6]でも局所進行切除不能膵がんに対して術中照射法の有用性を支持する報告はあるものの，大規模なランダム化比較試験はなく，推奨 Grade C1 と判定されている．

新しい方向性として，低酸素細胞増感剤の併用による術中照射の報告[8]では切除不能膵がんに対してPR-350を用いたランダム化比較試験により，3年生存率で有意差が認められた．

b 婦人科悪性腫瘍

わが国では行われていないが，海外では局所進行あるいは再発がんに対して，後向きの研究がある．10年間67名の報告[9]では，局所進行子宮頸がん31名，再発例36名に対する術中照射施行例の照射野内10年局所制御率は新鮮例98.2%，再発例46.4%，10年の生存率は，新鮮例58%，再発例14%であった．局所進行がんで切除可能病変の場合，術中照射は意義あるブースト的な手法だと述べている．Germignaiら[10]は根治的切除された再発例に対し，HDR-IORTによる17名の報告を行っている．9名は子宮頸部，7名が子宮体部，腟1名の内訳で，完全切除13名の3年局所制御率は83%，肉眼的残存の場合は25%であった．

c 小児腫瘍

予後不良群の神経芽腫に対する術中照射では，腫瘍巣に10〜12 Gyの照射で顕微鏡的残存腫瘍は制御されるとの報告[11]がある．その他の小児固形腫瘍に対しても術中照射の報告[2]がある．

d 脳腫瘍

脳腫瘍では多形性膠芽腫に対して術中照射を施行し，中央生存期間の延長が報告[12]されたが，他施設の12年間71名による報告[13]では，historical control との比較で生存率に有意差はなく，予後は改善されなかった．

e 頭頸部がん

頭頸部領域の術中照射は局所進行がん，再発例，あるいは照射歴のある症例を対象にした報告がある．Chen[14]は137名の再発例または残存症例に対して全摘術後，術中照射を施行した．辺縁の評価では56名の顕微鏡的レベル陽性の場合，1年，3年の照射野内制御率はそれぞれ70%，61%であった．術中照射例では，切除辺縁の陽性が照射野内再発の予後因子であった．HDR-IORTを用いた報告[2]もある．

f 大腸・直腸がん

マサチューセッツ総合病院[3]では，局所進行直腸がんに対して術前に同時化学放射線療法が施行された145名のうち，73名は腫瘍が残存・癒着していた．術中照射線量は10 Gyであった．R0（完全切除）の場合，5年で89%の局所制御率と69%の無病生存率，R1（辺縁陽性）ではそれぞれ68%と40%，R2（肉眼的に陽性）では57%と14%であった．この結果は historical control の結果より良好であり，術中照射を含む集学的治療と術前外部照射を受けた患者では局所制御率が改善されていることを示した．

すでに外部放射線治療が施行されている再発直腸がんに対する術中照射の報告[3]では，術中照射を行うなど積極的な治療で長期間の局所制御が得られたと述べている．選択されたケースでは適応になると思われる．

g 胃がん

胃がん切除後の主な再発形式として領域リンパ節再発があるが，術中照射を加えることで局所の再発率を減少させる報告[3]がある．しかし，生存率への寄与が

ないこと，術中照射併用群で有害事象が有意に増加するなど，併用の有益性は低いとされる．しかし，最近，D2 郭清例の術中照射では生存率を改善したとする報告[3]や，局所進行胃がんの術中照射と術後の化学放射線療法を行うことで生存率が改善しているという報告[15]もみられる．

h 軟部肉腫

後腹膜の軟部肉腫に対する術中照射は，治癒切除が困難なことが多く，また腸管などの放射線感受性の高い組織に接しており，外部照射の線量も制限されるため，海外では広く行われている[2-4]．「術中照射＋術後外部照射」と「術後外部照射だけ」の比較試験では局所再発率は 40％と 80％で改善があったが，生存率には差がなかった．術中照射施行例では放射線腸炎は少なかったが，身体障害を伴う末梢神経障害を生じた．また，軟部腫瘍 251 名中 92 名の術中照射が施行された報告[3]では，術後感染症の合併が有意に多かったが，局所再発率は 40％と有意に低かった．

i 骨腫瘍

放射線感受性が低い骨肉腫[2-4, 16]でも，一度に大量の放射線を投与することで殺細胞効果が期待できる．術中開創照射，術中骨照射を併用することで局所制御に効果はあるが，照射された骨の骨折，骨癒合の遷延，感染の発生などの合併症のリスクがある．

j 乳がん

温存術後の放射線治療は全乳房照射が標準治療であるが，術中照射は外部照射と併用した場合のブーストとして行われた．しかし，近年局所照射のみ行う方法 (accelerated partial breast irradiation：APBI) の 1 つとして術中照射がある．大規模なランダム化比較試験の報告[17]では，45 歳以上 2,232 名の浸潤性乳管がんに対し，標準治療群（全乳房照射±腫瘍床ブースト）と試験治療群（術中照射）にランダム化された．4 年局所再発率は標準治療群で 0.95％，試験治療群で 1.20％と有意差なく，主要な有害事象（皮膚損傷あるいは創傷治癒遅延）も両群に有意差を認めなかった．術中照射は電子線ではなく，低エネルギー X 線（最大 50 kV）が使用され，腫瘍床表面で 20 Gy 投与である．この結果についてはさまざまな意見[18]があり，また，術中照射を含む APBI の評価は臨床試験以外では，選択された適応基準にあてはまる患者に限るべきとの勧告[19]がある．ただ，術中照射により，術後の 5〜6 週間の通院治療から解放され，早期の社会的復帰が可能であり，また，医療資源的，医療経済的にもそのメリットは大きい．

6 術中照射の今後

術中照射の今日的な問題点[4]として，①その歴史は長く，多くの報告があるが高いエビデンスのものがないこと，②放射線治療関連のスタッフだけでなく，外科，麻酔科および看護師，臨床工学技士などとの協調体制が必要なこと，③多大な労力とのマンパワーが必要なわりには診療報酬が低いこと，④最近の高精度放射線治療の発展と普及で術中照射の需要が相対的に減ってきていること，などが挙げられる．

しかし，局所進行膵がんに対する低酸素細胞増感剤の併用による遠隔成績の改善，術中照射を併用した胃がん術後症例に対する化学放射線療法併用による生存率の改善，あるいは乳房温存術後の術中照射と全乳房照射との大規模な比較試験など，新たな兆しもみえてきている．今後，術中照射に対して高いエビデンスを作るためには，多施設による大規模なランダム化比較試験が必要であり，その努力が求められる．

文献

1) Calvo FA et al：Intraoperative radiation therapy first part：rationale and techniques. Crit Rev Oncol Hematol 59：106-115, 2006
2) Calvo FA et al：Intraoperative radiation therapy part 2：Clinical results. Crit Rev Oncol Hematol 59：116-127, 2006
3) Skandarajah AR et al：The role of intraoperative radiotherapy in solid tumors. Ann Surg Oncol 16：735-744, 2009
4) 唐澤克之：術中照射．がん・放射線療法 2010，大西洋ほか（編），篠原出版新社，東京，p461，2010
5) Azinovic I et al：Long-term normal tissue effects of intraoperative electron radiation therapy (IOERT)：late sequelae, tumor recurrence, and second malignancies. Int J Radiat Oncol Biol Phys 49：597-604, 2001
6) 日本膵臓学会膵癌診療ガイドライン改訂委員会：科学的根拠に基づく膵癌診療ガイドライン 2009 年版，金原出版，東京，p99，2009
7) Ruano-Ravina A et al：Intraoperative radiotherapy in pancreatic cancer：a systematic review. Radiother Oncol 87：318-325, 2008
8) Karasawa K et al：Efficacy of novel hypoxic cell sensitiser doranidazole in the treatment of locally advanced pancreatic cancer：long-term results of a placebo-controlled randomised study. Radiother Oncol 87：326-

330, 2008
9) Martinez-Monge R et al : Intraoperative electron beam radiotherapy during radical surgery for locally advanced and recurrent cervical cancer. Gynecol Oncol **82** : 538-543, 2001
10) Gemignani ML et al : Radical surgical resection and high-dose intraoperative radiation therapy (HDR-IORT) inpatients with recurrent gynecologic cancers. Int J Radiat Oncol Biol Phys **50** : 687-694, 2001
11) Haas-Kogan DA et al : Intraoperative radiation therapy for high-risk pediatric neuroblastoma. Int J Radiat Oncol Biol Phys **47** : 985-992, 2000
12) Matsutani M et al : Intra-operative radiation therapy for malignant brain tumors : rationale, method, and treatment results of cerebral glioblastomas. Acta Neurochir (Wien) **131** : 80-90, 1994
13) Schueller P et al : 12 year's experience with intraoperative radiotherapy (IORT) of malignant gliomas. Strahlenther Onkol **181** : 500-506, 2005
14) Chen AM et al : Intraoperative radiation therapy for recurrent head-and-neck cancer : the UCSF experience. Int J Radiat Oncol Biol Phys **67** : 122-129, 2007
15) Fu S et al : Intraoperative radiotherapy combined with adjuvant chemoradiotherapy for locally advanced gastric adenocarcinoma. Int J Radiat Oncol Biol Phys **72** : 1488-1494, 2008
16) 小泉雅彦：原発性骨腫瘍．がん・放射線療法2010，大西　洋ほか（編），篠原出版新社，東京，p1061, 2010
17) Vaidya JS et al : Targeted intraoperative radiotherapy versus whole breast radiotherapy for breast cancer (TARGIT-A trial) : an international, prospective, randomised, non-inferiority phase 3 trial. Lancet **376** : 91-102, 2010
18) Sautter-Bihl ML et al : Intraoperative radiotherapy as accelerated partial breast irradiation for early breast cancer : beware of one-stop shops? Strahlenther Onkol **186** : 651-657, 2010
19) Smith BD et al : Accelerated partial breast irradiation consensus statement from the American Society for Radiation Oncology (ASRTO). Int J Radiat Oncol Biol Phys **74** : 987-1001, 2009

H 全身照射

わが国において全身照射（total body irradiation：TBI）は造血幹細胞移植（hematopoietic stem cell transplantation：HSCT）を目的として行われるものに限り診療報酬の算定が認められており，本項ではHSCTの前処置として行われるTBIについて述べる．

1960年代にThomasらによって確立された骨髄移植（bone marrow transplantation：BMT）は，わが国では先達の努力により1970年代半ばから限られた施設で開始された．1990年代には骨髄バンクの整備とともに，自家，同胞間，血縁者間の移植にとどまらず非血縁者ドナーの博愛により，その施行数は飛躍的に増加した．現在では骨髄はもとより末梢血幹細胞や臍帯血へと移植ソースを広げ，無菌管理の簡略化や細胞処理，組織適合性に関する知見や支持療法などの進化とともに，HSCTとして日本全国多くの施設で行われるに至った．近年国内では年間4,000例を超える移植が，白血病を中心とした造血器悪性腫瘍をはじめ，重症再生不良性貧血（aplastic anemia：AA），先天性免疫不全や代謝異常症などに行われている．このため，その前処置治療として行われるTBIも多くの施設で施行されるようになった．

1 移植前処置の意義

HSCTに用いられる前処置の目的は，白血病細胞根絶などの抗腫瘍効果とともに，生着の場となる骨髄間質の環境を保ちつつ生着空間（nicheと呼ばれる棲家）を確保するために造血幹細胞を排除し，拒絶を防ぐために免疫担当細胞が移植片を異物として認識してしまわないように十分な免疫抑制を得ることである．さらには肺をはじめとする他の諸臓器に重篤な障害を生じないことも求められる．このために大量化学療法やTBIが行われるわけだが，TBIの利点としては，免疫抑制効果に優れ，急性期有害事象が少なく，薬物のように循環動態や代謝状態に依存せず，薬物不応性でも効果が期待でき，中枢神経系や精巣などの薬物の聖域にも効果が及び，さらに重要臓器の線量削減が可能な点などが挙げられる．

2 照射範囲の選択（図1）

白血病をはじめとする腫瘍性疾患では抗腫瘍効果も重要でTBIが必須であるが，AAや代謝異常症などの非腫瘍性疾患では抗腫瘍効果は必要なく，安全で確実な生着を得ることが重要視される．このためTBIよりも範囲が狭く主要な骨髄やリンパ組織をターゲットとし，重要臓器を遮蔽した全リンパ組織照射（total lymphoid irradiation：TLI）や胸腹部照射（thoracoabdominal irradiation：TAI）も採用される．近年では高精度化した放射線治療機器を用いた新たな試みとしてヘリカルトモセラピーやvolumetric modulated arc therapy（VMAT）の強度変調技術によりリスク臓器を避け，通常のTBIに比べて臓器毒性を軽減した全骨髄照射（total marrow irradiation：TMI）が報告されている[1]．また，抗腫瘍効果を高める試みとしてtumor-reactive monoclonal antibodyにヨウ素-131（^{131}I）やイットリウム-90（^{90}Y）を標識した放射免疫治療の併用も考案されている．

3 白血病の前処置レジメン

古くから今も広く用いられるcyclophosphamide（CPA）とTBIによる前処置レジメン（CPA/TBI）と，放射線照射の煩雑さや晩期毒性の問題から開発された非照射のbusulfan（BUS）とCPAによる前処置レジメン（BUS/CPA）がある．他の薬剤によるレジメンも多数開発されているが，いまだこの2つが標準的前処置レジメンである．

このような骨髄破壊的（myeloablative：MA）前処置レジメンの一方，1990年代には抗腫瘍効果には移植片対白血病効果（graft-versus-leukemia effect：GVL）が重要で，生着には必ずしも造血幹細胞の排除は必要なく免疫抑制のみでも可能である知見が明らかとなり，前処置の強度を減弱した（reduced-intensity conditioning：RIC）レジメンや骨髄非破壊的（non-myeloablative：NMA）な前処置レジメンによるミニ移植が開発された．ミニ移植では免疫抑制薬の増減やドナーリ

図1 移植前処置に用いられる全身照射（TBI）以外の照射範囲

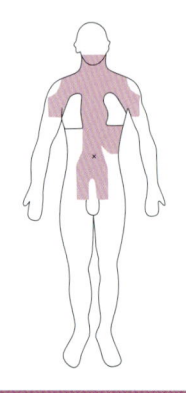

全リンパ組織照射（TLI）：Hodgkin リンパ腫に用いる TLI に準じマントル照射と逆 Y 字照射からなる

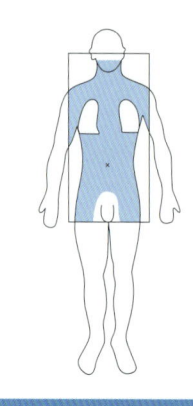

胸腹部照射（TAI）：上縁は Waldeyer 輪または上顎部，下縁は鼠径部または大腿部とする

ンパ球輸注療法（donor lymphocyte infusion：DLI）により，GVL 効果を調節する免疫療法としての側面がある．前処置には，強力な免疫抑制作用のわりに非血液毒性の少ない fludarabine が中心に用いられ，他の薬剤や低線量の TBI と併用される．

4 再生不良性貧血（AA）の前処置レジメン

AA では免疫抑制が重要であり，抗胸腺細胞グロブリン（ATG）と CPA の併用前処置レジメンによる HLA 一致の同胞間移植が標準であるが，造血細胞に対する異常な免疫反応が疾患の病態に関与しており，十分な免疫抑制効果を期待して，非血縁者間移植の場合に TBI 併用が有用な可能性もある．しかしながら欧米では放射線を用いたレジメンでは二次がんの頻度が有意に高いことが観察され，小児に対しては勧められていない[2]．国内の研究では放射線による二次がんの増加は小児においても認められておらず，以前から用いていた TLI や TAI を支持する意見もあり，fludarabine や CPA，ATG との組み合わせで 2〜3 Gy の放射線が採用されている．

5 全身照射の適応と位置付け

前処置に TBI を用いるか否かに関しては，CPA/TBI と BUS/CPA を比較したランダム化比較試験（randomized controlled trial：RCT）とそのメタ解析がある[3,4]．これらの結果より，急性リンパ性白血病（ALL）と急性骨髄性白血病（AML）に関しては，CPA/TBI のほうが再発や生存に関してはよい傾向にあり，移植関連死（transplant related mortality：TRM）が少なく好ましいとされている．慢性骨髄性白血病（CML）に関しても CPA/TBI が劣ることはないが，CML には imatinib が使用されるようになり，移植適応そのものが以前とは変化している．悪性リンパ腫や多発性骨髄腫に関しても，TBI を含むレジメンでの優位性が示されている[5]．

近年は BUS が以前の経口剤から静注剤へと変わり用量が規定しやすくなっており，特に小児では今後の検討で TBI を回避するような展開もあるかもしれない．

AA に関しては前述のごとく国内では低線量の放射線効果に期待されている．

実際には個々の症例に応じて放射線を用いるか否かを検討するが，一般的には非血縁者間や HLA 不一致などの拒絶が問題となるような移植や，非寛解や第 2 寛解以降など腫瘍制御に重点を置く場合に放射線を含むレジメンが用いられやすい．ただし年少児には放射線を避ける傾向にある．

6 全身照射の標準的線量分割

米国の Fred Hutchinson Cancer Research Center では当初 10 Gy 単回照射の TBI が行われたが，その後の動物実験および AML や CML に対する RCT の結果，至適線量として 12 Gy/6 回/6 日を導き出し，15.75 Gy/7 回/7 日が最大許容線量と位置付けた[6]．詳細を紹介すると，AML に対する CPA/TBI レジメンでの HLA 一致同胞間骨髄移植において，34 人の 2 Gy/回，12 Gy/6 回/6 日群と，37 人の 2.25 Gy/回，15.75 Gy/7 回/7 日群を比較した結果，3 年再発率は 12 Gy 群で 35% に対して 15.75 Gy 群では 12% と線量増加は再発率を減らしたものの，3 年 TRM は 12% に対して 32% と移植関連死を増やし，3 年無再発生存率は 58% に対して 59% と差がなく生存率の改善をもたらさなかった[7]．Clift らは 8 年後にこの RCT の長期観察結果を報告し，TRM ははじめの 6 ヵ月で止まり，以後の無再発死亡は増加せずに再発率の差は長期的に維持し続けており，高線量による抗腫瘍効果の可能性について言及している[8]．

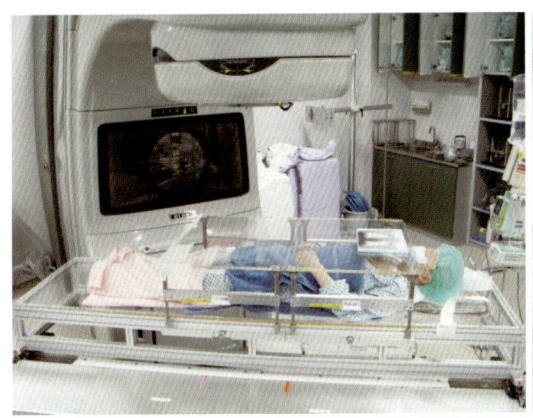

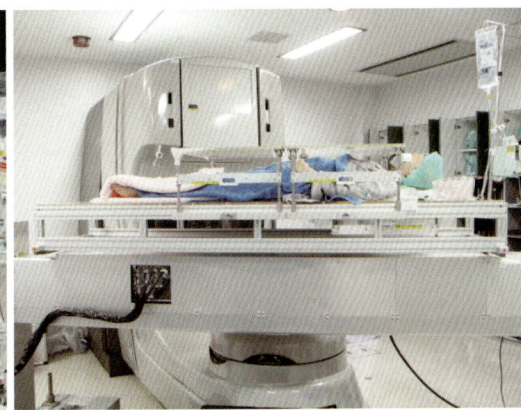

図2 東海大学病院での寝台移動法による全身照射（TBI）
下腿部には補償材としてソアレスマットが敷かれ，アクリル板には肺補償ブロックが置かれている．

他のいくつかのTBIに関するRCTにより，単回照射に比べて分割照射では再発率は増えずに生存率が良好であること，12 Gy/6回/3日の多分割照射で肺線量を9 Gyに減らせば，再発率を増やすことなく15 cGy/分の線量率でも肺障害は増加しないことが明らかとなった[9-11]．

これらの結果より実臨床で可能な範囲として，今日のMA移植に際して欧米では12〜15 Gyの1日2〜3回分割で3〜4日スケジュールが用いられ，線量率に関しては，瞬間線量率として5〜18 cGy/分が採用されている．わが国では平均10.8 cGy/分の線量率で，肺線量を平均8 Gyに補正した12 Gy/6回/3日のスケジュールが繁用されている．

NMA移植ではTBIを用いる場合には，2〜4 Gy/1〜2回が多く採用されている．

7　全身照射の方法

放射線治療機器は元来がTBI用には作製されておらず，各施設のリニアックの性能や治療室の広さ，TBIのニーズなどの状況に合わせた照射法の工夫が必要である．

通常照射時の線源回転軸間距離（SAD）100 cmではリニアックの最大照射野は40×40 cm程度であり全身へは照射できないが，単純にSADを長くとり線束の広がりを利用して大きな照射野を得るlong SAD法が導入しやすい．

a　固定照射法と移動照射法

TBIの方法を大別すると，線源も患者も静止した状態での固定照射法と，線源や寝台を移動しながらの移動照射法に分けられる．

固定照射のうちlong SAD法ではガントリを90°横に向け，患者を壁際に寝かせて水平方向からのビームを用いるが，側臥位による前後照射と仰臥位による側方照射とがある．患者の体位保持および遮蔽や補償の難易度や再現性に一長一短はあるが，国内では仰臥位での側方照射を用いたlong SAD法の採用が多い．固定照射には他に線量分布に優れる4門照射法や，照射野を分割し継ぎ目を作る接合照射法などがある．

移動照射には線源を振りながら照射するムービングビーム法と，寝台を移動しながら照射する寝台移動法があるが，施設ごとに自作の機器やシステム，寝台などの工夫をしており，まったく同じやり方はない（**図2**）．

いずれの方法でも，アクリル板などの散乱物質を患者の近くに置き二次電子によりビルドアップで生じる皮膚線量低下を補う．また線量分布を改善するためにコンペンセーターを作製したり，組織等価の補償材を体表に沿ってセットする．

b　遮　蔽

肺には高線量域が生じやすく，肺線量削減のための肺遮蔽は必要で，10 Gyを超えないことが望ましい．水晶体遮蔽は多くの施設で行われる．一部の施設では腎の遮蔽も行われているが定まった見解はなく，

12 Gyを超えないことが肝要であろう．AAなどの非腫瘍性疾患では生殖腺や，水晶体などの遮蔽は重要で，疾患や患者の状況により甲状腺や心，肝，既照射部などの遮蔽が行われることもある．

c 線量測定

TBIでは既存の治療計画装置をそのままでは利用できず，身体各部のサイズを計測し線量計算のために基準線量の測定をすることが必要である．基準点には臍レベルの骨盤中心を用いることが多く，基準点線量の±10％以内に線量分布を収めることを目標とするが，四肢に関しては若干の高線量分布も許容される．

線量測定に関しては，通常より大きな照射野を用いるために生じるファントムサイズの影響や線量計のステム・ケーブル効果，各種パラメータの変化特性などに配慮し，個々の患者の状態に即した測定を行う必要がある．またムービングビームや寝台移動法では，遮蔽ブロックにより生じる線量分布特性の理解や，瞬間線量率と平均線量率の記録が必要である．

投与線量の確認のために照射時の実測は必要と考えられる．入射出部皮膚面や股間などでの熱蛍光線量計（TLD）による測定が参考となるが，精度や煩雑性に難点があり，MOSFET（metal oxide semiconductor field effect transistor）の有用性も報告されている．直腸や食道などのin vivo線量測定はより正確な情報を提供するが，患者の苦痛を伴いあまり行われない．

TBIは特殊な照射であるために技術的な問題には十分配慮が必要で，各施設の方法に応じたTBIシステム導入時のコミッショニングを厳格に行い，独自の品質保証（QA）プログラムを用意し実行することが重要である[12]．

8 移植の治療成績

ALLの第1寛解期での同種移植に関しては，成人ではおよそ40～60％の5年生存率であるが，小児では60～70％と成人より良好である．一方AMLの第1寛解期での同種移植に関しては，成人ではおよそ50～60％の5年生存率であるが，やはり小児では60～70％である．いずれの白血病も第2寛解期以降の移植では成績は劣り，5年生存率は20～50％程度へ低下する．

AAに関してはHLA一致同胞とそれ以外のドナーでの移植成績に差があり，国内の集計によるとHLA一致同胞での5年生存率は成人では40歳未満で85％前後，40歳以上で60％台，小児では93.5％であったのに対し，非血縁者間での5年生存率は成人では40歳未満でも50％程度の成績にとどまり，小児でも82％前後である．

9 全身照射や移植の有害事象

a 急性期有害事象

TBIの期間中には倦怠感，食欲低下，嘔気，嘔吐，耳下腺部痛，頭痛，ほてり感，皮膚発赤，瘙痒感などがあり，耳下腺由来の血中アミラーゼ上昇がみられる．嘔気，嘔吐は5-HT$_3$受容体拮抗薬により軽減し，国内では唯一granisetronがTBIに伴う消化器症状に対して保険適用が認められている．若年者では照射中に異臭を感じることがある．照射後1週間ほどを経て粘膜炎や下痢を生じる．

b 特有な移植前処置の影響

肝類洞閉塞症候群（sinusoidal obstruction syndrome：SOS）はveno-occlusive disease（VOD）と呼ばれていたものであるが，肝類洞の障害により二次的に小静脈が閉塞し，黄疸や有痛性肝腫大，腹水などをきたす重篤な病態で，BUS/CPAのほうがCPA/TBIより生じやすいが，TBI線量が12 Gyを超えると生じやすい．

血栓性微小血管障害症（thrombotic microangiopathy：TMA）は細動脈を中心とした微小血管の血管内皮細胞の障害により虚血性の臓器障害を呈する病態で，移植後TMAでは末梢血の破砕赤血球が診断の手掛かりとなり，腎障害や中枢神経症状を呈する．TBI以外にも薬剤や急性移植片対宿主病（GVHD）などのさまざまな要因により生じる．

間質性肺炎（interstitial pneumonitis：IP）はTBIにおける主要な線量規定毒性であり，単回照射から分割照射となりその頻度は減少した．Sampathらは計算に基づき，12 Gy/6回のTBIにおけるIPの発生頻度は肺遮蔽なしでは11％であるのに対して，肺線量を50％遮蔽すると2.3％に低下すること，線量率は3～41 cGy/分のレンジでIPのリスク因子ではなかったことを報告している[13]．IPの発生リスクに関しては放射線以外にも，感染症，化学療法や免疫抑制薬，急性GVHDなどの関与が報告されている．

c 慢性有害事象

移植後の肺機能障害や慢性腎障害に関しても，放射線以外に化学療法や免疫抑制薬，ウイルス感染やGVHDなどが影響する．

白内障には放射線以外にステロイドやGVHDも関与しているが，単回照射に比べ分割照射では減少し，TBIを含むレジメンのほうが頻度は高い．12 Gyの分割照射ではおよそ20～30％の発生頻度であるが，重篤なものは少ない[14]．

内分泌障害は成長過程にある小児では特に影響が大きく，成長ホルモンや甲状腺，性腺が影響を受けやすい．小児においては移植後の成長障害により低身長になることが多いが，移植時年齢が若いほど影響があり，放射線の関与は大きい．

TBIによる脳海綿状血管腫の発生が報告されている．

移植後の骨粗鬆症や無血管性骨壊死が報告されているが，TBIよりもステロイドが最大の要因と考えられている．

TBIであれBUSであれ移植後の不妊はほぼ必発である．卵子や精子の保存も試みられてはいるが容易ではない．AAなどの非腫瘍性疾患では生殖腺遮蔽を行うことにより妊娠，出産が可能である．

二次がんに関しては，成人と比べ小児では影響が大きい．海外の19,229人に及ぶ大規模な同種移植の研究によると，二次がんの累積発生率は5年で0.7％，10年で2.2％，15年で6.7％であり，一般人口ではそれぞれ0.3％，0.6％，0.8％であった．一般人口の8.1倍高い頻度も報告されている．血液腫瘍ではAMLや骨髄異形成症候群（myelodysplastic syndrome：MDS）が多く，固形がんでは口腔や肝，中枢神経，甲状腺，骨軟部などが多い．放射線は高線量ほど影響があり，特に甲状腺は放射線に対する感受性が高く注意を要する．成人では乳がんの発生が多い．

文献

1) Aydogan B et al：Total marrow irradiation with RapidArc volumetric arc therapy. Int J Radiat Oncol Biol Phys 81：592-599, 2011
2) Marsh JC et al：Guidelines for the diagnosis and management of aplastic anaemia. Br J Hematol 147：43-70, 2009
3) Gupta T et al：Cyclophosphamide plus total body irradiation compared with busulfan plus cyclophosphamide as a conditioning regimen prior to hematopoietic stem cell transplantation in patients with leukemia：a systematic review and meta-analysis. Hematol Oncol Stem Cell Ther 4：17-29, 2011
4) Hartman AR et al：Survival, disease-free survival and adverse effects of conditioning for allogeneic bone marrow transplantation with busulfan/cyclophosphamide vs total body irradiation：a meta-analysis. Bone Marrow Transplant 22：439-443, 1998
5) Aristei C et al：Total-body irradiation in the conditioning regimens for autologous stem cell transplantation in lymphoproliferative diseases. Oncologist 4：386-397, 1999
6) Thomas ED：Total body irradiation regimens for marrow grafting. Int J Radiat Oncol Biol Phys 19：1285-1288, 1990
7) Clift RA et al：Allogeneic marrow transplantation in patients with acute myeloid leukemia in first remission：a randomized trial of two irradiation regimens. Blood 76：1867-1871, 1990
8) Clift RA et al：Long-term follow-up of a randomized trial of two irradiation regimens for patients receiving allogeneic marrow transplants during first remission of acute myeloid leukemia. Blood 92：1455-1456, 1998
9) Ozsahin M et al：Total-body irradiation before bone marrow transplantation. Results of two randomized instantaneous dose rate in 157 patients. Cancer 69：2853-2865, 1992
10) Labar B et al：Total body irradiation with or without lung shielding for allogeneic bone marrow transplantation. Bone Marrow Transplant 9：343-347, 1992
11) Girinsky T et al：Prospective randomized comparison of single-dose versus hyperfractionated total-body irradiation in patients with hematologic malignancies. J Clin Oncol 5：981-986, 2000
12) 秦　潔：全身照射法の技術的諸問題．日放線技会誌 47：2025-2064, 1991
13) Sampath S et al：Dose response and factors related to interstitial pneumonitis after bone marrow transplant. Int J Radiat Oncol Biol Phys 63：876-884, 2005
14) Benyunes MC et al：Cataracts after bone marrow transplantation：long-term follow-up of adults treated with fractionated total body irradiation. Int J Radiat Oncol Biol Phys 32：661-670, 1995

総論　4. 照射法・治療手技

I　放射性同位元素内用療法

1　放射性同位元素内用療法とは

　放射性同位元素（radioactive isotope：RI）内用療法（内照射療法，核医学治療）とは非密封放射性核種による内部放射線治療であり，放射性核種（主としてβ放出核種）を含んだ放射性薬剤を病巣に選択的に取り込ませて放射線を照射するものである．英語ではunsealed radionuclide therapy あるいは radionuclide therapy と呼ぶのが一般的である．

　放射性同位元素内用療法剤として甲状腺機能亢進症・分化型甲状腺がんに対するヨウ素-131（^{131}I），褐色細胞腫・神経芽腫など神経内分泌腫瘍に対する ^{131}I-MIBG（metaiod benzylguanidine）が国内外で長年用いられてきた．これらは組織の特異的な取り込み機序を応用した古典的かつ優れた分子標的療法といえる．

　また，これらに加えて新しい放射性同位元素内用療法剤として，固形がん骨転移の疼痛緩和剤であるストロンチウム-89（^{89}Sr，メタストロン）が2007年に，B細胞性非Hodgkinリンパ腫の治療薬であるイットリウム-90（^{90}Y）標識 ibritumomab tiuxetan（ゼヴァリン）が2008年に国内導入された．^{89}Srは疼痛緩和を通じて悪性腫瘍患者のQOL向上に大きく貢献し，またゼヴァリンは化学療法に抵抗性のB細胞性非Hodgkinリンパ腫に高い効果があり，不可欠な治療選択肢となった．^{89}Sr，^{90}YはRI治療病室を必要としないため使用上の制約が少なく，多くの施設で扱うことができるので，核医学治療の普及に大きなインパクトを与えている（表1）．

2　^{131}Iによる甲状腺疾患の治療

　甲状腺機能亢進症において ^{131}I は1940年代から用いられ，有効性は長い歴史によって実証されてきた．治療後は甲状腺機能低下症に移行することが多いものの，それ以外には目立った副作用はなく安全な治療法と考えられる．^{131}Iの被曝による発がんの増加もないと考えられる．日本核医学会により「バセドウ病の放射性ヨード内用療法に関するガイドライン」が示されている[1]．

　分化型甲状腺がんの転移例において ^{131}I はほぼ唯一の有効な治療薬として用いられており，国内の治療件数が増加している[2]．最近の展開として，遺伝子組換えヒト甲状腺刺激ホルモン（recombinant human thyroid stimulating hormone：rhTSH）が2008年に診断補助薬として，2012年にアブレーション治療補助薬として国内認可された．分化型甲状腺がん ^{131}I 治療の大きな問題として，基本的にRI治療病室が必要であり，需要が伸びている一方で，運営コストがかさむにも関わらず診療報酬が不十分であることなどが原因でRI治療病室の稼働数は減少している．

　^{131}Iの取り扱いについて，通常は500 MBqの退出基準を超えるとRI治療病室への入院が必要であるが，この500 MBqの退出基準ではなく，患者ごとの積算線量に基づく退出基準に従うことが法令上許されている．これによってRI治療病室に入院することなく1,110 MBq（30 mCi）程度の投与をして，残存甲状腺アブレーションを外来で実施することが可能であり，関連学会によるガイドラインが示された．これによってRI治療病室の不足を多少は補えると考えられる．ちなみに残存甲状腺アブレーションとは，分化型甲状腺がんの全摘後に予防的に ^{131}I を用いることによって予後の改善を図る治療である[3]．

3　^{131}I-MIBGによる褐色細胞腫・神経芽腫の治療

　^{131}I-MIBGは，グアネチジン類似体であるヨードベンジルグアニジンの meta isomer であり，静脈内投与後に神経外胚葉由来の腫瘍を含む神経外胚葉組織に選択的に集積する．受動的拡散と neuronal uptake-1 によるメカニズムで細胞内に取り込まれ，細胞質内の分泌小胞に貯蔵される．^{131}I-MIBGの性質を利用した内照射治療は，1980年代に海外で臨床応用が開始され，現在，他に効果的な治療法のない悪性神経内分泌腫瘍（褐色細胞腫あるいは傍神経節腫，神経芽腫，甲状腺髄様がんおよびカルチノイドなど）の治療に用いら

表1 RI内用療法に用いられる代表的な放射性核種の特性

	半減期	γ線	最大β線	組織内飛程
^{131}I	8.02 日	364 KeV（82%）	0.61 MeV	1 mm
^{89}Sr	50.5 日	0.91 MeV（0.01%）	1.49 MeV	2.4 mm
^{90}Y	64.1 時間	放出しない	2.28 MeV	5.3 mm

れ，生命予後の改善，高血圧や疼痛などの症状緩和に役立っている．ところが，国内では診断用としては^{131}I-MIBG が承認されているものの，治療用としては未承認である．^{131}I-MIBG 内照射療法は，悪性神経内分泌腫瘍の治療として患者から切望されており，海外で治療薬として承認された ^{131}I-MIBG を患者が個人輸入し，全国で数ヵ所の限られた施設で実施しているのが現状である[4]．

4　^{89}Sr による骨転移疼痛緩和

骨集積性のある非密封放射性同位元素による骨転移の疼痛緩和療法は，消炎鎮痛薬や麻薬などで疼痛がコントロールできなかったり副作用が強く出現したりする患者の QOL を向上させるために有意義であり，海外では ^{89}Sr（メタストロン）の他に，サマリウム-153（^{153}Sm）-EDTMP（ethylene diamine tetra methylene phosphonate）が認可されている[5, 6]．

日本国内では 1990 年代前半から ^{89}Sr の臨床試験が施行され，2007 年 7 月に販売承認が出された．日本核医学会，その他 3 学会の共同作成になる「有痛性骨転移の疼痛治療における塩化ストロンチウム-89 治療の適正マニュアル（第 4 版）」が発行されている．^{89}Sr は，半減期 50.5 日，β 線（最大エネルギー1.49 MeV）の組織中飛程は最大 8 mm，平均 2.4 mm である．ごくわずかに γ 線も放出するが，ほぼ純 β 核種と考えてよい．カルシウムと同族体であり，骨転移周囲の造骨活性を示す部位に集積すると考えられる．疼痛緩和は，腫瘍細胞，造骨細胞，破骨細胞への直接作用や，サイトカイン，プロスタグランジンの放出を抑制する間接作用によって示されると考えられている．疼痛緩和に関しておおむね 70〜80％の有効率とされ，通常投与 1〜4 週間で効果が現れ，3〜6 ヵ月持続する．5〜15％の患者で投与 3 日程度後に一過性の疼痛増強があり，2〜5 日続くので，あらかじめ患者に説明しておくことが必要である．また，zoledronate（ゾメタ）などのビスホスホネート製剤との併用が疼痛緩和にき

わめて有用とされている[7]．なお ^{89}Sr の退出基準は国内では 1998 年 6 月にすでに示されており，200 MBq とされているので，患者は RI 治療病室へ入院する必要はなく，核医学施設で投与を受けて帰宅することができる．

ところで ^{89}Sr は確実な抗腫瘍効果はないとされるが，抗腫瘍効果の傍証が多く報告されており，^{89}Sr が新たな骨転移の出現を低下させることが示されている[8]．

5　ゼヴァリンによる B 細胞性リンパ腫の放射免疫治療

悪性腫瘍に対するモノクローナル抗体を放射性核種で標識した免疫抱合体を用いる放射免疫治療は，1990 年代から基礎的あるいは臨床的な検討が数多くなされた．核種の選択，モノクローナル抗体のキメラ化・ヒト型化，核種と抗体との結合法などの諸課題が国内外で取り組まれ大きな進歩があったが，現在まで固形がんについて臨床的に有効性が確立された放射免疫治療はなく，実用化に到達したものは CD20 陽性 B 細胞性悪性リンパ腫に対する ^{90}Y-ibritumomab tiuxetan（ゼヴァリン），および ^{131}I-tositumomab（ベキサール）である．これらは化学療法に抵抗性の濾胞性リンパ腫などに優れた効果を発揮し，ゼヴァリンは米国で実施された第Ⅲ相臨床試験で奏効率が 80％と rituximab（リツキサン）の 56％を上回り[9]，2002 年 2 月に米国食品医薬品局（Food and Drug Administration：FDA）の承認を受け，現時点で世界 40 ヵ国以上において認可されている．ベキサールは 2003 年 6 月に米国 FDA の承認を受けた．非放射能標識抗体である rituximab（リツキサン）がマウス抗体をヒト/マウスキメラ抗体にしたものであって，抗体の Fc 部分を介して抗体依存性細胞傷害（ADCC），補体依存性細胞傷害（CDC）など生体の免疫系による抗腫瘍効果を示すのに対して，ゼヴァリンもベキサールもマウス抗体のままであり，放射性核種によって腫瘍に放射線照射を与える．ゼヴァリンは国内では 2002 年からの第Ⅰ相臨床試験

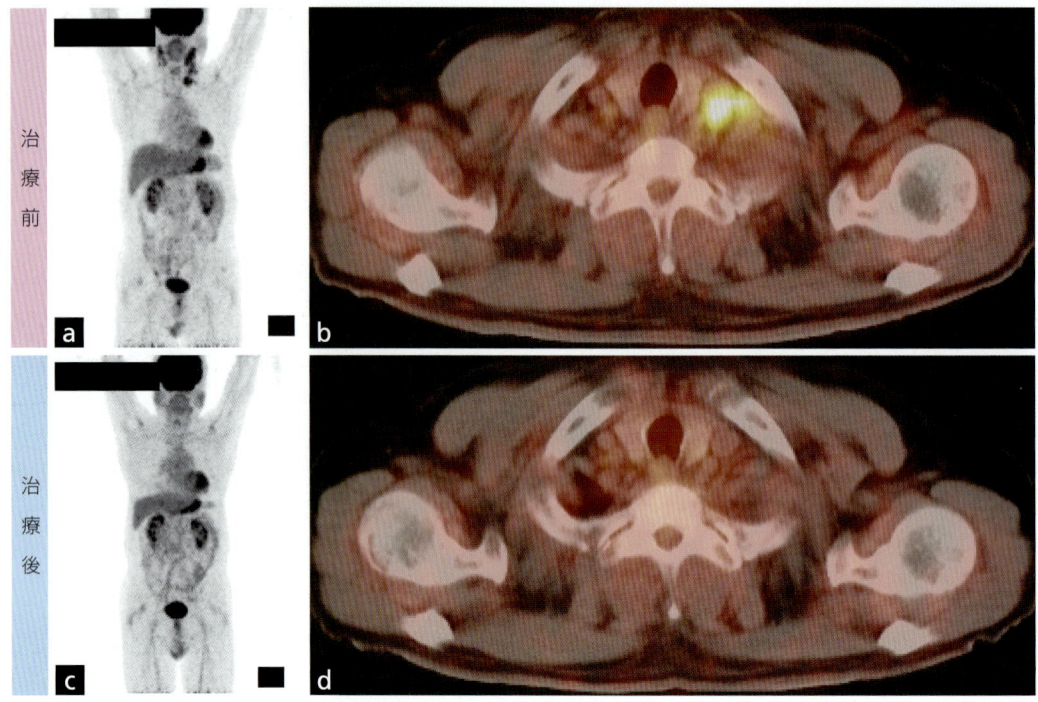

図1 濾胞性リンパ腫のゼヴァリン療法症例
a, b：治療前 FDG-PET MIP 画像，FDG-PET/CT　胸郭入口レベル
c, d：治療後 FDG-PET MIP 画像，FDG-PET/CT　胸郭入口レベル
治療後に頸部リンパ腫病変が消失．

に続いて，2004年から第Ⅱ相臨床試験が実施され，「再発または難治性の低悪性度または濾胞性B細胞性非Hodgkinリンパ腫，マントル細胞リンパ腫」の患者50例に対して，奏効率80％，完全奏効率64％と報告されている．2006年6月に国内認可の申請がなされ，2008年1月に承認され，2008年8月には臨床使用が始まった．一方ベキサールは2012年現在，国内導入されていない．

標的となるCD20抗原は，Bリンパ球の細胞表面に発現している約35 kDaの細胞膜貫通型蛋白であり，①成熟B細胞とB細胞性リンパ腫に特異的に発現される，②B細胞性リンパ腫において陽性率が高い，③循環血液中への遊離がない，④抗体と結合した後の内在化がない，など放射免疫治療の標的として適した条件を備えている．

ゼヴァリンに用いられているibritumomab抗体はCD20抗原に対するマウス型IgG1κ鎖モノクローナル抗体であり，これをキレート剤tiuxetan MX-DTPAと共有結合させたものがibritumomab tiuxetanである．放射性核種として ^{90}Y は，半減期64時間，最大エネルギー 2.28 MeV の β 線を放出し，組織内の平均飛程は5.3 mm であり，γ 線は放出しない．β 線のエネルギーが比較的高いため，腫瘍細胞に結合した ^{90}Y-ゼヴァリンから放出される β 線が広い範囲に到達でき，血流やCD20発現が少ない腫瘍組織をも照射することができる．これは「クロスファイヤー効果」と呼ばれている．

実際のゼヴァリン療法では，まず，インジウム-111（^{111}In）-ゼヴァリンを投与してイメージングを行う．この際，リツキサン（250 mg/m^2）を直前に投与する．リツキサンは正常なCD20抗原をブロックして腫瘍へのゼヴァリンの集積を高くしてくれる．得られたイメージを判定し，悪性リンパ腫細胞の骨髄浸潤が高くないかを確かめる．これは，ゼヴァリン療法の最大の有害事象は血液毒性であり，骨髄浸潤が高いと高度の骨髄抑制が起きてしまうからである．^{111}In-ゼヴァリンイメージングの1週間後に ^{90}Y-ゼヴァリンの投与を行う（**図1**）．投与量は血小板数 100,000/mm^3 以上 150,000/mm^3 未満の患者には11.1 MBq/kg，150,000/mm^3 以上の患者には14.8 MBq/kg，ただし，1,184 MBq が上限であ

る．この時もリツキサン（250 mg/m²）を直前に投与する．

6 退出基準とは

RI 内用療法を受けた患者の体内から放射線が出るため，周囲の人（家族・介護者，公衆，医療スタッフ）に多少なりとも被曝を与える．そこでその被曝を受容可能なレベルに抑えるため，放射性核種ごとにその物理学的性質に鑑みて，どのくらいの放射能量を超えれば RI 治療病室に入院せねばならないかが定められている．この基準値以下になれば患者は RI 治療病室から退出できるし，最初からこの基準値以下であれば RI 治療病室への入院なしで治療を受けることができる．詳細は文献[10]を参照されたいが，^{131}I は 500 MBq または 1 m の点での 1 cm 線量当量率 30 μSv/hr，^{89}Sr は 200 MBq，^{90}Y は 1,184 MBq である．

7 RI 内用療法の今後の展開

核医学治療の今後の展開としては，^{89}Sr やゼヴァリンは，化学療法などの他の治療法との併用が有効であると期待される．RI 内用療法は放射性薬剤を用いた標的放射線治療と考えられ，標的に放射線線量を集中させ，正常組織線量はなるべく低く保つという主旨は外部照射と同じである．外部照射において化学療法との併用療法が有効に働いていることを考慮すれば，RI 内用療法においても併用療法に潜在力があることが期待される．^{89}Sr 単独では骨転移疼痛緩和が適応であるが，これをホルモン非依存性前立腺がんなどにおいて化学療法と併用して，生存を改善する試みが報告されている[11]．また，ゼヴァリンに関しては，欧米で承認されている寛解導入に引き続く地固め療法としての使い方は，化学療法と標的内照射療法の併用とみることもできるし[12]，またゼヴァリンと化学療法や骨髄移植との併用も試みられている[13]．このような併用 RI 内用療法は良好な治療成績が得られる可能性のある有望な領域である．

また新しい話題として α 放出核種の RI 内用療法への応用が進められており，骨転移巣を制御する治療薬としてラジウム-223（^{223}Ra）が海外で臨床試験に入り有効性が報告されている[14]．

文献

1) 日本核医学会：バセドウ病の放射性ヨード内用療法に関するガイドライン〈http://oncology.jsnm.org/files/pdf/pasedo-guideline09.pdf〉
2) 日本核医学会：甲状腺癌の放射性ヨード内用療法に関するガイドライン，第 3 版〈http://oncology.jsnm.org/files/pdf/thyroid-guideline09.pdf〉
3) 日本核医学会：残存甲状腺破壊を目的とした I-131 (1,110 MBq) による外来治療実施要綱〈http://www.jsnm.org/files/pdf/guideline/i-131_jisshiyoukou.pdf〉
4) 日本核医学会：神経内分泌腫瘍に対する I-131-MIBG 内照射療法適正使用ガイドライン案．核医学 45：1-40，2008
5) Silberstein EB：Teletherapy and radiopharmaceutical therapy of painful bone metastases. Semin Nucl Med 35：152-158, 2005
6) Finlay IG et al：Radioisotopes for the palliation of metastatic bone cancer：a systematic review. Lancet Oncol 6：392-400, 2005
7) Soerdjbalie-Maikoe V et al：Strontium-89（Metastron）and the bisphosphonate olpadronate reduce the incidence of spinal cord compression in patients with hormone-refractory prostate cancer metastatic to the skeleton. Eur J Nucl Med Mol Imaging 29：494-498, 2002
8) Porter AT, McEwan AJ：Strontium-89 as an adjuvant to external beam radiation improves pain relief and delays disease progression in advanced prostate cancer：results of a randomized controlled trial. Semin Oncol 20（3 Suppl 2）：38-43, 1993
9) Witzig TE et al：Treatment with ibritumomab tiuxetan radioimmunotherapy in patients with rituximab-refractory follicular non-Hodgkin's lymphoma. J Clin Oncol 20：3262-3269, 2002
10) 厚生労働省：放射性医薬品を投与された患者の退出について（平成 22 年 11 月 8 日医政指発第 1108 第 2 号），厚生労働省医政局指導課長通知，2010
11) Amato RJ et al：Bone-targeted therapy：phase II study of strontium-89 in combination with alternating weekly chemohormonal therapies for patients with advanced androgen-independent prostate cancer. Am J Clin Oncol 31：532-538, 2008
12) Morschhauser F et al：Phase III trial of consolidation therapy with yttrium-90-ibritumomab tiuxetan compared with no additional therapy after first remission in advanced follicular lymphoma. J Clin Oncol 26：5156-5164, 2008
13) Bethge WA et al：Radioimmunotherapy with yttrium-90-ibritumomab tiuxetan as part of a reduced-intensity conditioning regimen for allogeneic hematopoietic cell transplantation in patients with advanced non-Hodgkin lymphoma：results of a phase 2 study. Blood 116：1795-1802, 2010
14) Nilsson S et al：Bone-targeted radium-223 in symptomatic, hormone-refractory prostate cancer：a randomised, multicentre, placebo-controlled phase II study. Lancet Oncol 8：587-594, 2007

総論

5 放射線治療施設の運営・管理に関連する知識

A 放射線に関係する法律の基礎知識

本章は全体で放射線診療・治療に携わるうえで必要と考えられる知識を挙げる．また，本項では，認識しておくべき法律などのいくつかのルールを概説するが，放射線に関係する法律の中で，医療従事者が最低限理解しておく内容に絞って記述したことに留意されたい．なお，今日では法令などの条文はすべてインターネットを通じて参照できる．また，法律そのものの種類やその構成についての解説を**表1**に示す．

1 保険医療機関と保険医

現在の医療は，国民健康保険法の全面改正により1961年に国民皆保険制度が確立し，ほとんどの医療は保険診療として行われる．すなわち登録された医師（保険医）が指定を受けた保険医療機関で医療（保険診療）を行い，医療費の請求を行うこととなる．保険医療機関は保険者（すなわち支払い側）との間での公法上の契約に基づいて行われる．診療報酬が支払われる条件は，①保険医が，②保険医療機関で，③医師法，医療法，健康保険法，薬事法等の法令，厚生労働省令（「保険医療機関及び保険医療養担当規則」など）の規定を遵守し，④医学的に妥当適切な診療を行い，⑤「診療報酬点数表」に定められた請求を行う場合に成立する．

保険医は診察を行ったうえで治療を行い，その診療事項を診療録（カルテ）に記載しなければならない．無診察治療は禁止されている．診療内容とその報酬は画一化されるが，今日の技術の進歩と医療経費の高騰に伴い，混合・自由診療の導入・採用の是非が議論されているのは周知のとおりである．

2 放射線機器に関する規定（医療法施行規則第4章）

診療現場で使われる放射線機器に関しては医療法施行規則で「第4章 診療用放射線の防護」を設け，施設・機器の届出や具備条件が規定されている．この中で，「診療用高エネルギー放射線発生装置，放射線照射装置・器具，粒子線装置」については放射性同位元素等による放射線障害の防止に関する法律（放射線障害防止法）の規制も受ける．いわゆる「二重規制」である．詳細は次項「総論-5-B」を参照されたい．

表1 法令の種類と構成

憲法	国の組織および活動の根本的事項を定めるわが国最高の法
法律	国会により制定され，内閣の承認により天皇が公布する
政令	法律の規定を実施するための行政機関による命令法．施行令ともいわれる．法律の委任により内閣によって制定され，国務大臣および内閣総理大臣が連署し，天皇が公布する．国会の議決を必要としない
省令	行政機関による命令法．法律・政令を施行するために，その委任に基づく行政命令として国務大臣が発する
規則・通達	規則とは，国家行政規則により制定されるもの．通達は，法律・政令の運用を円滑にするための実施上の細則を定めたもの
条約	国家間で定めたもの．国会で承認（批准）されると法律と同等の効力を持つ
条例	地方公共団体（都道府県や市町村）が自治権に基づき，法律の範囲内で定めたもの．一定の範囲内で懲罰を科すこともできる

3 広告できる診療科名（医療法施行令第3条の2）

医療法では，施設に関する広告は厳しい規制が課されている．近年の動きに鑑み，医療法施行令第3条の2では広告できる診療科名が定められている．ここで放射線科については，放射線診断科または放射線治療科に代えることができる．

4 産業医（労働安全衛生法第13条第1項，同衛生規則第13条第2項八）

放射線を扱う業務に常時500人以上の労働者を従事させる施設（事業場という）での放射線業務（「ラジウム放射線，エックス線その他の有害放射線にさらされる業務」）の従事者の健康管理に関しては専属の産業医が担う．特殊健診を行う必要がある．過剰被曝など，事故が放射線業務に起因する場合には，同じ作業をする人も含めて，将来発がんなどの発生率の上昇に鑑みて，ただちに安全対策を講じる必要がある．ここで，放射線医療関係者の役割は，産業医に対し適切に助言することである．

5 高齢者福祉（老人福祉法，高齢者の医療の確保に関する法律，介護保険法）

わが国の人口の世界に類をみない高齢化に伴って，老人医療費は増大の一途をたどり，幾多の変遷を経て，10割給付（無料負担）から1〜3割負担へと変化した．一方で核家族化と社会的入院，認知症・弱者虐待など高齢者を取り巻く環境変化への対応のため，2000年からは共助の理念に基づく介護保険法が施行された．高齢者福祉では，まず高齢者の医療の確保に関する法律と介護保険法が優先適用され，やむを得ない事由がある時のみ老人福祉法が適用される．なお2008年には老人保健法が廃止され，その後は老人医療事業は高齢者の医療の確保に関する法律へ，それ以外の保健事業は健康増進法に引き継がれている．

今日の医療従事者は，放射線医療に限らずすべての医療面で，高齢がん患者の増加，認知症など，高齢者特有の問題と否応なく向き合わねばならなくなっている．

[a] 老人福祉法

目的は老人の心身の健康の保持と生活の安定のために必要な施策を講じて福祉を図ることで，老人居宅介護等事業（ホームヘルプサービス事業），老人デイサービス事業，老人短期入所事業（ショートステイ事業），認知症対応型老人共同生活援助事業，老人日常生活用具給付等事業，在宅介護支援センター運営事業，地域支援事業，その他の多岐にわたる事業を行い，そのため老人福祉施設として，以下の施設が規定されている．

- 養護老人ホーム（第20条の4）：65歳以上，居宅生活が困難な人が利用する．
- 特別養護老人ホーム（同5）：65歳以上，著しい障害のため常時の介護が必要な人が利用する．
- 軽費老人ホーム（同6）：60歳以上，居宅生活が困難な人が利用する．食事提供のみのA型，自炊原則のB型の他，将来の虚弱化に備えた介護利用型（ケアハウス）がある．
- 老人福祉センター（同7）：地域老人に対して健康増進や相談の場として利用する．A型，特A型，B型がある．
- 老人デイサービスセンター（同2の2）：老人デイサービス事業を実施する施設．基本事業は生活指導，日常動作訓練，養護，家庭介助者教室，健康チェック，送迎である．通常事業は入浴サービス，給食サービス，訪問事業は入浴サービス，給食サービス，洗濯サービスである．上記事業のすべてを実施するA型（重介護），B型（標準），C型（軽介護），D型（小規模），E型（認知症毎日通所）の5つのタイプがある．
- 老人短期入所施設（同3）：ショートステイ事業を実施する．一時的に居宅介護ができない老人を1週間以内を限って保護するもの．
- 老人介護支援センター（同7の2）：介護者に対して在宅介護に関する相談に応じ，行政・サービス提供機関との連絡調整を行う（通称：在宅介護支援センター）．

[b] 介護保険法

加齢に伴って生じる心身の変化に起因する要支援・要介護状態にある者が，その能力に応じた自立のために必要な医療・福祉サービスを受けられるよう，共助の理念で給付することを目的とする．介護保険法での被保険者は第1号（65歳以上），第2号（40歳以上

65歳未満）が該当し，対象特定疾病には，がん（医師が一般に認められている医学的知識に基づき回復の見込みがない状態に至ったと判断したものに限る）など，16の疾病が含まれる．市町村訪問調査による一次判定，医師意見書による二次判定を経て，要支援状態，あるいは要介護状態と認定された場合，介護保険によるサービスを市町村から受けられる．

要介護者は施設介護サービス費を支給され，介護保険施設（老人福祉法での特別養護老人ホーム，および介護老人保健施設，指定介護療養型医療施設）で看護・医学的管理のもとに介護・機能訓練その他必要な医療ならびに日常生活上の世話などのサービスを受ける．

【介護保険制度での身分・資格】
- 介護支援専門員（ケアマネジャー）：居宅介護支援事業所に属し，利用者と相談し，介護者が自立生活を営むために必要な援助を行うため，認定段階に応じたサービス限度をも考慮しながら居宅・施設サービス計画（ケアプラン）を立てる．介護保険運用上きわめて重要な役割を担う．介護業務に5年以上携わり，試験に合格した者がなれる．目的が共通である社会福祉士資格者が多い．
- 訪問介護員（ホームヘルパー）：居宅を訪問して介護を行う者．3級は家事援助，2級は身体介護・家事援助ができる．1級は訪問介護事業所においてサービス提供責任者として，後輩の育成指導，利用者とヘルパーとのコーディネートなどができる．
- 社会福祉士（ソーシャルワーカー）：福祉に関する専門の知識および技術を持って福祉の相談に応じ，サービスの提供を行う者との調整その他の援助を行う者．社会福祉士法上の身分で，試験に合格する必要がある．医療社会福祉士（医療ソーシャルワーカー，MSW）は，社会福祉士の一部門であるが，独立した資格ではない．
- 介護福祉士：日常生活に支障のある高齢者を中心に身体上，精神上の障害のある人に対して専門的知識を持って心身の状況に応じた介護を行う者．社会福祉士法上の身分である．ただし，国家資格ではあるが，社会的地位は看護師などと同等とはいい難く，離職者が多く出ることも現実である．

6 がん対策基本法・がん対策推進基本計画，がん診療連携拠点病院

がん対策基本法は，日本人の死因で最も多いがんの対策に向けて，国，地方公共団体などの責務を明確にし，基本的施策を打ち出し，対策の推進に関する計画（「がん対策推進基本計画」）と，厚生労働省にがん対策推進協議会を置くことを定めた法律で，わが国のがん対策の根幹をなす．患者団体からの強い要望を受け，国会議員立法により2006年6月成立，2007年4月1日施行．基本的施策として，がんの予防および早期発見の推進（検診の質の向上その他），がん医療均てん化の促進など（専門的な知識および技能を有する医師その他の医療従事者の育成，医療機関の整備など，がん患者の療養生活の質の維持向上），研究の推進などが謳われる．「がん対策推進基本計画」はがん対策基本法に基づき，その総合的かつ計画的な推進を図るため，基本的方向について定められる．第1次の基本計画は2007年6月に策定された．5年後のがん死亡率20％縮減を目指し，放射線治療，薬物療法の推進とそれら専門家の育成，治療の初期段階からの緩和ケアの実施，およびがん登録の推進を目標とするものである．2012年には第2次計画が発表された．また各都道府県では，国の基本計画に基づき，それぞれの推進基本計画を策定している．

がん診療連携拠点病院は，がん医療の均てん化，全国どこでも質の高い医療の提供を目指した「第3次対がん10か年総合戦略」などに基づいて整備を進めたがん診療拠点病院構想を基盤とし，さらに医療連携をも求め，がん対策基本法および同法の規定に基づく「がん対策推進基本計画」により，地域連携を主眼に置いた拠点病院として総合的かつ計画的に推進している．原則的には全国の各二次医療圏に1つの地域がん診療連携拠点病院を置き，また都道府県に1ヵ所，都道府県の拠点病院を置くこととし，それぞれの機能や役割を定めている．整備に関する指針は2006年2月のものが2008年に改訂され，現在に至っている．高度医療機関の多い東京都や大阪府では，別途「都指定」，「府指定」の拠点病院を指定している．

総論 5. 放射線治療施設の運営・管理に関連する知識

B 放射線防護の考え方

1 放射線防護の考え方の原則

　放射線防護について世界的に共通した考え方の原則は，国際放射線防護委員会（ICRP）の勧告（最新の勧告は2007年のPublication 103）を拠り所とする[1]．勧告が提唱する放射線防護の3原則は正当化，最適化，線量限度であるが，患者に対しては線量限度（いかなる個人もICRPの勧告する適切な限度を超えるべきではない）は適応されない．放射線診療による被曝から得られる利益のほうが大きいからである．ただ最新の放射線画像診断技術（CT，アンギオグラフィなど）およびinterventional radiologyによる過剰な被曝は大きな問題として，ICRPでも医療被曝を重要視し，医療行為での被曝に対する理解を求めている[2]．図1にわが国の医療被曝の状況を示した．わが国の医療被曝の低減は今後とも重要な問題である．

　放射線防護を考える時の難しさは法令に基づく規制値（管理規制値）と科学的根拠に基づく健康被害値との乖離をどのように理解するかということである．「放射線はどんなに微量でも有害か？」という問題がまず提起される．ICRPがLNT（linear no threshold，しきい値なし）仮説を採択しているので，放射線被曝はどんなに微量でも有害であるとする前提で法令が定められる．LNT仮説の概念図を図2に示す．放射線による健康被害値に関するデータは数多く報告されているが，100 mSv以下では明確にされていない．したがってこれ以下の被曝でthreshold（しきい値）を想定するかどうかの議論がある．ICRPはthresholdを設定しないことを採択し，これをもって国際的勧告しているのである．わが国の法令体制もこの勧告を前提として定められている．

　さらに放射線防護の教育，指導に関して重要なことは，わが国特有の放射線に関わる「国民感情」に対する理解と慎重な配慮である．科学的にはリスクの考えられないレベルの小線源の紛失事故といえども，マスコミ報道に増幅され大きな社会問題となれば，放射線治療に対する信頼を一挙に失いかねないこととなる．

2 放射線治療における放射線防護

　放射線治療による被曝を考える時も，患者に関わるものは原則として論じない．また放射線治療後の二次がんは晩期有害事象の範疇で論じることになる．放射線治療の種類とその被曝対象者の一覧を表1に示す．低線量率小線源治療と密封小線源の取り扱いにおける一般公衆（患者家族等を含む）および医療スタッフへの被曝リスクが問題となる．さらに別次元の大きな問題として事故被曝がある．本項ではこれらについて解説する．非密封線源治療については触れない．

a 低線量率小線源治療（腔内照射・一時挿入組織内照射）における医療スタッフの被曝予防

1）放射線治療病室での注意

　セシウム-137（^{137}Cs），放射性金粒子（^{198}Au），イリジウム-192（^{192}Ir）など放射線治療病室で線源を使う施設でのみ関係する．優れた局所制御率とQOLの高い治癒率が得られるが，これらの線源は特別に整備された放射線治療病室を必要とするために，実施施設は集中化し施設数は限られている．^{137}Cs線源も製造中止で早晩使われなくなる．^{192}Ir線源は被曝問題のない（事故を除く）高線量率照射が主流となってくる．

　線源挿入後一定期間放射線治療病室で管理されるが，当初の2〜3日間が最も医療スタッフの被曝の可能性が高い．この間の患者との接触を最小限にすることで，大幅に被曝を避けられる．自立できない患者では，看護師の処置内容，患者との距離，訪室の回数が自立できる患者に比べて大幅に増える．したがって当初の2〜3日間の被曝機会を少なくするための工夫が求められる．線源を挿入するまでに患者に対するオリエンテーションで極力自己管理ができるようにもっていくことが重要である．

　被曝予防の要諦は，被曝軽減の3原則（時間，距離，防護具）を患者の感情を損なうことなく実践することにある．

169

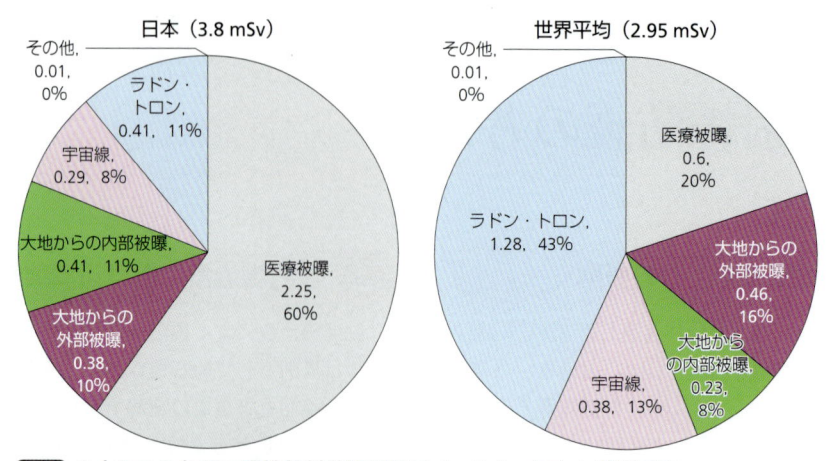

図1 1人あたり年間の環境放射線被曝線量（mSv）：日本と世界平均
（原子力安全研究協会：放射線の種類と人体への影響の仕方-緊急被ばく医療研修資料〈http://www.remnet.jp/lecture/forum/02_01.html〉より作成）

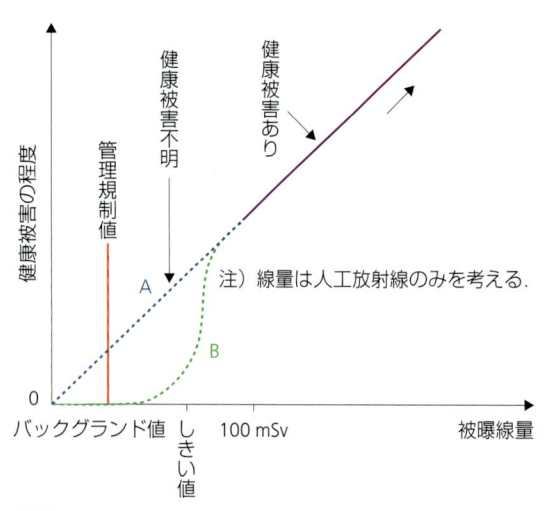

図2 LNT仮説（しきい値なしの直線）の概念図
高線量域（実線）では相関関係があることが科学的に証明されているが，低線量域（点線）では相関関係は不明である．直線A（しきい値がない）か曲線B（しきい値がある）であるかが論争されている．ただしICRPの勧告および法律は直線A（LNT仮説）であることを前提に成り立っている．

2）線源の取り扱いについて

線源取り扱いに関わる法令を遵守する．密封小線源の取り扱いにおいて最も重要なことは，線源の紛失を防止することである．使用後の線源個数の数合わせを行うとともに，処置室を検出器でサーベイする習慣を怠ってはならない．

3）非常時の対応

もし線源が脱落した場合は，長ピンセットなどで線源を掴み速やかに鉛容器に収納し，担当者（医師または取り扱い主任者：以下同じ）に連絡して線源格納庫に収める．もし便器などに落とした場合は水を流さずに担当者に連絡し，線源を回収する．

火事・地震などにおいて入院患者が病棟を避難する事態では，密封小線源を装着した患者は必ず指定の標示を付けてから誘導し，避難場所では一般患者とは距離をおいて待機させなければならない．そして速やかに担当者により線源を抜去・収納する．

b 前立腺がん ^{125}Iシード線源永久挿入療法における患者家族・一般公衆・医療スタッフの被曝予防

前立腺がんヨウ素-125（^{125}I）シード線源永久挿入療法（以下シード療法）の国内実施は2003年に始まり，2010年末で100施設を超え，年間約3,000例がこの治療を受けている．開始前の5年間は放射線防護のための国内法令の整備に費やされている．その内容は関係学会の定めた「シード線源による前立腺永久挿入密封小線源治療の安全管理に関するガイドライン」[3]に詳細に解説されている．

1）シード療法を実施するための施設基準

a）法的要件

従来の低線量率密封小線源治療に必要な施設の法的要件は，診療用放射線照射器具使用室，線源貯蔵施設，放射線治療病室があることであったが，シード療法のためにさらに「管理区域とした一般病室」，「保管廃棄施設」が加わった．

表1 放射線治療と医療スタッフ/一般人の被曝

放射線治療の種類		機器，装置，器具	実施場所	通称	医療スタッフの被曝	一般人の被曝
1. 外部照射		リニアック，テレコバルト　重粒子線，陽子線	診療用高エネルギー放射線発生装置使用室など	リニアック室など	なし	なし
2. 密封小線源治療	高線量率　腔内照射	RALS, HDR-Ir	診療用放射線照射装置使用室	RALS室	なし	なし
	高線量率　組織内照射	RALS, HDR-Ir	診療用放射線照射装置使用室	RALS室	なし	なし
	低線量率　腔内照射	^{226}Ra, ^{137}Cs	診療用放射線照射器具使用室　放射線治療病室	小線源室など	あり	なし
	低線量率　組織内照射（一時装着）	^{192}Ir, Cs針など	診療用放射線照射器具使用室　放射線治療病室	小線源室など	あり	なし
	低線量率　組織内照射（永久挿入）	^{198}Auシード	診療用放射線照射器具使用室　放射線治療病室	小線源室など	あり	あり
	低線量率　組織内照射（永久挿入）	^{125}Iシード	診療用放射線照射器具使用室・一時的管理区域とした一般病室	小線源室など	あり	あり

RALS：remote afterloading system（遠隔操作式後装填法），HDR：high dose rate（高線量率）

b）学会の定める実施施設基準

関係学会は放射線防護と治療の質を担保するために下記の基準を定めた．

①本治療について関係法令の手続きを終えていること．
②スタッフが学会の規定する教育・講習を受講していること．
③関係学会（日本泌尿器科学会・日本放射線腫瘍学会・日本医学放射線学会）が認定する専門医が常勤していること．

2）退出基準

管理区域からの退出基準はICRPおよび国際原子力機関（IAEA）の勧告を遵守し，被曝線量を公衆に対しては1 mSv/年，介護者に対しては5 mSv/行為，患者を訪問する子どもに対しては1 mSv/行為以下の基準を担保するために定められた．その内容は下記のとおりである．

a）放射能および線量率による基準

シード線源を永久挿入された患者の退出における放

表2 放射能および線量率による退出基準

核種	適用量または体内残存放射能（MBq）	患者の体表面から1 m地点の実効線量率退出基準（µSv/hr）
^{125}I	1,300	1.8

射能と線量率の基準を表2に示す．

b）挿入後の線源脱落への対策

シード療法を受けた患者は脱落線源対策として「一日間」「管理区域とした一般病室」に入院することが義務付けられる．

c）患者への注意および指導事項

シード療法を実施した患者と接触する第三者への被曝線量を算出して，抑制すべき線量の基準を超えないように適切な指導を行わなければならない．このために患者と第三者との接触状況（距離，時間など）について個々の情報を収集し，それぞれの生活様式，環境に合った生活指導を行う．具体的な被曝線量を算出す

表3 退出基準および退出後の指導のための被曝計算因子

線量限度	1. 公衆 ：1 mSv/年 2. 介護者（家族） ：5 mSv/行為 3. 患者を訪問する子ども：1 mSv/行為
占有係数	1. 介護者 ：0.5（12時間） 2. 公衆 ：0.25（6時間） 3. 患者を訪問する子ども：0.25（6時間）
実効線量率定数	前立腺に関しては 0.0014 μSv・m²・MBq⁻¹・hr⁻¹ とする．

［日本放射線腫瘍学会ほか（編）：シード線源による前立腺永久挿入密封小線源治療の安全管理に関するガイドライン，第5版，p53-70，2011 より作成］

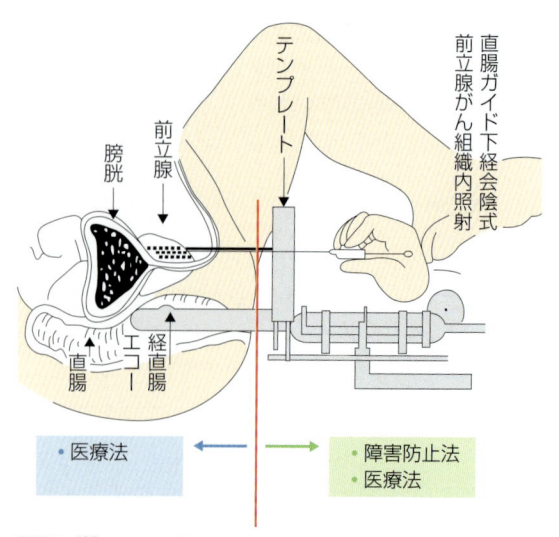

図3 ¹²⁵I シード線源の法令上の取り扱い

るソフトがあるので，個々の条件を入力して表示された数字を抑制すべき値以下になるように接触時間，距離を指導する．

また早期死亡（1年以内）については，解剖して前立腺を摘出して線源とともに保存する義務があることを本人に承諾してもらい，解剖の同意を得るとともに，家族への説明・指導を行う．

3）退出基準および退出後の被曝計算因子の考え方

退出基準と退出後の指導基準を定めた計算因子を**表3**に示す．ここで，占有係数とはシード療法を受けた患者と第三者が1mの距離で無限時間（核種がすべて崩壊するまでの時間）滞在した時の積算線量と実際に第三者が受けたと推定される線量との比率である．¹²⁵I の実効線量率定数については国内での平均的な日本人の体格に合わせた人体等価ファントムでの実験結果より，0.0014 μSv・m²・MBq⁻¹・hr⁻¹ としてある[4]．

4）線源管理（余剰線源と脱落線源）

通常70〜80個の¹²⁵I シード線源を挿入するが，線源購入後，挿入までおよび挿入せずに残った線源（余剰線源）は障害防止法と医療法による二重の規制を受けて管理される．挿入後は医療法のみによる管理を受ける（**図3**）[5]．

5）線源安全管理のための教育・講習

ガイドラインに定められたシード療法安全教育講習会は日本アイソトープ協会の主催で定期的に開催され，これから開始する施設のスタッフが主な対象である．

治療技術の標準化のためのシード療法技術講習会や前立腺がん密封小線源永久挿入治療研究会でも，実践的な線源の安全な取り扱いのための講義と情報交換，意見交換が行われる．

a）医療スタッフの被曝

前立腺がんシード療法では¹²⁵I 線源が使われる．¹²⁵I 線源のエネルギーは**表4**に示すようにきわめて低いので，前立腺に挿入された線源群（通常70〜80個）からの放射線は多くは前立腺から皮膚までの間で吸収され，皮膚面では1/10程度になる．

わが国で最も多くのシード療法を実施している国立病院機構東京医療センターの被曝線量実測結果に基づく計算[6]では，手術室で透視下での線源挿入術に看護介助を行った場合，法令で定められた職業人の線量限度に達するには，1年に1人が20,000回手術に従事する値となり，妊娠可能な女性の線量限度に達するには3ヵ月で5,000回看護に従事した場合となり，現実にはありえない数字となる．同じ報告では，一時的管理区域に出入りする看護師の被曝実測の結果より1人あたりの被曝線量は0.00〜0.01 μSv/回であり，女子（妊娠可能な）の線量限度（5 mSv/3ヵ月）に比較してもはるかに少なく，健康被害の観点からのリスクはないといえる．

また緊急手術や早期死亡者前立腺摘出時の病理医などのスタッフの被曝線量の推定計算値を**表5**に示す．いずれも法令で定められた線量限度よりはるかに少ないことがわかる．計算値に使われる係数や定数は最大値を想定しているので，実測値はこれよりはるかに低い．

しかしながら，放射線被曝に対する心理的負担感や不安感は潜在的にすべてのスタッフにあるものと考え

表4 シード線源の物理的特性

核種	半減期	崩壊形式	主なエネルギーと放出割合 光子			平均エネルギー
¹²⁵I	59.400 日	EC	35.5 keV 27.4 keV 31.1 keV	6.7% 116.0% 25.1%	 Te-Kα Te-Kβ	28.4 keV
(参考) ¹⁰³Pd	16.991 日	EC	357 keV 20.1 keV 22.8 keV	0.022% 64.0% 12.6%	 Rh-Kα Rh-Kβ	20.6 keV

[日本アイソトープ協会（編）：アイソトープ手帳，第11版，日本アイソトープ協会，東京，p8，2011より一部改変]

表5 医療スタッフの被曝（手術・解剖時）（1,300 MBq で治療後すぐに行った場合）

		全身 時間(hr)	全身 距離(m)	全身 被曝線量(mSv)	皮膚 時間(hr)	皮膚 距離(m)	皮膚 被曝線量(mSv)	従事者の線量限度 実効線量限度（全身）	皮膚等価線量限度
緊急手術 (骨盤部切開なし*¹)	医師	10	0.5	0.073	−	−	−	男性 100 mSv/5 年 50 mSv/年 女性*³ 100 mSv/5 年 50 mSv/年 5 mSv/3ヵ月	500 mSv/年
	看護師	10	1.5	0.008	−	−	−		
緊急手術 (骨盤部切開あり*²)	医師	10	0.5	0.64	10	0.3	1.79		
	看護師	10	1.5	0.07	−	−	−		
死亡時 (前立腺ごと取り出す*²)	医師	1	0.5	0.06	0.5	0.1	0.81		
	看護師	1	1.5	0.01	−	−	−		

*¹：見かけの実効線量率定数（患者の体組織による吸収を見込んだ値）を使用して算出
*²：実際の実効線量率定数を使用して算出
*³：妊娠する可能性がないと診断された女性および妊娠する意思がない旨を管理者に書面で申し出た女性に関しては男性と同値

[日本放射線腫瘍学会ほか（編）：シード線源による前立腺永久挿入密封小線源治療の安全管理に関するガイドライン，第5版，p28，2011]

られるので，不安のある人には丁寧に誠実に対応するべきである．

b) 患者の周囲の人への被曝についての指導

シード療法特有の大事な問題として，体内に放射線物質を持って家庭・社会生活に復帰する患者の周囲の人たちへの放射線被曝と安全性についての指導がある．前述の関係学会で作成したガイドライン[3]で詳しく解説しているので，指導の拠り所とされたい．

c 事故被曝の予防

事故による被曝は，①放射線治療の診療現場で起こる事故，②犯罪行為（テロなど）による事故，③火災・天災による事故に分けて考える．

1) 放射線治療の診療現場で起こる事故

わが国では 2001～2004 年まで 11 件の放射線治療関連の事故が報告されている．日本放射線腫瘍学会（JASTRO）はその原因のための調査と再発防止のための提言を行い，その中で原因の多くは放射線治療計画システムが関与していることを明らかにしている[7,8]．また ICRP「放射線治療患者に対する事故被ばくの予防」（ICRP Publ. 86)[9]の中では，いくつかの事故被曝の事例を列挙し，放射線治療における事故被曝の原因は複合要因にあり，多くの事故に共通する要因として次のものを挙げている．

①教育と訓練の不足
②手順とプロトコルの欠陥
③機器の故障
④意思疎通と必須情報伝達の不備
⑤独立した検査体制の欠如
⑥不注意とうっかりミス

⑦放射線治療用線源の安全が確保されていない長期貯蔵または放棄

また体外ビームにおける大多数の事故要因は，重大な事故ではビーム校正ミスと線量計算ミスによるものであり，小線源治療では線源パラメータ，線量計算手順，およびスタッフの訓練ミスであった．

これらは過去の事故分析からの教訓に基づく予防対策であり，急速な医療技術に対応したものとしては不十分である．2010年1月26日のNew York Times誌で扱った高精度放射線治療時代の事故被曝に関する特集記事は，医療技術の急速な進歩に事故防止対策が追いついていない現状を告発している[10]．現代の放射線治療では，治療計画装置のたった1つのパラメータの入力ミスが多くの患者に重篤な合併症を引き起こす危険性があることを，関係者が等しく認識しなければならない．

一方，医療事故と放射線治療に伴うさまざまな有害事象との区別は多岐で複雑である．処方線量の何％増減を事故とするかにはさまざまな条件設定がある．少なくとも想定されうる有害事象については，治療前の十分なインフォームドコンセントが行われなければならない．

2）犯罪行為（テロなど）による事故被曝

2001年9月11日の米国同時多発テロ事件後，世界はテロとの戦いに臨んでいる．2003年6月の主要国首脳会議（サミット）に基づく国際協力として「放射線源の安全に関するG8首脳声明」が出され，医療（がん治療）や工場などで使用される放射性物質がテロリストの手に渡り，いわゆる「汚い爆弾（dirty bomb）」として使用されることがないよう管理を強化すべきとの意図が表明され，行動計画が採択された[11]．

これを受けてわが国でも「放射線を発散させて人の生命等に危険を生じさせる行為等の処罰に関する法律」（通称，放射線発散処罰法）（平成19年5月，法律第38号）が成立している．放射線治療で使われる密封小線源はこの法律の対象となる．

従来医療用密封小線源の管理は放射線障害防止法および医療法で管理されてきたものの，防犯の概念が弱かったといえる．今後は防犯の観点からもより一層の管理強化が必要である．

3）天災・火災・停電による事故被曝

低線量率密封小線源挿入中に施設の天災・火災によって，患者が線源を装着したまま管理区域外に避難するケースが想定される．密封小線源治療中の患者には「適当な標示を付すること」（医療法施行規則30条の20第2項第2号）が義務付けられおり，被災時は当該患者の線源を速やかに抜去するか，あるいは避難場所で適切な隔離を行い一般公衆への被曝を予防する．また前立腺がんシード療法患者の被災による1年以内の死亡時については，前述のガイドライン[3]の付録8（前立腺がん小線源療法後1年以内死亡時の対応マニュアル）に準拠して対応する．

現代の放射線治療機器は原則として停電に対する機器安全対策は具備されてはいるが，停電時の照射室ドアの開閉，高線量率小線源照射装置では非常時の線源引き戻しなど，手動に切り替えなければならない事態が想定される．これらの非常時に対するスタッフの教育・訓練が被曝対策として重要である．

文献

1) 日本アイソトープ協会（訳）：国際放射線防護委員会の2007年勧告（ICRP Publ. 103），日本アイソトープ協会，東京，2009
2) 日本アイソトープ協会（訳）：IVRにおける放射線障害の回避（ICRP Publ. 85），日本アイソトープ協会，東京，2003
3) 日本放射線腫瘍学会ほか（編）：シード線源による前立腺永久挿入密封小線源治療の安全管理に関するガイドライン，第5版，2011〈http://www.jrias.or.jp/report/pdf/20110222-145412.pdf〉
4) 佐々木 徹ほか：^{125}I seed線源使用時における患者周辺線量等量率測定と積算線量の試算．日放線腫瘍会誌 **13**：9-13, 2001
5) 平成15年文部科学省告示第128号，および平成17年文部科学省告示76号
6) 菊野直子：小線源治療における看護師教育．第8回ヨウ素125シード線源永久挿入による前立腺癌密封小線源技術講習会テキスト，前立腺癌密封小線源永久挿入治療研究会（編），p47-63, 2007
7) 池田 恢ほか：放射線治療事故を今後にどう生かすか―第17回学術大会シンポジウム5のまとめ．日放線腫瘍会誌 **17**：133-139, 2005
8) 放射線治療の品質管理に関する委員会：放射線治療における医療事故防止のための安全管理体制の確立に向けて（提言）．最終報告平成17年9月10日〈http://www.jastro.or.jp/guideline/child.php?eid=00001〉
9) 日本アイソトープ協会（訳）：放射線治療患者に対する事故被ばくの予防（ICRP Publ. 86），日本アイソトープ協会，東京，2004
10) Akam S et al：As technology surges, radiation safeguards lag. New York Times, Jan 27, 2010〈http://www.nytimes.com/2010/01/27/us/27radiation.html?pagewanted=2〉
11) 平成15年度文部科学白書第2部第7章第5節〈http://www.mext.go.jp/b_menu/hakusho/html/hpab200301/hpab200301_2_235.html〉

総　論　5. 放射線治療施設の運営・管理に関連する知識

C 放射線治療施設の建設と設備の導入・更新に関わる法規

　放射線治療施設の建設を行い，その部屋に放射線治療装置を新規または追加導入する場合，以下のような法的規制を受ける．建築基準法[1-3]，消防法[4]，医療法（昭和23年法律第205号）[5]，放射性同位元素等による放射線障害の防止に関する法律（昭和32年法律第167号，以下，障害防止法）[6]，労働基準法（昭和22年法律第49号）[7]，労働安全衛生法（昭和47年法律第57号），電離放射線障害防止規則[7] など．放射線治療装置の更新については更新規模に依存するが，概して，導入時よりも建築関係が小規模になる．

　また，放射線治療施設の治療計画や，診断から治療へのプロセス管理や治療計画・治療を実行し，予後までを管理する放射線科情報システムは，病院情報システム（hospital information system：HIS）と接続されて，スムーズな患者の診療管理がなされる．

1 新規に放射線治療施設を導入する場合

a 企画段階

　まず，どのような仕様の放射線治療装置（診療用高エネルギー放射線発生装置，診療用粒子線照射装置，診療用放射線照射装置など）を何台導入し，1日にどのような手技で何人治療するかを決める．**表1**に放射線治療装置の例を示す．次に医師，診療放射線技師および看護師などスタッフの投入計画を決める．これによって保険点数が計算でき，損益計算ができ，放射線治療施設の規模が決定できる．また，市場調査を行い，地域の特性と放射線治療患者数を見積もる必要もある．

　病院敷地内において，放射線治療施設は，診察室，待合室，診療X線使用施設，診療放射性同位元素使用施設（RI使用施設），位置決め室，シミュレータ室，治療計画室などと密接に関連し，患者の動線とスタッフの動線を考慮して効率的な放射線治療部門を企画する必要がある．

b 設計段階

1）患者・スタッフ動線

　最も重要なことは，診療をスムーズかつ的確かつ安全に行うために，患者や医師，診療放射線技師，看護師の診療動線を確保することである．また，医療ガス，給・排水，HISおよび放射線情報システム（radiology information system：RIS）のLAN配線と操作端末などをどこに配置するかを決定する必要がある．

2）拡張性

　将来の放射線治療患者数の増加見込みに対応してどこまで融通性を持たせておくか，また放射線治療の高度化に伴う放射線治療装置の更新・追加などに対してどこまで拡張性を持たせた建築設計を行うかを決定せねばならない．

3）構造安全

　放射線治療室は，放射線安全を確保するために鉄筋コンクリート，鉄板，鉛板などが厚くなり，また治療装置自身も重くなるため，X線診療室よりもかなり重

表1 放射線治療装置

治療装置	内容，例
診療用高エネルギー放射線発生装置（放射線障害防止法では直線加速装置という）	診療用の1メガ電子ボルト以上のエネルギーを持つ電子線またはX線発生装置（例：リニアック，マイクロトロンなど）
診療用粒子線照射装置	診療用の陽子線または重粒子線を照射する装置（例：サイクロトロン，シンクロトロンなど）
診療用放射線照射装置	密封放射性同位元素を装備した診療用の照射機器（例：ガンマナイフ，イリジウムRALSなど）

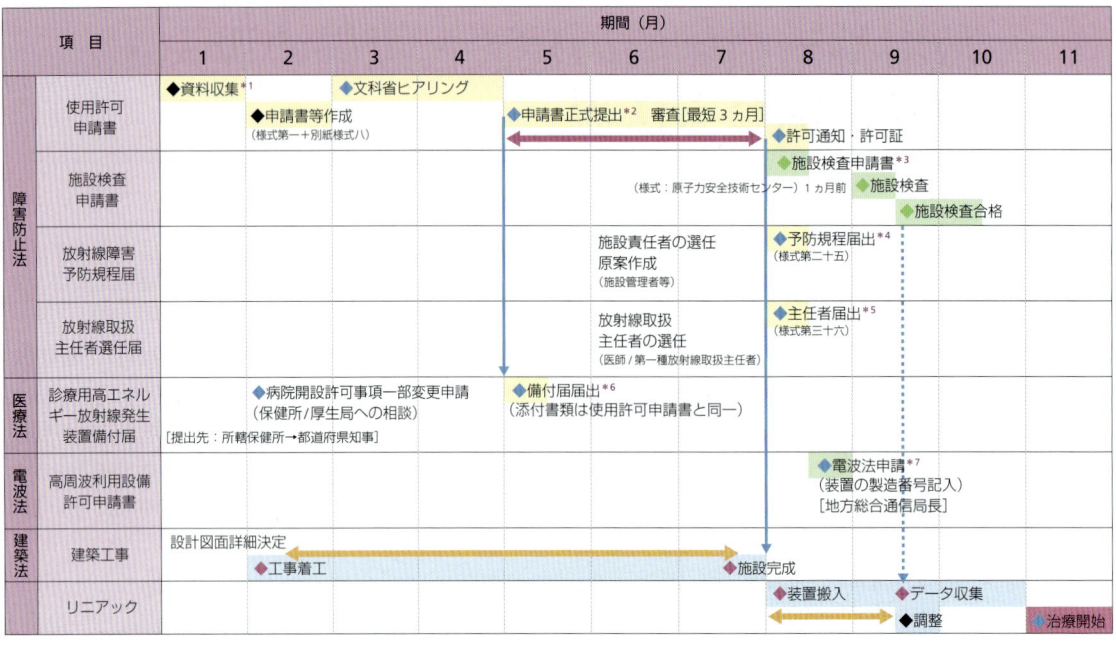

図1 放射線治療装置（リニアック）新規導入のスケジュール

*1：機種・使用条件面談，病院図面（作成は別途），前回申請書，許可証など．ただし，提出様式および印紙代などについては，変更になるので，提出先官庁などのホームページを参照されたい．
*2：提出部数：正本1通（収入印紙 179,100 円），副本3通
*3：提出部数：正本1通（振込 254,900 円）
*4：提出部数：1通
*5：提出部数：1通
*6：提出部数：3通
*7：提出部数：2通

量が大きい施設となる．このため構造設計や免震設計などを念入りに行い，建築基準法に則った一級建築士による設計が必要である．また，消防法に基づき耐火構造などの構造および消防設備などの配置も必要である．

4）放射線安全

さらに放射線治療施設において重要なことは，放射線の遮蔽が過不足なく，バランスよく設計・施工されており，将来の拡張性にも配慮されていることである．そのためには建築・設計・施工会社ばかりでなく，この設計段階で放射線防護設計（放射線遮蔽計算）ができる専門家を選任しておく必要がある．通常，放射線治療装置メーカーなどに配置されている．これらの点を放射線防護設計専門家に相談すれば，放射線治療施設の鉄筋コンクリート，鉄板，鉛板，ポリエチレンなどの幅・厚さ・高さなどについて将来を見越して設計できる．**図1**に新規に放射線治療施設を導入する場合のスケジュールを示す．

C 設計図書の作成

1）設計図書[注1]

最近は CAD（computer aided design）図面で管理することが多いが，やはり電子物と紙物両方での確認およびチェックが必要である．ただし図書のバージョン管理は重要である．すなわち検討段階や着工前の途中または諸事情で変更が頻繁に発生するのが常である．また実際の建築現場での事情で変更になることもある．

この段階で，設計図書に基づいて障害防止法の使用許可申請を行うことは危険である．施設検査時には合格がもらえず，再申請または追加工事を行わなければならない事態が発生する可能性もありうる．

注1：「（設計）図書」は「（せっけい）ずしょ」と読み，建築物，その敷地または工作物に関する工事用の図面，仕様書および計算書などをまとめていう．

d 法規の申請および届出

1) 建築基準法・建築士法・建築業法など

　放射線治療施設を新設する場合，図2に示すように，建築基準法に基づき，放射線治療施設の建築物の設計は一級建築士によらなければならない．また構造設計一級建築士[注2]による構造設計と，設備設計一級建築士[注2]による設備設計が行われ，構造設計図書や設備設計図書が作成されねばならない．さらに工事施工者がその設計図書に基づき，施工図書を作成する．

　建築主は建築主事[注3]へ建築確認申請を行い，確認済証の交付を受ける必要がある．この時，構造計算適合性判定で，建築主事から適合の通知書を受けねばならない．上記の確認済証の交付を受けた後でなければ，建築物の建築，大規模な模様替えなどの工事を行うことができない．施工が進むと，建築主事による中間検査を経て，中間検査合格証を得る．最後に建築主事による完了検査を受け，検査済証を受領しなければ建物を使用することができない．

2) 消防法

　放射線治療施設の新築・増設などを行う場合，放射線治療室，治療計画室，操作室，待合室などは消防法に基づく設計・工事が必要である．

3) 薬事法

　放射線治療装置は，薬事法で「高度管理医療機器（クラスⅢ）」と分類され，その品質，有効性および安全性が確保されており，医療機器製造販売承認申請に基づき認証されていなければならない．この治療装置が新しい原理に基づくか，新規の要素が付加されたものであれば，薬事承認申請書の中には種々の科学的試験（動物実験成績書を含む）の他に治験成績書も含まれなければならない．このため新規治療装置の開発から薬事承認・認証までには最短でも2～3年程度の時間を要している．また装置の品質管理および製造販売後安全管理も規定されているので，装置のメンテナンスなどにも万全を期す必要がある．

4) 医療法

　新規の病院開設であれば，病院開設事項申請が必要であり，病院の構造・設備などの変更の場合は病院開設許可事項一部変更許可申請を管轄保健所または厚生局に申請し，許可を得なければならない．

　次の段階では，管轄保健所または厚生局に診療用高エネルギー放射線発生装置の備付届をあらかじめ提出する必要がある．

5) 放射線障害防止法

　放射線発生装置／放射性同位元素の使用許可申請書，または許可使用に係る変更許可申請書を文部科学大臣に提出し許可を得なければ，放射線を発生させることができない．また，施設検査にも合格しなければならない（図3）．特に放射線発生装置を更新する場合，旧装置で発生した放射化物の取扱い（管理・廃棄等）については，平成24年4月1日に施行された改正放射線障害防止法に則り，適切な処理が必要である．

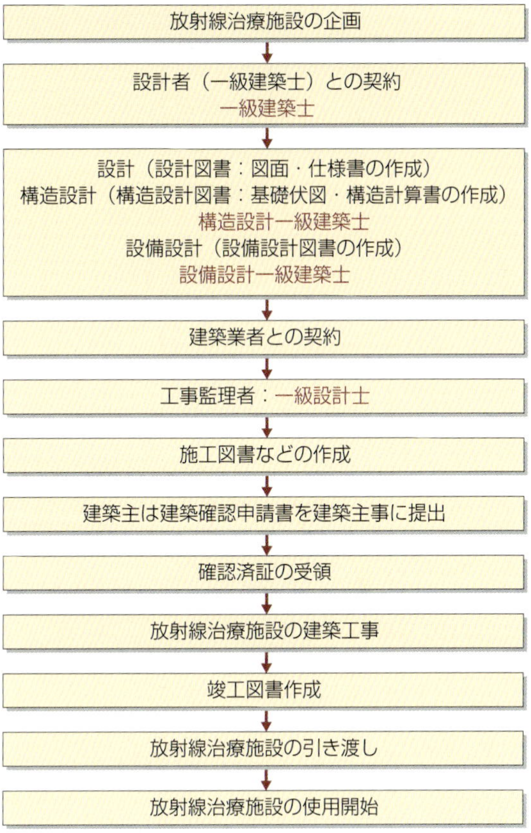

図2　放射線治療施設の企画から引き渡しまでの流れ

フロー：
放射線治療施設の企画 → 設計者（一級建築士）との契約：一級建築士 → 設計（設計図書：図面・仕様書の作成）／構造設計（構造設計図書：基礎伏図・構造計算書の作成）：構造設計一級建築士／設備設計（設備設計図書の作成）：設備設計一級建築士 → 建築業者との契約 → 工事監理者：一級設計士 → 施工図書などの作成 → 建築主は建築確認申請書を建築主事に提出 → 確認済証の受領 → 放射線治療施設の建築工事 → 竣工図書作成 → 放射線治療施設の引き渡し → 放射線治療施設の使用開始

注2：「構造設計一級建築士」は，一級建築士として5年以上構造設計の業務に従事後，登録機関での講習を修了した者が申請できる．
　　　「設備設計一級建築士」は，一級建築士として5年以上設備設計の業務に従事後，登録機関での講習を修了した者が申請できる．このため，共有は可能である．
注3：「建築主事」とは，公務員で，建築確認に関する事務を司る役職である．「一級建築士」であることなどが条件となる．

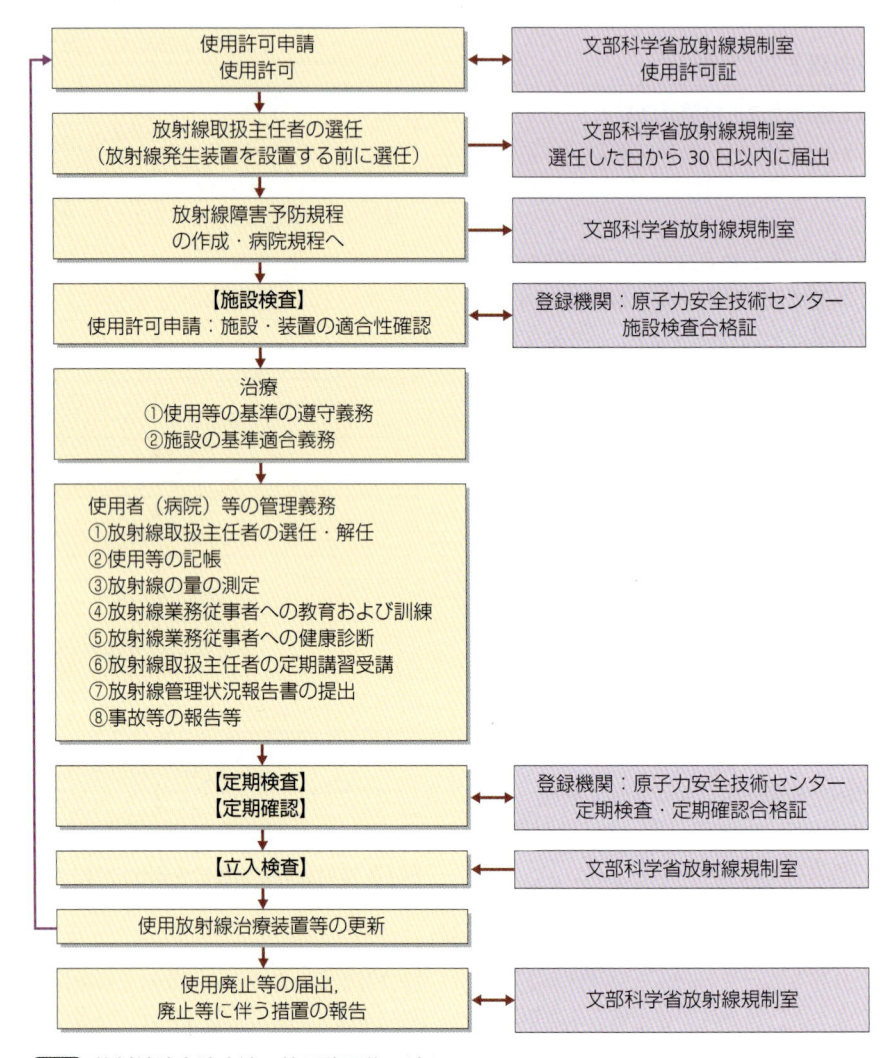

図3 放射線障害防止法の使用許可後の流れ

6) 労働安全衛生法

電離放射線障害防止規則・様式第20号（第85条，第86条）建築物/機械等設置・移転・変更届や様式第27号（別表第7関係）放射線装置適用書または様式第28号（別表第7関係）放射線装置室等適用書を労働基準監督署長に提出する必要がある．

7) 電波法

第100条（高周波利用設備）に基づき，総務省の管轄総合通信局長宛に申請し，許可を得なければならない．

e 施工段階

1) 特定建設業者との契約

建築業法によって定められている特定建設業の許可を持つ建設業者と放射線治療施設建設の契約を行う．

2) 施工図書

工事監理（建築基準法の用法により，工事管理を工事監理と表す）および放射線安全管理で最も重要なのは，施工図書である．放射線治療施設を新設したり，放射線治療装置を新機種に更新したりする時には，放射線障害防止法で，登録検査機関（原子力安全技術センター）による施設検査が行われ，これに合格しないと放射線での治療が開始できない．この時，施工図書を要求される．これは設計図面では建築の途中で変更になる可能性があるためである．たとえば遮蔽鉄板が400 mm厚の場合，25 mm厚の鉄板を16枚重ねて使用するし，幅，高さを階段状に溶接していき，最後に隙間を保障するために補助鉄板を追加する施工設計となる．さらに施工時に，巻尺などのスケールが入っ

表2 施設検査時必要書類

	殿			年　月　日

今回のリニアック室の工事に関してお知らせ致します．
当該リニアック室の施設検査時には，財団法人原子力安全技術センター・検査担当官より，以下に示す書類の提示（及び提出）を要求されますので，工事開始時にこの書面を工事関係者に渡し竣工時に2式以上の書面を受領できるようご指示願います．

[写真撮影時は，巻尺等でその寸法が明らかとなっているものが撮影されていること]

	写真		設計図	ミルシート等
	壁面	天井面		
躯体関係 コンクリート	東面　□厚さ[注1] 西面　□厚さ[注1] 南面　□厚さ[注1] 北面　□厚さ[注1] 迷路　□厚さ[注1]	□天井面の厚さが示されたもの[注1]	□平面図 □断面図	□コンクリートの密度を証明できる書類 □コンクリートの材質を証明できる書類
躯体関係 鉄板	（埋込鉄板のある場合） □厚さ[注1]　　□厚さ[注1] □大きさ[注1]　□大きさ[注1]		□鉄板の厚さ ・長さ等が表示された図面	材質証明書 　□鉄板 出荷証明書 　□鉄板
躯体関係 コンクリート	（階下に室のある場合） □厚さ[注1]		□床面の厚さが示された図面	□コンクリートの密度を証明できる書類
防護扉	□鉛の厚さ[注1] □ポリエチレンの厚さ[注1, 注2] □扉取付前[注1] □扉取付後[注1]		□製作図面 □施工図面	材質証明書 　□鉛板 　□ポリエチレン[注2] 出荷証明書 　□鉛板 　□ポリエチレン[注2]
空調ダクト 貫通部	□鉛の厚さ[注1] □ポリエチレンの厚さ[注1, 注2] □ダクト防護状況[注1]		□ダクトの防護状況を示す図面	材質証明書 　□鉛板 　□ポリエチレン[注2] 出荷証明書 　□鉛板 　□ポリエチレン[注2]

[注1]：必ず，写真撮影（巻尺等でその寸法が明らかとなっていること）をお願いします．
[注2]：ポリエチレンは，リニアックがX線6 MeVを超える場合に使用します．

た，厚さ，幅および高さなどの施工写真が必要である．鉄筋コンクリートについても同様である．これは，完成後は目視できないので放射線安全が担保されているといえないためである．また，鉄板，鉛板，ポリエチレン，鉄筋コンクリートなどの材料証明書（ミルシート）と密度証明書が必要になる．必要書類を**表2**に示した．

表3 更新時の直線加速装置の仕様・使用条件の例

機　種	廃止機種 直線加速装置	更新機種 直線加速装置
仕様　X線エネルギー	最大 10 MeV	最大 15 MeV
仕様　X線線量率	最大 3.0 Gy/分	最大 5.0 Gy/分
仕様　電子線エネルギー	最大 12 MeV	最大 15 MeV
仕様　電子線線量率	最大 9.0 Gy/分	最大 4.0 Gy/分
使用条件　使用線量/3ヵ月（使用線量/週）	10,000 Gy/3ヵ月（1,000 Gy/週）	20,000 Gy/3ヵ月（2,000 Gy/週）
使用条件　方向利用率　下方向	1.0	1.0
使用条件　方向利用率　上方向	0.5	1.0
使用条件　方向利用率　横方向（左右各々）	0.25	1.0

3）施工管理

建築基準法と建築業法において，施工技術の確保のために，工事現場ごとに主任技術者と監理技術者を設置し，工事現場における建設工事の施工の技術上の管理をしなければならない．

4）施工―特に放射線の漏洩について

鉄板および鉄筋コンクリートの施工は，施工図のとおり施工されていることを証明するスケール付き写真を撮りながら行わなければならない．また，空調ダクトや配線ピットなどの貫通部の遮蔽方法や，出入口扉に対する放射線遮蔽方法も重要である．

f 完成図書の整備

建築設計・施工で用意する完成図書と放射線遮蔽で用意する完成図書では観点がまったく異なるので，きちんと分類して放射線治療施設として管理されなければならない．

1）放射線遮蔽図書

ここでは放射線の遮蔽という観点で，放射線治療装置のアイソセンタが，たとえば遮蔽鉄板のアイソセンタに位置しているか，また，その位置，厚さなどは施工図面と一致しているか，その他，鉄筋コンクリート密度が必要であるし，鉄板，鉛，ポリエチレン（ボロン入り/なし）などのミルシートなどが必要である．

2）建築図書

建築図書としては，上記放射線遮蔽図書の他に，天井，飾り用フカシ，床の水平化などの情報も必要である．

3）竣工図書

最終的には，竣工図書として病院へ納める．

2 既存の放射線治療施設に放射線治療装置を更新する場合

a 企画段階

放射線治療装置を更新する場合，新規の場合に比べて，建築関係の負担は少なくなる．**表3**のように放射線治療室にある診療用高エネルギー発生装置のX線エネルギー10 MeVを15 MeVへ，使用線量10,000 Gy/3ヵ月を2倍の20,000 Gy/3ヵ月へ変更する場合について考えてみたい．このように装置の仕様などが変更になった場合は，最初に追加遮蔽が必要かどうかリニアック装置メーカーに見積もりをとることが必要である．メーカーは専門の放射線管理担当が追加遮蔽の有無を判定し，更新時の図面を提案する．**図4**に放射線治療装置の更新時のスケジュールを示した．

b 設計段階

1）構造安全性

装置更新による放射線治療室への遮蔽追加は，放射線安全を確保するために鉄筋コンクリート，鉄板，鉛板などを追加するため，構造設計を再度行わなければならない場合も発生してくる．

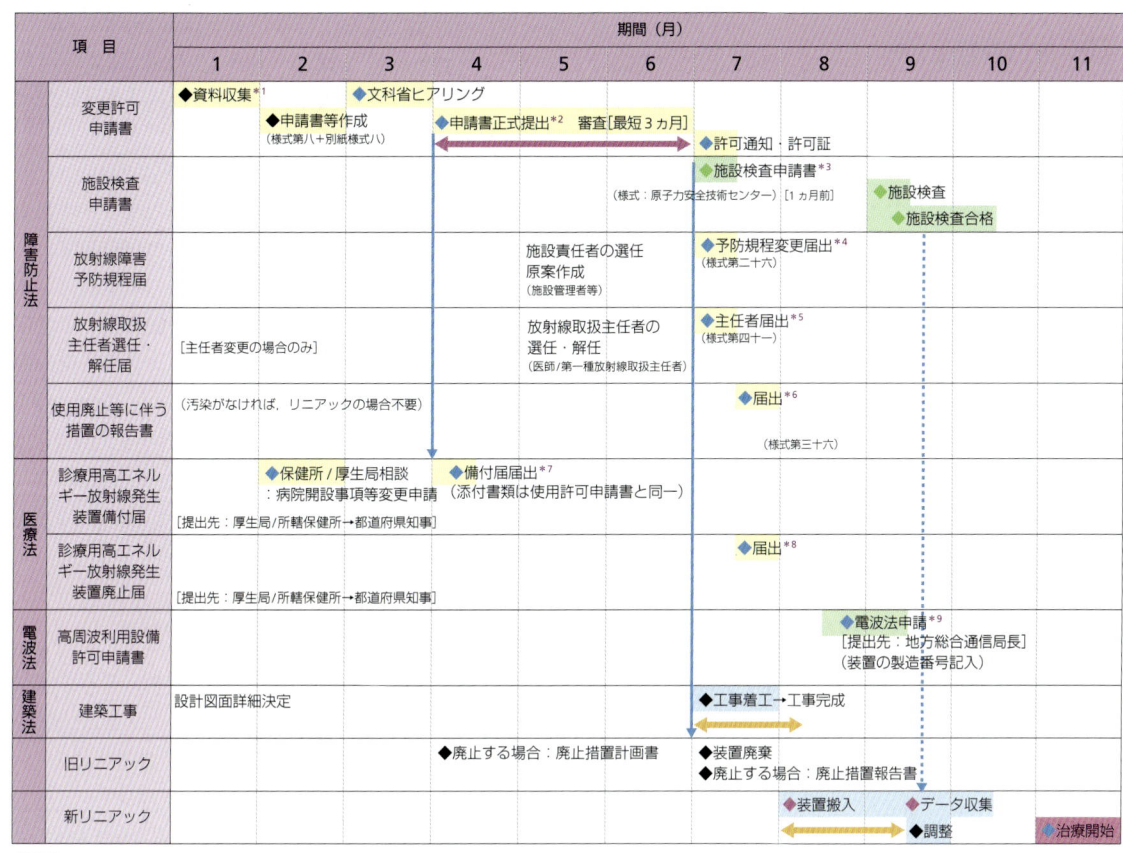

C. 放射線治療施設の建設と設備の導入・更新に関わる法規

図4 放射線治療装置（リニアック）更新時のスケジュール

*¹: 機種・使用条件面談，病院図面（作成は別途），前回申請書，許可証など．ただし，提出様式および印紙代などについては，変更になるので，提出先官庁などのホームページを参照されたい．
*²: 提出部数：正本1通（収入印紙96,600円），副本3通＋許可証（正本）
*³: 提出部数：正本1通（振込254,900円）
*⁴: 提出部数：1通
*⁵: 提出部数：1通
*⁶: 提出部数：1通
*⁷: 提出部数：3通
*⁸: 提出部数：3通
*⁹: 提出部数：2通

c 設計図書の作成

1) 設計図書

追加遮蔽がある放射線治療装置の更新の場合でも，設計図書に基づいて障害防止法の使用許可申請を行うことは危険であるので，施工図書が完成するまで待つべきである．これらの施工図書を用いて障害防止法の変更許可申請を行うことが望ましい．

d 施工段階

1) 施工図書

放射線安全管理で最も重要なのは施工図書である．施設検査時に，変更許可申請書と施工図書が一致しているか，または施工図書よりも放射線安全上，より安全側に施工されているかが検証される．

2) 施工管理

工事現場ごとに主任技術者と監理技術者を設置し，工事現場における建設工事の施工の技術上の管理をしなければならない．

3) 施工—特に放射線の漏洩について

鉄板および鉄筋コンクリートの施工は，施工図書のとおり施工されていることを証明するスケール付き写真を撮りながら行わなければならない．

e 放射線遮蔽図書

追加遮蔽のミルシートおよび写真については，新規の場合と同様である．施設検査時には，他に追加工事をしなかった鉄筋コンクリートおよび鉄板などに対する従来の放射線治療施設の施工図書も準備しておく必要がある．

3 診療情報

放射線治療施設の装置（放射線治療装置，治療計画装置，および放射線位置決め装置などで構成される）の情報は RIS につながる．このシステムにより，診断情報が治療情報と有機的につながり，効率的で迅速な診療が行える．また，RIS は病院情報システム（HIS）とつながり，患者情報および患者診療情報が管理される．ここでは RIS についてのみ述べる．

a 放射線情報システム（RIS）の今後

RIS の構築にはかなりの人員と期間を投入し，開発を進め完成させている．将来の新規の放射線治療装置，装置の高度化，サーバー・ルーター・LAN など情報機器の通信方式・通信速度の高速化を予測し，対応することは非常に難しい．そこで，拡張性の程度や，それらの機器などのメンテナンスも考えてシステムを構築することはコストなどとの兼ね合いになる．そういう意味では，RIS の寿命は構築されてから 7～8 年を目安にすることがよいかもしれない．こうすれば，割り切ることもできるし，5～6 年後の放射線治療装置の進歩，情報・通信機器の進歩をみて，次の RIS を構築できる．また，将来の electronic health record（EHR）・personal health record（PHR），健康・医療情報の個人向け管理サービスによる地域連携も視野に入れておく必要があるだろう．

この RIS は通常時ばかりでなく，災害発生などの非常時にも診療を支えられなければならない．情報通信も必要になる．そのためには非常時の自家発電システム，外部との連携のための緊急連絡の衛星通信システムなどの情報通信システムおよび病院情報，患者情報のデータセンターなどへのバックアップの基礎設備の充実が必要になる．

文 献

1) 建築基準法，昭和 25 年 5 月 24 日法律第 201 号
2) 建築士法，昭和 25 年 5 月 24 日法律第 202 号
3) 建築業法，昭和 24 年 5 月 24 日法律第 100 号
4) 消防法，昭和 23 年 7 月 24 日法律第 186 号
5) 日本アイソトープ協会（編）：アイソトープ法令集Ⅰ 放射線障害防止法関係法令 2007 年版，日本アイソトープ協会，東京，2008
6) 日本アイソトープ協会（編）：アイソトープ法令集Ⅱ 医療放射線防護関係法令 2007 年版，日本アイソトープ協会，東京，2007
7) 日本アイソトープ協会（編）：アイソトープ法令集Ⅲ 労働安全衛生・輸送・その他関係法令 2007 年版，日本アイソトープ協会，東京，2007
8) 原子力安全技術センター（編）：放射線施設のしゃへい計算実務マニュアル 2007 年版，原子力安全技術センター，東京，2007
9) 日本アイソトープ協会（編）：改訂版医療放射線管理の実践マニュアル，日本アイソトープ協会，東京，2008
10) 日本アイソトープ協会（編）：改訂版放射線管理実務マニュアル，日本アイソトープ協会，東京，2008

D 放射線治療部門の運営

放射線治療部門の運営の最終目標は，患者に高い診療の質を提供することである．一般に診療の質は「構造」，「過程」，「結果」の3要素で規定されている．「構造」は施設の装置・装備と人員を，「過程」は検査，手術，放射線治療などの医療行為を，「結果」は治療成績や障害発生率を示す．これら3要素は密接に影響し合っており，十分な構造で正しい過程で診療すればよい結果が得られるという仮説に立って，これらをモニタリングし，分析し，問題点を特定し，改善するというサイクルが必要である．構造を整備することが第一段階として確保されなければならない．

厚生労働省がん研究助成金計画研究班（18-4）「放射線治療システムの精度管理と臨床評価に関する研究」（主任研究者：京都大学 光森通英）では，2010年春に「がんの集学治療における放射線腫瘍学―医療実態調査研究に基づく放射線治療の品質確保に必要とされる基準構造―」（いわゆる日本版ブルーブック第2版，以下 BGL）を出版した[1]．その中に放射線治療部門で備えるべき基準構造が詳細に提言されている．本項ではその中から装置・設備と人員に関する基準を抜粋して解説する．詳細については原典[1]を参照されたい．

1 装置・設備

a 直線加速器（リニアック）

リニアックを中心として周辺機器を装備することが必要である．一般の医療機関のリニアックを1日7時間稼働させて，週5日で年間250日治療すると仮定すると，1台の外部照射装置で年250名の治療が可能となる．単純照射では約300名の治療が可能となる．装置の機能は向上し，より多くのがん患者を治療可能であるが，勤務体制でシフト制をとれないわが国の多くの国公立の医療機関では，超過勤務のみで対応することは過剰な負荷となり，診療の質の低下の危険がある．BGLでは年間250～300名/1台装置を基準として，450名/1台装置を改善警告値としている．わが国の実情も定期構造調査で示されている[2]（図1）．Patterns of Care Study（PCS）の層別化である大学病院・がんセンターのうち年間新患410名以上を治療する施設A1では，この年間実患者（新患＋再患）数中央値が350名/1台装置で，1/4以上が450名/1台装置以上治療していた．このような施設では装置の増設と人員増員を検討すべきである．その他の国公立病院で年間130例以上治療している施設層B1や，大学病院・がんセンターで410名未満を治療している施設層A2では1/8の施設が改善警告値を超えていたが，それ以外では患者処理能力に十分余裕がある．

b シミュレータ装置

シミュレータ装置は最低でも1台保有されなければならない．3次元放射線治療の普及・標準化とともに治療計画用CTが2007年で約70％の施設に普及し，X線シミュレータをすでに凌駕し，標準となった[2]．

c 小線源治療装置

小線源治療装置は高線量率のものが普及しているが，そのランニングコストを維持するためには現状では年間21～28名の治療が線源費用のコスト面での目安となる．A1施設層での設置が妥当である．2007年

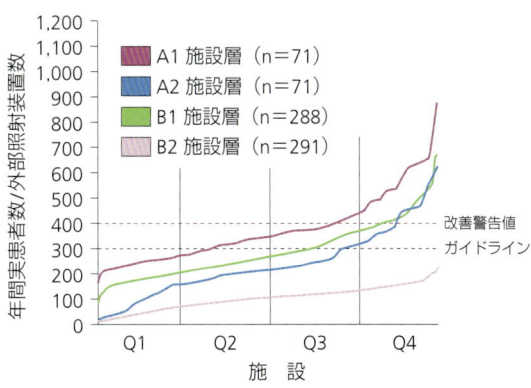

図1 年間実患者数/1台治療装置の分布（2007年 JASTRO 構造調査データ）

（手島昭樹ほか：日放線腫瘍会誌 21：113-125, 2009）

では3,235例が腔内照射（ほとんどが子宮，残り食道など）で，2,690例が前立腺がん低線量率，600例超が高線量率あるいは低線量率組織内照射で治療されていた[3]．

d 照射補助具

照射補助具には，患者固定具，呼吸移動監視装置（体幹部定位放射線治療など），ビーム修正器具，密封小線源治療における器具がある．これらはいずれも患者に安全で効果の高い治療を行ううえで必要であり，そのための投資を惜しんではならない[3]．

e 放射線治療計画装置

放射線治療計画装置を用いて患者の照射体積内の線量計算を行うことは，一連の放射線治療の流れの中での必須の工程であり，最低1台を保有しなければならない．この使用は専任の放射線腫瘍医，医学物理士，放射線治療品質管理士，放射線治療技師が担当するが，米国では技師の中から優秀な者に試験を課して線量計算士の資格を与え，主にこの作業を担当させている．わが国の現状では放射線腫瘍医が行うことも多く，その労働環境を悪化させる原因の1つとなっている．治療計画のみならず，計画内容の確認，検証，治療装置へのデータ転送，独立検証などを含めると，治療計画用CT撮影，シミュレータ作業を除いた治療計画全体の作業時間は，1門照射，対向2門照射：45分，非対向2門照射，3門照射：60分，4門以上の照射，運動照射または原体照射：60分，強度変調放射線治療（IMRT）：数日〜10日間である．IMRTでは非常に時間を要するため，現在より効率化するための開発研究が必要とされる[3]．

2 人 員

放射線治療部門は古くから医師と診療放射線技師が診療業務を分担し，チーム医療を実践してきた実績がある．昨今の患者数の増加，放射線治療技術の高精度化は診療業務の量と質の劇的な変化を起こし，新たなチーム医療体制が現場で求められるようになってきた．さらに診療放射線技師とともに欧米並みの医学物理士やがん専門看護師の新規参入が強く求められるようになってきた．

よりよい過程を行うためには，構造の中で充実した装置，設備だけでなく，十分訓練された人員が必要である．放射線治療部門スタッフの必要人数として，放射線腫瘍医は理想的基準では年間患者数200名ごとに1名追加が必要である．医学物理士は施設に1名，照射装置2台ごとに1名追加または年間患者数400名ごとに1名追加するとしている．放射線治療技師は装置1台の患者数が30名を超えると1名追加し，治療計画用CTおよびシミュレータ使用時に配置可能としている．放射線治療専任看護師は年間患者数300名に1名追加としている．それぞれに最低限の基準も設けられている（表1）[4]．放射線治療情報管理担当者も年間患者数500名ごとに1名追加としている．デジタル化された膨大な放射線治療情報が発生しており，医学物理士はその管理や治療装置，病院情報システム（HIS）との連携においても重要な役割を果たしている．

2007年の時点で，わが国の放射線腫瘍医1名あたり248名のがん患者を治療しており[5]，BGLの理想的基準を凌駕している．施設ごとに放射線腫瘍医の患者負荷をみると，150〜200名/1 FTE放射線腫瘍医にピークがみられ，2005年に比べその負荷は増えている（図2）．また1990年代と比べるとその傾向は顕著で，現在の負荷は米国の1980年代後半に近い．しかし，5割近い施設ではFTE（full time equivalent，週40時間放射線治療専任業務に換算した実質マンパワー）が1未満であった．多くが非常勤医師で支援されているか，診断との兼任業務である実態が明らかである[6]．一方，診療放射線技師は約100〜110名/1 FTE診療放射線技師を中心として狭い範囲に分布しており，米国の1980年代後半に類似している（図3）．

以上の患者数負荷を考慮して適切な人員配置を考慮することが高い診療の質を確保するうえで重要である．

3 先進的治療設備と基準

高精度放射線治療（定位放射線治療，IMRTなど）による先進的治療を行うための設備としては上述の装置，装備よりも厳しい基準が定められている[7]．

a 定位放射線治療

定位放射線治療では，①リニアック，②治療計画用CT，③3次元放射線治療計画装置，④照射中心に対する患者の動きや臓器の体内移動を制限する装置，⑤微小電離箱線量計または半導体線量計および併用する水ファントムまたは水等価個体ファントム，を備える必要がある．大容量の画像データベース用サーバーが

表1 放射線治療部門スタッフの必要人数

種類	最低限の基準	理想的な基準
放射線腫瘍医（スタッフ）	施設に1名 年間患者数300名ごとに1名追加 （最低でもできる限界がある）	年間患者数200名ごとに1名追加 1名に20名以上/日担当させない
放射線治療品質管理士	施設に1名	年間患者数300名ごとに1名追加
医学物理士	協力施設間で1名	施設に1名 照射装置2台ごとに1名追加 または年間患者数400名ごとに1名追加
放射線治療技師	治療装置1台に2名 治療計画用CTおよびシミュレータ使用時に配置可能	治療装置1台の患者数が30名を超えると1名追加 治療計画用CTおよびシミュレータ使用時に配置可能
放射線治療専門放射線技師	施設に1名 年間患者数120名ごとに1名追加	治療装置1台に1名放射線治療専門技師が配置可能
放射線治療看護師	施設に1名	年間患者数300名ごとに1名追加
レセプショニスト	放射線治療情報管理担当者と兼任で施設に1名	年間患者数500名ごとに1名追加
放射線治療情報管理担当者	レセプショニストと兼任で施設に1名	年間患者数500名ごとに1名追加

［日本PCS作業部会（厚生労働省がん研究助成金計画研究班18-4）：がんの集学治療における放射線腫瘍学, p64-67, 2010より許諾を得て転載］

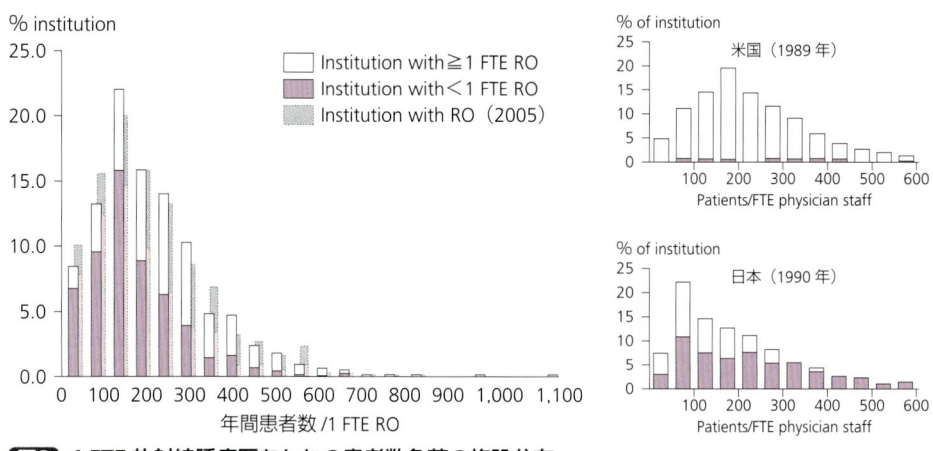

図2 1 FTE 放射線腫瘍医あたりの患者数負荷の施設分布

RO：放射線腫瘍医

(Teshima T et al：Int J Radiat Oncol Biol Phys **78**：1483-1493, 2010)

必要であり，放射線治療計画データは患者情報，診断画像データ，治療実施データなどともリンクさせ，放射線治療部門でのネットワークを構築することが望ましい．HIS，放射線情報システム（RIS）とのリンクも考慮されるべきである．機器の精度管理に関する指針が存在し，①2ヵ月に1回以上のリファレンス線量計の校正，②1ヵ月に1回以上のリファレンス線量計による治療装置の精度管理，③3次元治療計画装置における微小照射野ビームデータの個々の装置ごとの精度検証および管理，④3ヵ月に1回以上の治療計画時と照射時の患者固定精度の管理を最低限含むものとしている．人員は，①放射線治療を専ら担当する常勤の医

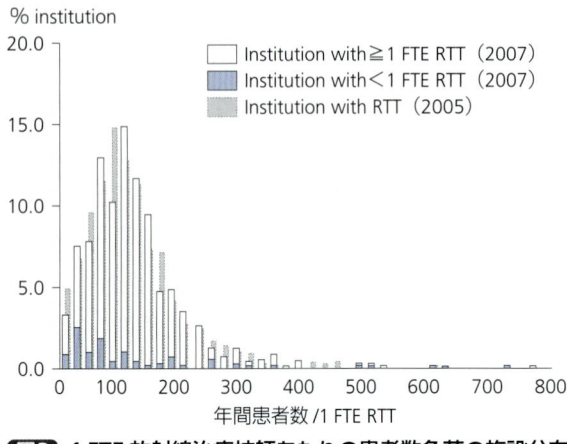

図3 1 FTE 放射線治療技師あたりの患者数負荷の施設分布
RTT：放射線治療技師

(Teshima T et al：Int J Radiat Oncol Biol Phys **78**：1483-1493, 2010)

師（放射線治療の経験を5年以上有するものに限る），②放射線治療を専ら担当する常勤の診療放射線技師がそれぞれ1名以上勤務していることが必要である．また，③放射線治療における機器の精度管理，治療計画の検証，照射計画補助作業などを専ら担当するものを1名配置することが必要である．この人員と常勤の診療放射線技師は必ず異なる者でないといけない．

b　強度変調放射線治療（IMRT）

IMRTでは，複雑な線量分布を実現するために腫瘍や正常組織に対する線量投与方法を3次元的治療計画装置によるコンピュータ最適化法によって決定する逆方向治療計画（inverse planning）が必要になる．手計算による二重チェックは不可能で，高度な位置精度を確保しなければ有害事象の増加と治療効果低下の危険がある．施設基準としては，①リニアック，②治療計画用CT装置，③インバースプランの可能な3次元放射線治療計画装置，④照射中心に対する患者の動きや臓器の体内移動を制限する装置，⑤微小電離箱線量計または半導体線量計および併用する水ファントムまたは水等価個体ファントムが必要となる．また人的基準としては，①放射線治療を専ら担当する常勤の医師：放射線治療の経験を5年以上有するものについては，放射線治療の経験として，頭頸部・体幹部の従来型3次元原体照射の経験を3年以上有する放射線腫瘍医であること，②放射線治療を専ら担当する常勤の診療放射線技師：放射線治療の経験を5年以上有するものについては，放射線治療の経験として頭頸部・体幹部の従来型3次元原体照射の経験を1年以上有すること，③放射線治療における機器の精度管理，照射計画の検証，照射計画補助作業等を専ら担当するもの：放射線治療の臨床現場における機器の精度管理，照射計画の検証，照射計画補助作業等の経験を1年以上有することが必要となる．なお医療機器安全管理の観点からも，IMRTのスタッフとして，医師と照射に直接携わる診療放射線技師の他に，1名以上の放射線治療に関する機器の精度管理等を専ら担当する常勤の者（診療放射線技師，放射線治療品質管理技術者），および1名以上の常勤の医学物理士がいることが推奨される．

4　設備の共用ならびに患者紹介

放射線治療施設は装置や設備に高額の初期投資を必要とする．その内容は施設の規模により異なっている．一方，高精度治療の普及により，さらに高額の装置導入や人的資源の充実が要求される．これらは地域の放射線治療施設間の設備の共用や患者紹介のシステムを考慮せざるを得なくなっている．BGLでは設備面および人的資源の面を基準にした放射線治療施設の階層化と，人口密度および通院距離/時間を基準にしたグループ化による地域医療における機能の最適化（例）を示している（**表2**）[8]．

具体的には最先端の装置を含む複数の照射装置と人員を擁して高精度放射線治療を専らに行う拠点病院（大学病院・がんセンターなど）を核として，複数の一般施設が存在し，病状に応じて相互に患者を紹介し

表2 設備面および人的資源の面を基準にした放射線治療施設の階層化と人口密度および通院距離/時間を基準にしたグループ化による地域医療における機能の最適化（例）

施設のタイプ	役割	人的資源（例）	機械的資源（例）	施設基準（例）
放射線治療 地域医療施設	標準治療[*1]の実施 姑息・対症治療の実施	常勤医 1 名以上 治療専任技師 1 名以上 治療専任看護師 1 名以上	シングルあるいはデュアルエネルギーのリニアック 1 台以上 CT あるいは X 線シミュレータ 3 次元治療計画装置	一次医療圏あたり 1 施設以上
放射線治療 センター施設 B	上記に加えて 先端治療[*2]の実施	常勤医 2 名以上 JASTRO 認定医 1 名以上 治療専任技師 3 名以上 医学物理士/放射線治療品質管理士 1 名以上 治療専任看護師 2 名以上	デュアルエネルギーのリニアック 1 台以上 高線量率 RALS 治療装置 治療計画用 CT 3 次元治療計画装置	二次医療圏あたり 1 施設以上
放射線治療 センター施設 A	上記に加えて 最先端治療[*3]の開発と導入 最先端治療の一般化のための実施要項の確立 グループ内の病院に対する技術的サポート 教育	JASTRO 認定医 3 名以上 治療専任技師 5 名以上 医学物理士/放射線治療品質管理士 1 名以上 治療専任看護師 3 名以上	デュアルエネルギーのリニアック 2 台以上 高線量率 RALS 治療装置 治療計画用 CT 3 次元治療計画装置	三次医療圏あたり 1 施設

[*1]：2008 年末の時点での例：乳房温存療法の全乳房照射，合併症を有する肺がんに対する前後対向 2 門照射 60 Gy，喉頭がんの根治的照射 66 Gy
[*2]：2008 年末の時点での例：前立腺がんに対する 3D-CRT（70 Gy 以上），その他の臓器に対する 3D-CRT（多門照射），脳腫瘍に対する SRS，SRT，前立腺がんに対する ^{125}I シード永久刺入
[*3]：2008 年末の時点での例：前立腺がんに対する IMRT，肺がんに対する定位放射線治療 SRT およびそれらに on board imaging による治療体位補正や動体追尾などを組み合わせた画像誘導放射線治療
［日本 PCS 作業部会（厚生労働省がん研究助成金計画研究班 18-4）：がんの集学治療における放射線腫瘍学，p42-44，2010 より許諾を得て転載］

合いながら，また，装置の更新における休止などの際には互いの機能を補完し合いつつ，地域医療の中で求められる役割を果たしていくという形が望ましい（図4）．

5 過程，結果分析の重要性

優れた「構造」を準備できても優れた「過程」を経なければよい「結果」に結びつかない．「過程」は診療行為そのものを示すので，BGL では第 7 章で診療記録，治療計画データ，治療実施データ，治療効果と障害の追跡と評価，治療関連データの集計ならびに統計の重要性を指摘している[9]．これらの記録とその分析により自施設の「立ち位置」が常に自己評価されなければならない．これは患者に対する臨床医の責務である．常に検証可能な形で情報が保存されなければならない．

また他施設や全国との比較評価も必要である．電子カルテシステムと連携した診療のデータベースは発展段階にあるが，患者個人の診療情報の記録にとどまらず，診療科データベース，疾患・臓器別データベース，学会データベース，地域がん登録データベースなどの部門内，施設内および施設間データベースを連結して，疾病と診療の情報集積と解析が可能なシステムを構築することが望ましい．さらに Integrating the Healthcare Enterprise Radiation Oncology（IHE-RO）による医療情報システムの普及による情報連携の世界的な展開が始まっている．異なる企業間の装置連携がよりスムーズに行われようとしているので，このガイドラインに準じた装置導入をしていくことが勧められる．

各論

1 皮膚の悪性腫瘍

A 有棘細胞がん

臨床経過

【症例】
49歳，女性．

【現病歴】
4月16日鼻背に小隆起が出現し，次第に増大してきた．5月9日某院皮膚科で17mmの半球状で白色透見される腫瘍を可及的に切除した．高分化型有棘細胞がんで，軟骨直上まで浸潤を認めた．6月7日同一部位に隆起が出現し，生検でがんが証明された．6月13日他院の皮膚科に紹介された．腫瘍は浸潤性で，がんの浸潤を表す紅斑が40×30mmで，その中に隆起部分（20×15mm）を認めた（図1）[1]．

【検査所見】
画像検査は胸部X線のみで，CT検査を施行していない．

設問

設問1
上記皮膚有棘細胞がん症例の治療選択に関して，正しい選択肢を1つ選べ．
①Mohs手術
②放射線治療
③外科手術と放射線治療は治療成績に差がないので，どちらを選択してもよい．
④放射線治療を行う場合には，所属リンパ節を含んで照射する．
⑤放射線治療に加えて，化学療法の併用を行う．

設問2
皮膚有棘細胞がんの放射線治療（深部X線治療装置は除く）について，正しい選択肢を2つ選べ．

①電子線で治療する場合，腫瘍の大きさに関わらず，腫瘍辺縁からのマージンを2cmはとる照射野を設定する．
②電子線はX線と同様，エネルギーが高いと皮膚表面線量が低下するためボーラスが必要となる．
③腫瘍径の大きさに関わらず，深部組織・臓器の影響が少ない電子線治療が望ましい．
④電子線治療で適切なエネルギーを選択するには，腫瘍の大きさよりも深達度を参考にする．
⑤小線源治療を行うことがある．

設問3
皮膚有棘細胞がんの放射線治療中および治療後の処置・経過について，正しい選択肢を2つ選べ．
①照射中紅斑がひどくなれば，1日朝昼夕の3回ステロイド軟膏を病変部に厚く塗る．
②放射線皮膚炎が治療後に治癒すれば，患者には特に進言することはなく，普段どおりの生活を勧める．

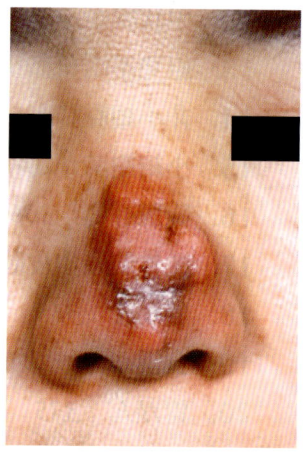

図1 治療前
［末山博男：放射線治療．形成外科医に必要な皮膚腫瘍の診断と治療，山本有平（編），文光堂，p195，2009より許諾を得て転載］

③晩期有害事象で，骨壊死を生ずることはまれにある．
④晩期有害事象で，皮膚壊死・潰瘍が一旦発生するとその後の治療法がまったくないため，皮膚耐容線量を超えてはいけない．
⑤晩期有害事象を避けるために，基本的には1回線量は2Gy程度が望ましい．

解答と解説

設問1　正解②

皮膚有棘細胞がんの治療法に関する設問である．皮膚がんそのものは増加傾向にあるが，有棘細胞がんに対する根治的照射は近年減少傾向で，姑息的照射や術後照射が多くなってきた．このことは手術治療の進歩によるものである．Mohs手術（わずかな正常組織を含んで腫瘍を切除しながら，最終的に顕微鏡学的にがんの遺残がないことを確認して手術を終了する）は欧米で主流の手術法ではあるが，顔面中央部の病巣部が5mm以上，耳近傍では2cm以上になると適用されない．頭頸部領域ではTNM分類でのT1，T2初期病変が根治的照射の適応となる．またT1，T2初期病変では手術と放射線治療成績に差異はないが，前述のサイズの規定からこの症例では整容性を考慮して放射線治療が選択された．ただし，この症例で唯一問題となるのは年齢である．欧米では晩期有害事象を嫌い，できる限り50歳以下は手術が第一選択とされている．

所属リンパ節を含んで照射するのは局所進行がんである．また局所進行がん（UICC病期分類，第7版，2009年でのTNM分類Ⅲ期以上）には化学療法を併用することがある．

設問2　正解④，⑤

放射線治療装置や線質に関する設問である．電子線はX線に比較すると半影が大きいため，照射野の設定には留意する必要がある．腫瘍サイズが小さいと，照射野は腫瘍の辺縁部からのマージンを1〜1.5cmとれば十分である．

電子線はX線と異なり，エネルギーが高くなると皮膚表面線量は高くなる．したがって低いエネルギーの電子線で治療する時にはボーラスが必要である．腫瘍が5cmを超えるとX線治療が主体となる．電子線のエネルギーは病変の厚み（皮膚がんの垂直方向の広がり）や部位に応じて決定される．この症例にも施行したが，表在腫瘍に対して小線源を用いたモールド治療が行われることがある．また，小さな腫瘍であれば組織内照射も可能なことがある．

設問3　正解③，⑤

皮膚の急性期・晩期有害事象に関する設問である．放射線皮膚炎の予防や治療に関してはエビデンスレベルが低く，今後も変遷する可能性がある．中等度の放射線皮膚炎に対する治療において，照射中は軟膏（基剤に金属が含まれている）よりステロイドクリームを選択する．散乱線を増加させないために照射後と就寝前に使用することが多い．びらんになれば抗生物質含有ステロイドを考慮し，湿性皮膚炎がさらに悪化すれば一時照射の休止で対処する．照射が終了した後の皮膚は，外傷や手術では傷の治癒が遷延したり，紫外線にも弱くなっていることがある．そのため照射後の皮膚には注意を払うよう患者に喚起する必要がある．高エネルギー放射線治療で70Gy/7週程度の治療を行う場合，その照射野内に骨が含まれていれば1%未満の確率で骨壊死が起きる可能性がある．難治性の皮膚潰瘍または壊死が生じた場合には，形成外科医と相談し皮膚移植などの外科治療を勧める．またまれに高圧酸素療法を施行することもある．腫瘍が小さければ寡分割照射でもよいが，晩期有害事象を避けたければ一般には通常分割照射が望ましい．

治療の経過

6月19日から，5mmの濡れガーゼをボーラスにして4MV-X線で左右対向2門照射で15Gy/5回，次いで1回線量を落として16Gy/8回，その後線質を変え4MeV電子線で14Gy/7回，さらにマイクロセレクトロンを使用したモールド治療で，皮膚表面を評価点とし2Gy/回を5回行った．総線量は55Gy/25回/36日となった．照射終了3週間後（**図2a**）に生検を行うも陰性で，同14ヵ月後の状態を**図2b**に示す．5年以上無病生存した．

関連疾患および放射線腫瘍学関連事項の記載と解説

皮膚がんは，悪性黒色腫とそれ以外の基底細胞がんや有棘細胞がんなどを含む非悪性黒色腫皮膚がんとに2大別される．後者の有棘細胞がんに対する治療は一

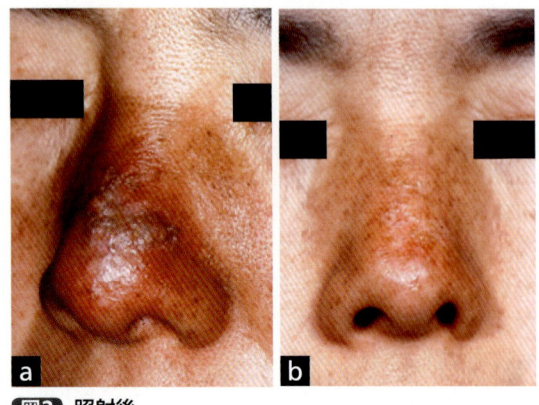

図2 照射後
a：照射終了3週間後，b：照射終了14ヵ月後
[末山博男：放射線治療．形成外科医に必要な皮膚腫瘍の診断と治療，山本有平（編），文光堂，p195, 2009より許諾を得て転載]

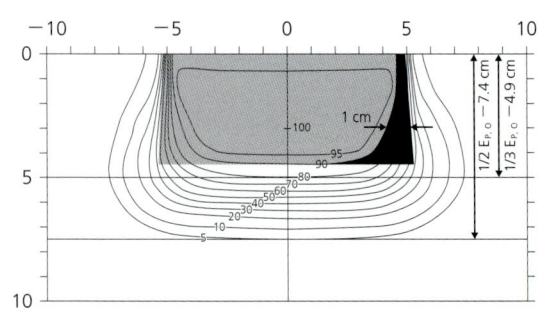

図3 15 MeV 電子線　10×10 cm の照射野の線量分布（水ファントム中）
最大吸収線量の90％までの線量の領域を有効照射領域とすると，照射野の辺縁の黒い領域はそこから外れる．なお，平均入射エネルギーの1/3が80％深さで，1/2が水中飛程となりそれより深部は照射されない．
（Hogstrom KR：Front Radiat Ther Oncol 25：30-52, 1991）

一般的には手術が第一選択であり，根治的手術によって90％は根治可能である．近年手術治療の進歩によって非黒色腫皮膚がんに対する根治的照射は減少し，姑息的照射や術後照射が多くなってきた．有棘細胞がんに対する根治的放射線治療は，手術では整容性・機能に問題が生じやすい部位や手術不能例に対して行われている（**表1**）．

X線表在または深部X線治療装置は欧米ではまだ使用されてはいるが，わが国では超高エネルギー治療装置からの電子線あるいはX線が用いられている．電子線のエネルギーは病変の厚み（皮膚がんの垂直方向の広がり）や部位に応じて決定される．有効照射領域は最大吸収線量の90％までの領域である．電子線は1門照射が一般的で，エネルギーによって飛程が決まるため一定の深部以上に照射されないのが利点となる．低いエネルギーの電子線ではビルドアップ効果があるため，皮膚面に密着したボーラスを用いて皮膚表面の線量不足を解消している．また電子線の特性として90％等線量曲線は先細りになっているので，**図3**のように黒い部分は有効線量域から外れることを考慮して治療計画に臨む必要がある[2]．

標的体積は，線質，目的（根治・姑息・術後・美容効果など）によって決定する．

- **肉眼的腫瘍体積（GTV）**：視触診や画像検査で認められる原発病巣およびリンパ節転移のある場合はそれも含む．
- **臨床標的体積（CTV）**：腫瘍径が＜2 cmだと水平方向にはGTV周囲1～1.5 cm，≧2 cmだと同様にGTV周囲1.5～2 cm；腫瘍進展垂直方向にはGTV周囲0.5～1 cm
- **計画標的体積（PTV）**：CTVに0.5～1 cm程度のマージン

腫瘍が小さい場合や全身状態が不良な場合には，**表2**のように1回照射や寡分割照射が行われることがある．ただし1回線量が大きいと正常皮膚に晩期有害事象が出現する可能性が高いため，美容上の結果を考慮

表1 皮膚有棘細胞がんに対する放射線治療の適応例

項　目	適応例	利　点
年　齢	手術不可能な高齢者	手術不可能でも施行できる
病変の大きさ	2 cm以上，硬く固定している腫瘍	機能・美容面で手術よりもやや良好
病変の部位	鼻，下眼瞼，耳近傍腫瘍，頬部，口唇溝の進行腫瘍	機能温存が可能，美容的に良好
術　後	断端陽性，神経浸潤，骨・軟骨・筋肉浸潤，リンパ節転移（3 cm以上，被膜外浸潤，多発性）	手術単独よりも局所制御率の向上

表2 皮膚有棘細胞がんに対する線量分割法

腫瘍の大きさ/状況	線量分割	推奨者/施設
全身状態不良な場合	32 Gy/4 回 20〜24 Gy/1 回	Petrovich Z et al[3] Wong JR et al[4]
< 2 cm	35 Gy/5 回/5 日 50〜55 Gy/15〜20 回/3〜4 週 64 Gy/32 回/6〜6.4 週	NCCN Guideline ver 1. 2011[5] Petrovich Z et al[3] NCCN Guideline ver 1. 2011[5]
≧ 2 cm	55 Gy/20 回/4 週 66 Gy/33 回/6〜6.6 週	NCCN Guideline ver 1. 2011[5]
> 4 cm	60 Gy/20 回 60〜70 Gy/30〜35 回	Wong JR et al[4] Petrovich Z et al[3]
術後照射	55 Gy/20 回/4 週 60 Gy/30 回/6 週	NCCN Guideline ver 1. 2011[5]

表3 放射線治療による新鮮皮膚有棘細胞がんの腫瘍サイズと局所制御率

報告者（報告年）/腫瘍サイズ（cm）	T1 1	T1 1.1〜2	1.1〜3	T2	3.1〜5	> 5	T4	計
Locke J et al（2001）[6] *1	17/17 (100%)	22/24 (92%)		18/21 (86%)		6/7 (86%)	3/4 (75%)	66/73 (90%)
Mendenhall WM et al（2009）[7] *2	11/11 (100%)		19/21 (90%)		7/8 (88%)	3/5 (60%)	―	40/45 (89%)

*1：線量分割は 40〜60 Gy/(2〜4 Gy/回)
*2：線量分割は 40〜65 Gy/1〜7 週
TNM 分類：UICC 2002 年の旧バージョン

表4 照射による皮膚変化―単回照射線量と 2 Gy 分割総線量

照射による皮膚反応	照射線量：1 回照射（Gy）	照射総線量（Gy）：1 回 2 Gy 分割照射	症状の出現（日）
脱毛	5〜7	20	18
紅斑	10〜20	20〜40	12〜17
紅斑	20〜30		2〜6
色素沈着	10〜20	45 前後	
乾性落屑	10〜20	45 前後	30〜70
湿性落屑	20〜24	45〜50	30〜50
治癒しにくい潰瘍・皮膚壊死	>24	>60	30〜50
毛細血管拡張	17〜24	45〜50	6 ヵ月〜年
非治癒潰瘍/皮膚壊死	>27	>60	6 ヵ月〜年

（Seegenschmiedt H：Front Radiat Ther Oncol **39**：102-119, 2006）

する時には通常分割照射を行う．根治的照射では 60〜70 Gy/6〜7 週が用いられるが，**表2** のように腫瘍の大きさ，美容上の考慮，年齢，全身状態によってさまざまな線量配分となる．術後照射は，断端陽性，神経周囲浸潤，腫瘍径が 3 cm 以上，T4 症例に用いられ，50〜60 Gy/5〜6 週を照射する．

放射線治療による局所制御は T 因子で決定（**表3**）され，腫瘍が小さい場合の治療成績はほぼ手術に匹敵

する.腫瘍が大きくなると局所制御率が低下し,基底細胞がんのように救済されることが少ないので,生存率も低下する.

　放射線治療が開始された初期には,皮膚が長い間リスク臓器で,皮膚の放射線障害が大きな問題となっていた.このことは高エネルギー放射線治療の時代になってほぼ解決されたが,その間皮膚の耐容線量などを利用して放射線生物学の基礎が確立された.Ellisは200 kv-X線を使用して,正常皮膚の耐容線量は照射の大きさと分割回数によって異なることを示した[8].また,von Essenは皮膚がんの放射線治療と皮膚耐容線量の時間-線量-体積関係を明らかにした[9].皮膚がんを含めた照射中・後の皮膚反応(急性反応)と晩期有害事象を**表4**[10]に示した.ここでは照射野の記載はないが,同一の線量でも照射範囲が大きいほど耐容線量は低くなる.また,照射後の長期間経過した整容結果は,総線量,分割回数,照射野の大きさに依存するため,若年者は2 Gy/回が推奨される.晩期有害事象では,皮膚のみならず皮下組織にも留意する必要がある.

文　献

1) 末山博男:放射線治療.形成外科医に必要な皮膚腫瘍の診断と治療,山本有平(編),文光堂,東京,p195, 2009
2) Hogstrom KR：Treatment planning in electron beam therapy. Front Radiat Ther Oncol **25**：30-52, 1991
3) Petrovich Z et al：Carcinoma of the lip and selected sites of head and neck skin. A clinical study of 896 patients. Radiother Oncol **8**：11-17, 1987
4) Wong JR, Wang CC：Radiation therapy in the management of cutaneous malignancies. Clin Dermatol **19**：348-353, 2001
5) NCCN clinical practice guideline in oncology. Basal cell and squamous cell skin cancers. version 1, 2011
6) Locke J et al：Radiotherapy for epithelial skin cancer. Int J Radiat Oncol Biol Phys **51**：748-755, 2001
7) Mendenhall WM et al：Radiotherapy for cutaneous squamous and basal cell carcinomas of the head and neck. Laryngoscope **119**：1994-1999, 2009
8) Ellis F：Tolerance dosage in radiotherapy with 200 kv X-rays. Br J Radiol **15**：348-350, 1942
9) von Essen CF：A spatial model of time-dose-area relationships in radiation therapy. Radiology **81**：881-883, 1963
10) Seegenschmiedt H：Management of skin and related reactions to radiotherapy. Front Radiat Ther Oncol **39**：102-119, 2006

各論 1. 皮膚の悪性腫瘍

B 特殊な皮膚腫瘍 ──1）Merkel 細胞がん，皮膚悪性黒色腫

臨床経過

【症　例】
77歳，男性．
【現病歴】
　数ヵ月前より右頬顎部にドーム状に隆起した光沢のある淡紅色の腫瘤を触れていた．徐々に増大するため近医形成外科受診．化膿性アテロームの診断にて切開したところ，内容物排膿せず実質性であり，当院形成外科に紹介となった．
　右頬顎部の可動性良好で硬く境界明瞭な3 cm弱の腫瘤あり（図1）．外来手術にて周囲を含めて28×18×18 mmの範囲を切除したところ，病理でMerkel細胞がん，深部側方ともに断端陽性であった．

設　問

設問1
この症例に対する次の対応として，正しい選択肢を1つ選べ．
①局所追加切除
②根治的放射線治療
③多剤併用化学療法
④インターフェロン投与
⑤広範囲腫瘍切除＋頸部郭清術

設問2
この症例に放射線治療を行う場合の照射範囲として，正しい選択肢を1つ選べ．
①腫瘍床から同側上頸部
②腫瘍床から同側全頸部
③腫瘍床から両側全頸部
④腫瘍床から3 cmマージン
⑤腫瘍床から5 cmマージン

設問3
Merkel細胞がんに対する根治的切除後の放射線治療の標準的線量として，正しい選択肢を1つ選べ．
①32 Gy/4回～36 Gy/5回
②50 Gy/25回～60 Gy/30回
③60 Gy/20回～66 Gy/22回
④66 Gy/33回～70 Gy/35回
⑤65 Gy/13回～75 Gy/15回

解答と解説

設問1　　　　　　　　　　　　　　　正解⑤

　Merkel細胞がんの加療は，外科的根治的切除が第一選択と考えられている．広範囲腫瘍切除に加え，2 cmを超える腫瘍は頸部リンパ節転移を伴う率が高いので，頸部郭清を行う．この症例は28 mmの切除を行って断端陽性であったので，さらなる広範囲腫瘍切除と頸部郭清術が望ましい．2 cm以下の腫瘍では3 cm程度の側方・深部マージンをとった局所切除も検討範囲内である．根治的切除を行っても局所再発率は50％以上あり，術後補助療法として放射線治療が推奨される．化学療法は，小細胞がんとの類似性が指摘されており小細胞肺がんに準じた多剤併用化学療法

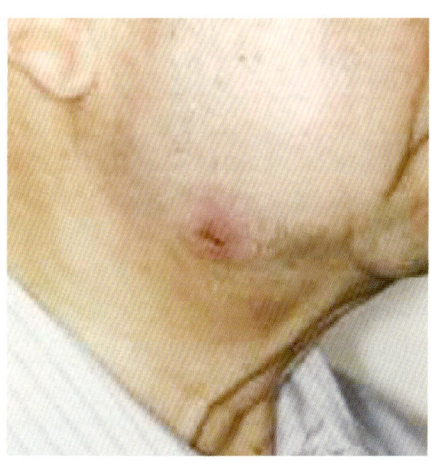

図1　当院初診時
中心部にあった淡紅色の隆起性病変部は近医で切除されている．

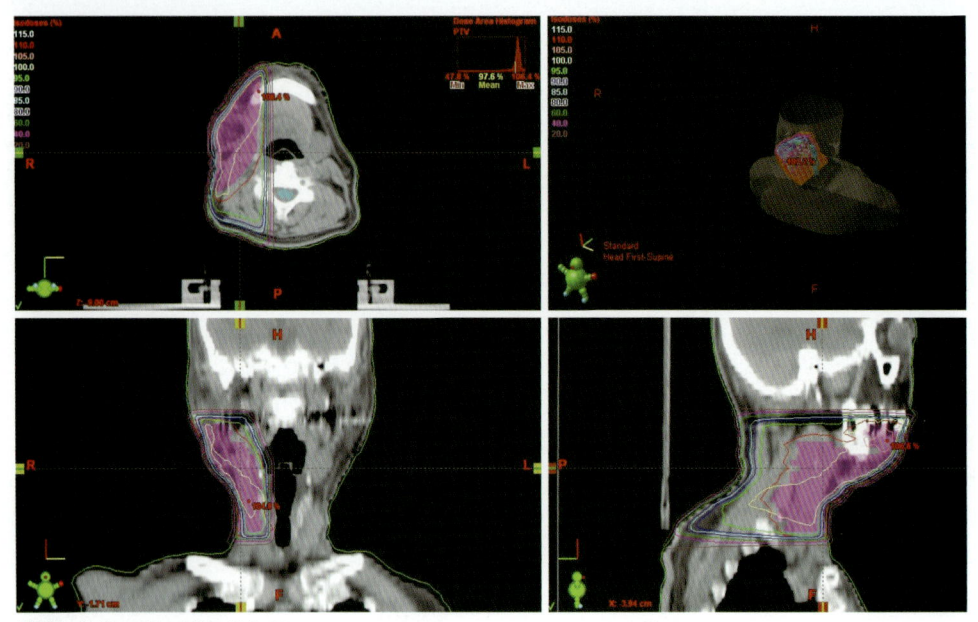

図2 術後照射の線量分布図
病巣・リンパ節転移の部位によっては鎖骨上窩への照射も検討する．原発巣残存のリスクが高い症例ではボーラスを付加し，ブーストを検討する．

が行われることがあるが，その役割は定まっていない．インターフェロンが使用されることもあるが，その有用性も明らかでない．

設問 2 正解②

2 cm 以上の病巣の広がりがあったことから，同側頸部リンパ節転移が認められる率が高い．頸部郭清術の所見にもよるが，同側全頸部は含めるのが基本である．右頬部の腫瘍で正中から距離があり，対側の頸部転移をきたすことは少なく，両側頸部を含める必要はない．

設問 3 正解②

比較的放射線感受性が良好な腫瘍である．まれな腫瘍であり，必要な線量についてのエビデンスは多くないが，50 Gy/25 回，56 Gy/28 回，60 Gy/30 回などの報告が一般的である．選択肢①は悪性黒色腫に用いられる線量配分，選択肢③と④は残存した場合に検討する線量，⑤は過線量で選択外である．

治療の経過

1ヵ月後に入院にて広範囲の追加切除と皮弁形成および右頸部リンパ節郭清施行．断端陰性，頸部リンパ節転移 2/23（右顎下リンパ節が転移陽性）であった．術後 20 日に皮弁切断と植皮施行．術後 36 日に右頸部に対する術後照射開始，50 Gy/25 回の同側全頸部照射を行った．図2に線量分布を示す．

照射終了1ヵ月後，DAV-feron（dacarbazine, nimustine, vincristine, インターフェロンβ）による術後療法開始，以降5コース施行．術後2年半経過して再発徴候なし．

関連疾患および放射線腫瘍学関連事項の記載と解説

a Merkel 細胞がん（MCC）の疫学と特徴

Merkel 細胞がん（Merkel cell carcinoma：MCC）は，表皮基底層に散在する触覚受容細胞である Merkel 細胞由来という説以外に神経内分泌細胞由来，皮膚幹細胞由来などの説がありいまだ議論が多い．真皮内あるいは表皮真皮結合部に腫瘍塊を形成するのが特徴である．したがって，ドーム状に隆起するが表面はスムーズで，無痛性の硬い結節であり，固定した囊胞のようにもみえる．色調は淡紅色から濃紫色のことが多い．

皮膚が日光曝露を受ける部位，特に顔面などの頭頸部に最も多く，次いで四肢，体幹の順に好発する．高

齢者に多く，診断時年齢の中央値は65〜75歳である．まれな腫瘍であるが，コーカソイド人種に比較的多く，日本人を含めモンゴロイド人種では少なく，ネグロイド人種ではほとんど報告がない．米国の報告では，年間6万人近い皮膚悪性黒色腫と，約100万人の非悪性黒色腫の皮膚がんに対し，MCCは約1,200人であった．発生率は，紫外線B波の強い地域で高く，乾癬に対してmethoxsalen（ソラレン）および長波長紫外線（PUVA）による治療を多用した患者（患者1,380人中3人，0.2％），慢性リンパ性白血病，HIVウイルス感染者，臓器移植後の免疫抑制薬投与患者などでやや多いとされている[1]．

非特異的な臨床的外観のため，生検前に診断されることはほとんどない．皮膚リンパ管から局所に浸潤し，多発性の衛星病変や領域リンパ節転移を生じる．表1に示すようなMCCの典型的な臨床的特徴をまとめた記憶法[2]が提唱されている（AEIOU）．

病理組織学的には，胞体に乏しい小型の好塩基性腫瘍細胞が種々の形態の胞巣を形成して真皮内から皮下に増殖，核はクロマチンに乏しく，しばしば分裂像やアポトーシスの所見を伴い，表皮との連続性は認められないことが多い．

鑑別診断としては，臨床的には有棘細胞がん，皮膚付属器がんなど，組織学的には悪性リンパ腫や小細胞肺がんの皮膚転移などが挙げられ，生検組織の免疫組織化学，電顕所見などで確定する．

画像診断としては，頭頸部の病変には頸部MRIやCTを行い，胸部および腹部のCTを原発性小細胞肺がんの他，遠隔転移および所属リンパ節転移を除外するために行う．FDG-PETが有用であったとの報告もある．病変の部位や広がりに応じた最適な画像診断について検討した系統的研究はない．MCCに特異的な腫瘍マーカーは知られていない．

病期分類はUICCのTNM分類（第7版，2009年）による[3]．概略すると，Tはis〜4，Nは0〜2で，2cm以内の腫瘍はⅠ期，頸部リンパ節転移を伴うとⅢ期，遠隔転移を有するとⅣ期となる．MCCの診断時の臨床病期別の割合は，まれな腫瘍であるため報告によりさまざまである．2009年にSurveillance, Epidemiology, and End Results（SEER）Programの登録から報告された3,870例では，48.6％がⅠ・Ⅱ期で，31.1％がⅢ期，8.2％がⅣ期であった[4]．リンパ節転移を伴う率が30〜80％，遠隔転移を伴う率は20〜75％との報告もある．原発巣が同定できず所属リンパ節で診断される

表1 Merkel細胞がん（MCC）の典型的な臨床的特徴

A = Asymptomatic（無症状）
E = Expanding rapidly（急速に広がる）
I = Immune suppressed（免疫が抑制されている）
O = Older than 50 years（50歳以上）
U = UV-exposed skin（紫外線に曝露した皮膚）

MCCがあり，潜在がんあるいは原発巣の自然退縮が原因と考えられている[2,4]．

b MCCの標準治療と放射線治療の位置付け

MCCの治療は外科的切除が第一で，広範切除術が基本である．顔面などの目立つ部位や，広範囲に周囲皮膚を切除できない部位では，Mohs手術が広範切除に代わって行われることがある[5]．

放射線治療は，根治的切除ができなかった例，Ⅱ期・Ⅲ期でリンパ節転移が多発，あるいは被膜外浸潤があった例で術後補助療法として行われる．頸部では腫瘍床に数cmのマージンを含めての同側全頸部照射を行うことが多い．照射野は頭頸部がんの術後照射と同様で，頸部進展の程度によっては鎖骨上窩を含むことを検討する．線量分割は扁平上皮がんに準じ，根治的切除の場合は50 Gy/25回〜60 Gy/30回，顕微鏡学的な残存がある場合は60 Gy/30回〜66 Gy/33回，明らかな残存があるが追加切除が困難な場合は66 Gy/33回〜70 Gy/35回が一般的である．頸部リンパ節領域の予防的照射は46 Gy/23回〜50 Gy/25回，根治的照射では56 Gy/28回〜60 Gy/30回である．

化学療法は小細胞肺がんなどに準じた多剤併用療法が行われることがあるが役割は未確定である．

予後も報告によりさまざまだが，Ⅰ期の5年生存率は90％以上，Ⅲ期は約50％との報告や，再発が約50％で認められたとする報告がある．Memorial Sloan-Kettering Cancer Centerで治療された251例では，根治的切除＋放射線治療後の局所再発は8％で，全体の5年生存率は64％であったと報告されている[6]．Ⅳ期症例の生存期間中央値は9ヵ月であったとの報告もある[1]．

c 皮膚悪性黒色腫の疫学と特徴

扁平上皮基底層にあるメラノサイト，あるいは母斑細胞が悪性化した腫瘍である．罹患率は人種により大きく異なり，コーカソイド人種での発生率がモンゴロ

表2 皮膚悪性黒色腫の臨床的特徴

A = Asymmetry（非対称）
B = Ex Border（輪郭が不明瞭）
C = Color（色調不均一）
D = Diameter（長径 6 mm 以上）

イド・ネグロイド人種よりもかなり高く，紫外線の強い地域に居住するコーカソイド人種，皮膚の白い北欧人での発生率が高いという報告がされており，紫外線の影響が大きいと考えられている．日本人の年間推定発症数は 1,500～2,000 人前後（人口 10 万人に約 1.5～2 人）であり，欧米人の 1/10 程度である．

発生部位は足底が最も多く，体幹，顔面，爪などが続く．足底や爪部など慢性的刺激を受けやすい部位，あるいは衣類などの接触部位や外傷部の部位などに発生が多くみられることより，外的刺激がリスク因子の1 つと考えられている．年齢別の死亡率は，男性で 60歳代，女性では 70 歳代から増加する．

表 2 に示すような臨床的特徴をまとめた記憶法が提唱されている（ABCD）．さらにわが国では，ほとんどすべての症例が病変部の隆起（Elevation）を伴うことから，「E＝隆起（Elevation）」を加えた "ABCDE" ともいわれる．

皮膚悪性黒色腫の 4 病型を以下に示す．

1）悪性黒子型黒色腫

顔面，頸部，手背など日光曝露部位に好発する．悪性黒子と呼ばれる色素斑が数年の経過を経て悪性黒色腫となる．60 歳以上に発生することが多く，4 病型の中で最も少ないが，治療の反応性が最もよい．

2）表在拡大型黒色腫

全身のさまざまな部位のほくろ（母斑細胞）から発生すると考えられ，わずかに隆起した色素斑が隆起し不整となり，色調が濃黒色あるいは濃淡混じてくる．50 歳代に発生することが多い．

3）結節型黒色腫

全身に発生し，前駆症なく最初から急速に増大することが多い．初期から隆起して，半球状，有茎状などの形状を示す．色調は進行するに従い，濃黒色あるいは濃淡混じる．40～50 歳代に最も多く，転移しやすく，4 病型中最も悪性度が高い．この病型の占める割合は約 3 割である．

4）末端黒子型黒色腫

足底，手掌，手足の爪部などに発生する．前駆症である褐色～黒褐色の色素斑の黒色調が次第に強くなり，中央部に結節や腫瘤，潰瘍ができてくる．爪部では，前駆症として爪に黒褐色の色素線条が出現し，半年～1 年程度で爪全体に広がり，爪が割れたり取れたりし，周辺の皮膚に色素斑が出てくる．40～50 歳代に最も多く発生する．進展は緩徐で，治癒する確率は結節型黒色腫より高く，表在拡大型黒色腫より低いと考えられている．この病型は全体の 4 割で 4 病型のうち最も多い．

診断法で注意すべきことは，皮膚生検を行うと転移を誘発する可能性があると考えられていることで，病巣辺縁より数 cm 離して広範切除術を行い，迅速病理診断で診断が確定した場合は，さらに広範囲に再手術したほうがよいとされている．腫瘍マーカーとしては，5-S-システニールドーパがある．

病期分類は UICC の TNM 分類（第 7 版，2009 年）による[7]．概略すると，T は is～4，N は 0～3 で，Tis が 0 期，1 mm 以下のものが T1，1 mm を超え 2 mm 以下で腫瘍表面の潰瘍がないものが T2a で，これらで転移がなければⅠ期，リンパ節転移を有するものがⅢ期，M1 がⅣ期である．

d 皮膚悪性黒色腫の標準治療と放射線治療の位置付け

広範腫瘍切除が原則である．腫瘍辺縁より 2～3 cm 離して広範切除を行い，必要に応じて植皮手術を行う．Ⅱ期ではセンチネルリンパ節生検や予防的リンパ節郭清を行い，Ⅲ期では所属リンパ節郭清を行う．Ⅱ期以上では，術後補助療法として化学療法やインターフェロン投与を検討する．

X 線の放射線感受性は低く，根治的治療としては行われない．陽子線や重粒子線は眼球悪性黒色腫の治療法としては一般的であり，頭頸部や軟部の悪性黒色腫にはきわめて有用であるが，皮膚では皮膚障害が高く行われない．X 線の皮膚病変に対する有用性は，術後補助療法として認められている．リンパ節郭清後に予防的な放射線治療を行うことで再発が減少したとの報告があり，被膜外進展例，最大径が 3 cm 以上のリンパ節転移を有する例，多発リンパ節転移，郭清が困難だった例，再発例では放射線治療の実施を考慮すべきである．

原発巣の照射範囲は切除腫瘍の辺縁から 1～3 cm 離して臨床標的体積（CTV）を設定し，リンパ節領域は郭清を行った（行うべき）領域とする．表在の場合

は電子線，深部まで治療が必要な場合は4～6 MV-X線を使用する．必要に応じてボーラスを付加する．線量分割はα/β比が低いため寡分割照射法が有用とされている．線量分割は，30 Gy/5回，32 Gy/4回，35 Gy/5回，45 Gy/10回，50 Gy/15回，50 Gy/20回の報告がある．

化学療法は，術後補助療法や手術不能例に対しDAV-feronなどが用いられているが，奏効率は30％程度である．インターフェロンβが維持療法として，あるいは皮膚転移などに局注で用いられることがある．

5年生存率は，Ⅰ期は完全切除すれば95～100％程度，Ⅱ期は70～80％程度，Ⅲ期は50～60％，Ⅳ期は10％程度である．

文献

1) Poulsen M：Merkel-cell carcinoma of the skin. Lancet Oncol **5**：593-599, 2004
2) Heath M et al：Clinical characteristics of Merkel cell carcinoma at diagnosis in 195 patients：the AEIOU features. J Am Acad Dermatol **58**：375-381, 2008
3) UICC日本委員会TNM委員会（訳）：皮膚のメルケル細胞癌．TNM悪性腫瘍の分類 日本語版，第7版，金原出版，東京，p167，2009
4) Albores-Saavedra J et al：Merkel cell carcinoma demographics, morphology, and survival based on 3870 cases：a population based study. J Cutan Pathol **37**：20-27, 2010
5) Goessling W et al：Merkel cell carcinoma. J Clin Oncol **20**：588-598, 2002
6) Allen PJ et al：Merkel cell carcinoma：prognosis and treatment of patients from a single institution. J Clin Oncol **23**：2300-2309, 2005
7) UICC日本委員会TNM委員会（訳）：皮膚悪性黒色腫．TNM悪性腫瘍の分類 日本語版，第7版，金原出版，東京，p164，2009

各論　1. 皮膚の悪性腫瘍

B 特殊な皮膚腫瘍 ——2）乳房外（extramammary）Paget 病

臨床経過

【症例】
86 歳，女性．

【現病歴・検査所見】
40 年前，出産後より，慢性肛門周囲皮膚炎・びらんが持続していた．4 年前，上記にて当院皮膚科受診．生検により乳房外 Paget 病と診断された．手術加療を勧めたが患者は拒否し，以後，疼痛管理のため当院および他院で外来診療を継続した．1 年前，外用剤を使用したが著効なし．同時期に鼠径リンパ節は穿刺細胞診でクロマチン濃染，核形不整の細胞が出現し転移と判断され，CT 像で左閉鎖リンパ節腫大および腟壁肥厚を認めた．6 ヵ月前には両肺にいずれも直径 5 mm 以下の多発結節影と少量胸水を認め，肺転移と確認された（皮膚悪性腫瘍取扱い規約 T4N1M1）．局所腫瘍の増大著明で疼痛増悪したため放射線治療を依頼された．外陰および肛門周囲の皮膚に広範な赤色びらんあり（図 1）．腟内浸潤，鼠径リンパ節および骨盤内・肺転移については臨床症状を伴わない．

設問

設問 1
乳房外 Paget 病に関する記載で，誤っている選択肢を 1 つ選べ．
① ムコ多糖類を含む Paget 細胞の存在が特徴である．
② 隣接臓器がんに関する精査が必要である．
③ 肉眼的境界が不明瞭な場合は mapping biopsy が必要である．
④ 原発巣の切除マージンは，深さ方向では筋膜レベルまで必要である．
⑤ 遠隔転移を生じた乳房外 Paget 病に対して適切な化学療法は予後を改善する．

解答と解説

設問 1　　　　　　　　　　　　　正解⑤

乳房外 Paget 病は，閉経後ことに高齢者の女性に多く発生する．緩徐だが進行性で，病像は湿疹様変化が主体であるが，経過に応じて潰瘍・腫瘤など多彩な像を示す．病理学的にはムコ多糖類を含む PAS 染色陽性の Paget 細胞の存在が特徴である．治療は外科切除が第一選択とされるが，局所手術適応外となった場合，治療に決め手を欠き，光線力学的療法（photodynamic therapy：PDT），imiquimod 外用，化学療法などいずれも推奨度は低い．

治療の経過

外陰および肛門周囲の皮膚の赤色びらんに対して，電子線治療を開始した．9 MeV，照射野 15×15 cm コーンを用い，カスタムブロックを作製して 54 Gy/18 回/25 日を照射した．コーン適用にあたっては毎回距離補正を行った．2 ヵ月後，外陰部びらんは消退し（図 2），疼痛も軽減したため，麻薬使用量が著明に減少した．外来で，転移・浸潤病巣の経過と対処を検討中であるが，6 ヵ月後の現時点で骨盤内転移・腟壁肥厚像には変化はみられないが，胸郭内病変はやや増大している．

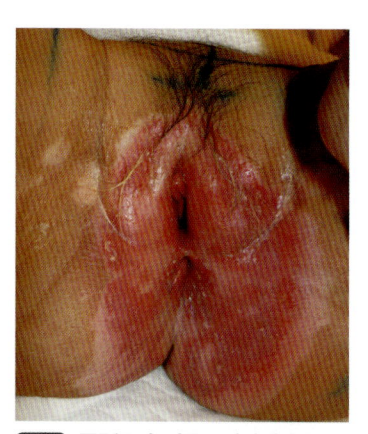

図 1 局所写真（電子線治療前）

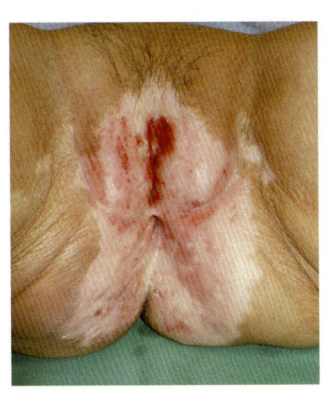

図2 局所写真（電子線治療後 2 ヵ月経過）

関連疾患および放射線腫瘍学関連事項の記載と解説

　乳房外 Paget 病は外陰・会陰から肛門にかけての皮膚に好発する．紅斑，湿疹様を呈し，範囲が広くなれば一部は盛り上がり，ビロード状になり滲出液を伴うなど，多彩な病像を呈する．周囲との境界は通常明瞭である．Bowen 病，および Queyrat の紅色肥厚症と並び外陰の上皮内がんに属し，女性外陰部がんのたかだか 1～5％を占めるに過ぎない[1]．病理組織的にはPAS 染色陽性のムコ多糖類の豊富な，淡明な大型の Paget 細胞が特徴である．真皮内の上皮下間質に浸潤することもある．通常，HPV は陰性．アポクリン腺由来であり，15～30％にはアポクリン腺がん・Bartholin 腺がんが合併するといわれる[2]．

　治療は，基本的には広範切除が適応とされている．「皮膚悪性腫瘍診療ガイドライン」[3]（以下 GL）によれば乳房外 Paget 病への放射線治療の適用は推奨度 C1 であり，「手術不能の進行期乳房外 Paget 病患者に対する放射線療法の有益性は確立されていない．しかし，症状緩和の姑息的療法としての意義はある」とされている．

　報告は少ないが，MD Anderson Cancer Center[4] の 65 名のうち，悪性腫瘍非合併の 43 名の中で 30 名に手術が実施され，高頻度に断端陽性率（53％），再発（40％）がみられた．その後の治療への言及はない．一方で根治的放射線治療は悪性腫瘍合併の有無を含め 8 名に実施されたが，うち 7 名で局所制御され，残り 1 名では悪性腫瘍が残存した（他病死）．術後再発あるいは手術拒否の患者に対し 50 Gy 以上の放射線治療は適応と結論している．また近年 Hata ら[5] は 22 名（男性 4 名，女性 18 名）の根治照射目的（領域リンパ節転移 7 名）の自験例をまとめた．局所を含む骨盤部に総計 45～70.2 Gy／25～39 回（1 回線量 1.8～2.2 Gy，週 5 回）の照射を行い，3 名を除いて中央値 42 ヵ月（8～133 ヵ月）の観察期間中に再発を認めない．治療終了 3～43 ヵ月後に計 13 名に再発（3 名は照射野内，10 名は照射野外のリンパ節・遠隔再発）を認めている．死亡例は 7 名（腫瘍死 4，他病死 3）．放射線治療は安全で効果があり，生存延長に寄与すると結論している．この報告は良好な治療成績とともに十分な考証もされており，参照に値する．

　根治性を求め，希少な報告文献などの知見に基づけば，上記 GL の位置付けとなろう．しかし，手術は再発率も高く，ここ 20 年間の手技の向上もない．仮に高齢者で局所の広範囲に疾患が存在すれば，広範切除はその後の QOL，ADL の著明な低下をもたらす．一方で全体の 60％を超える，広範囲でも表在にとどまる患者の場合は放射線治療で完治も望みうる[4,5]．また鼠径リンパ節や遠隔転移への積極的治療が拒まれる場合にも局所の放射線治療の適用は次善の対応といえ，QOL，ADL の著明な維持向上が得られる．皮膚有棘細胞がんの場合で「手術が適応されにくく，放射線治療の適応となる条件」が示されているとすれば（「各論-1-A」表 1 参照），乳房外 Paget 病患者の多くはこの適応に充当する．照射法は患者により一定しないが，1 回線量 1.8～2.2 Gy，週 5 回（提示症例では 3 Gy／回），総線量 50 Gy 以上（40 Gy を適用した報告もあるが）が無難なところかと考える[3,4]．

　外陰がんの頻度は低い．さらにその中で乳房外 Paget 病の頻度は 5％までとまれであり，ごく散発的に施設の皮膚科，婦人科，あるいは大腸・肛門科で受療する．結果として現状は，知見は分散し，まとまった報告に乏しい状況が続いていると考えられる．

文　献

1) DeVita VT Jr et al：Cancer：Principles and Practice of Oncology, 9th Ed, Lippincott Williams & Wilkins, Philadelphia, p1337, 2011
2) 深山正久（編）：婦人科腫瘍病理学 D．外陰部・腟．腫瘍病理学，文光堂，東京，p180, 2008
3) 日本皮膚悪性腫瘍学会（編）：乳房外パジェット病．皮膚悪性腫瘍診療ガイドライン，金原出版，東京，2007
4) Besa P et al：Extramammary Paget's disease of the perineal skin：role of radiotherapy. Int J Radiat Oncol Biol Phys 24：73-78, 1992
5) Hata M et al：Role of radiotherapy as curative treatment of extramammary Paget's disease. Int J Radiat Oncol Biol Phys 80：47-54, 2011

各論

2 中枢神経腫瘍

A 神経膠腫

CASE 1

臨床経過

【症例】
25歳，女性．

【現病歴】
2年くらい前から時々起こる右上肢の違和感に気付いていたが，最近になり強くなってきたので，A大学病院を受診した．これまでにこの症状で病院を受診したことはなかった．また，合併症および既往歴に特記すべき事項はない．

【検査所見】
受診時の身体所見では明らかな神経学的異常所見はなかったが，頭部 MRI（図1）にて T1 強調像で低信号，T2 強調像で高信号，ガドリニウムで造影されない病変を左島回中心に認めた．他の検査も行い，低悪性度神経膠腫を疑い開頭腫瘍摘出術が施行された．病理診断はびまん性星細胞腫（WHO分類 Grade 2），MIB-1（nuclear antibody of Ki-67）は 2.2% であった．術後に施行された頭部 MRI にて，T2 強調像の高信号領域が 95% 以上摘出されていた．

設問

設問1

この症例の術後後療法の考え方として，正しい選択肢を1つ選べ．
① 無治療経過観察は選択肢とならない．
② temozolomide による化学療法単独も選択肢の1つである．
③ temozolomide を用いた化学放射線療法が標準治療である．
④ 放射線治療により無増悪生存率（progressive free survival：PFS）は改善される．
⑤ 術後早期に放射線治療を行えば全生存率（overall survival：OS）が改善される．

設問2

術後放射線治療について，正しい選択肢を2つ選べ．
① 45 Gy/25回〜54 Gy/30回の処方線量を用いる．
② 手術所見で残存を疑う部位に定位手術的照射を施行する．
③ T2 強調像高信号から1 cm 前後の臨床標的体積（CTV）マージンを設定する．
④ 再発時の再照射のために可能ならば対向2門照射法を用いる．
⑤ 高線エネルギー付与（LET）放射線である重粒子線治療がよい適応となっている．

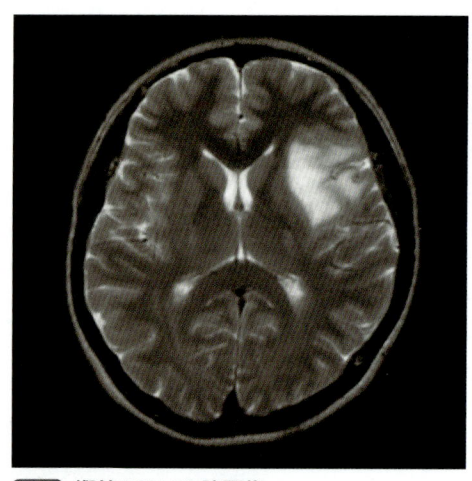

図1 術前 MRI T2 強調像

解答と解説

設問 1　　正解④

びまん性星細胞腫（WHO 分類 Grade 2）などの低悪性度神経膠腫の主たる標準治療は，外科的な腫瘍摘出と，それに引き続いて行う放射線治療と考えてよいだろう．手術では腫瘍摘出の程度と予後との関連が報告[1]されており，術後照射に関しては初期治療で腫瘍摘出後に引き続き放射線治療を施行した群（術後照射群）と，初期治療では腫瘍摘出のみを施行し腫瘍増大時や痙攣発作の制御困難時などまで待機してから放射線治療を行った群（術後非照射群）の比較をした EORTC（European Organization for Research and Treatment of Cancer）22845 のランダム化比較試験（RCT）[2]が行われた．結果は，術後照射群で PFS の延長は認めたものの，OS の延長はなかった．この RCT を含めたいくつかの報告から，腫瘍摘出後に引き続いて放射線治療を行わずとも，腫瘍増大時などの適切なタイミングで放射線治療を施行すれば OS の改善が得られることが示されている．つまり，選択肢④は正解であるが，選択肢⑤は誤りとなる．さらに，いくつかの化学療法についての臨床試験が進行中であるが，術後照射への化学療法併用が有効であるとの学会発表は散見されるが，渉猟した範囲では論文による報告はなく，術後化学療法単独を支持する明確なデータも示されていないので，現段階では選択肢②，③とも誤りとする．したがって，低悪性度神経膠腫の術後治療方針としては，無治療経過観察，あるいは術後放射線治療ということになり，選択肢①も誤りとなる．ただ，放射線治療により長期腫瘍制御を得られることも少なくないことから，特に照射を待機する方針をとった場合には，放射線治療を行うタイミングを逃さないことが重要であろう．

設問 2　　正解①，③

標準的な線量分割法に関しては，45 Gy/25 回と 59.4 Gy/33 回を比較した EORTC22884 の試験[3]と，50.4 Gy/28 回と 64.8 Gy/36 回を比較した NCCTG（North Central Cancer Treatment Group）・RTOG（Radiation Therapy Oncology Group）・ECOG（Eastern Cooperative Oncology Group）の共同研究[4]があり，両試験で OS，無病生存率（disease free survival：DFS）ともに有意差は認めず，高線量群で有害事象が

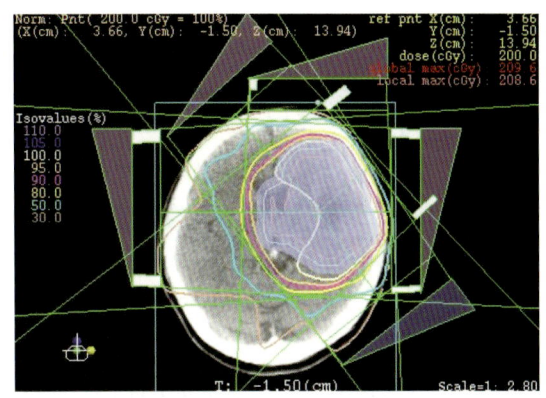

図2　低悪性度神経膠腫の標的と線量分布
術前術後の T2 強調像高信号を基準に標的を設定し，原体性を重視した 5 門照射で計画．

多くみられたことから，45 Gy/25 回〜54 Gy/30 回が標準的な線量分割と考えられ，選択肢①は正解である．標的体積の設定を検討した臨床試験はなく，一般的に肉眼的腫瘍体積（GTV）から 2 cm 程度の照射野での局所照射が行われていることが多い[2-4]．これを 3 次元的治療計画で考えると，腫瘍浮腫あるいは摘出腔から 1 cm 程度の範囲を CTV に，計画標的体積（PTV）は CTV に 0.5 cm 前後の範囲とし，適切な多分割コリメータ（MLC）マージン（0.5 cm 程度）を設定し照射野（図2）とすることになり，選択肢③は妥当と考えられる．また，照射方法としては，できるだけ原体性を良好にするため対向 2 門は避け，直向 2 門や 3 門以上の多門照射を用いるのが一般的である．また，再発パターンとして照射野辺縁を含む照射野内が多いことから，再発時に再照射ができる可能性は低く，選択肢④は誤りである．また，定位手術的照射や重粒子線治療の有用性は現段階でははっきりしておらず，選択肢②，⑤ともに誤りである．

治療の経過（CASE 1）

脳外科医ならびに放射線腫瘍医と患者との相談の結果，初期治療での放射線治療はせず待機療法となったが，初回手術から 2 年後に摘出腔辺縁に再発し，再手術後に 50 Gy/25 回の局所照射（図2）が行われた．急性期有害事象は照射野内の軽度の皮膚炎と脱毛のみで，予定どおり終了できた．

放射線治療後 4 年経過した現在，明らかな腫瘍再発も晩期有害事象も出現しておらず，順調に社会生活を

関連疾患および放射線腫瘍学関連事項の記載と解説

今回取り上げた症例の共通点は，できる限り手術で腫瘍摘出することがよりよい予後に結びつくこと，相違点は放射線治療を含めた術後後療法の方針に大きな違いがあることがわかる．また，今回は紙面の都合で取り上げなかった WHO 分類 Grade 3 神経膠腫の術後の治療方針は，欧州では Grade 2 寄りと考えて照射単独治療を，わが国や米国では Grade 4 寄りと考えて化学放射線療法を主軸として臨床試験が行われている．また，Grade 3 神経膠腫は病理診断（退形成星細胞腫/乏突起星細胞腫/乏突起膠腫）で予後に差があり[8]，予後因子も前述した膠芽腫のものに加えて 1p 19q LOH (loss of heterozygosity) の有無が示されており，標準治療を明確にするのを難しくしている．Grade 3 神経膠腫のわが国での術後標準治療は，放射線治療に関しては現時点では膠芽腫に準じるとしてよいだろう．

神経膠腫への放射線治療時の有害事象としては，急性期では照射範囲の脱毛と皮膚炎は必発であり，頭痛，悪心・嘔吐，全身倦怠感などが起こることもある．照射部位によっては外耳炎/中耳炎も時にみられる．晩期有害事象で最も問題となるのは脳壊死で，通常分割照射での $TD_{5/5}$ は，全脳 40 Gy，2/3 脳 50 Gy，1/3 脳 60 Gy，脳幹では全脳幹 50 Gy，2/3 脳幹 53 Gy，1/3 脳幹 60 Gy と考えられ，その他の臓器として視神経～視交叉 50 Gy，網膜 45 Gy，水晶体 10 Gy と考えられており，基本的にはこの線量限度になるよう極力努力すべきだろう．さらに，IMRT や陽子線治療などで，標的体積への線量を落とすことなく他部位への線量を抑えることができる場合には，中耳/外耳を 30～40 Gy/15～30 回程度に，下垂体を 25 Gy/12～30 回程度にすることができれば理想であろう．

文献

1) Shaw EG et al：Recurrence following neurosurgeon-determinated gross-total resection of adult supratentorial low-grade glioma：results of a prospective clinical trial. J Neurosurg 109：835-841, 2008
2) van den Bent MJ et al：Long-term efficacy of early versus delayed radiotherapy for low-grade astrocytoma and oligodendroglioma in adults：the EORTC 22845 randomised trial. Lancet 366：985-990, 2005
3) Karim AB et al：A randomized trial on dose-response in radiation therapy of low-grade cerebral glioma：European Organisation for Research and Treatment of Cancer (EORTC) study 22844. Int J Radiat Oncol Biol Phys 36：549-556, 1996
4) Shaw E et al：Prospective randomized trial of low- versus high-dose radiation therapy in adults with supratentorial low-grade glioma：initial report of a North Central Cancer Treatment Group/Radiation Therapy Oncology Group/Eastern Cooperative Oncology Group study. J Clin Oncol 20：2267-2276, 2002
5) Walker MD et al：Randomized comparisons of radiotherapy and nitrosoureas for the treatment of malignant glioma after surgery. N Engl J Med 303：1323-1329, 1980
6) Stupp R et al：Radiotherapy plus concomitant and adjuvant temozolomide for glioblastoma. N Engl J Med 352：987-996, 2005
7) Nelson DF et al：Combined modality approach to treatment of malignant gliomas-re-evaluation of RTOG 7401/ECOG 1374 with long-term follow-up：a joint study of the Radiation Therapy Oncology Group and the Eastern Cooperative Oncology Group. NCI Monogr 6：279-284, 1988
8) 前林勝也ほか：日本放射線腫瘍学研究機構（JROSG）脳・神経系腫瘍委員会による悪性神経膠腫（WHO Grade 3, 4) の治療成績．日本放射線腫瘍学会第 21 回学術大会調査報告集：13-18, 2008
9) Souhami L et al.：Randomized comparison of stereotactic radiosurgery followed by conventional radiotherapy with carmustine to conventional radiotherapy with carmustine for patients with glioblastoma multiforme：report of Radiation Therapy Oncology Group 93-05 protocol. Int J Radiat Oncol Biol Phys 60：853-860, 2004
10) Höllerhage HG et al：Influence of type and extent of surgery on early results and survival time in glioblastoma multiforme. Acta Neurochir (Wien) 113：31-37, 1991
11) Vecht CJ et al：The influence of the extent of surgery on the neurological function and survival in malignant glioma. A retrospective analysis in 243 patients. J Neurol Neurosurg Psychiatry 53：466-471, 1990
12) Gorlia T et al：Nomograms for predicting survival of patients with newly diagnosed glioblastoma：prognostic factor analysis of EORTC and NCIC trial 26981-22981/CE.3. Lancet Oncol 9：29-38, 2008

各論 2. 中枢神経腫瘍

B 胚細胞系腫瘍

臨床経過

【症例】
8歳，男児．

【現病歴】
6歳時の夏頃，多飲・多尿が出現した．8歳時の秋頃，食欲不振，嘔吐，体重減少が顕著になったため近医小児科受診．脳MRIにて腫瘤性病変を認めたため（図1），A大学病院脳神経外科へ紹介となった．内視鏡的生検を行い，鞍上部，松果体および脳室内に多発する腫瘤を認めた．病理組織学的診断は胚細胞腫（germinoma）であった．脳脊髄液細胞診では腫瘍細胞を認めなかった．

【検査所見】
HCG-β：0.25 ng/mL，AFP：2 ng/mL（基準値6未満），CEA：1.6 ng/mL，CYFRA21-1：3.3 ng/mL（基準値3.5未満）

設問

設問1
頭蓋内胚細胞腫に対する放射線単独治療に関し，誤っている選択肢を1つ選べ．
① 放射線治療後の10年生存率は90％以上である．
② 全脳全脊髄照射では，24～30 Gy（1.6～2.0 Gy/回）が用いられる．
③ 限局性胚細胞腫において脊髄照射を省き，全脳室照射を行った場合の脊髄再発率は2～5％程度と考えられている．
④ 局所照射の標的体積設定において，造影MRIで描出される腫瘍から5 mm程度拡大した領域を臨床標的体積（CTV）と定義する．
⑤ 局所への適切な総線量は40～50 Gyと考えられている．

設問2
頭蓋内胚細胞腫の化学放射線療法に関し，誤っている選択肢を1つ選べ．
① 化学療法は白金製剤とetoposide（VP-16）を用いることが多い．
② 化学療法への反応性は良好であり，80％程度の完全消失率が得られる．
③ 化学療法が奏効した場合，放射線治療を行わなくとも再発率は10％程度である．
④ 限局性胚細胞腫に対し導入化学療法を行い，腫瘍の

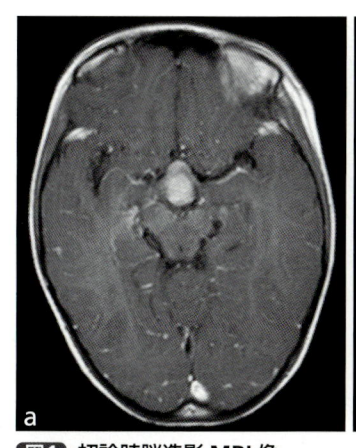

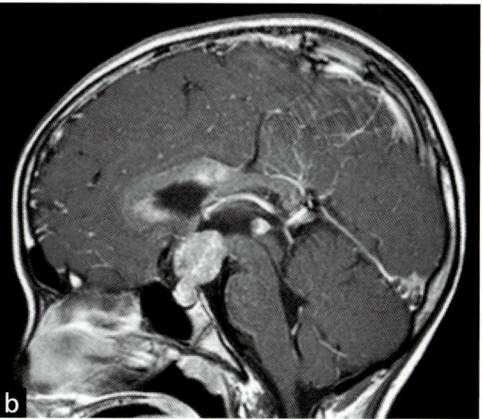

図1 初診時脳造影MRI像
a：水平断，b：矢状断

縮小がみられた際の照射野として全脳室は適切である.
⑤化学療法を用いる主たる目的は照射線量低減による遅発性放射線障害の発生リスク低下である.

設問 3

病理組織診断が胚細胞腫（germinoma）と非胚細胞腫成分（non-germinomatous component）の混合型であったと仮定して，**正しい選択肢を 2 つ選べ**.
①悪性転化奇形腫と未分化奇形腫では，前者のほうが予後良好である.
②松果体部に限局した混合胚細胞腫瘍（germ cell tumor：GCT）（成熟奇形腫と胚細胞腫の混合）では，全摘出できた場合には後療法は不要である.
③鞍上部に限局した混合 GCT（悪性転化奇形腫と胚細胞腫の混合）では，全脳全脊髄照射を行うべきである.
④鞍上部に限局した GCT を肉眼的に全摘したところ，胎児性がんと胚細胞腫を混合した GCT であったため，定位手術的照射を行った.
⑤卵黄嚢腫成分を含んだ混合 GCT の場合の 5 年生存率は 10～30％ 程度である.

解答と解説

設問 1　　正解④

　この設問は頭蓋内胚細胞腫の放射線治療における照射野と照射線量を正しく理解する意図で作成された. 頭蓋内胚細胞腫の従来からの標準治療は放射線単独治療であり，その照射野と照射線量は 24～30 Gy の全脳全脊髄照射を行い，その後局所に対して 40～50 Gy 程度まで照射するというものであった[1]. この方針で治療した場合の 10 年生存率は 90％ 以上であり，腫瘍制御という面では十分満足できる成績といえる. 照射野については，近年まで本疾患における脊髄播種のリスクは 10～20％ と高率であると考えられていたため，全脳全脊髄照射が標準的に用いられてきた. しかし治療前のスクリーニングで脊髄播種の所見がない場合には，脊髄照射を省いても播種再発率は 5％ 未満であることが明らかになってきており，全脳室照射（24～30 Gy）を行い，その後局所に 40～50 Gy 照射するという考え方も出てきている[2-4].

設問 2　　正解③

　前述のように本疾患は放射線単独治療でも高い治癒効果が得られ，90％ 以上の 10 年生存率を得ることができる. 一方でこのことは全脳全脊髄照射に伴うさまざまな潜在的な晩期有害事象への懸念を生じさせた. 頭蓋外の胚細胞腫において，白金製剤と VP-16 を中心とした化学療法の有効性は確立されたものであり，頭蓋内胚細胞腫でも同様な化学療法を用いる試みがさまざまな施設や研究グループでなされてきた. その結果として化学療法に対する一次効果は良好であり，80％ 程度で完全消失が得られること[5,6]，一方で化学療法単独治療では 3 年までに 6 割程度で再発すること[6]などが明らかになった. したがって，現在は化学療法で完全消失した際でも初回治療から放射線治療を省くべきではないという考え方が一般的といえる. ただ，その際の照射野については議論の余地が残されている. 極端に小さな照射野は用いられるべきではなく，最低でも化学療法前の画像で描出されていた腫瘍より 1.5～2.0 cm 拡大した領域を CTV として設定すべきである[7,8]. また最近では放射線単独治療の場合と同様に全脳室照射以上が用いられることが多くなってきている. 一方で照射線量については 24～30 Gy 程度まで低減しても局所制御率の悪化はみられない[5]. したがって，本疾患に対して化学療法を用いる主たる目的は，照射線量低減による晩期放射線有害事象のリスクを低下させることといえる.

設問 3　　正解③，⑤

　非胚腫成分を含んだ GCT（non-germinomatous germ cell tumor：NGGCT）では，悪性度の最も高い組織型を念頭に置いて治療方針が立てられる. 成熟奇形腫で全摘された場合に後療法は不要であるが，胚細胞腫成分が含まれていた場合には，胚細胞腫に準じた治療方法をとる. 他の NGGCT のうち，未分化奇形腫では 5 年生存率 70％ 程度が得られるが，他の成分が含まれていた場合は 10～30％ である. 奇形腫の中でも未分化奇形腫では播種再発をきたすことはまれであり，腫瘍巣局所に 50 Gy 程度の照射線量が用いられる. 一方で悪性転化奇形腫は高率に脊髄再発をきたす. したがって，悪性転化奇形腫は胎児性がん，卵黄嚢腫，上皮絨毛がんと同様に全脳全脊髄照射を行い，その後腫瘍巣に対して 54 Gy 以上の高線量を投与することが求められる.

治療の経過

本症例は全脳全脊髄照射25.2 Gy/14回を行いその後，脳室系を含めた局所に対して（図2）総線量50.4 Gy/28回の放射線単独治療が行われた．照射終了直後に行われたMRIで腫瘍の完全消失が確認され，またHCG-β値も＜0.1 ng/mLに低下している．治療後3年経過した現在まで再発なく（図3），小学校（普通学級）に通学している．vasopressin，cortisolと甲状腺ホルモンの補充療法を行っているが，その使用量は治療前から変化していない．

関連疾患および放射線腫瘍学関連事項の記載と解説

頭蓋内GCTの病理組織型別の治療選択と，その背景の理解を確認するケーススタディである．GCTは，原発性頭蓋内腫瘍の2〜3％，小児脳腫瘍の8〜15％を占める．発生地域に特徴があり，欧米と比較してわが国を含む東アジアに多いとされている．男女比は4：1で男児に多く，発症年齢ピークは10〜14歳にあり，5歳未満は3％程度である．発生部位は松果体が最も多く，鞍上部が2番目に多い．また基底核部など脳実質内に発生することや，松果体と鞍上部に多発することもある．GCTは，その予後および治療反応性から胚細胞腫とNGGCTに大別される．さらにNGGCTには奇形腫（teratoma），胎児性がん（embryonal carcinoma），卵黄嚢腫（yolk sac tumor），上皮絨毛がん（choriocarcinoma）が含まれ，奇形腫はさらに成熟奇形腫（mature teratoma），未分化奇形腫（immature teratoma），悪性転化奇形腫（teratoma with malignant transformation）といった多彩な組織型がさまざまな組み合わせ，割合で混在する．

GCTのうち約7割を占める胚細胞腫は高い放射線感受性を有するため，診断的放射線治療が盛んに行われていた時期があった．しかしながら，画像および血液，髄液検査所見のみでNGGCT成分の混在を除外診断することは困難であり，また構成する組織型によって初期治療の方針が大きく異なるため，現在は治療前の病理組織診断は必須と考えられている．病理組織診断においてNGGCT成分の混在が否定できた場合には，pure germinomaとして治療することになる．

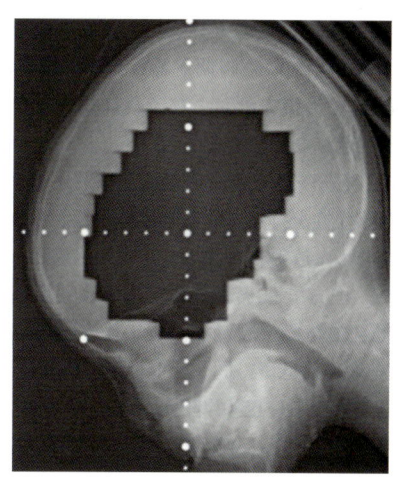

図2 局所照射側面像のリニアックグラフィ

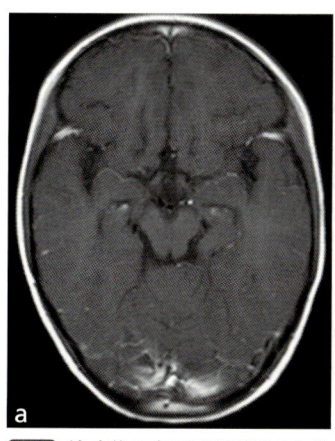

図3 治療後3年目の造影MRI像
a：水平断，b：矢状断

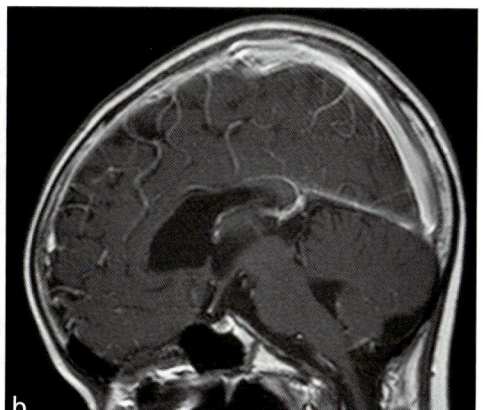

表1 髄芽腫の病期分類とリスク分類

病期分類	T1	3 cm 以下かつ小脳虫部限局
	T2	3 cm 超，近接組織浸潤，第4脳室浸潤
	T3a	2つの近接組織浸潤，第4脳室充満かつ中脳水道/第4脳室開口部浸潤
	T3b	第4脳室底/脳幹発生かつ第4脳室充満
	T4	第3脳室浸潤，中脳浸潤，上位頸髄浸潤
	M0	播種・転移なし
	M1	髄液細胞診陽性
	M2	肉眼的播種（頭蓋内）
	M3	肉眼的播種（脊髄）
	M4	中枢神経外転移
リスク分類	標準リスク	3歳超，かつ腫瘍が全摘出/ほぼ全摘出*，かつ播種病変なし
	高リスク	3歳以下，または腫瘍が亜全摘出以下，または播種病変あり

＊：残存腫瘍が 1.5 cm^2 以下

(Chang CH et al：Radiology **93**：1351-1359, 1969；Packer RJ et al：Pediatr Neurosurg **39**：60-67, 2003)

設問3

本症例の年齢が2歳の場合の治療方針として，設問2の選択肢より**正しい選択肢を1つ**選べ．

解答と解説

設問1　　正解④

　他の悪性腫瘍同様，髄芽腫においても，病期やリスク分類に応じて治療方針が検討される．これまでは，Changらが提唱した，手術所見を用いた病期分類が長らく用いられてきた[1]．しかしながら，最近では，Children's Oncology Group（COG，米国を中心とした共同研究グループ）のリスク分類が用いられるようになっている（**表1**）．

　治療方針としては，播種病変の有無に関わらず，まず全摘出を目指した手術を行い，その後に放射線治療（全脳全脊髄照射＋後頭蓋窩照射）および化学療法を行うのが標準的である．その際，リスク分類に応じて，放射線治療と化学療法の具体的な方針を決定する．手術のみでの治療成績は不良で，1930年頃にはすでに放射線治療の必要性は認識されており，現在では必須と考えられている．

設問2　　正解③

　本症例では残存腫瘍は明らかではなく，播種病変も認めないことから，標準リスクに分類される．標準リスク症例における術後治療は，従来（1990年代中頃まで）は放射線治療のみ（化学療法なし）が標準治療であり，全脳全脊髄照射35 Gy程度＋後頭蓋窩照射20 Gy程度＝計55 Gy程度が用いられてきた．放射線治療の晩期有害事象の観点からは，全脳全脊髄照射の線量を減量する試みも行われたが，中枢神経系再発が多くなり，放射線治療のみの場合には線量を低減するのは困難と考えられた[2,3]．一方では，全脳全脊髄照射の線量を低減するとともに化学療法を併用する試みも行われ，こちらでは良好な結果が得られたため，現在では化学療法を併用した放射線治療（全脳全脊髄照射25 Gy程度＋後頭蓋窩照射30 Gy程度＝計55 Gy程度）が標準治療と考えられている[4-6]．抗がん薬としては，国際的には，VCR＋CDDP＋lomustine（またはCPA）（ただしlomustineは日本非発売）の3剤併用が最も標準的である[5]．放射線治療と化学療法の順序としては，化学療法を放射線治療前に行ったほうが10年生存率が劣るとの報告があり[7,8]，術後はまず放射線治療を行うのが原則となる．

　高リスク症例における術後治療の方針は，やはり放射線治療＋化学療法である．ただし，放射線治療は，全脳全脊髄照射35〜40 Gy程度＋後頭蓋窩照射15〜20 Gy程度＝計55 Gy程度が用いられる．抗がん薬は標準リスクの場合と特に異なることはない．順序も原則として放射線治療が優先される．

設問3　　正解⑤

　小児に対して全脳全脊髄照射を行った場合，長期生

表2 髄芽腫の組織学的分類

髄芽腫（medulloblastoma）：小児の小脳に発生する未分化な小型細胞からなる腫瘍で，神経細胞への分化傾向を示す．
  a. 線維形成結節性髄芽腫（desmoplastic/nodular medulloblastoma）：髄芽腫の中に境界鮮明で淡明な島状領域が出現し，それを線維形成を示す細胞密度の高い領域が取り囲む腫瘍である．
  b. 高度結節性髄芽腫（medulloblastoma with extensive nodularity）：淡明で大きな結節状構造が出現する髄芽腫で，結節内にはよく分化した小型の神経細胞が豊富な線維性基質を背景に数珠状に整列する傾向を示す．
  c. 退形成性髄芽腫（anaplastic medulloblastoma）：高度の退形成所見と高い増殖能を持つ髄芽腫である．
  d. 大細胞髄芽腫（large cell medulloblastoma）：大きな核を持つ比較的均一な細胞からなる髄芽腫である．

［日本脳神経外科学会ほか（編）：臨床・病理 脳腫瘍取扱い規約—病理と臨床カラーアトラス，第3版，金原出版，p122-125，2010］

存者においてはさまざまな晩期有害事象が生じうるが，特に認知機能発達障害が問題となる．認知機能発達障害は放射線治療時の年齢と相関するため[9]，照射時の年齢が高いに越したことはない．したがって，患児が3歳未満の場合には，標準リスク（除年齢）であれば，術後治療は化学療法を中心とし，放射線治療は行わない，実施時期を可及的に遅くするなどの方針が一般的である．照射野を後頭蓋窩のみとする試みもある．この年齢における予後はいまだ不良なこともあり，最近では大量化学療法を用いることも多くなっている[10]．一方，播種病変を伴う場合には，一定のコンセンサスはないものの，3歳未満であっても全脳全脊髄照射が行われている場合が多い．

治療の経過

髄芽腫標準リスク（Chang病期：T3aM0）の確定診断にて，術後の放射線治療（全脳全脊髄照射23.4 Gy/13回＋後頭蓋窩照射32.4 Gy/18回＝計55.8 Gy/31回），および化学療法（放射線治療期間中は毎週VCRを7回，その後VCR/CDDP/CPAを8コース）が行われた．現在，発症から4年が経過したが，局所再発や播種病変を認めることなく経過観察中である．

関連疾患および放射線腫瘍学関連事項の記載と解説

WHOの2007年版中枢神経系腫瘍分類によれば，髄芽腫は，神経上皮性腫瘍の胎児性腫瘍の中に，中枢神経系原始神経外胚葉性腫瘍（CNS primitive neuroectodermal tumor）と非定型奇形腫様/ラブドイド腫瘍（atypical teratoid/rhabdoid tumor）とともに分類されており，Grade Ⅳとされている[11]．日本脳神経外科学会ほか編集の「脳腫瘍取扱い規約」では，小児の小脳

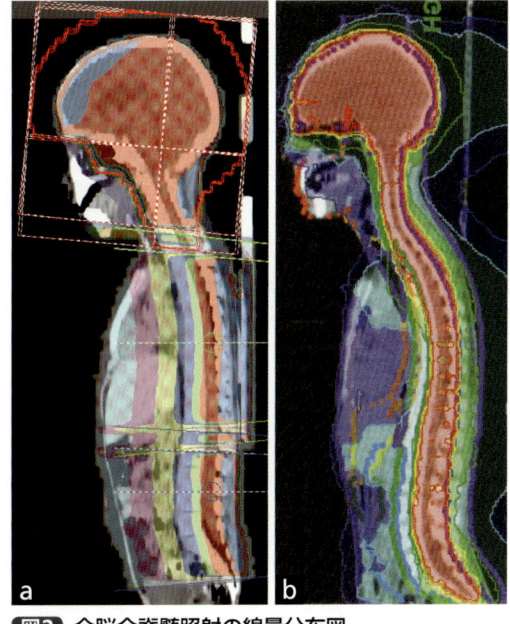

図2 全脳全脊髄照射の線量分布図
a：通常のつなぐ方法を用いた全脳全脊髄照射の線量分布図
b：トモセラピーを用いた全脳全脊髄照射の線量分布図
［b：芝本雄太ほか：がん・放射線療法2010，大西 洋ほか（編），篠原出版新社，pXVIII，2010］

に発生する未分化な小型細胞からなり，神経細胞への分化傾向を示す腫瘍と定義されている[12]．

脳腫瘍全国統計委員会の集計（1984〜2000年）によれば，わが国の髄芽腫は全原発性脳腫瘍の1.1％，小児（14歳以下）の原発性脳腫瘍の12.0％である[13]．年間発生数は徐々に減少傾向にあり，現在では年間80例程度と推定されている．

組織学的にはいくつかの亜型があり（表2），予後との関連が認められる．5歳未満においては，典型的髄芽腫に対して，線維形成結節性髄芽腫または高度結節性髄芽腫では予後が良好である一方，退形成性髄芽腫または大細胞髄芽腫では予後不良であることが報告

Children's Oncology Group COG-ACNS0331

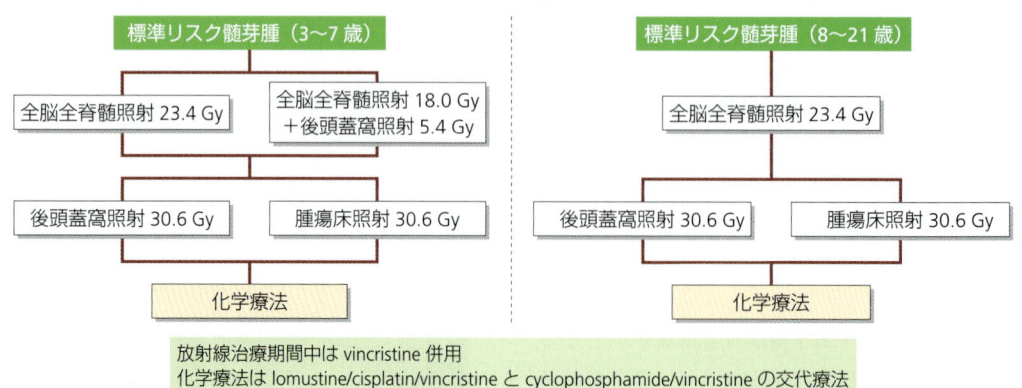

標準リスク髄芽腫（3〜7歳）
- 全脳全脊髄照射 23.4 Gy
- 全脳全脊髄照射 18.0 Gy ＋後頭蓋窩照射 5.4 Gy
  - 後頭蓋窩照射 30.6 Gy
  - 腫瘍床照射 30.6 Gy
- 化学療法

標準リスク髄芽腫（8〜21歳）
- 全脳全脊髄照射 23.4 Gy
  - 後頭蓋窩照射 30.6 Gy
  - 腫瘍床照射 30.6 Gy
- 化学療法

放射線治療期間中は vincristine 併用
化学療法は lomustine/cisplatin/vincristine と cyclophosphamide/vincristine の交代療法

Children's Oncology Group COG-ACNS0332

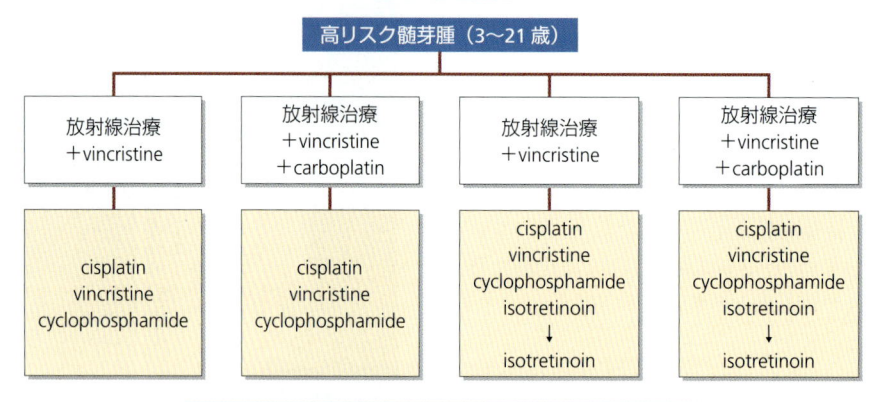

高リスク髄芽腫（3〜21歳）

放射線治療 ＋vincristine	放射線治療 ＋vincristine ＋carboplatin	放射線治療 ＋vincristine	放射線治療 ＋vincristine ＋carboplatin
cisplatin vincristine cyclophosphamide	cisplatin vincristine cyclophosphamide	cisplatin vincristine cyclophosphamide isotretinoin ↓ isotretinoin	cisplatin vincristine cyclophosphamide isotretinoin ↓ isotretinoin

放射線治療は全脳全脊髄照射 36.0 Gy＋後頭蓋窩照射 18.0 Gy

Children's Oncology Group COG-ACNS0334

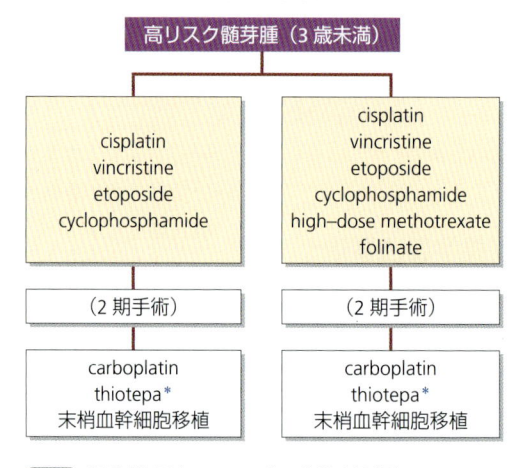

高リスク髄芽腫（3歳未満）

cisplatin vincristine etoposide cyclophosphamide	cisplatin vincristine etoposide cyclophosphamide high-dose methotrexate folinate
（2期手術）	（2期手術）
carboplatin thiotepa* 末梢血幹細胞移植	carboplatin thiotepa* 末梢血幹細胞移植

図3 現在進行中のランダム化比較試験

＊：現在日本では販売中止

されている[14]．最近では，分子マーカーを用いた分類も提唱されている[15]．

基本的な治療方針は各設問で解説したとおりである．放射線治療の中で全脳全脊髄照射（体位は腹臥位または背臥位）が用いられるが，通常は全体を1つの照射野で照射できないため，身長に応じて2～3つの照射野をつないで照射するのが一般的である．頭部＋頸椎レベル（肩より頭側）を左右（非）対向2門照射で，（およそ）胸椎レベルを後方1門照射で，さらに（およそ）腰仙椎レベルも後方1門照射で行う．頭部では水晶体に注意しつつ，篩板を照射野に十分に含むようにする．頸椎では椎体前縁を照射野内に含める．神経根を考慮すると，胸腰椎での照射野の横径は椎体よりもやや広くなり，仙椎ではさらに数cm広がる．胸椎レベルに対する照射の頭側縁のビームの広がりに合わせて，全脳＋頸椎レベルの照射のコリメータ角度を調節する．全脊髄照射の尾側縁は，従来第2仙骨下縁レベルといわれてきたが，実際には個人差があるので，MRIで確認して決定すべきである．その際，女児では卵巣のことも考慮する．各照射野の重なりを確実に避けるため，つなぎ目の間隔を脊髄上で数mm空け，逆につなぎ目での線量が不足しないよう，隔日または一定の線量や期間ごとにつなぎ目を10～20mm移動させる．放射線治療計画は，X線シミュレータを用いても十分可能だが（ただし照射野の肉眼的確認のため体位は腹臥位とする），椎体数変異は決してまれではないことも考慮し，つなぎ目を正確に設定するためには，原則として治療計画用CTを用いた3次元放射線治療計画とするべきである[16]．患者の皮膚には，つなぎ目がわかるように何らかの形で皮膚マークを書いておく．なお，強度変調放射線治療専用装置であるトモセラピーを用いることにより，つなぎ目なく照射することも可能である．**図2**に，通常のつなぐ方法を用いた場合の線量分布と，トモセラピーの線量分布を示す．

標準的な治療成績としては，髄芽腫診療に精通した欧米の第一線病院では，標準リスクでの5年無イベント生存率が80％程度[5]，高リスクでの5年無イベント生存率が65～70％程度である[17-19]．残念ながら，わが国の治療成績はこのレベルには及ばず，全体の5年全生存率で60％程度である[13]．

主たる晩期有害事象は，認知機能発達障害，内分泌障害（成長ホルモンなど），聴力障害，低身長（骨の成長障害），誘発がんなどである．

現在進行中の主なランダム化比較試験を**図3**に示した．標準リスクでは有害事象の軽減を，高リスクでは治療成績の向上を目指しているのが，現在の趨勢である．

文 献

1) Chang CH et al：An operative staging system and a megavoltage radiotherapeutic technic for cerebellar medulloblastomas. Radiology **93**：1351-1359, 1969
2) Deutsch M et al：Results of a prospective randomized trial comparing standard dose neuraxis irradiation (3,600 cGy/20) with reduced neuraxis irradiation (2,340 cGy/13) in patients with low-stage medulloblastoma. A Combined Children's Cancer Group-Pediatric Oncology Group Study. Pediatr Neurosurg **24**：167-177, 1996
3) Thomas PR et al：Low-stage medulloblastoma：final analysis of trial comparing standard-dose with reduced-dose neuraxis irradiation. J Clin Oncol **18**：3004-3011, 2000
4) Packer RJ et al：Treatment of children with medulloblastomas with reduced-dose craniospinal radiation therapy and adjuvant chemotherapy：A Children's Cancer Group Study. J Clin Oncol **17**：2127-2136, 1999
5) Packer RJ et al：Phase III study of craniospinal radiation therapy followed by adjuvant chemotherapy for newly diagnosed average-risk medulloblastoma. J Clin Oncol **24**：4202-4208, 2006
6) Taylor RE et al：Results of a randomized study of pre-radiation chemotherapy versus radiotherapy alone for nonmetastatic medulloblastoma：The International Society of Paediatric Oncology/United Kingdom Children's Cancer Study Group PNET-3 Study. J Clin Oncol **21**：1581-1591, 2003
7) Kortmann RD et al：Postoperative neoadjuvant chemotherapy before radiotherapy as compared to immediate radiotherapy followed by maintenance chemotherapy in the treatment of medulloblastoma in childhood：results of the German prospective randomized trial HIT '91. Int J Radiat Oncol Biol Phys **46**：269-279, 2000
8) von Hoff K et al：Long-term outcome and clinical prognostic factors in children with medulloblastoma treated in the prospective randomized multicentre trial HIT '91. Eur J Cancer **45**：1209-1217, 2009
9) Radcliffe J et al：Cognitive deficits in long-term survivors of childhood medulloblastoma and other noncortical tumors：age-dependent effects of whole brain radiation. Int J Dev Neurosci **12**：327-334, 1994
10) Rutkowski S et al：Medulloblastoma in young children. Pediatr Blood Cancer **54**：635-637, 2010
11) Louis DN et al（eds）：The 2007 WHO Classification of Tumours of the Central Nervous System, IARC Press, Lyon, 2007
12) 日本脳神経外科学会ほか（編）：臨床・病理 脳腫瘍取扱い規約—臨床と病理カラーアトラス，第3版，金原出版，東京，p122，2010
13) The Committee of Brain Tumor Registry of Japan：Re-

port of brain tumor registry of Japan (1984-2000), 12th Ed, Neurol Med Chir **49** (Suppl), 2009
14) Rutkowski S et al : Survival and prognostic factors of early childhood medulloblastoma : an international meta-analysis. J Clin Oncol **28** : 4961-4968, 2010
15) Northcott PA et al : Medulloblastoma comprises four distinct molecular variants. J Clin Oncol **29** : 1408-1414, 2011
16) 日本放射線腫瘍学会ホームページ〈http://www.jastro.or.jp/safety/detail.php?eid=00001〉
17) Packer RJ et al : Outcome for children with medulloblastoma treated with radiation and cisplatin, CCNU, and vincristine chemotherapy. J Neurosurg **81** : 690-698, 1994
18) Miralbell R et al : Radiotherapy in pediatric medulloblastoma : quality assessment of Pediatric Oncology Group Trial 9031. Int J Radiat Oncol Biol Phys **64** : 1325-1330, 2006
19) Gajjar A et al : Risk-adapted craniospinal radiotherapy followed by high-dose chemotherapy and stem-cell rescue in children with newly diagnosed medulloblastoma (St Jude Medulloblastoma-96) : long-term results from a prospective, multicentre trial. Lancet Oncol **7** : 813-820, 2006

各論

3　眼球・眼窩の悪性腫瘍（悪性黒色腫）

臨床経過

【症例】
21歳，女性．

【現病歴】
視力低下を自覚し，近医眼科受診．左脈絡膜腫瘍が疑われ，精査目的でA大学病院を受診し，治療目的にてBセンター病院を紹介受診した．

【検査所見】
受診時の左眼視力は0.3（矯正0.5）．眼底検査，MRI，CT，FDG-PETにて左眼球外側後方に径14.7 mm，厚さ7.6 mmの腫瘍が認められ，悪性黒色腫の臨床診断となった（図1）．全身精査にて転移は認められなかった（T3N0M0）．

設問

設問1

下記のブドウ膜悪性黒色腫に関する記載で，**誤っている**選択肢を2つ選べ．
①欧米人に比べ日本人に多い．

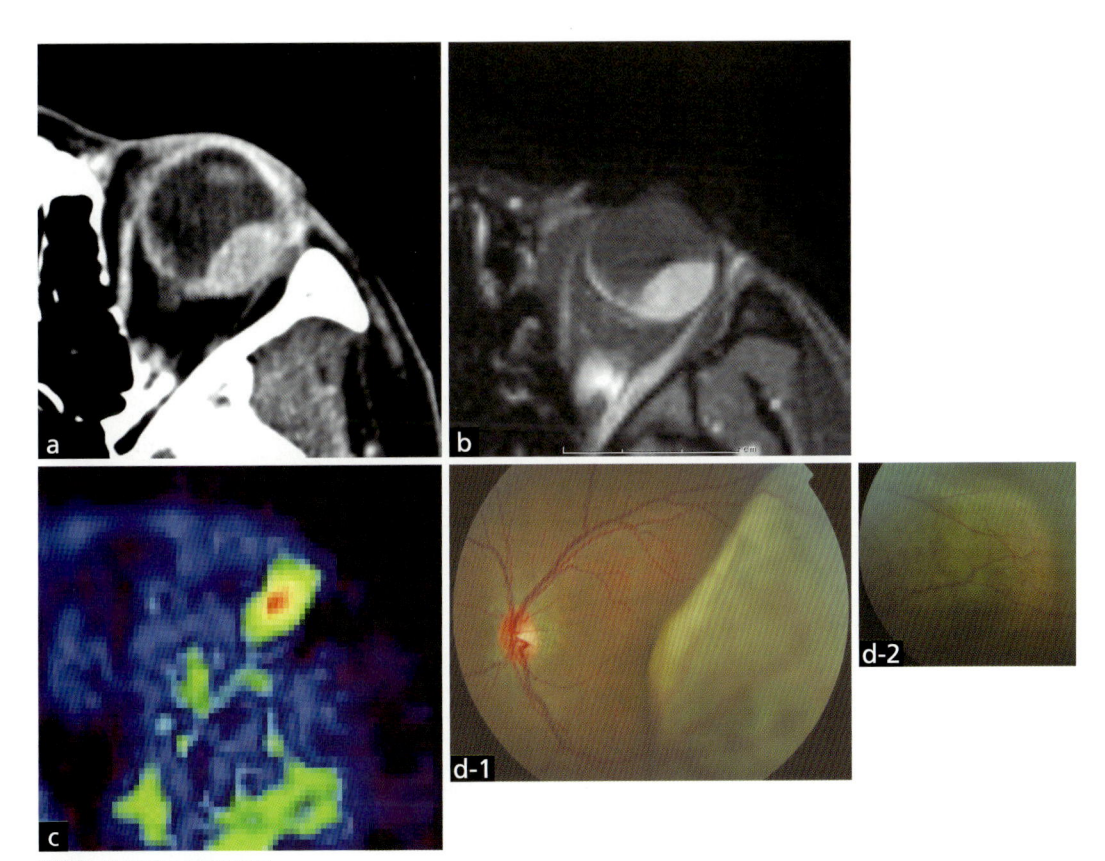

図1 治療前の画像所見
a：造影CT像，b：MRI T1強調像（ガドリニウム造影），c：メチオニンPET像，d：眼底所見
左眼球外側後方に腫瘤を認める．

②虹彩の色素が灰色や青の人種に多い．
③脈絡膜に発生することが多く，網膜剥離の原因となる．
④若年者，特に20歳代に多い疾患である．
⑤霧視や視野欠損の症状を訴えることが多い．

設問 2

脈絡膜悪性黒色腫の治療方法および治療選択に関する記載で，正しい選択肢を 2 つ選べ．
①同時化学放射線療法が効果的である．
②放射性同位元素の強膜癒着療法（プラーク小線源療法）も選択肢の 1 つである．
③眼球摘出は適応外である．
④無治療経過観察が第一選択である．
⑤陽子線治療や重粒子線治療も選択肢の 1 つである．

設問 3

脈絡膜悪性黒色腫に関する治療とその経過に関する記載で，誤っている選択肢を 1 つ選べ．
①陽子線治療の予後因子の 1 つは腫瘍径である．
②陽子線治療や重粒子線治療後の眼球温存率は約 90％と良好である．
③陽子線治療の 5 年局所制御率は約 95％と良好である．
④遠隔転移の 80～90％は肝臓に出現する．
⑤陽子線治療や重粒子線治療後の患側の視力の温存率は約 90％と良好である．

解答と解説

設問 1　　　　　　　　　　　　　　正解①，④

疫学の問題である．ブドウ膜悪性黒色腫は欧米人に多く，頻度は 100 万人あたり年間 2～8 人，一方，日本人の場合は 100 万人あたり年間 0.25 人程度であるため，選択肢①は誤りである[1-3]．虹彩の色素が灰色や青の人種，つまりコーカソイド人種に多い．発症のリスク因子はブドウ膜悪性黒色腫や皮膚悪性黒色腫の家族歴との報告もある．発症しにくい因子としては褐色の肌の人種やネグロイド人種，虹彩の色素は黒であり，日光に強く，眼鏡を着用していることといわれているが，日光の影響ははっきりしていない[2]．性差はなく 50～60 歳代をピークにあらゆる年代で発生するため選択肢④は誤りである[1,2]．ブドウ膜悪性黒色腫の 90％は脈絡膜に発生し，網膜剥離の原因となる．残りは虹彩や毛様体に発生し白内障や緑内障の原因となる．このため霧視や視野欠損で受診する患者が多く，進行したものは眼球の炎症や疼痛を引き起こす[1]．

設問 2　　　　　　　　　　　　　　正解②，⑤

治療法の選択に関する問題である．眼球悪性黒色腫の治療選択およびその方針はいまだ議論の多いところではあるが，基本的に発生部位，大きさ，厚さ，病期によって規定され，経過観察，レーザー治療，温熱療法，プラーク小線源治療，粒子線治療，部分切除，眼球摘出が選択される[2,4]．選択肢①のように同時化学放射線療法が有効であるという報告はない．

腫瘍最大基底径が小さく＜10 mm で厚さ＜2～3 mm（T1）では経過観察が選択され，腫瘍が増大するようであれば，プラーク小線源治療，粒子線治療，定位手術的照射，温熱療法，部分切除術が施行される[2,5]．腫瘍が小さい場合（T1）では経過観察も可能であるが，本症例では腫瘍径も大きく，選択肢④の無治療経過観察は第一選択ではない．

中等度の腫瘍径が 10～15 mm，厚さが 3～8 mm の場合（T2）はプラーク小線源治療が行われることが多く，粒子線治療，部分切除，眼球摘出も選択される．わが国ではルテニウム-106（^{106}Ru）（β線放出）のみが使用可能であるため，厚さ 5 mm 以下の腫瘍に対してプラーク小線源治療を行っている．

悪性黒色腫の最大基底径＞15 mm かつ厚さが＞10 mm（T3 以上）で照射による眼球温存が困難な場合，強膜外に伸展している場合や虹彩の広範囲に血管新生がみられる場合は眼球摘出が選択される．しかし，最大径＞24 mm，厚さ＞14 mm で，眼球が腫瘍で満たされている割合が 30％未満であった場合，粒子線治療が選択されることもある[2,5]．

本症例は T3 であり，眼球摘出の適応はあるが，腫瘍が眼球後方に存在し，黄斑や視神経乳頭などの主要構造を避けられることから粒子線治療がよい適応である．わが国ではプラーク小線源治療は厚さが 5 mm 以下で選択されるが，欧米ではヨウ素-125（^{125}I）のγ線を放出する線源が使用できるため，厚さ 8～9 mm 程度であれば治療可能である[3]．したがって，適応はある．

設問 3　　　　　　　　　　　　　　正解⑤

粒子線治療や予後に関する設問である．陽子線治療

や重粒子線（炭素イオン線）治療の目的は腫瘍の局所制御および治癒，眼球温存，視力の温存である[6]．粒子線治療は視神経乳頭や黄斑の近傍に腫瘍が浸潤していても治療可能である．陽子線治療の5年局所制御率は90〜98％であり，炭素イオン線治療でも91.2％と非常に良好な成績である[3,5]．一方，プラーク小線源治療では87〜92％程度との報告もある[5]．5年生存率は陽子線治療において70〜88％である．Eggerらの報告では10年生存率は73％であった[6,7]．陽子線治療の予後因子は腫瘍径，腫瘍の厚さ，眼球外浸潤，年齢，遠隔転移などである．15年生存率はUICCのTNM分類（第6版，2002年）別にみると，T1が90％，T3では48％，T4では26％である[5,7]．

陽子線治療の5年眼球温存率は75〜91％であり，眼球摘出の理由としては緑内障が主なもので，その他，局所再発，眼痛，視力喪失が挙げられる[6,7]．眼球温存の予後因子は腫瘍から視神経乳頭までの距離，腫瘍の厚さ，視力治療前の眼圧があり，局所制御と同時に腫瘍の大きさ，部位も重要である．プラーク小線源療法では76〜94％と陽子線治療とほぼ同等である[6]．陽子線治療による視力の温存率は50％程度であり，重粒子線治療やプラーク小線源治療においてもほぼ同等である[2,7]．

遠隔転移は肝臓に最も多く，報告によりまちまちではあるが，80〜90％程度といわれ，次いで肺，皮膚（10〜25％）が多い．遠隔転移を認めてからの生存期間中央値は3.6ヵ月であり，20％の患者は1年，13％は2年，5％は3年，2％は4年，1％以下は5年で死亡する[5,8]．遠隔転移後の治療は限られており，手術や選択的動注化学療法などで生存期間を延長させたという報告もある[8]．

治療の経過

本症例は腫瘍径14.7 mm，厚さも7.6 mmと大きな腫瘍であったため，70 Gy equivalent（GyE）/5回の重粒子線治療が施行された．治療前，X線透視画像で確認治療計画用CTから合成された画像との照合を行うため，眼球結膜にチタンリング縫着術を施行した．**図2**に線量分布図を示す．線量勾配は急峻であり，正常組織の照射線量は非常に低くなっている．治療後，左視力喪失を認めたが，眼圧の上昇は認めなかった．また，睫毛が一部脱毛したものの，皮膚の色素沈着は認められていない．治療後の画像所見を**図3**に示す．

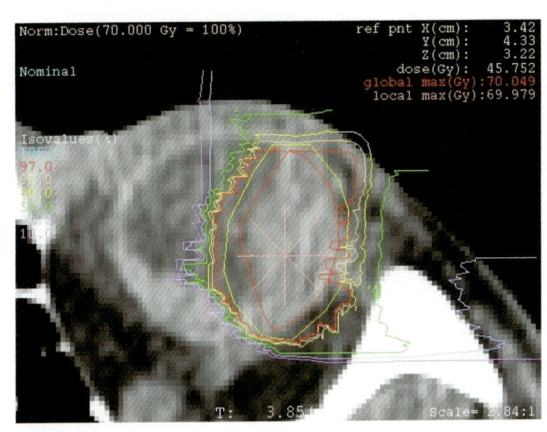

図2 線量分布図
水平ポートから3回照射，垂直ポート2回照射の計5回，2方向からのビームで計画．

現在治療後5年経過しているが，局所再発や遠隔転移はなく，無再発生存中である．

関連疾患および放射線腫瘍学関連事項の記載と解説

本疾患は非常にまれであり，一般の放射線腫瘍医はまず診療したことがないような疾患である．米国では1,500〜2,000人/年で発症するのに対し，わが国では30人/年程度で，しかも，わが国において粒子線治療を行っている施設は放射線医学総合研究所のみである．設問1〜3は眼球内の悪性黒色腫，特に脈絡膜悪性黒色腫の疫学，治療選択，治療後の経過を網羅できるケーススタディである．

約1/3の患者は症状がなく，検査で発見され，その他は霧視や視野欠損などで受診することが多い．検査は眼底検査や超音波検査，CT，MRI，メチオニンPET/CTなどが施行される．

治療選択では，腫瘍の大きさや厚さが重要な因子であることを理解する必要がある．先に述べたように，治療法としてT1のものでは経過観察も選択肢に挙がる．その他には，1）プラーク小線源治療，2）粒子線治療，3）定位手術的照射，4）温熱療法，5）眼球摘出術が選択できる．主に治療成績のよい1），2）が選択されることが多い．米国およびカナダで行われたCollaborative Ocular Melanoma Study（COMS）ではランダム化前向き試験が行われ，眼球摘出とプラーク小線源治療で生存に差が認められなかったことが示された[9]．またさまざまな後向き試験や前向き試験で，

225

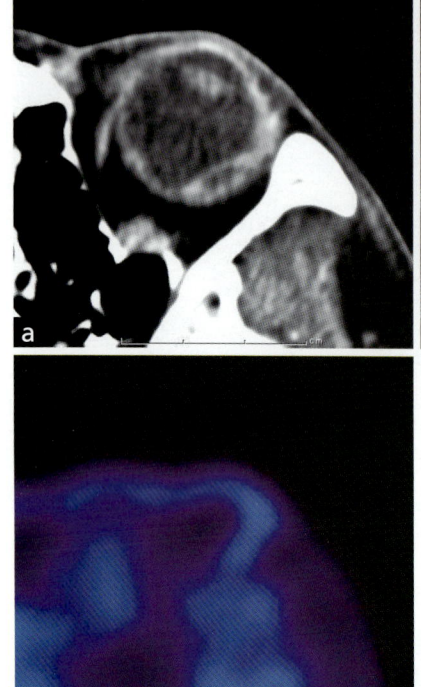

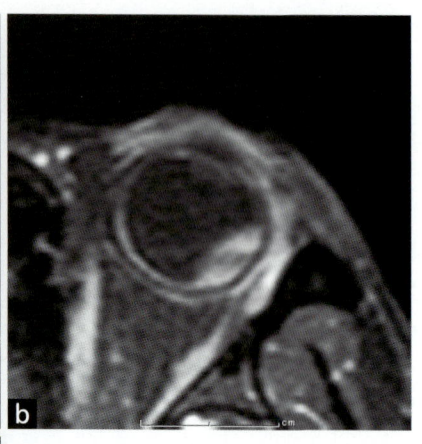

図3 治療後の画像所見
a：治療後5年造影CT
b：治療後2年MRI T1強調像（ガドリニウム造影）
c：治療後3年メチオニンPET
治療数年後のCT，MRIで腫瘍は残存しているが縮小しており，PETでのメチオニンの取り込みはみられていない．

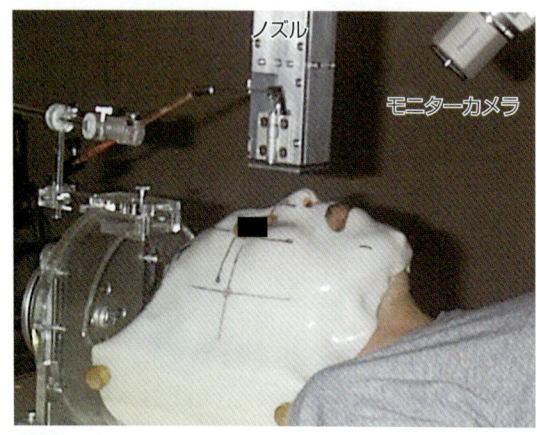

図4 治療風景

陽子線治療の局所制御率や生存率が高いことが示されている[5-7]．特に，陽子線治療や重粒子線治療は術者の被曝を避けることができ，黄斑や視神経乳頭，水晶体などの正常組織の照射線量を下げつつ，腫瘍に高い線量を与えることができるため，非常に有効な治療であると思われる．

陽子線治療は一般的に70 GyE/5回/5日で施行されているが，60 GyE/4回/4日で施行されている施設もある[5]．また，Gragoudasらは188名のランダム化比較試験において50 GyE/5回と70 GyE/5回では腫瘍の制御や有害事象に差がないことを示した[10]．

眼球悪性黒色腫に対する治療では非常に高い精度での照射技術が必要である．眼窩周囲の骨との位置関係だけでなく，眼球そのものに対しての正確な照射が不可欠である．このため，眼球の方向を固定し，それが正しいことを治療中に確認するため，患者に小さな光源を注視させる方法（凝視法）が用いられる．その他，治療時に眼球の向きを確認する方法として，モニターにて眼球の向きを目視し，X線透視による確認も併用される（**図4**）．事前に強膜表面に金属マーカーを縫着し，X線透視画像で確認治療計画用CTから合成された画像との照合を行う．

粒子線治療の有害事象には，緑内障，白内障，放射線性網膜症，黄斑症，乳頭網膜炎，それに伴う失明，などがある．

放射線医学総合研究所では1986～2003年まで陽子

線による治療を実施し，2001年からはさらなる成績の向上を目指して，炭素イオン線による治療を開始した．2007年までで5年生存率，局所制御率は80.2%，91.2%と非常に良好な成績を示した（**図5**）．眼球温存率は90.9%であり，眼球温存困難な腫瘍を選んで治療したことを考えれば大変よい結果である[3]．現在，緑内障発生のリスク低減のため，従来の垂直ビームに加え，水平ビームでの眼球腫瘍の治療を可能にする技術開発を行い，実用が開始されている．すでに中等～大きな腫瘍に対しての緑内障発生の低減が示されている．

謝辞　本症例で資料を提供して頂くとともに有益なご助言を頂いた放射線医学総合研究所，辻比呂志先生に深く感謝申し上げる．

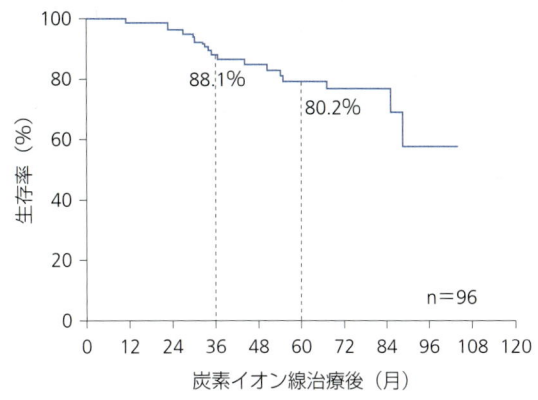

図5 炭素イオン線治療後の生存曲線

（放射線医学総合研究所データより）

文 献

1) Damato B : Does ocular treatment of uveal melanoma influence survival? Br J Cancer **103** : 285-290, 2010
2) Halperin EC et al : Perez and Brady's Principles and Practice of Radiation Oncology, 5th Ed, Lippincott Williams & Wilkins, Philadelphia, 2008
3) 後藤　浩：眼科プラクティス 見た目が大事！眼腫瘍 24，文光堂，東京，p176，2008
4) Damato B, Lecuona K : Conservation of eyes with choroidal melanoma by a multimodality approach to treatment : an audit of 1,632 patients. Ophthalmology **111** : 977-983, 2004
5) De Laney TF, Kooy HM : Proton and Charged Particle Radiotherapy, Lippincott Williams & Wilkins, Philadelphia, 2008
6) Egger E et al : Eye retention after proton beam radiotherapy for uveal melanoma. Int J Radiat Oncol Biol Phys **55** : 867-880, 2003
7) Dendale R et al : Proton beam radiotherapy for uveal melanoma : results of Curie Institut-Orsay proton therapy center（ICPO）. Int J Radiat Oncol Biol Phys **65** : 780-787, 2006
8) Augsburger JJ et al : Effectiveness of treatments for metastatic uveal melanoma. Am J Ophthalmol **148** : 119-127, 2009
9) The COMS randomized trial of iodine 125 brachytherapy for choroidal melanoma : V. Twelve-year mortality rates and prognostic factors : COMS report No. 28. Arch Ophthalmol **124** : 1684-1693, 2006
10) Gragoudas ES et al : A randomized controlled trial of varying radiation doses in the treatment of choroidal melanoma. Arch Ophthalmol **118** : 773-778, 2000

各論

4 外耳道がん

臨床経過

【症例】
47歳，女性．

【現病歴】
1ヵ月前より右耳漏を自覚し，A病院耳鼻科を受診した．右外耳道前壁に耳茸様の腫瘤を認め，外耳道の狭窄を認めた．点耳薬などで加療するも改善せず．

【検査所見】
MRIを施行し，右外耳道に造影効果を伴う壁肥厚を認めた（**図1**）．生検にて扁平上皮がん，cT2N0M0と診断された．右側頭骨部分切除施行し，内耳側の断端が陽性であった．

設問

設問1
外耳道がんの診断および治療方針について，<u>誤っている</u>選択肢を1つ選べ．
① UICCに病期分類の規定がなく，Stell-McCormickによるT病期分類が用いられている．
② 早期の場合，手術単独または放射線治療単独で治療可能である．
③ 早期の場合，予防的リンパ領域への加療は不要である．
④ 進行期の場合，手術と放射線治療の組み合わせが一般的である．
⑤ 早期の場合でも，化学療法を積極的に併用すべきである．

設問2
外耳道がんの放射線治療法について，<u>誤っている</u>選択肢を2つ選べ．
① 4〜6 MVのX線によるウェッジフィルタを用いた斜入もしくは直交2門照射が一般的である．
② 術後照射の場合，原則として予防的リンパ領域への照射を考慮する．
③ 表在性病変の場合，電子線や小線源治療も有用である．
④ 照射野は腫瘍より2〜3 cmのマージンをとり，外耳道から中耳全体を含めることが一般的である．
⑤ 根治的照射の場合，総線量は70 Gy/35回以上を照射する．

設問3
放射線治療後の有害事象について，<u>誤っている</u>選択肢を1つ選べ．
① cisplatinの併用で聴力低下をきたしやすくなる．
② 骨・軟骨壊死は総線量が60〜65 Gy以上になると頻度が増大する．
③ 45〜50 Gy以上の内耳への照射で聴力低下の頻度が増大する．
④ 聴力低下は特に低音域で著明になる．
⑤ 30 Gy以上の中耳への照射で漿液性中耳炎の頻度が増大する．

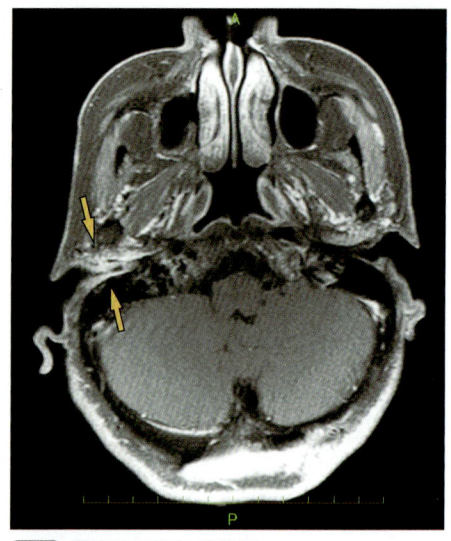

図1 造影MRI T1強調像
右外耳道に造影効果を伴う壁肥厚を認める（矢印）．

表1 Stell-McCormick の T 分類

T1	原発部位にとどまり，顔面神経麻痺を伴わず，画像診断にて骨破壊を認めない
T2	原発部位より進展し，顔面神経麻痺あるいは画像診断にて骨破壊を伴うが周辺臓器への浸潤がない
T3	周辺臓器（硬膜，頭蓋底，耳下腺，顎関節など）への浸潤を伴う腫瘍
T4	過去の治療などの影響により分類不能

（Stell PM et al：J Laryngol Otol **99**：847-850, 1985）

解答と解説

設問 1　正解⑤

外耳道がんの病期分類は UICC の規定になく，Stell と McCormick による T 病期分類が用いられている（表1）[1]．N，M 分類は UICC の頭頸部がんに準じている．治療方針として，早期では手術単独もしくは放射線治療単独のいずれも有効であり，進行期では手術と術後照射の組み合わせが一般的である．早期の場合，予防的リンパ領域への照射は通常必要ない．腫瘍径が 4 cm を超えるか軟骨への浸潤を認める場合は領域リンパ節転移の頻度が増加するとの報告もある[2]が，全体でもリンパ節転移の頻度は 10〜20％程度であることから，予防的頸部リンパ節郭清などの処置には否定的な意見が多い[3]．化学療法の併用については現時点では予後を改善するという明確なエビデンスはない．少なくとも早期の場合，手術単独もしくは放射線治療単独でも比較的良好な成績が報告されており[4]，化学療法は必ずしも必要ではない．

設問 2　正解②, ⑤

一般的に進行期もしくは術後照射の場合，4〜6 MV の X 線によるウェッジフィルタを用いた斜入もしくは直交2門照射が一般的である[3]．照射範囲としては表在性の場合，腫瘍から 1 cm 程度のマージンをとり，進行期の場合は，耳介，中耳および外耳道全体を含み，腫瘍から 2〜3 cm のマージンをとる．術後照射の場合でも予防的リンパ領域への照射は行わないことが多いが，原発巣の進展範囲が広い場合やもともとリンパ節転移を認めた場合は，前後耳介リンパ節および上内頸リンパ節領域（特に顎二腹筋リンパ節）への照射も考慮する．表在性病変や 4 cm 未満の腫瘍に対しては，美容的な意味でも小線源治療は有効な手段である[5]．総線量については，早期の場合は通常分割（1.8〜2 Gy/日）の 65 Gy 程度で制御可能であるが，進行期の場合は 70 Gy 程度まで必要になることもある．術後照射の場合でも，通常分割の 60〜66 Gy 程度が一般的である．70 Gy を超える線量は側頭骨の骨壊死や外耳道の軟骨壊死の原因となるので避けるべきである[6]．

設問 3　正解④

cisplatin による有害事象として聴力低下，難聴，耳鳴などが現れることがあり，投与量の増加に伴い発現頻度が高くなる．放射線治療の併用によりこの傾向はさらに高くなる[7]．側頭骨の骨壊死や外耳道の軟骨壊死については設問 2 で解説したように，65 Gy を超えると頻度を増すため，70 Gy 以上の線量は避ける．内耳への線量についてはさまざまな報告があるが，47 Gy か 48 Gy 以上になると聴力低下をきたしやすくなるとの報告が多い[8,9]．特に高音域で著明となる[9]．また，この閾値は化学療法の併用で低下しやすくなる．中耳の有害事象としては，比較的早期より漿液性中耳炎をきたしやすい．治療後 5 年で 5％の割合で発生する線量は 30 Gy との報告があり，40 Gy を超えると 50％以上の頻度となる[10]．さらに 55 Gy を超えると慢性中耳炎に発展する．

治療の経過

本症例は術後約 3 週後より腫瘍床を中心に 60 Gy/30 回の放射線治療を施行した．化学療法の併用は行わなかった．図 2a に線量分布図を，図 2b に照射野を示す．照射中に照射部位の脱毛および皮膚炎（CTCAE v4.0 Grade 2）を認めたが，次第に軽快した．照射終了後半年を経過し，明らかな晩期有害事象は認めていない．

関連疾患および放射線腫瘍学関連事項の記載と解説

外耳道がんの治療方針と実際の放射線治療法の手技とともに，放射線治療による内耳，中耳を中心とした有害事象についての理解を確認するケーススタディである．外耳道がんの組織型は扁平上皮がんが大半であるが，腺様嚢胞がんや腺がんのような放射線感受性の低い組織型も一部に含まれる．T 病期分類として Stell-

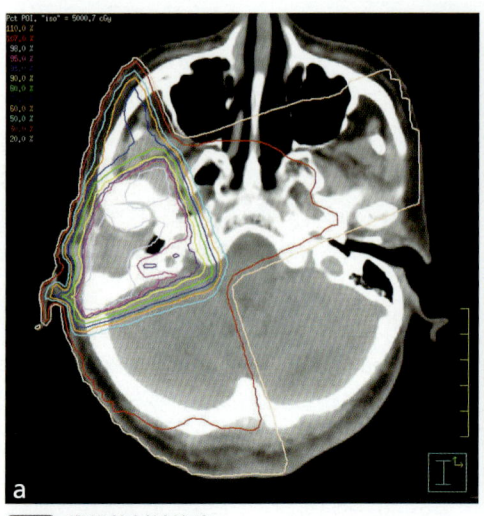

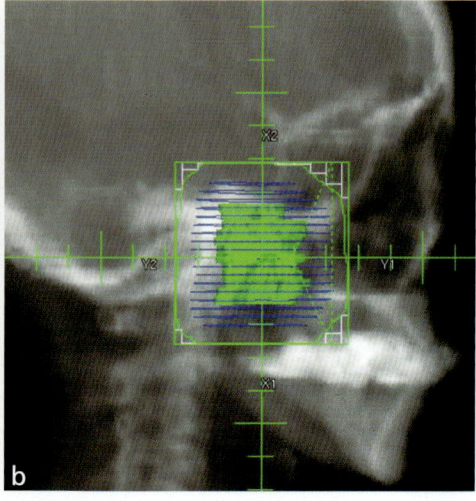

図2 術後放射線治療
a：線量分布図．ウェッジフィルタを併用したガントリ角度340°と250°の斜入2門による照射野を設定．
b：ガントリ角度340°からの照射野のbeam's eye view．臨床標的体積（CTV，緑）として腫瘍床および中耳を含め、10 mmのマージンをとり計画標的体積（PTV，青）を設定した．

McCormick分類が使用されており，T2以上は骨破壊や顔面神経麻痺などを有することから，現実的に早期といえるのはT1に限られる．外耳道がんのリンパ節転移の頻度は10～20％程度で，その領域は前後耳介，顎二腹筋リンパ節が含まれ，特にもともとリンパ節転移を認める症例では術後照射としてこのような領域への予防的照射も考慮する必要が生じる．

一般的な放射線治療の位置付けは，T1以外の進行した病変では手術後の補助療法として用いられることが多い．照射野は腫瘍または腫瘍床から2～3 cmのマージンをとり，中耳および耳介を含めることが多く，4～6 MVのX線によるウェッジフィルタを用いた斜入もしくは直交2門照射で総線量は60～70 Gy程度が必要となる．治療成績については症例数が限られることから後向き研究での結果が主であるが，Ogawaらがわが国での87例の解析を行っている[4]．T1，T2，T3の5年無病生存率は放射線治療単独でそれぞれ83％，45％，0％，そして手術＋術後照射ではそれぞれ75％，75％，46％であり，T1およびT2では治療法による有意差は認めなかったが，T3以上になると手術との組み合わせが有意に治療成績良好であったとしている．これらの結果からも，根治的な放射線治療単独の適応はT1病変に限られ，T2以上では手術との組み合わせが標準的な治療法といえる．化学療法の併用については明らかな有用性を示した報告はなされていないが，T2以上の進行期における現状の治療成績を考慮すると，今後の検討が待たれる．

有害事象では，70 Gy以上の照射による側頭骨の骨壊死および外耳道の軟骨壊死，内耳への45～50 Gy以上の照射による聴力低下，そして中耳への30 Gy以上の照射による漿液性中耳炎の増加が問題となる．特に内耳や中耳への線量については，最近の頭頸部への強度変調放射線治療（IMRT）の普及に伴い，その線量制約の設定の際に重要である．

文献

1) Stell PM, McCormick MS：Carcinoma of the external auditory meatus and middle ear. Prognostic factors and a suggested staging system. J Laryngol Otol **99**：847-850, 1985
2) Afzelius LE, Gunnarsson M：Guidelines for prophylactic radical lymph node dissection in cases of carcinoma of the external ear. Head Neck Surg **2**：361-365, 1980
3) Chao KSC, Devineni VR：Ear. Perez and Brady's Principles and practice of radiation oncology, 5th Ed, Helperin EC et al（eds）, Lippincott Williams & Wilkins, Philadelphia, p800, 2008
4) Ogawa K et al：Treatment and prognosis of squamous cell carcinoma of the external auditory canal and middle ear：a multi-institutional retrospective review of 87 patients. Int J Radiat Oncol Biol Phys **68**：1326-1334, 2007
5) Pfreundner L et al：Carcinoma of the external audito-

ry canal and middle ear. Int J Radiat Oncol Biol Phys **44**：777-788, 1999
6) Yin M et al：Analysis of 95 cases squamous cell carcinoma of the external and middle ear. Auris Nasus Larynx **33**：251-257, 2006
7) Zuur CL et al：Risk factors of ototoxicity after cisplatin-based chemoradiation in patients with locally advanced head-and-neck cancer：a multivariate analysis. Int J Radiat Oncol Biol Phys **68**：1320-1325, 2007
8) Chen WC et al：Sensorineural hearing loss in combined modality treatment of nasopharyngeal carcinoma. Cancer **106**：820-829, 2006
9) Chan SH et al：Sensorineural hearing loss after treatment of nasopharyngeal carcinoma：a longitudinal analysis. Int J Radiat Oncol Biol Phys **73**：1335-1342, 2009
10) Emami B et al：Tolerance of normal tissue to therapeutic irradiation. Int J Radiat Oncol Biol Phys **21**：109-122, 1991

各論

5　上咽頭がん

臨床経過

【症　例】
　58歳，男性．

【現病歴】
　3ヵ月前より頸部腫脹が出現．2週間前より複視と左外転神経麻痺が出現し近医を受診．特記すべき合併症はない．

【検査所見】
　鼻咽頭内視鏡で上咽頭上〜左側壁に粘膜不整像を伴う腫脹を認めた．CT，MRIで上咽頭より傍咽頭間隙・斜台へ浸潤する腫瘤を認め，左卵円孔の浸潤が疑われた（図1a 矢印）．両側咽頭後リンパ節，頸部リンパ節に最大4cmの複数転移を確認した（図1b）．FDG-PET/CT検査は原病巣および頸部リンパ節転移に陽性所見を認めたが，遠隔転移は指摘できなかった．上咽頭生検組織よりリンパ上皮腫を確認した．治療前のEpstein-Barr（EB）ウイルス抗体 VCA IgA 抗体×80，VCA IgG 抗体×320 であった．T4N2M0 ⅣA期（UICC，第7版，2009年）の上咽頭がんと診断した．

設　問

設問1
上咽頭がんの治療法に関する記述で，<u>誤っている</u>選択肢を2つ選べ．
①主病巣の臨床標的体積（CTV）前縁は後鼻孔を十分に含めればよい．
②リンパ節転移陽性症例ではCTVとして咽頭後リンパ節，レベルⅡ〜Ⅴ，鎖骨上窩リンパ節を含める．
③耳下腺線量はいずれか一側で平均26 Gy以下を目標とする．
④治療後の嚥下機能と口腔内の平均線量は相関が高い．
⑤強度変調放射線治療（IMRT）により唾液腺障害や脳壊死の発生を低減できる．

設問2
治療法の選択に関する記述で，<u>誤っている</u>選択肢を2つ選べ．

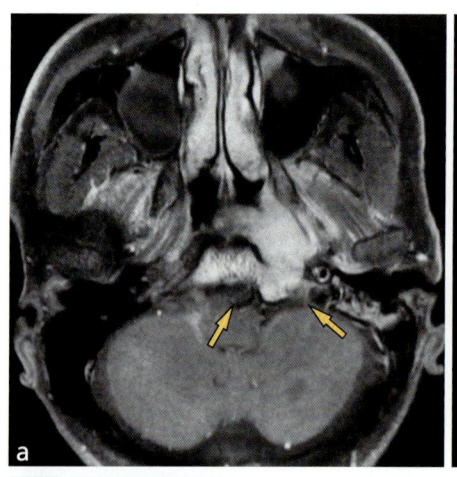

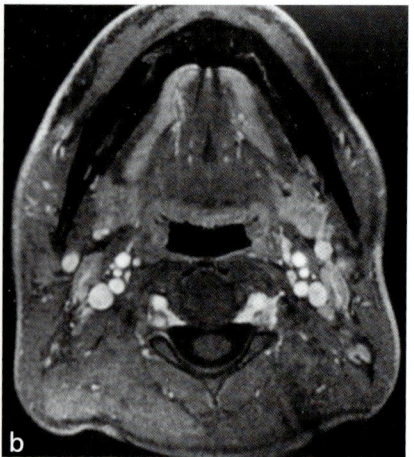

図1　治療前画像所見
a：造影MRI横断像（上咽頭レベル）．上咽頭病変は傍咽頭間隙より卵円孔の浸潤が疑われた．
b：造影MRI横断像（下顎骨レベル）．両側レベルⅡに複数の頸部リンパ節浸潤を認める．

①cisplatin（CDDP）の同時併用療法が標準治療と考えられる．
②化学療法併用時は過分割照射法あるいは加速過分割照射法が有効である．
③同時併用法の前後には一般的に化学療法の併用を行う．
④局所再発症例の再照射にIMRTが有効である．
⑤IMRTの治療方法で標的体積内同時ブースト（simultaneous integrated boost：SIB）法はtwo-step法に比べ治療経過中の線量分布変化の影響が少ない．

設問 3

上咽頭がんの化学放射線療法の有害事象について，正しい選択肢を1つ選べ．
①IMRT後の唾液腺障害は，治療後6ヵ月で症状改善の程度がピークとなる．
②治療経過中の味覚消失は放射線治療終了時点でほとんどの症例に観察される．
③治療後のGrade 3（CTCAE v4.0）以上の聴力障害は20%に観察される．
④Lhermitte徴候は脊髄の過線量により発症する．
⑤顎下腺の投与線量と治療後の有害事象の関連は低い．

解説と解答

設問 1

正解①，④

上咽頭がんは放射線感受性が高く，原発巣が頸動脈・脳・脳神経に近接し手術は困難であることから，遠隔転移のない未治療例は放射線治療が第一選択となる．原則として放射線治療と化学療法の同時併用を考慮する．遠隔転移を有する症例は化学療法中心であるが，National Comprehensive Cancer Network（NCCN）ガイドラインでは化学療法で完全寛解（complete response：CR）になった場合，頸部放射線治療の追加を推奨している．上咽頭がんは頸部リンパ節転移の頻度が高く，咽頭後リンパ節，頸部リンパ節（レベルII〜V），および鎖骨上窩リンパ節領域を含める．放射線治療計画の作成時にCTVへ十分な線量投与を達成し，脳，脳幹，脊髄，唾液腺，下顎骨などの正常臓器の耐容線量を遵守することが重要で，3次元治療計画が必須である．原病巣のCTV作成に進展範囲の正確な評価のためMRI・PET画像の参照が重要である．翼口蓋窩領域をCTVに含めることが重要で，CT画像上は上顎洞後壁をCTVに十分に含める．選択肢①ではCTVの前縁を尋ねているが，後鼻孔に加え上顎洞後壁を十分含めることが肝要である．また上咽頭がんは比較的予後良好なので，晩期有害事象への配慮が重要になる．特に唾液腺機能温存の意義は大きくIMRTの適応が推奨される．また，頭蓋底浸潤が高度な症例は，CTVの線量分布改善と正常臓器の線量制限を改善する点でIMRTに利点が大きい．化学放射線療法後の嚥下機能障害は近年重要視され，咽頭収縮筋・喉頭の線量との関連について報告されている．選択肢④の口腔線量との関連の明確な結果の報告はない．

設問 2

正解②，⑤

全身状態良好で70歳までの症例で化学療法併用を考慮する．化学療法の有効性は，放射線治療の局所効果増強，遠隔転移の抑止効果にあると考えられる．上咽頭がんを対象としたメタ解析結果で，化学療法併用時期は同時併用法が最も有効であった．同時併用法の薬剤はCDDP単剤が多いが，進行がんは遠隔転移の制御が重要なので，同時併用法以外に導入化学療法あるいは補助化学療法が併用される．化学療法併用の有効性を示したランダム化比較試験のINT0099は，CDDP 100 mg/m^2，3コース3週間隔を同時併用し，その後fluorouracil（5-FU）1,000 mg/m^2，Day 1〜4，CDDP 80 mg/m^2，Day 1を3コース行っている．選択肢②は化学療法と放射線治療併用時の分割照射法を尋ねている．同時併用法は70 Gy/7週の標準分割照射が標準で，過分割照射・加速過分割照射法の有効性は示されていない．IMRTは上咽頭がんの根治的治療で有用だが，局所再発例の再照射にも有望である．局所再発への再照射は中長期の生命予後改善に寄与し，IMRTは正常臓器の過剰線量を最小化でき有利である．また定位照射・粒子線治療も同様の利点がある．

化学放射線療法時には重度栄養不良を併発し体輪郭縮小と唾液腺形状変化・位置偏位により線量分布の顕著な変化を生じる．SIB法は全治療期間を同一の治療計画で行うため，線量分布の大きな影響がある．一方two-step法は従来の治療法同様に中間で計画標的体積（PTV）を縮小しブーストを追加する方法である[10]．この方法は再治療計画で経過中変化を補正し，SIB法より線量分布変化の影響が少ない．

設問3　正解②

上咽頭がん放射線治療の有害事象はIMRTの利用で減少でき有用である．最も代表的なのは唾液腺機能温存である．治療終了直後は口渇・味覚異常の唾液腺障害が大部分で観察され，数ヵ月～半年より回復が始まり，2～3年で8割程度の患者で改善される．筆者の施設でのIMRT治療後の口渇の発症割合を紹介する（**図2**）．治療後6ヵ月は回復が始まる時期である．耳下腺機能は刺激への唾液分泌，顎下腺は安静時の唾液分泌に関連が大きい．治療中は3次元治療・IMRTとも，高度の粘膜炎・皮膚炎を発症し，ほとんどの症例に味覚消失と重度の唾液分泌機能低下を認める．放射線治療後は齲歯，歯周病が増加し治療前・中・後の口腔ケアは重要となる．治療開始前の動揺歯抜歯は可及的に考慮すべきである．重度の聴力障害は数％以下である．Lhermitte徴候は一過性で良好な回復を示し，脊髄過線量による脊髄障害と区別する必要がある．CTVが脳・脳幹，視神経・視交叉に近接する場合，脳壊死・視力障害に配慮する．喉頭・咽頭収縮筋の線量と嚥下機能障害との相関が報告されており，治療計画時の配慮と経過観察時の注意を必要とする．慢性期に甲状腺機能低下症の発症に留意する．

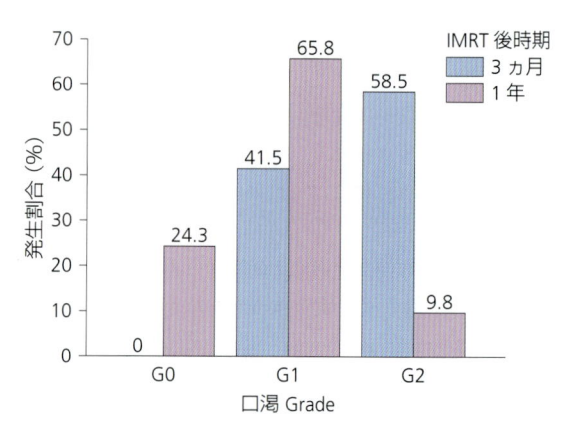

図2 愛知県がんセンター中央病院でIMRT実施後の口渇発症割合

治療の経過

IMRTを用い化学療法同時併用の放射線治療を行った．上咽頭および浸潤リンパ節にD_{95}処方で70 Gy/35回/7週を（**図3**），予防域に両側レベルⅡ～Ⅴ，咽頭後リンパ節，鎖骨上窩リンパ節を標的体積としてSIB法で54 Gy/35回/7週を投与した．本治療計画の線量体積ヒストグラム（DVH）を図4に示す．健側の耳下腺の線量制約（**図5a**矢印），および脳幹・PTVへの線量制約（**図5b**矢印）を遵守し治療計画した．放射線治療の第1，4，7週にCDDP 80 mg/m²を計3回投与し，放射線治療後にCDDP（70 mg/m²，

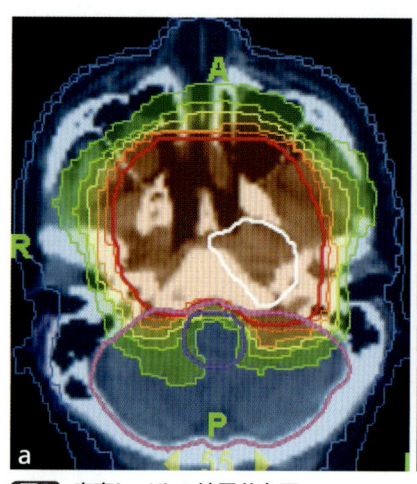

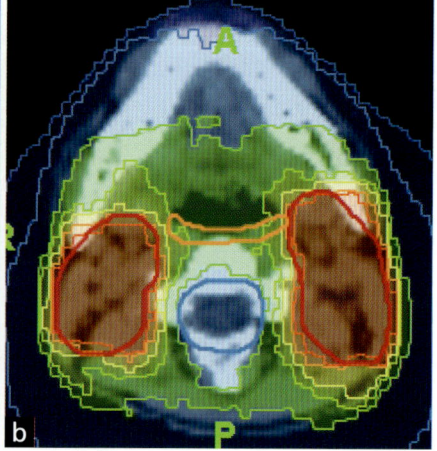

図3 病変レベルの線量分布図
a：上咽頭レベルの線量分布図．卵円孔浸潤部（白線）を含む計画標的体積（PTV）に良好な線量分布が保たれている．
b：下顎骨レベルの線量分布図．両頸部リンパ節領域（赤線）に対して高線量の分布が達成できている咽頭収縮筋（オレンジ線）の線量低減を同時に達成できている．

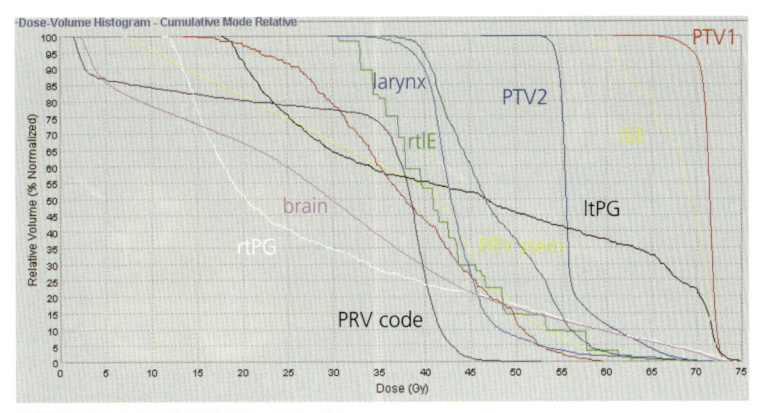

図4 本症例の線量体積ヒストグラム

Day 1）+ 5-FU（700 mg/m², Day 1～5）を2コース追加した．治療中 Grade 2 の粘膜炎，皮膚炎，口渇を生じたが治療後に回復した．血液毒性は顆粒球減少（Grade 1），貧血（Grade 1）を観察した．治療前に MRI（**図 6a**）および FDG-PET/CT（**図 6b**）で認めた頭蓋底浸潤病巣は，治療後3ヵ月の画像上は消失した（**図 6c, d**）．治療直後の口渇は Grade 2 で，治療後1年 Grade 1，治療後2年 Grade 0 と改善した．最終観察時点で複視を含めた症状を認めず，治療終了から 3.5 年で無再発で生存中である．

関連疾患および放射線腫瘍学関連事項の記載と解説

1）疫学と特徴，病期分類，組織型

本疾患は EB ウイルス（EBV）感染と発がんの関連が報告され，初診時 EBV 抗体価の上昇例が多い．組織学的にリンパ上皮腫または低分化がんが 80～90％ を占めるが，このタイプは EBV 感染と関連が深い．その他に，角化型扁平上皮がんが約 5～25％ 程度と報告される．その割合は欧米で高く，東アジア（香港，中国，台湾）で低く，わが国は中間である．角化型扁平上皮がんは喫煙との関連が報告され，他の組織型に比し治療成績が悪いという報告がある．上咽頭がんはリンパ節転移・遠隔転移が多く，初発症状は頸部腫瘤が多く，両側病変を有している場合が多い．一般に UICC-AJCC（American Joint Committee on Cancer, 対がん米国合同委員会）の病期分類を用いるが，2009年改訂の第7版で，主病変の鼻腔浸潤は T2a から T1 に分類され，規定がなかった咽頭後リンパ節は両側腫大までが N1 と規定された．なお，上咽頭がんのリンパ節転移はその他の頭頸部がんの N stage と異なり，

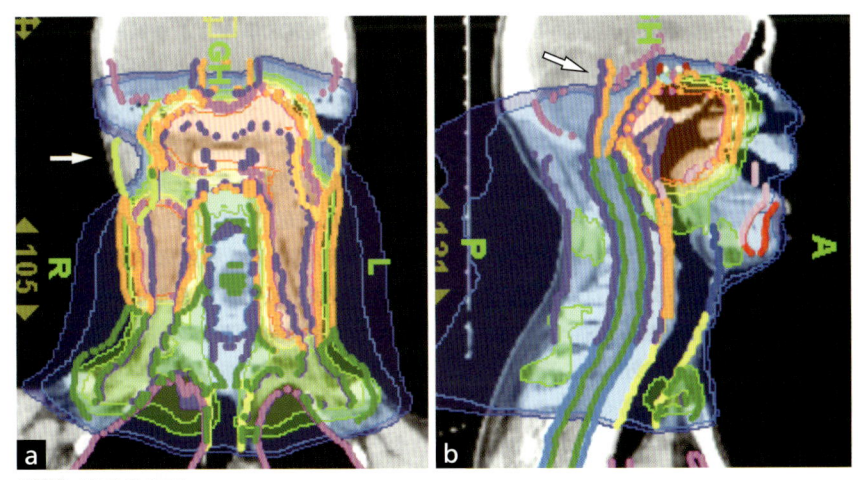

図5 線量分布図
a：健側の耳下腺の線量分布図，b：脳幹・計画標的体積（PTV）への線量分布図

平上皮がんが予後不良因子であった（44.7% vs. 62.2%，p=0.004）．その他の予後因子で臨床病期，T stage，N stage が知られている．また，わが国の化学放射線療法（導入化学療法，同時併用法，交替療法）の3次元放射線治療の成績は3～5年生存率60～83％の報告がある[6-8]．

わが国のIMRT治療成績の報告は少ない[9]．西村らの35例の化学放射線療法とIMRTを用いた治療成績は観察期間中央値39ヵ月で3/5年生存率88/83%，3/5年局所制御率93/87%と報告されている[10]．参考までに，筆者の施設の未公開データは66例（観察期間中央値25ヵ月）の化学療法同時併用法のIMRTの治療成績2年生存率90.8%，2年無増悪生存率77.7%であった．

文献

1) Mao YP et al：Re-evaluation of 6th edition of AJCC staging system for nasopharyngeal carcinoma and proposed improvement based on magnetic resonance imaging. Int J Radiat Oncol Biol Phys **73**：1326-1334, 2009
2) Lee AW et al：Preliminary results of a randomized study on therapeutic gain by concurrent chemotherapy for regionally-advanced nasopharyngeal carcinoma：NPC-9901 Trial by the Hong Kong Nasopharyngeal Cancer Study Group. J Clin Oncol **23**：6966-6975, 2005
3) Chen Y et al：Preliminary results of a prospective randomized trial comparing concurrent chemoradiotherapy plus adjuvant chemotherapy with radiotherapy alone in patients with locoregionally advanced nasopharyngeal carcinoma in endemic regions of china. Int J Radiat Oncol Biol Phys **71**：1356-1364, 2008
4) Chua DT et al：Improvement of survival after addition of induction chemotherapy to radiotherapy in patients with early-stage nasopharyngeal carcinoma：Subgroup analysis of two Phase III trials. Int J Radiat Oncol Biol Phys **65**：1300-1306, 2006
5) Kawashima M et al：A multi-institutional survey of the effectiveness of chemotherapy combined with radiotherapy for patients with nasopharyngeal carcinoma. Jpn J Clin Oncol **34**：569-583, 2004
6) Demizu Y et al：Efficacy and feasibility of cisplatin-based concurrent chemoradiotherapy for nasopharyngeal carcinoma. Jpn J Clin Oncol **36**：620-625, 2006
7) Fuwa N et al：Alternating chemoradiotherapy for nasopharyngeal cancer using cisplatin and 5-fluorouracil：a preliminary report of phase II study. Radiother Oncol **61**：257-260, 2001
8) Hareyama M et al：A prospective, randomized trial comparing neoadjuvant chemotherapy with radiotherapy alone in patients with advanced nasopharyngeal carcinoma. Cancer **94**：2217-2223, 2002
9) Kodaira T et al：Aichi Cancer Center initial experience of intensity modulated radiation therapy for nasopharyngeal cancer using helical tomotherapy. Int J Radiat Oncol Biol Phys **73**：1129-1134, 2009
10) Nishimura Y et al：A two-step intensity-modulated radiation therapy method for nasopharyngeal cancer：the Kinki University experience. Jpn J Clin Oncol **40**：130-138, 2010

各論

6 中咽頭がん

臨床経過

【症例】
77歳,男性.

【現病歴】
軟口蓋より発生した約3cmの外向発育型の腫瘍で,扁桃窩および前口蓋弓へ浸潤している.また右上頸部に40×30mmサイズの可動性が制限されたリンパ節転移(上内深頸部リンパ節)を触知する(図1).77歳と高齢のため放射線治療を選択した.

設問

設問1

下記の中咽頭がんの治療法選択の記載で,誤っている選択肢を2つ選べ.
①臨床病期はT2N1M0でⅢ期である.
②化学放射線療法でも手術治療でも根治が期待できる.
③術前照射して腫瘍ボリュームを減少させてから手術治療を選択する.
④外部照射を先行して,40〜50Gy前後の反応をみて根治的照射か手術治療かを選択する.
⑤腫瘍は比較的限局しているので,小線源治療のよい適応である.

解答と解説

設問1　　　　　正解①, ⑤

中咽頭がんのTNM臨床病期(UICC,第7版,2009年)を表1に示すが,本例の原発腫瘍の最大径は約3cmでありT2となる.また頸部リンパ節転移は4cm大で,N2aで臨床病期はⅣA期となる.

頭頸部扁平上皮がんを対象とした最近の非切除治療は化学放射線療法が標準的治療であり,薬剤としては白金製剤とfluorouracil (5-FU)が有効とされ,進行中咽頭がんにおいても照射単独と比較して化学放射線療法が有意に良好であると報告[1]されている.

また機能温存の点から,照射を先行してから照射途中で手術か根治的照射かを選択する治療も行われている.術前照射により原発巣や転移リンパ節の縮小とがん細胞の活動性を低下させてから手術も行われる.また反応が良好な場合は根治的照射として機能温存も試みられている.しかし手術と根治的照射の比率は施設間格差が大きく,頭頸部外科医と放射線腫瘍医の考え方が大きく関与しており,治療成績が同等でも切除率

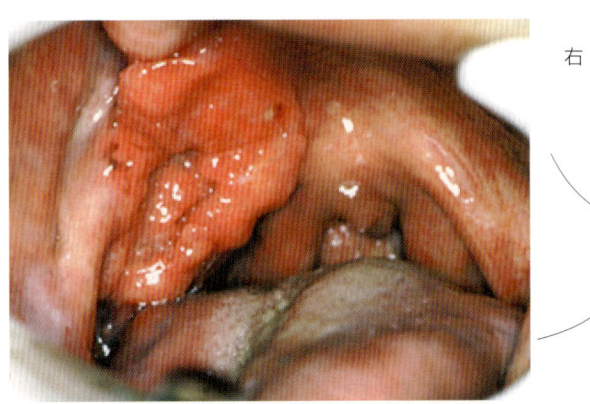

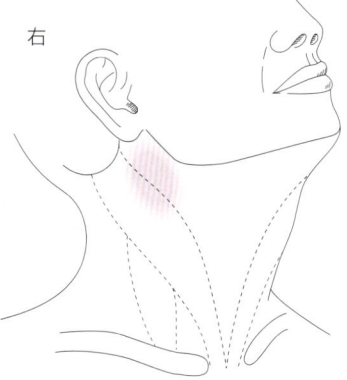

図1 軟口蓋原発腫瘍と右上頸部リンパ節転移(40×30mm)所見

表1 中咽頭がんのTNM分類（UICC，第7版，2009年）

TX	原発腫瘍の評価が不能
T0	原発腫瘍を認めない
Tis	上皮内がん
T1	最大径が≤2 cm
T2	最大径が>2 cm，≤4 cm
T3	最大径が>4 cm，または喉頭蓋舌側に進展する腫瘍
T4a	喉頭，舌深層の筋肉/外舌筋（オトガイ舌筋，舌骨舌筋，口蓋舌筋，茎突舌筋），内側翼突筋，下顎骨，硬口蓋のいずれかに浸潤する腫瘍
T4b	外側翼突筋，翼状突起，上咽頭側壁，頭蓋底のいずれかに浸潤する腫瘍，または頸動脈を全周性に取り囲む腫瘍
NX	所属リンパ節の評価が不能
N0	所属リンパ節転移なし
N1	同側の単発性リンパ節転移，最大径≤3 cm
N2a	同側の単発性リンパ節転移，>3 cm，≤6 cm
N2b	同側の多発性リンパ節転移，≤6 cm
N2c	両側または対側のリンパ節転移，≤6 cm
N3	最大径>6 cmのリンパ節転移

期	T	N	M
0期	Tis	N0	M0
I期	T1	N0	M0
II期	T2	N0	M0
III期	T1〜2	N1	M0
	T3	N0〜1	M0
IVA期	T1〜3	N2	M0
	T4a	N0〜2	M0
IVB期	T4b	Nに関係なく	M0
	Tに関係なく	N3	M0
IVC期	T，Nに関係なく		M1

（Sobin LH et al：TNM Classification of Malignant Tumors, 7th Ed, Wiley-Blackwell, 2009）

表2 頭頸部扁平上皮がんの制御に必要な線量（2 Gy×5回/週）

投与線量	腫瘍体積	制御率
40 Gy	非顕在病変	60〜70%
50 Gy	非顕在病変	>90%
	2〜3 cm 頸部リンパ節	〜50%
	T1 上咽頭病変	60%
60 Gy	非顕在病変	>90%
	T1 咽頭病変	80〜90%
	T3〜T4 扁桃病変	〜50%
70 Gy	1〜3 cm 頸部リンパ節	〜90%
	3〜5 cm 頸部リンパ節	〜70%
	T2 扁桃病変	80〜90%
	T3〜T4 扁桃病変	〜80%

（Fletcher GH：Head Neck Surg **1**：441-457, 1979）

は30〜80%の施設間格差がみられる[2]．

　外部照射の反応が良好な場合は根治的照射が行われるが，その場合は最終的には肉眼的腫瘍に対しては65〜70 Gy相当の線量投与が必要である．予防的リンパ節領域の範囲には40〜50 Gy照射後に照射野を縮小して残存腫瘍に追加する．表2に頭頸部扁平上皮がんの制御に必要な線量（2 Gy×5回/週）の目安を示す[3]．原発巣が小さく限局し，頸部リンパ節転移がない場合は，小線源治療単独で治療する場合もあるが，多くは外部照射を先行してから残存病巣への追加照射として行われる．本症例は腫瘍形状が大きく，またリンパ節転移があったため，54 Gyの外部照射後に腫瘍を縮小させてから放射性金粒子（^{198}Au）による小線源治療が行われた．

治療の経過

　4 MV-X線を使用して左右対向2門で上・中頸部領域に44 Gy/22回/35日照射後に，同一照射範囲で右1門にて10 Gy/5回/7日追加照射．また同時に右下頸部領域に前方1門で5 mmボーラスを使用して50 Gy/25回/35日，予防的に照射した．さらに上頸部の転移リンパ節の残存へ6×6 cmの照射野で5 mmボーラスを使用して，12 MeV電子線にて14 Gy/7回/9日の追加照射を行った．最終的にこの症例の外部照射線量は原発巣は54 Gy，転移頸部リンパ節は68 Gyであった．原発巣は外向発育型の腫瘍が縮小消退しほぼ突出した腫瘍がなくなったが，追加照射として3週間後に^{198}Auを永久挿入した．軟口蓋の永久挿入の範囲は10 cm^{2}で1個185 MBq（5 mCi）の^{198}Au

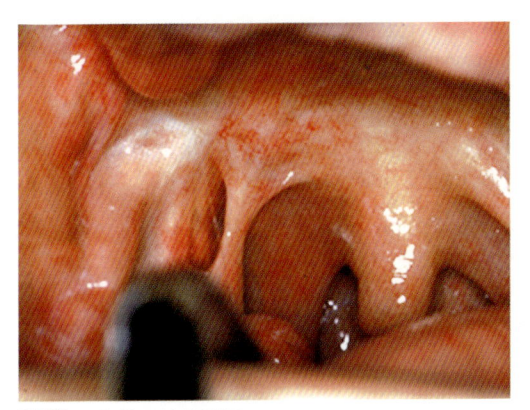

図2　3年後の治癒所見

を1/4半減期まで待ち20個挿入し，永久挿入線量として22 Gyの小線源による追加照射を行った．治療経過は原発巣および頸部リンパ節転移ともに制御され順調に経過していたが（図2），3年後に食道がんが発見され，全経過3.5年で他がん死した．

関連疾患および放射線腫瘍学関連事項の記載と解説

　中咽頭がんは50～70歳代男性に多発し，頻度は女性の3～5倍である．飲酒と喫煙習慣，ヒトパピローマウイルス（HPV）感染がリスク因子で，重複がんが高頻度（20～30％）に合併する疾患である．多くは扁平上皮がんであるが，亜部位により，切除治療後の機能と形態の温存の程度は症例により異なる．そのため本疾患の治療は後ろ向きなデータの積み重ねによりコンセンサスとなっていることが多く，最近の化学放射線療法が絡んだ試験以外はランダム化比較試験はほとんどないのが現状である．また放射線治療の立場からは臨床病期ばかりでなく，病理組織学的分化度や亜部位および腫瘍の発育様式によって放射線感受性が異なるため，照射方法も個別の工夫が必要な疾患である．
　中咽頭は硬口蓋と軟口蓋の移行部の高さから喉頭蓋谷の底部の高さまでの範囲で，上壁（硬口蓋下面，口蓋垂），前壁（舌根または舌後部1/3，喉頭蓋谷，喉頭蓋前面），側壁（口蓋扁桃，扁桃窩および口蓋弓，舌扁桃溝），後壁の4つの亜部位に分けられる．亜部位により少し趣を異にした自然経過を示し治療成績も異なる．中咽頭がんの初期は粘膜の発赤として表面を這うように進展し，正常粘膜との境界がはっきりしないことがある．こうした表在性の病変は放射線治療によ

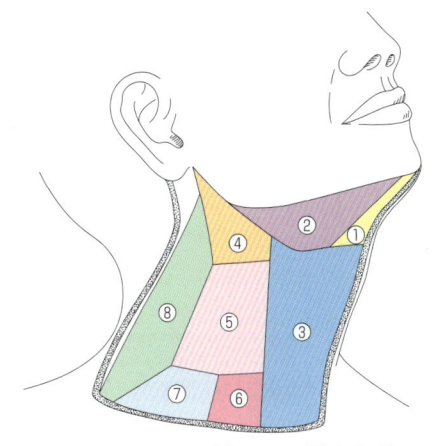

頸部リンパ節区分（浅頸リンパ節を除く）

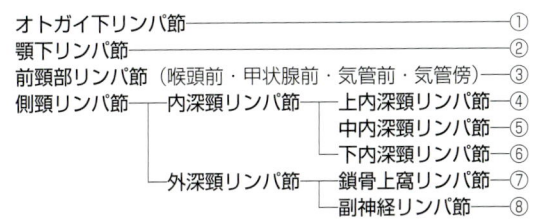

オトガイ下リンパ節　　　　　　　　　　　　　　①
顎下リンパ節　　　　　　　　　　　　　　　　　②
前頸部リンパ節（喉頭前・甲状腺前・気管前・気管傍）　③
側頸リンパ節─内深頸リンパ節─上内深頸リンパ節　④
　　　　　　　　　　　　　　　中内深頸リンパ節　⑤
　　　　　　　　　　　　　　　下内深頸リンパ節　⑥
　　　　　　　外深頸リンパ節─鎖骨上窩リンパ節　⑦
　　　　　　　　　　　　　　　副神経リンパ節　　⑧

図3　頸部リンパ節区分
［日本頭頸部癌学会（編）：頭頸部癌取扱い規約，第4版，金原出版，p5，2005］

り，比較的早期に肉眼的には消失するが，1～3年後に再発することもまれではなく，照射線量を加減できるものではない．
　病理組織診断では，最も好発する側壁型（約50％）は低分化型扁平上皮がんが多く，上壁では分化型扁平上皮がんが比較的多い．したがって側壁型と前壁型は，口腔がんと同様な放射線感受性を示す上壁型と後壁型よりは少し感受性が高い．
　また咽頭はWaldeyer輪を含んでいるため，中咽頭がんはリンパ節転移の最も多い疾患の1つである．日本頭頸部癌学会（編）「頭頸部癌取扱い規約」による頸部リンパ節の区分を図3に示すが，中咽頭がんは初診時に約70％が転移しているとされて，特に患側の上・中頸部リンパ節に転移が多い．
　リンパ節転移の頻度は扁桃窩58～76％，舌根50～83％，軟口蓋および口蓋垂37～56％と異なる．また前壁型や後壁型では対側のリンパ節転移も生じやすい．図4に頸部リンパ節転移区分別の転移頻度を示す[4]．また頭頸部がんにおいては最終的なリンパ流は咽頭後リンパ節に注ぐが，従来は臨床症状の出現まで診断不能であったが最近はCTやMRIにより容易に診断が可能となっている．図5に咽頭後リンパ節転

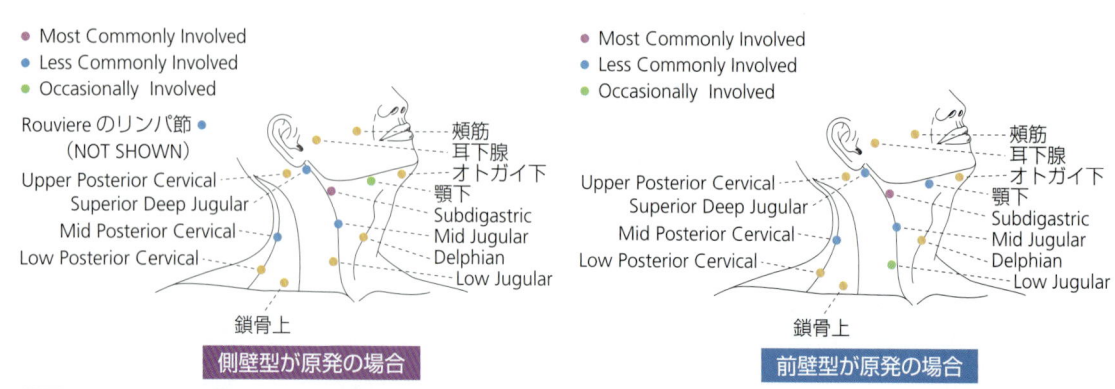

図4 中咽頭がんの頸部リンパ節転移の部位と頻度

（Wang CC：Radiation Therapy for Head and Neck Neoplasms, 3rd Ed, Wiley-Liss, p190-191, 1997）

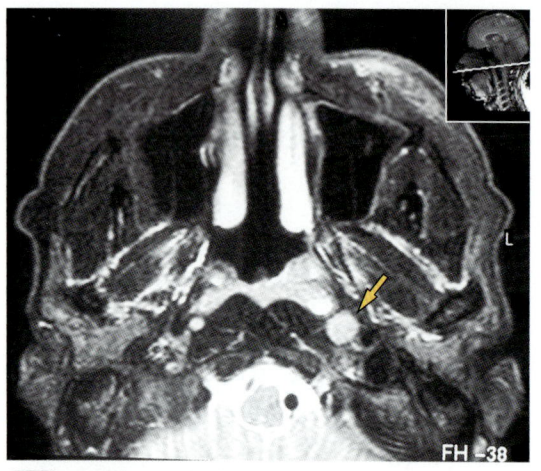

図5 咽頭後リンパ節転移の MRI 像

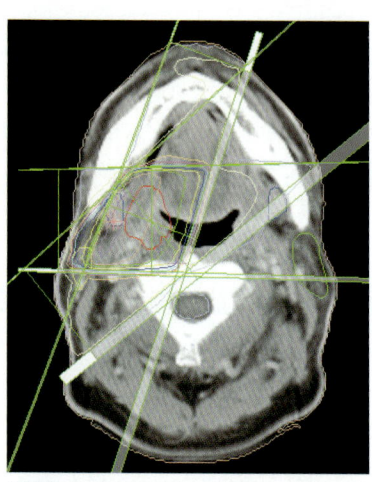

図6 追加時の縮小照射野の一例（3門）

移の MRI 像を示す．

中咽頭がんの治療はリンパ節転移に対する治療との絡みで治療方針が検討されるが，頸部リンパ節転移を伴わないⅠ・Ⅱ期では放射線治療が第一選択となり，Ⅲ期では放射線感受性の良好な扁桃原発以外は，手術治療が優先される．しかし機能温存を考慮して，まず照射を先行し反応が良好な場合は根治的照射を行う．この場合は化学療法を併用する化学放射線療法が推奨される．

中咽頭がんの照射に際しては，これらのリンパ節転移の頻度を考慮した照射野の設定が必要となる．転移した頸部リンパ節の感受性は原発部位の感受性とほぼ同様であるため，扁桃や舌根から発生した腫瘍では根治的照射が可能な症例もあるが，50～60 Gy 後にリンパ節転移が残存し触知する場合は頸部郭清術の併用により成績の向上を得ることができる[5]．

表3 に中咽頭がんの放射線治療において基本的に含めるべき照射方法を示すが[6]，最近の治療装置の進歩により，実際には不必要な部分は多分割コリメータを使用してブロックし適切な範囲を照射する．なお50 Gy 以降に残存腫瘍に追加する場合は照射野を縮小して追加する．さらに最近は強度変調放射線治療（IMRT）により，有害事象の軽微な照射が可能となっている．上頸部リンパ節転移を伴う扁桃原発例の追加縮小照射野の一例を**図6**に示す．またⅣ期や切除不能局所進行例およびⅢ期以上の手術拒否例では，化学放射線療法が標準的であり第一選択となる．化学療法を併用しても 65～70 Gy の線量が必要である．切除不能局所進行例が化学放射線療法により切除可能となれば，腫瘍残存例には手術治療が行われる．

なお生物学的な時間的線量配分に関して，過分割照射（HF）や加速過分割照射（AHF）が試みられているが，まだ標準的な分割法とはなっていない．

小線源治療は，病巣の部位や形状によっては外部照

表3 基本的な中咽頭がんの照射野設定

照射野Ⅰ，Ⅱ（原発巣および上・中頸部リンパ節）
・左右対向2門，原則として beam weighting は1：1．N0例でも上・中頸部リンパ節を含める． ・N1以上および低分化扁平上皮がんでは下頸部および鎖骨上窩も含める（照射野Ⅲ）． ・扁桃原発でN0例では患側の頸部リンパ節のみへの照射の場合もある． 　上縁：parapharyngeal space のリンパ節を含めるため，mastoid tip の上2 cm まで 　下縁：cricoid の下縁2 cm まで（N0例） 　前縁：腫瘍の1 cm 前方まで最低限含める 　後縁：upper spinal accessory node も含める（mastoid tip の後方1 cm）

照射野Ⅲ（下頸部および鎖骨上窩）
・予防的照射の時は前方1門照射［指示線量の表示は2〜3 cm 深部で計算している施設もあるが，表在性の subclinical disease への照射なので，当施設では基準深での線量（maximum target dose）で表示している］ ・ただし accessory node や大きなリンパ節転移のある時は前後対向2門とする． 　上縁：thyroid notch のレベル（Ⅰ，Ⅱの下縁）．この時，喉頭をブロックすると同時に脊髄への線束の重複を避ける．ブロックの幅は甲状軟骨の lateral border の1 cm 内側，下縁は輪状軟骨の下1 cm までとする． 　下縁：鎖骨上窩を含める．suprasternal notch のレベル 　左右縁：acromion まで

照射線量
・subclinical disease には45〜50 Gy/5週まで照射． ・その後，shrinking field technique で残存病巣へ追加し総線量65〜70 Gy まで照射する． ・T1〜T2：60〜65 Gy，T3：66〜70 Gy，T4：70 Gy を原則とする． ・転移リンパ節への追加は前後対向2門または電子線を使用して，脊髄への照射は45 Gy 以上は避ける． ・原則として照射野（Ⅰ，Ⅱ）と照射野（Ⅲ）は転移リンパ節でつながない． ・やむを得ず2つの照射野をつなぐ場合は，ハーフビームとし，またつなぎ目は照射過程で数回位置をずらす．

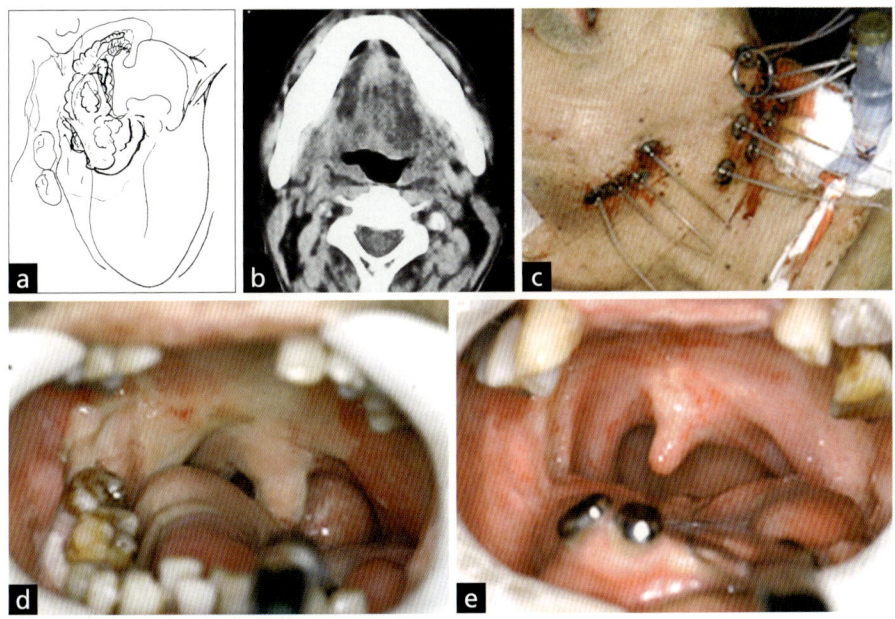

図7 舌根〜扁桃・前口蓋弓・軟口蓋に浸潤した中咽頭がん（T3N1）に対する ^{192}Ir ワイヤによる治療

33 Gy/15回/25日 外部照射＋56 Gy/70 hr（volume implant, 15 tube）
a：中咽頭がん局所所見（診療録スケッチより），b：CT像，c：挿入術術中写真，d：2週間後の粘膜反応，e：5年後の治癒所見

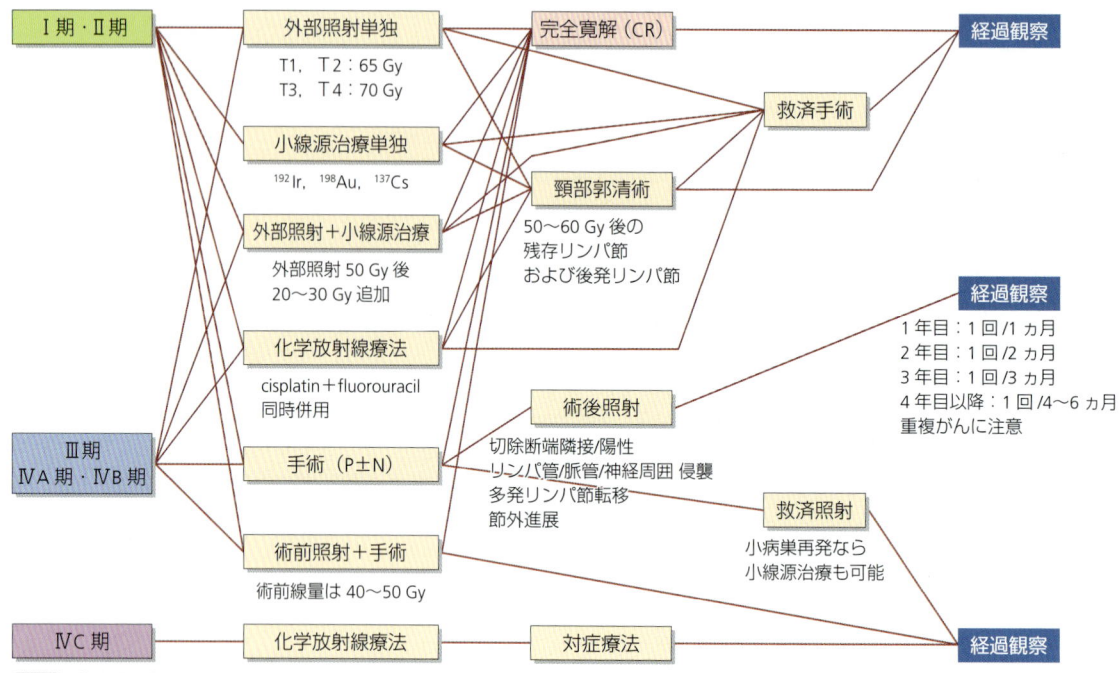

図8 中咽頭がんの治療法選択

[I期・II期]
- 外部照射単独
  - T1, T2：65 Gy
  - T3, T4：70 Gy
- 小線源治療単独
  - ^{192}Ir, ^{198}Au, ^{137}Cs
- 外部照射＋小線源治療
  - 外部照射 50 Gy 後 20～30 Gy 追加

[III期・IVA期・IVB期]
- 化学放射線療法
  - cisplatin＋fluorouracil 同時併用
- 手術（P±N）
- 術前照射＋手術
  - 術前線量は 40～50 Gy

[IVC期]
- 化学放射線療法 → 対症療法 → 経過観察

- 完全寛解（CR）
- 救済手術
- 頸部郭清術
  - 50～60 Gy 後の残存リンパ節および後発リンパ節
- 術後照射
  - 切除断端隣接/陽性
  - リンパ管/脈管/神経周囲 侵襲
  - 多発リンパ節転移
  - 節外進展
- 救済照射
  - 小病巣再発なら小線源治療も可能

経過観察
- 1年目：1回/1ヵ月
- 2年目：1回/2ヵ月
- 3年目：1回/3ヵ月
- 4年目以降：1回/4～6ヵ月
- 重複がんに注意

射と組み合わせて選択肢の1つとなる．標的体積が比較的大きい場合はイリジウム（^{192}Ir）線源が使用され，表在性の小病巣では^{198}Au線源が用いられる[7]．外部照射後の追加治療として低線量率または遠隔操作式後装填法（RALS）による高線量率照射による治療が行われている．図7に舌根～扁桃・軟口蓋・前口蓋弓に浸潤した中咽頭がんに対する低線量率^{192}Irワイヤ線源による治療例を示す．

また能勢ら[8]は高線量率組織内照射により，前壁87.5％，側壁81.7％，上壁90％の高い局所制御率を報告している．こうした中咽頭がんの多彩な治療法の選択に関して，図8に治療法選択の模式図を示す[9]．

中咽頭がんは重複がんの合併が多い疾患の1つであるが，筆者の施設のデータ（1974～2001年）[10]では24.5％（63/257）の頻度であった．このため早期例でも生存率は満足できるものではなく，5年全生存率はおよそI期：70～80％，II期：50～60％，III期：40～50％，IV期：20～40％前後である．重複がんも念頭に置いた治療と経過観察が望まれる．

文献

1) Calais G et al：Randomized trial of radiation therapy versus concomitant chemotherapy and radiation therapy for advanced-stage oropharynx carcinoma. J Natl Cancer Inst **91**：2081-2086, 1999
2) 西尾正道ほか：中咽頭癌の機能温存療法の現状と将来．頭頸部腫瘍 **27**：627-633, 2001
3) Fletcher GH：The role of irradiation in the management of squamous-cell carcinomas of the mouth and throat. Head Neck Surg **1**：441-457, 1979
4) Wang CC：Radiation Therapy for Head and Neck Neoplasms, 3rd Ed, Wiley-Liss, New York, p190-191, 1997
5) Lee HJ et al：Long-term regional control after radiation therapy and neck dissection for base of tongue carcinoma. Int J Radiat Oncol Biol Phys **38**：995-1000, 1997
6) 西尾正道ほか：放射線療法 咽頭癌．日臨 **42**（秋季増刊）：523-530, 1984
7) 西尾正道ほか：中咽頭癌の小線源治療—その適応と治療成績—．頭頸部腫瘍 **25**：14-18, 1999
8) 能勢隆之ほか：中咽頭癌に対する高線量率組織内照射．頭頸部腫瘍 **28**：198-204, 2002
9) 西尾正道，明神美弥子：10. 中咽頭癌—放射線治療の立場から—．耳鼻咽喉科診療プラクティス．4. 頭頸部腫瘍治療における Decision Making．池田勝久ほか（編），文光堂，東京，2001
10) 西尾正道ほか：頭頸部多重癌の臨床（放射線科の立場より）．頭頸部腫瘍 **29**：515-520, 2003

各論

7 鼻腔・副鼻腔がん

臨床経過

【症例】
54歳，女性．

【現病歴】
上顎部の疼痛のため，近医を経由して当院を受診した．この疼痛以外に症状はなく，既往歴，家族歴にも特記すべき事項はない．

【検査所見】
CT検査にて，上顎全体を占拠し濃染する腫瘍性病変があり，その周囲に骨破壊，頬部，鼻腔への進展を認めたため上顎がんが強く疑われた（**図1**）．試験開洞が施行され，病理検査にて扁平上皮がんと診断された．大きな腫瘍を形成しているにも関わらずリンパ節転移，遠隔転移を認めず，臨床病期はcT3N0M0（Ⅲ期）と診断された．

設問

設問1

上顎がんの一般的な事項について，正しい選択肢を2つ選べ．
①女性に多い．
②日本人にはまれである．
③上顎がんは副鼻腔がんの中で最も頻度が高い．
④組織型は扁平上皮がんが最も多い．
⑤発見時に多くのリンパ節転移が認められることが多い．

設問2

上顎がんの治療選択に関する記載で，正しい選択肢を3つ選べ．
①T1，2期は手術の適応である．
②局所進行期では放射線治療は有効である．
③放射線治療を行う場合は頸部リンパ節領域を含めて照射する．
④化学療法併用の有効性は認められていない．
⑤標準治療は定まっていない．

設問3

鼻腔・副鼻腔がんの重要な予後因子として，正しい選択肢を3つ選べ．
①年齢
②性別
③T分類
④病変の亜部位
⑤リンパ節転移の有無

解答と解説

設問1　　　　　　　　　正解③，④

鼻腔・副鼻腔がんは固形がん全体の1%未満とまれな腫瘍である[1]．部位別には上顎がんの頻度が最も高く，全体の約70%を占め，鼻腔がんがそれに次ぎ，篩骨洞，前頭洞，蝶形骨洞がんはきわめてまれである．

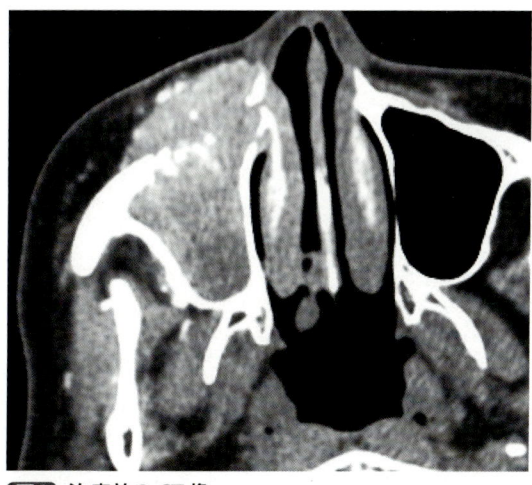

図1　治療前のCT像
右上顎洞内には，不均一な造影効果を示す不整形の腫瘤が認められ，前壁の骨破壊像，頬部の皮下組織への浸潤を認める．

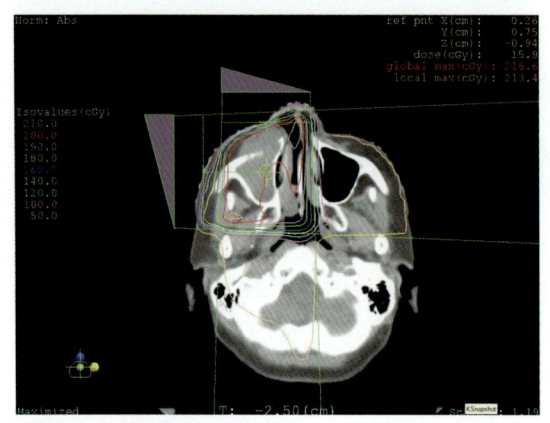

図2 本症例の実際の照射範囲
30°のウェッジフィルタを用いた直交2門で，投与線量は60 Gy/30回とした．線量分布上は，同側の視神経の最大線量が9.6 Gy，対側の視神経は14.0 Gy，同側の水晶体の最大線量は17.4 Gy，対側の水晶体は6.3 Gyであった（同側よりも対側の視神経の最大線量が多い理由としては，計画時に同側の視神経を意図的に避けたためである）．

ここでは，頻度の高い上顎がんを中心に述べる．その他の鼻腔・副鼻腔がんはその性質が上顎がんに類似しているため，治療にあたってはこれに準じて考えるのがよい．

上顎がんは男女比が2：1と男性に多く，世界的にみると日本，南アフリカに多い．組織型は扁平上皮がんが最も多く，腺様嚢胞がんなどの多くの組織型が存在しうる．リンパ組織に乏しく，リンパ節転移，遠隔転移がない状態で発見されることが多い．上顎洞内に限局している時には自覚症状に乏しいが，副鼻腔炎と同様に鼻閉，膿性・血性の鼻漏などを呈することもある．進行してくると病巣の進展に対応した症状を呈する．すなわち，内側に進展すると鼻腔を圧迫し鼻閉，鼻出血，鼻漏，上方に進展すると，眼球突出，眼球偏位や二重視，下方に進展すると歯肉の腫脹，前側方に腫脹すると顔面頬部の腫脹，後方では視力障害などがみられる．

設問2 　正解①，②，⑤

上顎がんの治療を考えるうえでは，腫瘍近傍には眼球などの重要臓器があり，美容上重要な部位であることから，根治性だけでなく機能温存，形態温存についても配慮することが必要である．拡大手術に伴う美容・機能障害を避けるために，放射線治療や化学療法を加えた集学的治療法が選択されることも多い．現時点では国際的に認められた標準治療は確立されていないが，手術と放射線治療の併用に必要に応じて化学療法を加えるというのが最も一般的である．

進行度別にみていくと，T1および下部のT2では手術で高い制御率が得られる．さらに進んだ症例では，手術と術後照射が選択される．眼球や視神経などの重要臓器に近接しているために，局所治療の良し悪しが予後を決定するだけでなく，QOLにも影響を与える．

わが国では，開洞術，放射線治療，動注化学療法の3者併用療法が多くの施設で行われている[2]．放射線治療では，通常，4～6 MV-X線を用いて直交2門に近い照射方法で，水晶体と涙腺を極力外すようにして上顎洞全体を照射領域に含めるように臨床標的体積（CTV）を設定する．進行していてもリンパ節転移がないことが多く，この場合は頸部の予防的照射は行わない．口蓋まで照射体積に含まれることが多いので，舌を口腔底側に寄せるようにシェルを作製して，舌の炎症を避けるように工夫する．根治的照射線量は60～70 Gy/30～35回が一般的である．**図2**に本症例の線量分布図を示す．

動注化学療法は高濃度の抗がん薬を限局した範囲に投与できる点において理論上優れている．動注療法は高濃度の薬剤を投与できること，動注とともに中和剤を投与することにより全身の影響を最小にできる点で優れている．Hommaらは47例の鼻腔・副鼻腔がんに対して65～70 Gyの通常の放射線治療と同時にcis-platin（CDDP）100～120 mg/m^{2}の動注を毎週施行し，チオ硫酸ナトリウムによるCDDPの中和を行った．その結果，5年生存率が全体で69.3％，T4bで61.1％，それ未満で71.1％，5年局所無再発生存率が全体で78.4％，T4bで69.0％，それ未満で83.2％という優れた成績を報告した[3]．しかし，治療の完遂は可能であるが，晩期の骨壊死，脳壊死，視力障害が高率に発生した．Nishioらも同様な方法で，上咽頭がんを除く上顎がんを含む局所進行頭頸部がんに対して開洞術，放射線治療，動注化学療法の3者併用療法を施行した．症例数は15例と十分ではないが，Grade 2（CTCAE v4.0）を超える有害事象はなく，2年局所制御率が95％という優れた局所効果が得られている[4]．Raschらは中咽頭，下咽頭，口腔の局所進行がんにおいて動注と静注の化学放射線療法比較試験を行い，全生存率，局所効果とも有意差を認めなかったと報告した[5]．この検討では上顎がんは含まれていないが，わが国において比較的多くの施設で行われている動注

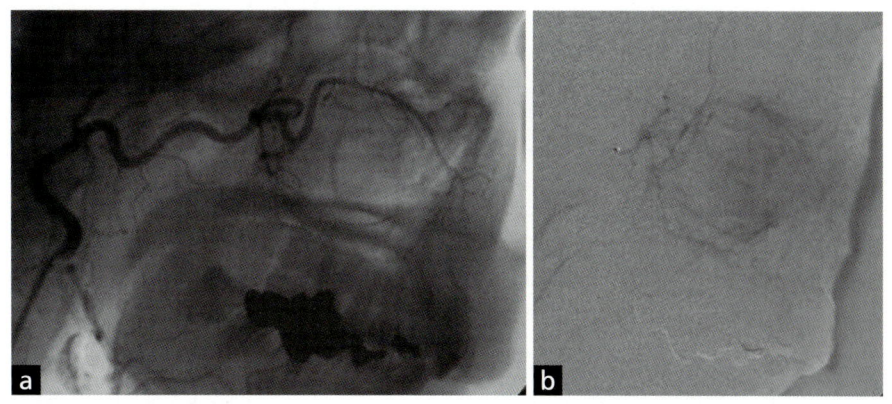

図3 動注化学療法時画像
a：顎動脈から腫瘍の全領域が造影され，他の動脈からの feeder がないことが示されている．
b：顎動脈以外から feeding を受けている場合もあるので，十分に観察する必要がある．また，インジゴカルミンを入れて眼への feeding がないことも確認している．

が，生存率だけでなく局所制御においても優れたという結果が得られなかった点に注目すべきである．この治療法の有効性を証明するには，いくつかの動脈から栄養されている場合にはすべての動脈から腫瘍に均等に抗がん薬が到達するように注入するなど，術者の技量を一定レベル以上に保つだけでなく，症例の適切な選択が必要であろう．

本症例では，腫瘍は顎動脈から栄養されており，それ以外からは栄養されていなかった．顎動脈1本からの抗がん薬の投与で治療が可能であったため，抗がん薬が腫瘍に均等に供給され，理想的な治療が可能であったと考えられた（図3a, b）．

設問3　　　　　　　　　　　　　　正解③, ④, ⑤

鼻腔・副鼻腔がんに関するまとまった報告は少ない．以下の報告はデンマークの5ヵ所のがんセンターにおいて1995〜2004年までに治療を受けた鼻腔・副鼻腔がん242症例において根治的治療を施行した204例の治療成績を紹介する[6]．年齢は65歳以下が54.9%（112例），それを超える者が45.1%（92例），男性が70.1%（143人），女性が29.9%（61人），組織別では扁平上皮がんが54.9%（112人），腺がんが30.9%（63人），腺様嚢胞がんが4.9%（10人），その他9.3%（19人）であった．治療法は放射線治療単独が38.7%，手術単独が14.2%，両者の併用が47.1%であった．再発は46%に生じ，原発巣のみに生じたものが81%，リンパ節のみが5%，遠隔転移のみが3%であり，原発巣の制御が重要であることがわかる．全体の5年生存率は47%，多変量解析で有意な予後因子は臨床病期と腫瘍の存在部位で，鼻腔の腫瘍が他の腫瘍より予後良好であった．このように予後因子として，T分類が重要である．また，亜部位として，鼻腔の予後がよい理由として深部への進展が予後に影響するためと考えられ，上顎洞がんにおいても病巣が Öhngren line（内眼角と下顎角を結んだ仮想の線）の前下方に存在する場合のほうが，腫瘍の進展重要臓器に達する後上方に存在する場合より予後がよいのも同じ理由である．

上顎がんに限らず，鼻腔・副鼻腔がんは解剖学的にリンパ組織が発達していないためにリンパ節転移の頻度が少なく，遠隔転移の頻度が少ないため，局所が高度に進展している場合においてもN0M0であることが多い．しかし，腫瘍が粘膜面に浸潤すると，リンパ節浸潤が生じやすくなり，この場合に最も進展しやすいレベルはⅠb，Ⅱ，咽頭後リンパ節である[7]．リンパ節に進展していることはまれであるが，リンパ節転移がある症例の予後は5年生存率で10%以下と，全体の45%程度と比べてきわめて低下するのがわかる．

T分類を簡略化してまとめたものを**表1**に示す．

治療の経過

治療終了時には腫瘍は消失し，2年半後のCT像においても腫瘍の再発は認められない．また，有害事象も認めていない（**図4**）．

表1 上顎がんのT分類（UICC，第7版，2009年）

T1	上顎洞粘膜に限局
T2	骨破壊あり，硬口蓋や中鼻道に進展
T3	後壁の骨や皮下組織，翼状窩，眼窩・篩骨洞底への進展
T4a	前眼窩，頬部皮膚，翼状突起，側頭下窩，篩板，蝶形洞，前頭洞への進展
T4b	眼窩尖端，脳，中頭蓋窩，三叉神経第2枝以外の脳神経，上咽頭，斜台への進展

(Sobin LH et al：TNM Classification of Malignant Tumors, 7th Ed, Wiley-Blackwell, 2009)

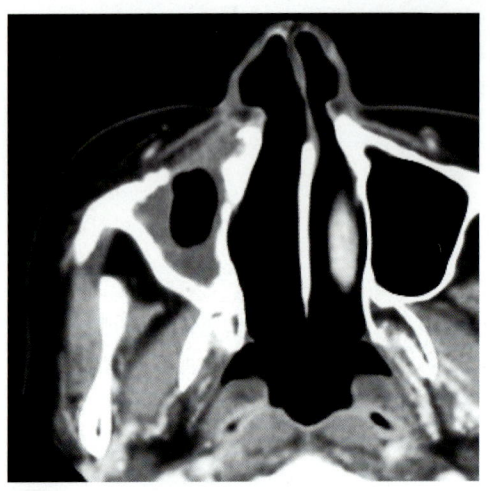

図4 治療2年半後のCT像
治療終了後のCTで腫瘍はほぼ消失し，治療2年半後のCTにおいても上顎洞がんの再発は指摘できない．

て，網膜は45〜50 Gy，視神経交叉は50〜54 Gy，耳下腺は平均が26 Gy，V_{30}が50％以下，涙腺26 Gyを推奨している．また，同様の理由で陽子線治療をはじめとする粒子線治療は有効と思われるが，高額であり限られた施設でしか治療ができないという問題点がある[9]．

関連疾患および放射線腫瘍学関連事項の記載と解説

これまでの治療成績から，局所を制御することが鼻腔・副鼻腔がんの治療の本質であり，局所進行期であっても長期予後を期待できることから，晩期有害事象が生じないように十分に配慮することが重要である．放射線治療において求められることは，局所の制御を高めるために腫瘍に高線量を投与すると同時に，これに隣接して存在する重要臓器の線量を抑えることである．多くの場合，複雑な形状の照射体積となることから，局所に限局した強度変調放射線治療（IMRT）は有効な治療法と考えられる．DirixらはIMRTにより過去の原体照射に比べて投与線量を上げることができたため，2年無病生存率が60％から72％に増加し毒性が低下したと報告した[1]．この時の線量制約とし

文 献

1) Blanco A et al：Carcinoma of paranasal sinuses：long-term outcomes with radiotherapy. Int J Radiat Oncol Biol Phys **59**：51-58, 2004
2) Yoshimura R et al：Trimodal combination therapy for maxillary sinus carcinoma. Int J Radiat Oncol Biol Phys **53**：656-663, 2002
3) Homma A et al：Superselective high-dose cisplatin infusion with concomitant radiotherapy in patients with advanced cancer of the nasal cavity and paranasal sinuses：a single institution experience. Cancer **115**：4705-4714, 2009
4) Nishio R et al：Selective intraarterial chemoradiation therapy for oropharyngeal carcinoma with high-dose cisplatin. Jpn J Radiol **29**：570-575, 2011
5) Rasch CR et al：Intra-arterial versus intravenous chemoradiation for advanced head and neck cancer：Results of a randomized phase 3 trial. Cancer **116**：2159-2165, 2010
6) Thorup C et al：Carcinoma of the nasal cavity and paranasal sinuses in Denmark 1995-2004. Acta Oncol **49**：389-394, 2010
7) Grégoirea V et al：CT-based delineation of lymph node levels and related CTVs in the node-negative neck：DAHANCA, EORTC, GORTEC, NCIC, RTOG consensus guidelines. Radiother Oncol **69**：227-236, 2003
8) Dirix P et al：Intensity-modulated radiotherapy for sinonasal cancer：improved outcome compared to conventional radiotherapy. Int J Radiat Oncol Biol Phys **78**：998-1004, 2010
9) Chera BS et al：Proton therapy for maxillary sinus carcinoma. Am J Clin Oncol **32**：296-303, 2009

各論

8 口腔がん

A 舌がん

臨床経過

【症　例】
55歳，男性．

【現病歴】
　左舌腫瘍と痛みにて近歯科を受診，舌がん疑いにてA大学病院を紹介された（**図1**）．生検組織診断で扁平上皮がんと診断され，手術治療を勧められたが，患者は学校の教師であり，滑舌障害を心配してセカンドオピニオンを希望して放射線科を紹介された．心肺合併症なく，糖尿病もない．

【臨床所見】
　左舌に 21×15×5 mm の腫瘍と腫瘍の奥に 20 mm の白板症を認め，頸部に病的リンパ節は触知しなかった．CT，（FDG-）PET/CT 検査でも頸部や胸部に異常なく，スクリーニング検査の食道/胃内視鏡で食道や胃に病変は認められなかった．

設　問

設問 1

舌がん T2N0M0 の治療選択に関する記載で，正しい選択肢を1つ選べ．
①全身麻酔下の舌亜全摘が第一選択となる．
②扁平上皮がんであり，化学療法を先行すべきである．
③小線源治療の線源は放射性金粒子（^{198}Au）となる．
④高線量率組織内照射での成績が最もよい．
⑤治療予後では舌部分切除と小線源治療はほぼ等しい．

設問 2

舌がんの頸部リンパ節転移の発生とその治療選択に関する記載で，誤っている選択肢を2つ選べ．

①手術が第一選択となる．
②原発巣治療後ほぼ2年以内に発生する．
③転移は顎下リンパ節に最も頻度が高い．
④頸部術後に外部照射が必要である．
⑤術後照射線量としては 50 Gy が標準である．

設問 3

舌がん小線源治療治癒後の経過観察に関する記載で，誤っている選択肢を2つ選べ．
①経過観察中の頭頸部重複がん発生の頻度は年1〜3％である．
②食道重複がんのスクリーニングは食道内視鏡検査で行う．
③小線源治療後の主な合併症に下顎骨骨髄炎がある．
④放射線誘発がんは生命予後決定因子とならない．
⑤放射線誘発がんは放射線治療が第一選択となる．

解答と解説

設問 1　　　　　　　　　　　　　正解⑤

　Ⅰ・Ⅱ期舌・口腔がんの小線源治療には低線量率

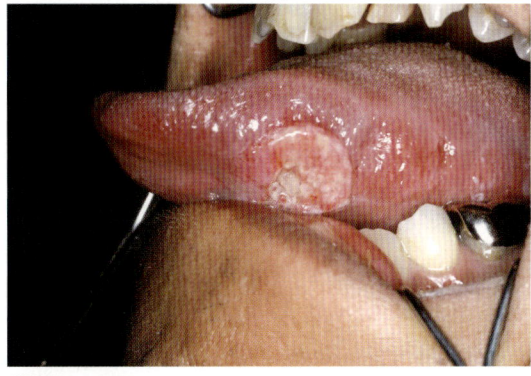

図1　治療前

249

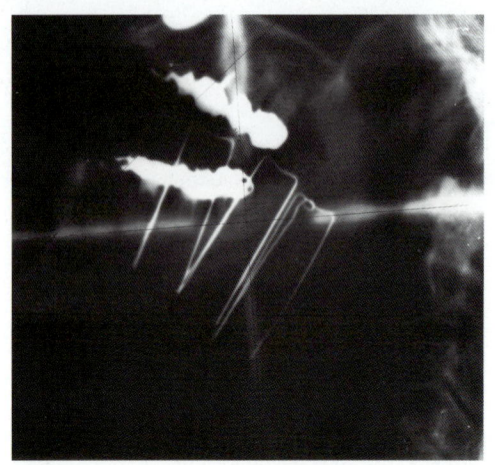

図2 舌がんの ^{192}Ir ヘアピン刺入図

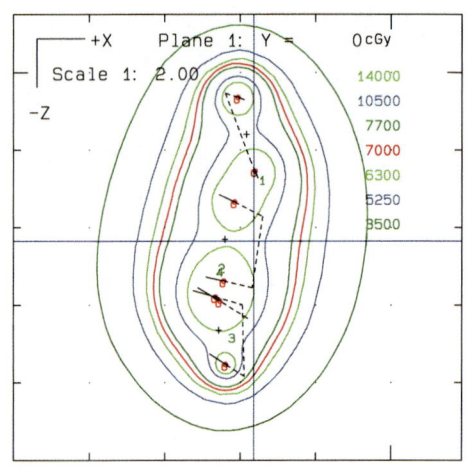

図3 ^{192}Ir 治療による線量分布図

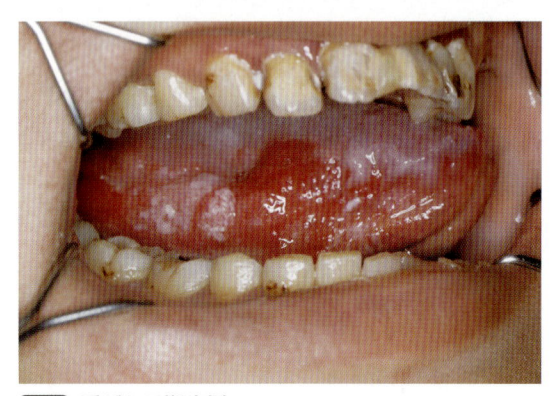

図4 舌がんⅢ期症例

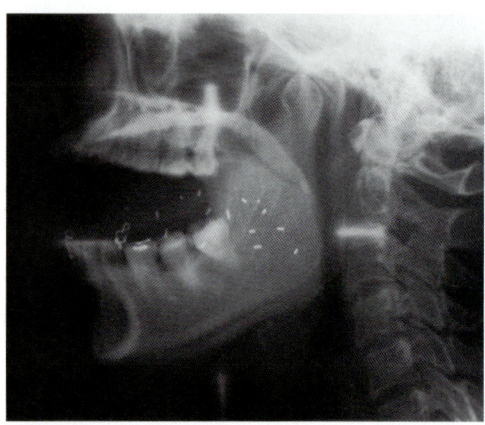

図5 Ⅲ期舌がんの ^{198}Au 治療

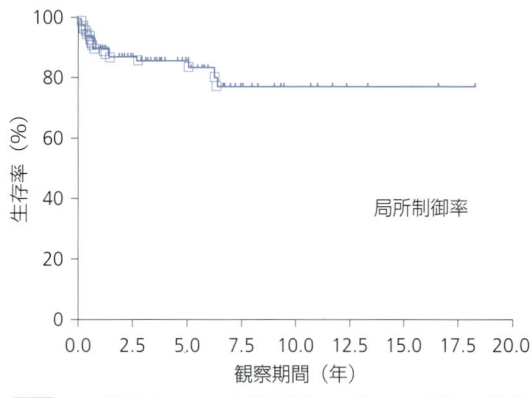

図6 75歳以上のⅠ・Ⅱ期舌がん（全125例）の放射性金粒子を中心とした治療での局所制御率

（Khalilur R et al：Br J Radiol **84**：747-749, 2011）

（LDR）治療と高線量率（HDR）での遠隔操作式後装填法（RALS）治療の両者がある．LDR治療では放射能が数百MBqの ^{137}Cs針，^{192}Irピンや ^{198}Auが利用され，連続した6日間前後で挿入治療が終了する．^{192}Ir線源はエネルギーがやや低く，ワイヤ状で柔軟であるため腫瘍厚が薄い患者に利用されるが挿入治療に伴う苦痛が少ない（**図2, 3**）．^{198}Au線源は外径0.8 mm，長さ2.5 mmと小さいこともあり ^{192}Ir線源よりさらに治療侵襲が少なく，心身合併症などのため低侵襲で治療したい舌がん患者の根治的治療に利用できるが ^{137}Cs/^{192}Ir線源での治療より5％程度局所制御率が劣る（**図4～6**）．HDR・RALS治療では高線量率線源を利用し，数分～十数分の線源挿入で1回の治療が終了する．両者の治療成績に差はないとされているが線源誘導管挿入時に全身麻酔が必要，正常組織有害事象が多発したなどの理由で，HDR治療での口腔がん根治的治療の適用施設は減少している[1,2]．また口腔がんHDRでは正常組織の線維化や血管障害などの晩期有害事象を減らすために，5日以上かけた分割照射が推奨されている．LDR，HDRともに下顎骨防護のた

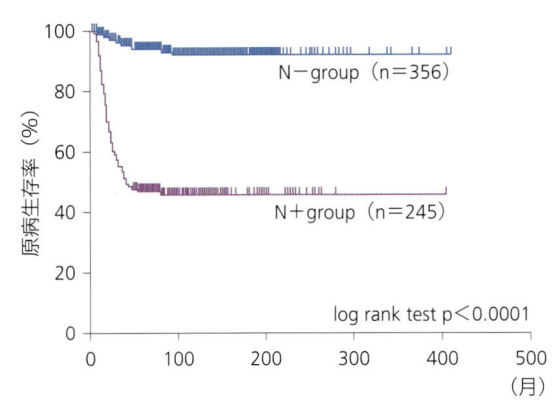

図7 II期舌がん（全601例）での後発頸部リンパ節の発生の有無による予後
(Nakagawa T et al : Radiother Oncol 47 : 741-749, 2002)

めのスペーサが必須である[3]．

設問2　正解③, ④

　I・II期舌がんや口腔がんの根治的放射線治療では原発巣の局所制御率が90％を超え，最大の予後決定因子が頸部リンパ節転移となっている．このため早期舌がんでは，後発頸部リンパ節転移の早期診断と早期治療が予後向上にきわめて大きな意味を持つ（図7）[4,5]．初診時にリンパ節転移のないI・II期舌がんでは原発巣治療後のほぼ1年間に30％強の患者に頸部リンパ節転移が診断される（図8）．頸部リンパ節転移は患側の上深頸リンパ節に最も多く，次いで患側顎下リンパ節に転移頻度が高い．N0舌がん患者での後発頸部リンパ節転移は，舌原発巣治療時にすでにミクロレベルに存在したリンパ節へのがん転移が次第に成長し，臨床レベルに達して診断されるようになったものと解釈されている．頸部リンパ節転移への根治的外部照射では頸部郭清術のほぼ半分の30％前後の治療成績にしかならないため，頸部リンパ節転移へは頸部郭清術が第一選択となる．N0舌がんでの予防的頸部郭清術や予防的頸部照射の有効性についてのエビデンスは現在まで報告されていない．頸部リンパ節転移術後の術後照射の適応は転移リンパ節個数3個以上，ないしはリンパ節被膜外進展のある場合となる．

設問3　正解③, ⑤

　下顎表面は軟部組織が薄く，血管にも乏しく舌粘膜より放射線耐容線量が低くなっている．このため，小線源治療時に患部と常に接している下顎内側は放射線防護措置をとらないと舌表面とほぼ同じ放射線量とな

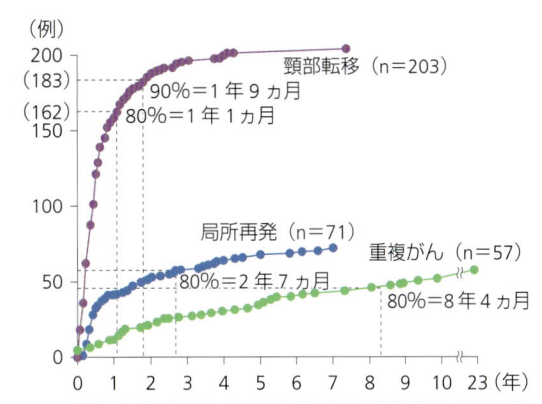

舌がんI・II期500例放射線治療後の頸部転移・局所再発・気道上部消化管重複がんの発生（1971〜1994年症例）

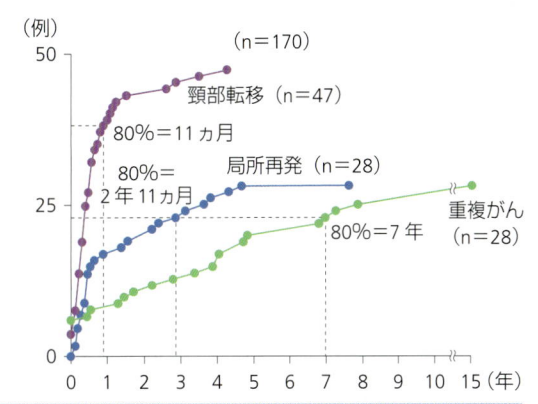

舌がんを除く口腔がんI・II期170例放射線治療後における局所再発・頸部転移・上部気道消化管重複がん発生の経時変化

図8 舌がん（全500例）と舌がん以外口腔がん（全170例）での頸部リンパ節転移，局所再発，重複がん発生の経時的推移
（渋谷 均ほか：臨放 53：1610-1620, 2008）

り，治癒線量の70 Gyを照射されると治療終了後数年以内に，50〜60％を超える患者に下顎骨粘膜障害による骨露出や放射線骨髄炎による骨壊死が発生し，治癒患者にとって大きな苦痛となる[3]．スペーサの利用を原則とすることによって，治療後の晩発骨露出や放射線骨髄炎はほぼ完全になくなり，治療後QOLの改善は著しい[3]．

　小線源治療を中心とする放射線治療でも唾液減少による口腔乾燥，味覚異常，齲歯，放射線骨髄炎があると外科医から指弾されることが少なくないが，これらの障害も外部照射線量低減やスペーサの利用によってほとんど解決できる．

　舌がんでは放射線治療での予後がよいこともあり，長期生存患者の中にしばしば放射線誘発がんが診断さ

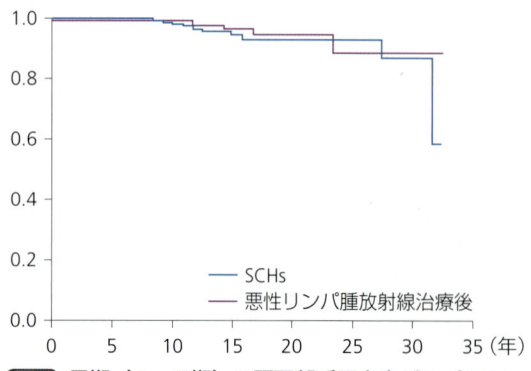

図9 早期（Ⅰ・Ⅱ期）の頭頸部扁平上皮がん（SCHs：1,358例）と悪性リンパ腫放射線治療後（355例）における放射線誘発がんの発生の時間的推移

（Amemiya K et al：Br J Radiol 78：1028-1033, 2005）

図10 早期（Ⅰ・Ⅱ期）頭頸部がん（1,609例）における重複がん発生の時間的推移

（Yamamoto E et al：Cancer 94：2007-2014, 2002）

れる．舌がんの小線源治療後8年以上の無再発治癒例では，10年後に治療例の1～2％に誘発がんが疑われる照射野内の発がんがあり，その組織型の約90％は扁平上皮がんとなっている[6,7]（図9）．この頻度は手術治療や放射線治療での施設間の局所制御率の差の範囲内にとどまるものの，治療前にインフォームドコンセントを得る際には提供されるべき情報と考えられる．一次がん放射線治療により治療局所の放射線耐容線量が低下していることもあり，晩期有害事象が発生する頻度が高い放射線での再治療は勧められない．放射線誘発がんの治療では，既往の放射線治療による血管や間質の晩期有害事象の存在や頸部転移の少なさなどから手術が第一選択となり，その治療成績は同一病期の一次がんと変わらず，90％以上の局所制御率となっている．

頭頸部がんでは粘膜上皮が連続する口腔から食道までの上部消化管や喉頭から肺までの気道に同時・異時性に扁平上皮がんが多発する現象が認められる（図10）[8]．これらは発がん刺激が喫煙や食事・飲酒を介し，連続する扁平上皮細胞に一様に作用した結果と理解されている．頭頸部扁平上皮がんⅠ・Ⅱ期では初診時2～3％に頭頸部同時がんがあり，治癒患者では毎年3％の頻度で気道・上部消化管がんが発生している．このため口腔がんの根治的治療の前には，食道内視鏡や（FDG-）PET/CTなどをルーチン検査化することが推奨される．

治療の経過

本症例は^{192}Irヘアピン線源で治療が行われた．図2, 3に線源挿入写真と線量分布図を示した．治療は70 Gy／144 hrで終了，治療後に局所再発，局所合併症はなかった．治療後8ヵ月で患側上深頸リンパ節転移が診断され，患側全頸部郭清術が施行されたが，転移個数は1つで被膜外浸潤もなかったため，術後頸部照射や化学療法も行われず，頸部手術後5年の時点で再発転移はない．頸部手術治療後は1～2年に1回，食道内視鏡と（FDG-）PET/CTが経過観察で行われているが，重複がんの発生は認められていない．

関連疾患および放射線腫瘍学関連事項の記載と解説

舌がんを含む口腔がんでは臨床標的体積（CTV）は肉眼的腫瘍体積（GTV）のほぼ5 mm外側に設定され，CTV外縁を線源挿入点とするとGTVの1 cm外側までが照射体積となる．LDR小線源治療では局所麻酔下で線源を挿入するが，患者は約6日間にわたって線源を挿入したままとなり，この間は治療病室への隔離が必要である．LDR治療に利用される線源のうちでも病変が厚い舌がんにはγ線エネルギーが高い^{137}Cs針が利用される．いずれにしても放射線口内炎は線源挿入部位の外側5～10 mmの範囲にとどまる．ただ齲歯に金属冠治療が行われていると，線源からのγ線が金属冠に当たって発生する二次X線によって患側や対側の舌粘膜に粘膜炎が強く発生する．この現象は，

口腔がんの外部照射でもしばしば経験される.

一時挿入線源による小線源単独治療では1週(7日)に70 Gyが基準となり, ^{198}Auによる治療でも7日で70 Gyとなる全崩壊線量85 Gyが標準投与線量となる. 腫瘍の長径や厚さが大きい場合には外部照射が併用されるが, その場合には30〜40 Gyの外部照射後, 粘膜炎が消退後60 Gy前後の小線源による照射が行われる. 外部照射線量をそのまま小線源による線量から減じると再発が多くなる.

頸部リンパ節転移があるT1〜T3のN1(Ⅲ期)舌がん患者はこれまでは手術が第一選択とされてきた[5]. しかし最近では長径4 cmを超えるT3N0(Ⅲ期)舌がん患者でも表在性腫瘍の場合は, 小線源治療で良好な予後が期待される[9]. この他, 術前照射/化学療法などで著明な腫瘍の縮小が認められた患者や, 手術断端陽性と診断されたものの追加切除を拒否されたなどの理由で小線源治療が選択されたrT1・rT2N0患者では, 未治療のⅠ・Ⅱ期舌がんに劣らない良好な治療成績が期待される. 舌・口腔がんⅠ・Ⅱでも浸潤硬結型を中心に併用療法として化学放射線療法が普及してきている. 現在, 舌・口腔がんの放射線治療に併用される抗がん薬には白金製剤やfluorouracil(5-FU), docetaxelや5-FU系統のS-1(ティーエスワン)がある.

舌がんの症例数が全国有数である国立がん研究センター東病院の2004年の報告では, 手術による局所制御成績はT1, T2でともに87%とされている[10,11]. これは筆者らの施設での小線源治療によるⅠ・Ⅱ期局所制御成績89%, 85%とほぼ近似している. 放射線治療例には超高齢者や心身合併症による全身麻酔忌避例が多く含まれるため, 年齢中央値が手術例より5歳以上高くなるのは前立腺がんと同様である[12]. また国立がん研究センター東病院頭頸部外科では, 筆者らと同様にN0症例に予防的頸部郭清術は実施していない.

舌がん以外の口腔がんの手術治療については報告が少なくなる. 国立がん研究センター東病院からの口腔底がんの手術治療報告では, 原病生存率でⅠ・Ⅱ期でともに88%であり, 筆者らの^{198}Auによる95%, 74%と差がない. 外部照射治療では下顎骨壊死を中心とする晩期有害事象がほぼ必発であることもあり, 外科診療側から放射線治療への拒否反応が強いが, 障害に配慮した^{198}Auでの治療では放射線骨髄炎は1%前後, 積極的な治療が不要な骨露出も10%前後に抑えられる.

舌がんを中心とする術後や小線源治療後の3 cmくらいまでの残存や再発例, 手術断端陽性で追加手術拒否例では^{198}Auを利用すると標的体積を小さく治療できるため, 小線源での根治的治療が可能となる. 残存例や再発例ではほぼ50%強, 断端陽性例では90%を超える局所制御率となり, 晩期有害事象の発生頻度は一次治療と変わらない(図8).

文 献

1) Inoue T et al：Phase Ⅲ trial of high- vs. low-dose-rate interstitial radiotherapy for early mobile tongue cancer. Int J Radiat Oncol Biol Phys 51：171-175, 2001
2) Umeda M et al：High-dose rate interstitial brachytherapy for stage Ⅰ-Ⅱ tongue cancer. Oral Surg Oral Med Oral Radiol Endod 90：667-670, 2000
3) Miura M et al：Factors affecting mandibular complications in low dose rate brachytherapy for oral tongue carcinoma with special emphasis to spacer. Int J Radiat Oncol Biol Phys 41：763-770, 1998
4) Nakagawa T et al：Neck node metastasis after successful brachytherapy for early stage tongue carcinoma. Radiother Oncol 68：129-135, 2003
5) 渋谷　均ほか：頭頸部癌の診断と治療update：口腔. 臨放 53：1610-1620, 2008
6) Oota S et al：Oral pseudotumor：benign polypoid masses following radiation therapy. Cancer 97：1353-1357, 2003
7) Amemiya K et al：The risk of radiation-induced cancer in patients with squamous cell carcinoma of the head and neck and its results of treatment. Brit J Rad 78：1028-1033, 2005
8) Yamamoto E et al：Site specific dependency of second primary cancer in early stage head and neck squamous cell carcinoma. Cancer 94：2007-2014, 2002
9) Ihara N et al：Interstitial brachytherapy and neck dissection for stage Ⅲ squamous cell carcinoma of the mobile tongue. Acta Oncol 44：709-716, 2005
10) 石井準之助ほか：舌扁平上皮癌(T1, T2N0)に対するレーザー舌部分切除の検討. 頭頸部腫瘍 29：569-574, 2003
11) 朝蔭孝宏ほか：手術治療を主体とした舌癌の治療成績. 頭頸部癌 25：118-122, 1999
12) Khalilur R et al：Brachytherapy for tongue cancer in the very elderly is an alternative to external radiation. Br J Radiol 84：747-749, 2010

各論 8. 口腔がん

B その他の口腔がん

臨床経過

【症　例】
83歳，男性．

【現病歴】
3ヵ月前から義歯の使用による歯肉の疼痛が続き，頸部のしこりに気付いたため，Aがんセンターを受診した．既往歴および家族歴に特記すべき事項はない．

【検査所見】
下顎左側臼歯部歯肉を中心に 45×25 mm の粘膜不整が認められ，患側頸部に2ヵ所の硬結が触れた．MRIにて造影T1強調像で強い造影効果を有する腫瘤が口腔底にかけて広がり，その厚みは 10 mm 程度であった．FDG-PET にて下顎左側臼歯部に限局する強い放射性同位元素（RI）集積が認められた（$SUV_{max} = 19.6$, 図1）．患側頸部リンパ節にも2ヵ所の集積を認めたが，明らかな遠隔転移は認められなかった．頸部造影CTにて頸部リンパ節はそれぞれ径 15 mm, 25 mm で内部壊死を認めたが，腫瘍の下顎骨への明らかな浸潤は認められなかった．生検の結果，病理組織は扁平上皮がんであり，下顎歯肉がん T3N2bM0，ⅣA期と診断された．

設問

設問1

上記疾患の治療選択に関する記載で，誤っている選択肢を2つ選べ．
① 初診時に頸部リンパ節転移を認める症例は原発巣を含めた外科切除が標準治療である．
② 口腔がんは放射線感受性が高いため，60 Gy 程度の通常分割照射で治癒する可能性が高い．
③ 腫瘍の厚みから，近接照射（モールド治療）単独の治療法は選択されない．
④ 歯肉がんは組織内照射のよい適応である．
⑤ 化学放射線療法は治療の選択肢の1つとなる．

設問2

放射線治療の併用療法に関する記載で，誤っている選択肢を1つ選べ．

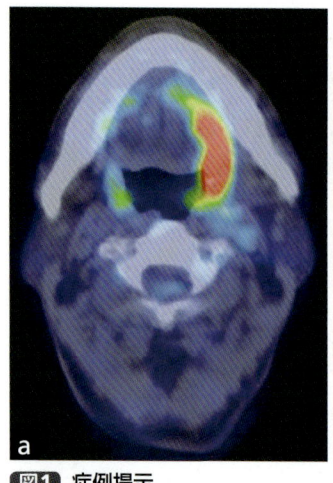

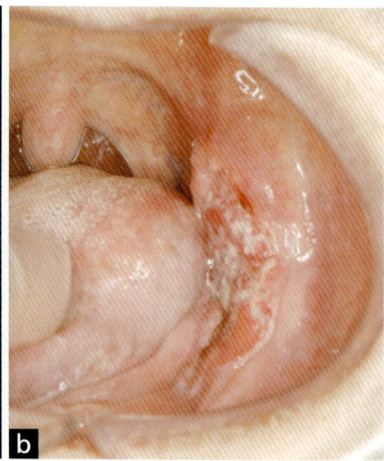

図1 症例提示
a：FDG-PET像．左側臼歯部に FDG の集積が認められる．
b：口腔内写真．下顎左側臼歯部（無歯顎）後方に粘膜不整が認められる．

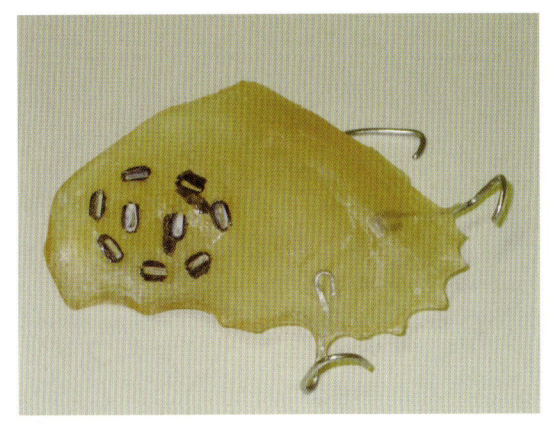

図2 モールド装置の一例
硬口蓋がん治療のためのモールド装置．黒いマーク部位に放射性金粒子を埋入し，上顎に装着する．

① 術前照射では腫瘍の縮小による根治度の向上を目的とする．
② 術後照射は原発巣の断端陽性例，頸部リンパ節の被膜外進展例や複数のリンパ節転移を認めた症例に行われる．
③ 術後照射における全身化学療法併用の有効性は明らかでない．
④ 手術不能の進行口腔がんにおいても，動注化学療法と照射の併用で局所制御の可能性がある．
⑤ 根治的照射後の救済手術は創部治癒不全や感染のリスクが高くなる．

設問 3

治療の有害事象に関する記載で，誤っている選択肢を1つ選べ．
① 照射において口腔内マウスピースやシェルの装着が有効である．
② 治療に先立った歯科処置や予後不良歯の抜歯，治療中の口腔ケアによって治療後の感染リスクを減らせる．
③ 照射による有害事象として，口腔内粘膜炎，唾液の減少，味覚の変化，粘膜潰瘍などがある．
④ 頸部を含めた外部照射後では，頸部浮腫や甲状腺機能低下症のリスクがある．
⑤ 歯肉の潰瘍から顎骨が露出した場合は，早急に腐骨除去を行うのがよい．

解答と解説

設問 1 正解②，④

　口腔領域は摂食・会話・嚥下と深く関わるため，機能・形態の温存に優れる放射線治療の役割が重要である．早期がんにおける根治的治療として，密封小線源を用いた組織内照射，近接照射（モールド治療）がある．組織内照射はセシウム（^{137}Cs），イリジウム（^{192}Ir）線源や放射性金粒子（^{198}Au グレイン）を用い，T1〜T2N0 症例が対象である．表在性の T3 や N+ 例に外部照射や手術を組み合わせることもある．舌がん・口腔底がん・頰粘膜がんのⅠ・Ⅱ期症例においては組織内照射で手術に匹敵する高い治療成績が示されているが[1]，歯肉がんは通常，小線源治療の適応にならない．小線源治療の特殊型として，補綴装置（モールド，**図2**）の中に線源を包埋して装着する治療法があり，良好な治療成績が報告されている[2]．線源の直接挿入が困難な部位の厚みのない腫瘍が適応であり，高齢で全身状態が悪く，手術や針線源治療ができない患者にも用いられる．硬口蓋や歯肉・口腔底・頰粘膜の厚みのない（5 mm 以下）腫瘍に対して有効であるが，今回の腫瘍はこの適応ではない．線源としては ^{198}Au グレインが一般的であり，線量評価点は線源中心より 5 mm の面で評価されることが多い．扁平上皮がんでは 70 Gy 前後，悪性黒色腫では 90 Gy が標準線量である．口腔底から歯肉にかかる部位では針線源の直接挿入とモールド治療を併用することもある．
　また，口腔がんは上咽頭や中咽頭と比べて放射線感受性が低く，進行がんでは外部照射単独での治癒は困難である．特に骨浸潤や深い潰瘍のある症例での根治は難しい．したがって，粘膜表層に腫瘍が限局する例以外は手術が望ましい．手術不能の頭頸部進行がんに対しては化学放射線療法がしばしば行われるが，術後照射を除き，この領域の化学療法の有効性についてはまだ明らかにされていない．

設問 2 正解③

　表在性以外の歯肉がんに対しては，通常，手術治療が行われるが，化学療法や放射線治療を併用する場合も少なくない．外部照射としては術前照射，術後照射，症状の緩和を目的としての緩和照射がある．術前照射は腫瘍を縮小・不活性化させ，手術による根治度を向上させる目的で，日常臨床ではしばしば行われる

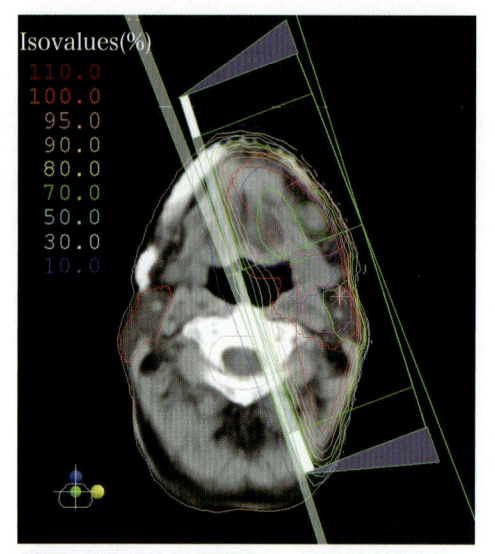

図3 斜入対向2門照射による線量分布図
直交2門や斜入2門照射ではウェッジを使用して線量分布を調整することも多い．

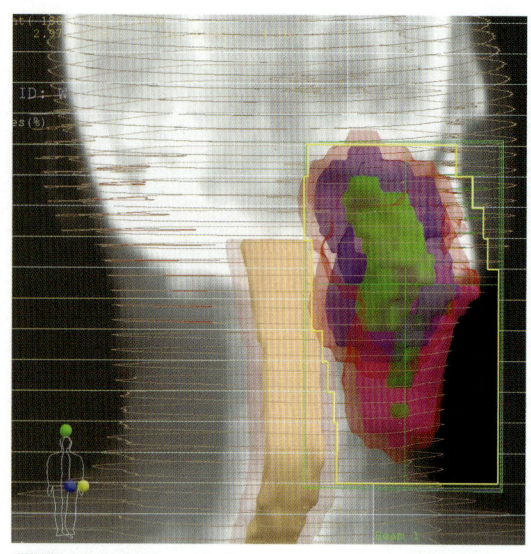

図4 治療計画の一例 beam's eye view（155°）
緑（GTV）：原発巣＋頸部リンパ節
紫（CTV）：GTV＋10 mm マージン
ピンク：頸部リンパ節レベルⅠ～Ⅲ
茶：脊髄
黄色で示すラインの内側が照射野．CTV を含み脊髄を外している．

が，生存率への寄与に関して明らかではない．術後照射は腫瘍の再発を防ぐ目的で，原発巣の断端陽性例や頸部リンパ節の被膜外進展例，3個以上のリンパ節転移を認めた症例において施行される．術後照射における化学療法併用の有効性はすでに確認されている[3]．

口腔がんに対する代表的な照射野を図3, 4に示す．外部照射は手術や小線源治療と組み合わせて行われることが多い．照射野は転移頻度の高い患側の所属リンパ節レベルⅠ～Ⅲを含める．外部照射は通常分割照射であり，1回線量は1.8～2 Gy で術前照射では30～40 Gy，術後照射では50～60 Gy 前後が標準である．口腔底・硬口蓋がんの場合は左右対向2門照射，歯肉・歯槽がん，頰粘膜がんでは下顎に沿った斜入対向2門照射（図3），あるいは正側直交2門照射が行われることが多い．リスク臓器は脊髄・唾液腺・顎関節であり，障害線量の配慮が必要である．

初診時T1～T2のN0症例でも30％に後発転移を認めるため，所属リンパ節レベルⅠ～Ⅲを照射野に含めた予防的照射を行うこともある．N0口腔がんに対する予防的頸部郭清術や予防的頸部照射の意義は明らかではないが，早期口腔がんではリンパ節転移の早期診断・早期治療が予後の向上に相関する[4]．

切除不能例に対する報告では，口腔がんを含む頭頸部がんの第Ⅲ相比較試験にて化学療法との併用で原発・頸部リンパ節の制御，生存率ともに有意に優れて

いることが示されている[5]．また，進行口腔がんの手術不能例，手術拒否例において化学放射線療法を施行し，手術回避や縮小手術の可能性が示されており，臓器・機能温存療法として期待されている．最近では，浅側頭動脈経由や大腿動脈経由の動注化学療法を併用することによって局所制御を目指す治療も行われており，治療成績のさらなる改善が期待される[6]．しかし，その後の再発に対する救済手術は困難なものとなる．

設問3　　　　　　　　　　　　　　　　　正解⑤

頭頸部がんの照射においては，シェルを用いた位置の固定が必須である．マウスピースは顎位の安定に有用であり，小線源治療においてはスペーサとして有害事象の軽減にも役立つ．治療の早期有害事象としては，口腔・咽頭の粘膜炎や皮膚炎，唾液の分泌減少による口腔乾燥や口腔内細菌叢の変化，味覚異常，脱毛がある．化学療法を併用した場合には血球減少も顕著である．唾液線は30 Gy を超えると照射のダメージを受けやすく，可能な限り照射野から外すことが望ましい．治療前から計画的な歯科治療と口腔ケアが必要であり，照射後の不要な抜歯は避ける．晩期有害事象としては，唾液の減少に伴う口腔乾燥や齲歯・歯周病の

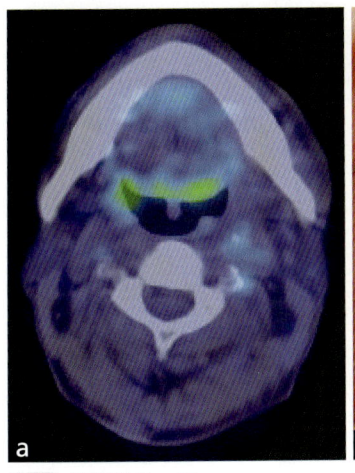

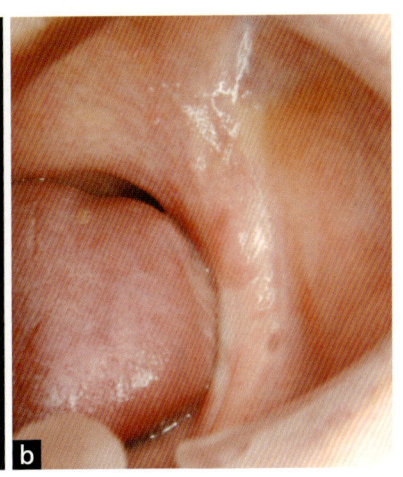

図5 治療後3ヵ月
a：FDG-PET像．治療前の集積は消失．
b：口腔内写真．

増悪，軟部組織の硬化，難治性粘膜潰瘍，骨髄炎，顎骨壊死などがある．骨壊死が認められた場合，無理な腐骨除去は上皮化を遅延させるため，骨髄炎や顎骨骨折のリスクを上げる結果となる．骨折や炎症拡大を認めない限り，対症療法で経過観察するのが望ましい．不幸にして骨髄炎や骨折を起こした場合は口腔外科的処置が必要となる．

治療の経過

本症例は高齢であり，動注による化学放射線療法が選択された．左外頸動脈にカテーテルを留置し，浅側頭動脈経由の動注化学療法と左頸部X線治療36 Gy/20回，陽子線治療24.2 Gy/11回（歯肉），35.2 Gy/16回（リンパ節）の併用療法を施行した．治療中は胃瘻を必要としたが，粘膜炎改善後，通常に経口摂取可能であり経過良好であった（図5）．しかし6ヵ月後に多発肺転移，さらに3ヵ月後に多発骨転移が認められ，化学療法と緩和的照射を施行して対症療法で経過観察としたが，2年後にがん性胸膜炎を発症し，肺炎で死去した．退院後の経過中，治療による有害事象は認められず，直前まで良好な全身状態を保った．

関連疾患および放射線腫瘍学関連事項の記載と解説

局所原発口腔がんの治療選択と，その方法の意義と治療経過の理解を確認するケーススタディである．わが国における口腔がんは全がんの約1〜2％を占め，年間罹患数は約7,000人であるが，近年高齢化とともに増加傾向にある．前がん病変として白板症や紅板症・扁平苔癬などがあり，喫煙と飲酒，化学的・機械的刺激が誘因となりうる．特に東南アジアに多く，噛みタバコが原因の1つといわれている．口腔がんは舌がん（60％）の他に，上顎歯槽と歯肉（6％），下顎歯槽と歯肉（11.7％），硬口蓋（3％），口腔底（9.7％），頬粘膜（9.3％）に発生したがんに分類される[7]．病期は原発巣の大きさ，所属リンパ節転移，遠隔転移の有無を基準としたTNM分類をもとにステージングされる．口腔がんの約8割は扁平上皮がんであり，その他，小唾液腺由来の腺がん系や肉腫，悪性リンパ腫，悪性黒色腫，転移性がんがある．口腔がんには重複がんの頻度が高く（約15％），上部消化管や肺に多くみられる[8]．

口腔底がん，頬粘膜がんの放射線治療による局所制御率はⅠ・Ⅱ期症例で約90％，5年生存率も80％と良好である[1]．歯肉・歯槽がんはT1では80％，T2では30％に低下する[9]．下顎骨への浸潤が浅いもので50％，深い例では転移が高率で予後不良である．硬口蓋がんの早期例では75％の生存率が報告されている[10]．

口腔がんの標準治療は手術であるが，早期例では小線源治療や近接照射がよく行われ，両者の治療成績に大差はない[1]．しかし，深い潰瘍や骨浸潤を認める場合は放射線治療の積極的な適応ではない．口腔がんに

対して化学療法単独での治癒は望めないが，術後照射や集学的治療による治療効果の改善が望まれる．手術不能例においては，化学放射線療法が治療の選択肢の1つとなっている．近年，動注化学療法を併用することで，局所の制御に対する有効性が示されているが，さらに化学療法と組み合わせることで転移の制御にも貢献する可能性がある．さらに，最新の放射線治療である粒子線治療，強度変調放射線治療（IMRT）なども導入されてきており，今後の治療成績改善が期待される．

文 献

1) Bachaud JM et al：Radiotherapy of stage Ⅰ and Ⅱ carcinomas of the mobile tongue and/or floor of the mouth. Radiother Oncol **31**：199-206, 1994
2) Takeda M et al：The efficacy of gold-198 mold therapy for mucosal carcinomas of the oral cavity. Acta Oncol **35**：463-467, 1996
3) Cooper JS et al：Postoperative concurrent radiotherapy and chemotherapy for high-risk squamous-cell carcinoma of the head and neck. N Engl J Med **350**：1937-1944, 2004
4) Nakagawa T et al：Neck node metastasis after successful brachytherapy for early stage tongue carcinoma. Radiother Oncol **68**：129-135, 2003
5) Adelstein DJ et al：An intergroup phase Ⅲ comparison of standard radiation therapy and two schedules of concurrent chemoradiotherapy in patients with unresectable squamous cell head and neck cancer. J Clin Oncol **21**：92-98, 2003
6) Fuwa N et al：Intra-arterial chemoradiotherapy for locally advanced oral cavity cancer：analysis of therapeutic results in 134 cases. Br J Cancer **98**：1039-1045, 2008
7) Report of head and neck cancer registry of Japan, Clinical statistics of registered patients, 2002. Oral cavity. Jpn J Head and Neck Cancer **32**：15-34, 2006
8) 宮原　裕：頭頸部腫瘍学入門，東京医学社，東京，p61-68, 2004
9) Wang CC：Radiation Therapy for Head and Neck Neoplasms：Indications, Techniques and Results, Wright-PSG, Littleton, 1983
10) Shibuya H et al：Oral carcinoma of the upper jaw. Results of radiation treatment. Acta Radiol Oncol **23**：331-335, 1984

各論

9 喉頭がん

A 声門がん

臨床経過

【症 例】
56歳，男性．

【現病歴】
嗄声で発症，近医にて声帯白板症（leukoplakia）とされ，経過観察するも症状軽快せずA大学病院受診．喫煙歴20本/日×36年，飲酒歴2合/日×36年．家族歴，既往歴に特記すべき事項なし．

【検査所見】
右声帯は全長にわたり発赤・腫瘍あり．声帯の可動制限なし．触診，画像診断上リンパ節腫脹なし．生検にて高分化型扁平上皮がんと診断された（図1, 2）．

設 問

設問1
この症例の診断に関する記載で，正しい選択肢を2つ選べ．
①前交連は保たれている．
②T1aである．
③耳への放散痛を伴うことが多い．
④喉頭がんはわが国の頭頸部がんで最多の疾患である．
⑤早期声門がん（T1N0M0）ではリンパ節転移の頻度は10%程度である．

設問2
声門がんに関する記載で，正しい選択肢を2つ選べ．
①早期声門がんの放射線治療の照射野は上端で舌骨を含む．
②原因として特に喫煙が重要である．
③verrucous tumorは放射線感受性が低い．
④甲状軟骨の小規模のびらんはT4である．
⑤主に10 MV程度のエネルギーのX線が用いられる．

設問3
声門がんの予後に関する記載で，正しい選択肢を3つ選べ．
①5年局所制御率はT1では80〜95%，T2は70〜80%程度である．
②1日1回照射では2 Gyより大きな1回線量が予後を改善する可能性がある．
③過分割照射の有効性は実証されていない．

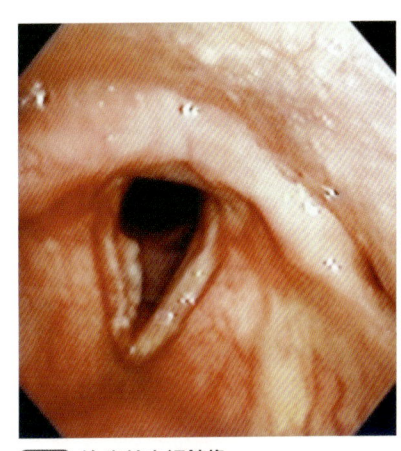

図1 治療前内視鏡像

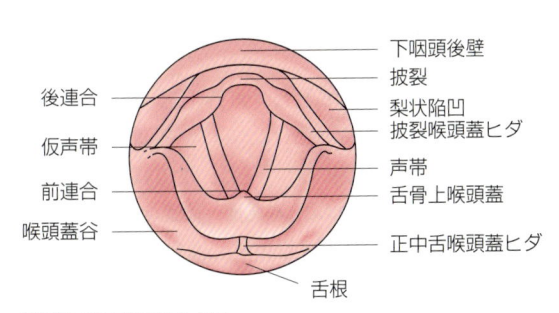

図2 喉頭鏡像模式図

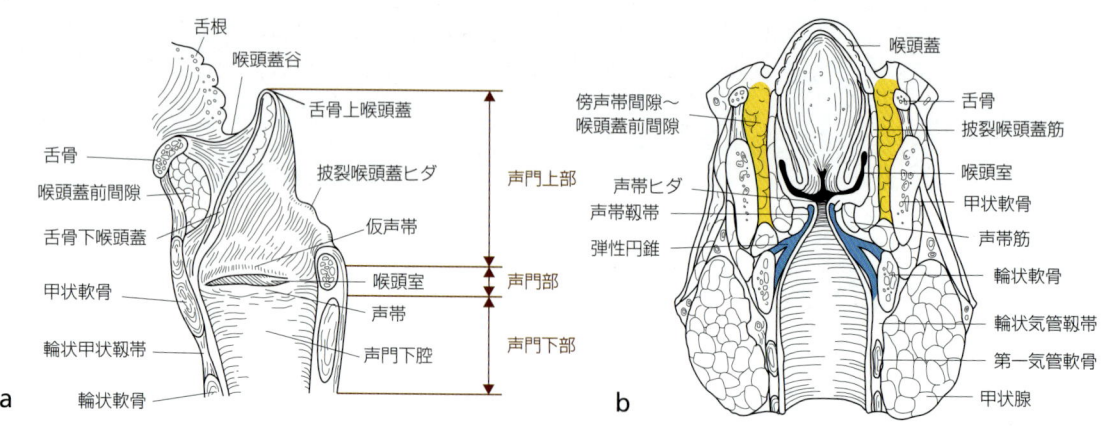

図3 喉頭模式図
a：喉頭矢状断と喉頭蓋前間隙
b：喉頭前額断と傍声帯間隙～喉頭蓋前間隙

[Putz R, Pabst R（eds）：Sobotta-Atlas of Human Anatomy, 13th Ed, Lippincott Williams & Wilkins, p130-134, 2001 より一部改変]

④晩期有害事象として披裂部腫脹がある．
⑤T3～4では放射線治療の適応はない．

解答と解説

設問1   正解①，③

喉頭がんはフランス，イタリアなどに多く，わが国は比較的頻度が低い[1]．わが国での頭頸部がん中最多部位は口腔であり，2003年頭頸部悪性腫瘍登録では3,219例中，口腔が1,901例（59％）で最多，次いで喉頭が504例（16％）であった[2]．人口動態調査（2009年）では年間982人が喉頭がんで死亡している[3]．男女比は13：1（非喫煙者では1：1），60歳代がピークで，70歳代，50歳代と続く．喉頭がんは全がん中最も喫煙と密接に関連した部位であり，Brinkman指数600以上は高リスク群である[4]（本症例はBrinkman指数720）．タバコ1箱を20歳から30～40年間吸い続けた結果としての典型的な生活習慣病といわれる由縁である．

喉頭がんには亜部位として声門上部（26.2％），声門部（70.4％），声門下部（2.2％）がある（**図3, 4**）．喉頭上方は喉頭蓋上縁（C₃下縁），下方は輪状軟骨下縁（C₆下縁），前方は喉頭蓋後面，前連合，声門下腔，前壁，後側方は披裂喉頭蓋ヒダ，披裂部，披裂間部，声門下部である．声門がんは嗄声で発症することが多いが，進行するにつれて喉頭違和感，血痰，疼痛や呼吸困難，嚥下困難をきたすことがある．進行例では耳痛が放散痛としてみられる．本症例では前交連は保たれ一見T1a（一側声帯に限局する腫瘍）と思われたが，生検により対側からも病変が検出されT1b（両側声帯に浸潤する腫瘍）とされた．声門病変では発声時に両側声帯が接触するため対側への進展に注意が必要である．触診ではリンパ節腫脹や局所的な圧痛（甲状軟骨浸潤），甲状軟骨の腫瘍，喉頭の可動性：thyrovertebral crackle（輪状軟骨後部への浸潤で消失）の有無をみる．CTやMRIで腫瘍の進展や（声帯外への浸潤：軟骨びらん，喉頭蓋前間隙や声帯・仮声帯の側方傍声帯間隙への浸潤含めて）リンパ節転移を確認する（**図3, 4**）．MRIとCTは有用かつ相補的な検査だが，CTが汎用性に優れる．声門周囲に浸潤する腫瘍や甲状軟骨の小規模なびらんはT3とされる．可能な限り生検前に撮像したほうが正確な情報が得られる．PETは治療後経過観察での再発発見にも有用である．

喉頭がんでの初診時リンパ節転移頻度は声門8％，声門上部45％とされるが，声門早期T1症例ではリンパ節転移はほぼ0～2％程度で[5]（T2～3：10％，T4：20～30％），リンパ節転移が認められた場合，他病変の存在か他病因も考慮する必要がある．声帯そのものはリンパ組織に乏しく，発生的に喉頭のリンパ流は声帯を境に上下に，また左右に分画されており声門上部進展例では上方への，声門下部進展例では喉頭前から尾側へのリンパ節転移が多い（**図5**）．遠隔転移も未分化がんや末期がん以外では少なく，ほとんどが肺転

A．声門がん

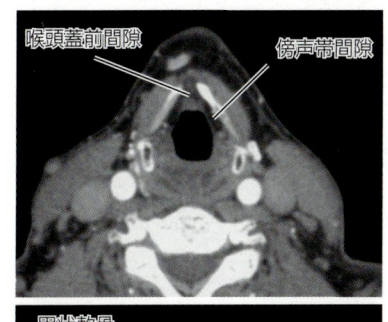

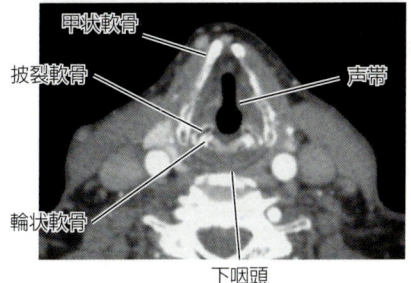

図4 喉頭CT像

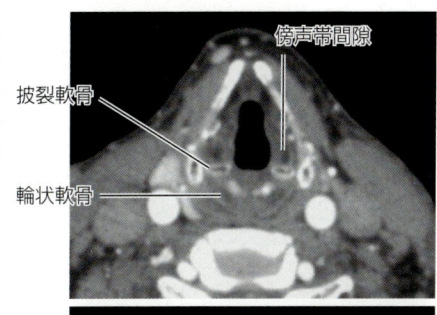

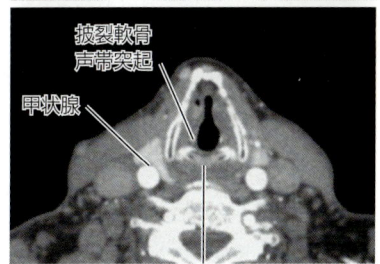

（図中ラベル：喉頭蓋前間隙，傍声帯間隙，披裂軟骨，輪状軟骨，甲状軟骨，披裂軟骨，声帯，輪状軟骨，下咽頭，披裂軟骨，声帯突起，甲状腺，輪状軟骨）

移である．

設問2　　　　　　　　　正解②，③

　仰臥位で喉頭を突き出すように頸部を進展させ，治療中の動きを抑えるために頭部の固定具を作製して左右対向2門照射を行う．^{60}Coγ線が優れた線量分布を示すが，直線加速器（リニアック）の普及に伴い4～6 MV-X線を用いる．声門がんでは10 MVでは線量分布が悪く再発が多くなる[6]．6 MVを使用する際は前方の線量不足を補うためにボーラスを用いる施設もある．ウェッジを使用しない場合，声帯背側で線量が低下するため，声帯全体が投与線量の±5％以下で均一に囲まれるように適切なウェッジフィルタを選択するが，披裂部線量増加を考慮する．verrucous tumorは角化が著明な腫瘍で全体の1％程度とまれだが，放射線感受性が低く，外科的手法が選択されることが多いが，化学放射線療法も行う．

設問3　　　　　　　　　正解①，②，④

　予後因子は腫瘍側因子として，TNM病期分類（声門上下への進展・声帯可動制限・声帯固定・声門周囲腔への浸潤・喉頭外進展）や腫瘍の大きさ，分化度，前交連進展，治療側因子として線量分布・照射野・総線量，1回線量，総治療期間（41[7]～45日[5]）程度を超えると治療成績が低下する報告が多い），患者側因子として性別，貧血の有無などがある．4 MV-X線で60 Gy程度の照射を行った場合，晩期披裂腫脹の頻度は照射野5×5 cmで4％，6×6 cmで21％との報告がある[8]．T3～4でも手術不可例や喉頭温存のために放射線治療が行われることがある．その他の詳細は「関連疾患および放射線腫瘍学関連事項の記載と解説」参照．

治療の経過

　本症例は早期声門がんの一症例で60 Gy/30回の放射線治療が行われ腫瘍消失をみた（完全寛解：CR）（**図6**）．治療中軽度の口渇と咽頭痛があったが，治療終了後早期に改善した．治療計画のシミュレーション写真（デジタル再構成シミュレーション画像：DRR），線量分布（**図7**）と3年半後の写真を示す（**図8**）．現在6年経過したが，腫瘍再発はなく発声にも問題はない．

関連疾患および放射線腫瘍学関連事項の記載と解説

1）病態・疫学・特徴，分類，組織型

　喉頭は発声のみならず，嗅覚，嚥下，呼吸に関与する．声門がんは嗄声で早期に発見されることが多く，

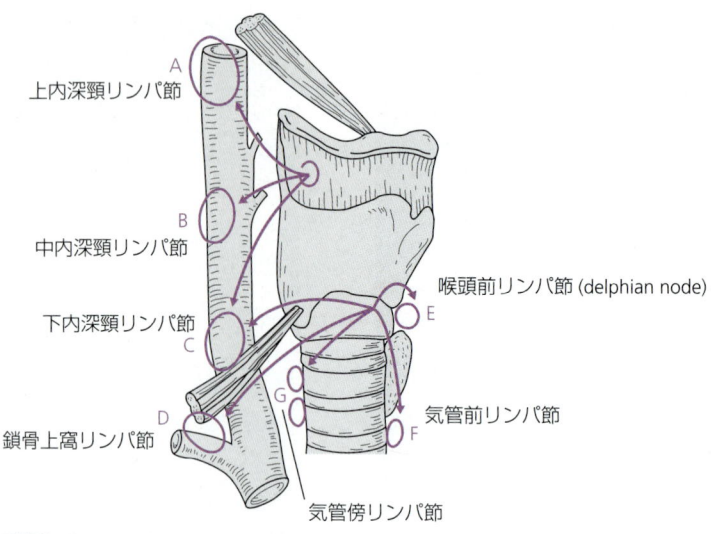

図5 喉頭に関係するリンパ節
声帯を境として声門上部と声門下部で頸部リンパ節への流れは上下に分かれる.
(佐藤武男:喉頭癌—その基礎と臨床, 金原出版, p95, 1986 より一部改変)

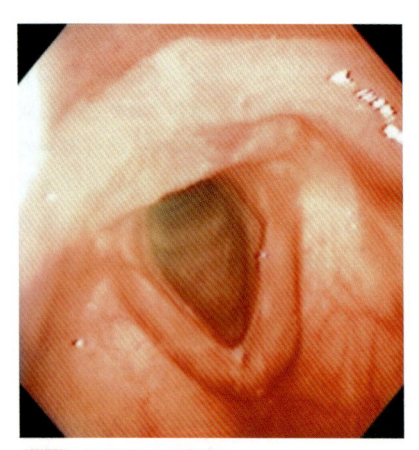

図6 治療後内視鏡像

予後は比較的良好である.飲酒・喫煙が発症に大きな影響を及ぼし,特に喫煙の影響は大きい.男性では喫煙により喉頭がん発がん相対リスクが5.5倍に増加,喫煙による発がん寄与危険割合が73%とされている[9].扁平上皮がんが95%以上を占め,大部分が分化型扁平上皮がんであり低分化がんは少ない.非浸潤性乳管がん(ductal carcinoma in situ:DCIS)は0.6%程度で声門部に多く声門上部には少ない.前がん状態として白板症(leukoplakia),異形成(dysplasia),過角化症(hyperkeratosis),乳頭腫などがある.

2) 標準治療と放射線治療の位置付け

声帯に限局しているT1N0M0(Ⅰ期)や,声門上部または声門下部に広がっているT2N0M0(Ⅱ期)は放射線治療などの喉頭温存療法が用いられる.声帯の可動性が失われているT3やリンパ節転移のみられるⅢ期,喉頭の外にまで広がっているⅣ期は手術が主体だが,喉頭温存のため放射線治療ないし化学放射線療法も施行される.T3以上では片側のみの小さい腫瘍で気道が開存しており軟骨浸潤の軽度な症例が放射線治療の適応である.いずれの治療方法をとるにしても,放射線治療後は丁寧な経過観察により再発を早期発見し救済手術を行い,一方手術後は断端陽性例(他断端近接,リンパ節外浸潤,神経周囲進展,脈管侵襲,転移リンパ節多数)などの再発の危険度が高い症例に術後照射を,また再発時には放射線治療を行うなど集学的治療が重要である.早期例の手術治療(レーザー手術/喉頭部分切除)も用いられており,一部で外科的処置後の声の質が劣っていたという報告もあるが[10],ランダム化比較試験はなく優劣は明らかではない.喉頭がんに対する放射線治療の有用性は黎明期から知られており,機能・形態を温存しつつ手術に劣らぬ局所制御率をもたらす事実を証明したことは重要である.

3) 代表的治療計画と解説

a) 照射野

X線シミュレータを用いた2次元治療計画では,T1症例の放射線治療は声門を中心に5×5cm〜6×6cmの矩形の照射野を使用する.上端は甲状切痕上方(舌骨上喉頭蓋を照射野内に含める必要はなく,5×5cmで

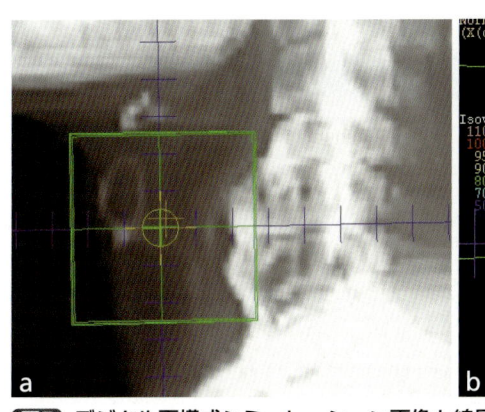

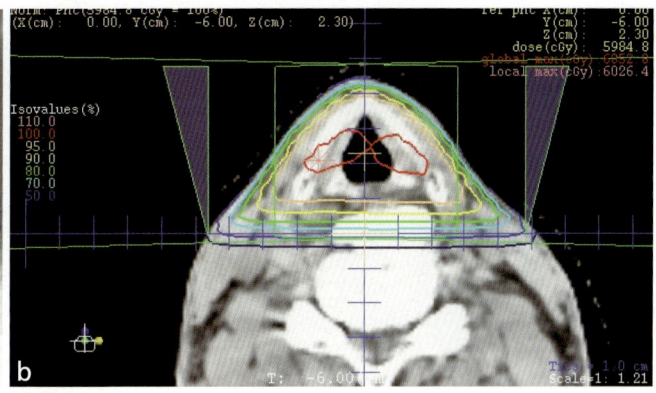

図7 デジタル再構成シミュレーション画像と線量分布図
a：デジタル再構成シミュレーション画像（DRR）．b：線量分布図

あれば通常舌骨は照射野に含まれない），下縁は輪状軟骨下縁，後縁は椎体骨前縁，前縁は皮膚より前方0.5〜1cm程度を含める．声門を越えて進展しているT2例では，喉頭内視鏡の所見を参考に，さらに進展方向に1〜2cm程度の範囲を含める．声門上部への進展であれば上内深頸リンパ節，声門下部に進展したT2例では喉頭，前頸部リンパ節に加えて気管傍リンパ節を含めた照射野で開始，40〜45Gy以降は原発巣に限局した照射を行うこともある．40Gy時点で治療効果を判定して手術か放射線治療かを決める試みもなされている．T3例では声門上部がんに準じた喉頭・両側上・中深頸リンパ節を含めた照射野で開始，40〜45Gy以降限局照射野をとる．T3N0でもT2同様，限局した照射野を用いる場合もある[11,12]．T4例でも手術不能例や喉頭温存のために放射線治療が行われることもある．原発巣と頭側照射野は左右対向2門で，尾側照射野は前方1門か対向2門で行われることが多い．3次元治療計画はCT画像を用いて原発巣や転移リンパ節（肉眼的腫瘍体積：GTV），および頸部リンパ節領域（臨床標的体積：CTV）を入力する．T1N0ではGTVは声帯病変，T2N0では浸潤方向にGTVを拡大，T3〜4，N1〜3では原発巣＋頸部リンパ節転移病変をGTVに含む．CTVはT1N0では声帯，T2N0では声帯＋微視病変で通常予防的のリンパ節領域は含めないが，声門上部や下部への進展が広範囲であれば声門上部がん／下部がんに準じる．T3〜4，N1〜3ではGTV，前頸部リンパ節，両側上中下内深頸リンパ節，副神経リンパ節を含む．計画標的体積（PTV）は嚥下に伴う喉頭移動を考慮してCTVにマージンを加える．リンパ節外進展が疑われる場合，CTVはGTVに2cmのマー

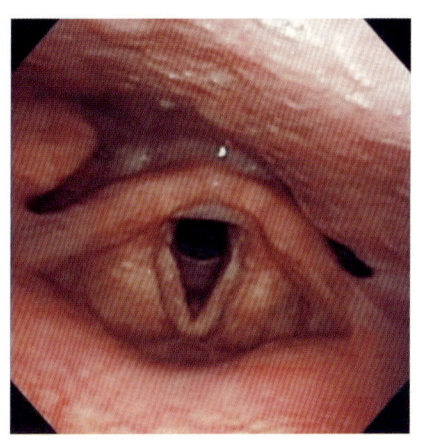

図8 治療後3年半後内視鏡像
病変は認められない．

ジンを設定する．T3〜4かつリンパ節転移のある患者で咽頭後リンパ節（retropharyngeal node）を照射野に入れつつ有害事象軽減のため唾液腺を外す場合や，頸部が短く肩が大きめの患者や，腫瘍の声門下部への進展が大きく左右からの照射野のみでは尾側照射野が不足する場合などは強度変調放射線治療（IMRT）が有用である[13]．一方，IMRTでは低線量域や高線量域を生じ再発や有害事象をきたす可能性，治療中の正常組織の体積変化や腫瘍縮小による線量分布の変化もあり，注意が必要である．放射線治療中のいわゆる「tumoritis」は通常20Gy程度までに出現し，当初は不明瞭であった腫瘍の進展範囲を表出するため，治療計画の見直しを含め治療期間中の診察時に重要である[5]．

b）線量分割

上皮内がん（DCIS）では総線量を減らした治療も

表1 声門がんの治療成績

	著者	施設	年	症例数	1回線量（Gy）	総線量（Gy）	5年局所制御率
Tis	Wang[5]	MGH	1997	60	2	記載なし	92%
	Spayne[19]	PMH	2001	67	2.55	51	98%
T1N0	Warde[20]	PMH	1998	403T1a	2.5 程度	50 程度	91%
				46T1b	2.5 程度	50 程度	82%
	Wang[5]	MGH	1997	665	2	65〜66	93%
	Cellai[21]	イタリア	2005	831	2〜2.4	60〜65	84%
	Yamazaki[14]	大阪成人病	2006	88	2	60〜66	77%
				92	2.25	56.25〜63	92%**
	Nomiya[22]	東北大	2008	115T1a	2	64	92%
				48T1b	2	66	85%
	Chera[7]	UF	2010	253T1a	2.25	63	94%
				72T1b	2.25	63	93%
T2N0	Warde[20]	PMH	1998	286	2.5 程度	50 程度	69%
	Wang[5]	MGH	1997	69T2a	2	66〜70	70%
				31T2b	2	66〜70	67%
				76T2a	1.6* bid	70	83%
				61T2b	1.6* bid	70	72%
	Slevin[23]	ChH	1993	242	3.3〜3.4	50〜55（16回）	85%
	Chatani[24]	大阪成人病	1996	57	2	60〜70	72%
	Garden[16]	MDAC	2003	81	1.1〜1.2* bid	74〜80	79%**
				89	2	32〜75	68%
				57	2.06〜2.23	66〜70	82%**
	Frata[25]	イタリア	2005	256	2〜2.4	60〜65	73%
	Chera[7]	UF	2010	165T2a	1.2*	74.4	80%
				95T2b	1.2*	74.4	70%
T3	Harwood[12]	PMH	1980	112	2.2〜2.5 程度	50〜55	51%（3年）
	Wang[5]	MGH	1997	24	2	70	42%
				41	1.6* bid	70	67%**
	Wylie[11]	ChH	1999	114	3.3〜3.4	50〜55（16回）	68%
	Jackson[26]	Vancouver	2001	70	2.4	60	65%
	Hinerman[27]	UF	2007	87	1.2*〜2	50〜79.2	63%
T4	Harwood[28]	PMH	1981	39	2.2〜2.5 程度	50〜55（20〜24回）	56%
	Hinerman[27]	UF	2007	22	1.2*〜2	50〜79.2	81%

PMH：Princess Margaret Hospital，MGH：Massachusetts General Hospital，UF：University of Florida，ChH：Christie Hospital and Holt Radium Institute，MDAC：MD Anderson Cancer Center
大阪成人病：大阪府立成人病センター
*：過分割照射（bid：1日2回照射），**：有意差あり bid vs. 1日1回照射ないし寡分割照射 vs. 1日1回照射

行われるが，生検部以外の浸潤がんが否定できないため，T1に準じて治療されることが多く成績もほぼ同様である．再発は2〜5年後と浸潤がんに比して遅めである[13]．T1に対しては1回2 Gyで総線量60〜66 Gyが選択されることが多い．根治的照射の場合1日1回2 Gy以下では予後が劣るとの報告が複数あり，欧米では63 Gy/28回/5.5週が多く用いられている．わが国の単一施設での第Ⅲ相比較試験では，2 Gy群（5年局所制御率77％）に比して2.25 Gy群（92％，p＝0.004）の局所制御が有意に優れており有害事象の増

強はなかった[14]．現在，日本臨床腫瘍研究グループ（JCOG）でT1～2腫瘍に対して1回線量2Gyと2.4Gyの第Ⅲ相比較試験が多施設で行われている（JCOG 0701）．T2では従来1日1回2Gyで70Gy程度が照射されてきた．単一施設からの報告では過分割照射が通常照射より優れるとの報告が複数みられるが，T2N0症例で通常分割と1日2回の過分割照射を比較した第Ⅲ相試験（RTOG9512）では，250名を通常分割照射70Gy/35回と1日2回照射79.2Gy/66回に振り分けたところ，5年局所制御率70％と79％で過分割照射群で良好だが有意差はなかった[15]．1日1回照射でも2Gyより大きな線量では過分割照射と同等な結果とする報告もある[16,17]．放射線治療患者数が増加しており，1日2回照射は患者のみならず施設側の負担になり65.25Gy/29回も用いられる（±化学療法併用）．進行がんでは従来の術後照射主体から喉頭温存のための放射線治療が行われている．術後照射では60Gy/30回程度の線量が用いられる（断端陽性例66Gy，腫瘍残存例70Gyなど）．Ⅲ～Ⅳ期を主体とした頭頸部がんのメタ解析で過分割照射が有意に局所制御率・生存率ともに優れていたとされ[18]，1.2Gy×2回/日で総線量74.4Gy程度を照射する施設もある[13]．

4）有害事象とその対策

急性期には喉頭粘膜の炎症・浮腫に伴い嗄声の悪化，咽頭痛，咳嗽，照射野皮膚面の発赤などがある．嚥下障害もみられるが一過性である．照射中は発声を控え，禁酒，禁煙とする．特に喫煙は誘因であると同時に予後不良因子であり，さらに治療後の有害事象頻度も増加させるため禁煙は重要である．含嗽や蒸気吸入が急性症状緩和に有用である．また鎮痛薬や鎮咳薬など対症療法も行われる．1日2回照射（1.2Gy×2回/日で74.4～76.8Gy）の照射を行うと通常照射より有害事象が強く発現し，一時的に非経口的な栄養摂取が20％程度で必要だったとの報告もある[13]．晩期有害事象として披裂部，喉頭蓋，頸部皮下の腫脹が認められることがあるが，半年から数年で軽減することが多い．腫脹期間は誤嚥を避けるため緩やかな嚥下を指導する．喉頭の違和感，嗄声を訴えることもあり，ステロイドが用いられることもある．甲状腺が照射された場合には甲状腺機能低下症が起こり，甲状腺機能検査と補充療法がQOL改善に有用である．重篤なものとして，まれ（1％未満）ではあるが潰瘍形成や喉頭軟骨壊死（特に喫煙者）があり，喉頭摘出が必要になることがある．

5）一般的な治療成績（表1）

T1N0で5年局所制御率77～94％（救済手術を含めた局所制御率94～98％，喉頭温存率89～95％，全生存率80～85％，疾患特異的生存率94～98％），T2N0では5年局所制御率67～88％（救済手術を含めた局所制御率66～85％，喉頭温存率71～88％，全生存率68～78％，疾患特異的生存率78～93％）程度である．従来T2では声帯の可動性が制限されているものをT2bと呼び，可動制限のないT2aに比して制御率が低いとする報告がある．T3～4では症例選択が行われ成績の幅が広いが，T3で42～67％，T4で20～82％程度の5年局所制御率である．TisはT1と同等の成績が得られている．喉頭がんを含めた頭頸部がんⅢ～Ⅳ期を主体としたメタ解析で，過分割照射が通常分割照射に比して局所制御・生存率ともに有意に優れていた[18]．また化学療法を加えることによって予後の向上が認められている（「各論-9-B」参照）．

文　献

1) Sano H, Hamashima C：Comparison of laryngeal cancer mortality in five countries：France, Italy, Japan, UK and USA from the WHO mortality database (1960-2000). Jpn J Clin Oncol 35：626-629, 2005
2) 日本頭頸部癌学会：全国登録2003年度初診患者の報告書〈http://www.jshnc.umin.ne.jp/renraku08.html〉
3) 厚生労働省人口動態調査〈http://www.e-stat.go.jp/SG1/estat/NewList.do?tid=000001028897〉
4) 佐藤武男：喉頭癌―その基礎と臨床，金原出版，東京，1986
5) Wang CC：Carcinoma of glottis. Radiation Therapy for Head and Neck Neoplasms, 3rd Ed, Wiley-Liss, London, p228-240, 1997
6) Izuno I et al：Treatment of early vocal cord carcinoma with ^{60}Co gamma rays, 8/10 MV x-rays, or 4 MV x-rays--are the results different? Acta Oncol 29：637-639, 1990
7) Chera BS et al：T1N0 to T2N0 squamous cell carcinoma of the glottic larynx treated with definitive radiotherapy. Int J Radiat Oncol Biol Phys 78：461-466, 2010
8) Inoue T et al：Irradiated volume and arytenoid edema after radiotherapy for T1 glottic carcinoma. Strahlenther Onkol 168：23-26, 1992
9) Katanoda K et al：Population attributable fraction of mortality associated with tobacco smoking in Japan：a pooled analysis of three large-scale cohort studies. J Epidemiol 18：251-264, 2008
10) Krengli M et al：Voice quality after treatment for T1a glottic carcinoma--radiotherapy versus laser cordectomy. Acta Oncol 43：284-289, 2004
11) Wylie JP et al：Definitive radiotherapy for 114 cases of T3N0 glottic carcinoma：influence of dose-volume parameters on outcome. Radiother Oncol 53：15-21, 1999

12) Harwood AR et al：T3 glottic cancer：an analysis of dose time-volume factors. Int J Radiat Oncol Biol Phys **6**：675-680, 1980
13) Mendenhall WM et al：Larynx. Perez and Brady's Principles and Practice of Radiation Oncology, 5th Ed, Halperin E et al (eds), Lippincott Williams & Wilkins, Philadelphia, p975-995, 2007
14) Yamazaki H et al：Radiotherapy for early glottic carcinoma (T1N0M0)：results of prospective randomized study of radiation fraction size and overall treatment time. Int J Radiat Oncol Biol Phys **64**：77-82, 2006
15) Trotti A et al：A randomized trial of hyperfractionation versus standard fractionation in T2 squamous cell carcinoma of the vocal cord. Int J Radiat Oncol Biol Phys **66**：s15, 2006
16) Garden AS et al：Results of radiotherapy for T2N0 glottic carcinoma：does the "2" stand for twice-daily treatment? Int J Radiat Oncol Biol Phys **55**：322-328, 2003
17) Mendenhall WM et al：T1-T2N0 squamous cell carcinoma of the glottic larynx treated with radiation therapy. J Clin Oncol **19**：4029-4036, 2001
18) Bourhis J et al：Hyperfractionated or accelerated radiotherapy in head and neck cancer：a meta-analysis. Lancet **368**：843-854, 2006
19) Spayne JA et al：Carcinoma-in-situ of the glottic larynx：results of treatment with radiation therapy. Int J Radiat Oncol Biol Phys **49**：1235-1238, 2001
20) Warde P et al：T1/T2 glottic cancer managed by external beam radiotherapy：the influence of pretreatment hemoglobin on local control. Int J Radiat Oncol Biol Phys **41**：347-353, 1998
21) Cellai E et al：Radical radiotherapy for early glottic cancer：Results in a series of 1087 patients from two Italian radiation oncology centers. I. The case of T1N0 disease. Int J Radiat Oncol Biol Phys **63**：1378-1386, 2005
22) Nomiya T et al：Long-term results of radiotherapy for T1a and T1bN0M0 glottic carcinoma. Laryngoscope **118**：1417-1421, 2008
23) Slevin NJ et al：Relative clinical influence of tumor dose versus dose per fraction on the occurrence of late normal tissue morbidity following larynx radiotherapy. Int J Radiat Oncol Biol Phys **25**：23-28, 1993
24) Chatani M et al：Management for stage II glottic carcinoma：radiation therapy or surgery. Strahlenther Onkol **172**：664-668, 1996
25) Frata P et al：Radical radiotherapy for early glottic cancer：Results in a series of 1087 patients from two Italian radiation oncology centers. II. The case of T2N0 disease. Int J Radiat Oncol Biol Phys **63**：1387-1394, 2005
26) Jackson SM et al：Local control of T3N0 glottic carcinoma by 60Gy given over five weeks in 2.4 Gy daily fractions. One more point on the biological effective dose (BED) curve. Radiother Oncol **59**：219-220, 2001
27) Hinerman RW et al：T3 and T4 true vocal cord squamous carcinomas treated with external beam irradiation：a single institution's 35-year experience. Am J Clin Oncol **30**：181-185, 2007
28) Harwood AR et al：T4NOMO glottic cancer：an analysis of dose-time volume factors. Int J Radiat Oncol Biol Phys **7**：1507-1512, 1981

②頸部郭清術を行えば，放射線治療を行わず注意深い経過観察のみとしてもよい．
③粘膜を含む両側頸部の照射が推奨される．
④上咽頭がんの全頸部照射法に準じた照射を行う．
⑤化学療法を併用する必要はない．

設問3

原発不明頸部リンパ節転移の放射線治療における有害事象に関する記載で，誤っている選択肢を2つ選べ．
①一般的な頭頸部がんに対する全頸部照射よりも有害事象は発生しにくい．
②急性期は粘膜炎，皮膚炎，味覚障害，唾液分泌障害が高頻度に発生する．
③口内炎などの合併症を避けるため，口腔内は標的体積から外すことが多い．
④粘膜炎などの合併症低減のため，舌根部・喉頭は標的体積に含めない場合もある．
⑤強度変調放射線治療（IMRT）を用いることで，治療成績を低下させずに，合併症の頻度を減らすことが可能である．

解答と解説

設問1　　　　　　　　　　　　　　　正解①，③

頸部リンパ節転移の原発巣は，組織型やリンパ節転移の局在からある程度推定が可能である．組織型が扁平上皮がんや未分化がん症例では，原発巣が早期がんまたは潜在がんとして咽頭・喉頭領域に存在している可能性がある．リンパ節領域別にみると上内深頸リンパ節，後方・副神経リンパ節では上咽頭，上〜中内深頸リンパ節では扁桃・舌根部などの中咽頭や下咽頭・喉頭に原発巣の存在が疑われる[1]．よって選択肢①は誤りである．また顎下リンパ節のみの場合は口腔内を原発とすることが多くなる．

囊胞状の悪性頸部腫瘤に鰓性がんという診断がつけられることがある．鰓性がんは胎生期にあった鰓裂が閉鎖せずに残った側頸嚢腫に発生したものをいう．しかしこの疾患の存在には議論があり，そのほとんどは囊胞変性をきたしたリンパ節転移と考えられている．よって選択肢③は誤りである．鰓性がんという診断のもとに，咽頭など原発巣の十分な検索を行わないまま治療を始めてしまうことは厳に慎まなければならない．

下顎部や鎖骨上窩では頭頸部領域以外に食道や肺などが原発巣である可能性がある．また組織型が腺がんの場合も唾液腺や甲状腺の他に，肺などに原発巣が存在する可能性があり，頸部リンパ節転移の原発巣が必ずしも頭頸部だけに存在するとは限らない．これらのことを念頭に置いたうえで内視鏡検査による頭頸部領域の診察やCT・MRI・穿刺吸引細胞診（FNA）を行う．FDG-PET検査も頭頸部領域においては有用と考えられている[2]．これらの原発巣検索においても特定に至らない場合はランダム生検を行い，生検結果が陰性であれば原発不明がんという診断となる．

設問2　　　　　　　　　　　　　　　正解②，⑤

本疾患の治療は手術（頸部郭清またはリンパ節摘出）・放射線治療・化学療法の組み合わせで行われるが，これまでの報告のほとんどは症例数の限られた後向き研究であり，適切な指針は確立していない．報告例の多くでは頸部郭清術と術後放射線治療が行われているが，単発の小病変（N1）で被膜外浸潤のない場合には，照射を行わず注意深い経過観察とすることも選択肢の1つといわれている[3]．本症例は単発ではなく，被膜外浸潤も認めているため，積極的な術後放射線治療が望まれる．よって選択肢②は誤りである．放射線治療の方法もいまだ確立されたものはないが，Niederらは粘膜を含む両側頸部に対する系統的な照射が局所制御と生存率の向上に最も優れているとしており[4]，両側頸部の照射が推奨される．照射法に関しては，中咽頭がんや下咽頭がんの全頸部照射法では上咽頭の照射が不十分となってしまうため，上咽頭がんに準じた照射法が選択される．化学療法の併用に関しては，近年，放射線治療との同時併用により良好な治療成績が報告されており，選択肢の1つと考えられる．その際，一般的な頭頸部がんの治療に準じて，被膜外浸潤の有無・転移病巣の数などに応じた併用を検討することとなるが，本症例では複数のリンパ節腫大に被膜外浸潤も認められるため，照射単独よりは化学療法併用が推奨される．よって選択肢⑤も誤りである．

設問3　　　　　　　　　　　　　　　正解①，④

本疾患では上咽頭・中咽頭・下咽頭・喉頭およびすべての頸部リンパ節領域が標的体積となる．そのため一般的な頭頸部がんの全頸部照射よりも照射野が広くなり，有害事象が発生しやすくなる．よって選択肢①は誤りである．有害事象は急性期には粘膜炎，皮膚

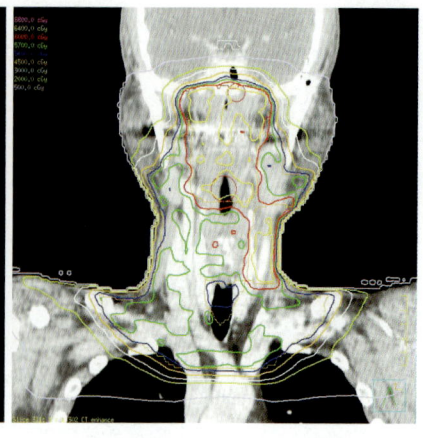

図3 線量分布図
上・中咽頭と左中内深頸・副神経領域に 60 Gy，下咽頭・喉頭およびその他のリンパ節領域に 54 Gy を IMRT（全9門，6 MV-X 線，SIB 法）で計画，両側耳下腺の線量を軽減している．

炎，味覚障害，唾液分泌障害が，晩期では急性期から続く唾液分泌障害が高頻度に発生し患者の QOL を著しく低下させてしまう．合併症低減のため，オトガイ下部や顎下部のリンパ節病変で高分化型扁平上皮がんなど，口腔内の原発巣が強く疑われる場合を除いて，視触診で口腔内の悪性腫瘍の存在が否定されている場合は口腔内を標的体積から外すことが多い．また原発巣の可能性の低い下咽頭・喉頭の線量を低く抑えることも考慮するべきであり，施設によっては下咽頭・喉頭を標的体積に含めない場合もある．しかし舌根部は原発巣の可能性が高い部位の1つであり，標的体積から外すべきではない．よって選択肢④は誤りである．近年は IMRT の報告が増加している．Madani らは同じ施設の過去の症例と比較し，IMRT を用いることで治療成績の低下はみられず，合併症の頻度を減らすことができたと報告している[5]．

治療の経過

頸部郭清術において被膜外浸潤を認めたため，本症例では術後治療として同時併用化学放射線療法の適応と判断された．化学療法は cisplatin（CDDP），放射線治療は IMRT を用いた．IMRT は標的体積内同時ブースト（SIB）法，D_{95} 処方で行い，上咽頭・中咽頭・両側上内深頸・左中内深頸領域・副神経領域に 60 Gy/30 回，下咽頭・喉頭・その他の両側頸部リンパ節領域に 54 Gy/30 回を処方．耳下腺の平均線量は右 26.2 Gy，左 29.1 Gy に抑えた（**図3**）．放射線治療終了時点で Grade 2（CTCAE v4.0）の粘膜炎・皮膚炎・味覚障害，Grade 3 の口内乾燥を認めたが，放射線治療終了後3ヵ月の時点で味覚障害・口内乾燥ともに改善傾向が認められた．

関連疾患および放射線腫瘍学関連事項の記載と解説

原発不明頸部リンパ節転移は頭頸部がんの約3～5％を占める．原発巣が咽頭・喉頭に存在していれば治癒可能な病態といえるが，肺や食道に原発巣が存在する場合は緩和的治療の方針となる場合もあり，原発巣は可能な限り特定できるように努める．しかし十分な検索後も原発巣の特定に至らない場合は，いたずらに検査に時間をかけず，原発不明がんとして病態に応じた治療を開始することが重要である．

原発巣が頭頸部領域に存在すると考えられた場合は根治を目指した治療を行うこととなる．現時点で確立した治療法はないが，頸部郭清を行い術後放射線治療を追加するのが一般的である．放射線治療は1回線量 1.8～2.0 Gy で週5回法が標準的である．総線量は予防的照射を含む範囲に 45～54 Gy，被膜外浸潤のあるリンパ節領域は 60 Gy 以上，残存した腫大リンパ節は 65～75 Gy，原発巣が強く疑われる部位は 60～65 Gy 程度を照射する．下咽頭・喉頭に関してはリンパ節転移のレベルなどから判断して原発巣の可能性が低いと判断されれば，合併症軽減のため 45 Gy 以降は照射野から外してもよい．

本疾患では高線量の投与が必要となる領域が比較的広範囲となることが多く，脳幹・脊髄などの線量制約を守りながら標的体積への十分な照射を行うことが困難な場合が少なくない．また頭頸部がんの放射線治療の共通事項として唾液分泌障害があり，患者のQOLを大きく低下させてしまうことも問題となる．IMRTでは複雑な形状の標的体積への十分な線量投与と耳下腺線量低減の両立が可能であり，よい適応である．

本疾患の治療成績は頸部郭清術＋放射線治療で5年全生存率が23〜67％[6,7]，頸部郭清術＋化学放射線療法で83〜87％[8,9]と報告されている．IMRTを用いた治療成績は頸部郭清や化学療法併用の有無が混在しているという問題点はあるものの，5年全生存率が81％，Grade 3以上の有害事象が4％と報告されており[10]，治療成績の低下なしに有害事象の低減が可能と考えられる．

a 嗅神経芽細胞腫

小型円形細胞性の悪性腫瘍である．比較的まれで，全鼻腔腫瘍の0.25％とされる．症状は鼻出血が最多で，次いで鼻閉が多い．初診の時点で進行例が多い．KadishらによりA期：鼻腔に限局，B期：鼻腔から副鼻腔へ進展，C期：鼻腔と副鼻腔を越えて進展，に分類されている．放射線に高い感受性を示し，粒子線（陽子線，炭素イオン線）治療は良好な治療成績が期待できるとされる．照射法は副鼻腔がんに類似したものとなる．術前照射では45 Gy，術後照射では50〜60 Gy，根治的照射では65〜70 Gyが処方される．局所再発が多いが，再発は5〜10年後にも起こることから，長期の経過観察が必要である．転移は頸部リンパ節に最も多く，遠隔転移は肝，肺，骨，皮膚などが多い．初期治療の際，頸部リンパ節に転移を認めなかった例でも約10％の症例で後に転移をきたすとされ，数年を経て転移が明らかになった例も少なくない．

b グロムス腫瘍

頸静脈球の外膜にあるグロムス小体（傍神経節）や側頭骨内の鼓室神経から発生する血流に富んだ非常にまれな良性腫瘍である．腫瘍の増大は緩徐であるが，側頭骨に浸潤している場合が多い．頸静脈孔部に発生すると下位脳神経麻痺（耳鳴，嚥下障害，顔面神経麻痺，難聴など）をきたす．また時にカテコラミンを産生し，褐色細胞腫様の症状（高血圧，頭痛，発汗過多，動悸など）を呈する場合がある．治療は基本的には手術が第一選択であるが，周囲への浸潤が強く手術が困難な場合には放射線治療が施行される．照射範囲についての明確な指針はないが，1回線量1.8〜2 Gyで総線量45〜55 Gy程度の報告が多い．放射線治療±手術により90％の局所制御が得られるという報告もある．また近年では定位放射線治療も施行されており，良好な治療成績が報告されている．

文献

1) Mendenhall WM et al：Diagnostic evaluation of squamous cell carcinoma metastatic to cervical lymph nodes from unknown head and neck primary site. Head Neck 20：739-744, 1998
2) Johansen J et al：Prospective study of 18FDG-PET in the detection and management of patients with lymph node metastases to the neck from an unknown primary tumor. Results from the DAHANCA-13 study. Head Neck 30：471-478, 2008
3) Coster JR et al：Cervical nodal metastasis of squamous cell carcinoma of unknown origin（Indications for withholding radiation therapy）. Int J Radiat Oncol Biol Phys 23：743-739, 1992
4) Nieder C, Ang KK：Cervical lymph node metastases from occult squamous cell carcinoma. Curr Treat Options Oncol 3：33-40, 2002
5) Madani I et al：Intensity-modulated radiotherapy for cervical lymph node metastases from unknown primary cancer. Int J Radiat Oncol Biol Phys 71：1158-1166, 2008
6) Aslani M et al：Metastatic carcinoma to the cervical nodes from an unknown head and neck primary site：Is there a need for neck dissection? Head Neck 29：585-590, 2007
7) Ligey A et al：Impact of target volumes and radiation technique on loco-regional control and survival for patients with unilateral cervical lymph node metastases from an unknown primary. Radiother Oncol 93：483-487, 2009
8) Argiris A et al：Concurrent chemoradiotherapy for N2 or N3 squamous cell carcinoma of the head and neck from an occult primary. Ann Oncol 14：1306-1311, 2003
9) Shehadeh NJ et al：Benefit of postoperative chemoradiotherapy for patients with unknown primary squamous cell carcinoma of the head and neck. Head Neck 28：1090-1098, 2006
10) Frank SJ et al：Intensity-modulated radiotherapy for cervical node squamous cell carcinoma metastases from unknown head-and-neck primary site：M. D. Anderson Cancer Center outcomes and patterns of failure. Int J Radiat Oncol Biol Phys 78：1005-1010, 2010

各論

14 非小細胞肺がん

A I期非小細胞肺がん（早期）

臨床経過

【症例】
80歳，男性．

【現病歴】
無症状．検診で胸部異常陰影を指摘された．高血圧症以外に併発症はなし．喫煙歴は30本/日×約40年．既往歴や家族歴にも特記すべき事項はない．

【検査所見】
気管支鏡検査の結果，右肺S2の中分化腺がん，全身検索の結果T1bN0M0と診断された．末梢動脈血酸素濃度は75 mmHg，呼吸機能検査の結果，1秒量（$FEV_{1.0}$）が850 mLであった．初診時のCTを図1に示す．肺野の他の部分には軽度の肺気腫が認められる部分があるが，それ以外には間質性肺炎などの慢性肺疾患の所見なし．

設問

設問1
本症例に関連した下記の記載で，正しい選択肢をすべて選べ．
① I期非小細胞肺がんの症例数は近年増加している．
②肺気腫がある場合，定位放射線治療は絶対禁忌である．
③本症例では年齢や呼吸機能の問題で，標準手術術式の適応はない．
④気管支腔内照射治療の適応になる．
⑤肺がんの定位放射線治療では，食道以外の腸管の有害事象は考慮する必要はない．

設問2
本症例の治療内容に関する記載で，誤っている選択肢をすべて選べ．
①手術を行ってN1が証明された場合，術後照射を行うことが推奨される．
②従来型放射線治療を行う場合，肺門や縦隔リンパ節を予防的に含んで照射するのが一般的である．
③従来型放射線治療を行う場合，60 Gy/30回以上の高線量照射は治療成績の向上に結びつかない．
④定位放射線治療を行う場合，同時併用化学療法を行うことが推奨される．
⑤定位放射線治療後の局所再発に対する救済手術は，癒着や出血の問題があり困難である．

設問3
本症例で定位放射線治療を行う場合に，正しい選択肢を2つ選べ．
①放射線治療に関する精度管理などを専ら担当する者がいないと保険算定できない．
②腫瘍が小さいので，ほぼ肉眼的腫瘍体積（GTV）＝臨床標的体積（CTV）である．
③D_{95}（PTV）［計画標的体積（PTV）の95%内での最

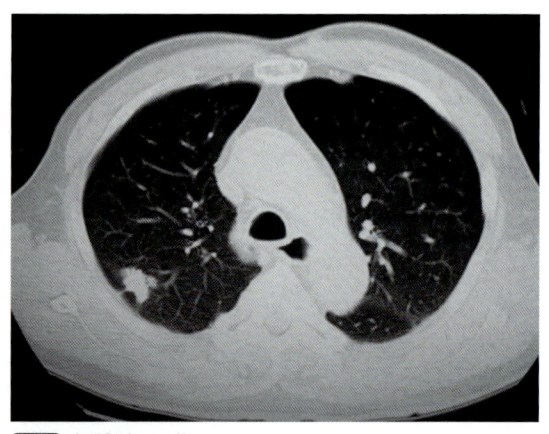

図1 初診時CT像

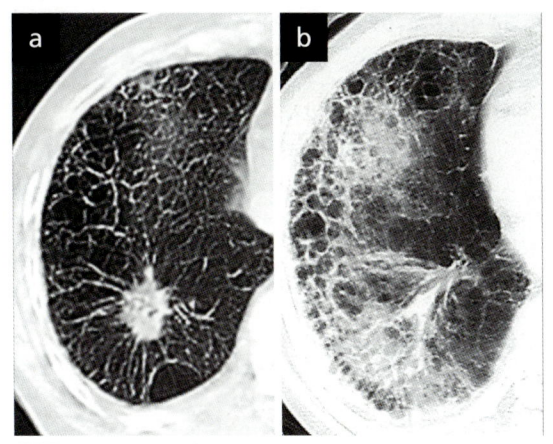

図2 肺気腫と肺線維症を合併（肺嚢胞壁が厚い）した状態での定位放射線治療後に間質性肺炎が重症化した症例

a：定位照射前，b：定位照射後2ヵ月

表1 標準手術可能と判断される条件

1. 術後予測1秒量（$FEV_{1.0}$）≧800 mL
2. PaO_2≧65 torr（room air）
3. 薬物治療を要する心不全を認めない
4. 6ヵ月以内の心筋梗塞の既往または6ヵ月以内の不安定狭心症発作を認めない
5. コントロール困難な不整脈がない
6. インスリンでコントロール困難な糖尿病がない

（JCOG0403プロトコルより引用）

表2 気管支腔内照射の適応

1. 気管から亜区域支までに限局する
2. 病巣の末梢辺縁が，内視鏡的に可視できること
3. 病巣の長径が2 cm以下であること
4. 組織学的に扁平上皮がんであること
5. 転移がないこと

低線量］を処方線量とする場合，新しい世代の線量計算アルゴリズムを用いるほうが，古い世代のアルゴリズムで計算した場合より投与モニタユニット（MU）値が大きくなる．

④定位放射線治療後に肋骨骨折を生じる可能性は5％以下である．

⑤定位照射後に腫瘍陰影が増大する場合には局所再発と判断する．

解答と解説

設問1　　　　　　　　　　　　　　　正解①

日本肺癌学会および日本呼吸器外科学会が運営している全国登録データ[1]によると，1994年に登録されたⅠ期肺がん患者は全体の58.9％であったのに対して，1999年登録時には68.8％に増加している．また年齢構成も高齢化しており，70歳以上の占める割合が1994年には全体の33.2％であったのに対して1999年には40.6％に増加している．よって選択肢①は正しい．

肺気腫自体は，肺の平均密度が下がり吸収線量も正常肺に比べて低くなるため，放射線肺臓炎の重症化因子にはならないという報告が多い[2]．ただし，肺気腫に間質性肺炎を合併する場合には時に放射線肺臓炎が重症化したり（図2），間質性肺炎が活性化される場合があるので十分注意が必要である．

手術可能な臨床病期Ⅱbまでの標準治療は手術であり，T1bN0M0の標準術式は肺葉切除＋領域リンパ節郭清である．手術可能条件に絶対的な基準はないが，参考までにIA期非小細胞肺がんに対する第Ⅱ相臨床試験であるJCOG0403に記載されている標準手術可能条件を表1に示す．本症例は検査データからは十分に標準手術可能である．また，呼吸機能がさらに低い場合でも，区域切除や部分切除などの縮小術式が行われる場合がある．年齢については，「肺癌診療ガイドライン（2010年版）」でも「肺癌外科手術を年齢のみで決定しないように勧められる」（グレードB）とされており，一般臨床では85歳程度までは積極的に手術が行われている．

気管支腔内照射の適応は表2のように考えられている．本症例は末梢に位置するため腔内照射の適応はない．

肺底部に位置する肺がんに対して定位放射線治療を行う場合，右肺底部では肝結腸曲付近が，左肺底部では胃や脾結腸曲付近の線量が非常に高くなることがある．表3に，T2N0M0非小細胞肺がんに対する定位放射線治療の線量増加試験であるJCOG0702最新版の線量制約を示す．

設問2　　　　　　　　　　　　　　　正解①，②，③，④，⑤

UK Medical Research Councilによる大規模なメタ解析の結果により，術後放射線治療群のハザード比は1.21で，2年生存率では7％低下することが明らかになり，術後放射線治療によってむしろ予後が悪化する

ことが示された[3]．この研究は非常に古い治療機器と方法に基づいた結果であり問題点も指摘されているが，Ⅰ/Ⅱ期およびN0～1非小細胞肺がんの術後放射線治療は推奨されていない．最近の報告ではN2症例に限っては，術後放射線治療が局所制御や予後改善に有用であることが指摘されている[4]．

画像的に転移の明らかでない肺門・縦隔リンパ節領域への予防的放射線治療の意義は，病期によらず明らかにされていない．Ⅰ期非小細胞肺がんでは，腫瘍サイズや組織型に応じて10～30％程度の領域リンパ節転移があるとされている[6]が，根治的放射線治療後の経過観察中の領域リンパ節再発は10％程度である[7]ことから，予防的にリンパ節領域をCTVに含めることはまれである．また進行期では照射範囲も大きくなるため，有害事象の増強の問題があると同時に全身転移の頻度が増えるために，局所＋領域照射の意義が不透明である．以前の教科書ではⅠ期を除いてリンパ節領域の予防的照射を推奨するものが多かったが，最近はPET診断の活用により予防的リンパ節領域への照射を省いて局所の線量を増加させた放射線治療の報告が多く，これらの結果によるとリンパ節領域のみへの再発率は5％前後と高くない[5]．しかし，Ⅰ期非小細胞肺がんに対する定位放射線治療のように，以前より長期予後が期待される治療法では，領域リンパ節再発の発見数が増える可能性もあり，領域リンパ節への治療戦略は今後も重要な検討課題になるであろう．

高齢者では放射線肺臓炎に対する耐久力が低いことが予想され，進行肺がんの場合には60 Gy/30回程度が安全とされているが，Ⅰ期肺がんでは正常肺の照射線量は小さいため従来型放射線治療でも線量増加が試みられている．化学療法を同時併用しないで3次元原体照射に基づく第Ⅰ/Ⅱ相線量増加試験が行われたV_{20}別の安全線量（1回2.15 Gy）は，V_{20}が25％未満の場合は83.8 Gy/39回とされている[6]．実際に，従来型照射法でも線量増加による局所制御率の向上が報告されている[7]．線量増加の効果を最大限に活かそうとした治療が定位放射線治療である．

一般的に肺がんの根治的放射線治療を従来型手法で行う場合には，化学療法の同時併用により治療成績の向上が望まれるが，定位放射線治療は単独治療での効果や有害事象を検討している段階で，化学療法の併用（同時・異時ともに）についてはほとんど検討されていない．現時点での実地医療では定位放射線治療は単独で行われるべきである．

表3　JCOG0702の線量制約

PRV	制限線量	許容体積
肺実質	40 Gy/4回	≦100 cm³
	平均線量≦18.0 Gy	—
	V_{15}≦25％	—
	V_{20}≦20％	—
脊髄	25 Gy/4回	Max
食道・肺動脈	40 Gy/4回	≦1 cm³
	35 Gy/4回	≦10 cm³
胃・腸	36 Gy/4回	≦100 cm³
	30 Gy/4回	≦10 cm³
気管・主気管支	40 Gy/4回	≦10 cm³
その他の臓器	48 Gy/4回	≦1 cm³（ホットスポット）
	40 Gy/4回	≦10 cm³（ホットスポット）

PRV：計画的リスク臓器体積（それぞれの正常臓器に3～5 mmのマージンを追加した体積）

手術可能患者では定位照射後の局所再発症例の救済手術は安全に可能であることが多く経験されている[8]．定位照射自体が救済手術困難の原因になることはないようである．

設問3　　正解①，③

肺がんに対する定位放射線治療は直線加速器（リニアック）を用いて行われ，その保険算定のための施設基準として以下が示されている．

　放射線治療を専ら担当する常勤の医師（放射線治療の経験を5年以上有するものに限る），放射線治療を専ら担当する診療放射線技師（放射線治療の経験を5年以上有するものに限る），および放射線治療に関する機器の精度管理・照射計画の検証・照射計画の補助作業等を専ら担当する者（診療放射線技師，その他の技術者等），がそれぞれ1名以上いること．なお，「専ら担当する」とは，業務の50％以上を充当することを，「専ら従事する」が業務の80％以上を担当することを，「その他の技術者」とは医学物理士のことをそれぞれ意味する．

Ⅰ期非小細胞肺がんでは，一般的にはCTVは顕微鏡的浸潤を対象としてGTV周囲に5～10 mm程度含む．腫瘍型によってCTVマージンを変える（扁平上

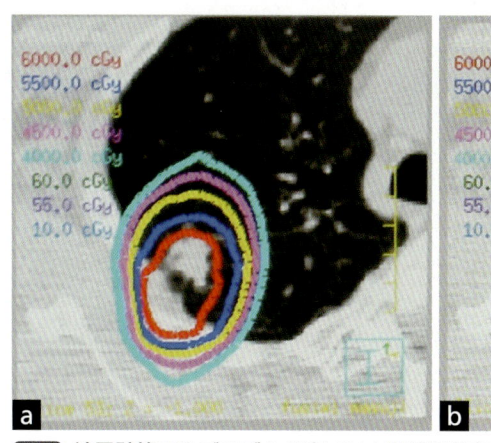

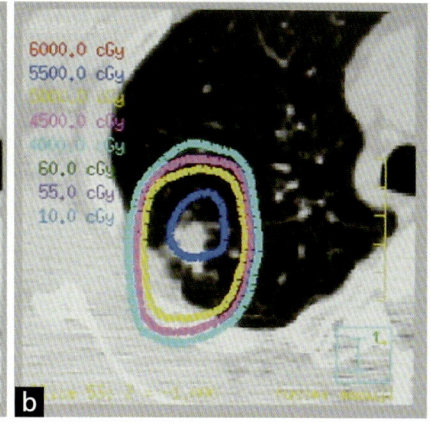

図3 線量計算アルゴリズムの違いによる線量分布の違い［同じ D95（PTV）処方］
a：superposition 法（中心線量 6,406 cGy），b：Clarkson 法（中心線量 5,457 cGy）

皮がんでは 6 mm，腺がんでは 8 mm 程度）ことを提唱している報告もある[9]．

肺がんのように空気に囲まれた腫瘍に対する定位放射線治療では，散乱線が不均一に発生するので，散乱線の影響を計算する手法（アルゴリズム）によって線量計算結果（線量分布）は大きく異なる．**図3**に本症例の Clarkson 法と superposition 法による計算結果を示すが，特に空気を含むような PTV をカバーするような（たとえば D95）処方をする場合には MU 値が大きく異なる．新しい世代で計算するほうが結果的に 10〜20％高い MU 値が必要になる場合が多い．また，**図3**でわかるように superposition 法では胸壁寄りに Clarkson 法ではみられない高線量の広がりが確認される．これは肺野と胸壁からの散乱線の違いを正確に計算している結果である．肋骨部分に高線量がかかりがちなのがよくわかる．

定位放射線治療後の肋骨骨折については，10％以上の発生率が報告されている[10]．照射線量に依存するが，本症例のように胸壁に近接した腫瘍に対する定位放射線治療後の肋骨骨折発生率は 10％以上を想定しておくべきである（「治療の経過」参照）．

定位放射線治療後に高線量域に放射線肺臓炎を生じ，治癒過程において腫瘤状陰影を生じることがあり，一時的に増大することも経験される．放射線肺臓炎であれば増大は一時的で，一般的には少なくとも 6 ヵ月以上増大が続く場合に臨床的局所再発の疑い，とされることが多い．

治療の経過

本症例は，腫瘍の部位・呼吸機能・肺の状態（間質性肺炎がないこと）などから線量計算アルゴリズムは superposition 法を用いて D95（PTV）処方で 48 Gy/4 回を照射した．最大線量は腫瘍内で 62.5 Gy であった．照射後 3 ヵ月で高線量域に放射線肺臓炎が観察された（**図4a**，症状からは Grade 1）がその後軽快し，腫瘍は縮小して 2 年経過後も増悪がない．ただし，照射後 1 年で軽度の右胸部痛（Grade 1）を訴え，CT 上 PTV 内にあった肋骨に骨折を生じていることが明らかになった（**図4b**）．その後疼痛は自然軽快している．

関連疾患および放射線腫瘍学関連事項の記載と解説

a Ⅰ期非小細胞肺がんに対する定位放射線治療の現状

Nagata が 2005 年に行った全国調査によると，わが国で体幹部定位照射を施行している施設数は約 57 施設で，2005 年までに 2,000 例以上の症例が体幹部腫瘍に対して定位放射線治療を受けていたが，その後飛躍的に増加していると推定される．現在世界中でも Ⅰ期非小細胞肺がんに対して定位放射線治療が積極的に行われている．これまで報告された前向き臨床研究の結果を**表4**に示す．やはり局所制御率は 90％程度と良好であったが，これらの研究は対象がほとんど手術不可能症例であったため 3 年全生存率（OS）は 43〜60％

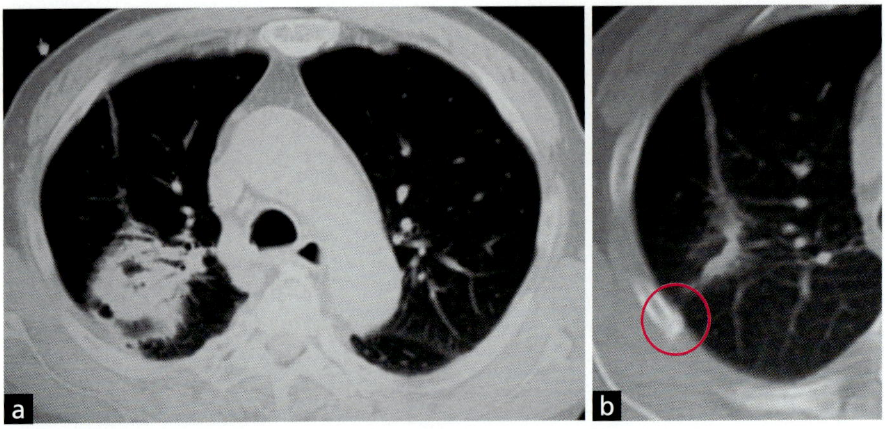

図4 経過観察中のCT像
a：定位照射後3ヵ月，b：定位照射後1年．高線量域に含まれた肋骨に骨折を生じている．

表4 I期非小細胞肺がんに対する定位放射線治療の第Ⅱ相試験結果

報告者	患者数	線量	3年全生存率	3年局所制御率
Fakiris	70	T1：60 Gy/3回 T2：66 Gy/3回 （80% isodose）	43%	88%
Baumann	57	45 Gy/3回 （67% isodose）	60%	92%
Ricardi	62	45 Gy/3回 （80% isodose）	57%	88%
Timmerman	55	60 Gy/3回 （D_{95}）	56%	98%

程度と良好とはいえなかった．日本臨床腫瘍研究グループ（JCOG）の放射線治療研究グループによってT1N0M0非小細胞肺がんを対象にした第Ⅱ相臨床試験が行われ，手術可能症例群に対する結果が世界に先駆けて報告された．年齢中央値が79歳と高い年齢層にも関わらず，3年OSが76％と，報告されている80歳以上の手術症例の3年OSと大きな差はみられなかった．ただし，症例数や観察期間の点で手術可能症例に対する定位放射線治療のエビデンスレベルは高いものではなく，また現在海外では，手術可能Ⅰ期非小細胞肺がんを対象にした，手術と定位放射線治療のランダム化比較試験がいくつか進行中である．

b I期非小細胞肺がんに対する定位放射線治療の有害事象

肺がんに対する定位放射線治療の有害事象については，健康な患者に対する線量制約を守った照射法であれば，おおむね安全な治療法と考えられている．最も発症しやすい有害事象は放射線肺臓炎であるが，多くの場合は無症状で軽快する．呼吸機能が悪いために手術不能とされた症例も含んだ分析でも，Grade 3以上の出現頻度は3％以下と安全性が高いことがわかっている[11]．ただし，間質性肺炎や肺線維化を合併している症例では，間質性肺炎の急性増悪により致死性となる可能性があるので十分に注意が必要である．また，前述の肋骨骨折は頻度の高い晩期有害事象として多く報告されているが，その他腫瘍が食道・腹腔臓器・肺動脈の近傍に位置する場合には，穿孔・出血・潰瘍形成といった致死的合併症が非常にまれながらも報告されているため，肺門や縦隔に近接した病巣に対する定位放射線治療の有効性や安全性を検討する臨床試験（RTOG0813，JROSG10-1）が進行中である．また，定

位放射線治療後 10 年以上の長期観察した報告は少なく，二次がんなどの問題も含めて晩期有害事象については今後も注意深く経過観察していく必要がある．

c 転移性肺がんに対する定位放射線治療

oligometastases と呼ばれる少数の転移性肺腫瘍に対する定位放射線治療も日常的に行われている．1) 直径 5 cm 以下，2) 3 個以内，3) 他病巣が制御されている，の条件が揃った場合に適応になる．3 cm 程度の肺転移性病変の定位照射による局所制御率は，大きさや原発腫瘍の種類によって異なるが 70〜80％と報告されており[12]，同一線量では原発性肺がんに比べてやや局所制御率が低いといわれている．

文献

1) Shimokata K, Sohara Y：Lung cancer in Japan：analysis of Lung Cancer Registry for resected cases in 1999. Japanese Journal of Lung Cancer **47**：299-311, 2007
2) Kimura T et al：CT appearance of radiation injury of the lung and clinical symptoms after stereotactic body radiation therapy (SBRT) for lung cancers：are patients with pulmonary emphysema also candidates for SBRT for lung cancers? Int J Radiat Oncol Biol Phys **66**：483-491, 2006
3) Postoperative radiotherapy in non-small-cell lung cancer：systematic review and meta-analysis of individual patient data from nine randomized controlled trials. PORT Meta-analysis Trialists Group. Lancet **352**：257-263, 1998
4) Douillard JY et al：Impact of postoperative radiation therapy in survival in patients with complete resection and stage I, II, or IIIA non-small-cell lung cancer treated with adjuvant chemotherapy：the adjuvant Navelbine International Trialist Association (ANITA) Randomized Trial. Int J Radiat Oncol Biol Phys **72**：695-701, 2008
5) Belderbos JS et al：Final results of a phase I / II dose escalation trial in non-small-cell lung cancer using three-dimensional conformal radiotherapy. Int J Raiat Oncol Biol Phys **66**：126-134, 2006
6) Bradley J et al：Toxicity and outcome results of RTOG 9311：a phase I - II dose-escalation study using three-dimensional conformal radiotherapy in patients with inoperable non-small-cell lung carcinoma. Int J Radiat Oncol Biol Phys **61**：318-328, 2005
7) Kong FM et al：High-dose radiation improved local tumor control and overall survival in patients with inoperable/unresectable non-small cell lung cancer：long-term results of a radiation dose escalation study. Int J Radiat Oncol Biol Phys **63**：324-333, 2005
8) Chen F et al：Salvage lung resection for non-small cell lung cancer after stereotactic body radiotherapy in initially operable patients. J Thorac Oncol **5**：1999-2002, 2010
9) Giraud P et al：Evaluation of microscopic tumor extension in non-small-cell lung cancer for three-dimensional conformal radiotherapy planning. Int J Radiat Oncol Biol Phys **48**：1015-1024, 2000
10) Pettersson N et al：Radiation-induced rib fractures after hypofractionated stereotactic body radiation therapy of non-small cell lung cancer：a dose- and volume-response analysis. Radiother Oncol **91**：360-368, 2009
11) Onishi H et al：Hypofractionated stereotactic radiotherapy (HypoFXSRT) for stage I non-small cell lung cancer：updated results of 257 patients in a Japanese multi-institutional study. J Thorac Oncol **2** (7 Suppl 3)：S94-100, 2007
12) Siva S et al：Stereotactic radiotherapy for pulmonary oligometastases：a systematic review. J Thorac Oncol **5**：1091-1099, 2010

各論 14. 非小細胞肺がん

B Ⅲ期非小細胞肺がん（進行期）

臨床経過

【症 例】
46歳, 男性.

【現病歴】
咳および胸痛にて発症した非小細胞肺がん（腺がんか扁平上皮がんかは同定できず）cT4N2M0（図1）. performance status（PS）: 1. 化学放射線療法を依頼された.

設 問

設問1

下記の肺がんに対する3次元放射線治療計画に関する記載で, **誤っている**選択肢を1つ選べ.
①肉眼的腫瘍体積（GTV）は縦隔条件で輪郭入力する.
②GTVに5〜10 mmのマージンをとって臨床標的体積（CTV）とする.
③CTVに左右前後方向5〜10 mm, 頭尾側10〜15 mmのマージンをとって計画標的体積（PTV）とする.
④予防的照射領域は#2〜4および#7のリンパ領域を含める.
⑤予防的照射領域を含めない線量増加の臨床試験が進行中である.

設問2

下記のリスク臓器に関する記載で, **誤っている**選択肢を1つ選べ.
①脊髄: 最大線量50 Gy以下.
②肺: V_{30}が35%以下.
③心臓: 研究段階である.
④食道: 平均線量34 Gy以下.
⑤腕神経叢: 最大線量66 Gy以下.

設問3

放射線治療計画の線量分布を図2に示す. 左右の治療計画の違いは組織不均質補正の有無による. **誤っている**選択肢を1つ選べ.
①左図が組織不均質補正をかけている線量分布である.
②組織不均質補正をかけた治療計画が推奨されている.
③superposition法もしくはAAA以上の計算アルゴリズムが推奨される.
④線量評価点は空中に置かないようにする.

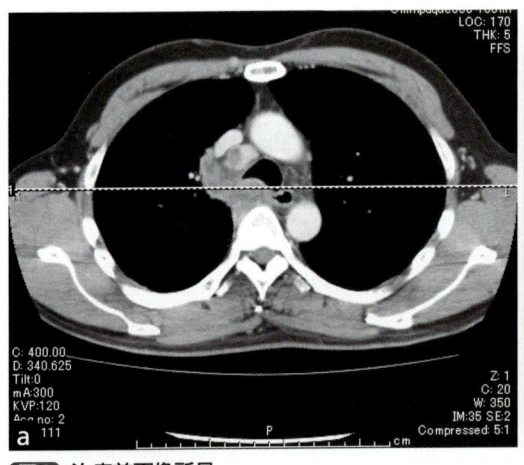

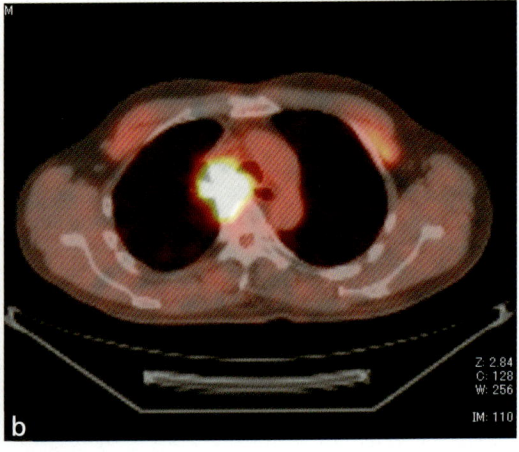

図1 治療前画像所見
a: CT像, b: FDG-PET像. 原発巣から連続して縦隔リンパ節の腫大がみられる.

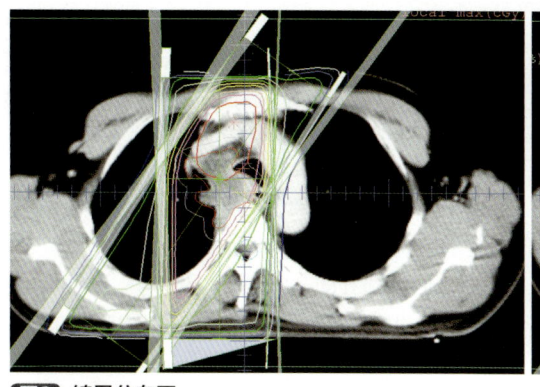

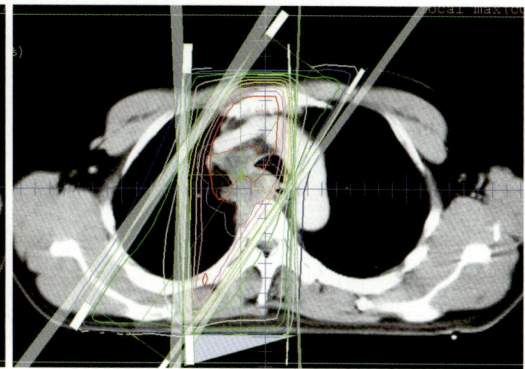

図2 線量分布図
不均質補正をかけた計画とかけていない計画の線量分布図.

⑤D_{95}処方による線量処方がされることもある.

解答と解説

設問1　正解①

　GTVは肺野条件で輪郭入力しないと腫瘍を十分にカバーできない. 肺野条件で囲んだGTVに5〜10 mmのマージンをとって臨床標的体積（CTV）とする. PTVは胸部疾患の場合呼吸移動が大きいため, CTVに左右前後方向5〜10 mm, 頭尾側10〜15 mmのマージンをとる. 予防的照射領域は#2〜4および#7のリンパ領域を含める.

　通常の化学放射線療法では60 Gy/30回の放射線治療を施行することが標準的であったが, 局所制御を向上するために近年放射線の線量増加の有用性が検討されている. 線量増加試験は3次元放射線治療計画の進歩が大きい要因であるが, 合併症の頻度を増やさずに線量を増加させるために, 予防的照射領域を省いた限局照射野による放射線治療（involved field radiotherapy：IFRT）を用いることが多い. 代表的な試験として, 放射線単独治療としてはRTOG9311が挙げられる[1]. 結果として放射線単独治療では, V_{20}が25％以下の場合83.8 Gy/39回, 25％から36％の場合77.4 Gy/36回が許容線量と報告されている. 化学放射線療法としてはRTOG0117で, carboplatin（CBDCA）とpaclitaxel（PTX）との併用で74 Gy/34回が許容線量と報告している[2].

設問2　正解②

　一般に直列臓器は最大線量を線量制約にすることが多く, 脊髄も最大線量を線量制約にすることが多く, 一般に50 Gy以下の制約が多い. 肺のような並列臓器は平均線量やV_{20}などの指標を用いることが多く, 一般的にはV_{20}を35％以下に規定することが多い. 心臓は冠動脈, 心筋, 心膜, 刺激伝導系などに放射線治療による影響を受けるが, 発症までの時間的経過が長いことが多く, まだまだ研究段階といえる. 食道についても多くの報告があるが, 平均線量34 Gy以下にするという報告もある. 腕神経叢は直列臓器であり, 最大線量で規定されることが多い. 線量増加した場合に問題になることがあり, 66 Gy以下に制約をかけることが多い.

設問3　正解①

　組織不均質補正を行わないと体輪郭内すべてを水に置き換えた線量計算をするためシャープな線量分布図になる. 組織不均質補正を行うと肺野内が空中とほぼ同じになり, シャープさに欠ける線量分布になり, 腫瘍の辺縁の線量が減弱する. したがって図2右が不均質補正をかけている線量分布である. 組織不均質補正をかけた治療計画が推奨されている. superposition法もしくはAAA以上の計算アルゴリズムが推奨される. 線量評価点は空中に置かないようにする. D_{95}処方による線量処方がされることも多い.

治療の経過

　臨床試験に入り, cisplatin（CDDP）, vinorelbine併用の化学放射線療法を施行した. 照射方法は病巣部照射野（involved field）で72 Gy/36回/7.2週の照射を行い, good PRの効果を得た. 1年後の現在再発の

徴候なく，合併症も認めていない．

関連疾患および放射線腫瘍学関連事項の記載と解説

肺がんは病理学的に非小細胞肺がんと小細胞肺がんに大別される．小細胞肺がんは増殖速度が速く，化学療法が有効であり，限局期では化学療法に胸部放射線療法を併用することが標準治療である．一方，非小細胞肺がんは転移のない進行期の治療の主体は手術であり，手術不能の症例において放射線治療が選択される．

Ⅲ期非小細胞肺がんの標準治療は放射線治療であったが，化学療法を併用することにより治療効果が上がることが証明され，メタ解析でもCDDPを含む化学療法の併用が，放射線治療単独に比べ2年生存率を4％，5年生存率を2％向上させることが報告されている[3]．さらに化学療法の併用は逐次併用より同時併用が治療成績の向上に寄与すると報告されている[4]．現在はさらに第3世代抗がん薬との併用によって治療効果が向上されるか検討されている．わが国においては第3世代レジメンの比較第Ⅲ相試験が2つ施行された．Okayama Lung Cancer Study Group（OLCSG）ではmitomycin Cとvindesine とCDDPの併用（MVP療法）と，CDDPとdocetaxel（DP療法）の比較試験を行った[5]．2年生存率はMVP療法群48.1％に対し，DP療法群が60.3％と有意に良好な結果であったが，5年生存率には有意差を認めず，血液毒性はMVP療法群で強く，食道炎・肺炎はDP療法群で多く認められたと報告している．また，西日本がん研究機構（West Japan Oncology Group：WJOG）では，MVP療法とCBDCA＋irinotecan，CBDCA＋PTXを比較した非劣性試験（WJTOG0105）が行われ，全生存率には差がなかったが，CBDCA＋PTXの有害事象が少なかったと報告している[6]．しかし，現在のところ第3世代の抗がん薬と放射線治療との併用が第2世代の抗がん薬より治療成績が良好であるとの評価には至っていない．

また，分子標的治療薬の併用も試みられている．非小細胞肺がんへの有効性が期待されている薬剤としてEGFR-TKI（チロシンキナーゼ阻害薬）の中のgefitinib（イレッサ），erlotinib（タルセバ），抗EGFR抗体であるcetuximab（アービタックス）などがある．これらは，生物学的に放射線治療との併用効果も期待されており，化学放射線療法への上乗せ効果についても検討されつつある．

別の試みとしてIFRTによる線量増加が検討されている．現在の放射線治療の標準治療は1回2Gyの通常分割照射法で60Gy/30回を照射することが推奨されている．しかし，局所制御率は良好とはいえず，近年のコンピュータ治療計画の進歩に伴い，3次元放射線治療計画を用いた線量増加の試みが行われている．RTOGでは放射線治療単独でIFRTを用いた線量増加試験（RTOG9311）が行われ，肺のV_{20}が25％未満では許容線量は83.8Gy/39回，25～36％では77.4Gy/36回と報告した[1]．次いで化学療法同時併用（CBDCA＋PTX）による線量増加第Ⅰ，Ⅱ相試験（RTOG0117）が同じく3次元放射線治療計画を用いたIFRTで行われ，V_{20}を30％以下として許容線量は74Gy/34回と報告した[2]．また，WJOGではCBDCA＋PTXを併用した化学放射線療法で，放射線治療としてIFRTを用いて加速過分割照射を用いた第Ⅰ相試験を行った[7]．その結果，66Gy/44回/4.4週まで安全に治療することができ，第Ⅱ相試験をこの線量で行うと報告している．しかし，RTOGが行った線量増加の有用性を検討する第Ⅲ相比較試験では，線量増加の有用性が示されなかった（RTOG0617；60Gy vs. 74Gy）．今後，有用性が示されなかった原因についての詳細な検討が待たれる．

線量増加にあたってはIFRTが用いられることが多いが，その根拠は主に後向きなデータに基づいている．前述のRTOG9311では，IFRTでも経過観察期間中央値16ヵ月で照射野外の縦隔リンパ節再発は9％と，局所制御を考慮すれば低値であったと述べている．中国において第Ⅲ相比較試験でIFRTによる線量増加と予防的照射（elective node irradiation：ENI）を含む通常線量の比較試験が行われている[8]．その結果，5年局所制御率（51％ vs. 36％，p＝0.032）と2年生存率（39.4％ vs. 25.6％，p＝0.048）においてIFRT群で良好な結果を認め，放射線肺臓炎の発症もIFRT群で低かった（17％ vs. 29％，p＝0.044）と報告されている．IFRTの有用性を示した報告として重要であるが，症例数が少ないため，さらなる検討が必要と考える．

3次元放射線治療計画においては合併症予測のために線量体積ヒストグラム（DVH）を用いたさまざまな検討が行われている．特に肺合併症を減少するために多くの検討がなされ，V_{20}が有効との報告が多い[9]．しかし，V_{20}以外にも多くの検討がなされてきている．たとえばVS_5（肺全体の体積から5Gy照射された体積を除いたもの）の有効性も検討されてきており，今

後 V_{20} と併用することにより，さらなる肺合併症の減少が期待される[10]．

文献

1) Bradley JD et al：Toxicity and outcome results of RTOG 9311：A phase I - II dose-escalation study using three-dimensional conformal radiotherapy in patients with inoperable non-small-cell lung carcinoma. Int J Radiat Oncol Bilo Phys **61**：318-328, 2005
2) Bradley JD et al：A phase I / II radiation dose escalation study with concurrent chemotherapy for patients with inoperable stage I to III non-small cell lung cancer：Phase I results of RTOG 0117. Int J Radiat Oncol Biol Phys **77**：367-372, 2010
3) Chemotherapy in non-small cell lung cancer：a meta-analysis using updated data on individual patients from 52 randomised clinical trials. Non-small Cell Lung Cancer Collaborative Group. BMJ **311**：899-909, 1995
4) Furuse K et al：Phase III study of concurrent versus sequential thoracic radiotherapy in combination with mitomycin, vindesine, and cisplatin in unresectable stage III non-small-cell lung cancer. J Clin Oncol **17**：2692-2699, 1999
5) Segawa Y et al：Phase III trial comparing docetaxel and cisplatin combination chemotherapy with mitomycin, vindesine, and cisplatin combination chemotherapy with concurrent thoracic radiotherapy in locally advanced non-small-cell lung cancer：OLCSG 0007. J Clin Oncol **28**：3299-3306, 2010
6) Yamamoto N et al：Phase III study comparing second- and third-generation regimens with concurrent thoracic radiotherapy in patients with unresectable stage III non-small-cell lung cancer：West Japan Thoracic Oncology Group WJTOG0105. J Clin Oncol **28**：3739-3745, 2010
7) Tada T et al：A phase I study of chemoradiotherapy with use of three-dimensional conformal radiotherapy (3D-CRT) and accelerated hyperfractionation (AHF) for unresectable non-small cell lung cancer (NSCLC)：WJOG3305. Int J Radit Oncol Biol Phys **78**：S110, 2010
8) Yuan S et al：A randomized study of involved-field irradiation versus elective nodal irradiation in combination with concurrent chemotherapy for inoperable stage III nonsmall cell lung cancer. Am J Clin Oncol **30**：239-244, 2007
9) Tsujino K et al：Predictive value of dose-volume histogram parameters for predicting radiation pneumonitis after concurrent chemoradiation for lung cancer. Int J Radiat Oncol Biol Phys **55**：110-115, 2003
10) Tsujino K et al：Investigation of dosimetric and clinical factors to improve the predictability of severe radiation pneumonitis after concurrent chemoradiotherapy for NSCLC. Int J Radiat Oncol Biol Phys **78**：S515, 2010

各論

15 小細胞肺がん

臨床経過

【症例】
65歳，男性．

【現病歴】
咳嗽，痰，喘鳴を主訴に近医を受診し，胸部X線写真，CTで肺がんを疑われ，A大学病院呼吸器内科を紹介された．喫煙歴は100本/日×31年（32〜63歳），声帯ポリープの既往歴あり（2年前に切除）．

【検査所見】
胸部X線写真では右肺門部を中心に腫瘤影が認められた（図1）．造影CTでは左肺門部，主気管支周囲から気管分岐部まで進展する腫瘤がみられ，縦隔リンパ節の腫大も認められた（図2）．気管支鏡下の左肺上葉支〜B6入口部からの生検で小細胞肺がんと診断され，臨床病期 T2aN2M0，ⅢA期（UICC，第7版，2009年）の診断で入院となった．

血液・生化学所見：白血球：7,500/μL，赤血球：$483×10^4$/μL，Hb：15 g/dL，血小板：$37.6×10^4$/μL，ProGRP：491 pg/mL，NSE：38.0 ng/mL，CEA：4.2 ng/mL，SCC：1.1 ng/mL

設問

設問1
本症例の治療選択に関する記載で，誤っている選択肢を1つ選べ．
① まず全身化学療法を先行する．
② 同時化学放射線療法を行う．
③ 放射線治療は加速過分割照射で行う．
④ 化学療法は cisplatin（CDDP）+ etoposide（VP-16）

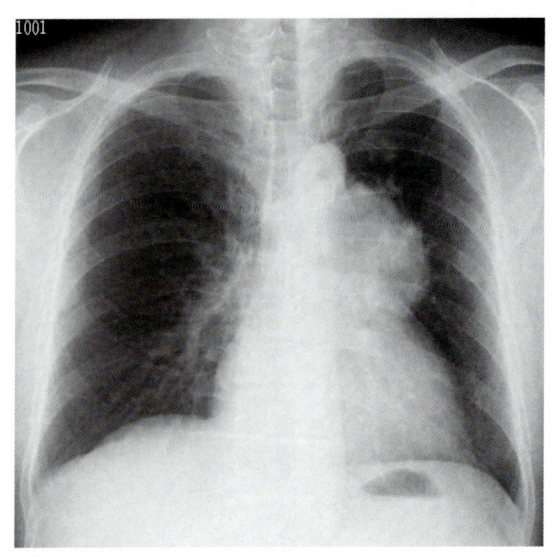

図1 胸部単純X線像（初診時）

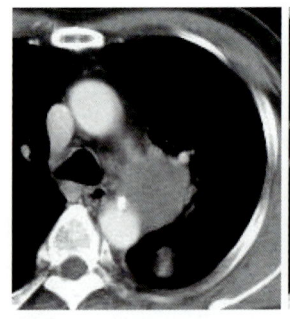

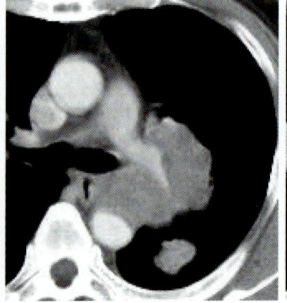

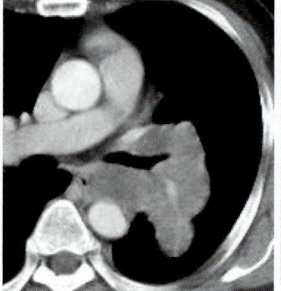

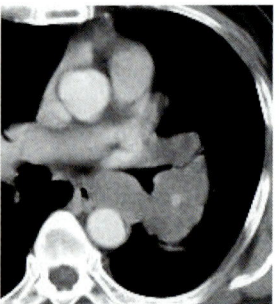

図2 胸部造影CT像（初診時）

の併用が標準的レジメンである.
⑤予防的全脳照射（prophylactic cranial irradiation：PCI）を考慮する.

設問 2
小細胞肺がんに関する記載で, 正しい選択肢を 2 つ選べ.
①喫煙歴との関連性が深い.
②外科治療の適応とはならない.
③同側胸郭～鎖骨上窩・対側肺門リンパ節転移までは放射線治療の適応である.
④症例に応じて逐次化学放射線療法を行うことは許容される.
⑤化学療法後の胸部放射線照射では, 化学療法前の腫瘍範囲を十分含めるように照射する.

設問 3
予防的全脳照射（PCI）に関する記載で, 誤っている選択肢を 2 つ選べ.
①限局型はすべて PCI の適応である.
②進展型にも PCI を考慮する.
③標準線量は 30 Gy/15 回である.
④認知機能低下は PCI 前から認められることが少なくない.
⑤高齢者への PCI の適応は慎重に判断すべきである.

解答と解説

設問 1　　　　　　　　　　　　　　　正解①

　小細胞肺がんは, 肺がん全体の 10～15％ 程度を占め, 全身性疾患としての性格が強く, 抗がん薬に対する感受性がきわめて高いことから, 全身化学療法が治療の主体となる[1]. 小細胞肺がんでは治療戦略の違いから, TNM 病期分類とは別に限局型（limited disease：LD）および進展型（extensive disease：ED）の病期分類が広く用いられている. その理由は, 診断時に大部分の症例が局所進行例あるいは遠隔転移例であることと, 根治的胸部放射線治療が可能な範囲に腫瘍が限局している症例か否かを区別するためである. すなわち LD とは病巣が片側胸郭内に限局し, 同側肺門, 両側縦隔～鎖骨上窩リンパ節までの転移例を含むものとされ, それ以上の進展例は ED とされている. ただし, 同側肺内転移症例, 同側悪性胸水例の取り扱いについては必ずしも統一見解は示されていない. 本症例は LD 例であり, 年齢も 60 歳代で骨髄機能も保たれていることから, LD 例の標準治療である化学療法と胸部放射線治療の同時併用療法が推奨される[2].

　限局型小細胞肺がん（LD-SCLC）に対する化学療法と胸部放射線治療の併用のタイミングとしては, performance status（PS）が良好であれば, 早期同時併用を行うよう勧められている[2]. また, 胸部照射の線量分割法としては, 全照射期間を短縮する加速過分割照射（AHF）法が推奨されている[2]. 第Ⅲ相臨床試験のメタ解析で治療開始（放射線治療もしくは化学療法）から放射線治療の終了日までの期間による生存期間についての解析[3]があるが, この期間が 30 日以内であれば, 局所制御率には差は認められないものの 5 年生存率の有意な改善（RR＝0.62, p＝0.0003）が認められている. さらに, 7 つの比較試験によるメタ解析[4]では, 全体では放射線照射時期による治療成績に差がなかったものの, 白金製剤を含む化学療法を使用したサブグループでは早期照射施行群で 5 年生存率に有意な改善（RR＝0.65, p＝0.02）を認めており, とりわけ, 過分割照射を主体とした 30 日以内の短期照射を施行した群ではこの傾向が明確であることが示されている. すなわち, 早期に同時化学放射線療法を行うことが重要であり, AHF 法が不可能な場合は通常分割照射法を用いてもよいと考えられる.

　LD-SCLC に対する放射線治療との併用化学療法では, 現在のところ CDDP と VP-16 の組み合わせ（PE 療法）が最も優れている[1,2]. その理由としては, PE 療法は放射線による心・肺毒性を増強しないために full dose での放射線治療との同時併用が可能なこと, 薬剤の放射線増感作用が期待されることなどがある. また, 高齢者や腎機能低下症例には carboplatin（CBDCA）と VP-16 の併用（CE 療法）が有効な治療法として用いられている[1]. ED 例の標準レジメンとして CDDP と irinotecan（CPT-11）による併用療法があるが, 放射線治療と併用する場合には, CPT-11 併用による肺毒性に注意が必要である.

　脳転移に対しては, 脳組織内の血液・脳関門の存在により化学療法の効果が十分得られ難い制約があり, 潜在性脳転移に対する PCI が, 初期治療後に完全寛解（CR）あるいは CR に近い効果が得られた小細胞肺がんの標準治療として推奨されている[2].

設問2　正解①, ④

　肺がん発症のリスク因子の中で，最もリスクが高いのが喫煙である．組織型では，扁平上皮がんと小細胞がんで喫煙との関連性が強い．また，喫煙は予後不良因子として生存率を短縮させることが報告されている[5]．

　LDの中でも臨床病期Ⅰ期（特にIA期）については外科切除を含む治療法により治癒が期待できる症例があること，化学放射線療法群よりは外科切除に化学療法を加えた群での局所制御率と生存期間中央値が有意に良好であることが報告されている[2]．外科切除の対象となる症例数は少ないため，外科切除を含む治療法とこれ以外の治療法の比較試験は存在しないが，Ⅰ期小細胞肺がんに対する外科切除を含む治療は治癒が得られる可能性もあり，ガイドラインでも治療法の選択肢の1つとして推奨されている[2]．

　根治的に対側肺門まで照射すると重篤な肺機能障害が避けられないため，対側肺門リンパ節まで転移している症例はED例となる[1]．

　高齢者やPS不良例では，同時化学放射線療法は有害事象が増加することから実施困難である．高齢者やPS不良例に対しては，まずamrubicinなど少なくとも負担の少ない適切な化学療法を行うことが勧められている．化学療法中もしくは化学療法後にPSが0～2に改善した場合，化学療法と胸部放射線治療の併用が化学療法単独に比べて生存を改善することが2つのメタ解析により明らかにされている[2]．たとえ同時併用でなくとも，放射線治療を追加することで生存期間が延長する可能性があることから，化学療法の施行でPSの改善が得られれば放射線治療の追加は推奨される[2]．

　一方，早期の同時併用療法では，肉眼的腫瘍体積（GTV）のみの照射でも照射範囲が広すぎて，正常組織への影響を考慮すると放射線治療の適応外となる症例も存在する．このような場合にも，治療による毒性軽減の観点から，まず化学療法を先行させる逐次併用療法の適応と考えられる[1,2]．

　胸部放射線治療が化学療法後の逐次併用となった場合には，照射野を化学療法前のGTVに合わせるか，化学療法後のGTVで設定するかも議論のあるところである．現在は，局所再発には照射野よりも線量不足のほうが重要な要因と考えられており，化学療法後のGTVに限局した照射野で十分な線量を投与するほうがよいと考えられている[1,6]．しかし，原発巣では腫瘍が画像上消失しているようにみえても気管支周囲に残存している可能性があり，化学療法前の画像所見を参考に照射野を設定すべきである．これに対して，縦隔リンパ節転移巣は縦隔側に縮小するので，化学療法後の画像で照射野を設定するとよい．

設問3　正解①, ③

　Auperinら[7]は1977～1995年までの7つの臨床試験登録例のうちCR症例987例のメタ解析を行い，PCIは初期治療後のCR例（CRの判定には胸部単純X線撮影によるものも含まれていた）に限れば3年脳転移再発率を58.6%から33.3%へと有意に低下させ，かつLD・ED合わせて3年生存率を15.3%から20.7%へと有意に向上させることを報告した．現在では小細胞肺がんの初期治療でCRあるいはCRに近い効果（いわゆるgood PR）が得られた症例にはPCIを行うことが標準治療として推奨されている[2]．

　またSlotmanら[8]はED症例で初期治療に反応した症例（PR症例が87%）に対するランダム化比較試験（RCT）を行い，PCIにより生存期間中央値が約1ヵ月延長することを報告しているが，登録前に脳転移の有無が画像診断により確認されていたものが29%にとどまっていた．症状のない脳転移症例を含むという問題があり，PR例に対するPCIの有効性は明らかとなっていないが，現時点ではED例でも初期治療でCRに近い効果が得られた場合には，PCIは考慮すべき治療法と考えられている．

　PCIの線量についてはこれまで24～36 Gy/8～18回が用いられ，線量が多いほど効果が高い傾向が示唆されていたが[2]，Le Péchouxら[9]は25 Gy/10回と36 Gy/18回あるいは36 Gy/24回（1日2回）のRCTを行い，高線量群の生存率が標準線量群の生存率よりも悪いことを報告した（RR=1.20, p=0.05）．この結果からPCIの標準線量分割法は25 Gy/10回相当が推奨されている[2]．また，1回線量については，晩期有害事象軽減のため，1回2.5 Gyを超えないことが望ましいとされている[2]．

　Arriagadaら[10]はPCIの脳に対する毒性の評価を加えたRCTを行い，PCIによる精神症状や脳萎縮の発現などの有意な増強は認められなかったと報告し，Gregorら[11]もRCTにより，PCIによる明らかな脳への毒性の増強は認められなかったと報告している．いずれの試験においてもPCIの開始前に，すでに40～

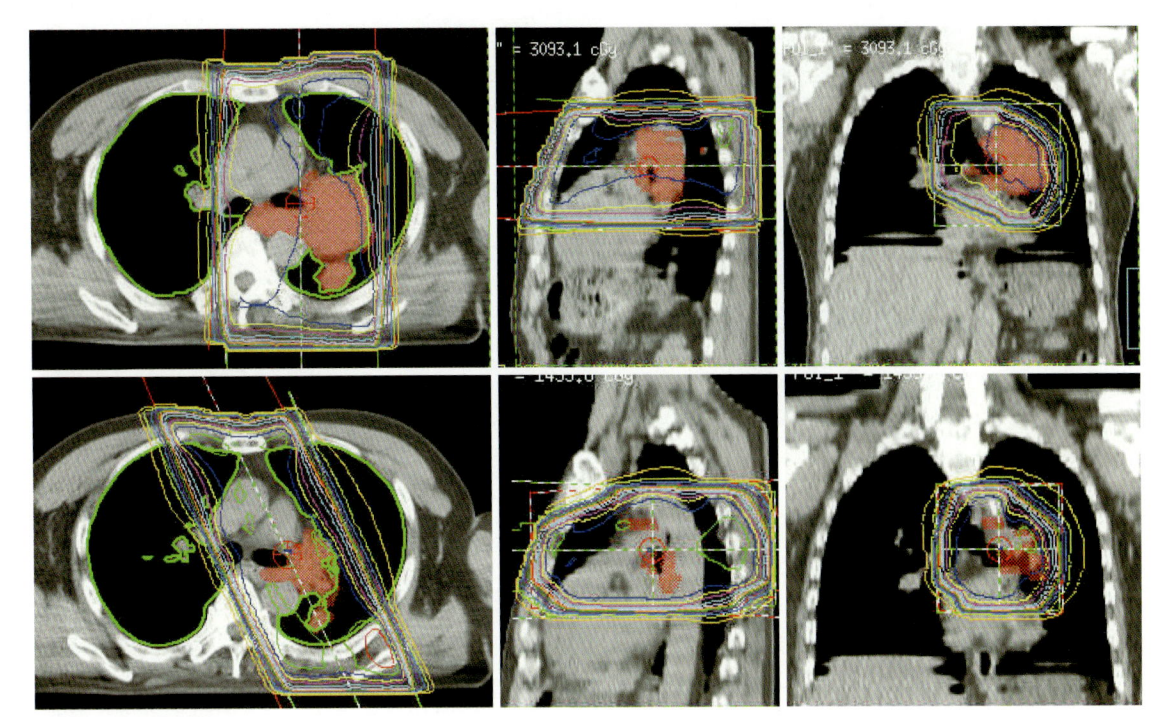

図3 放射線治療計画
上段：前後対向2門照射で1.5 Gy/回×2回/日で30 Gy/20回まで照射.
下段：脊髄を外して斜入対向2門とし, 腫瘍の縮小に応じて照射野も縮小し, 15 Gy/10回, 合計45 Gy/30回まで照射.

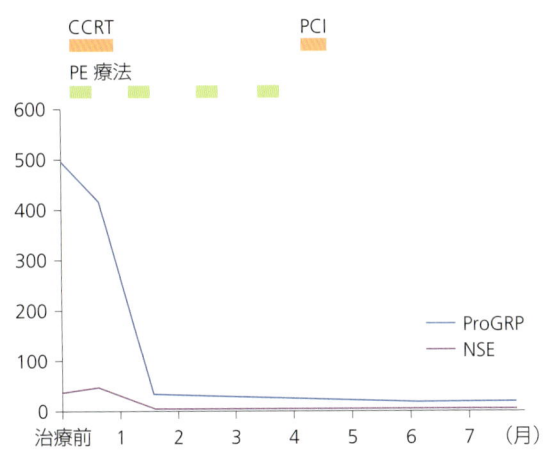

図4 ProGRP（pg/mL），NSE（ng/mL）の推移
CCRT：同時化学放射線療法，PCI：予防的全脳照射
PE療法：cisplatin 80 mg/m² Day 1
　　　　etoposide 100 mg/m² Day 1〜3

60％の症例で精神神経症状が認められている．原因として喫煙，腫瘍随伴症候群（paraneoplastic syndrome）あるいは化学療法の影響などを挙げ，PCIによる毒性の増強に否定的な見解が示されているが，観察期間も1〜2年と短く，長期生存例の晩期の神経毒性については明らかとなっていない．

実地医療では，高齢者やPS不良例に対してPCIは行われない傾向にある[12]．これは，高齢者ほど脳萎縮などのPCIによる中枢神経系の有害事象の発症リスクが高いと考えられているためと思われる．また，高齢者やPS不良例では，化学放射線併用療法が不可能な場合が多く，長期予後が期待できないこともPCIが行われない理由の1つと考えられる．ただし，高齢者ではPSが予後に大きく作用するため[12]，治療方針の検討では，年齢よりもPSを重視すべきとの意見が多い．

治療の経過

本症例にはPE療法とAHF法（1.5 Gy/回×2回/日）を用いた同時化学放射線療法を行った．腫瘍の縮小効果は良好で，前後対向2門で30 Gy/20回（2週）照射後，治療計画CTを撮り直して斜入対向2門照射に変更して45 Gy/30回（3週）まで照射した（**図3**）．PE療法4コース終了後，治療効果CRの判定でPCI（25 Gy/10回）を引き続き行った．ProGRP, NSEの値も速やかに低下し（**図4**），3年後の現在，再発・転移所見も肺・脳の晩期有害事象も認められない（**図5**）．

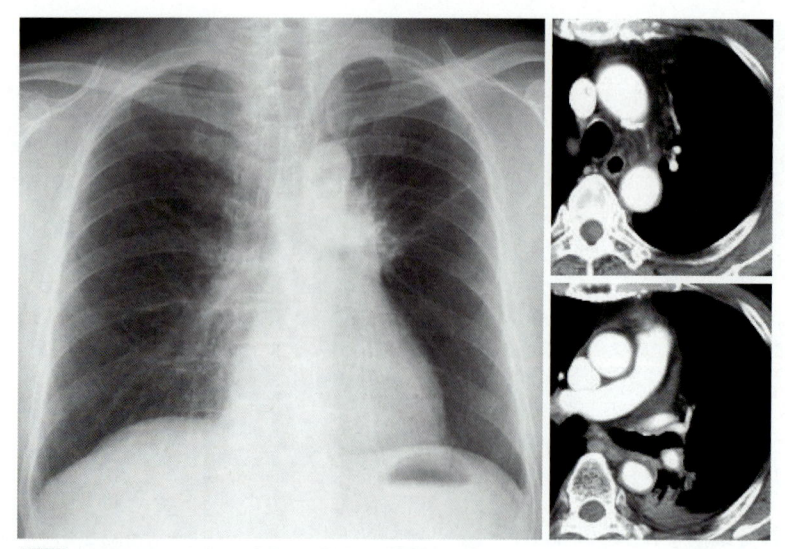

図5 治療から3年後の胸部X線像，造影CT像

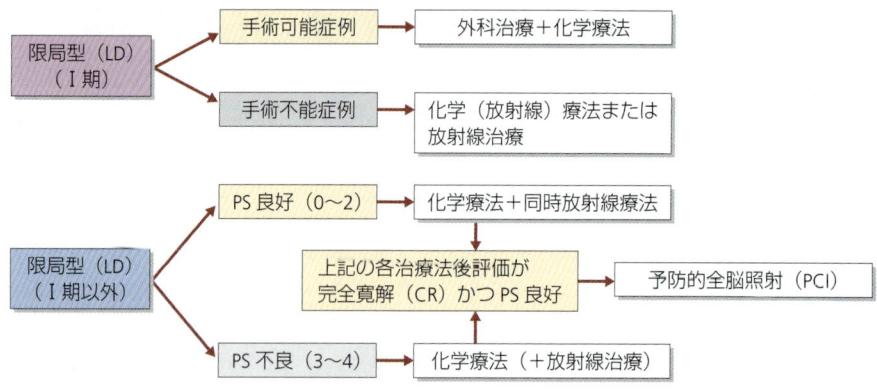

図6 限局型小細胞肺がんの治療選択（肺癌診療ガイドライン）
［日本肺癌学会（編）：肺癌診療ガイドライン（2010年版）〈http://www.haigan.gr.jp/uploads/photos/261.pdf〉］

関連疾患および放射線腫瘍学関連事項の記載と解説

「肺癌診療ガイドライン（2010年版）」[2]では，LD-SCLCに対する治療指針は**図6**のように示されている．臨床病期Ⅰ期には手術治療を考慮するが，基本的には化学放射線療法が標準治療である．Ⅰ期手術不能症例では化学放射線療法も治療オプションの1つとなりうるが，手術不能例の多くは化学放射線療法が不能であることが考えられる．ED-SCLCでは，PS不良例に対しても至適な化学療法を検討する臨床試験が行われている[2]．明確なエビデンスはないものの，小細胞肺がんの生物学的特性を鑑みると，臨床病期Ⅰ期であっても化学療法の施行は患者背景に応じて選択肢として検討すべきである．また，臨床病期Ⅰ期であれば，小細胞肺がんでも局所治療の効果が期待できることがPS良好例で示されていることから，化学療法と同様に患者背景によっては放射線単独治療も選択肢となりうる[2]．

化学療法と同時併用放射線療法での最大耐容線量については，AHF法では45 Gy/30回（3週）であったのに対して，通常分割照射法では70 Gy/35回（7週）まで安全に照射可能であったという第Ⅰ相試験がある[13]．本試験ではPCE療法（CDDP, cyclophosphamide, VP-16）4コース目に放射線治療を同時併用しているが，Grade 4（CALGB CTC）の急性食道炎が線量制約因子になっている．なお，Grade 3以上の肺毒性は1例もみられていない．現時点では，通常分割

法の至適線量は十分検討されていないが，54 Gy/27 回以上が勧められる．なお，通常分割法でのさらなる線量増加では治療期間が遷延する欠点がある．

わが国での LD-SCLC に対する PE 療法と AHF 法を用いた同時化学放射線療法の臨床試験の治療成績では，生存期間中央値（MST）27.2ヵ月，5 年生存率 23.7％と報告されている[14]．また，日本放射線腫瘍学研究機構（JROSG）でまとめた治療成績では，局所再発率 20〜38％，遠隔転移率 33〜67％，MST 22〜27ヵ月，2 年生存率 44〜60％と報告されている[14]．

文 献

1) 早川和重，北野雅史：小細胞肺癌に対する放射線療法．呼吸器科 **3**：485-493，2003
2) 日本肺癌学会（編）：小細胞肺癌（LD, PCI），肺癌診療ガイドライン（2010 年版）〈http://www.haigan.gr.jp/uploads/photos/261.pdf〉
3) De Ruysscher D et al：Time between the first day of chemotherapy and the last day of chest radiation is the most important predictor of survival in limited-disease small-cell lung cancer. J Clin Oncol **24**：1057-1063, 2006
4) Pijls-Johannesma M et al：Timing of chest radiotherapy in patients with limited stage small cell lung cancer：a systematic review and meta-analysis of randomised controlled trials. Cancer Treat Rev **33**：461-473, 2007
5) 中村正和：禁煙治療．呼吸器 common disease の診療 肺癌のすべて，工藤翔二（監），文光堂，東京，p11, 2007
6) Erridge SC, Murray N：Thoracic radiotherapy for limited-stage small cell lung cancer：issues of timing, volumes, dose, and fractionation. Semin Oncol **30**：26-37, 2003
7) Aupérin A et al：Prophylactic cranial irradiation for patients with small-cell lung cancer in complete remission. Prophylactic Cranial Irradiation Overview Collaborative Group. N Engl J Med **341**：476-484, 1999
8) Slotman B et al：Prophylactic cranial irradiation in extensive small-cell lung cancer. N Engl J Med **357**：664-672, 2007
9) 早川和重：予防的脳照射．呼吸器科 **10**：286-290, 2006
10) Arriagada R et al：Prophylactic cranial irradiation for patients with small-cell lung cancer in complete remission. J Natl Cancer Inst **87**：183-190, 1995
11) Gregor A et al：Prophylactic cranial irradiation is indicated following complete response to induction therapy in small cell lung cancer：results of a multicentre randomised trial. United Kingdom Coordinating Committee for Cancer Research（UKCCCR）and the European Organization for Research and Treatment of Cancer（EORTC）. Eur J Cancer **33**：1752-1758, 1997
12) Le Péchoux C et al：Standard-dose versus higher-dose prophylactic cranial irradiation（PCI）in patients with limited-stage small-cell lung cancer in complete remission after chemotherapy and thoracic radiotherapy（PCI 99-01, EORTC 22003-08004, RTOG 0212, and IFCT 99-01）：a randomised clinical trial. Lancet Oncol **10**：467-474, 2009
13) Choi NC et al：Phase I study to determine the maximum-tolerated dose of radiation in standard daily and hyperfractionated-accelerated twice- daily radiation schedules with concurrent chemotherapy for limited-stage small-cell lung cancer. J Clin Oncol **16**：3528-3536, 1998
14) 永田 靖ほか：小細胞肺癌に対する放射線治療—JASTRO シンポジウムのまとめ—．日本放射線腫瘍学会 第 21 回学術大会調査報告集，晴山雅人（編），日本放射線腫瘍学会第 21 回学術大会，p27, 2009

各論

16 胸腺腫瘍

臨床経過

【症例】
77歳，男性．

【現病歴】
胸部頸部腫脹感・息切れにて近医受診し，前縦隔腫瘍を指摘され当院紹介．右陳旧性肺結核の既往歴あり．

【検査所見】
胸部CT上前縦隔に約6cm大の腫瘍を認め，左腕頭動脈から上大静脈へ浸潤する（図1）．CT下生検にて胸腺腫，type B2の診断．明らかな縦隔リンパ節転移や胸膜・心膜播種，遠隔転移は認めない．

設問

設問1

この症例の正岡臨床病期分類として，正しい選択肢を選べ．
① Ⅰ期
② Ⅱ期
③ Ⅲ期
④ Ⅳa期
⑤ Ⅳb期

設問2

胸腺腫の治療方針に関する記載で，誤っている選択肢を1つ選べ．
①手術可能な場合の第一選択は手術である．
②非浸潤型の胸腺腫で完全切除された場合は，術後照射は不要である．
③浸潤型の胸腺腫では完全切除された場合でも，術後照射により生存期間の延長を示すエビデンスがある．
④浸潤型の胸腺腫で切除後断端陽性例では術後照射が一般に行われる．
⑤局所進行切除不能例では全身状態良好であれば化学療法を先行し，縮小して手術可能となれば手術を行い，不可であれば（化学）放射線治療を行う．

設問3

胸腺腫瘍の特徴に関する記載で，誤っている選択肢を2つ選べ．
①胸腺腫は成人の前縦隔に発生する腫瘍としては最も頻度が高い．
②胸腺腫は腫瘍上皮細胞に高度の細胞異型がないにも関わらず，浸潤・転移能を有する．
③胸腺腫では筋ジストロフィを約30〜50％，赤芽球癆を約5％に合併する．
④胸腺がんでは腫瘍随伴性自己免疫疾患の合併はまれである．
⑤WHO病理分類も予後と相関性が示されており，type Bはtype Aよりも予後良好である．

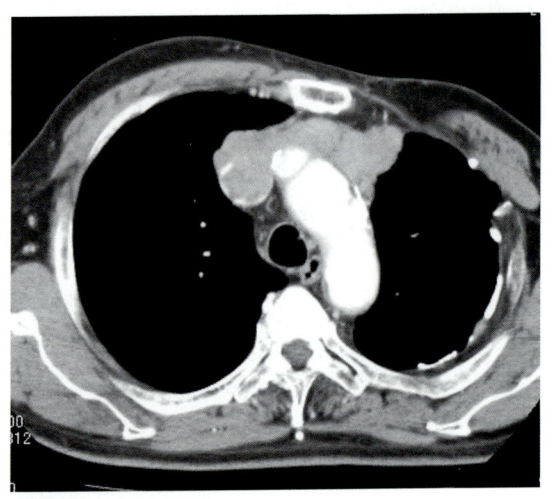

図1 初診時胸部造影CT像

表1 胸腺腫の正岡病期分類（1981年）

病期	内容
I	肉眼的には，完全に被包性；顕微鏡的には，被膜への浸潤を認めない
II	周囲の脂肪組織または縦隔胸膜への肉眼的浸潤；被膜への顕微鏡的浸潤
III	隣接臓器への肉眼的浸潤（心膜，肺，および大血管）
IVa	胸膜播種または心膜播種
IVb	リンパ行性または血行性転移

（Masaoka A et al：Cancer **48**：2485-2492, 1981）

表2 胸腺腫のWHO病理分類抜粋（1999年）

病期	定義
type A	異型性の乏しい紡錘形から卵円形の細胞からなる
type AB	紡錘形から卵円形の細胞からなる部分（type A）とリンパ球の豊富な部分（type B）が混合
type B1	豊富なリンパ球の中に類円型から多角細胞がわずかに認められる
type B2	B1より腫瘍性上皮細胞が多く，リンパ球は少ない
type B3	B2よりさらにリンパ球は少なく，ほとんどが上皮細胞からなる領域もみられる
type C	胸腺がん

（Rosai J et al：Histological Typing of Tumours of the Thymus. World Health Organization International Histological Classification of Tumours, 2nd Ed, Springer, 1999）

解答と解説

設問1　正解③

胸腺腫の病期分類としては正岡臨床病期分類[1]（**表1**）が国際的にも汎用されている．本症例は周囲の大血管に浸潤がありIII期である．

設問2　正解③

胸腺腫の治療としては手術可能例では外科治療が第一選択である．完全切除ができた症例は不完全切除になった症例と比較して予後が良好である．

正岡分類I期の完全に被膜内にとどまる非浸潤性胸腺腫では完全切除後の局所制御率は100%に近く，術後補助療法は不要とされている．

被膜を越えて浸潤するII期では，外科治療単独では4～36%の再発が報告されているが，術後放射線治療が再発を低下させるという報告[2,3]や予後を改善しないという報告[4]があり，いまだ議論がある．腫瘍径の大きなもの（5cm以上）や浸潤性の強いもの，WHO組織分類type B，Cなどで術後照射を推奨する報告もある．周囲臓器への浸潤のあるIII期（～IVa期）では外科治療単独での局所再発率は高く術前導入化学療法，術後（化学）放射線治療などの集学的治療が行われている．特に術後断端陽性症例では術後照射が行われる．しかしIII期においても術後照射は不要とする報告もある[5]．いずれにしても，II期，III期完全切除後に術後照射により生存率が改善することを示した臨床研究はない．

局所進行切除不能例では，全身状態・腫瘍の状態を考慮し可能であれば導入化学療法を施行して再評価し，切除可能となれば手術，不能であれば（化学）放射線治療を行うといった集学的治療が必要となる[6]．

設問3　正解③，⑤

胸腺腫は全縦隔腫瘍の約20%，前縦隔腫瘍の約45%を占める．

腫瘍上皮細胞に高度の細胞異型がないにも関わらず，浸潤・転移能を有することは胸腺腫の特徴である．

胸腺腫では種々の腫瘍随伴性の自己免疫疾患を合併することが知られているが，その中で最も多いのが重症筋無力症で約30～50%に合併する．赤芽球癆は約5%に合併する．その他に低ガンマグロブリン血症などの合併もある．

胸腺がんでは自己免疫疾患の合併はまれである．

病理学的分類としては，上皮性細胞の形態とリンパ球と上皮性細胞の割合に基づくWHOによる病理組織分類が広く用いられている（**表2**）．予後との相関が示され，type A，B1，ABよりtype B2，B3，type C（胸腺がん）の予後が不良である[7]．

治療の経過

大血管への浸潤，腫瘍栓の存在から切除は不能であり，化学療法により縮小しても切除可になることはないと判断され，化学放射線療法の方針となった．50 Gy/25回/5週の放射線治療と化学療法［weekly

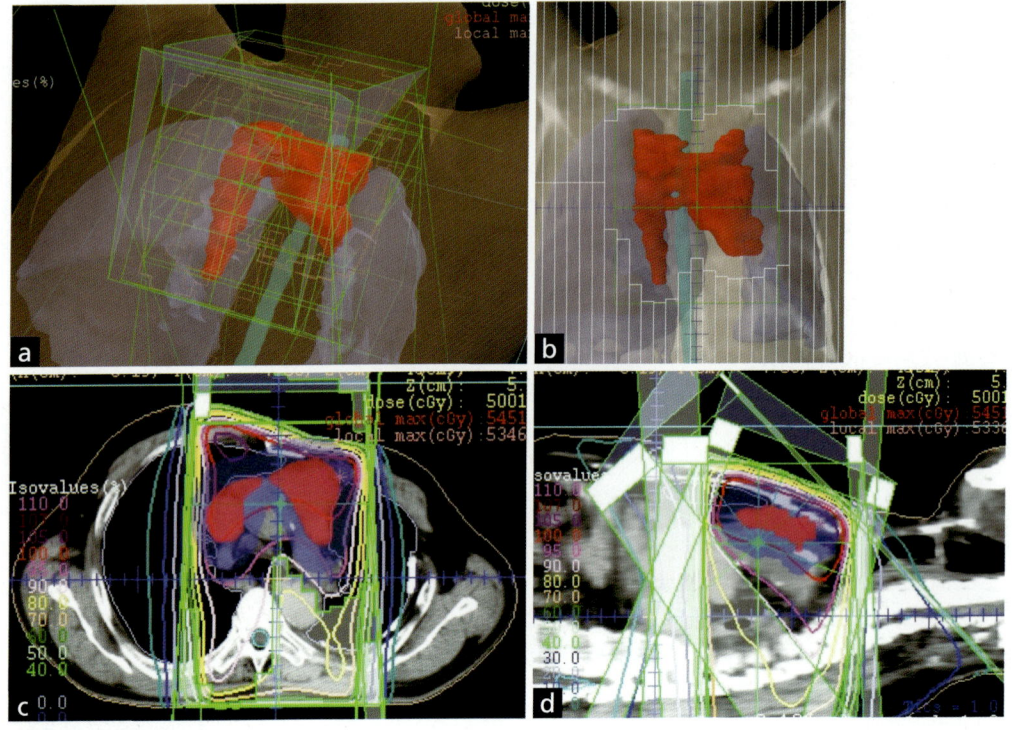

図2 放射線治療計画
a：前，後，前上斜入，前下斜入の4門照射
b：前方照射野のbeam's eye view
c：axial面での線量分布図
d：sagittal面での線量分布図

carboplatin（CBDCA）+ paclitaxel（PTX）］の同時併用療法を行った．肉眼的腫瘍体積（GTV）は縦隔原発腫瘍，臨床標的体積（CTV）はGTV+5 mm，計画標的体積（PTV）はCTV+10 mmとして計画した．腫瘍が縦隔両側広範に広がり，陳旧性肺結核で肺機能も良好ではなかったため，ノンコプラナービーム4門照射を用いて肺への線量を少なくするように努めた．照射法，照射野，線量分布図を**図2**に示す．治療途中で貧血が強くなり，精査にて赤芽球癆の合併が診断され，輸血・cyclosporineなどの治療を要した．治療後のCTで縮小を認め部分奏効（PR）と判定された（図3）．しかし2年後，肺転移および上縦隔への腫瘍再発を認め，現在救済化学療法中である．

関連疾患および放射線腫瘍学関連事項の記載と解説

胸腺腫の特徴を設問3に，臨床・病理分類を設問1，3に示した．また，術後照射の適応を含めた治療方針の概要を設問2で示した．

胸腺腫・胸腺がんに対する放射線治療の役割は大きく2つある．1つは術後照射であり，もう1つは局所進行切除不能例に対する根治目的の照射である．完全切除された正岡分類Ⅱ，Ⅲ期胸腺腫に対する術後放射線治療の意義を示す明らかなエビデンスはなく，いまだ議論がある[2-5]．不完全切除となった症例では局所制御の向上のために術後照射を行うことが推奨されている．一方，局所進行切除不能例では症例によっては導入化学療法を施行し，再評価でも切除不能の場合には放射線治療±化学療法の適応となる．一般に放射線治療，化学療法に対する感受性は比較的高い．化学療法の内容については確立されたものがないが，CAP療法（cisplatin, doxorubicin, cyclophsophamide），PE療法（cisplatin, etoposide），CBDCA/PTXなどのレジメンの有効性が報告され，用いられている．

放射線治療計画にあたっては，術後照射では術前の腫瘍の範囲，術中所見，被膜外浸潤や切除断端など術後病理の把握が重要である．正確な標的体積の同定，

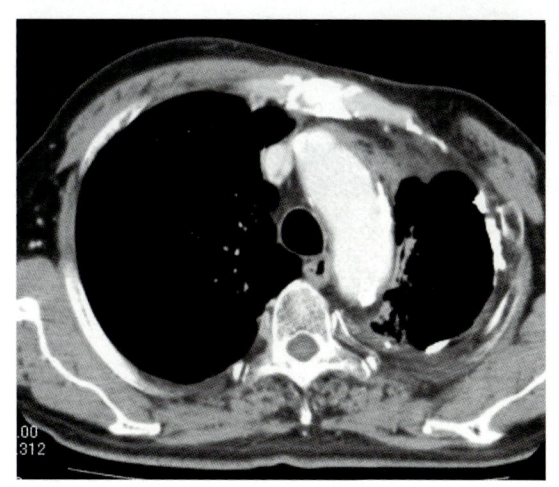

図3 治療終了5ヵ月後の造影CT像

リスク臓器への線量の軽減のためにもCTを用いた3次元治療計画が強く望まれる．GTVは切除後の残存病巣（術中にクリップ留置があるとより正確である），または切除不能の場合は原発病巣全体である．CTVは術後の場合は切除前の病巣範囲全体であり，切除不能の場合はGTVに5mmの顕微鏡的浸潤を含めた範囲とする．胸腺腫では一般に領域リンパ節転移の頻度は低く，予防的リンパ節領域はCTVに含めないことが多い．PTVはCTVに呼吸移動，セットアップマージンを加えたものとする．そのPTVに対し，1.8～2 Gy/回の通常分割照射にて完全切除例で40～45 Gy/20～25回，顕微鏡的切除断端陽性例では陽性部を中心にさらに50～60 Gyまで追加照射を行う．術後肉眼的残存例や切除不能例では，50 Gyから可能であれば60 Gy以上の線量を投与する．ビームアレンジメントはPTVの形状と，近接するリスク臓器を考慮して決定し，PTVへのなるべく均一な線量分布と，脊髄・肺・食道・心臓などの正常臓器への線量制約を線量体積ヒストグラム（DVH）で評価する．正常臓器への線量制約は肺がんと原則同じであるが，胸腺腫ではより若年であることが多くまた予後も良好であるため，特に晩期有害事象を考慮して心臓線量に注意する．複雑な腫瘍の形状と，近接する正常臓器が多い点から，呼吸同期を用いた強度変調放射線治療（IMRT）の有用性も期待される．

標準的治療成績としてわが国の多施設調査では，胸腺腫の5年生存率は正岡Ⅰ期100％，Ⅱ期98.4％，Ⅲ期88.7％，ⅣA期70.6％，ⅣB期52.8％であった[4]．また，胸腺がんについての同じ調査では，正岡Ⅰ・Ⅱ期88.2％，Ⅲ期51.7％，Ⅳ期37.6％であった[4]．

文献

1) Masaoka A et al：Follow-up study of thymomas with special reference to their clinical stages. Cancer **48**：2485-2492, 1981
2) Haniuda M et al：Adjuvant radiotherapy after complete resection of thymoma. Ann Thorac Surg **54**：311-315, 1992
3) Curran WJ Jr et al：Invasive thymoma：the role of mediastinal irradiation following complete or incomplete surgical resection. J Clin Oncol **6**：1722-1727, 1988
4) Kondo K, Monden Y：Therapy for thymic epithelial tumors：a clinical study of 1,320 patients from Japan. Ann Thorac Surg **76**：878-884, 2003
5) Utsumi T et al：Postoperative radiation therapy after complete resection of thymoma has little impact on survival. Cancer **115**：5413-5420, 2009
6) Macchiarini P et al：Neoadjuvant chemotherapy, surgery, and postoperative radiation therapy for invasive thymoma. Cancer **68**：706-713, 1991
7) Okumura M et al：The World Health Organization histologic classification system reflects the oncologic behavior of thymoma：a clinical study of 273 patients. Cancer **94**：624-632, 2002

各論

17 悪性胸膜中皮腫

臨床経過

【症例】
55歳,男性.

【現病歴】
4年近く前から続く胸痛あり.前医で胸水細胞診にてClassⅡ.精査のため当院呼吸器内科紹介.アスベスト使用歴あり,前医での胸水ドレナージのためCT上胸水を認めず,造影剤アレルギーのため,悪性胸膜中皮腫（malignant pleural mesothelioma：MPM）という診断はつかず,経過を観察されていた.半年前のCTでは著変は認めなかったが,最近のCT（図1）で急速な胸膜腫瘍の増大を認め,呼吸器外科紹介となった.

【検査所見】
胸腔鏡下胸膜生検を施行し,MPM,T2N0M0,Ⅱ期,biphasic type（二相性,図2）と診断された.遠隔転移を認めないため,胸膜肺全摘術を施行され,一部に剝離断端に中皮腫細胞が陽性であり,術後照射を依頼された.

設問

設問1

MPMに関する記載で,誤っている選択肢を2つ選べ.
①MPMの最も大きな原因はアスベストの曝露である.
②アスベスト曝露から10年経過しているので,MPMの発症は考えなくてよい.
③最近の罹患率は一定である.
④初発症状として多いのは胸痛と呼吸困難である.
⑤組織学的には肺腺がんとしばしば鑑別に苦慮する.

設問2

本症例の治療法について,誤っている選択肢を2つ選べ.

①手術可能例は患側の胸膜肺全摘術によりほとんど治癒する.
②手術不能例では化学療法が治療の選択肢となり,cisplatin（CDDP）,pemetrexed,gemcitabine（GEM）などの薬剤が投与される.
③放射線感受性が高く,放射線治療単独でしばしば治癒する.
④手術単独では再発率が高く,放射線治療や化学療法を併用する集学的治療が標準治療とされている.
⑤術後放射線治療の標的体積は腫瘍の存在していた範

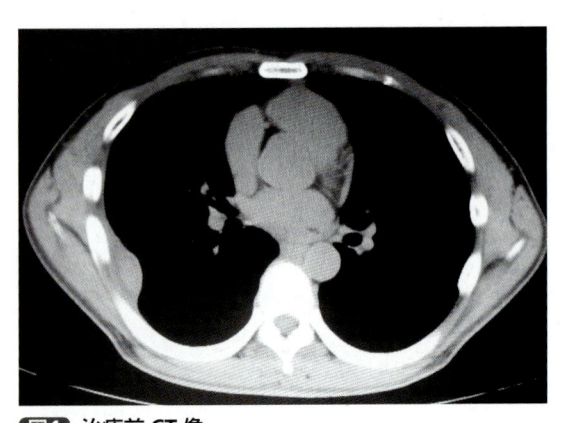

図1 治療前CT像
右胸壁より胸腔へ突出する腫瘍を認める.

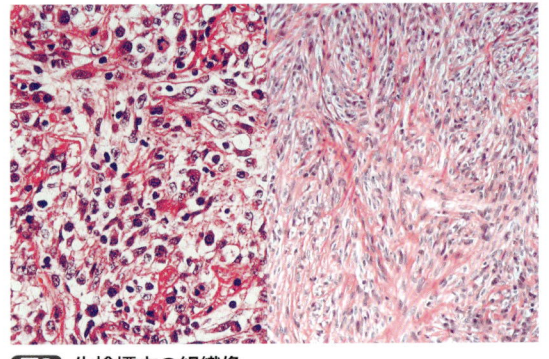

図2 生検標本の組織像
左が上皮性,右が肉腫型の二相性（biphasic）なパターンを示した.

囲（腫瘍床）であるが，対側肺や腎臓などの耐容線量に注意する．

解答と解説

設問1　　　正解②，③

MPMの原因はアスベストへの曝露歴が最も大きい．他にも喫煙，ウイルス感染，放射線曝露などのリスクとの関係が調べられているが，有意とする報告はない．アスベストとはアスペクト比（長さと幅の比）が3以上のケイ酸塩化合物である．蛇紋石族のクリソタイル（白石綿：建材，摩擦材，シール材などに使用，全使用アスベストの9割を占める）と角閃石族のアモサイト（茶石綿：吹付け，保温材などに使用），クロシドライト（青石綿：吹付け，高圧セメント管，シール材などに使用），アンソフィライト，トレモライト，アクチノライトの計6種類がある．そのうち主に工業用に用いられたものは前3者である．発がん性はクロシドライトが最も高く，次いでアモサイト，クリソタイルの順である．クリソタイルを1とするとクロシドライトは500倍の，アモサイトは100倍の発がん性を持つとされる．問題はクロシドライトとアモサイトの製造使用が禁止されたのが，1995年という比較的最近であることである（吹付けは1975年に禁止）．アスベストによる発がん機構は不明な点が多いが，アスベスト繊維の標的細胞に対する直接的作用とマクロファージや好中球などの炎症細胞を介した間接的な作用があるとされる．このうち直接的作用は細胞内に取り込まれた線維芽細胞分裂装置の紡錘体に作用することにより染色体異常が生じ，また細胞のDNA損傷は繊維表面から生じるフリーラジカルにより生じるとされる．またアスベスト繊維は滞留性が高いため，DNA損傷が持続し，遺伝子変異が蓄積されていき，さらにはアスベストの作用による宿主の免疫能の変化により，変異細胞が免疫監視を逃れることも，腫瘍化に関与すると考えられている．

MPMによる死亡者数は男女とも増加傾向を示し，2005年の死亡統計では男性が523人，女性が123人であった．年齢別では男性の場合70～74歳が最多で，60～79歳で全体の約6割を占めていた．全体の10万人対死亡率は0.54で，肺がんの1/118であった．潜伏期間に関しては平均が30～40年（最長50年）と長く，曝露から10年経過していてもまだ安心できない．地域的な発生頻度では大阪，兵庫，岡山，広島など瀬戸内海に面した工業地帯に多く発生している．アスベスト曝露の量反応の関係については，空気中のアスベスト繊維濃度（f/cc）と曝露年数（y）の積で曝露量を定義すると，その値が0.5以上の群ではオッズ比が有意に上昇することが示された[1]．これはアスベストによる肺がんの過剰死亡数が期待値の2倍になる量である25f/cc×yに比べると明らかに低い累積曝露量から死亡リスクの上昇がみられる．村山らは欧州でのデータからage-cohortモデルを使用し，MPM死亡数の将来予測を行った[2]．その結果，2000～2039年の40年間の死亡数は約101,000人（40,000～260,000人）と推定され，特に2030～2039年の10年間の値は約43,000人で1990～1999年の約20倍になると予測されている．ただ欧州でのアスベストの消費量は1960年代～1970年代中期にかけてがピークであるのに対して，わが国では1970年代前期と1980年代後期にピークがあり，わが国ではさらに死亡者が増える可能性がある．

初発症状として多いのが胸痛と呼吸困難で，その他発熱，咳などがある．中皮腫の病理像はきわめて多彩であり，またその他の腫瘍との鑑別が難しい症例が多く存在する．確実な中皮腫の病理診断を得るためには，HE染色のみでは，肺がんや消化器がん，卵巣がんなどの播種との鑑別が困難な場合が多く，カルレチニン，CEA染色など核種の組織化学所見を必要とする．病理組織学的には上皮型，二相型，肉腫型の3タイプに分けられる．上皮型の予後が悪く，肉腫型の予後が最も悪い．表1にMPMのTNM分類を示す[3]．一般的に根治的治療が可能なのはこのうちⅠ期のみである．CTでは胸水，胸膜肥厚，胸膜腫瘤などが主な所見である．またCTで石灰化した胸膜プラークを認めることがある．プラーク自体は中皮腫に進展することはないが，プラークはアスベスト吸入の客観的所見であり，MPMの高リスク群である（またPET-CTは腫瘍の進展範囲，活動性の把握に有用である）．

確定診断は胸腔鏡下の生検である．胸水中のヒアルロン酸値の上昇はMPMを強く示唆する．

設問2　　　正解①，③

MPMは発見時にはほとんど胸腔全体に病変が広がっている．したがって病変全体を切除するためには広範囲の切除術が必要となる．完全切除を目指した手術方法としては胸膜切除/剝皮術と胸膜肺全摘術があ

表1 悪性胸膜中皮腫（MPM）の進行期分類（UICC，第7版，2009年）

TNM分類	
原発巣（T）	
T1	壁側胸膜に限局した腫瘍 T1a　臓側胸膜への浸潤なし T1b　臓側胸膜への浸潤あり
T2	同側の肺，横隔膜，臓側胸膜への融合性の浸潤
T3	胸内筋膜，縦隔の脂肪組織，限局した胸壁，非貫通性の心外膜
T4	対側の胸膜，腹膜，肋骨，広範な胸壁，縦隔への浸潤，心筋，腕神経叢，脊椎，貫通性の心外膜，悪性心嚢水
所属リンパ節（N）	
N1	患側の気管支肺リンパ節，肺門リンパ節
N2	気管分岐下リンパ節，患側の縦隔リンパ節，傍胸骨リンパ節
N3	対側の縦隔リンパ節，内胸動脈リンパ節，肺門リンパ節，患側/対側の鎖骨上リンパ節，斜角筋リンパ節
遠隔転移（M）	
M0	遠隔転移なし
M1	遠隔転移あり
進行期	
ⅠA期	T1a N0 M0
ⅠB期	T1b N0 M0
Ⅱ期	T2 N0 M0
Ⅲ期	T1-2 N1 M0 T1-2 N2 M0 T3 N0-2 M0
Ⅳ期	T4 もしくは N3 もしくは M1

（Sobin LH et al：TNM Classification of Malignant Tumors, 7th Ed, Wiley-Blackwell, p147-150, 2009）

る．このうち前者は肺実質を残して病変部を切除する方法である．肺実質を温存するメリットはあるが，病変が葉間胸膜に及んでいる場合には根治性がなくなる．胸膜肺全摘術は壁側および臓側胸膜，肺，横隔膜，心囊を一塊として摘出する方法である．片肺切除が必要で手術侵襲は大きいものの，胸腔内に1度も入ることがなく病変を切除することができるので，根治性に優れている．ただし両者の優劣を比較したランダム化比較試験はない．根治的に手術をされても，局所再発，遠隔再発の頻度は高く，手術成績は1年生存率が55％程度である．また手術関連死亡は5％程度である．

化学療法として効果があるとされ，頻繁に用いられている抗がん薬はCDDP，carboplatin（CBDCA），pemetrexed，GEMなどの薬剤である．注目すべきデータはCDDPにpemetrexedを付加したプラセボ比較の第Ⅲ相試験で，生存期間中央値が実薬群で12.1ヵ月，プラセボ群で9.3ヵ月であった[4]．この成績は根治的な手術の成績と比較してもあまり変わらない．

MPMの放射線感受性は高いとはいえず，また放射線治療はその標的体積の範囲が片側の全胸腔に及ぶため，単独治療で治癒を狙える線量（50～60 Gy以上）を投与することは，肺の有害事象を考慮に入れると不可能である．よって，その線量を投与するためには患側肺の切除後であることが必要である．多くの場合，胸膜肺全摘術後の術後照射として用いられている．

以上より，単独療法には限界があり，MPMの標準治療は集学的治療となる．局所再発，遠隔転移とも頻発するため，手術＋放射線治療＋化学療法の3者併用が行われている場合が多い[5]．また後述するように温

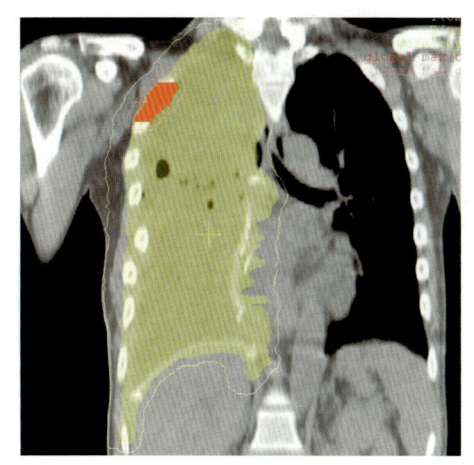

図3 臨床標的体積（CTV）
黄色が CTV 1, 赤が CTV 2 を示す.

熱療法を併用することもある．多くの予後改善の努力にも関わらず，予後的には，生存期間中央値が 1〜1.5 年という報告が多い．

　放射線治療の臨床標的体積（CTV）は腫瘍床であるが，胸腔内のスペースは連続しているため，半側胸腔全体となり，肺尖部から肺底部までの広い範囲となる．図3 に CTV の設定例を示す．それらに対して，通常の対向2門照射と強度変調放射線治療（IMRT）を使用した線量分布を図4 に示す．IMRT を使用することにより，心臓や肝臓などの正常臓器の被曝は低下させることが可能であるが，それにしても，片肺を失った患者にとってはかなりの負担になることが予測され

るため，適格基準を厳格にする必要がある．またこのように照射範囲が広くなってしまううえに，感受性があまり高くなく，また遠隔転移の頻度も高いため MPM における放射線治療の役割は限定的で，否定している論文もある[6]．正常臓器としては対側肺と両側の腎臓，および肝臓にも過線量にならないように注意が必要である．

治療の経過

　本症例は右胸膜肺全摘術後，一部剝離断端陽性であり，下記の放射線治療を施行した．MPM の CTV1 は右側胸腔（図3 黄色部分），CTV2 は剝離断端陽性部分（図3 赤色部分）で，それぞれ1 cm 程度の計画標的体積（PTV）マージンをとって，PTV1，PTV2 を設定した．線量は PTV1 に 45 Gy/25 回，PTV2 に 59.4 Gy/33 回をそれぞれ前後対向2門照射法で投与した（図5）．特に重篤な有害事象は認められなかった．

　1年1ヵ月後対側胸膜腔と脳に転移再発，脳転移に対しては全脳照射を施行した．

関連疾患および放射線腫瘍学関連事項の記載と解説

　MPM の標準治療は手術を含む集学的治療である．しかしながら，その成績は現在なお芳しいものではない．こと放射線治療に関していえば，広範な PTV に対して，いかに照射体積を少なく収めて，局所再発を

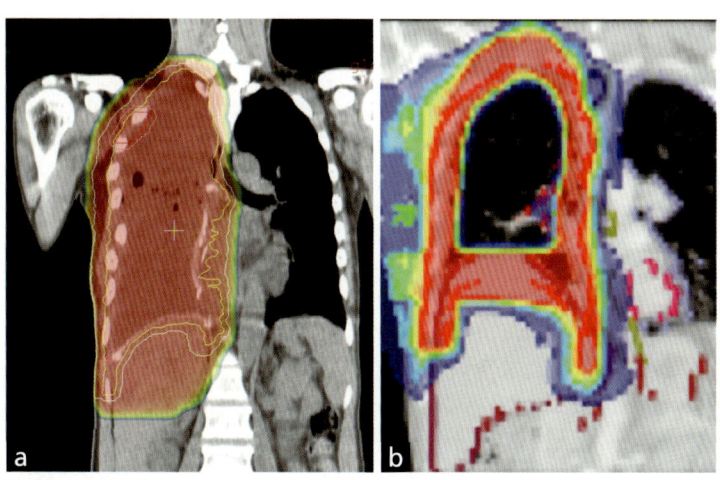

図4 前後対向2門照射と IMRT の線量分布図の比較
a：本症例の線量分布図，b：IMRT 専用装置を用いた IMRT の線量分布図．
（Accuray 社より提供）

低減させるかという大きな課題があり，これまでの治療成績から放射線治療を用いることが明らかに有用であるという強いエビデンスはない．今後はIMRTなどの治療技術を用いて治療の最適化を目指すとともに，もう1つの問題である遠隔転移の予防目的の化学療法の併用の検討がなされていくことであろう．

一般的な治療法ではないが，MPMに対する温熱療法について触れておく．Ruthらは胸膜肺全摘術を行う際にdoxorubicinとCDDPを含んだ温水を胸腔内灌流し，1年生存率が改善したと報告している[7]．わが国でもKodamaらの報告により，胸膜播種をきたした肺がんやMPMに対して，肺全摘術を行った後にRF誘電加温装置を用いてCDDPを使用した胸腔内温熱化学療法を施行し，良好な成績を挙げている[8]．筆者らはそれらを参考に，胸水の制御により予後の延長を図る目的で，胸膜肺全摘術を行わずに上記の温熱療法装置を用いて温熱化学療法に少量の放射線治療を併用する治療を行ってきた．この方法では健常な肺が残存しているため，呼吸困難感がなく，しかも高率に胸水が制御され，患者はほとんど有害事象なく退院できる．またこの制御期間が2～3年続くこともしばしばで，それだけで従来の治療法による平均生存期間を上回ってしまう．一方，職業としてアスベストを取り扱っていた症例の多くは30年程度の潜伏期間を経てMPMに罹患するので，年齢が70歳前後であることが多く，すでに胸膜肺全摘術が不能であることが多い．このような症例の場合も，この治療法は大きな有害事象もなく安全に施行でき，また再燃した際にも，もう一度同じ治療を繰り返し用いることが可能である．この治療成績はこれまでも発表してきた[9]が，最新のデータでは治療を行って5年以上経過した14例中6例（43%）が4年生存し，4例（29%）が5年生存している（平均生存期間27ヵ月）．侵襲の大きい治療をしても呼吸困難に苦しみ，1～2年の生存期間であることを考慮すると，本治療法により，本疾患の標準治療は臓器温存的な新しい段階を迎えることができるかも知れない．

わが国で最近までアスベストの使用が禁止されてこなかったこと，そして現在も一定時期以前の建築物にはアスベストが使用されていること，そしてそれらの解体時にアスベストが飛散することなどから，今後MPM患者は大きく増加することが予想されるため，早期発見のための努力と根治性を高めた治療法の開発に努めなければならない．

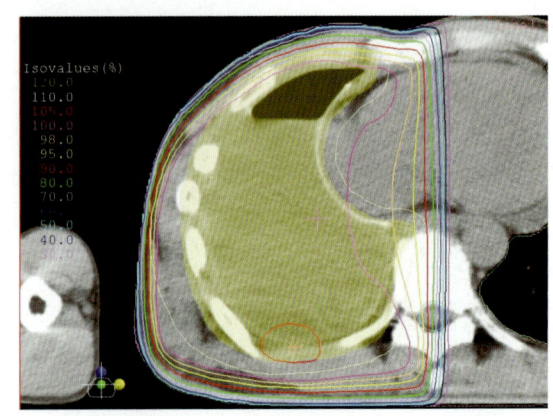

図5 axial像における線量分布図

文献

1) Iwatsubo Y et al：Pleural mesothelioma：dose-response relation at low levels of asbestos exposure in a French population-based case-control study. Am J Epidemiol **148**：133-142, 1998
2) 村山武彦：胸膜中皮腫による死亡数の将来予測事例．胸膜中皮腫診療ハンドブック，労働者健康福祉機構（監），中外医学社，東京，p26-34，2007
3) Sobin LH et al：Pleural mesothelioma. TNM Classification of Malignant Tumors, 7th Ed, Wiley-Blackwell, New York, p147-150, 2009
4) Vogelzang NJ et al：Phase III study of pemetrexed in combination with cisplatin versus cisplatin alone in patients with malignant pleural mesothelioma. J Clin Oncol **21**：2636-2644, 2003
5) Sugarbaker DJ et al：Resection margins, extrapleural nodal status, and cell type determine postoperative long-term survival in trimodality therapy of malignant pleural mesothelioma：results in 183 patients. J Thorac Cardiovasc Surg **117**：54-63, 1999
6) Lindén CJ et al：Effect of hemithorax irradiation alone or combined with doxorubicin and cyclophosphamide in 47 pleural mesotheliomas：a nonrandomized phase II study. Eur Respir J **9**：2565-2572, 1996
7) van Ruth S et al：Cytoreductive surgery combined with intraoperative hyperthermic intrathoracic chemotherapy for stage I malignant pleural mesothelioma. Ann Surg Oncol **10**：176-182, 2003
8) Kodama K et al：Development of postoperative intrathoracic chemo-thermotherapy for lung cancer with objective of improving local cure. Cancer **64**：1422-1428, 1989
9) Xia H et al：Hyperthermia combined with intra-thoracic chemotherapy and radiotherapy for malignant pleural mesothelioma. Int J Hyperthermia **22**：613-621, 2006

各論

18 乳がん

A 乳房温存療法

臨床経過

【症　例】
62歳，女性．

【現病歴】
乳がん検診（マンモグラフィ）で左乳腺に異常を指摘され，A大学病院を受診した．合併症はなく，既往歴および家族歴に特記すべき事項はない．

【検査所見，手術所見】
マンモグラフィで左U域に腫瘤影を指摘された．カテゴリー分類4（**図1**）．超音波検査で左AC域に径7mmの腫瘤影を指摘され，エラストグラフィと併せて悪性が疑われた（**図2**）．細胞診でClass V，がん腫（乳頭腺管がん，suggested）．

骨シンチおよびCTにて明らかなリンパ節転移，遠隔転移は認めなかった．術前病期T1N0M0と診断され，左乳腺部分切除術およびセンチネルリンパ節生検が施行された．

病理：乳腺切除標本：6×4×1.5cm，局在：AC，腫瘍サイズ：1.5×1×0.5cm，pT1c，pN0（センチネルリンパ節＝0/3），invasive ductal carcinoma，solid-tubular，f0，ly0，v0，PVI（−），Grade 2（nuclear atypia：2，mitotic counts：2），ER＝J score 3b（＋：90％），PgR＝score 3b（＋：80％），Her2：score 0，MIB-1 index：15〜20％，EIC（−），切除断端：陰性（5mm以内陽性）

設　問

設問1
乳がんに対する乳房温存手術後の治療選択に関する記載で，**誤っている**選択肢を1つ選べ．
①術後の放射線治療は推奨される．

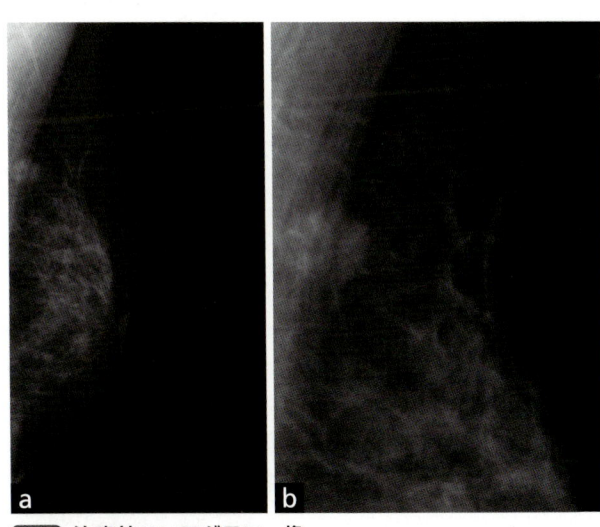

図1 治療前マンモグラフィ像
a：斜位像，b：拡大像
左乳腺U領域に7mm大の腫瘤影を認める．

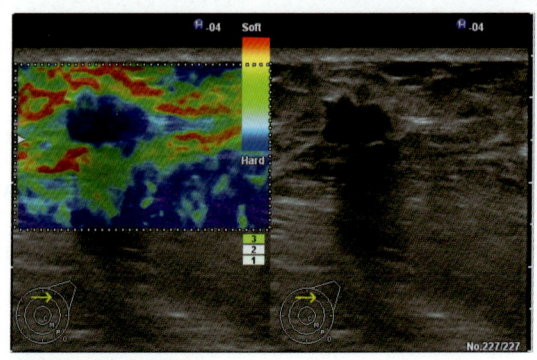

図2 超音波検査像
左乳腺 AC 領域に 9×9×11 mm 大の腫瘤を認め，エラストグラフィ（左）の所見と併せて悪性を疑う．

②放射線治療を加えることにより，局所再発は 70％減少する．
③放射線治療を加えても生存率は向上しない．
④化学療法を施行しない場合，術後 8 週以内の放射線治療開始が推奨される．
⑤化学療法の必要な患者では，化学療法を放射線治療に先行させることが推奨される．

設問 2

乳房温存手術後の放射線治療に関する記載で，誤っている選択肢を 1 つ選べ．
①通常の接線照射ではレベル I 腋窩リンパ節の大半は照射野内に含まれる．
②本症例では術後腫瘍床へのブースト照射を考慮する．
③乳房部分照射は全乳房照射に代わって広く実施されている．
④腋窩リンパ節郭清後の場合，腋窩リンパ節領域に対する放射線治療は肩関節の可動性制限と上肢の浮腫を増加させる．
⑤本症例では鎖骨上窩リンパ節領域に対する予防的照射は必要ない．

設問 3

乳房温存手術後の放射線治療選択基準および経過に関する記載で，誤っている選択肢を 2 つ選べ．
①有害事象を考慮しても，術後の放射線治療は推奨される．
②整容性を考慮した場合，術後の放射線治療は推奨されない．
③妊娠中または患側乳房への放射線治療の既往がある患者に対して全乳房照射は禁忌である．
④非浸潤性乳管がん（DCIS）の乳房温存手術後でも，放射線治療は局所再発率を低下させる．
⑤42.5 Gy/16 回/22 日の寡分割照射は認容されない．

解答と解説

設問 1 正解③

乳房温存手術後の放射線治療の有用性について，これまでに海外でいくつかのランダム化比較試験が行われ，乳房温存手術後に照射を加えると再発や乳がん死を減少させることが示されている．

Early Breast Cancer Trialists' Collaborative Group（EBCTCG）の 17 のランダム化比較試験（RCT）に登録された 10,801 症例の乳房温存手術後の照射と非照射を検討したメタ解析では，10 年後（観察期間中央値 9.5 年）で乳房内再発は非照射群で 35.0％であったのに対して，照射群では 19.3％と有意な減少がみられ，絶対リスクは 15.7％減少することが示された．さらに，放射線治療により 15 年での乳がん死は 20.5％から 17.2％に減少し，絶対リスクが 3.8％減少することが示された．局所再発リスクの減少と乳がん死リスクの減少には相関がみられ，放射線治療で 10 年以内の再発を 4 例予防することにより 15 年以内の 1 例の乳がん死を予防できると見積もられており[1]，選択肢③は誤りである．

術後化学療法を施行しない場合，手術から放射線治療開始までの間隔が与える影響について Huang らが 7,401 例をメタ解析した結果では，開始まで 8 週以上では 8 週未満に比べ，有意に局所再発率が高かった[2]．5 年生存率に与える影響については Mikeljevic らが 7,800 例の解析から，間隔が 9 週以上で死亡率が増加する傾向にあり，20～26 週で有意に増加したと報告している[3]．

術後化学療法を併用する場合，化学療法と放射線治療の至適順序が問題となる．これについて Redda らがメタ解析で考察しているが，いずれも明確な指針は提示できていない．しかしながら，化学療法が必要な患者群は遠隔転移の高リスク群であり，生命予後の観点からは遠隔転移の制御が局所制御に優先する．その意味では，有効性が期待される化学療法を先行させるために 6 ヵ月程度の照射遅延は許容されるであろう．放射線治療と術後化学療法を同時併用することについての安全性や有効性のコンセンサスは得られていない．

設問2　　　正解③

　乳房温存療法における放射線治療の有用性を示した臨床試験では，すべて全乳房照射が採用されており，これが標準治療と位置付けられている．このため通常の接線照射では臨床標的体積（CTV）は全乳房である．レベルI腋窩リンパ節の大半とレベルII腋窩リンパ節の一部は必然的に照射野に含まれる．

　腫瘍床に対する10～16 Gyのブースト照射により乳房内再発のリスクを減少させることは2つのランダム化比較試験で証明されており，わが国でも原則として全例に行うことが推奨されている．ただし，わが国では手術の切除範囲が欧米より大きいことや線量増加が美容結果に及ぼす影響への懸念から，断端近接あるいは陽性例に限ってブースト照射を追加している施設が多い．

　一方，乳房温存療法後の同側乳房内再発の約70％は腫瘍床辺縁部再発であること，それ以外の部位の再発は対側乳がんの発生頻度および時期に類似することが明らかとなった．このことをふまえ，欧米で，照射野を縮小することにより大線量小分割で短期間に照射する加速乳房部分照射（accelerated partial breast irradiation：APBI）が導入された．初期の報告では，一般的な全乳房照射の成績に比して明らかに不良であったが，適格条件を厳しくした研究ではおおむね良好な同側乳房内制御と整容性が得られている．しかし，いずれも観察期間が十分とはいえず，現在Radiation Therapy Oncology Group（RTOG）/National Surgical Adjuvant Breast and Bowel Project（NSABP）によるRCTが進行中であり，その結果が待たれる．わが国においては体格，乳房サイズなどの技術的問題についてもさらなる検討が必要であろう．

　選択肢④，⑤はリンパ節領域への照射の是非についての選択肢である．デンマークのDBCG（Danish Breast Cancer Cooperative Group）-82 TMプロトコル症例の検討では，腋窩郭清後の照射で有意に肩の可動性の制限と上肢の浮腫が増加していた[4]．上肢の浮腫の発生率は，Gustave-Roussy研究所の報告では，郭清術のみ7.2％，郭清＋照射では33.7％（$p<0.0001$）であった．郭清後の腋窩照射による腋窩制御率の向上は，病理学的腋窩リンパ節陰性例に対しては認められていない．

　Whelanらは乳房温存手術後のリンパ節陽性あるいはリンパ節陰性だが高リスクの患者1,832症例を術後補助療法後全乳房照射（whole breast irradiation：WBI）と，領域リンパ節照射（regional nodal irradiation：RNI）を加えた群（WBI＋RNI）をランダム化し検討した．結果，WBI＋RNI群で局所再発，遠隔転移，生存率いずれも有意に減少したとしている．ただし，有害事象としてはWBI＋RNI群でGrade 2以上の肺炎と関連があり（Grade 2：1.3％，Grade 3以上：0.2％），リンパ浮腫も有意に増加している（Grade 2：7.3％，Grade 3以上：4.1％）．リスクに関する情報をもとに実施を検討する必要があると結論付けている[5]．現在は不要な腋窩リンパ節郭清を避けるためのセンチネルリンパ節生検は，臨床的に腋窩リンパ節転移陰性の患者に対しての標準治療となっている．

　一方，乳房温存療法例における鎖骨上窩リンパ節転移率は0～7％と報告されている．乳房切除術後では，術後の胸壁とリンパ節領域に対する放射線治療が，腋窩リンパ節転移陽性例，特に4個以上などの高リスク群で局所制御率を向上するとの複数のRCTとメタ解析がある．乳房温存手術後例でのリンパ節領域照射に関するRCTやメタ解析はないが，いくつかの後向き研究で局所制御率の向上が報告されている．National Comprehensive Cancer Network（NCCN）のガイドラインでも乳房温存手術後例においても，乳房切除術後例に準じて，腋窩リンパ節陽性例，特に4個以上の転移陽性例に対して鎖骨上窩を含むリンパ節領域照射が推奨されている．

設問3　　　正解②，⑤

　乳房温存手術後の放射線治療を施行された患者では，急性期に軽度の放射線皮膚炎がみられる場合が多い．晩期有害事象としては乳房の硬さの増加，発汗や皮脂分泌の低下，乳房痛もみられることがあるが，多くは自制内である．Uppsala-Örebro Breast Cancer Study Groupは，扇状部分切除＋腋窩郭清術後の患者を放射線治療の有無でランダム化割り付けし，3～36ヵ月の時点で整容性を評価した．その結果，変形や乳頭偏位などで照射群が有意に劣ったが，毛細血管拡張と色素沈着については3年目の評価で有意差を認めなかった[6]．その他のランダム化割り付けした検討でもWBIが整容性に与える影響は軽度であり，乳房温存療法における放射線治療は推奨されると結論付けている．ブースト照射については，EORTC（Radiotherapy and Breast Cancer Cooperative Group）の研究で，50 Gy/25回の接線照射後，16 Gy/8回のブースト照射の有無でラ

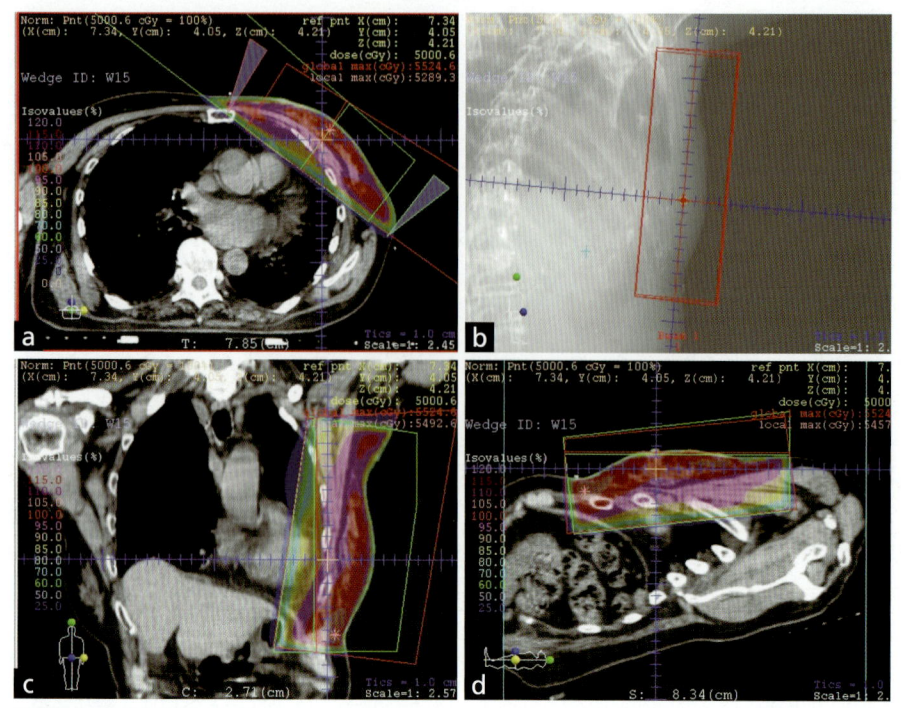

図3 線量分布図および beam's eye view
a, c, d：線量分布図．b：beam's eye view．Hinge 法にて 30°ウェッジを使用．

ンダム化割り付けをし，10年時点でブースト照射群における中等度以上の乳房線維化が28％にみられ，非ブースト群の13％に比べて頻度が高かったと報告している[7]．以上より，ブースト照射は長期的には整容性を下げる可能性はあるが，その頻度は低いと考えられ，選択肢②は誤りである．

妊娠中はいかに腹部を遮蔽をしても胎児が成長するにつれて乳房照射野に近くなり，胎児の被曝線量も増加する．問題の性質上，比較試験は存在しないが，妊娠初期の被曝0.1 Gyにより小頭症の頻度が増加するという報告もあり，妊娠中の照射は禁忌である．また，放射線治療の既往がある場合も原則禁忌である．

浸潤がんに対する乳房温存療法の普及に伴い，DCISについても同様の温存療法が行われている．DCISを対象とした乳房温存手術単独群と術後照射群を比較した4つのRCTが報告されている．これによりDCISに対する術後照射は局所再発（浸潤がんとして，あるいはDCISとしての再発）を有意に減少させることが明らかになったが，生存率に与える影響は少ないとされる．放射線治療を省略できるサブグループを同定する試みとして，独自の病理学的指標（Van Nuys Prognostic Index）を用いた検討がいくつか報告されてい

る．しかし，これらの指標を疑問視する報告もあり[8]，結論は出ていない．日本放射線腫瘍学研究機構（JROSG）ではDCIS高リスク群に対する乳房温存療法術後照射に関する前向き臨床試験（JROSG05-5）を実施中で，現在症例集積が終了し経過観察中である．

WBIの線量，分割については，総線量45～50.4 Gy/1回線量1.8～2.0 Gy/4.5～5.5週が事実上の標準となっている．カナダで行われたRCTでは42.5 Gy/16回/22日と50 Gy/25回/35日が比較され，両者の5年局所再発率，無病生存率に差を認めなかった．また，英国で行われた50 Gy/25回/5週，42.9 Gy/13回/5週，39 Gy/13回/5週の3者を比較したRCTでは同側乳房内再発率を比較し，50 Gy/25回/5週と42.9 Gy/13回/5週の間には有意差はなかったが，39 Gy/13回/5週は同側乳房内再発率がやや高く，42.9 Gy/13回/5週と39 Gy/13回/5週の間には有意差があったとしている[9]．至適な線量・分割については英国での現在進行中のRCTの結果が待たれるが，現在までの知見からは，遠隔地など通院が困難な場合，寡分割照射も許容しうる方法と考えられている．

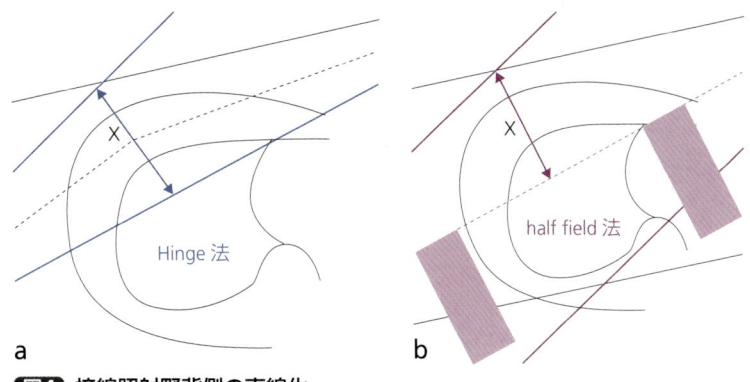

図4 接線照射野背側の直線化
a：Hinge法：照射野背側面を直線化
b：half field法
[日本放射線科専門医会・医会ほか（編）：放射線治療計画ガイドライン2008年版〈http://www.kkr-smc.com/rad/guideline/2008/〉]

治療の経過

本症例は乳房温存療法の方針で，左乳腺部分切除術に加えて，センチネルリンパ節生検が施行された．術後にCT治療計画にて接線照射50 Gy/25回を計画した（図3）．腫瘍床に9 MeV電子線にてブースト照射10 Gy/5回が施行された．放射線治療期間中，Grade 1（CTCAE v4.0）の皮膚炎以外に重篤な有害事象は出現せず，照射を完遂した．全身化学療法は施行されず，照射終了後からホルモン療法を開始し，現在までに問題となる晩期有害事象は認めておらず，再発転移もみられない．

関連疾患および放射線腫瘍学関連事項の記載と解説

本症例は早期乳がんの乳房温存療法の理解を確認するケーススタディである．

1900年代初め頃，乳がんは所属リンパ節を経由して広がると考えられていた．このためHalstedが提唱した大胸筋，小胸筋とともに，腋窩，鎖骨上窩，胸骨傍などの所属リンパ節を広く切除する乳房切除術が標準術式となった．この術式はその後70年にわたって継承されたが，整容面の配慮に欠けており，術後のリンパ浮腫から上肢挙上困難となるなどの有害事象がみられた．Halstedの術式を一新したのがFisherらにより1980年代に行われたNSABPによる大規模RCTの結果だった．NSABP B-06試験は，従来の乳房切除術と乳房部分切除術および乳房部分切除術＋乳房照射の3群比較試験で，3群とも生存率に差がなく，乳房部分切除術＋乳房照射では，無再発生存率においても従来の乳房切除術と同等という結果を得た[9]．これを機に乳房温存療法が広く普及することになり，1989年に米国立がん研究所（NCI）がⅠ，Ⅱ期の早期乳がんの手術は乳房温存療法が望ましいとし，標準治療として位置付けられた．

わが国においても乳房温存療法は1985年頃から導入され，その実施数は徐々に増加した．2000年代後半には乳がん全体の約60％で乳房温存療法が実施され，現在では早期乳がんの標準治療となっている．

照射方法は前述のように全乳房接線照射が標準的である．照射野の目安として上縁：胸骨切痕，下縁：乳房下溝の足方1 cm，内側縁：正中，外側縁：乳頭レベルの後腋窩線とする．線束の肺野への広がりを抑えるため照射野背側面を直線化することが一般的である．ビーム軸を5°程度振る方法（Hinge法：tilting technique）あるいはhalf field法が用いられる（**図4**）．照射野の前縁は乳頭から1.5〜2.0 cmとする．線量分布を均一にすることが有害事象の軽減に寄与するため，通常，ウェッジフィルタで補正を図る．強度変調放射線治療（IMRT），呼吸同期または腹臥位なども試みられている．

乳房温存手術後にWBIを施行した場合の5〜20年後の局所再発率はおおむね2〜10％と報告されている．急性期に多く観察される有害事象は放射線皮膚炎であるが，大多数はGrade 1（CTCAE v4.0）である．

亜急性期には放射線肺臓炎がみられるが，症状を伴うのは 1〜2 %程度である．晩期有害事象で問題となるのは上肢リンパ浮腫であり，腋窩郭清に照射を加えることにより増強する．センチネルリンパ節生検により患側上肢リンパ浮腫は減少しつつある．その他，肋骨骨折，心膜炎，上腕神経叢麻痺が報告されているが，いずれも頻度はきわめて低い．

文 献

1) Darby S et al：Effect of radiotherapy after breast-conserving surgery on 10-year recurrence and 15-year breast cancer death：meta-analysis of individual patient data for 10,801 women in 17 randomized trials. Lancet **378**：1707-1716, 2011
2) Huang J et al：Does delay in starting treatment affect the outcomes of radiotherapy? A systematic review. J Clin Oncol **21**：555-563, 2003
3) Mikeljevic JS et al：Trends in postoperative radiotherapy delay and the effect on survival in breast cancer patients treated with conservation surgery. Br J Cancer **90**：1343-1348, 2004
4) Johansen J et al：Treatment of morbidity associated with the management of the axilla in breast-conserving therapy. Acta Oncol **39**：349-354, 2000
5) Whelan TJ et al：NCIC-CTG MA.20：An Intergroup Trial of Regional Nodal Irradiation（RNI）in Early Breast Cancer, ASCO Annual Meeting, 2011
6) Lijegren G et al：The cosmetic outcome in early breast cancer treated with sector resection with or without radiotherapy. Uppsala-Orebro Breast Cancer Study Group. Eur J Cancer **29A**：2083-2089, 1993
7) Bartelink P et al：Impact of a higher radiation dose on local control and survival in breast-conserving therapy of early breast cancer：10-year results of the randomized boost versus no boost EORTC 22881-10882 trial. J Clin Oncol **25**：3259-3265, 2007
8) MacAusland SG et al：An attempt to independently verify the utility of the Van Nuys Prognostic Index for ductal carcinoma *in situ*. Cancer **110**：2648-2653, 2007
9) Owen JR et al：Effect of radiotherapy fraction size on tumour control in patients with early-stage breast cancer after local tumour excision：long-term results of a randomized trial. Lancet Oncol **7**：467-471, 2006
10) Fisher B et al：Ten-year results of a randomized clinical trial comparing radical mastectomy and total mastectomy with or without radiation. N Engl J Med **312**：674-681, 1985

各論 18. 乳がん

B 乳房切除術後

臨床経過

【症 例】
35歳，女性．

【現病歴】
左乳房C領域にしこりを触知し，乳腺外科を受診した．マンモグラフィにて広範に広がる石灰化を認め，術前診断はT3N1M0であった．術前化学療法（FEC療法：fluorouracil 500 mg/m^2，epirubicin 100 mg/m^2，cyclophosphamide 500 mg/m^2）を行い，胸筋温存乳房切除術を施行した．既往歴および家族歴に特記すべき事項はない．

【検査所見】
術後の組織診断は浸潤がん（硬がん）であり，腫瘍の切除断端は陰性．腋窩リンパ節転移は陽性（レベルⅠ：6/10，レベルⅡ：0/5），ER（+），PgR（+），HER2（3+）であった．

設 問

設問 1
術後の放射線治療の適応について，正しい選択肢を1つ選べ．
①患側胸壁に加え，患側鎖骨上窩リンパ節領域を照射野に含める．
②患側胸壁に加え，患側鎖骨上窩リンパ節領域ならびに胸骨傍リンパ節領域を照射野に含める．
③患側鎖骨上窩ならびに胸骨傍リンパ節領域を照射野に含める．
④患側鎖骨上窩リンパ節領域を照射野に含める．
⑤内分泌療法ならびに分子標的治療の効果が期待できるため，放射線治療の積極的適応はない．

設問 2
術後補助療法について，誤っている選択肢を2つ選べ．
①化学療法を先行し，放射線治療を行う．
②術後早期に放射線治療を行い，その後に補助療法を行う．
③早期に放射線治療を開始する必要があるため，化学療法と同時に開始する．
④術後の分子標的治療開始後に放射線治療を併用することが勧められる．
⑤内分泌療法と放射線治療の同時併用は可能である．

設問 3
本症例が，補助薬物療法のみで加療されたと仮定し，3年後に，術創部に5 mm大の皮膚結節が数個出現し，生検にて再発腫瘍と診断され，他部位に遠隔転移が認められなかった場合，単独胸壁局所再発に対する救済放射線治療について，誤っている選択肢を2つ選べ．
①皮膚結節部位のみの照射でよい．
②患側胸壁照射後に創部を含み，皮膚結節部に追加照射を行う．
③患側鎖骨上窩リンパ節領域への照射の積極的意義はない．
④胸壁局所再発を制御することにより，生存率も向上する．
⑤局所の放射線治療より，全身化学療法を行うべきである．

解答と解説

設問 1　　正解①

乳房切除後の放射線治療についての設問である．乳房切除後放射線治療（postmastectomy radiation therapy：PMRT）は，乳房切除後に患側胸壁ならびにリンパ節領域へ照射することであり，目的は，制御困難である胸壁再発の予防と二次的な遠隔転移を予防することにより生存率の向上を図るものである．腋窩リンパ節転移が4個以上陽性の症例においては，PMRTは強く勧められている（推奨 Grade A）[1]．Early Breast Cancer Trialists' Collaborative Group（EBCTCG）のメタ解析では，乳房切除後の術後照射により，5年局所領域リ

321

ンパ節再発率を23％から6％に減少させ，15年の乳がん死亡率を5.4％（60.1％から54.7％）減少させ，全死亡率を4.4％減少させることが示唆された[2]．局所領域リンパ節再発のリスク因子としては，腋窩リンパ節転移陽性症例（特に4個以上），原発巣の腫瘍サイズが大きい症例（5cm以上），深部断端陽性症例などが挙げられる[3,4]．乳房切除術後の照射法としては，胸壁を照射野に含めることは強く勧められ（推奨Grade A），鎖骨上窩リンパ節領域に関しても勧められている（推奨Grade B）．術後照射を行わなかった場合の局所再発部位としては，胸壁（60〜80％）および鎖骨上窩（15〜20％）が多く，胸骨傍リンパ節領域の再発は少ないといわれている[4,5]．

本症例の場合，T3と腫瘍サイズが大きいため，皮膚を含めた局所再発の可能性があるため，胸壁の照射野を十分に確保することは重要である．腫瘍の局在部位がC領域（外側上方）で腋窩リンパ節がレベルIまでの陽性，レベルIIは陰性ということを考慮すると，鎖骨上窩リンパ節領域の照射は必須と思われるが，胸骨傍リンパ節領域の照射は省略できると考える．また日本乳癌学会「乳癌診療ガイドライン」[1]においても胸骨傍リンパ節領域に対する予防的照射は推奨Grade Cであり，照射による生存率の改善は認められていない．本症例の場合，補助療法として，ホルモン療法ならびにtrastuzumabを行う左側への照射であるので，心臓が照射野に入る胸骨傍リンパ節領域への照射は特に慎重になるべきだと考える．

設問2　　　　　　　　　　　　　　　正解③，④

進行乳がんの乳房切除後における化学療法と放射線治療の至適順序に関しては，化学療法を先行させても局所制御率は低下しないという報告があるため[6]，標準的な化学療法を先行させることが勧められる（推奨Grade B）[1]．よって，遠隔転移のリスクが高い場合は化学療法が先行されることが多く，局所再発のリスクが高い場合は放射線治療の先行を検討することが多い．しかし，化学療法と放射線治療の同時併用は，重篤な肺臓炎，皮膚炎などの有害事象を引き起こす可能性があるため，行うべきではない（推奨Grade D）[1]．特に左側胸壁照射の場合は，心臓の有害事象を十分考慮する必要がある．補助療法と放射線治療の併用時期における安全性や有用性についての明確な結論は出ていない．分子標的治療については，NCCTG N9831（n=1,503）において，trastuzumabと放射線治療を併用

しても心毒性の増強はみられなかったが，化学療法と併用した場合は放射線治療の有無に関わらず心毒性は1.7〜2.7％に出現しており，皮膚炎や肺炎に関しても放射線治療との同時併用に関する有意差はなかった[7]．しかしながら，いずれの報告も少数例の後向き短期の観察期間での報告しかないため，特に左側の胸壁照射時には心臓の照射線量を十分に注意し，放射線治療による心毒性を評価するためには，さらに長期（10年以上）の経過観察が必要と思われ，現時点では慎重に検討すべきである．内分泌療法と放射線治療の同時併用は，臨床的に問題になるほどの治療成績の低下や有害事象の増加はなく，必要と認められる場合には同時併用を考慮してもよい．後向き研究において，抗エストロゲン薬と放射線治療の同時併用は，臨床的に局所制御率が低下することはないが，皮膚炎や肺炎などの有害事象が増大する可能性があり，アロマターゼ阻害薬の同時併用は，細胞毒性を強め，腫瘍の反応を改善する可能性があることが示唆されている[8-10]．

設問3　　　　　　　　　　　　　　　正解①，③

乳房切除後に補助療法のみで経過観察された後に，胸壁の術創近傍より再発する症例はまれではない．この場合の胸壁再発は，皮膚に結節状に発症する場合，結節病変が短期間に多発する場合，広範囲に炎症性再発として浸潤する場合がある．結節状で限局していて切除が可能な場合は，局所を可能な限りで全摘出術を考慮する．胸壁に照射歴がなければ，放射線治療のよい適応となる．この場合，局所のみではなく，広範囲に45〜50Gy照射を行った後，局所再発部位に10〜20Gy程度を電子線にて照射すると局所制御率は高くなる．しかし，乳房切除術後の胸壁は血行状態が悪いため，放射線皮膚炎については十分に注意する必要がある．MD Andersen Cancer Centerからの報告では，放射線治療による局所制御率は，5年で68％，10年で55％である．全生存率は5年で50％，10年で35％，無病生存率は5年で39％，10年で29％とされている[11]．照射歴がない場合，初回治療から再発までの期間は重要である．胸壁再発の発見時に他部位に遠隔転移が認められないとしても，その後に遠隔転移を伴うことがあるため，放射線治療後には適切な薬物治療を検討する必要がある．

胸壁再発に対する局所療法は手術と放射線治療の組み合わせで報告されていることが多いが，手術のみに比し，手術に放射線治療を併用したほうが良好な局所

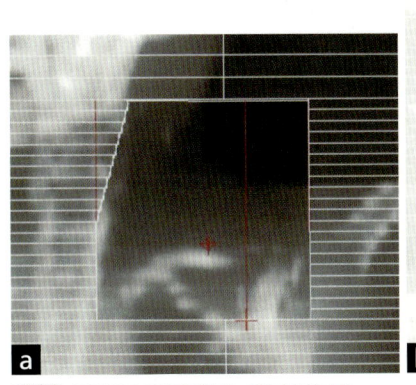

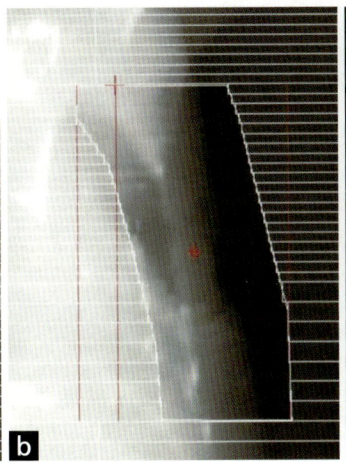

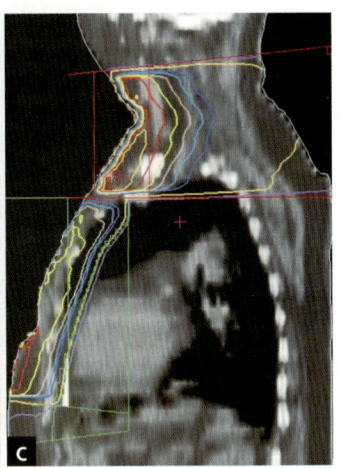

図1 PMRTの照射野と線量分布図
a, b：monoisocentric half beam法の照射野.
c：PMRTの線量分布．sagittal.

制御が得られている．特に乳房切除後2年以内の局所再発症例の予後は悪く，局所制御が得られない症例の予後は不良であり，長期生存のためには局所療法の役割は大きい[12]．

治療の経過

本症例は，術前化学療法後に乳房温存手術も検討されたが，マンモグラフィで広範に広がる石灰化を認めていたため，胸筋温存乳房切除術が選択された．術後は，患側胸壁ならびに鎖骨上窩領域に対し，2 Gy/回で50 Gyの放射線治療が行われた（図1）．照射方法は，4 MV-X線を用いmonoisocentric half beam法にて，鎖骨上窩領域は右に5°傾け，前方より1門照射，胸壁は照射時に5 mmボーラスを使用し接線照射とした．放射線治療開始時，化学療法にて月経は停止した状態であったため，まずは術後放射線治療（PMRT）を先行し，照射終了後よりホルモン療法（tamoxifen）ならびに分子標的治療（trastuzumab）を開始した．照射終了直後はGrade 2の放射線皮膚炎を認めた（図2）ため，ステロイドクリームを使用し，皮膚の改善を確認後にヘパリン類似物質（ヒルドイドソフト）を継続している．

関連疾患および放射線腫瘍学関連事項の記載と解説

本症例は，若年層の閉経前の進行乳がん術後であ

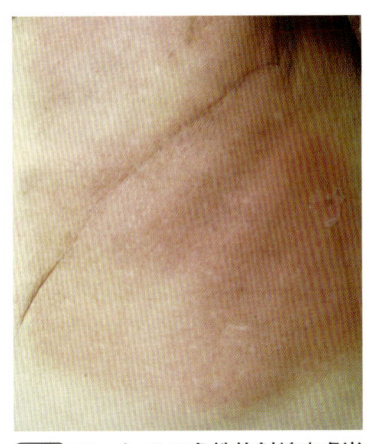

図2 Grade 2の急性放射線皮膚炎（胸壁）

る．断端陰性ではあるが，術前診断はT3であり，腋窩リンパ節転移陽性率40％，前治療として化学療法が施行されているにも関わらず4個以上の陽性リンパ節を認めたため，患側胸壁ならびに鎖骨上窩領域への放射線治療の適応となる．ECOG（Eastern Cooperative Oncology Group）は，腋窩リンパ節転移4個以上における術後10年経過の局所再発について，T3は45％，T1～2は20％であり，腋窩リンパ節個数が多いほど鎖骨上窩リンパ節領域への転移を起こしやすかったと報告している[13]．局所再発のリスク因子は，大きな腫瘍，腋窩リンパ節転移個数が多いこと，ER陰性に加え[13]，若年者，病理学的リンパ管浸潤陽性，深部断端陽性，病理学的被膜外浸潤陽性といわれている[14,15]．

非照射症例の中で，胸壁再発が出現する症例がある

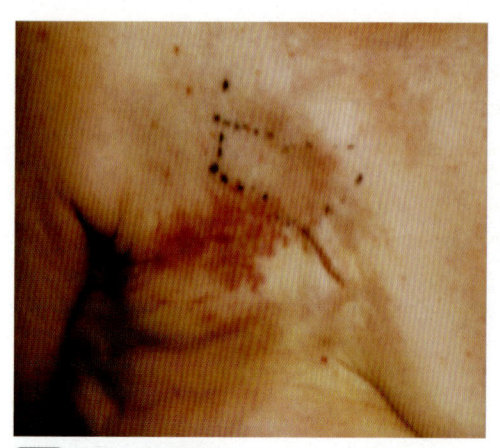

図3 胸壁の皮膚再発

（図3）．1,031人の非照射の乳房切除術において8年経過の結果，3.5 cm 以上の腫瘍サイズと郭清リンパ節の20％以上に転移陽性であった症例の局所再発は，それ以外より10％高かったという報告がある[14]．EBCTCG の報告では，高リスクの症例における胸壁再発は，胸壁照射をしたほうが化学療法単独より再発率は軽減すると結論付けられている[16]．

近年，乳がんのサブタイプ分類によって補助療法の治療方針が検討されている．乳房切除後に全身補助療法と放射線治療を施行した症例についての検討において，初発再発が局所であった症例は5年で6.2％，ER陽性は4.4％，ER陰性では8.6％，HER2陽性は1.7％，HER2陰性では7.5％であった．トリプルネガティブ症例においては11.8％とそれ以外（3.9％）より高値であった[17]．サブタイプ分類や病理組織によって照射方法を変えることはないが，再発リスクの高い症例に対しては，領域リンパ節への照射も含め，慎重な検討が必要と思われる．

乳房切除術後の有害事象に関して気を付けなければならないのは，皮膚障害と肺障害である．特に胸壁照射に際してはボーラスを使用する場合も多いため，急性期の皮膚障害は必発であり，術後の皮膚感覚障害を併発しているため，早期からの処置を要するので注意する．

文献

1) 日本乳癌学会（編）：科学的根拠に基づく乳癌診療ガイドライン 3. 放射線療法 2008 年度版，金原出版，東京，2007
2) Clarke M et al：Effects of radiotherapy and of differences in the extent of surgery for early breast cancer on local recurrence and 15 year survival：an overview of the randomized trials. Lancet **366**：2087-2106, 2005
3) Overgaard M et al：Is the benefit of postmastectomy irradiation limited to patients with four or more positive nodes, as recommended in international consensus reports? A subgroup of the DBCG 82 b&c randomized trials. Radiother Oncol **82**：247-253, 2007
4) Jagsi R et al：Locoregional recurrence rates and prognostic factors for failure in node-negative patients treated with mastectomy radiation. Int J Radiat Oncol Biol Phys **62**：1035-1039, 2005
5) Nielsen HM et al：Study of failure pattern among high-risk breast cancer patients with or without postmastectomy radiotherapy in addition to adjuvant systemic therapy：long-term results from the Danish Breast Cancer Cooperative Group DBCG82 b and c randomized studies. J Clin Oncol **24**：2268-2275, 2006
6) Metz JM et al：Analysis of outcomes for high-risk breast cancer based on interval from surgery to postmastectomy radiation therapy. Cancer J **6**：324-330, 2000
7) Halyard MY et al：Radiotherapy and adjuvant trastuzumab in operable breast cancer：tolerability and adverse event data from the NCCTG Phase III Trial N9831. J Clin Oncol **27**：2638-2644, 2009
8) Chargari C et al：Concurrent hormone and radiation therapy in patients with breast cancer：what is the rationale? Lancet Oncol **10**：53-60, 2009
9) Azria D et al：Concomitant use of tamoxifen with radiotherapy enhances subcutaneous breast fibrosis in hypersensitive patients. Br J Cancer **91**：1251-1260, 2004
10) Bentzen SM et al：Radiotherapy-related lung fibrosis enhanced by tamoxifen. J Natl Cancer Inst **88**：917-922, 1996
11) Ballo MT et al：Local-regional control of recurrent breast carcinoma after mastectomy：does hyperfractionated accelerated radiotherapy improve local control? Int J Radiat Oncol Biol Phys **44**：105-112, 1999
12) Nielsen HM et al：Local-regional recurrence after mastectomy in high-risk breast cancer-risk and prognosis. An analysis of patients from DBCG 82 b&c randomaization trials. Radiother Oncol **79**：147-155, 2006
13) Recht A et al：Locoregional failure 10 years after mastectomy and adjuvant chemotherapy with or without tamoxifen：experience of the Eastern Cooperative Oncology Group. J Clin Oncol **17**：1689-1700, 1999
14) Katz A et al：Recursive partitioning analysis of locoresional recurrence patterns following mastectomy：implication for adjuvant irradiation. Int J Radiat Oncol Biol Phys **50**：397-403, 2001
15) Cheng SH et al：Prognostic index score and clinical prediction model of local regional recurrence after mastectomy in breast cancer patients. Int J Radiat Oncol Biol Phys **64**：1401-1409, 2006
16) Clark M at al：Effects of radiotherapy and of differences in the extent of surgery for early breast cancer on local recurrence and 15-year survival：an overview of the randomized trials. Lancet **366**：2087-2106, 2005
17) Panoff JE et al：Risk of locoregional recurrence by recepter status in breast cancer patients receiving modern systemic therapy and postmastectomy radiation. Breast Cancer Res Treat **128**：899-906, 2011

各論

19 食道がん

A 頸部食道がん

臨床経過

【症例】
66歳，男性．

【現病歴】
食事の際にしみる感じを自覚し，近医耳鼻科を受診するも異常を指摘されず，その2ヵ月後には食事の際のつかえ感を自覚し，近医受診．上部消化管内視鏡にて腫瘍性病変を指摘されA大学病院を受診した．既往歴，家族歴に特記すべき事項はない．

【検査所見】
上部消化管内視鏡にて門歯17〜22 cmに亜全周性の2型病変あり（図1a）．CT，MRIにて気管，甲状腺への浸潤がみられ，リンパ節の腫大として両側#104（図1b），#101，および#106 pre，#106 recLの腫大を認めた．FDG-PETでは食道病変部位と腫大したリンパ節に一致した集積を認めた．生検結果は扁平上皮がんであった．

設問

設問1

頸部食道がんに関する記載で，誤っている選択肢を2つ選べ．

①気管浸潤のある食道がんに手術適応はない．
②放射線治療と併用する化学療法として一般にcisplatin（CDDP）とfluorouracil（5-FU）が用いられる．
③short T字照射野が一般に用いられる．
④早期発見が多い．
⑤重複がんとして下咽頭がんが多い．

設問2

頸部食道がんの治療方針に関する記載で，誤っている選択肢を1つ選べ．

①食道狭窄に対して胃瘻や中心静脈栄養などの方法を検討すべきである．

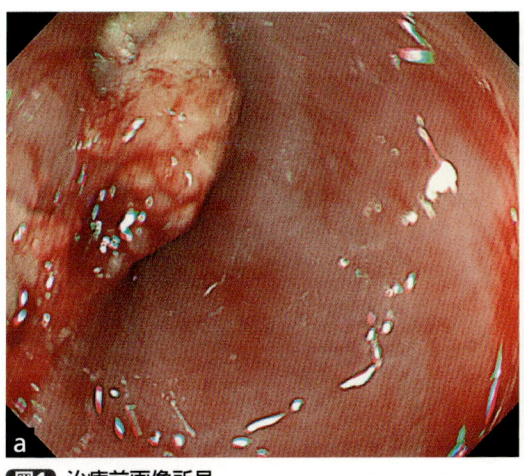

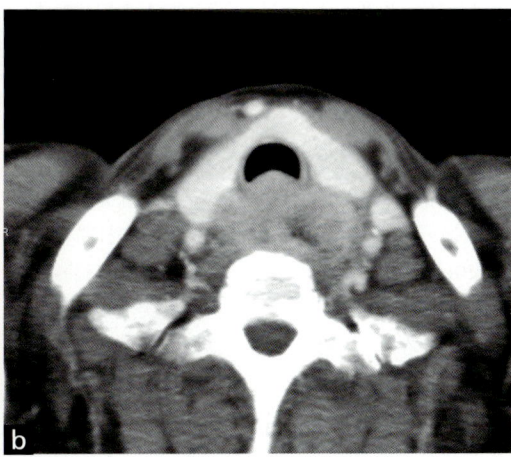

図1 治療前画像所見
a：上部消化管内視鏡像．頸部から上部胸部食道にかけての亜全周性の2型病変．
b：CT像．食道壁の肥厚，および両側鎖骨上窩リンパ節の腫大．

②放射線治療後に食道狭窄が残る場合，食道拡張術を考慮する．
③食道狭窄に対してステント挿入してから放射線治療を行う．
④晩期有害事象として甲状腺機能低下症の頻度は高い．
⑤放射線治療後の原発巣遺残に対して内視鏡的粘膜切除術（EMR），内視鏡的粘膜下層剝離術（ESD）は適応となる場合がある．

解答と解説

設問 1　　正解①，④

　腫瘍の進展が喉頭，気管，下咽頭に及ぶ症例，あるいは吻合に十分な頸部食道の温存が困難な症例の手術では咽頭喉頭食道切除術（喉頭合併切除）が選択されるため，気管浸潤があっても手術適応になりうる．ただし，縦隔気管に浸潤し縦隔気管瘻造設が不可能と判断される場合には手術適応はない．喉頭温存手術については喉頭，気管に腫瘍浸潤がなく，腫瘍口側が食道入口部より下方にとどまる症例が適応となる[1]．

　放射線治療は予防的照射領域を含めた照射野として両側鎖骨上窩を含め，上縁は舌骨レベル［中深頸リンパ節（#102-mid）から気管分岐部リンパ節（#107）まで］を含める short T 字照射で開始される．併用される化学療法は胸部食道がんと同様に cisplatin（CDDP），fluorouracil（5-FU）の併用が一般的である[1,2]．

　食道がんの発がん因子としてアルコールの代謝産物であるアセトアルデヒドの果たす役割が大きい．日本人に多くみられるが，その代謝酵素アルデヒド脱水素酵素 ALDH2 の遺伝子多型による活性低下があるとさらに発がんリスクが高くなる．こういった発がんリスクの高い症例では下咽頭から食道にかけて多発がんのみられる症例が多く，治療前の下咽頭，胸部食道のスクリーニング，および治療後の経過観察でも狭帯域光観察（NBI）やヨード染色などを併用した内視鏡観察が有用である．頸部食道がんでは自覚症状が出るまでに時間のかかることも多く，それに加え部位的に苦痛を伴うため通常のスクリーニング内視鏡では十分な観察がされないため，この症例のように進行がんで発見されることが比較的多い．ただし，表在がんで発見された場合は内視鏡治療の適応について検討される必要がある．

設問 2　　正解③

　頸部食道がんは症状が出にくく進行がんで見つかることが多いため，発見時にはすでに経口摂取が困難なことがしばしばみられる．また頸部食道は生理的な狭窄部位である下咽頭との接合部分を含んでおり，食道炎症状も強く出やすい．誤嚥のリスクが高いため，食道通過障害のみられる症例では胃瘻や中心静脈栄養などの方法を積極的に検討する必要がある．また，放射線治療後，原発巣が完全寛解（CR）に入った場合も食道狭窄が強くみられる場合があり，その場合はブジー拡張やバルーン拡張術が必要となる．食道ステントについては放射線治療前に挿入すると，穿孔のリスクが高いことや強い疼痛がみられる可能性が高いことから，原則禁忌とされている[3]．

　頸部が照射範囲になるため，晩期有害事象として甲状腺機能低下症を念頭に置いた経過観察が必要になる．線量反応関係は不明な点もあるが，30〜45 Gy 以上の照射で発症の報告も多く，照射後 1〜2 年での発症が多い[4]．

　頸部食道がんにおいても放射線治療後の局所再発が表在がんにとどまる場合や多発がんでは，ESD，EMR により救済可能なことがあるため，放射線治療後のフォローアップは綿密に行う必要がある．ただし，本症例のようにもともと T4 の食道がんでは表在がんでの局所再発は少ない．

治療の経過

　食道狭窄症状が強いため，胃瘻が治療に先行して造設された．化学療法（CDDP＋5-FU：FP 療法）同時併用の化学放射線療法［強度変調放射線治療（IMRT）］60 Gy/30 回 が施行され，初回の評価ではリンパ節転移の消失を認めたが，原発巣の潰瘍遺残がみられた．追加化学療法として FP 療法が 4 コース追加され，治療終了後 8 ヵ月にて潰瘍の消失を認め，原発巣も CR と判定された．また食道狭窄に対して食道拡張術が施行され，食道狭窄の改善もみられ胃瘻が抜去された．以後，再発なく治療開始から 3 年経過中である．

関連疾患および放射線腫瘍学関連事項の記載と解説

　本症例は局所進行頸部食道がんに対する治療選択

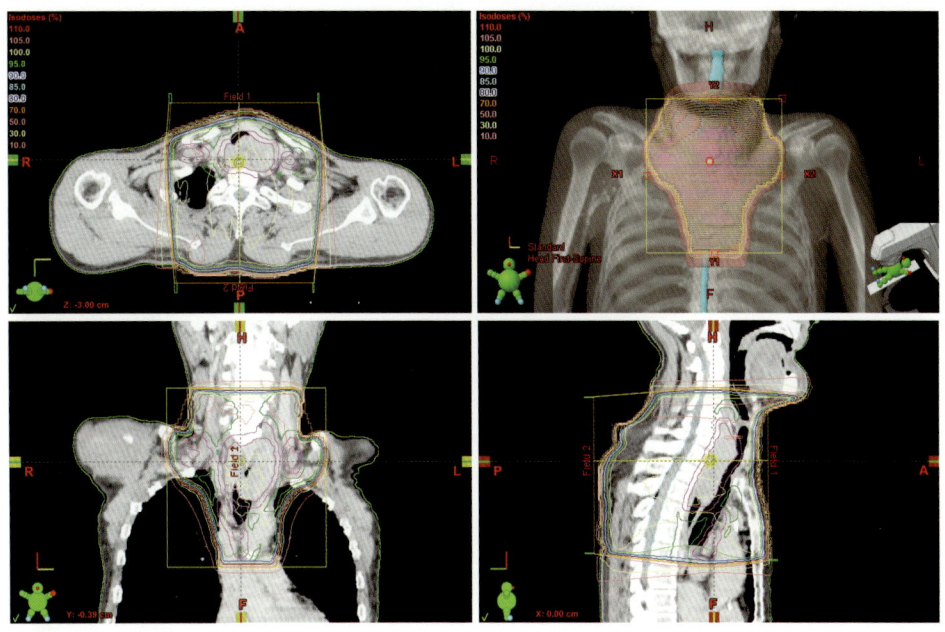

図2 T字照射野

と，治療方針についての理解を確認するためのケーススタディである．頸部食道がんは食道入口部（輪状軟骨下縁）から胸骨上縁までの食道に発生するものを指し，日本食道学会全国食道癌登録によれば，2000年度の食道がん占拠部位別頻度において，頸部食道は全体の4.7%と報告されており頻度は高くない．わが国では食道がん全体として，組織型は扁平上皮がんが多く，2003年度では扁平上皮がんが92.2%，他，腺がん3.0%，未分化がん0.6%などがみられる．食道がんは男性に多く，2005年の10万人あたりの年齢調整罹患率は男性，女性でそれぞれ15.5，2.1であった．頸部食道がんでも同様の組織型の分布と考えられる．

頸部食道がんのみについての治療成績の報告は症例数が少ないこともあり，手術および化学放射線療法においても少なく，内視鏡治療の対象となる表在がんを除いて標準治療については確立されていない．胸部食道がんでは放射線治療はほとんどすべての病期で適応があり，特に内視鏡治療の適応とならないⅠ期，あるいは手術適応のないT4，Ⅳ期症例が化学放射線療法のよい適応とされる．頸部食道がんにおいても胸部食道がんと同等の放射線治療の効果，治療成績が期待されているが，下咽頭まで浸潤のみられるような症例の場合は下咽頭がんと同等の照射範囲，照射線量を選択されることもあるため，放射線治療についても統一されておらず，頸部食道がんについてのまとまった放射線治療の成績の報告が少ない一因と考えられる．頸部食道がんでは，占拠部位が喉頭近くまで進展している場合，気管浸潤，反回神経浸潤のある場合は咽喉頭全摘が必要となるため，声を失うという著しいQOLの低下が避けられない．放射線治療の利点は臓器温存にあるが，食道温存に加え，喉頭温存が可能になる頸部食道がんでは，放射線治療の果たす役割は大きい．そういった背景のもとで頸部食道がんに対する放射線治療のエビデンスは確立していないが，臨床上放射線治療が選択されることが多い．しかしながら，頸部では食道と脊髄との距離が短く，またこの症例のように両側の頸部，あるいは鎖骨上リンパ節の腫大がある症例では，脊髄の線量を下げつつ，かつ食道やリンパ節に十分な線量を投与することが通常照射法では難しい．そういったことから今後，IMRTといった照射技術の進歩を用いた治療の果たす役割は大きいと考えられている．

頸部食道がんに対する一般的な放射線治療計画では，舌骨レベルから気管分岐部までの範囲で，両側鎖骨上領域を含むshort T字照射野にて前後対向2門で開始し，40 Gy以降は脊髄遮蔽のため，前方斜入2門や，斜入対向2門で照射する（図2，3）．しかし，頸部では食道と脊髄との距離が短く脊髄線量の制約から食道の背側に十分なマージンをとり難く，食道原発巣の線量分布が不十分にならざるを得ない．それに加え

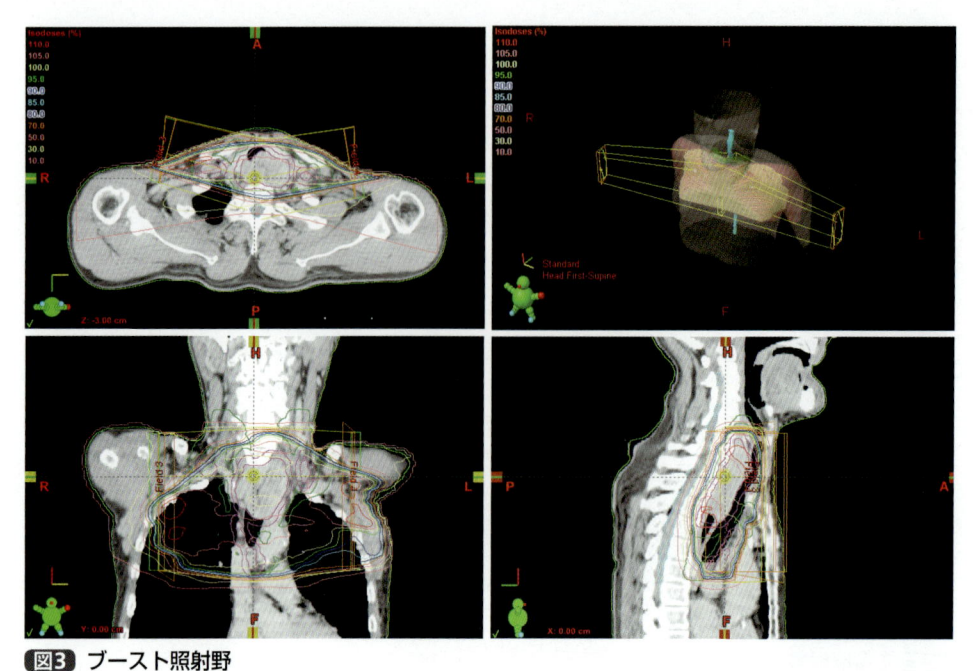

図3 ブースト照射野
脊髄カットのため，原発巣およびリンパ節転移背側の線量が低下している．

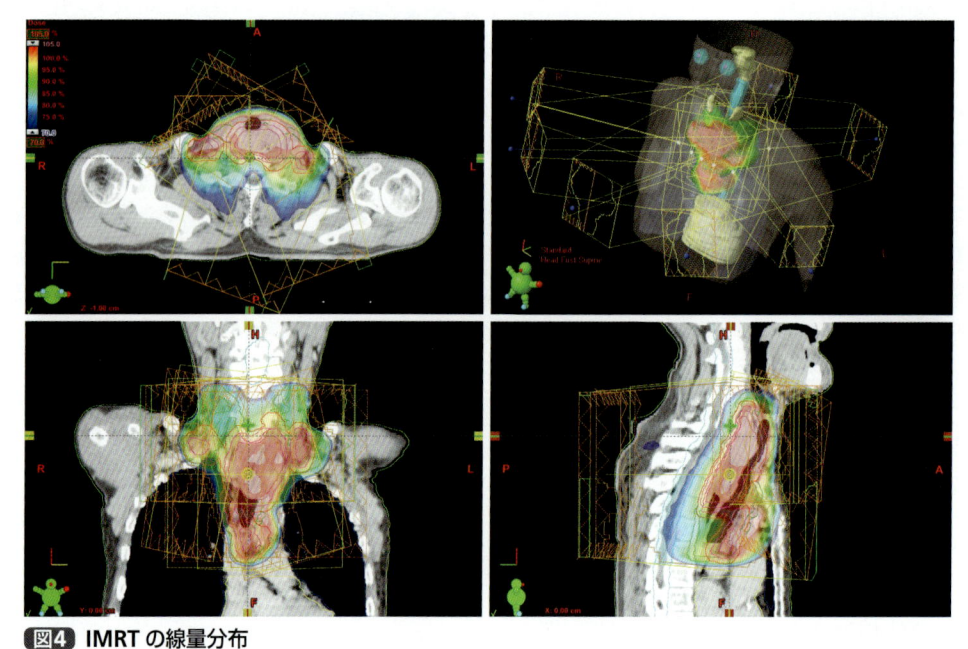

図4 IMRTの線量分布
原発巣およびリンパ節転移に対しては60 Gy/30回，予防的リンパ節領域には51 Gy/30回のSIB法．

 この症例のように両側の頸部，鎖骨上リンパ節の腫大がある症例では，リンパ節にも十分な線量を投与することが難しい．線量分布の改善の有効な方法としてIMRTの導入が挙げられる[5]．この症例では原発巣，およびリンパ節転移に60 Gy/30回，リンパ節の予防的照射領域に対して51 Gy/30回の標的体積内同時ブースト（SIB）-IMRTプランが作成され（**図4**），治療が行われた．

 放射線治療による主だった有害事象は胸部食道がんとほぼ同様であるが，上縦隔までに照射野がとどまる

ため心臓への照射は避けられる．放射線食道炎に対しては，通常の胸部食道がんと同様に粘膜保護剤や鎮痛薬が使用される．食道狭窄に対しては積極的に胃瘻，または中心静脈栄養を用いることによって対応することが望ましいであろう．また，IMRTを用いた場合は特に，放射線皮膚炎の増強にも留意が必要である．上縦隔までの照射野にとどまるが，放射線肺臓炎のリスクもある．

頸部食道がんに対する治療成績の報告は単施設での報告にとどまり，国内からの報告[6,7]も限られている．頸部食道がんに対する放射線治療の今後の方向性として，頭頸部がん同様に線量分布の面からはIMRTの導入が望ましいと考えられるが，現時点では報告も少なく[8,9]，実際にIMRTを用いた化学放射線療法が行われた際の臨床成績，有害事象について臨床試験による評価が必要と考えられる．

文献

1) 日本食道学会（編）：食道癌診断・治療ガイドライン，第3版，金原出版，東京，2012
2) 根本建二ほか：食道癌．放射線治療計画ガイドライン 2008年版〈http://www.kkr-smc.com/rad/guideline/2008/〉，日本放射線専門医会・医会ほか（編），p157-163, 2008
3) Nishimura Y et al：Severe complications in advanced esophageal cancer treated with radiotherapy after intubation of esophageal stents：a questionnaire survey of the Japanese Society for Esophageal Diseases. Int J Radiat Oncol Biol Phys 56：1327-1332, 2003
4) Bhandare N et al：Primary and central hypothyroidism after radiotherapy for head-and-neck tumors. Int J Radiat Oncol Biol Phys 68：1131-1139, 2007
5) Fenkell L et al：Dosimetric comparison of IMRT vs. 3D conformal radiotherapy in the treatment of cancer of the cervical esophagus. Radiother Oncol 89：287-291, 2008
6) Uno T et al：Concurrent chemoradiation for patients with squamous cell carcinoma of the cervical esophagus. Dis Esophagus 20：12-18, 2007
7) Yamada K et al：Treatment results of radiotherapy for carcinoma of the cervical esophagus. Acta Oncol 45：1120-1125, 2006
8) Wang SL et al：Intensity-modulated radiation therapy with concurrent chemotherapy for locally advanced cervical and upper thoracic esophageal cancer. World J Gastroenterol 12：5501-5508, 2006
9) Huang SH et al：Effect of concurrent high-dose cisplatin chemotherapy and conformal radiotherapy on cervical esophageal cancer survival. Int J Radiat Oncol Biol Phys 71：735-740, 2008

各論　19. 食道がん

B 胸部食道がん

臨床経過

【症　例】
73歳，男性．

【現病歴】
嚥下困難とめまいを訴え受診した．体重減少は1年で7 kgあり．飲酒少量，喫煙歴：20本/日×40年．特記すべき家族歴や合併症はない．

【検査所見】
血液所見はHb 12.7 mg/dLのみ．上部消化管内視鏡所見では食道下部から胃噴門部にかけて膿苔に覆われた易出血性の腫瘍を認め，狭窄はあるが内視鏡は通過可能．隆起と潰瘍を認める（**図1**）．食道は切歯25〜28 cmにも同様の隆起病変を認める．生検の結果，食道の2ヵ所の腫瘍とも中〜低分化腺がんであった．FDG-PET/CTでは食道中部および下部と周囲リンパ節に異常集積を認めた（**図2**）．頭部MRIにて右頭頂葉に1 cmの結節を認め，脳転移と診断された．病期はcT3N2M1 ⅣB期であった．

設　問

設問1

食道がんの治療選択に関する記載で，誤っている選択肢を1つ選べ．
①小さな表在がんに対しては内視鏡的粘膜切除術（EMR）の適応をまず検討する．
②Ⅱ期ないしⅢ期の食道がんのうち，手術可能な場合には術前化学療法と手術が標準治療である．
③Ⅱ期ないしⅢ期の食道がんのうち手術困難な場合や，手術可能であっても救済手術を前提に化学放射線療法は選択肢となる．
④どの病期でも照射単独の選択肢はない．

設問2

食道がんの放射線治療の方法に関する記載で，誤っている選択肢を1つ選べ．

①原発巣の照射野範囲の決定にはCTや内視鏡などの所見を十分検討して決定する．
②原発巣への総線量は化学放射線療法では50〜60 Gyが根治的線量である．
③リンパ節転移がある場合などは適宜その領域を含めるように照射野を拡大し，脊髄，心臓や肺への線量制限を考慮しながら照射を計画する．
④照射期間中に2週間以上の休止（スプリットコース）を計画しても問題はない．

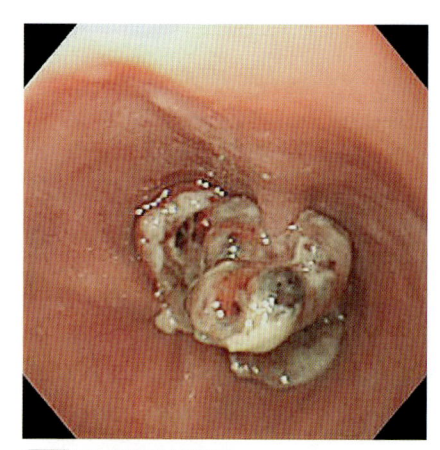

図1 治療前内視鏡像

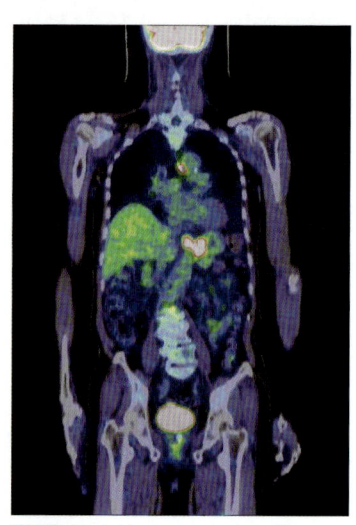

図2 治療前FDG-PET/CT像

設問3

化学放射線療法に関する記載で，誤っている選択肢を1つ選べ．
①放射線治療と化学療法は同時に併用する．
②標準レジメンは cisplatin（CDDP）と fluorouracil（5-FU）である．
③化学放射線療法終了後の維持化学療法の有効性は証明されていない．
④化学療法の少量連日投与は副作用が少なく，通常の投与法に比べ治療効果も高い．

設問4

手術と放射線治療の併用に関する記載で，誤っている選択肢を1つ選べ．
①術後照射や術前照射が手術単独に比較して生存率を改善することはない．
②EMRで断端陽性であった場合には，未治療の表在がんに準じて根治的照射を行う．
③術前化学療法は手術単独や術後化学療法より有効と考えられている．
④術前化学放射線療法と手術の併用は化学放射線療法単独と比較して，局所制御率も生存率も合併症も同等である．

設問5

食道がんの緩和目的の治療に関する記載で，誤っている選択肢を1つ選べ．
①嚥下困難の緩和治療として，放射線治療の他にバイパス術，ステント挿入を検討する．
②嚥下困難に対してステント挿入後に化学放射線療法を行うと合併症が多い．
③初診時に食道気管瘻がみられても全身状態が良好な場合には化学放射線療法が適応となることがある．
④嚥下困難の緩和治療として腔内照射は有効でない．

設問6

食道がんの放射線治療関連の有害事象に関する記載で，誤っている選択肢を1つ選べ．
①局所進行がんでは治療経過を通じて気管支瘻や大出血の合併を念頭に入れておく．
②食道がんが消失しても食道狭窄を生じることがある．
③放射線肺臓炎は照射される肺の体積が大きい時や化学療法併用でリスクが高い．
④晩期有害事象として心嚢液貯留や胸水貯留が少なくないが，重篤なことはない．

解答と解説

設問1　正解④

食道がんに対しては手術が根治的治療の第一選択であるが，その長期成績は国や施設により6～60％とさまざまであり，必ずしも良好ではない．切除不能例や，高齢や合併症により手術不能の患者も少なくない．従来の放射線治療単独の成績は10％程度の5年生存率であり[1]，近年は化学放射線療法の良好な治療成績が多数報告され[2]，切除可能な場合でも治療選択肢として提示される．

小さな表在がん，特にsm1まではEMRや時に内視鏡的粘膜下層剥離術（ESD）をわが国では第一選択とする施設が多い．表在がんであっても広範な場合や脈管浸潤があれば手術や化学放射線療法を検討する．

Ⅱ期ないしⅢ期では臨床試験JCOG9907の結果から，手術可能な場合には術前化学療法と手術の組み合わせがわが国では標準治療とされる．一方，救済手術を前提とした化学放射線療法の成績は手術にほぼ匹敵し，化学放射線療法は患者に提示すべき選択肢である．

近年，高齢患者が増え，負担の少ない放射線単独治療は依然として重要である．わが国ではⅠ期食道がんに対して照射単独で5割程度の長期生存が報告されている．Ⅳ期であっても通過障害の改善を目的としたり，転移による症状を緩和するため，化学療法の適応がない全身状態が不良な患者には照射の適応がある．

設問2　正解④

根治的放射線治療の計画においては近年，CTを用いた3次元照射が一般的である．肉眼的腫瘍体積（GTV）として食道原発巣を同定する場合，病変の上下方向の範囲の決定はCTのみでは不正確であり，必ず内視鏡や透視の所見を参考にする．食道がんでは表在進展や多発病変，skip lesionが珍しくなく，内視鏡や色素内視鏡，色素散布を併用し，これらの病変の辺縁端に金属クリッピングを行い，CTで同定できるようにする．リンパ節については触診，CT，MRI，超音波内視鏡，PETの所見を総合的に判断する．原発巣臨床標的体積（CTV）はGTVに頭尾側方向に3cm

程度，横断面方向に 1 cm 程度を加える．計画標的体積（PTV）作成は呼吸移動，患者固定再現性の誤差などを見込んだマージン（横断面方向に 5 mm～1 cm，頭尾側方向に 1～2 cm）を CTV に加える．予防的照射の範囲についてはコンセンサスがない．上部食道では鎖骨窩と上縦隔リンパ節を含み，中部食道では少なくとも縦隔リンパ節を含め，下部食道では縦隔から腹腔リンパ節を含めることが多い．

最近，食道がんの治療線量について国や施設による差が指摘されている．米国では化学放射線療法における放射線量 50.4 Gy/28 回と 64.8 Gy/36 回とのランダム化比較試験 RTOG9405 の結果，両群に差がないと報告され，50.4 Gy が標準線量となっている[3]．この場合の化学療法の用量は CDDP 75 mg/m^2，5-FU 1,000 mg/m^2×4 日である．わが国では過去の臨床研究の多くが 60 Gy/30 回の照射と CDDP 70 mg/m^2，5-FU 700 mg/m^2×4 日の併用を用いていた．欧州の臨床試験では化学療法も照射線量もさまざまである．術前化学放射線療法が普及しつつあり，術後合併症を減らすために照射線量を抑え，化学療法を強化する傾向がある．一方，放射線治療単独では 60～70 Gy が用いられることが多い．わが国では高齢者に対して 66 Gy の照射単独臨床試験が行われ，安全性と有効性が報告されている[4]．

食道がんの外部照射の基本的な計画法は前後対向 2 門と斜入の組み合わせである．斜入は脊髄を外す目的であるが，照射される肺体積が増える．患者の合併症に注意し，肺，心臓，脊髄の線量が過剰とならないように患者個別に計画する．リンパ節領域を予防的に広く照射する場合には，特に線量分布に注意する．75 歳以上の高齢者や照射野が広い場合（頭尾側方向で 14 cm を超える，照射野幅が広い）に重篤な心肺機能低下が生じやすい[4]．所属リンパ節に対する予防的照射領域を用いることの有効性についてのエビデンスはないが，リンパ節再発を減らせるため，予防域を設定する施設は多い．

照射単独では総治療期間がむやみに伸びると局所制御率が低下する．加速過分割法による治療成績の向上が食道がんでも期待されている．化学放射線療法では急性期有害事象を危惧して，照射途中に 2 週間程度の休止を含むことがあった．最近は化学放射線療法においてもスプリットコースは成績が低下することが報告されている[5]．

設問 3　正解④

CDDP と 5-FU を基本とした化学療法を放射線と同時に行う化学放射線療法は，照射単独と比較して有意に生存率を改善する[2]．多くのプロトコルは同時化学放射線療法の後に 2 コース程度の化学療法を併用するものが多い[2,4]．この維持化学療法の有効性は検証されていないが，良好な臨床試験の成績がほとんどこれを含んでいるため，実施するのが一般的となっている．

わが国では照射 60 Gy/30 回と同時に 2 コースの化学療法（CDDP 70 mg/m^2 と 5-FU 700 mg/m^2×4 日）を併用することが一般的であったが，より安全に実施しやすいことを目指して少量連日投与の化学療法の併用が地域や施設によって行われてきた．これらを比較した臨床試験の結果，少量連日投与は必ずしも安全性が高いとはいえず，治療成績も標準治療を上回るものではないとされている[6]．

設問 4　正解④

過去には手術成績の向上のために術前照射や術後照射と手術単独の比較試験が行われたが，生存率の改善は証明されなかった．現時点では術後に断端陽性であり，リンパ節転移がなかった場合のみに術後照射を限定するべきである．

EMR 後の放射線治療は，断端陽性の場合と，深達度が粘膜下に達したり脈管浸潤がありリンパ節転移の頻度が高く，予防的にリンパ節領域の照射を行う場合の 2 つの適応がある．前者は未治療の食道表在がんに準じて根治的照射を行うことが推奨される．後者は手術の追加も適応となるが，最近は化学放射線療法をリンパ節再発の予防に用いる臨床研究が進行中である．

2007 年の Gebski らのメタ解析（8 試験，1,724 人）によれば，手術単独に比べ術前化学療法は腺がんにおいて生存率を改善していた[7]．JCOG9907 では術前化学療法は術後化学療法より優れていた．国や施設による手術の技術の差もあるが，手術単独は必ずしも標準的治療とはいえなくなっている．

Gebski らのメタ解析（10 試験，1,209 人）によれば，術前化学放射線療法は手術単独に比べ扁平上皮がん，腺がんともに生存率を改善した[7]．一方，多くの試験で 3 者併用のほうに重篤な術後合併症が多かった．

T3-4N0-1M0（UICC，第 6 版，2002 年）に対して化学放射線療法単独と術前化学放射線療法を比較した臨床試験が 2 つ報告されている．ドイツでは導入化学療

法後にランダム化し，生存率に差はなく，術前化学放射線療法は局所制御率に優れ，治療関連死が多かった[8]．フランスでは術前化学放射線療法に反応のあるものを手術か追加化学放射線療法にランダム化した．生存率に差はなく，手術群では治療関連死がより多く，局所再発や術後ステント挿入はより少なかった[5]．

設問 5　　　正解④

緩和治療では生存期間のみでなく，QOLの維持や改善も治療の重要な目的である．食道がんでは嚥下困難症状が多く，遠隔転移のある症例や再発がんであっても放射線治療が適応となる場合がある．照射による嚥下困難の改善率は6〜8割である．バイパス術は過去によく行われたが，即効性で侵襲の少ないステント挿入が広く行われるようになった．しかし，ステントの合併症である疼痛，大出血，縦隔炎，瘻孔形成は少なくない．また，ステント挿入後に放射線治療を行うとこれらの合併症が生じやすくなるため，早期のステント挿入は安易に行うべきではない[9]．

食道気管支瘻が生じた場合にはカバーステントの挿入を検討するが，瘻孔が小さく全身状態が良好な場合には放射線治療の継続により腫瘍が制御され，瘻孔が閉鎖することがある．

嚥下困難症状の改善目的に腔内照射が行われることは海外では一般的である．数回の処置で済む利点がある．ステント挿入と腔内照射の第Ⅲ相試験が行われ，合併症の少ない腔内照射のほうが症状改善期間は長い[10]．

設問 6　　　正解④

局所進行がんでは照射中に急速な腫瘍縮小が生じ，欠損した粘膜再生が間に合わず瘻孔を形成する可能性がある．がんの進行ないし再発により気管支，肺，縦隔との間に瘻孔を形成したり，大動脈や肺動脈に穿孔して大出血を生じる有害事象もあり，これらのことを常に念頭に入れて患者の管理，経過観察を行う必要がある．

食道がんが消失しても，特に局所進行がんでは食道壁の硬化や狭窄が残存することは多い．治療後の食道狭窄の半数は局所再発による．良性の線維性狭窄に対しては，食事摂取が困難な場合には拡張術を行う．悪性の狭窄では拡張術が有効でないことが多い．

放射線肺臓炎は照射される肺の体積が大きい場合，化学療法併用でリスクが高い．

化学放射線療法後に心嚢液や胸水の貯留を生じる患者は少なくない．心筋障害や冠動脈狭窄を生じる場合もある．高齢者では生命危機につながる場合が少なくない．ただし，表在食道がんに対して局所照射のみを用いた化学放射線療法では重篤な晩期有害事象はほとんどみられていない（JCOG9708）．

治療の経過

本症例は前医にて無症状の小さな単発性脳転移にガンマナイフを行い，化学放射線療法目的で当院に紹介された．UICCのTNM分類（第7版，2009年）では食道胃接合部の病巣は食道がんとされる．食道に多発する腺がんで嚥下症状があるものの全身状態はよい．脳転移があり，術前化学療法と食道胃全摘は勧めなかった．化学放射線療法の他の選択肢として，胃がんに準じた化学療法の追加，外部照射単独，腔内照射，ステントを含む緩和治療を提示した．患者は化学放射線療法を選択した．化学療法はCDDP＋5-FUとし，照射範囲は肉眼的病巣を含む外部照射50.4 Gyとした（図3，4）．

- 治療効果：照射中は粥食の摂取が可能であった．治療1ヵ月以降は嚥下時の疼痛もなく，十分量の常食摂取が可能となった．
- 経過：治療終了4ヵ月後に痙攣を生じ，MRIでは脳転移の再増大を認めた．PET-CTでは食道から噴門部の病変は完全に消失していたが，両側肺門部および腹部に広範なリンパ節転移を認めた．緩和ケアと在宅リハビリを継続した．初診から1年後に突然呼吸困難となり，入院翌日に死去した．死因はがん性リンパ管症であった．
- 有害事象：急性期有害事象として食道炎を認め，照射終了後1ヵ月まではacetaminophenとプロトンポンプ阻害薬を処方した．1年間の経過では晩期有害事象は認めなかった．

関連疾患および放射線腫瘍学関連事項の記載と解説

本疾患は進行食道がんの治療選択と，化学放射線療法を選択された場合の化学療法の選択，照射計画や再発後の管理，緩和に関する理解を確認するケーススタディである．

食道がんは年間に1万8千人が罹患し，男性に多

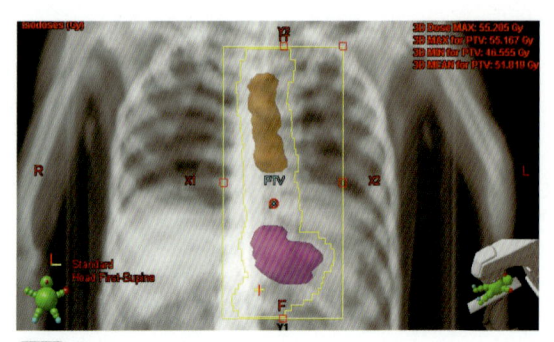

図3 正面からの beam's eye view

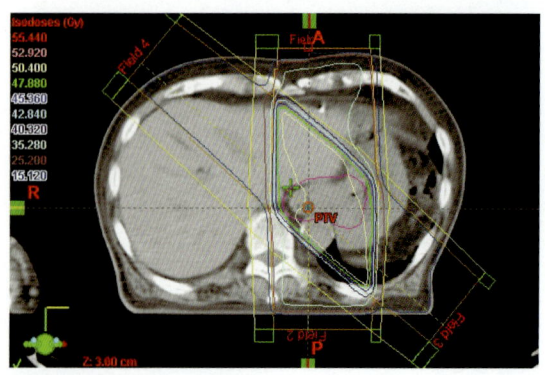

図4 線量分布図（噴門部）

い．わが国では90％以上を占める扁平上皮がんのリスク因子は喫煙と飲酒である．欧米では腺がんが半数以上を占め，Barrett食道や肥満との関連が指摘されている．胃，頭頸部，大腸などとの重複がんが多く，同時性が10％弱，異時性を合わせて20％近くに重複がんがみられることに注意する．

食道周囲には気管，肺，心臓，大血管など重要臓器が多く，がんは容易にこれらに浸潤し切除困難となる．リンパ節転移が高頻度で，粘膜下層に進展すると半数近くにリンパ節転移が生じる．転移をきたすリンパ節の範囲が頸部から腹部まで広くみられ，血行性の遠隔転移も多い．最近の病期分類は原発巣の壁深達度とリンパ節転移の数，遠隔転移の有無から構成される．壁深達度診断はT1ないし明らかなT4を除けば決して容易ではない．リンパ節転移の正確な術前診断はいまだに難しい．病期分類は以前に比べ手術診断に基づく方向に向いている．

食道がんの根治的治療の標準は手術であり，手術不能な患者に対しては放射線治療のみという時代が長く続いた．近年は化学療法やEMRなど，他の治療法が進歩し，治療の選択肢が多岐にわたり，複数の治療が併用され，その順序も複雑になる．手術単独が標準とはいえなくなり，化学放射線療法のレジメンにおける薬剤の用量や種類が変わると照射線量や照射野にも影響が出る．これに手術が加われば，術後合併症を考慮してさらに照射線量や照射野を再検討する必要がある．放射線治療併用により長期生存が増えるほど晩期有害事象の問題が新たに出現する．化学療法は強化される一方であるが，放射線治療は侵襲性の少ない治療として導入する必要が高まっている．

食道がんの放射線治療による治療成績として日本放射線腫瘍学研究機構（JROSG）が2008年に集計した全国9施設の653例の集計結果がわが国の代表的な成績といえる．UICC第6版を用いた後向き研究の結果である．1999～2003年に治療され，50 Gy以上照射された症例である．5年生存率の中央値はⅠ期56％，Ⅱ～Ⅲ期29％，T4またはM1 lymphで18％であった．

文　献

1) 西尾正道ほか：食道癌 M0 症例の放射線治療成績の全国集計．日癌治療会誌 277：912-924, 1992
2) Herskovic A et al：Combined chemotherapy and radiotherapy compared with radiotherapy alone in patients with cancer of the esophagus. N Engl J Med 326：1593-1598, 1992
3) Minsky BE et al：INT 0123 phase Ⅲ trial of combined-modality therapy for esophageal cancer：high-dose versus standard-dose radiation therapy. J Clin Oncol 20：1167-1174, 2002
4) Kawashima M et al：Prospective trial of radiotherapy for patients 80 years of age or older with squamous cell carcinoma of the thoracic esophagus. Int J Radiat Oncol Biol Phys 64：1112-1121, 2006
5) Bedenne L et al：Chemoradiation followed by surgery compared with chemoradiation alone in squamous cell cancer of esophagus：FFCD9102. J Clin Oncol 25：1160-1168, 2007
6) Nishimura Y et al：A randomized phase Ⅱ study of cisplatin/5-FU concurrent chemoradiotherapy for esophageal cancer. Radiother Oncol 92：260-265, 2009
7) Gebski V et al：Survivals benefits from neoadjuvant chemoradiotherapy or chemotherapy in oesopahgeal carcinoma：a meta-analysis. Lancet Oncol 8：226-234, 2007
8) Stahl M et al：Chemoradiation with or without surgery in patients with locally advanced squamous cell carcinoma of esophagus. J Clin Oncol 23：2310-2317, 2005
9) Nishimura Y et al：Severe complications in advanced esophageal cancer treated with radiotherapy after intubation of esophageal stents. Int J Radiat Oncol Biol Phys 56：1327-1332, 2003
10) Homs MY et al：Single-dose brachytherapy versus metal stent placement for the palliation of dysphagia from oesophageal cancer：multicenter randomized trial. Lancet 364：1497-1504, 2004

各論

20 胃がん

臨床経過

【症例】
69歳,女性.

【現病歴】
上腹部違和感と嚥下障害を3ヵ月前から認め,検査目的でA大学病院受診.合併症はなく,既往歴および家族歴にも特記すべき事項はない.

【検査所見】
上部消化管バリウム検査および上部消化管内視鏡検査にて,噴門部に全周性の狭窄と腫瘍が認められ(図1),CT上周囲リンパ節転移が疑われた(図2).
精査の結果T3N3H0P0でⅣ期と診断された.生検では低分化腺がんであった.

設問

設問1

まず第一に行うべき治療法で,正しい選択肢をすべて選べ.
①手術治療
②化学療法
③放射線照射
④経過観察

設問2

胃がんの化学放射線療法に関して,正しい選択肢を2つ選べ.
①米国では治癒切除後の標準治療である.
②手術不能症例が適応である.
③消化管穿孔が30%以上と高率である.
④強度変調放射線治療(IMRT)を用いれば,2〜3mmのマージンの設定が可能である.
⑤化学療法はmitomycin Cとの併用が有効とされている.

解答と解説

設問1　　　正解①,②

わが国においては,遠隔転移を有さない胃がんにおける標準治療は手術治療であり,原発病巣の大きさとリンパ節転移の有無に応じて術式が決定される.原発

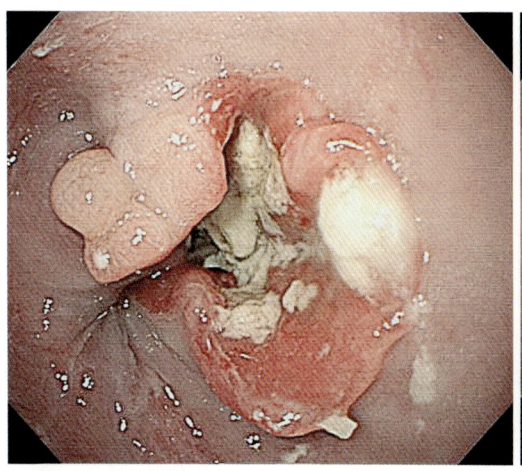

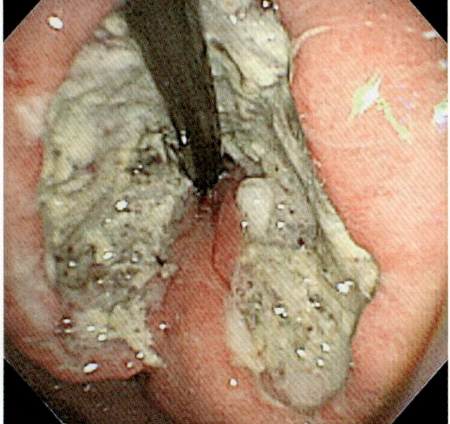

図1 治療前内視鏡像

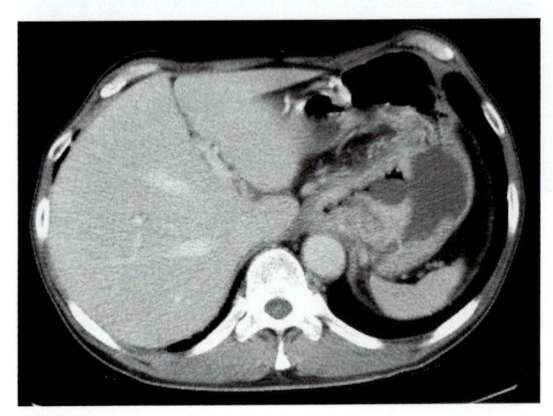

図2 治療前CT像

病巣がT2以上（粘膜下組織を越える）あるいはリンパ節転移が認められる症例では，標準的胃切除術が適応となり，胃の2/3以上切除とD2リンパ節郭清（胃周囲および腹腔動脈，肝門部などのリンパ節）が施行される．「胃癌治療ガイドライン」，「胃癌取扱い規約」が2010年に改訂され，2009年のUICCのTNM分類（第7版）に連動するようになっている．欧米では，進行胃がん症例では，術前・術後の化学療法あるいは，術後の化学放射線療法が推奨されている．このような治療方針の違いの背景として，わが国では胃がんの罹患者数・死亡者数が欧米よりも多く，検診が普及しており，早期がん症例の割合が高く，手術治療が根治的治療の中心であり，標準手術の術式も欧米ではD1郭清（胃周囲リンパ節）が標準であるのに対し，わが国ではD2郭清まで行っている[1,2]ことが挙げられる．欧米では，進行がんの占める割合が高いことからも，化学療法，放射線治療併用症例の割合が高くなる傾向がある．

切除可能進行症例に対する化学療法の適応に関しては，欧州では術前・術後化学療法として，ECF療法[epirubicin, cisplatin（CDDP），fluorouracil（5-FU）]による3剤併用群と手術単独群の比較が行われ，化学療法併用群で治療成績が良好であったことから[3]術前の化学療法の適応が標準化されているが，わが国では手術治療での成績が良好であり標準治療とはされていない．術前治療としては，CDDP，5-FUにdocetaxelを加えたDCF療法の臨床試験が行われたが[4]，第Ⅲ相の比較試験は施行されていない．わが国での補助化学療法としては，Ⅱ～Ⅲ期症例では，根治切除後の補助療法としてS-1（ティーエスワン）の内服治療が推奨されている[5]．

米国では，術後化学放射線療法［5-FU＋folinate（ロイコボリン），放射線照射45 Gy/25回］と手術単独群による臨床試験の結果[6]，術後化学放射線療法群が良好な無病生存率であったことを受けて，術後化学放射線療法が標準治療となった．しかしながらこの試験ではわが国で標準とされるD2郭清が10％しか施行されておらず，わが国では手術治療による良好な治療成績が報告されており，標準治療とはされていない．

全身状態などにより経過観察となる場合もあるが，根治を目指す治療が選択される．

設問2 正解①，②

設問1の解説で述べたように，特に米国では，化学放射線療法は治癒切除後の術後補助療法として，標準治療と位置付けられている[6]．しかしながら，"腫瘍の局所制御"に関しては，リンパ節郭清を主流としてD2郭清を行い，良好な治療成績が得られているわが国においては，術後の化学放射線療法の適応はいまだ確立されていない．

わが国において化学放射線療法は，切除不能進行胃がんに対しての"緩和治療・姑息治療"として施行されることが多く，新規抗がん薬と放射線治療を併用し，治療効果と安全性についての報告がされており[7]，標準治療となりつつある．筆者らの施設では，S-1/CDDPと放射線治療による第Ⅱ相試験を切除不能症例に対して施行し，良好な反応と治療成績を報告し[8]，現在は切除可能進行症例に対しても臨床試験を行っている．

胃がんの化学放射線療法においては，骨髄抑制（免疫能低下）が最も高頻度の副作用である．その他，腎臓は放射線感受性が高く低線量でも腎機能低下が問題となり，肝臓は比較的放射線感受性は低いが，広い範囲が照射されると肝機能低下も起こりうる．消化管に50 Gy程度の線量が照射されると潰瘍や穿孔のリスクはあるが，その頻度は2～9％程度[9]と報告されている．

近年IMRTが多くのがん腫で普及している．IMRTは標的臓器の線量分布を改善し，リスク臓器の照射を減らすことが期待されるが，一方で胃がんの場合は標的臓器である胃は蠕動や呼吸によって大きく腹腔内を移動することが大きな問題点である．当施設では早朝空腹時に照射を行っており，また呼吸同期照射が行われることもあるが，狭いマージンでは治療計画どおりの線量が投与できているかどうかは明らかでなく，現時点では治療成績の改善に寄与できるか不明である．

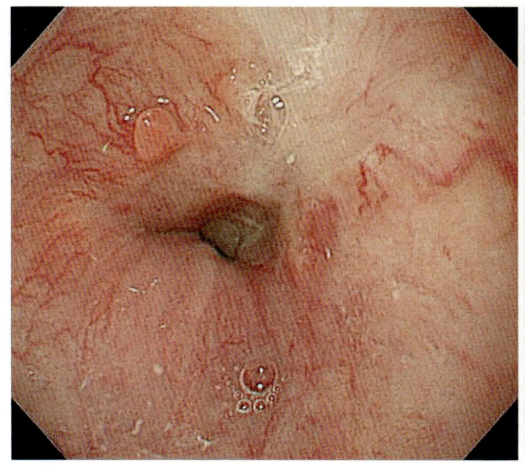

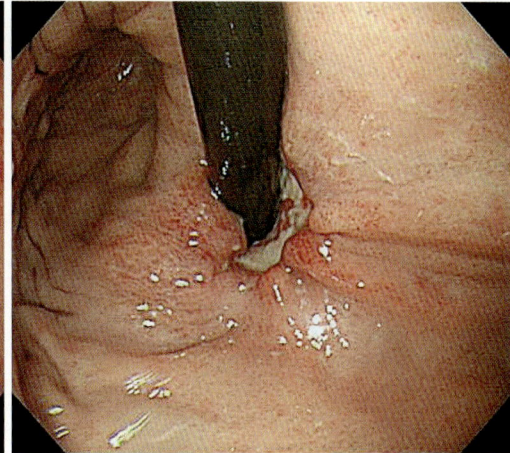

図3 治療後内視鏡像

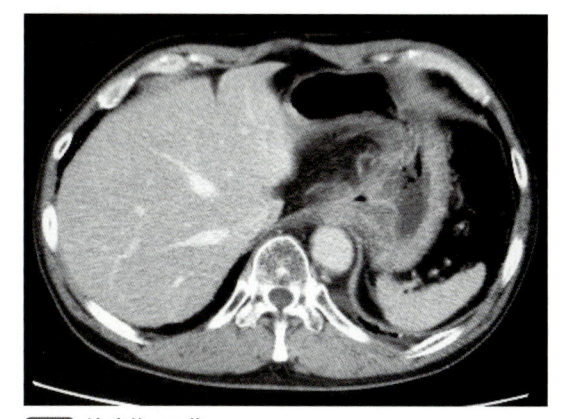

図4 治療後CT像

治療の経過

本症例は患者の希望で手術は選択されず，S-1/CDDPと放射線照射（2 Gy×20回，計40 Gy）が行われた．2ヵ月後の定期的な検査では内視鏡上は完全奏効（CR）（図3），CT上でも有意なリンパ節腫脹は指摘されなかった（図4）．3ヵ月後に手術が施行されたが，がん病巣の残存は病理学的にも認められなかった．

関連疾患および放射線腫瘍学関連事項の記載と解説

胃がんはアジア・南米に罹患者が多く，欧米ではそれほど顕著でない．わが国における死亡者数は，男性では肺がんに次いで第2位，女性では肺がん，大腸がんに次いで第3位である．TNMおよび病期分類を表1, 2に示す．

分化型の粘膜がんに対しては，内視鏡的粘膜切除術（EMR）・内視鏡的粘膜下層剥離術（ESD）といった内視鏡治療が広く行われている．進行胃がんで遠隔転移を有さない胃がんにおける標準治療は手術治療である．原発病巣の大きさとリンパ節転移の有無に応じて術式が決定される．

胃がんのほとんどは悪性上皮性腫瘍からなり，その多くは腺がんである．一般型として乳頭腺がん，管状腺がん，低分化腺がん，印環細胞がん，粘液がんがある．悪性上皮性腫瘍の特殊型としては，カルチノイド腫瘍，内分泌細胞がんなどがあり，非上皮性腫瘍としては，平滑筋腫瘍，消化管間質腫瘍（gastrointestinal stromal tumor：GIST），リンパ腫などがある．

前述のように手術の方法と補助療法の適応に関しては，わが国と欧米において治療方針の違いが大きい．欧米では術前術後の化学療法，術後の化学放射線療法が推奨されているのに対して，わが国では治癒切除症例では近年まで補助化学療法は推奨されていなかった．筆者らの施設では，2001年から切除不能Ⅳ期症例に対し，積極的に補助化学療法や化学放射線療法[10]を開始して良好な治療成績を収めてきた．化学放射線療法の治療スケジュールを図5に示すが，CDDP 6 mg/m^{2}をDay 1〜5，8〜12，15〜19静脈投与，S-1 80〜120 mgをDay 1〜21に経口投与，放射線照射は，原発巣と周囲リンパ節を標的とし，週5日2 Gyずつ，計4週40 Gy照射した．その後外来で，CDDP・S-1を10週まで継続した．

表1 胃がんのTNM分類（UICC, 第7版, 2009年）

原発巣（T）	
T1	粘膜または粘膜下層にとどまる
T2	粘膜下組織を越えているが固有筋層にとどまる
T3	固有筋層を越えているが漿膜下組織にとどまる
T4	がんの浸潤が漿膜表面に接しているかまたは露出，あるいは他臓器まで及ぶ

リンパ節転移（N）	
N0	リンパ節転移を認めない
N1	領域リンパ節に1〜2個の転移を認める
N2	領域リンパ節に3〜6個の転移を認める
N3	領域リンパ節に7個以上の転移を認める

遠隔転移（M）	
M0	転移なし
M1	転移あり

(Sobin LH et al：TNM Classification of Malignant Tumors, 7th Ed, Wiley-Blackwell, 2009)

表2 胃がんの病期分類（UICC, 第7版, 2009年）

	N0	N1	N2	N3	anyN, M1
T1a（M），T1b（SM）	ⅠA	ⅠB	ⅡA	ⅡB	
T2（MP）	ⅠB	ⅡA	ⅡB	ⅢA	
T3（SS）	ⅡA	ⅡB	ⅢA	ⅢB	Ⅳ
T4a（SE）	ⅡB	ⅢA	ⅢB	ⅢC	
T4b（SI）	ⅢB	ⅢB	ⅢC	ⅢC	
any T, M1	Ⅳ				

(Sobin LH et al：TNM Classification of Malignant Tumors, 7th Ed, Wiley-Blackwell, 2009)

図5 化学放射線療法のスケジュール

入院：1st week 2nd 3rd 4th
CDDP 6 mg/m²/day
S-1 80〜120 mg/day

外来：6th 10th
CDDP 20 mg/m²/bi-weekly
S-1 80〜120 mg/day

放射線 2 Gy 5 days/week total 40 Gy

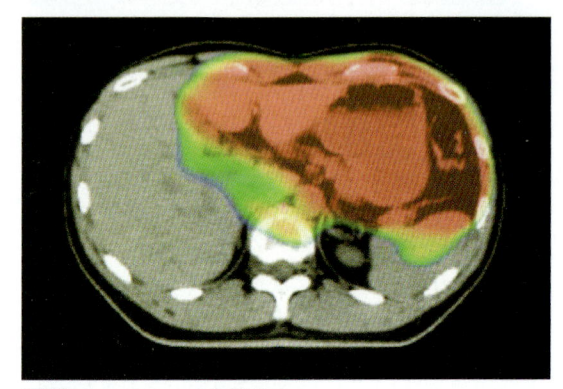

図6 IMRTによる線量分布

2003年からは，臨床第Ⅱ相試験を開始し[8]，30例の登録で，19例で部分奏効（PR）（奏効率：65.5％）の治療効果を得た．Grade 3（CTCAE v4.0）以上の白血球減少が20例（66.7％），血小板減少が10例（33.3％）と血液毒性は高率であったが，治療関連死は認めず，安全性に関しても忍容性が高いと考えられた．非治癒因子が消失し，治癒切除の期待できる10例に対して手術を施行し，全例で根治的切除が可能であった．組織学的効果判定では，Grade 3（pCR：組織学的完全奏効）を4例（13.3％）で経験した．現在は切除可能進行症例に対しても化学放射線療法の臨床試験を開始している．

また近年は，3次元原体照射（3D-CRT）や強度変調放射線治療（IMRT）を駆使し，病変部のみに線量を集中させ正常組織を照射野からはずす照射法が可能になった（図6）．

文献

1) Bonenkamp JJ et al：Extended lymph-node dissection for gastric cancer. N Engl J Med **340**：908-914, 1999
2) Sano T et al：Gastric cancer surgery：morbidity and mortality results from a prospective randomized controlled trial comparing D2 and extended para-aortic lymphadenectomy-Japan Clinical Oncology Group study 9501. J Clin Oncol **22**：2767-2773, 2004
3) Cunningham D et al：Perioperative chemotherapy versus surgery alone for resectable gastroesophageal cancer. N Engl J Med **355**：11-20, 2006
4) Ajani JA et al：Phase Ⅱ trial of preoperative chemoradiation in patients with localized gastric adenocarcinoma（RTOG 9904）：quality of combined modality therapy and pathologic response. J Clin Oncol **24**：3953-3958, 2006
5) Sakuramoto S et al：Adjuvant chemotherapy for gastric cancer with S-1, an oral fluoropyrimidine. N Engl J Med **357**：1810-1820, 2007
6) MacDonald JS et al：Chemoradiotherapy after surgery compared with surgery alone for adenocarcinoma of the stomach or gastroesophageal junction. N Engl J Med **345**：725-730, 2001

7) Yoshikawa T et al : A phase I study of palliative chemoradiation therapy with paclitaxel and cisplatin for local symptoms due to an unresectable primary advanced or locally recurrent gastric adenocarcinoma. Cancer Chemother Pharmacol **64** : 1071-1077, 2009
8) Saikawa Y et al : Phase II study of chemoradiotherapy with S-1 and low-dose cisplatin for inoperable advanced gastric cancer. Int J Radiat Oncol Biol Phys **71** : 173-179, 2008
9) Kavanagh BD et al : Radiation dose-volume effects in the stomach and small bowel. Int J Radiat Oncol Biol Phys **76** : S101-107, 2010
10) Takahashi T et al : A pilot study of combination chemotherapy with S-1 and low-dose cisplatin for highly advanced gastric cancer. Anticancer Res **26** : 1631-1635, 2006

各論

21 膵がん

臨床経過

【症例】
66歳，男性．

【現病歴】
数ヵ月前から食欲不振，体重減少があり，近医を受診．CTを施行したところ，膵頭部に3 cm大の腫瘍が認められた．腫瘍は上腸間膜静脈に浸潤していると考えられたが，明らかなリンパ節腫大，遠隔転移は認められなかった（図1）．ALP：466 IU/l，総ビリルビン：0.8 mg/dL，CEA：1.2 ng/mL，AFP：3.0 ng/mL，CA19-9：72.3 IU/mL．全血球計算（CBC），腎機能，肝機能は正常．

【検査所見】
手術が行われるも，腫瘍は上腸間膜静脈のみならず上腸間膜動脈にも浸潤しており，切除不能との判断で開腹生検となった．病理組織は腺がんであり，上腸間膜動脈への浸潤が認められた．

設問

設問1

下記の膵がんの治療選択に関する記載で，**誤っている選択肢を1つ**選べ．
①本症例のUICC病期分類（第7版，2009年）による臨床分類はT4N0M0である．
②放射線治療単独では良好な成績は期待できない．
③放射線治療と化学療法を併用する場合はfluorouracil（5-FU）が標準治療となる．
④5-FU併用放射線治療を行う場合の照射野は原発巣と領域リンパ節を含めることが望ましい．
⑤5-FU併用放射線治療を行う場合は通常分割照射で50〜60 Gyの総線量が望ましい．

設問2

下記の膵がんに対するgemcitabine（GEM）併用放射線治療に関する記載で，**誤っている選択肢を1つ**選べ．
①GEM併用時には腸管障害に気を付ける必要がある．
②放射線治療と同時併用する場合の照射線量は通常分割で60 Gy以上が望ましい．
③N0症例については，原発巣のみで所属リンパ節領域を含めない照射野も選択肢の1つである．
④計画標的体積（PTV）においては，頭尾方向のマージンは十分に確保する必要がある．
⑤導入化学療法を施行した後に，進行（PD）ではない症例について同時化学放射線療法を行う試みがされている．

設問3

下記の膵がんに対する術中照射，術後照射に関する記載で，**誤っている選択肢を1つ**選べ．
①切除症例に対しては，25 Gy程度の術中照射で良好な局所制御を得ることが可能である．
②切除不能症例に対して術中照射を行う場合は，外部照射を追加する必要はない．
③切除不能症例，切除症例ともに術中照射後の補助化学療法により，化学療法を併用しない場合と比較して良好な治療成績が期待できる．

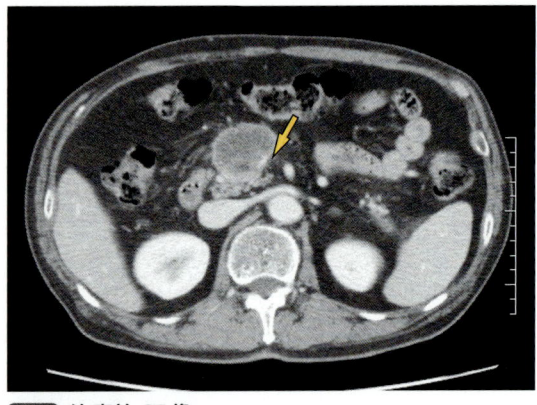

図1 治療前CT像
膵頭部に3 cm大の腫瘍が認められ，上腸間膜静脈に浸潤していると考えられた．

④切除術後の症例においては，現状では術後化学放射線療法の有用性は明らかになっていない．
⑤術後照射における総線量は通常分割で45～54 Gy程度が望ましい．

解答と解説

設問1　　　正解①

UICC病期分類（第7版，2009年）における膵臓がんのT分類については，T3：膵臓外に進展するが，腹腔動脈幹または上腸間膜動脈に浸潤を伴わない腫瘍，T4：腹腔動脈幹または上腸間膜動脈に浸潤する腫瘍となっている．本症例では，手術前では上腸間膜動脈に浸潤はないと判断されたが，手術・病理所見では浸潤があることが明らかとなった．したがって今回の症例における臨床分類はT3N0M0，病理組織学的分類ではT4N0M0となる．切除不能症例に対する治療としては，放射線治療単独よりも化学放射線療法のほうが有意に治療成績が良好であることが明らかとなっている[1]．したがって，遠隔転移のない切除不能膵がんの治療においては，化学放射線療法が標準治療の1つとなっている．放射線治療に併用する薬剤については，以前より5-FUが標準治療薬として使用されており，局所進行切除不能膵がんに対する5-FU併用化学放射線療法は有効な治療法であり，治療選択肢の1つとして推奨されている（「科学的根拠に基づく膵癌診療ガイドライン」Grade B）．照射野については，CT治療計画にて3次元治療計画で行い，10 MV以上のエネルギーで考慮するべきである．肉眼的腫瘍体積（GTV）は造影CT，MRI造影T1強調像で決定し，画像的に確認できる原発巣，腫大リンパ節（一般的には短径1 cm以上）を原則とする．臨床標的体積（CTV）は一般的にはGTV＋予防的リンパ節領域である．PTVは頭尾方向では呼吸移動を考慮する必要がある．performance status（PS）良好で照射野設定が広くならない局所進行切除不能膵がんに対しては，外部照射で総線量50 Gy以上の化学放射線療法が現状では標準治療であると考えられる．National Comprehensive Cancer Network（NCCN）ガイドラインでは，5-FU併用の場合は，原発巣＋予防的所属リンパ節の照射野で50～60 Gy（1.8～2 Gy）の線量で治療を行うことが推奨されている．しかしながら，60 Gyの総線量では副作用が強く出ることより[2]，通常の分割照射で行う場合は60 Gyよりも少ない線量（50～55 Gy程度）のほうが安全である．

設問2　　　正解②

併用する薬剤については，以前より5-FUが標準治療薬として使用されてきたが，有意差はないものの，GEMの有効性が報告されてからGEMを併用した治療法を行うことが多くなっている．化学療法併用時の放射線治療における有害事象としては，急性期では特に嘔吐，食欲低下，下痢，腹痛，白血球減少，晩期では消化管潰瘍，出血，穿孔，狭窄が重要である．特にGEM併用時には腸管障害が線量制限因子となり，PTVが大きくなると有意に有害事象が増加することが報告されている[3]．近年は強度変調放射線治療（IMRT）やサイバーナイフによる報告もされており，より副作用が少なく治療効果が高い治療法が開発されることが期待される．GEM投与時においては，1）放射線治療の照射野，総線量（50～60 Gyの通常分割）はそのままで，GEM投与量を減らす方法（200～350 mg/m^2，週1回程度），2）放射線治療の照射野や総線量を減らしてGEMの投与量を標準的に行う方法（1,000 mg/m^2，週1回の3投1休）が考えられる．最近では，N0症例に対するGEM併用時の化学放射線療法では，予防的所属リンパ節領域を含まない照射野を用いても，領域リンパ節再発が少ないとの報告が散見されている[3]．したがって，N0症例に対するGEM併用時の照射野においては，予防的所属リンパ節領域照射は省略できる可能性があるが，今後の検討により確認する必要がある．PTVについては，5-FUの場合と同様に頭尾方向では呼吸移動を考慮する必要がある．近年，化学療法を先行した化学放射線療法の有用性が報告されている．化学療法を先行し，遠隔転移が生じない症例に対して化学放射線療法を行う方法であり，今後の成果が期待される[4]．

設問3　　　正解②

術中照射は，手術時に開腹した状態で放射線治療室へ移動し，腸管などの臓器を避けて大線量を投与する照射法である．局所制御改善の可能性があり，その安全性も報告されている．しかしながら，ランダム化比較試験でのエビデンスがなく，予後を改善させるか否かについての科学的根拠はいまだ十分でないため，標準治療としては確立していない．一般的には，10～20 MeVの電子線での切除例は20～25 Gy，非切除例では25～30 Gyが行われることが多い．また，50～95％

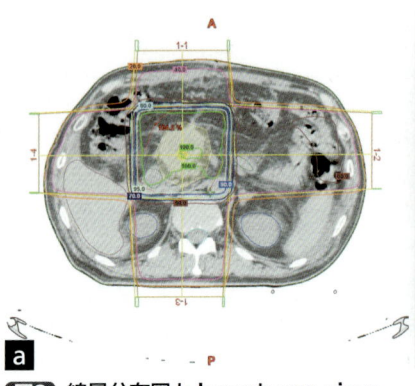

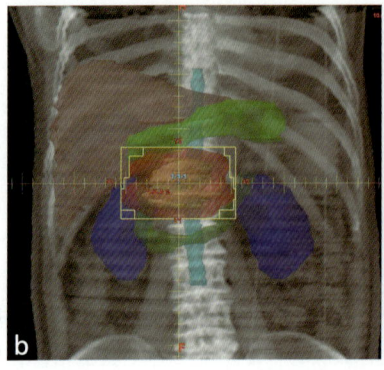

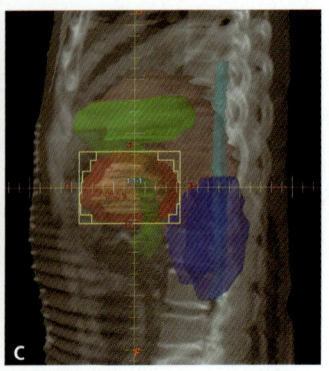

図2 線量分布図と beam's eye view
a：線量分布図
b：前後方向からの照射野の beam's eye view
c：左右方向からの照射野の beam's eye view

の症例で除痛効果があるとの報告がある．切除症例に対しては，25 Gy 程度の術中照射で良好な局所制御（2年局所制御率：80％以上）を得ることが可能であるが，切除不能症例では，術中照射に外部照射を併用したほうが非併用症例より有意に局所制御率が向上することが報告されている[5]．また，切除症例，非切除例ともに，補助化学療法の併用により，有意に生存率の向上が認められることも報告されている[5,6]．

術後照射については，現状では術後化学放射線療法の有用性は明らかになっていないが，最近 R0，R1 症例において経過観察と比較して，化学放射線療法を施行したほうが有意に生存率が高いことが報告されており，術後化学放射線療法の有用性に関する今後の検討が必要である[7,8]．放射線治療と併用する薬剤については 5-FU が広く使われているが，有意差はないが GEM 併用のほうが成績が良好である可能性が報告されたことより，近年では術後放射線治療において GEM の併用が増えている．治療計画については CT 治療計画，3 次元治療計画で行い，照射野は術前の CT や手術クリップをもとに行う．5-FU 併用の場合は原発巣と領域リンパ節を含めるのが一般的であるが，GEM 併用の場合は切除不能症例と同様に領域リンパ節を含めるかどうかはっきりとしていない．総線量は 45～54 Gy（1.8～2 Gy）が望ましいとされている．最近は術前化学放射線療法の有用性も報告されており，その効果，安全性の報告が待たれる[9]．

治療の経過

本症例は，限局性切除不能膵がんに対して化学放射線療法が施行されたケースである．膵がんに対して 1.8 Gy/ 日で原発巣に限局して前後左右の 4 門照射で 50.4 Gy の放射線治療が施行された．図 2 に線量分布図と前後方向，左右方向からの照射野の beam's eye view を提示する．化学療法としては，副作用の軽減を目的として GEM 300 mg/m^2 が週 1 回で投与された．今回の化学放射線療法により部分奏効（PR）の治療効果を得たが，治療中に Grade 3 の白血球減少が認められた．化学放射線療法終了後には，補助化学療法（GEM 1,000 mg/m^2，3 投 1 休）が継続された．治療開始後から 1 年経過した状況で明らかな再発/再増殖，晩期有害事象は認められていない．

関連疾患および放射線腫瘍学関連事項の記載と解説

本症例は，限局性切除不能膵がんの治療戦略と，術中照射，術後照射を選択された場合の治療法を確認するケーススタディである．

膵がんの約 50％は遠隔転移例，切除可能例は 10～20％であり，残る 30～40％における切除不能局所進行例が化学放射線療法の適応となる．UICC 病期分類ではⅢ期（T4AnyNM0）が一般的には切除不能局所進行例となる．切除不能症例に対しては，NCCN ガイドラインでは化学放射線療法，化学療法単独（GEM が望ましい）の 2 者が推奨される治療法となってい

表1 JROSG 調査による膵がんに対する放射線治療成績

照射方法	対象症例	2年局所制御率	2年生存率	生存期間（中央値）
根治的外部照射*	切除不能症例（108例）	42%	24%	11.6ヵ月
術中照射	切除不能症例（144例）	45%	15%	10.5ヵ月
	切除症例（210例）	84%	42%	19ヵ月
術後照射	切除症例（51例）	69%	55%	30ヵ月

＊：gemcitabine（GEM）併用時

る．化学放射線療法においては，5-FU 併用が標準治療となっているが，現在は GEM 併用の化学放射線療法を試みる機会も増えている．日本放射線腫瘍学研究機構（JROSG）調査報告では 2000～2007 年に化学放射線療法が行われたわが国の施設では，約 70％の症例で GEM が使用されていた[10]．膵がんの治療時においては，CA19-9 は膵がんに比較的特異性が高い腫瘍マーカーであり，膵がんの診断，予後予測，治療効果判定，再発のモニタリングなどにおいて臨床的有用性が報告されている．

化学放射線療法では，局所制御による疼痛緩和が期待できることも利点の1つである．しかしながら，5-FU，GEM の併用方法，併用時期および補助化学療法を含めた具体的なレジメンについてはいまだ一定のコンセンサスが得られていない．特に，局所進行切除不能症例に対して GEM 併用放射線治療を行う場合は，予防的リンパ節領域照射が必要かどうかについては議論が分かれるところである．

切除不能膵がんに対する化学放射線療法による治療成績は不良であり，過去の報告では2年生存率，生存期間中央値は10～25％，10～15ヵ月の報告が多い．JROSG 膵がん調査による，わが国における膵がんに対する放射線治療成績を表1に示す．切除不能症例における予後は不良であり，今後の治療成績の改善が待たれる．

膵がん治療の晩期有害事象としては，小腸・十二指腸における潰瘍，出血，穿孔，狭窄があり，根治的化学放射線療法における Grade 3 以上の晩期有害事象の発生頻度は 0～25％である．したがって，晩期有害事象を減らすために，多門照射や消化管のホットスポットをなくすなどの対策が必要となってくる．IMRT，集光照射の安全性，効果については今後明らかにしていく必要がある．

以上より，膵がんに対する放射線治療においては，放射線治療，化学療法ともに確立されていない部分も多いため，今後の検討により至適な治療方針を確立していく必要があると考えられる．

文 献

1) Sultana A et al：Systematic review, including meta-analyses, on the management of locally advanced pancreatic cancer using radiation/combined modality therapy. Br J Cancer **96**：1183-1190, 2007
2) Sultana A et al：Meta-analyses of chemotherapy for locally advanced and metastatic pancreatic cancer. J Clin Oncol **25**：2607-2615, 2007
3) Murphy JD et al：Full-dose gemcitabine and concurrent radiotherapy for unresectable pancreatic cancer. Int J Radiat Oncol Biol Phys **68**：801-808, 2007
4) Huguet F et al：Impact of chemoradiotherapy after disease control with chemotherapy in locally advanced pancreatic adenocarcinoma in GERCOR phase II and III studies. J Clin Oncol **25**：326-331, 2007
5) Ogawa K et al：Intraoperative radiotherapy for unresectable pancreatic cancer：a multi-institutional retrospective analysis of 144 patients. Int J Radiat Oncol Biol Phys **80**：111-118, 2010
6) Ogawa K et al：Intraoperative radiotherapy for resected pancreatic cancer：a multi-institutional retrospective analysis of 210 patients. Int J Radiat Oncol Biol Phys **77**：734-742, 2010
7) Herman JM et al：Analysis of fluorouracil-based adjuvant chemotherapy and radiation after pancreaticoduodenectomy for ductal adenocarcinoma of the pancreas：results of a large, prospectively collected database at the Johns Hopkins Hospital. J Clin Oncol **26**：3503-3510, 2008
8) Pancreatic adenocarcinoma. NCCN Clinical Practice Guide lines in Oncology（NCCN GuidelinesTM）.〈http://www.nccn.org/index.asp〉
9) Evans DB et al：Preoperative gemcitabine-based chemoradiation for patients with resectable adenocarcinoma of the pancreatic head. J Clin Oncol **26**：3496-3502, 2008
10) Ogawa K et al：Patterns of radiotherapy practice for pancreatic cancer in Japan：results of the Japanese Radiation Oncology Study Group（JROSG）survey. Int J Radiat Oncol Biol Phys **77**：743-750, 2010

各論

22 肝細胞がん

臨床経過

【症　例】
72歳，男性．

【現病歴】
慢性C型肝炎・肝硬変にて経過観察されていたが，下腿浮腫の増悪のため精査を行ったところ，肝右葉に腫瘍を認めた．定期的な画像検査は受けていなかった．

【検査所見】
ダイナミックCTでは肝右葉S8ドーム直下からS4，S7へ広がる比較的境界明瞭な11×9×11 cmの巨大な腫瘤を認めた．著明な早期濃染を認め，腫瘤は中肝静脈から下大静脈を越えて右房にまで達しており，静脈腫瘍栓を伴った肝細胞がんと診断された（図1）．腫瘍マーカーはAFP：4.7 ng/mL，PIVKAⅡ：139 mAU/mLと，PIVKAⅡの軽度上昇を認めた．肝予備能検査ではICG停滞率22％，Child-Pugh分類Aであった．明らかな肝内転移や遠隔転移を認めなかったが，拡大右葉切除術を施行可能な肝予備能ではなく手術適応はなしと判断され，肝動脈化学塞栓療法（transcatheter arterial chemoembolization：TACE）が施行された．しかし血管造影検査にて腫瘍内にarteriovenous shunt（A-V shunt）を認めたため，部分的な治療にとどめざるを得なかった．

設問

設問1

本症例の治療法に関して，誤っている選択肢を1つ選べ．

①一般的には肝移植の適応ではない．
②肝動注化学療法（transhepatic arterial infusion：TAI）がよく行われる．
③A-V shuntがなければ肝動脈化学塞栓療法（TACE）が著効する．
④放射線治療は，切除が不可能な肝細胞がんで，局所療法［ラジオ波焼灼療法（radiofrequency ablation：RFA）や経皮的エタノール注入療法（percutaneous ethanol injection therapy：PEIT）］が不可能な場合や，繰り返すinterventional radiology（IVR）でも治療効果が不十分な場合，脈管腫瘍栓（門脈腫瘍栓）を伴った場合に一般的に行われることが多い．

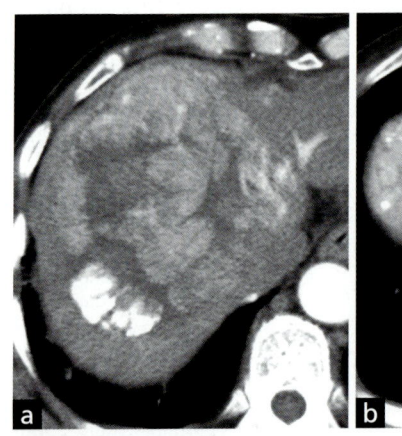

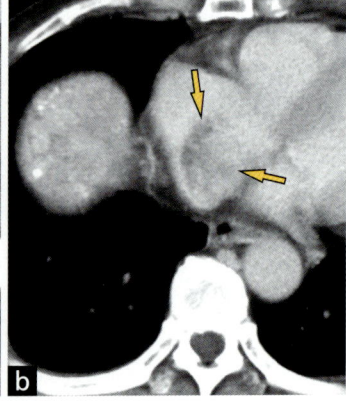

図1 治療前画像所見
a：陽子線治療前のダイナミックCT像（動脈相）．
b：静脈相における右房レベル．矢印は右房内の腫瘍栓を示す．

⑤Child-Pugh 分類 A であるので sorafenib（ネクサバール）の適応である．

設問 2

肝細胞がんに対する放射線治療に関する記載で，**誤っている選択肢**を 1 つ選べ．
①肝正常組織は放射線感受性が低いので比較的容易に腫瘍へ高線量を照射することができる．
②放射線治療の有害事象としては放射線性肝障害（radiation induced liver damage：RILD）に注意が必要である．
③肝細胞がんに対する投与線量と治療効果の間に線量依存性が認められている．
④放射線治療を行う場合，高い局所制御率を得るためには強度変調放射線治療（IMRT），定位放射線治療，粒子線治療（陽子線や炭素イオン線治療）による高線量の投与が望ましい．
⑤肝は呼吸移動幅の大きな臓器なので，さまざまな呼吸同期法，呼吸移動抑制法が開発され応用されている．

設問 3

次の記載のうち**誤っている選択肢**を 1 つ選べ．
①肝細胞がんの放射線治療後はさまざまな変化を生じるが，腫瘍の縮小，濃染域の縮小，内部の腫瘍壊死などを総合的に考慮して治療効果判定を行う必要がある．
②偽被膜を持つ中分化型肝細胞がんはたとえ 3 cm を超えるような大きな腫瘍であっても，被膜外浸潤や門脈浸潤，肝内転移などのリスクは低く，治療によって完治しやすい．
③遠隔転移（骨転移や副腎転移）に対しても，除痛や腫瘍減量のため放射線治療を考慮する価値がある．
④脈管腫瘍栓（門脈や静脈）を伴う肝細胞がんに対する放射線治療を行う場合，併用療法として TACE や TAI などが行われる．
⑤肝細胞がんは多くの場合，背景に肝硬変を持つので，肝予備能が悪い場合には best supportive care（BSC）が選択される場合もある．

解答と解説

設問 1　正解③

　肝細胞がんに対する治療選択肢についての設問である．肝細胞がんに対する切除基準については幕内基準が有名である[1]．この症例に対しての手術適応はないと判断された．欧米においては肝移植のみが唯一の根治療法であると認識されており，わが国においても積極的な肝移植が行われているが，肝移植後の予後の観点からミラノ基準[2]（肝がんが合併している場合は 5 cm 以下単発，3 cm 以下 3 個以内）が広く肝移植の適応の判断に使われている．したがって肝移植もこの症例では適応外である．

　腫瘍栓を伴った巨大肝細胞がんに対しては TACE や TAI が行われる場合が多い．ただし，この症例のように A-V shunt を伴うような場合には塞栓物質が大循環に流れるので TACE は禁忌となる．放射線治療によって A-V shunt や P-V shunt が消失することが多いという報告もあり，このことは集学的治療の観点において重要である．しかしながら，A-V shunt を伴わなかったとしても，ある程度大きな肝細胞がんに対する TACE の治療効果は不十分になりやすく，TACE を繰り返すことによってもこの肝細胞がんを制御することは非常に困難であると考えられる．したがって選択肢③が誤りである．

　現在のところ肝細胞がんに対する放射線治療はエビデンスが不十分であり第一選択とはならないが，一般的には選択肢④に記載されている条件が放射線治療の適応であると考えられる．

　切除不能肝細胞がんに対しては sorafenib も適応となる．局所療法（RFA や PEIT）や血管内治療（TACE や TAI）の発達しているわが国においてはまだ普及しているとはいい難いが，今後ガイドラインに適用される可能性が高く，sorafenib のような分子標的治療薬と放射線治療を併用した場合には予想外の合併症や皮膚粘膜障害などが生じるので，特に放射線腫瘍医としては十分な知識を持っておく必要がある．

設問 2　正解①

　肝細胞がんに対する放射線治療についての設問である．正常肝組織は他の組織と比較すると放射線感受性が高く，十分に照射線量と照射体積を考慮した安全な照射を心がける必要がある．一般的には肝実質内の

30 Gy 以上照射される領域の体積率を V_{30} と定義し，$V_{30} < 30\%$ という指標が使われているが[3]，背景の肝硬変の程度によって耐容線量が変化するので，肝予備能，線維化・肝硬変の程度を考慮して治療計画を行わなければならない．選択肢①が誤りである．RILD は放射線照射後に生じる肝障害で，不可逆性の肝不全を生じる場合があり注意しなければならない．

肝細胞がんには線量-効果依存性が認められていることから，安全範囲内でできるだけ高線量を投与することが局所制御率を上昇させるためには必要である[4]．そのために，さまざまな先進的照射装置（IMRT や定位放射線治療，粒子線治療）などを用いるべきである．肝は呼吸移動幅の大きな臓器である．呼吸移動を把握するために経皮的肝内金属マーカーの留置が行われたり，4次元 CT（4D-CT）を用いて移動幅を含めた腫瘍輪郭を描出したりする．また，呼吸移動を抑制する方法としては，患者に特定の位置で呼吸を停止する訓練を行ったり，補助具を用いて呼吸移動を抑制したり，センサーを用いた呼吸同期照射を行う方法などがある．

設問 3   正解②

固形がんの治療効果判定には古くから WHO 判定，RECIST 判定などが用いられてきた．これらの判定法は腫瘍のサイズ変化を主とし，腫瘍マーカーを補助的に使った方法であり，基本的に全身療法を想定した基準である．そのためさまざまな治療法が行われる肝細胞がんにおいては，治療効果判定に適さない場合が多い．わが国では肝がん治療直接効果判定基準が以前より使われてきたが，2009 年に改訂され，現在は「肝癌治療効果判定基準（英文表記では Response Evaluation Criteria in Cancer of the Liver：RECICL）」が用いられている．また，欧米では腫瘍壊死を考慮した効果判定基準が 2000 年から使われてきたが，数回の改訂を経て，2010 年に modified RECIST（mRECIST）として発表された．これら 2 個の判定基準は肝細胞がんに対する全身療法も考慮しながら，局所療法や TACE などを強く意識した基準となっている．

肝細胞がんでは一般的に 3 cm を超えると被膜外浸潤や門脈浸潤，肝内転移などのリスクが高くなる．たとえ偽被膜を持つような中分化型肝細胞がんであっても 3 cm を超える大きな肝細胞がんでは，これらのことに注意して慎重に経過観察を行い，必要に応じて追加治療を検討しなければならない．選択肢②が誤りである．

骨転移や副腎転移に対する放射線治療は，除痛を含め予後の延長に効果的であったと報告されており[5]，検討するに値する．

門脈腫瘍栓を伴う肝細胞がんに対しては，門脈血流が途絶していることによる肝梗塞の危険性が高いため TACE の施行が困難である．また，たとえ門脈血流が部分的にでも保たれていたり，側副路による血流が保たれていたりするような場合でも，腫瘍栓へ十分量の薬剤を分布させることは至難であるため，TAI が選択されることが多い．このような IVR 治療に放射線治療を併用することの有効性も示されている．また，静脈腫瘍栓を合併した肝細胞がんに対しても放射線治療と TACE を併用した治療の有効性が報告されている．

BSC はがんに対する積極的治療を行わないという選択肢であるが，肝硬変を背景に持つことの多い肝細胞がんでは，がんに対する治療によって肝機能を廃絶させてしまう可能性もあるため，特に Child-Pugh 分類 C と診断されるような肝予備能不良患者においては BSC を選択することも重要な決断である．

治療の経過

肝予備能を十分に考慮しながら 76 Gy Equivalent（GyE）/26 回，2 門照射による陽子線治療が施行された（図 2）．

照射期間中には症状の悪化や肝機能の悪化はみられなかった．照射終了後にはある程度の肝機能障害が予想されたが，肝トランスアミナーゼの上昇や T-Bil の上昇，アルブミン値の減少などの肝不全の徴候はまったくみられなかった．

腫瘍は徐々に縮小し，照射 1 年後には 6×4×6 cm に縮小，内部の濃染域はまったく消失した．しかしながら照射 1 年半後のダイナミック CT にて肝内転移を指摘され TACE を施行された．以後の定期的な画像検査では照射後の腫瘍の陰影に変化はみられず，3 年後のダイナミック CT においても腫瘍に増大，内部の性状変化などはみられなかった．またこの時点においても右房内の腫瘍栓は消失したままであった（図 3）．

その後も肝内転移の再発を繰り返し TACE にて治療を続けられている．

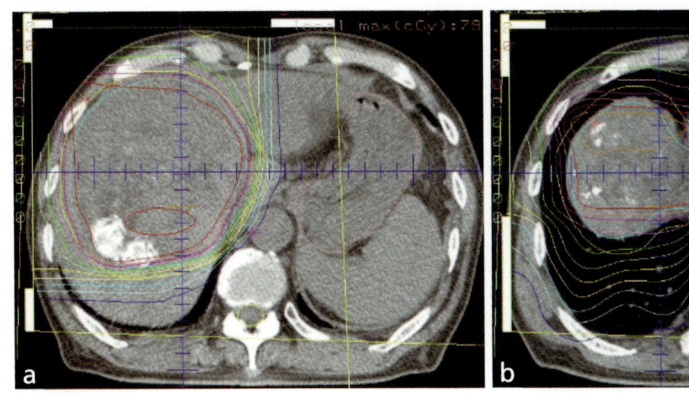

図2 陽子線治療計画
a：最大径レベル，b：右房レベル

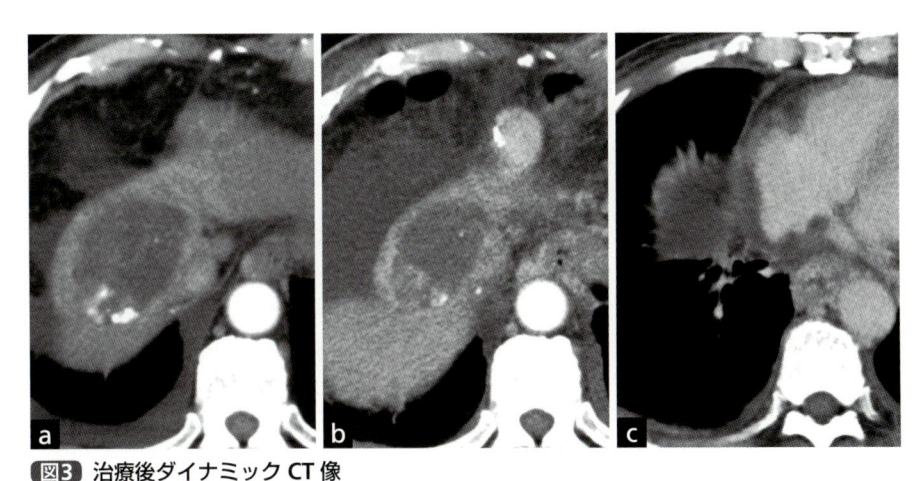

図3 治療後ダイナミックCT像
a：陽子線治療後1年，b：陽子線治療後3年時の腫瘍中心レベル，c：右房レベル

関連疾患および放射線腫瘍学関連事項の記載と解説

a 肝細胞がんの疫学

　肝細胞がんの70％は慢性C型肝炎，15％は慢性B型肝炎を背景因子として持つ．他の原因としてはアルコール性肝硬変や自己免疫性肝炎，最近では非アルコール性脂肪性肝炎（non-alcoholic steatohepatitis：NASH）などが原因となる肝細胞がんも指摘されている．男女比は3：1で男性に多い．

b 肝細胞がんの特徴

　詳細は成書を参照されたいが，キーワードとしては多中心性発がん，多段階発がん，肝内転移，脈管腫瘍栓などが挙げられる．

c 標的体積の設定

　典型的な肝細胞がんでは偽被膜を伴うため単純CTでも腫瘍境界が明瞭であることもあるが，造影CTや造影MRIとも慎重に比較し腫瘍の境界を設定し肉眼的腫瘍体積（GTV）を決定する．また，被膜外浸潤や娘結節の有無，脈管浸潤の有無にも特に注意を払い，それらもGTVに設定する．肝被膜などを越えない腫瘍の場合は臨床標的体積（CTV）をそれらの被膜までとする．

d 放射線治療の治療成績（X線）

　肝細胞がんはその性質上，手術やTACE，RFA，放射線治療などの各治療法単独で行われることのほうが少なく，集学的治療が重要ながんである．放射線治療も集学的治療のうちの1つとして位置付けられるが，

347

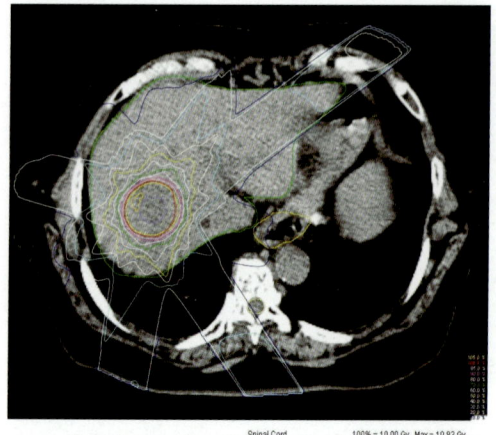

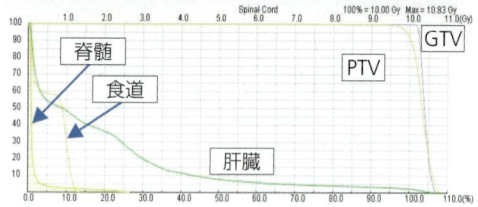

図4 定位放射線治療による治療計画例
PTV：計画標的体積
GTV：肉眼的腫瘍体積
（都島放射線科クリニック・呉隆進院長，正井範尚医学物理士のご厚意による）

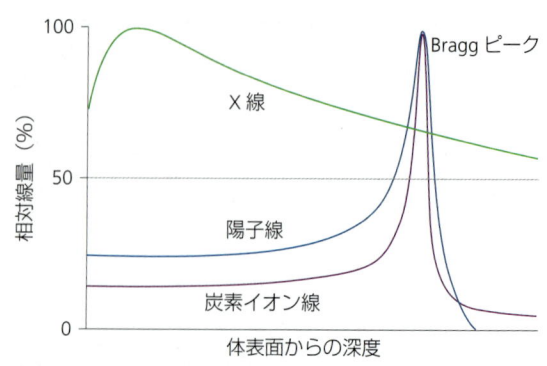

図5 各種放射線の生体内における線量分布

その役割や適応については明確なエビデンスはない．文献的には定位放射線治療や粒子線治療以外のX線放射線治療は，門脈腫瘍栓を伴った肝細胞がんに対する動注療法との併用での報告がほとんどである．3次元原体照射（3D-CRT）においては門脈腫瘍栓症例に対する前向き試験において，奏効率50〜80.5％，1年生存率25〜40.6％と報告されている[6]．定位放射線治療においては報告数は非常に少ないが，他の治療法では治療困難な肝細胞がんを対象に定位放射線治療を施行したところ，2年局所制御率95％であったとの報告がある[7]．いずれの報告においてもRILDによる肝不全の報告が目立つことから，やはり肝予備能，正常肝実質への照射線量・体積を厳重に考慮した治療計画が必要である．図4に一般的な定位放射線治療の治療計画図と線量体積ヒストグラム（DVH）を示す．

e 粒子線治療

現在，国内で臨床応用されている粒子線は陽子線と炭素イオン線（狭義の重粒子線）の2種類である．粒子線は体内へ入射後，一定の距離でのエネルギー付与は低く，ある深度において急激にエネルギーを付与し停止する．これをBraggピークと呼ぶが，この深度は入射時のエネルギーによってコントロールできるため，標的とする腫瘍への線量集中性の高い照射が可能となる（図5）．また，生物学的効果比（RBE）はX線を1とすると陽子線では1.1，炭素イオン線では約3とされている．陽子線と炭素イオン線を比較すると後者が12倍重いため，側方散乱が少なく，線量分布はよりシャープになる（図6）．

肝細胞がんに対しては特に粒子線治療の局所制御率の高さが以前より示されており，年々その認知度は広がっている．特に切除が困難な巨大肝がんや，RFAなどのIVRが困難な大血管周囲の肝細胞がん，脈管腫瘍栓を伴った肝細胞がんなどに対して，その有効性が注目されている．

本項で提示した症例は切除が不可能な下大静脈腫瘍栓を伴った巨大肝細胞がんであり，通常はTACEやTAI，最近ではsorafenibによって治療を行うが，その予後は非常に悪いことが予想される．そこで陽子線を使った治療を行い，3年以上の局所制御を得た．また右房に達する腫瘍栓が完全に消失しており，このことも多大に予後の延長に寄与していると考えられる．これほどの巨大な肝細胞がんに対しても粒子線治療（陽子線および炭素イオン線）であればほとんど肝障害をきたさずに治療が可能である．しかしながら現時点では粒子線治療は先進医療という扱いであり，高額の医療費がかかることが難点であると同時に，増加傾向にあるとはいえ，治療可能な施設数が少ないことも問題である．

f 粒子線治療の治療成績

粒子線治療（陽子線・炭素イオン線）の治療成績については，陽子線治療において5年局所制御率87.8％[8]，

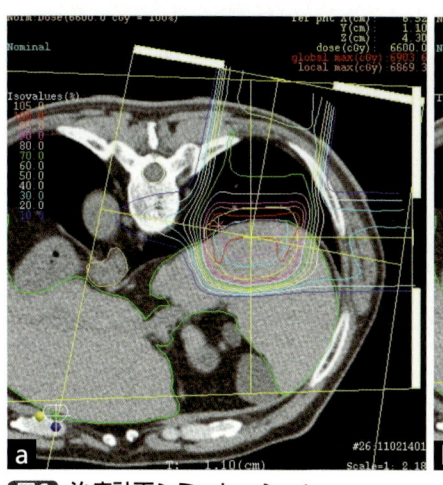

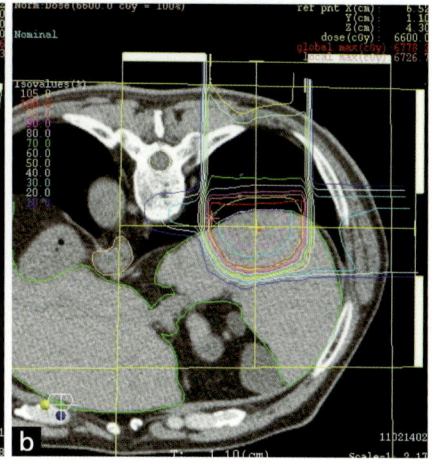

図6 治療計画シミュレーション
a：陽子線，b：炭素イオン線

表1 標的結節治療効果度（treatment effect：TE）

TE4	腫瘍壊死効果100%または腫瘍縮小率100%
TE4a	腫瘍影より大きな壊死巣
TE4b	腫瘍影相当の壊死巣
TE3	腫瘍壊死効果または腫瘍縮小率が50%以上100%未満
TE2	TE3およびTE1以外の効果
TE1	壊死効果に関わらず腫瘍が25%増大

（Kudo M et al：Hepatol Res **40**：686-692, 2010）

90.2%[9]，炭素イオン線治療において，5年局所制御率93%[9]などの良好な治療成績の報告があり，またRILDを含めた有害事象も非常に少なかったと報告されている．また，門脈腫瘍栓合併例においても陽子線治療によって3年局所制御率86%，3年生存率45.1%と報告されている[10]．

g 放射線治療後の治療効果判定法

一般的な固形がんに対する治療効果判定として従来よりWHO基準やRECISTなどが使われてきたが，これらの治療効果判定基準の対象は化学療法を中心とした全身療法を前提としており，RFAやTACEなどの特殊な局所療法が一般的に使われる肝細胞がんの治療効果判定においては，臨床的な治療効果の判断と，判定基準による治療効果判定が乖離する場合が多い．設問3の解説で取り上げたRECICL[11]とmRECIST[12]について下記に概略を記す．

1）肝癌治療効果判定基準（RECICL）（表1）
・標的病変の評価：腫瘍壊死は造影CT（造影MRIや造影超音波検査で代替可能）における対象病変の腫瘍濃染像の縮小や消失から腫瘍壊死効果・縮小率を算出する．腫瘍の最大割面における長径と直交径の積の比率から縮小率を求める．

2）modified RECIST（mRECIST）（表2）
・標的病変の評価：治療前の標的結節の最大径（1方向）の径和をベースライン径和とし，評価時の同一腫瘍の同一面での最大径の径和との比を求め縮小率を算出する．

いずれの評価法においても非標的病変の取り扱いや総合効果判定・最良総合効果判定などについては文献を参照されたい．

表2 mRECISTによる効果判定基準

完全奏効（complete response：CR）	すべての標的病変の腫瘍濃染の消失
部分奏効（partial response：PR）	ベースライン径和と比してviable lesionの径和が30%以上減少
進行（progressive disease：PD）	経過中の最小の径和に比してviable lesion径和が20%以上増加
安定（stable disease：SD）	経過中の最小の径和に比してPRに相当する縮小がなくPDに相当する増大がない

（Lencioni R, Llovet JM：Semin Liver Dis **30**：52-60, 2010）

文 献

1) Miyagawa S et al : Criteria for safe hepatic resection. Am J Surg **169** : 589-594, 1995
2) Mazzaferro V et al : Liver transplantation for the treatment of small hepatocellular carcinomas in patients with cirrhosis. N Engl J Med **334** : 693-699, 1996
3) Kim TH et al : Dose-volumetric parameters predicting radiation-induced hepatic toxicity in unresectable hepatocellular carcinoma patients treated with three-dimensional conformal radiotherapy. Int J Radiat Oncol Biol Phys **67** : 225-231, 2007
4) Seong J et al : Clinical results and prognostic factors in radiotherapy for unresectable hepatocellular carcinoma : a retrospective study of 158 patients. Int J Radiat Oncol Biol Phys **55** : 329-336, 2003
5) Seong J et al : Radiotherapy for painful bone metastases from hepatocellular carcinoma. Liver Int **25** : 261-265, 2005
6) Lin CS et al : Treatment of portal vein tumor thrombosis of hepatoma patients with either stereotactic radiotherapy or three-dimensional conformal radiotherapy. Jpn J Clin Oncol **36** : 212-217, 2006
7) Louis C et al : Stereotactic radiotherapy of hepatocellular carcinoma : preliminary results. Technol Cancer Res Treat **9** : 479-487, 2010
8) Fukumitsu N et al : A prospective study of hypofractionated proton beam therapy for patients with hepatocellular carcinoma. Int J Radiat Oncol Biol Phys **74** : 831-836, 2009
9) Komatsu S et al : Clinical results and risk factors of proton and carbon ion therapy for hepatocellular carcinoma. Cancer **117** : 4890-4904, 2011
10) Mizumoto M et al : Proton beam therapy for hepatocellular carcinoma adjacent to the porta hepatis. Int J Radiat Oncol Biol Phys **71** : 462-467, 2008
11) Kudo M et al : Response Evaluation Criteria in Cancer of the Liver (RECICL) proposed by the Liver Cancer Study Group of Japan (2009 Revised Version). Hepatol Res **40** : 686-692, 2010
12) Lencioni R, Llovet JM : Modified RECIST (mRECIST) assessment for hepatocellular carcinoma. Semin Liver Dis **30** : 52-60, 2010

23 胆道系腫瘍

臨床経過

【症例】
72歳，男性．

【現病歴】
右季肋部痛と褐色尿で受診．1ヵ月前から皮膚黄染を自覚していた．performance status（PS）：0．既往歴に特記すべき事項なし．

【検査所見】
T-Bil：8.6 mg/dL，CA19-9：38.4 U/mL．経皮経肝胆道ドレナージ（percutaneous transhepatic biliary drainage：PTBD）ではBs～Bp～両側肝内胆管に狭窄あり，超音波検査でBiに及ぶ胆管壁肥厚像を認めた．胆汁細胞診はClass Ⅲbであったが，画像所見より肝門部胆管がん cT1N0M0と診断された．

設問

設問1

わが国の胆道がんに関する記載で，正しい選択肢を1つ選べ．
① 「胆道癌取扱い規約」では，胆道がんには，胆嚢がん，肝内胆管がん，肝外胆管がん，乳頭部がんが含まれている．
② 年齢調整罹患率は増加傾向にある．
③ 年齢調整死亡率は増加傾向にある．
④ 切除率は時代とともに向上している．
⑤ 肝門部胆管がんや上部胆管がんは，中部胆管がんや下部胆管がんに比べ，生存率が低い．

設問2

この症例に対する治療法として，誤っている選択肢を1つ選べ．
① 手術治療
② 放射線治療
③ 化学療法
④ 化学放射線療法

解答と解説

設問1 正解④

胆道がんとは，胆嚢がん，肝外胆管がん，そして乳頭部がんを指す．肝内胆管がんは，わが国の癌取扱い規約でも，UICCのTNM分類（第7版，2009年）でも，原発性肝がんに分類されている．胆道がんの年齢調整罹患率や年齢調整死亡率は，1990年頃を頂点に減少傾向にあり，女性でその傾向が強い．わが国における死亡数は，年間1万7千人で，全がん死の5.1％を占めている[1]．かつては肝門部胆管がんや上部胆管がんは，中部胆管がんや下部胆管がんに比べ切除率が低く手術成績も不良であったが，手技の向上に伴い切除率は向上し，最近の統計では原発部位による生存率の差はほとんどない[2,3]．

日本肝胆膵外科の全国登録では，非手術例の生存率は手術例に著しく劣ることが報告されている[2]．放射線治療の成績は，日本放射線腫瘍学研究機構（JROSG）が全国集計を進めており，中間解析の結果（未発表），肝外胆管がん144例の生存期間中央値は，手術群で26ヵ月，非手術群で12ヵ月と，手術群が有意に良好であった（図1）．

これらの結果が示すとおり，長期生存には手術が必要条件であるが，術前診断は容易ではない．特に肝外胆管がんでは，MDCT，胆道鏡，超音波検査，内視鏡的逆行性膵胆管造影（endoscopic retrograde cholangiopancreatography：ERCP）などの検査に加え，生検まで実施しても，なお水平進展の診断は困難である．そのため，非治癒切除に終始することも多く，治癒切除例でも再発は少なくない．

術後補助療法についてのエビデンスはないが，海外では術後放射線治療が広く行われており，非治癒切除例の生存期間を有意に延長するとの報告が多い[4,5]．また，切除可能例の治癒切除率を向上させる目的で，

351

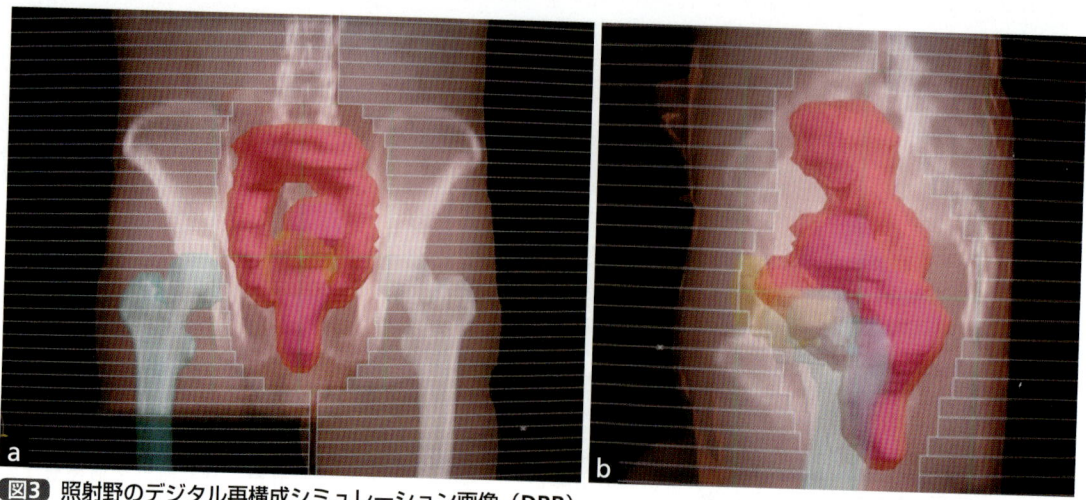

図3 照射野のデジタル再構成シミュレーション画像（DRR）
a：正面像，b：側面像
赤い領域は臨床標的体積（CTV）を示し，T3までは直腸間膜，内腸骨リンパ節領域，仙骨前リンパ節領域を含む．

生存率は両群で差がなかったが，術前照射群で局所再発率が有意に低く，Grade 3，4の急性期および晩期有害事象の頻度も有意に低かった．さらに括約筋温存が可能になった割合は術前照射群で有意に高かったと報告されており，術前CRTが標準化されつつある．

設問3　　　　　　　　　　　　　　　正解⑤

直腸がんの骨盤内再発，いわゆる局所再発部位は，仙骨前面に最も多くみられる．骨盤内再発に対する治療法としては第一選択は手術と考えられている[4]．骨盤内再発の治癒的切除としては，仙骨合併切除術から骨盤内臓器全摘術までの拡大切除が行われるが，重篤な術後合併症や後遺症の一方で，その効果の不確実性から課題が多い．特にわが国での側方郭清術後の骨盤内再発では，初回治療で十分な切除が行われており，手術操作の困難性を考え合わせ再手術の適応は慎重に考えざるを得ないであろう．骨盤内再発で根治的切除が困難と判断された場合は放射線治療が行われる[4]．遠隔転移を伴わない骨盤内再発例では炭素イオン線治療が唯一治癒切除に匹敵する生存率を得るとの報告がある[5]．遠隔転移を伴う切除不能例であっても，放射線治療はまたがん性疼痛の緩和的治療として有効である．放射線治療には抗腫瘍効果があるため，がん性疼痛の原因療法となる．直腸がん肝転移は切除可能な場合，切除により予後改善の可能性を持つ．孤立性や比較的小さなものは外科手術（肝切除），経皮的局所治療（マイクロ波）や定位放射線治療が適応とされる

が，大きな腫瘍では粒子線治療（陽子線治療・炭素イオン線治療）が試みられている．切除不能・再発直腸がんに対するbevacizumab（アバスチン）は延命効果において有効性を証明されている[6]．直腸がん術後のサーベイランスは術後再発が3年以内約80％以上，5年以内95％以上であることから，術後5年を目安として期間を設定する．再発巣検索法としてPDG-PET/CTは有用である．

治療経過

本症例では術前CRTとして，10 MV-X線により1.8 Gy/回で45 Gyの放射線治療と同時にtegafur-gimeracil-oteracil（S-1）/irinotecan（CPT-11）による化学療法を施行した．図3にデジタル再構成シミュレーション画像（DRR）を提示する．CRT後6週のMRIでは腫瘍は縮小し，右腹側漿膜外進展は残存不明瞭となり仙骨とは境界され，近傍リンパ節は縮小し転移として有意なものは認めなくなっていた（図4）．
CRT終了後8週に超低位前方切除術を施行［SSAN0（0/15），H0，P0，M0，Ⅱ期］．手術より3ヵ月後に人工肛門閉鎖術を行っている．現在まで経過観察中，局所再発・遠隔転移を認めていない．また排便機能も問題なく日常生活に支障を認めていない．

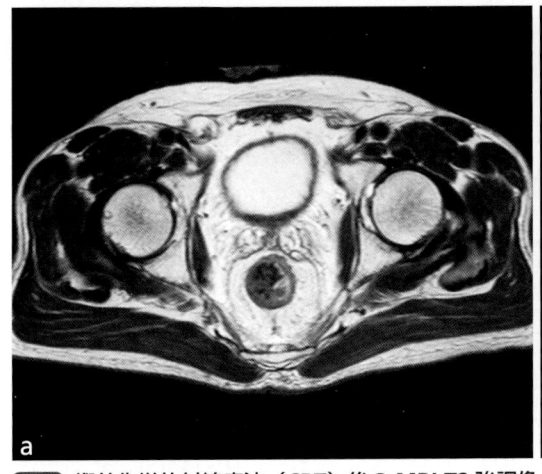

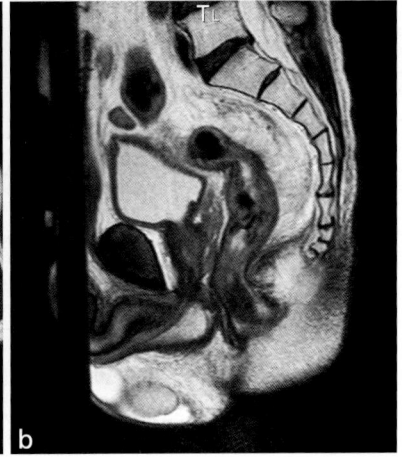

図4 術前化学放射線療法（CRT）後のMRI T2強調像
a：直腸病変は著明に縮小し，PR以上と判定された．
b：直腸周囲に有意なリンパ節腫大は認められない．

関連疾患および放射線腫瘍学関連事項の記載と解説

　本症例は局所進行直腸がんに対して術前CRTおよび肛門温存術を選択した場合のその後の放射線治療を含めた治療法を確認するケーススタディである．直腸がんの予後因子は深達度・リンパ節転移の有無・遠隔転移の有無であるが，治療方針は腫瘍の固有筋層浸潤の有無による壁深達度およびそのリンパ流の解剖学的特徴から，腫瘍占拠部位が腹膜翻転部以上以下で大きく異なる．深達度が固有筋層に達しない表在がんでは，手術成績が良好であり補助療法は不要である．しかしT2以上，固有筋層以深では何らかの補助療法が必要である．また腹膜翻転部以上に腫瘍下縁がある場合，側方リンパ節転移は少なく上方向リンパ節転移が多く認められるが，腹膜翻転部以下の症例では，多方向のリンパ節転移経路が認められ，側方リンパ節転移の頻度が高い[7]．直腸がん治療成績向上の鍵はこの局所進行下部直腸がんの治療成績向上に他ならない．わが国での切除可能直腸がんに対する標準術式は直腸間膜全切除（total mesorectal excision：TME）に加え側方郭清が積極的に行われている．しかし，側方郭清は神経温存に努めても排尿・性機能が障害される可能性があり，また郭清の確実性が施設により異なる．欧米では側方郭清は行われず，手術（TME）＋術前CRTが標準術式として広く行われている．近年，日本でも拡大リンパ節郭清を基本とした根治的手術から，最小限のリンパ節郭清を行い可能な限り機能温存を図る術式に移行し，CRTが側方郭清に代わりうるかの試みがなされている．

　手術前補助療法として術前CRTと術後CRTを比較したRCTでは，生存率は両群で差を認めないものの，術前CRT群で局所再発率が低く，括約筋温存率が術前CRT群で高かった．さらに急性期および晩期有害事象の頻度も低く術前CRTが標準化されつつある[8]．

　本症例ではT3N1M0の下部直腸がんであり，術前CRTのよい適応である．術前術後CRTは外部照射が中心で照射線量，分割回数，照射期間についてはいまだ一定していない．通常の分割では30〜45 Gy，短期小分割では20〜25 Gyが欧州では一般的である[9]．切除可能症例と切除困難症例により照射方法・照射線量を選択する報告もある[10]．照射範囲は骨盤内リンパ節を十分に含み，側方からの照射野では骨盤内再発部位が骨盤腔内背側部半分に高頻度であることを重視し，腹側1/3を省くことで小腸への障害を防ぐよう努める．近年，分子標的治療薬と放射線治療の併用についてその効果が期待されており，多くの報告がある．しかし，切除不能・再発症例での延命効果において有効性が証明されているものの，術前・術後照射との併用効果の評価はいまだ確認されていない．

　放射線治療の合併症としては，急性期有害事象として悪心，下痢，膀胱炎，術後の合併症として腸閉塞，創傷治癒遅延がある．晩期有害事象として頻便，瘻孔形成，腸閉塞，潰瘍形成，膀胱体積縮小による頻尿が

挙げられる．腸管の被照射体積を減少させるため，治療時体位を腹臥位にして，ベリーボードを使用することも提唱されている．

文献

1) Collette L et al：European Organisation for Research and Treatment of Cancer Radiation Oncology Group. Patients with curative resection of cT3-4 rectal cancer after preoperative radiotherapy or radiochemotherapy：does anybody benefit from adjuvant fluorouracil-based chemotherapy? A trial of the European Organisation for Research and Treatment of Cancer Radiation Oncology Group. J Clin Oncol **25**：4379-4386, 2007
2) Benson R et al：Local excision and postoperative radiotherapy for distal rectal cancer. Int J Radiat Oncol Biol Phys **50**：1309-1316, 2001
3) Sebag-Montefiore D et al：Preoperative radiotherapy versus selective postoperative chemoradiotherapy in patients with rectal cancer（MRC CR07 and NCIC-CTG C016）：a multicentre, randomised trial. Lancet **373**：790-792, 2009
4) 大腸癌研究会（編）：大腸癌治療ガイドライン 医師用 2009年版，金原出版，東京，2009
5) 山田　滋ほか：直腸癌局所再発に対する重粒子線治療．癌と化療 **36**：1263-1266, 2009
6) Grothey A et al：Bevacizumab beyond first progression is associated with prolonged overall survival in metastatic colorectal cancer：resuls from a large observational cohort study. J Clin Oncol **26**：5326-5334, 2008
7) Sugihara K et al：Pelvic autonomic nerve preservation for patients with rectal carcinoma. Oncologic and functional outcome. Cancer **78**：1871-1880, 1996
8) Collette L et al：European Organisation for Research and Treatment of Cancer Radiation Oncology Group. Patients with curative resection of cT3-4 rectal cancer after preoperative radiotherapy or radiochemotherapy：does anybody benefit from adjuvant fluorouracil-based chemotherapy? A trial of the European Organisation for Research and Treatment of Cancer Radiation Oncology Group. J Clin Oncol **25**：4379-4386, 2007
9) Kapiteijn E et al：Dutch Colorectal Cancer Group. Preoperative radiotherapy combined with total mesorectal excision for resectable rectal cancer. N Engl J Med **345**：638-646, 2001
10) Nagtegaal ID et al：What is the role for the circumferential margin in the modern treatment of rectal cancer? J Clin Oncol **26**：303-312, 2008

各論

25 肛門がん

臨床経過

【症例】
56歳，女性．

【現病歴】
1ヵ月前から排便困難と少量の下血に気が付き受診した．初診時肛門部痛あり．全身状態は良好で，既往歴として50歳時に子宮頸がん（T1a，微小浸潤がん）にてレーザー円錐切除術を行った．喫煙歴は15本/日×30年（20～50歳），飲酒歴はない．

【検査所見】
直腸診では，肛門管から下部直腸左壁に硬い腫瘍を触知するが上縁までは触れない．鼠径リンパ節も触れない．大腸内視鏡では，歯状線から下部直腸にかけて長径7 cm，半周性の3型腫瘍を認めた（**図1**）．生検の結果，中分化型扁平上皮がんと診断された．腫瘍マーカーは，CEA：2.3 ng/mL（正常値≦5.0），CYFRA：11.5 ng/mL（≦3.5），SCC：2.8 ng/mL（≦1.5）であった．病期診断のために行った造影CTとFDG-PET/CTでは（**図2**），肛門管から下部直腸に原発巣と直腸傍リンパ節転移が一塊となった腫瘍がみられたが，腟，膀胱などへの浸潤はなく，遠隔転移も明らかでなかった．

設 問

設問1
下記の肛門がんに関する記載で，**誤っている選択肢を1つ選べ**．
①女性よりも男性に多い．
②喫煙はリスク因子である．
③human immunodeficiency virus（HIV）感染の患者に合併することが多い．
④女性では子宮頸がんと合併することが多い．
⑤肛門は肛門管と肛門周囲皮膚の2部位に分けられる．

設問2
本症例の病期分類（UICC，第7版，2009年）および治療法に関する記載で，**正しい選択肢を1つ選べ**．
①腫瘍の深達度が不明なので病期分類はできない．
②照射開始時の照射野に，内外腸骨リンパ節，直腸傍リンパ節，仙骨前リンパ節，および鼠径リンパ節を含める．
③66 Gy/33回/7週の外部照射にmitomycin C（MMC）とfluorouracil（5-FU）を2コース同時併用する．
④cisplatin（CDDP）と5-FUの導入化学療法後に54 Gy/30回/6週の化学放射線療法を行う．
⑤腹会陰式直腸切断術（Miles手術）を行う．

設問3
肛門がんに化学放射線療法を行う場合の合併症および治療成績について，**誤っている選択肢を2つ選べ**．
①HIV陽性で後天性免疫不全症候群（acquired immunodeficiency syndrome：AIDS）を発症している場合，通常量の化学放射線療法を行う．

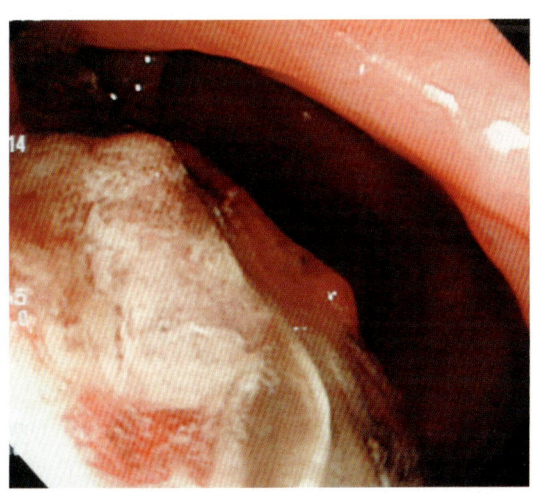

図1 初診時の大腸内視鏡像
肛門管から下部直腸に半周性腫瘍を認める．

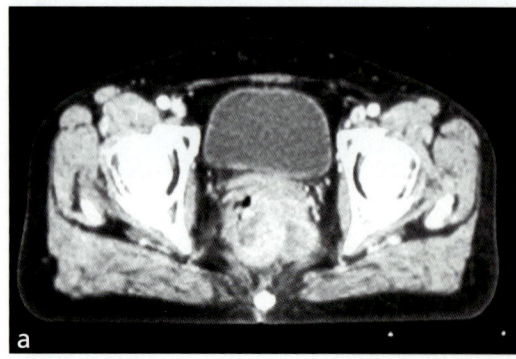

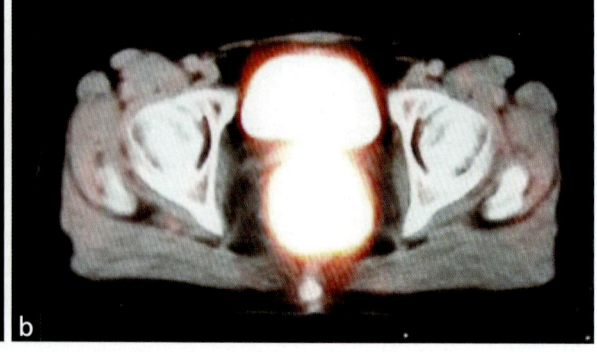

図2 初診時造影CT像（a）とFDG-PET/CT像（b）
原発巣と直腸傍リンパ節転移が一塊となっている．

②急性期有害事象では下痢などの消化器症状，排便時痛，肛門周囲皮膚粘膜炎が必発する．
③代表的な晩期有害事象には，直腸炎，腸閉塞，便失禁，腟狭窄，大腿骨頭骨折などがある．
④適切な治療を行った場合の5年全生存率（5y-OS）は65～80％程度，肛門温存率は70～90％である．
⑤化学放射線療法後の遺残あるいは局所再発には小線源治療を行う．

解答と解説

設問1　正解①

　肛門は長さ3～4 cmの肛門管（anal canal）と肛門周囲皮膚（anal margin）の2部位に分けられる．肛門管は肛門縁から長さ3～4 cmの管腔で，上縁は恥骨直腸筋付着部上縁である．肛門管のほぼ中央，肛門縁から約2 cmに歯状線がある．歯状線から肛門縁までは重層扁平上皮であるが，歯状線から直腸肛門輪は移行上皮に覆われ，直腸上皮の円柱上皮に移行する．肛門周囲皮膚は肛門縁周囲の1～3 cmの部位とされるが厳密な境界は不明である[1]．

　肛門がんはまれな疾患で，わが国での正確な発生頻度は不明である．米国での2006年のデータでは4,660人（男性1,910人，女性2,750人）が肛門がんと新たに診断され，660人前後が死亡していると推定されている[2]．2006年にわが国で行われた肛門がんの化学放射線療法の全国集計でも，根治的放射線治療が行われた64例の性別は，男性13例，女性51例と女性のほうが多かった[3]．

　肛門がんは子宮頸がん，腟がん，外陰部がんなど女性性器がんと合併しやすい．これは，発生学的に肛門管と子宮頸管が密接な関係があることと，肛門がんが子宮頸がんと同様にヒトパピローマウイルス（HPV）感染，特にHPV 16/18感染と強く関連するためである[2]．National Comprehensive Cancer Network（NCCN）ガイドライン（version 2.2011）でも[4]，肛門扁平上皮がんと診断された女性患者には，子宮頸がんのスクリーニングを含めた婦人科検査をすることが推奨されている．

　肛門がんのリスク因子としてHIV感染はよく知られている[2]．AIDSを呈している患者では肛門がんのリスクはさらに高くなる．HIV感染の有無に関わらず男性同性愛者には肛門がんの頻度が高い[2]．肛門性交が関与しているものと考えられる．この他，喫煙も肛門がんのリスク因子である．

設問2　正解②

　表1に肛門管がんのUICC病期分類（第7版，2009年）を示す．肛門周囲皮膚（anal margin）は皮膚がんのTNM分類を用いることになっており，別に扱う．T因子はT3までは腫瘍長径で区分され，T4は直腸壁，肛門周囲皮膚，肛門括約筋を除く腟，尿道，膀胱などの隣接臓器への浸潤である．

　肛門がんに対する治療方針では，わが国の放射線治療計画ガイドライン2008では[5]，T1N0M0の肛門がんには放射線治療単独，T2以上の腫瘍については5-FUとMMCの同時化学放射線療法が推奨されている．一方，NCCNガイドラインでは[4]，T1N0M0を含め遠隔転移のないすべての病期に5-FUとMMCの同時化学放射線療法を標準治療として推奨している．遠隔転移のない症例全体の本治療法による標準的な5y-OS

表1 肛門管がんの TNM 分類；要約（UICC, 第7版, 2009年）

T因子	
T0	原発腫瘍を認めない
Tis	上皮内がん（carcinoma in situ）
T1	最大径が 2 cm 以下の腫瘍
T2	最大径が 2 cm を超えるが 5 cm 以下の腫瘍
T3	最大径が 5 cm を超える腫瘍
T4	大きさに関わらず腟，尿道，膀胱などの隣接臓器に浸潤する腫瘍

N因子	
N0	所属リンパ節転移なし
N1	直腸傍リンパ節への転移
N2	片側の内腸骨リンパ節および/または鼠径リンパ節への転移
N3	直腸傍リンパ節と鼠径リンパ節への転移，および/または両側の内腸骨リンパ節，および/または両側の鼠径リンパ節への転移

M因子	
M0	遠隔転移なし
M1	遠隔転移あり

病期分類			
0 期	Tis	N0	M0
I 期	T1	N0	M0
II 期	T2, T3	N0	M0
IIIA 期	T1, T2, T3	N1	M0
	T4	N0	M0
IIIB 期	T4	N1	M0
	Any T	N2, N3	M0
IV 期	Any T	Any N	M1

注1：肛門周囲皮膚（anal margin）は，皮膚がんの TNM 分類を用いる．
注2：所属リンパ節は，直腸傍リンパ節，内腸骨リンパ節，および鼠径リンパ節．
（Sobin LH et al：TNM Classification of Malignant Tumors, 7th Ed, Wiley-Blackwell, 2009）

は 65〜80％，肛門温存率は 70〜90％程度である[2,3,5]．
化学放射線療法における線量分割は，T1, 2N0M0 でも少なくとも 45 Gy/25 回/5 週は必要で，それよりも進行例では腫瘍の反応により 55〜59 Gy までが必要である[4,5]．直腸粘膜の耐容線量があり，同時化学放射線療法において合計 60 Gy を超える線量を照射することは推奨されていない．一方，化学療法については後述の「関連疾患および放射線腫瘍学関連事項の記載と解説」に詳細を記載したが，現在 5-FU と MMC の同時化学放射線療法が標準治療とされており，CDDP と 5-FU の導入化学療法のメリットは示されていない．
肛門管がんの所属リンパ節は，直腸傍リンパ節，内腸骨リンパ節，および鼠径リンパ節であるが，照射開始時の照射野には，内外腸骨リンパ節，直腸傍リンパ節，仙骨前リンパ節，および鼠径リンパ節を臨床標的体積（CTV）に含めることが推奨されている[1,2,4,5]．この仙骨上縁から両側鼠径リンパ節を含む広範な照射野には，1回線量を 1.8 Gy として合計 30〜36 Gy まで照射する．

設問 3　　　　　　　　　　　　　　正解①, ⑤

NCCN ガイドラインによれば[4]，HIV 陽性の肛門がん初発の患者には通常量の化学放射線療法で治療することが可能であるが，すでに AIDS を発症している患者では急性期有害事象が強く出るため，併用化学療法の中止や減量が推奨されている．
肛門がんでは広範な照射野で化学放射線療法を行うため，下痢・食欲低下などの消化器症状，排便時痛，

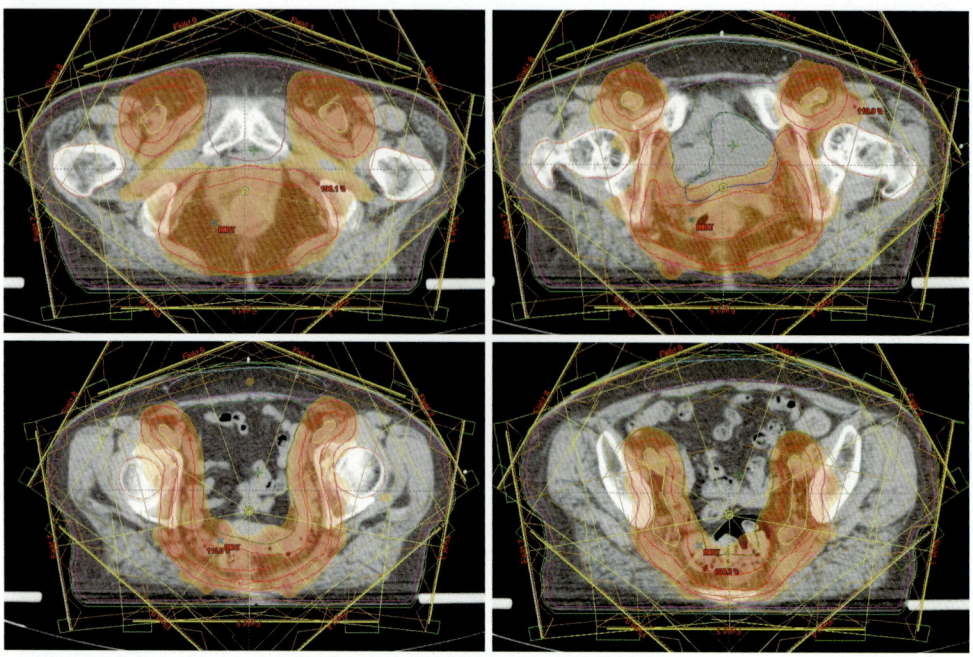

図3 肛門管がんに対する強度変調放射線治療（IMRT）の線量分布図
95%以上の線量域が表示されている.

肛門周囲および外陰部皮膚粘膜炎などの強い急性期有害事象が必発する[1,2,4,5]. このため, 照射を休止せざるを得ない場合もある. 晩期有害事象としては, 下血を伴う直腸炎, 腸閉塞, 便失禁, 腟狭窄, 膀胱炎, 大腿骨頭骨折, 下肢リンパ浮腫などがある. これらの有害事象を低減することを目的に, 肛門がんに対して強度変調放射線治療（IMRT）が行われ, 急性期および晩期有害事象の低減に役立っている[6,7]. **図3** に IMRT 9門照射で治療した肛門管がんの一例を提示する. IMRT によって, 小腸, 膀胱, 外陰部への線量が低減でき, 通常照射法に比較し, 下痢, 膀胱炎, 外陰部皮膚粘膜炎は軽度であった.

化学放射線療法後の遺残あるいは局所再発に対しては, 腹会陰式直腸切断術や局所切除が行われ, 全体として 64～92% の 5y-OS が得られている[1,2,4,5]. 初期治療の追加照射として小線源治療が行われることはあるが, 遺残病巣や局所再発には手術が推奨されている.

治療の経過

本症例には 5-FU（800 mg/m^2/日, 4日間持続点滴）, MMC（10 mg/m^2）の2コース同時併用化学放射線療法を行った. **図4, 5** に原発巣, 内外腸骨リンパ節, 直腸傍リンパ節, 仙骨前リンパ節, および両側鼠径リンパ節を CTV に含めた4門照射のデジタル再構成シミュレーション画像（DRR）および線量分布図を示す. この照射野で 37.8 Gy/21 回照射し, その後原発巣と直腸傍リンパ節転移に絞って3門照射で 22 Gy/11 回の追加照射を行い, 休止期間を置くことなく合計 59.8 Gy/32 回まで照射した.

急性期有害事象として Grade 3 肛門周囲皮膚粘膜炎をきたしたが, 治療開始から6ヵ月に行った PET-CT で腫瘍は完全消失し, 7ヵ月時点で行った大腸内視鏡でも直腸粘膜に軽度の血管拡張像を認めるのみで, 腫瘍の完全消失が確認できた（**図6**）. 治療後3年の現在, 無再発で晩期有害事象もなく経過観察中である.

関連疾患および放射線腫瘍学関連事項の記載と解説

[a] エビデンスレベルの高い臨床試験の解説

肛門がんでは肛門機能が温存できる化学放射線療法の持つ意義は大きい. 5-FU と MMC の同時化学放射線療法が標準治療となるに至ったエビデンスレベルの高い臨床試験を以下にまとめる.

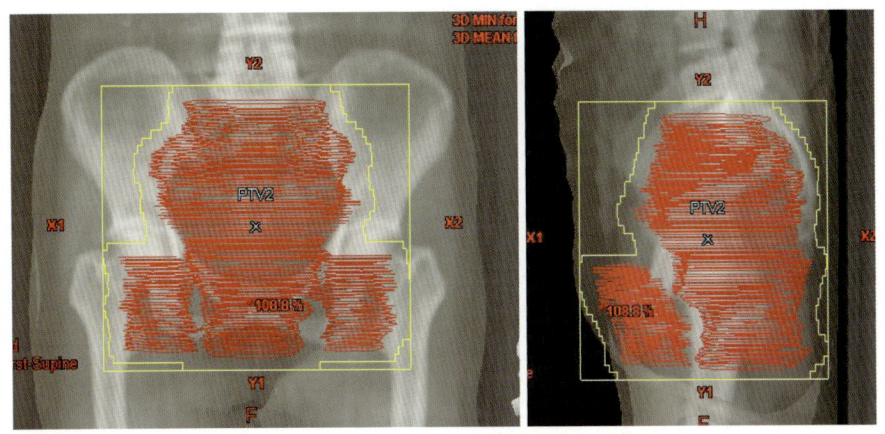

図4 照射野デジタル再構成シミュレーション画像（DRR）
4門照射．

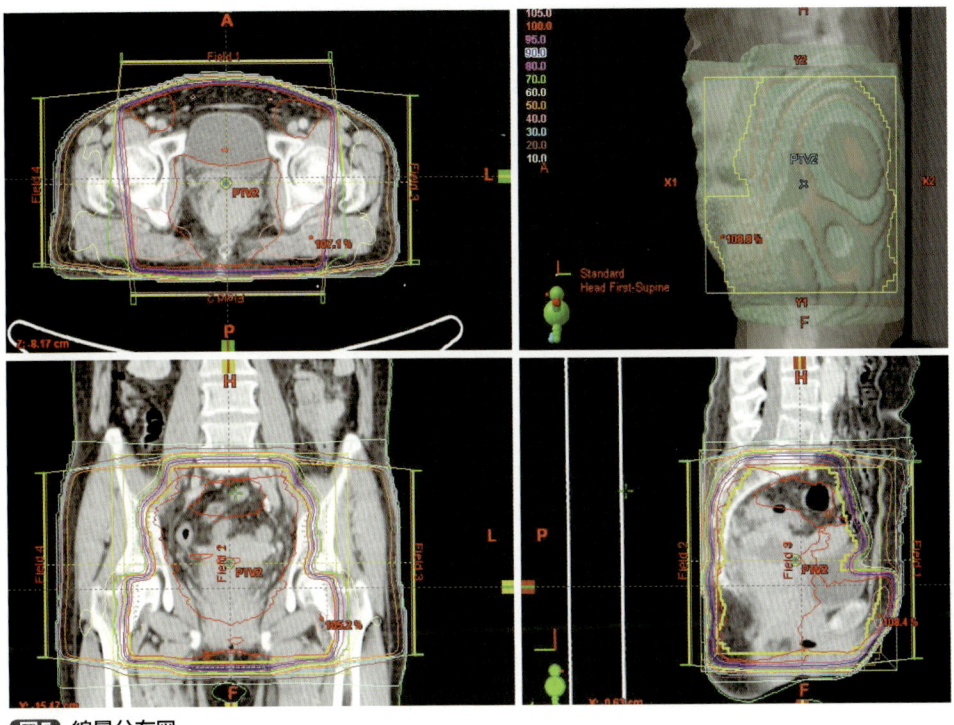

図5 線量分布図

　英国（UK Co-ordinating Committee on Cancer Research：UKCCCR）のランダム化比較試験（RCT）[8]では，肛門扁平上皮がんに対し放射線治療単独群と5-FUとMMC併用化学放射線療法群をランダム化比較した．放射線治療単独群では279例中164例（59％）が3年以内に再発したのに対し，化学放射線療法群では283例中101例（36％）が再発したのみで，再発の危険率を46％減少させた（p＜0.0001）．また，OSに有意差はないものの，原病生存率は化学療法併用で有意に向上した（p＝0.02）．

　European Organization for Research and Treatment of Cancer（EORTC）のRCT[9]では，局所進行肛門がん（T3-4N0-3M0，T1-2N1-3M0）に対し，45 Gy/25回の放射線治療後，6週間の休止期間をおいて部分奏効（PR）もしくは完全奏効（CR）となった症例には15〜20 Gy追加照射をする放射線治療単独と，5-FUとMMCの同時化学放射線療法を比較した．また45 GyでPRに至らないか，治療終了後に腫瘍が残存した場合は手術

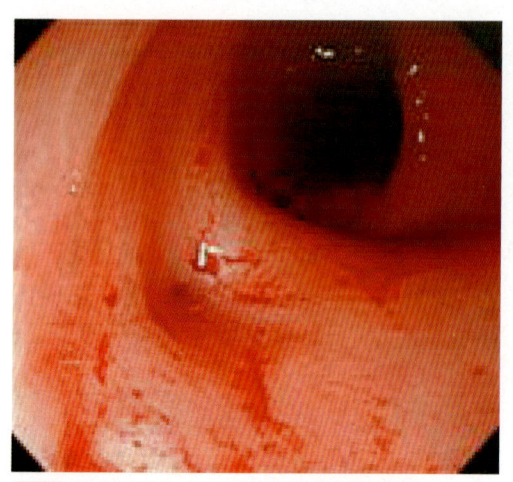

図6 治療開始から7ヵ月の大腸内視鏡像
腫瘍は消失し，直腸粘膜の血管拡張像が認められる．

を行うこととした．その結果，化学療法併用によって5年局所制御率および5年肛門温存率でそれぞれ18％および32％有意に向上した．一方，晩期有害事象の発生率は両群で差がなかった．

Radiation Therapy Oncology Group（RTOG）と Eastern Cooperative Oncology Group（ECOG）による5-FUとMMC併用と，5-FUのみ併用のRCT（RTOG 87-04）では，5-FUにMMCを追加することによって4年無病生存率（73％ vs. 51％；p＝0.0003）および4年肛門温存生存率（71％ vs. 59％；p＝0.014）が有意に向上した[10]．

その後RTOGでは，5-FUとMMC同時併用を標準治療群とし，5-FUとCDDPの導入化学療法後の5-FUとCDDPの併用を試験治療群とするRCT（RTOG 98-11）を行った[11]．その結果，CDDP併用群ではMMC併用群に比較し血液毒性を有意に減らせたものの，肛門温存率で下回り（p＝0.02），また有意差はないものの無再発生存率およびOSもMMC併用群が良好であった．

以上の結果から，現在肛門がんに対しては5-FUとMMCの同時併用化学放射線療法を第一選択とし，再発例には救済手術を行うことが標準治療となっている．

文献

1) 伊藤芳紀：肛門癌．がん・放射線療法2010，大西洋ほか（編），篠原出版新社，東京，p919-928，2010
2) Haddock MG, Martenson JA：Anal carcinoma. Clinical Radiation Oncology, 2nd Ed, Gunderson LL, Tepper JL（eds），Churchill Livingstone, Philadelphia, p1145-1159, 2007
3) Okamoto M et al：Radiotherapy for anal cancer in Japan：A retrospective multiinstitutional study. Int J Radiat Oncol Biol Phys **66**：S311, 2006
4) National Comprehensive Cancer Network ガイドライン 〈http://www.nccn.org/professionals/physician_gls/f_guidelines.asp〉
5) 唐澤克之，伊藤芳紀：肛門癌．2008放射線治療計画ガイドライン，日本放射線科専門医会・医会ほか（編），メディカル教育研究社，埼玉，p169-173，2008
6) Saarilahti K et al：The effect of intensity-modulated radiotherapy and high dose rate brachytherapy on acute and late radiotherapy-related adverse events following chemoradiotherapy of analcancer. Radiother Oncol **87**：383-390, 2008
7) Kachnic LA et al：Dose-painted intensity-modulated radiation therapy for anal cancer：a multi-institutional report of acute toxicity and response to therapy. Int J Radiat Oncol Biol Phys **82**：153-158, 2012
8) Epidermoid anal cancer：results from the UKCCCR randomised trial of radiotherapy alone versus radiotherapy, 5-fluorouracil, and mitomycin. UKCCCR Anal Cancer Trial Working Party. UK Co-ordinating Committee on Cancer Research. Lancet **348**：1049-1054, 1996
9) Bartelink H et al：Concomitant radiotherapy and chemotherapy is superior to radiotherapy alone in the treatment of locally advanced anal cancer：results of a phase Ⅲ randomized trial of the European Organization for Research and Treatment of Cancer Radiotherapy and Gastrointestinal Cooperative Groups. J Clin Oncol **15**：2040-2049, 1997
10) Flam M et al：Role of mitomycin in combination with fluorouracil and radiotherapy, and of salvage chemoradiation in the definitive nonsurgical treatment of epidermoid carcinoma of the anal canal：results of a phase Ⅲ randomized intergroup study. J Clin Oncol **14**：2527-2539, 1996
11) Ajani JA et al：Fluorouracil, mitomycin, and radiotherapy vs fluorouracil, cisplatin, and radiotherapy for carcinoma of the anal canal：a randomized controlled trial. JAMA **299**：1914-1921, 2008

各論

26 膀胱がん

臨床経過

【症　例】
70歳，男性．

【現病歴】
肉眼的血尿を自覚し近医を受診．尿細胞診にてClass Vと診断され，精査目的にA大学病院を受診．数年前より慢性閉塞性肺疾患（chronic obstructive pulmonary disease：COPD）と診断されているが特に加療は受けておらず，他に特記すべき既往歴はない．喫煙歴は10本/日×40年だが現在は吸っていない．

【検査所見】
膀胱鏡検査において非乳頭状で広基性に進展する腫瘍が観察され，経尿道的膀胱腫瘍切除術（transurethral bladder tumor resection：TUR-BT）が施行された．組織診断は尿路上皮がんであった．CTにて膀胱後壁〜左側壁にかけて不整な肥厚が観察され，周囲脂肪組織との境界が不明瞭にみえる部分が観察された（図1）．有意な腫大リンパ節や周囲臓器への直接浸潤，水腎症などは観察されなかった．

設　問

設問1

膀胱がんに関する記載で，誤っている選択肢を1つ選べ．
①膀胱がんの世界的な罹患率は，男性は女性の3〜4倍である．
②世界統計では膀胱がんは男女部位別がん死亡率で10位以内である．
③膀胱がんは欧米よりも東南アジアや南米で罹患率が高い．
④膀胱がんの発生原因に有機溶剤や住血吸虫が関係している．
⑤膀胱がん発生にはEGFR変異が関与しているものもある．

設問2

膀胱がんの治療に関する記載で，誤っている選択肢を2つ選べ．
①Ta/T1/TisN0膀胱がんの標準治療は膀胱全摘である．
②表在性膀胱がんTUR後のBCG膀胱注入は効果が実証されている．
③浸潤性膀胱がんにおける膀胱全摘と放射線単独治療は効果が同等である．
④表在性膀胱がんTUR後の抗がん薬膀胱注入は効果が実証されている．
⑤通常T3以上の浸潤性膀胱がんに膀胱部分切除術は適用されない．

設問3

膀胱がんに対する治療で，正しい選択肢を1つ選べ．
①照射に併用するGC［gemcitabine, cisplatin（CDDP）］療法とM-VAC［methotrexate, vinblastine, doxorubicin（DXR），CDDP］療法では前者のほうが有意に予後良好である．
②40 Gy時点で残存がある場合は60 Gy程度までの追加化学放射線療法が推奨される．
③動注化学療法併用の場合は30 Gy以上の放射線治療

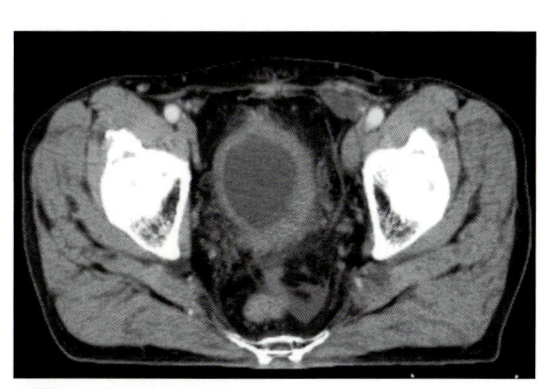

図1 治療前骨盤部CT像

④60 Gy 程度の化学放射線療法＋救済手術が治癒率・膀胱温存率が高い．
⑤根治的化学放射線療法前の補助化学療法は有意に予後を改善する．

解答と解説

設問 1　　　　　　　　　　　　　　　　　　正解③

わが国における膀胱がんの粗罹患率（2009 年）は男性 20 人/10 万人，女性 6 人/10 万人で男性に多く，死亡率は男性 7 人/10 万人，女性 3 人/10 万人となっており，膀胱がんでの死亡数は年間約 6,600 人と報告されている．年齢調整死亡率は男性 3.6％，女性 1.0％でいずれも部位別のがん死亡率としてわが国では 10 位以内には入っていない．世界的には粗罹患率（2008 年）は男性 8.6 人/10 万人，女性 2.6 人/10 万人と報告され，男女合計でがん部位別罹患数の 6 位，がん部位別死亡数の 10 位を占めている[1]．膀胱がんの世界的分布としては欧州や北米において罹患率が高く，アフリカ・アジアなどの開発途上国に少ない傾向がみられる．わが国の男性の膀胱罹患率も南欧州や北米に並んで世界トップクラスであり，先進国に多いという傾向に合致している．膀胱がんの組織型は 90％以上が尿路上皮がん（移行上皮がん），残りが扁平上皮がん，腺がん，その他である．

病因にはさまざまな原因が報告されているが，古くから喫煙と膀胱がん発症リスクの関連性が指摘されている．数々のメタ解析において喫煙と膀胱がんの発症について解析され，平均すると喫煙により膀胱がん発生リスクが 2～3 倍増加するとされている．世界中で全般に男性のほうが女性よりも膀胱がん罹患率が高いが，これも喫煙率の差が関係しているとの報告がある．

喫煙以外には一部の有機溶剤への曝露が膀胱がん発症と関連付けられている．発がん性の強い物質に芳香族アミンの一種であるベンジジンが挙げられる．当初顔料を生成するために利用されていたが 1960 年以降発がん性が指摘され，1970 年代にわが国でも製造等が禁止される物質に指定された．ナフチルアミンも有機化合物の一種で，ナフタレンの水素がアミノ基に置換されたものであるが，同物質も尿路系の発がん作用を有することが指摘されている．β-ナフチルアミンがアゾ染料の合成中間体として重要であるが，わが国では労働安全衛生法により輸入・使用・製造等が禁止されている．膀胱がんの発がん物質に染料や顔料の中間体の有機化合物が多いことから塗装業など有機溶剤を扱う従事者の職業曝露も問題視され，近年のメタ解析で肺がんや膀胱がんの発症率が有意に高いことが示されている．

膀胱がんの原因として代表的な医療用薬剤は cyclophosphamide（CPA）が挙げられる．免疫抑制薬や抗腫瘍薬としてよく用いられる薬剤であり副作用の出血性膀胱炎は有名であるが，膀胱炎の反復が発がん率を上昇させることが示唆されている．その他，複数回の尿路感染の既往や膀胱結石の合併が膀胱がんの発症リスクを高めることも示され，骨盤部への放射線治療既往も長い潜伏期間を経て膀胱がん発症の一因とされる．

地域特異的な膀胱がん発生の原因として，ヒトの膀胱静脈叢に寄生するビルハルツ住血吸虫症（*Schistosoma haematobium*）がある．ビルハルツ住血吸虫はアフリカや中東に広く分布し，膀胱扁平上皮がんの発生原因とされている．エジプトではかつて膀胱がんの中では扁平上皮がんが最多であったが，吸虫症の予防によって膀胱がんが激減し，尿路上皮がんが優位になったという報告もある．

膀胱がんに関連する遺伝的要因としては，がん抑制遺伝子の *RB* 遺伝子や p53 ファミリー蛋白の発現低下，細胞周期調節蛋白である p21，p27 などの発現低下，細胞膜受容体の異常として ErbB1（EGFR），ErbB2（HER2），ErbB3，ErbB4 受容体あるいはその mRNA の異常発現などが知られている．また，がん遺伝子である *Ras*・Ras 蛋白複合体などの異常発現も指摘され，これらに対する分子標的治療が今後の治療の焦点になる可能性がある．

設問 2　　　　　　　　　　　　　　　　　　正解①，③

1）非浸潤性膀胱がん

非筋層浸潤膀胱がんは，非浸潤乳頭腫またはがんの Ta，粘膜固有筋層への浸潤がある T1，Carcinoma in situ（CIS）または Tis に分けられる．このうち Ta と T1 はわが国の「膀胱癌取扱い規約」では表在性膀胱がんに分類されている．非浸潤性膀胱がんにおける再発・進行のリスク因子は T 因子，単発/多発，組織学的 Grade などが挙げられる．

Ta，T1，Tis 膀胱がんの標準治療は TUR-BT である．また，表在性膀胱腫瘍に対して TUR の際に化学療法膀胱内投与を施行することで再発率を 25～50％減少

させることができる．しかし，単発性膀胱腫瘍に対して多発性膀胱腫瘍では再発率が高く，多発性膀胱腫瘍に対しては1回の化学療法では足りないことも示されている．表在性膀胱がんに対してはBCGの膀胱内注入療法も有効であり，TURに併用して行うほうが無併用群よりも有意に再発率を抑えられる．T1/Tis膀胱がんにおいてBCG療法後に再発がみられたり化学療法が奏効しない場合は，mitomycin C（MMC）またはそれ以外の抗がん薬やインターフェロンα，温熱療法・光線力学療法などが行われることもあるが，確立された治療法はなく，通常は膀胱全摘が行われる．

2）浸潤性膀胱がん

「膀胱癌取扱い規約」による分類ではT2～T4が浸潤性膀胱がんと定義されている．転移のない浸潤性膀胱がんの膀胱全摘による5年生存率はおよそ35～50%である．これに術前化学療法を併用することで，5年生存率は55～60%に改善することが複数のランダム化比較試験（RCT）によって示されている[2]．術前補助化学療法は，特にT2/T3浸潤性膀胱がんにおける予後への寄与が大きいが，T1/T4腫瘍に対する寄与はこれらに比較して小さく，検討の余地があると思われる．膀胱部分切除はT2腫瘍に対して考慮されるが，多発病変を有する症例，T3腫瘍に対しては原則として推奨されない．多発病変の存在や，切除断端陽性例，郭清リンパ節転移陽性例などには術後化学療法あるいは術後放射線治療の併用が必要である．T4aかつリンパ節転移陰性の症例の一部に対しては化学療法＋膀胱全摘術も治療選択肢の1つとなりうるが，慎重な症例選択が必要と考えられる．

膀胱がんに対する放射線治療単独での成績は，過去の報告ではT1～T4までを含めて5年原病生存率20～40%という報告が多い．T因子別5年原病生存率はT1約60%，T2約40%，T3約20%，T4約10%とされている．根治的放射線単独治療では1回2 Gy換算で60～66 Gyの総線量が用いられることが多い．根治的外科治療と放射線治療単独を比較したメタ解析では，5年全生存率（5y-OS）が根治的切除の36%に対して根治的放射線治療は20%であった[3]．放射線治療単独での成績は外科的治療に勝るものではないが，根治も見込めるので治療選択肢の1つになりうる．しかし，治療成績からみると切除可能例に対して第一選択となることはなく，放射線単独での治療は手術不能や化学療法不能など特殊な事情がある場合に限られる．

設問3　　　正解④

化学療法はM-VAC（methotrexate，vinblastine，DXR，CDDP）またはこのうち数種類を用いたMCVなどのレジメンが従来より標準的に用いられている．膀胱温存を目的とした集学的治療にはこれらの化学療法が必須である．RTOG 8802においてはT2-T4NX膀胱がん症例にTUR後に化学放射線療法を行い，途中評価で完全奏効（CR）となった症例には追加化学放射線療法を，反応不良の症例に対しては膀胱全摘を行う第Ⅱ相臨床試験を行い，4年生存率62%という良好な成績を出している．さらに膀胱温存4年生存率は44%であり，手術成績に匹敵する生存率でありながら膀胱も温存できる可能性が示された[4]．同様の膀胱温存を試みた化学放射線療法の治療報告が続き，5年原病生存率が50～80%と改善がみられている．これらはM-VACやMCVからなる化学療法と，54～66 Gyの放射線治療からなり，60 Gy前後の総線量とこれらのレジメンが標準的な根治的化学放射線療法の基準になると考えられる．40 Gy前後で途中評価を行い，この時点でCRであれば20 Gy程度の化学放射線療法を追加し，非CR例には救済手術というプロトコルが膀胱温存を目的とした最もよい治療と考えられる．この化学放射線療法に加え，MCV療法×2コースの補助化学療法が予後を改善するかどうかの臨床試験RTOG8903が行われたが，5年生存率が49% vs. 48%でほとんど差がなく，現時点では同時化学放射線療法に加える補助化学療法の付加は予後に寄与しないとされている[5]．最近はgemcitabine，CDDPの2剤を用いたGC療法も一定の奏効率を示している．GC療法とM-VAC療法を比較したRCTの結果ではほぼ同等の効果であり，さらにM-VAC療法に比較して毒性面で良好であったためGC療法が第一選択に置き換わりつつある[6]．

全身化学療法に代わって動注化学療法併用放射線治療も施行されている．T2～T4膀胱がんに対してCDDPとDXRを計2コース動脈内投与と放射線治療40 Gy/20回を行い，CRが得られた症例にはさらに追加の動注化学放射線療法（計60 Gy，化学療法3コース），非CR例には膀胱全摘という臨床試験が行われた[7]．全体の5y-OS 77%，CR率74%，CR症例の5y-OS 90%，CR症例の5年原病生存率52%，膀胱温存率74%と第Ⅱ相試験で良好な成績と考えられる．この他にもCDDPを主体とした動注化学療法と60 Gy程度の放射線治療を併用した報告がみられ，CR率90%，膀胱

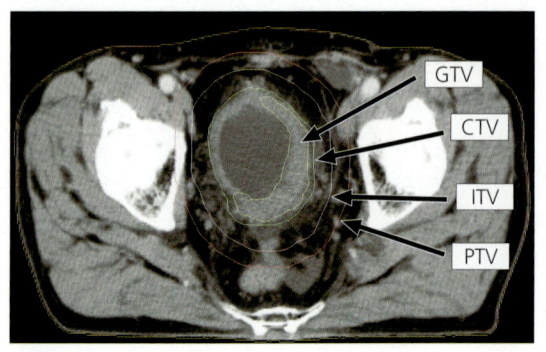

図2 膀胱がんの GTV, CTV, ITV, PTV

温存率約75％と良好であり，第一選択治療となる可能性も示している．一方で30 Gy程度の放射線治療を併用した動注化学療法の報告もあるが，これらのCR率は50％前後と前述の報告に比較して低く，総線量の差が局所制御率に反映されていると考えられる．30 Gy程度の放射線治療は術前療法としての適用に限られ，膀胱温存目的の根治的治療としては不十分と考えられる．

治療の経過

本症例はTUR-BT後に化学療法（M-VAC療法）を2コース行い，膀胱に対してX線10 MV，直交4門照射60 Gy/30回/6週の放射線治療が行われた．

治療中に肉眼的血尿は改善し，急性期有害事象はGrade 2以下（CTCAE v4.0）の頻尿と下痢のみであった．放射線治療終了後に腫瘍の肉眼的・顕微鏡的遺残はなく，治療効果はCRと判定された．その後1年以上経過したが，腫瘍再発も晩期有害事象もみられていない．

関連疾患および放射線腫瘍学関連事項の記載と解説

膀胱がんの根治的放射線治療に用いられるX線は10 MV以上が望ましい．T1-T4N0の限局性膀胱がんの放射線治療において，リンパ節予防域を含めるべきかどうかは議論の余地がある．初期の臨床試験では骨盤リンパ節を含めた照射野が使用されていた．しかしながらリンパ節領域への照射が生存率を改善するというデータはなく，これまでの報告でも再発は主に局所であることから，リンパ節転移のない膀胱がんへの放射線照射野は膀胱のみをターゲットとした限局照射野へと移行している[8,9]．膀胱のみに限局した照射野を設定する場合，各標的体積は次のように設定される．GTV（肉眼的腫瘍体積）：肉眼的膀胱腫瘍，CTV（臨床標的体積）：腫瘍周囲組織あるいは膀胱全体，ITV（体内標的体積）：膀胱の伸縮を含めた範囲，PTV（計画標的体積）：ITVの周囲5〜10 mm（**図2**）．

照射の際に蓄尿するか排尿するかに関してもコンセンサスはまだない．蓄尿のメリットは膀胱の進展によって病変部位と正常部位・周辺臓器を隔離しやすくなることであるが，治療計画時の蓄尿状態の再現性・正確性に難があるのがデメリットである．反対に直前

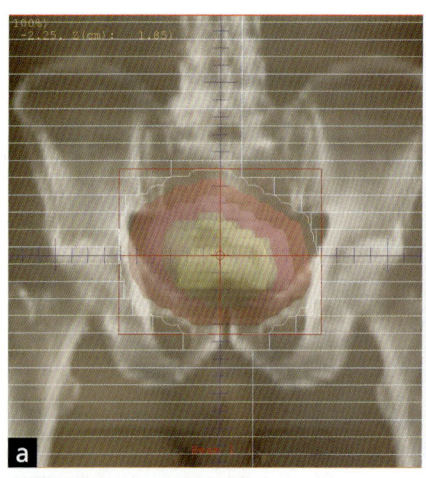

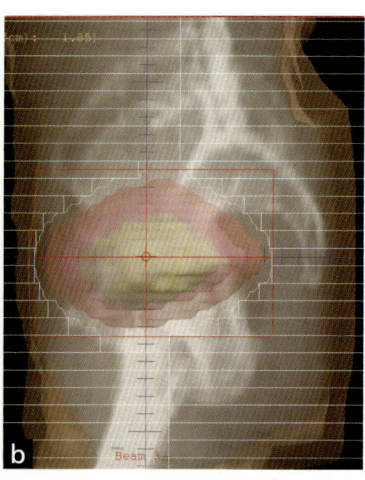

図3 膀胱がんの照射野例
a：正面像，b：側面像

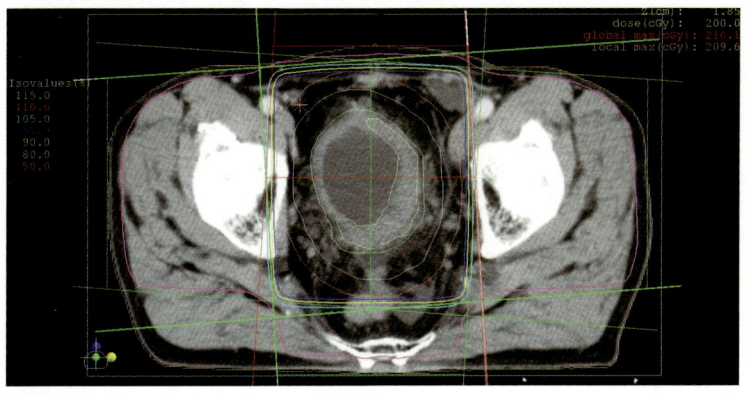

図4 膀胱がんの照射野例（CT横断像）

に排尿させるほうが簡便かつ再現性が高いが，正常部位・周辺臓器の遮蔽の面ではやや劣る．カテーテルで尿量を正確に再現する方法もあるが，患者の苦痛や尿路感染のリスクといった問題も生じるため，どの方法も一長一短があると考えられる．膀胱の変形ならびに臓器移動を計測した検討は複数報告されているが，最も大きい変位は上方への変位であり，次に前後方向が大きく，側方・下方への変位は比較的小さい傾向がみられる[10]．筆者の施設では膀胱のITVとして下方以外の5方向に10 mmのマージンを設定し，さらにその周囲に10 mmのPTVマージンを設定し，治療計画CT・照射の前には必ず排尿させている．蓄尿・排尿に関してはいずれの方法を用いても間違いではないが，同一施設内ではルールを統一することが重要である．照射方法は120°ずつ振った3門照射や前後左右の直交4門照射が一般的である（図3, 4）．

膀胱がんの所属リンパ節は内腸骨・外腸骨・閉鎖・膀胱傍リンパ節である（図5）．リンパ節転移陽性の膀胱がんに対する放射線治療では，これらのリンパ節領域を含めるべきである．照射野上方は少なくとも総腸骨動脈分岐部まで含め，下方は閉鎖孔，外側は外腸骨動脈から十分な距離を含めるべきと考えられる．さらにこれまでのTNM分類・「膀胱癌取扱い規約」に含まれていなかった総腸骨動脈リンパ節がUICCのTNM分類（第7版，2009年）より所属リンパ節となり，同リンパ節転移がN3に分類されるようになった．この改訂により所属リンパ節領域も変更されたが，照射野に総腸骨動脈領域まで含めるべきか否かに関する明確なエビデンスやコンセンサスは現時点ではない．

遠隔転移の存在，超高齢者，重度の合併症，巨大原発腫瘍など根治的適応のない膀胱がん症例は姑息的放射線治療の適応となる場合がある．姑息的放射線治療の適応は，骨盤部疼痛，肉眼的血尿，水腎症，排尿障害，下腿浮腫などである．ある施設では30 Gy/10回の姑息的放射線治療が行われたが，血尿の改善以外に緩和的効果は得られなかったとしている．1回10 Gy，4週間隔で計10～30 Gyの骨盤照射を行った報告では高率に血尿の改善がみられ，尿路閉塞の改善症例もみられたとの報告もある．これらをまとめると，血尿の改善には30 Gy以下で少分割照射も有効であるが，腫瘍の縮小や尿路閉塞改善を得るには通常分割換算で40～50 Gy以上は必要と考えられる．

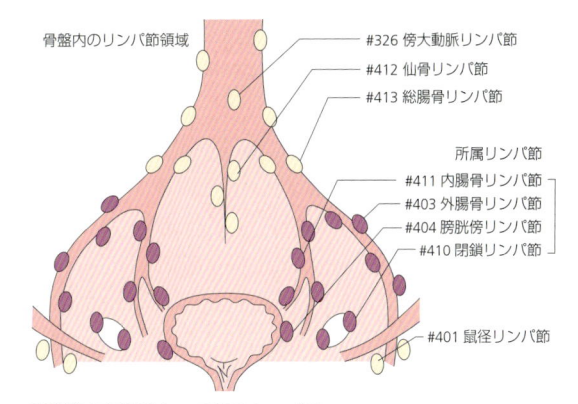

図5 膀胱がんの所属リンパ節
〔日本泌尿器科学会・日本病理学会（編）：泌尿器科・病理 膀胱癌取扱い規約，第3版，金原出版，2001をもとに作成〕

文献

1) Ferlay J et al：GLOBOCAN 2008, Cancer Incidence and Mortality Worldwide：IARC CancerBase No. 10,

IARC Press, Lyon, 2010
2) Grossman HB et al : Neoadjuvant chemotherapy plus cystectomy compared with cystectomy alone for locally advanced bladder cancer. N Engl J Med **349** : 859-866, 2003
3) Shelley M et al : Surgery versus radiotherapy for muscle invasive bladder cancer. Cochrane Database of Systematic Reviews 2001, Issue 3. Art. No. : CD002079. DOI : 10.1002/14651858
4) Tester W et al : Neoadjuvant combined modality program with selective organ preservation for invasive bladder cancer : results of Radiation Therapy Oncology Group phase II trial 8802. J Clin Oncol **14** : 119-126, 1996
5) Shipley WU et al : Phase III trial of neoadjuvant chemotherapy in patients with invasive bladder cancer treated with selective bladder preservation by combined radiation therapy and chemotherapy : initial results of Radiation Therapy Oncology Group 89-03. J Clin Oncol **16** : 3576-3583, 1998
6) von der Maase H et al : Long-term survival results of a randomized trial comparing gemcitabine plus cisplatin, with methotrexate, vinblastine, doxorubicin, plus cisplatin in patients with bladder cancer. J Clin Oncol **23** : 4602-4608, 2005
7) Mokarim A et al : Combined intraarterial chemotherapy and radiotherapy in the treatment of bladder carcinoma. Cancer **80** : 1776-1785, 1997
8) Gospodarowicz MK et al : The place of radiation therapy as definitive treatment of bladder cancer. Int J Urol **2** (Suppl 2) : 41-48, 1995
9) Petrovich Z et al : Radiotherapy for carcinoma of the bladder : a review. Am J Clin Oncol **24** : 1-9, 2001
10) Meijer GJ et al : Three-dimensional analysis of delineation errors, setup errors, and organ motion during radiotherapy of bladder cancer. Int J Radiat Oncol Biol Phys **55** : 1277-1287, 2003

各論

27 前立腺がん

A 外部照射

臨床経過

【症 例】
68歳，男性．

【現病歴】
3年前，健診にてPSA 5.6 ng/mL高値を指摘された．その後次第に上昇し，9ヵ月前のPSAは8.3 ng/mLであった．今回のPSAが17.2 ng/mLを示したため，A大学病院を紹介され，生検を施行した．肝疾患，心疾患，神経疾患，悪性腫瘍の既往はない．

【検査所見】
Gleason score：4a＋4b＝8，tertiary component Gleason 5＞10%．Positive core 5/8本，右2/4本，左3/4本．リンパ節生検は施行されていない．前立腺体積は24 cm^3．CTおよび骨シンチで明らかな転移は認められなかった．前立腺MRI所見を図1に示す．

設 問

設問1

下記の前立腺がんに関する記載で，正しい選択肢を2つ選べ．
① 積極的な経過観察も選択肢となる．
② 生検の陽性本数はリスク分類の因子に入っていない．
③ MRI所見としては，ADC MAP，拡散強調像，ダイナミックMRIが重要である．
④ 本症例の根治的放射線治療単独における5～10年の生化学的無再発生存率（bRFS）は70～85%である．
⑤ PSAの倍加時間（PSADT）から再発リスクは低い．

設問2

下記の前立腺がんの治療に関する記載で，誤っている選択肢を2つ選べ．
① 66 Gyの外部照射
② 臨床標的体積（CTV）は前立腺と精嚢とする．
③ 分割線量の増加による効果が期待できる．

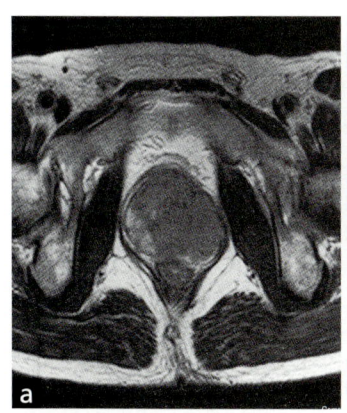

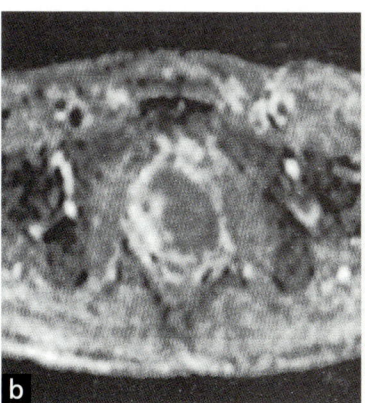

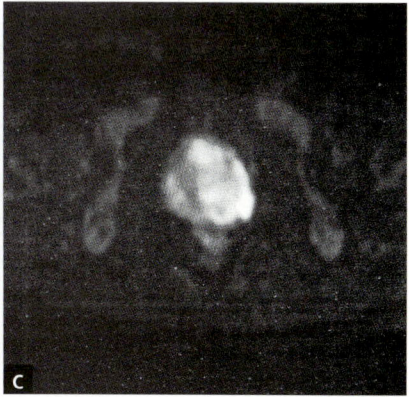

図1 治療前前立腺MRI像
a：T2強調像，b：ADC MAP，c：拡散強調像

④最初の 45 Gy（1.8 Gy/回）までは小骨盤照射（4 門）に設定し，その後前立腺と精囊に照射する．
⑤リスク臓器には膀胱，直腸，大腿骨頭，小腸，尿道球部が含まれる．

設問 3

下記の前立腺がんの併用内分泌療法に関する記載で，**正しい選択肢を 2 つ選べ．**
①74 Gy 程度の線量増加が可能なら内分泌療法の併用は必要ない．
②6ヵ月のネオアジュバントホルモン療法（neoadjuvant hormone therapy：NHT）のみ．
③6ヵ月の NHT と 3ヵ月のアジュバントホルモン療法（adjuvant hormone therapy：AHT）．
④3 年間の AHT．
⑤6ヵ月の NHT と 2 年間の AHT．

解答と解説

設問 1　　正解②，③

本症例は i-PSA が 17.2 ng/mL だが Gleason score（GS）が 8 と高リスク[1]で，tertiary component（Gleason 5）も 10％以上である．さらに生検の陽性本数（50％以上），PSA 倍加時間（PSA doubling time：PSADT）（12ヵ月未満）なども高リスクを示唆する結果である．本症例では積極的な経過観察は期待余命の点からも推奨されない．近年前立腺 MRI としては，ADC MAP，拡散強調像，ダイナミック MRI の所見を組み合わせてがんの有無を診断することが一般的になりつつあるが，その正診率に関する報告は幅広い結果となっている（50〜80％）．前立腺がんの MRI 所見は T2 強調像および拡散強調像，ADC MAP で低信号を示し，拡散強調像で高信号を示すのが典型的である[2]．National Comprehensive Cancer Network（NCCN）の高リスクに対する根治的放射線治療単独における結果は 5〜10 年で 30〜60％の範囲であり，5〜10 年の bRFS が 70〜85％期待できるのは中間リスク群である[1]．また，PSADT はおおよそ 10ヵ月程度であり，12ヵ月をきることから再発リスクも高くなる[3]．以上から選択肢①，④，⑤が不適切となる．生検陽性率，PSADT については後述する．

設問 2　　正解①，④

本症例は多数の高リスク因子があることから 66 Gy 程度の外部照射は推奨されず，74 Gy 以上の線量増加が必要と考えられる[1,3]．したがって選択肢①は誤りである．骨盤リンパ節に対する治療としては，これまでのところ小骨盤照射野を推奨するエビデンスは報告されておらず，全骨盤照射または局所のみ（前立腺および精囊を CTV として含める）の照射が行われる．全骨盤照射［強度変調放射線治療（IMRT）も含め］における標的となる骨盤リンパ節は RTOG GU Consensus（2008, 2009）[4] に準じて施行されることから選択肢④も誤りである．放射線生物学的には高い分割線量による治療効果比の改善が期待でき，これらを裏付ける臨床結果も報告されている．各臓器の線量制限の詳細については後述する．

設問 3　　正解④，⑤

外部照射＋短期の内分泌療法の併用について RTOG 8531, 8610, 9202 などによって解析された結果，3〜6ヵ月の短期のネオアジュバントを含むアンドロゲン除去療法（androgen deprivation therapy：ADT）の併用について，ランダム化比較試験（RCT）において 15〜25％の bRFS の改善［RTOG8610：10 年疾患特異的生存率 64％→77％，D'Amico：8 年全生存率（OS）61％→74％］を認めているとともに，尿路および消化管の有害事象の減少が認められた．

放射線治療＋長期の内分泌療法の併用については，高リスクに対して 2〜3 年以上の ADT を併用する臨床試験（RTOG8531, EORTC22863, RTOG9202）[5] が施行された．RTOG8531：10 年 OS 全体 39％→49％（有意差ありは GS 7〜10 のみ），EORTC22863：10 年 OS 40→58％，RTOG9202：10 年 OS 全体 52％→54％（有意差ありは GS 8〜10 のみ）．これらの臨床試験ではすべて全骨盤照射が用いられ，その後局所に照射し総線量は 65〜70 Gy である．全体として 10〜15％の OS の改善を認めており，高リスク（特に GS 8 以上）においては長期の AHT が現在では標準的な併用療法となっている．したがって，現在のエビデンスからは選択肢④と⑤が適切である．

治療の経過

治療前に 17.2 ng/mL であった PSA は 6ヵ月間の

表1 NCCNにおけるリスク分類

		bRFS（5～10年）
低リスク	T1～2a and GS≦6 and PSA＜10	80～90%
中間リスク	T2b～T2c and/or GS 7 and/or PSA10～20	70～85%
高リスク	T3b or GS 8～10 or PSA＞20（超高リスク T3b～T4）	30～60%

bRFS：biochemical relapse free survival（生化学的非再発生存率）
GS：Gleason score

（NCCN Guidelines™ Version 4. 2011, Prostate Cancer）

maximum androgen blockade（MAB）[bicalutamide（カソデックス錠）80 mg および leuprorelin（リュープリン SR 注射）11.25 mg] によって 0.3 ng/mL まで低下し，前立腺および精嚢を GTV とした 5 門による 3 次元原体照射（3D-CRT）が施行された．3D-CRT は 2.5 Gy/回 [中心線量，臨床標的体積（CTV）には 10 mm のマージンを設定]，週 5 日で合計 67.5 Gy が投与された．放射線治療後もカソデックス錠 80 mg が 2 年間投与され，すべての治療終了時 PSA は 0.01 未満まで低下した．治療終了後 1 年経過した時点で PSA は 0.48 ng/mL まで上昇を認めたため，テストステロン値が測定された．PSA の上昇はすべての治療後 1 年が経過し，男性ホルモンの回復によるものと考え経過観察され，その後次第に低下傾向を示し，放射線治療後 4 年（内分泌療法終了後 2 年）現在では 0.24 ng/mL で，引き続き経過観察されている．放射線治療後 1 年 3 ヵ月経過した時点で，週 2 ～ 3 度排便時に少量の血便が認められたため内視鏡が施行され，直腸粘膜の発赤と毛細血管の拡張が指摘されステロイド系座薬（ネリプロクト座薬）が投与された．血便はその後も 1 ～ 2 ヵ月ほど間欠的に出現したが次第に減少し，その後消失している．

関連疾患および放射線腫瘍学関連事項の記載と解説

a 疾患の特徴

前立腺がんの 95% 以上が腺がんであり，患者の 85% 以上で多発性を示している．およそ 50 ～ 80% の前立腺がんが前立腺尖部に発生しているが，尖部では被膜は十分発達していない．被膜外浸潤の最も多い領域は後側方である．また，家族性の発生がみられ，一親等に前立腺がん患者がいる場合には，50 歳代からのスクリーニングが推奨される．

リンパ行性転移の主な経路は，内腸骨リンパ節（LN），閉鎖 LN，外腸骨 LN，仙骨前 LN である．

最も頻用される予後因子は Gleason score（GS），臨床病期，i-PSA であるが，tertiary component（＞10%）Gleason 5 を持つ GS 7 の予後は GS 8 ～ 10 と同等と考えられている．この他の病理学的予後因子としては，生検の陽性本数（50% を超えると悪性度が増強）や神経血管束への浸潤などがある．

前立腺がんは経過の長い疾患であり，期待余命やリスク分類によって治療方針が変わりうる．PSA は前立腺がんのスクリーニングとして頻用されるが，その倍加時間（PSADT）はがんの活動性や転移リスクの予測にも用いられ，外部照射前の PSADT＜12 ヵ月であれば再発リスクが高くなる．また治療後 PSADT＞6 ヵ月であれば局所再発を示唆し，PSADT＜6 ヵ月であれば遠隔転移を示唆する．

NCCN におけるリスク分類を**表 1** に示す．

この他，D'Amico 分類（中間リスクにおいて 2 因子を満たせば高リスクに分類），RTOG のメタ解析リスク分類（Ⅰ～Ⅳの 4 群に分類）などが知られている．ノモグラムとしては，病理学的病期を推測する Partin ノモグラムや他に Kattan ノモグラム（PSA 再発の予測），Roach formula（リンパ節浸潤リスクの予測）などがよく知られている．

b 適応および治療法

リスク因子別の標準的な治療指針および放射線治療技術に関する指針を示す（**表 2**）．

1）線量増加について

一般に外部照射では治療精度の限界からマージンを比較的広く設定せざるを得ないが，70 Gy 以上の線量を投与した場合，高度な有害事象が出現する．前立腺がんではリスクが高くなるにつれて線量増加による寄

表2 リスク因子別の標準的な治療指針および放射線治療技術に関する指針

低リスク
期待余命＜10年の場合 　①積極的な経過観察 　②前立腺に限局した外部照射　3次元原体照射（3D-CRT）/強度変調放射線治療（IMRT）または小線源治療単独 期待余命≧10年の場合 　①前立腺に限局した外部照射 3D-CRT/IMRT または小線源治療単独
中間リスク
期待余命＜10年の場合 　①積極的な経過観察 　②前立腺に限局した外部照射　3D-CRT/IMRT 　　または小線源治療単独±短期のアンドロゲン除去療法（ADT） 期待余命≧10年の場合 　①外部照射 3D-CRT/IMRT または小線源治療単独＋4〜6ヵ月の ADT 　②線量増加を行った高線量の外部照射単独 中間リスクに対する放射線治療は，3D-CRT/IMRT±小線源治療 中間リスクに対する小線源単独治療は Gleason score（GS）7のうち3+4の場合に考慮（GS 4+3では外部照射またはADTの併用） 中間リスクに対する全骨盤照射は複数の高リスク因子がある場合に考慮
高リスク
①高リスクに対する放射線治療は， 　ネオアジュバントホルモン療法（NHT）（3〜6ヵ月）＋3D-CRT/IMRT±小線源治療（HDR）＋アジュバントホルモン療法（AHT）（2〜3年） 　GS 8未満で1因子のみのリスクの場合には4〜6ヵ月の短期の ADT も考慮

与をより受けるが，線量増加はマージンの設定や照射法と密接に関連している．線量増加に伴う正常組織の影響を許容範囲にするためには，標的臓器の体内移動に伴うマージン（体内マージン）を最小限とする必要があり，これを実現するためにはコーンビーム CT スキャンや超音波検査による標的臓器の確認が不可欠である［骨照合と標的照合では計画標的体積（PTV）マージンで5 mm の相違があると報告されている］[6]．また主に直腸線量を軽減する方法として inverse planning を用いる IMRT が施行されている．

これまで6つの RCT において，線量増加によって10〜20％の bRFS の改善が認められているが，OS の改善は認めなかった．MD Anderson Cancer Center では 70 Gy vs. 78 Gy（8.7年）で中間リスク（65％→94％），高リスク（26％→63％）で bRFS の改善が認められた．オランダでの 68 Gy vs. 78 Gy（7年）では中間〜高リスク（45％→56％）で bRFS の改善が認められている．

2）分割線量について

近年における前立腺がんの α/β 比の解析によると，通常の早期反応系腫瘍の α/β 比に比較して前立腺がんでは1.5〜3.0という低い値が報告されている．一方，リスク臓器である直腸の α/β 比は4〜6であり，このことは分割線量を上げることの効果がリスク臓器より大きいことを示し，分割線量を上げる根拠となっている．中間〜高リスクの前立腺がんに対して 76 Gy（2 Gy/回）と 70.2 Gy（2.7 Gy/回）を比較した Pollack らの報告では，分割線量の高い群で急性期の消化管の有害事象が高いものの同等の治療効果が得られており，Kupelian らの 70 Gy（2.5 Gy/回）における結果も良好であった（bRFS＝低リスク94％，中間リスク83％，高リスク72％）[7]．

3）照射野について

一般に骨盤照射は高リスク（〜中間リスク）の患者に対して行われ，低リスクに対しては用いられない．高リスクに対して NHT を併用した場合に骨盤照射により無増悪生存率（PFS）の改善を認めた RCT（Roach 2006）[8] がある一方で，骨盤照射の有用性が認められなかった臨床試験（GETUG 01）があり，結論は得ら

れていない．しかし，これまでのところ小骨盤照射を推奨する報告はきわめて少ない．

4）照射法についての指針

骨盤リンパ節照射は45 Gy（1.8 Gy/回），陽性リンパ節に対しては54～56 Gy（より高線量はIMRTを用いる）である．精嚢浸潤が認められている場合は根治線量を消化管に注意しながら投与する．その後照射野を前立腺のみに縮小し，3D-CRTまたはIMRTを用い74～78 Gy（中心線量）となるようにする[9, 10]．RCT（Bayley）によると，腹臥位と仰臥位による前立腺の動きに有意差は認められていない．前立腺のみまたは前立腺＋精嚢に対するCTVにPTVマージン0.5～1.5 cm程度を用いているが，電子ポータル画像装置（electronic portal imaging device：EPID）を利用したコーンビームCTや金属マーカーが用いられる場合には0.5～1 cmまでマージンを減らすことができる．EPIDを利用したコーンビームCTが利用できない場合には，毎日のセットアップに経腹的超音波システムを用いて前立腺の位置を確認することができる．

5）各臓器の線量制限についての指針[11]

- 膀胱：$V_{75}<25\%$，$V_{70}<35\%$，$V_{65}<25～50\%$，$V_{55-40}<50\%$
- 直腸：$V_{75}<15\%$，$V_{70}<20～25\%$，$V_{65}<17\%$，$V_{60}<40\%$，$V_{50}<50\%$，$V_{40}<35～40\%$
- 大腿骨頭：$V_{50}<5\%$，小腸：$V_{52}=0\%$，尿道球部：平均線量＜52.5 Gy

6）リンパ節陽性病変に対する指針

リンパ節陽性病変に対して通常ADTが施行される．RTOG8531やZagarsらの後向き研究においてOSの改善が報告されているものの，さらに前立腺局所への放射線治療を行ってもRCTにおいてOSの改善は認められていない．骨盤リンパ節のCTVの設定については，RTOG GU Consensus（2008, 2009）[4]を参照されたい．

C 関連治療

陽子線治療・炭素イオン線治療（粒子線治療）ともに，元素の原子核を加速しがん細胞に照射を行うものである．通常の放射線に比べDNAの損傷からの回復が起こりにくく（炭素イオン線），細胞周期の合成期であっても安定した抗腫瘍効果が得られ，また低酸素細胞であっても効果的である．物理学的な特徴としてはBraggピークが存在し，リッジフィルタを用いてこのBraggピークの幅を変えることで腫瘍のサイズ

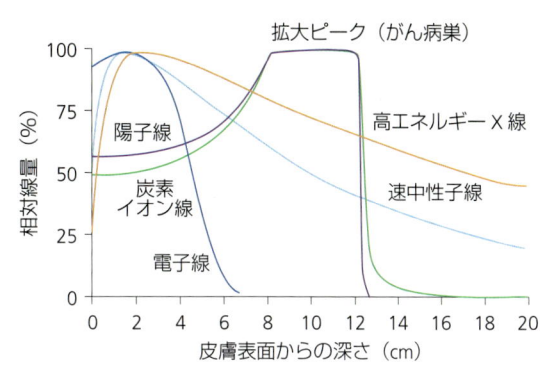

図2 各種放射線の線量分布

に合わせるとともに，有害事象の軽減を図ることができる利点がある（**図2**）．治療スケジュールは陽子線では74～82 Gy equivalent（GyE）（1.8～2.0 Gy/回），炭素イオン線（放医研）ではこれまで66 GyE/20回/5週で行われた結果について報告している．陽子線とX線を併用したLoma lindaの報告（陽子線30 CGE＋X線45 Gy）によると，5年におけるbRFSは75%（iPSA 4.1～10：84％，iPSA 10.1～20：65％，iPSA>20：48%）であった[12]．炭素イオン線を用いた放医研によると，5年OS 89.2%，低リスクにおける5年のbRFSは100%，一方高リスクでは80.5%であった[13]．

文献

1) National Comprehensive Cancer Network. 2010. Prostate cancer early detection NCCN Clinical Practice Guidelines in Oncology ver.2010 〈http://www.nccn.org/professionals/physician_gls/PDF/prostate_detection.pdf〉
2) Woodfield C et al：Diffusion-Weighted MRI of peripheral zone prostate cancer：Comparison of tumor apparent diffusion coefficient with Gleason score and percentage of tumor on core biopsy. Am J Roentgenol **194**：W316-W322, 2010
3) Kupelian P et al：Radical prostatectomy, external beam radiotherapy<72 Gy, external beam radiotherapy≥72 Gy, permanent seed implantation, or combined seeds/external beam radiotherapy for stage T1-T2 prostate cancer. Int J Radiat Oncol Biol Phys **58**：25-33, 2004
4) Lawton CA et al：RTOG GU radiation oncology specialists reach consensus on pelvic lymph node volume for high-risk prostate cancer. Int J Radiat Oncol Biol Phys **74**：383-387, 2009
5) Lawton CA et al：Long-term treatment sequelae after external beam irradiation with or without hormonal manipulation for adenocarcinoma of the prostate；analysis of radiation therapy oncology group studies 85-31, 86-10, and 92-02. Int J Radiat Oncol Biol Phys

70：437-441, 2008
6) Kuban DA et al：Long-term results of the M.D. Anderson randomized dose-escalation trial for prostate cancer. Int J Radiat Oncol Biol Phys **70**：67-74, 2008
7) Kupelian PA et al：Hypofractionated intensity-modulated radiotherapy (70 Gy at 2.5 Gy per fraction) for localized prostate cancer：Cleveland Clinic experience. Int J Radiat Oncol Biol Phys **68**：1424-1430, 2007
8) Roach M 3rd et al：Whole pelvis, "mini-pelvis", or prostate-only external beam radiotherapy after neoadjuvant and concurrent hormonal therapy in patients treated in the Radiation Therapy Oncology Group 9413 trial. Int J Radiat Oncol Biol Phys **66**：647-653, 2006
9) Shih H et al：Mapping of nodal disease in locally advanced prostate cancer：Rethinking the clinical target volume for pelvic nodal irradiation based on vascular rather than bony anatomy. Int J Radiat Oncol Biol Phys **63**：1262-1269, 2005
10) Wang-Chesebro A et al：Intensity-modulated radiotherapy improves lymph node coverage and dose to critical structures compared with three-dimensional conformal radiation therapy in clinically localized prostate cancer. Int J Radiat Oncol Biol Phys **66**：654-662, 2006
11) Claudio F et al：Clinical and dosemetric predictors of late rectal syndrome after 3D-CRT for localized prostate cancer-preliminary results of A multicenter prospective study. Int J Radiat Oncol Biol Phys **70**：1130-1137, 2008
12) Slater J et al：Proton therapy for prostate cancer：The initial Loma Linda University experience. Int J Radiat Oncol Biol Phys **59**：348-352, 2004
13) Tsujii H et al：Hypofractionated radiotherapy with carbon ion beams for prostate cancer. Int J Radiat Oncol Biol Phys **63**：1153-1160, 2005

各論 27. 前立腺がん

B 小線源治療

CASE 1

臨床経過

【症 例】
66歳，男性.

【現病歴】
検診でPSA 5.5 ng/mLと高値を指摘され，精査目的で受診した．軽度の頻尿を訴える以外自覚症状はない．軽度の脳梗塞の既往があり，近医で抗凝固薬を処方されている．performance status（PS）：1.

【検査所見】
直腸診ならびにMRIで左辺縁部に所見を認め画像上T2bと診断された．前立腺生検で左葉のみ：3/6で腺がん（Gleason score：3＋4）を認めた．骨シンチ，骨盤CTでは転移を疑わせる所見は認めていない．

【治療法選択】
患者，家族とも小線源組織内照射治療［低線量率小線源治療（LDR-BT）または高線量率小線源治療（HDR-BT）］を希望している．

設 問

設問 1

下記の治療法選択に関する記載で，正しい選択肢を1つ選べ．
①中間リスク前立腺がんであるのでLDR-BTは適応にならない．
②LDR-BTに外部照射，長期ホルモン療法の「三者併用療法（tri-modality）」を勧める．
③HDR-BT＋外部照射治療を勧める．
④2年間のホルモン療法を先行させる．
⑤抗凝固薬を服用しているので待機療法を勧める．

設問 2

小線源治療を施行したとして，治療後のフォローアップの記載で正しい選択肢を1つ選べ．
①PSA再発の定義に関して最近は「Phoenixの定義」がよく用いられる．
②PSA再発の定義に達した時には，救済治療としてホルモン療法を開始する．
③PSA bounce（spike）はPSA再発の前兆である．
④PSA bounce（spike）は1年以内に認めることが多い．
⑤放射線膀胱〜尿道炎の出現時期は，LDR-BT，HDR-BTとも治療1ヵ月前後である．

解答と解説

設問 1　　　　　　　　　　　　　　正解③

LDR-BTの適応基準に関して，2011年の米国放射線腫瘍学会（ASTRO）ガイドライン[1]では「低リスク群でのLDR-BT単独の有効性は証明されているが，中間リスク群では，適切な刺入がなされた場合にLDR-BT単独でも有効かもしれない．外部照射，ホルモン療法併用の有効性はまだ確立していない」と記載されている．高リスク群に対するLDR-BT＋外部照射＋ネオアジュバントホルモン療法（NHT）（4ヵ月）のtri-modalityの報告[2]はあるが，中間リスク群にtri-modalityはovertreatmentであると思われる．HDR-BTの適応条件に関しては，American Brachytherapy Society（ABS）の推奨[3]が出ており，その中で患者選択に関して局所限局性前立腺がんに限られ，具体的には，T1c-T3bN0M0となる．T1〜T3でPSA，Gleason score（GS）に関わらず遠隔転移のない症例としている．根治療法である以上，精嚢腺を含む前立腺辺縁に均等なアプリケータ刺入が困難な症例には施行すべきでない．重度の前立腺肥大を合併した症例では前立腺の一部が骨盤骨に隠れてしまい，その部位にアプリケータを刺入できない場合がある（pubic arch interference：PAI）．その場合には，まず3ヵ月間のホルモン療法を行って，前立腺の体積を小さくしてから行う（目安としては30 cm^3）．経尿道的前立腺切除術（TURP）を

377

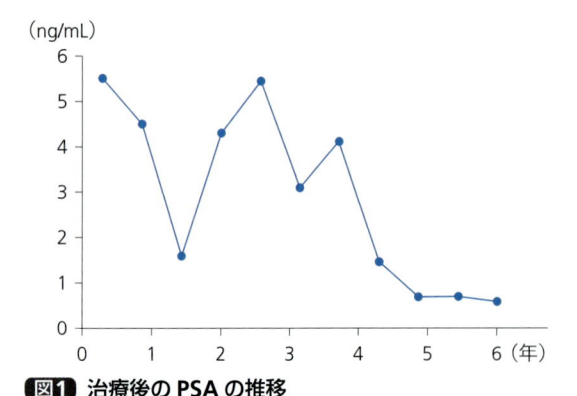

図1 治療後のPSAの推移
66歳，T2bN0M0，Greason score：3＋4，i-PSA：5.5 ng/mL

6ヵ月以内に施行された症例，すでに顕著な尿道狭窄のある症例（international prostate symptom score：14以上），骨盤腔への放射線照射既往のある症例は，相対的禁忌としている．一方，何らかの事情（腹部の手術既往がある，心疾患があるため全身麻酔がかけられないなど）で手術ができない場合でもこの治療は可能である．HDR-BT実施時の照射線量，外部照射線量などについて，現時点でコンセンサスが得られていない点もあるが，HDR-BTが治療選択肢の1つになることは間違いない．LDR-BT/HDR-BTを前提とした，volume reduction目的の短期NHTは意味があると思われるが，長期NHTの有効性に関しては明らかでなく，むしろ他病死を含めた死亡原因因子との関連も示唆されている[4]．抗凝固薬が中止できない状況だとしても3次元原体照射（3D-CRT），強度変調放射線治療（IMRT）あるいは粒子線治療などの外部照射を考えるべきである．待機療法に関しては，75歳以上，生存予測10年以下，病期がT2a以下，GS 6以下，6ヵ所生検でがん陽性1ヵ所以下となるなどの厳しい制限を設けるべきであるとの意見が主流を占めている．

設問2　　　　　　　　　　　　　　正解①

PSA failureを「PAS nadir＋2 ng/mL」とするPhoenixの定義のほうが，ASTROの定義よりもPSA failureをよく反映しているとのことで，最近は前者を用いる論文が多い．どちらの定義を使用するかは，各施設の放射線科・泌尿器科で相談して決めればよいが，その定義を満たした時期が，救済治療開始時期ではないことを泌尿器科と確認しておく必要がある．外部照射，HDR-BT，LDR-BTでのPSA bounce（spike）の頻度を調べた報告で，PSA bounceはLDR-BTで多く認められたと述べている[5]．頻度的には20～40％の症例に認められる．発現時期は，1.5～3年とする報告が多く，PSA再発でのPSA上昇よりも時期的には早く出現するとの報告が多い．PSA bounceの発生とリスク因子およびPSA再発/臨床的再燃とは関連がないとする報告が多い．急性期有害事象の発生時期は，HDR-BTでは外部照射を併用することもあり治療直後より出現するが，LDR-BTは治療後1ヵ月前後に生じる．

治療の経過（CASE 1）

患者は，HDR-BTと外部照射併用治療を選択した．治療内容は以下のとおりである．外部照射は前立腺～精囊に限局させ7門照射で39 Gy/13回．HDR-BTは1回刺入で18 Gy/2回/1日を照射した．アプリケータは精囊内にも刺入し，精囊近位側1/3は照射範囲に含めている．照射前後を含めホルモン療法は併用していない．治療後のPSAの推移を図1に示す．治療後1年は順調にPSA減少を認めたが，その後上昇に転じた．PSA bounceにしては出現が早く無菌性の前立腺炎も考えられ，PSA再発の定義は満たすものの泌尿器科と相談しながら救済治療の開始を延ばしていた．約1年間のPSA上昇の後は，再び下降傾向を示し，治療後4.5年で1.0 ng/mL以下となり現在に至っている．問題となる晩期有害事象は認めていない．上述のPSA上昇の原因は不明だが，PSA再発の定義に達した時点で救済治療・ホルモン療法を開始していれば，本症例はPSA再発例としてカウントされることとなる．泌尿器科医は前立腺切除後あるいはホルモン療法中の患者フォローアップが多く，その場合のPSAの軽度上昇はPSA再発で，ホルモン再燃を意味することとなる．その感覚で，前立腺がん放射線治療後のPSAをフォローするとPSA再発の定義に達した時点，あるいは達する以前に救済治療・ホルモン療法が開始されることもある．救済治療の開始に関しては，泌尿器科との日頃の情報交換と相談のうえ両科で決めることが重要と考える．

CASE 2

臨床経過

【症　例】
76歳，男性．

【現病歴】
検診で PSA 14.7 ng/mL と高値を指摘され，精査目的で受診した．軽度の頻尿を訴える以外自覚症状はない．

【検査所見】
前立腺生検で右葉：2/6，左葉：3/6 で腺がん（GS：4＋4）を認めた．直腸診ならびに MRI で被膜外浸潤の所見は認められなかった．骨シンチ，骨盤 CT では転移を疑わせる所見は認めていない．

設　問

設問 3
下記の記載で，**正しい**選択肢を 2 つ選べ．
① 診断は前立腺がん T2bN0M0 で B2 期である．
② 手術，放射線治療，ホルモン療法など多くの治療選択肢がある．
③ 病期，GS，PSA 値から評価すると，骨盤リンパ節転移の可能性は 50％である．
④ 術前診断は過少評価になることが多く，病理学的に被膜外浸潤（＋）の可能性もある．
⑤ 高齢のため小線源治療であれば，LDR-BT 単独治療が勧められる．

設問 4
HDR-BT に関する記述で，**誤っている**選択肢を 2 つ選べ．
① 併用する外部照射の照射野は全骨盤照射が一般的である．
② アプリケータの相対的ずれの対策が必要である．
③ 前立腺肥大が著明な場合はホルモン療法による volume reduction が必要．
④ 精嚢浸潤例（T3b）には適応がない．
⑤ 放射線治療後再発の救済治療として用いられることもある．

設問 5
放射線晩期有害事象に関する記述で，**誤っている**選択肢を 1 つ選べ．
① 尿道狭窄の狭窄部位は多くが尿道球部（膜様部）に認められる．
② 尿道狭窄には排尿痛と尿潜血を伴う．
③ 出血性放射線直腸炎には salazosulfapyridine（サラゾピリン）やステロイドの薬物注腸療法で対応する．
④ 難治性の出血性直腸炎には高圧酸素療法や内視鏡的凝固療法（argon plasma coagulation：APC）を考慮する．
⑤ Grade 3 以上の障害として尿道狭窄の頻度は直腸出血のそれより高い．

解答と解説

設問 3　　　　　　　　　　　　　　正解②，④

　前立腺がん T2 の分類に関して，外国とわが国での紛らわしさの原因について以下に述べる．病期分類については，UICC による TNM 分類があり，前立腺がんは 1992 年版（第 4 版）で T2 は「T2a：一葉の 1/2 以下，T2b：一葉の 1/2 超，T2c：両葉に浸潤」と 3 つに分類されていたが，1997 年版（第 5 版）では「T2a：片葉に浸潤，T2b：両葉に浸潤」の 2 つに分類された．一方，わが国では，日本泌尿器科学会と日本病理学会が編纂した「前立腺癌取扱い規約」が存在し，日常の臨床でよく使われている．2001 年 4 月に出版された第 3 版では先の UICC 分類（1997 年版）に倣い T2 は「T2a：片葉に浸潤，T2b：両葉に浸潤」の 2 つに分類された．しかし，UICC のほうはその 1 年後の 2002 年版（第 6 版）で T2 を「T2a：一葉の 1/2 以下，T2b：一葉の 1/2 超，T2c：両葉に浸潤」と 1992 年版と同じに戻した．以後，現在まで T2 分類に関する変更はない．国際的な論文，雑誌では UICC 分類が用いられるので，2002 年からはわが国では両者が混在する状態にあった．両葉からがんが検出された場合，UICC 分類では T2c であり，わが国の「癌取扱い規約」では T2b と紛らわしいが，同じ病態である．2010 年 4 月に日本医学放射線学会を加えて編纂された「前立腺癌取扱い規約」（第 4 版）が出版され，T2 の分類は「T2a：一葉の 1/2 以下，T2b：一葉の 1/2 超，T2c：両葉に浸潤」と UICC 分類と同じになったので，これまでの

「前立腺がん」
外部照射，組織内照射（小線源治療），手術，ホルモン療法，待機療法

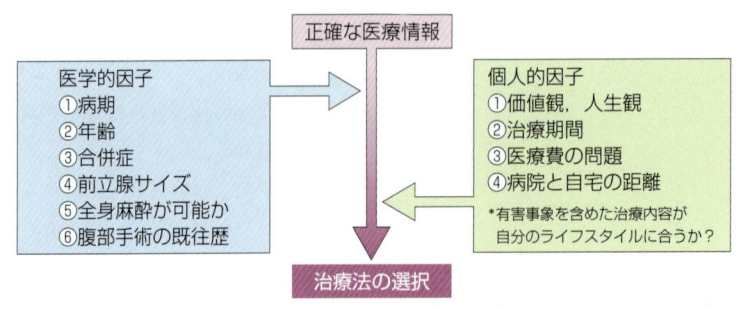

正確な医療情報

医学的因子
①病期
②年齢
③合併症
④前立腺サイズ
⑤全身麻酔が可能か
⑥腹部手術の既往歴

個人的因子
①価値観，人生観
②治療期間
③医療費の問題
④病院と自宅の距離
＊有害事象を含めた治療内容が自分のライフスタイルに合うか？

治療法の選択

患者が選択した治療＝最善の治療法

図2 治療法選択の流れ

紛らわしさは解消された．

前立腺がんの治療選択と満足度を調査した報告[6]で治療法選択理由について，手術：身体的に取り除く安心感，小線源治療：ライフスタイル，価値観にマッチする，IMRT：他の治療法に対するおそれ，待機療法：多種の理由であった．治療後のアンケートで88％の患者が選択した治療法に満足し，その93％が次に選ぶとしてもその治療を選択すると答えている．医学的適応可能な治療法のどれを選択するかは，各患者の価値観，人生観で決められることであり，医療者側は，それぞれの治療法のメリット，デメリット，その治療法独特の有害事象を提示するようにすべきである（**図2**）．術前診断と術後診断との比較において，術前診断が過少評価になることはよく知られた事実である．

設問 4　　　　　　　　　　　　　正解①，④

骨盤部照射の意義に関する報告は多いが，利益（benefit）があるとの報告は少なく，有害事象，特に直腸障害との関係を指摘する論文が多い[7]．多くの施設では，前立腺～精嚢を含める照射野が一般的であるが，全骨盤を採用している施設もある．HDR-BTにおけるアプリケータのずれは避けて通れない問題である．これは，アプリケータ刺入という物理的刺激，2回目の照射であれば1回目の照射による放射線刺激による前立腺自体，尾側間質の浮腫により，前立腺が膨化すると同時に刺入部皮膚面からすると前立腺は頭側に逃げていくことになり，アプリケータとの相対的ずれが生じることとなる．各照射ごとのずれは無視できず，補正しなければ腫瘍線量（特に膀胱側）は過少線量になる可能性がある[8]．補正する方法は，①再治療計画，②各治療前にアプリケータを少し奥に進める，あるいは③1回の刺入で1回照射（多数回刺入）も上記ずれを最小にとどめるスケジュールではある．

放射線で治療される前立腺患者の数が急増している今日にあって，放射線治療後，特に外部照射治療後の局所再発症例も増加してくると予想される．放射線治療後の局所再発症例に対する救済療法として，一般にはホルモン療法が選択される．しかし，ホルモン療法で前立腺がんを根治させることはできず，いずれホルモン抵抗性がんとなり，その1～2年でがん死に至る．特に欧米に比べ漫然とホルモン療法を続ける場合が多いわが国においては，高額なホルモン薬の長期投与による経済的負担，ホルモン薬の副作用であるホットフラッシュ，骨粗鬆症，うつ状態など身体的・精神的負担を無視することはできない．一方で，根治的救済治療として外科的切除術や凍結療法も試みられるかもしれないが，放射線治療後の前立腺周囲の線維化のために，手術は困難を極めることとなる．それ以上に，術後の合併症として失禁の発生頻度は，文献的に15～79％（平均32％）と報告されている．このことが，泌尿器科医が放射線治療後局所再発症例に救済手術を行うことをためらわせている．諸外国で試みられてきた救済治療法としては，小線源組織内照射治療法（LDR-BTおよびHDR-BT）の治療経験が報告されている．この10年のLDR-BT救済治療の技術的進歩は大きく，線量分布もよくなってきた．一方，HDR-BTは比較的新しい治療法であるが，放射線治療後の再発である点を考えるとHDR-BTのほうに利点が多いように思われる．それは，照射部位および照射線量の制御が正確で容易であるからである[9]．

設問 5　　　　　　　　　　　　正解②

　小線源治療の晩期有害事象は，尿道狭窄，直腸出血の2つといって差し支えない．

　HDR-BT 後の尿道狭窄については，Grade 2 以上の尿道狭窄は 10.8％に発生し，その 92％は尿道膜様部に生じ，発生時期は治療から 2～4 年後が多いようである．自験例においても狭窄部位は尿道膜様部のスポット状狭窄であり，多くはブジーでの拡張術，内視鏡下切除術で対応可能であった．狭窄の発生と尿潜血とは関連がなく，初期排尿痛（膀胱内の尿量が少ない時は痛みが強く，逆に多い場合には痛みが和らぐ傾向）は必発であった．外来フォロー時の問診は痛みの性質を注意して聞く必要がある．

　もう1つの晩期有害事象である直腸出血は，外来時の便潜血でチェックする．2日連続の採便を指示し，1日のみの潜血（＋）は痔の可能性が高い．どちらにしろ潜血（＋）であれば，貧血の有無，抗凝固薬服用の有無を確認し，便秘治療薬，痔外用薬の処方で次回再検査の結果を待つ．再検査でも潜血（＋）であれば内視鏡で放射線直腸炎の状態を確認してもらう．その時には，内視鏡施行医と密な情報交換を行い，観察のみか場合によっては凝固術（APC）治療まで依頼するのかを決めておく必要がある．施設により考え方は異なると思われるが，貧血を伴う直腸出血でなければ，時間はかかるが salazosulfapyridine（サラゾピリン）やステロイドの薬物注腸療法で対応し，難治性か貧血を伴う時には APC を依頼している．

関連疾患および放射線腫瘍学関連事項の記載と解説

　1960 年代，ニューヨークの Memorial Sloan-Kettering Cancer Center（MSKCC）で恥骨後アプローチによるヨウ素-125（^{125}I）シード線源刺入の組織内照射が行われるようになった．その手技は開腹して，前立腺を直視下に置きつつ線源を刺入する方法であり，膀胱に隠れた狭い視野の中をフリーハンドで刺入するため線量分布が不均等になりやすく，他施設では良好な結果が得られなかった．その後，1983 年に経直腸的超音波装置（transrectal ultrasonography：TRUS）とテンプレートを組み合わせた経会陰アプローチによる組織内照射法が考案され，前述した恥骨後アプローチによる線量分布の不均等を改善する方法として永久刺入線源（^{125}I，^{98}Pd）刺入法の現在の主流をなしている．しかし，この方法による永久刺入組織内照射法においても均等な線源配置を実現することは困難で，刺入線源の移動，ずれにより刺入前の治療計画と刺入後の CT 画像から得られた線量分布が一致しないことが報告されている．この永久刺入組織内照射法の欠点を克服する手段として，HDR-BT 装置による組織内照射法が考案された（一時刺入組織内照射法）．1985 年，ドイツから最初に報告されたこの方法での治療成績に刺激され，欧米を中心に 1990 年より数施設で実施されるようになった．わが国では，1993 年から ^{192}Ir HDR-BT 装置を用いた前立腺組織内照射治療が開始され現在に至っている．一方，永久刺入組織内照射は法律の関係で国内への導入が遅れ，2003 年 3 月になって ^{125}I シード線源を用いた治療がようやく実施できるようになった．すなわちわが国では，永久刺入組織内照射法と高線量率組織内照射法との間で導入時期の逆転が起こっている．

　HDR-BT は LDR-BT に比べて次のようなメリットがある．1）線源のステップ移動で線源位置およびその停留時間を変化させることにより，自由な線量分布を作成することができる（馬蹄形照射野も容易）．2）刺入したアプリケータの位置・方向に満足がいかなければ，刺し直すことも可能である．3）前立腺被膜近傍や精嚢へのアプリケータ刺入も容易であり，被膜外浸潤例，精嚢浸潤例にも対応できる．また HDR-BT と 3D-CRT での直腸，膀胱線量を比較した報告では，前者は有意に膀胱および直腸の正常組織における照射線量が低値であった．また MSKCC から IMRT 単独（86.4 Gy：n＝470）と IMRT（50.4 Gy）＋HDR-BT（21 Gy/3 回）：n＝160 での治療成績を比較した報告で，ほとんどの評価で HDR-BT 併用群が有意に優れていた．特に中間リスク群において際立っていたと述べている．一方弱点は，1回の照射で根治線量を投与できず分割照射をする必要があり，1～3日に及ぶ連続留置を行うか数週に分けて刺入しなければならないために，患者への身体的負担は LDR-BT，外部照射に比べ大きくなる．

　有害事象に関しては，Grade 3 の膀胱・尿道障害は 2.3～11.5％，Grade 3 の直腸障害は 0～3.8％と報告されている．

　3D-CRT や IMRT，粒子線治療などの治療技術の進歩は著しいが，限局性病変に対する組織内照射治療は，適切な線源配置さえ得られれば，理論的にはどの

ような外部照射よりも有効性が高く障害が少ないはずである．わが国では前立腺がん患者の急激な増加とともに，放射線治療を希望する前立腺がん患者も急激な増加を示している．LDR-BT は低リスク症例の治療法としてすでに確立されたものとなっている．前述したように他の治療法に比べ多くの利点を持っている HDR-BT は，その利点を活かすことで中間〜高リスク症例に対する治療法，救済治療として精度の高い治療が可能であると考える．

文　献

1) Rosenthal SA et al：American Society for Radiation Oncology（ASTRO）and American College of Radiology（ACR）practice guideline for the transperineal permanent brachytherapy of prostate cancer. Int J Radiat Oncol Biol Phys **79**：335-341, 2011
2) D'Amico AV et al：Risk of death from prostate cancer after brachytherapy alone or with radiation, androgen suppression therapy, both in men with high-risk disease. J Clin Oncol **27**：3923-3928, 2009
3) Rodriguez RR et al：High dose rate brachytherapy for prostate cancer：assessment of current clinical practice and the recommendation of the American Brachytherapy Society. J Brachytherapy Int **17**：265-282, 2001
4) Dosoretz AM et al：Mortality in men with localized prostate cancer treated with brachytherapy with or without neoadjuvant hormone therapy. Cancer **116**：837-842, 2010
5) Pinkawa M et al：Prostate-specific antigen kinetics following external-beam radiotherapy and temporary（Ir-192）or permanent（I-125）brachytherapy for prostate cancer. Radiother Oncol **96**：25-29, 2010
6) Anandadas CN et al：Early prostate cancer—which treatment do men prefer and why? BJU Int **107**：1762-1768, 2011
7) Roach M 3rd et al：Whole-pelvis, "mini-pelvis", or prostate-only external beam radiotherapy after neoadjuvant and concurrent hormonal therapy in patients treated in the Radiation Therapy Oncology Group 9413 trial. Int J Radiat Oncol Biol Phys **66**：647-653, 2006
8) Simnor T et al：Justification for inter-fraction correction of catheter movement in fractionated high dose-rate brachytherapy treatment of prostate cancer. Radiother Oncol **93**：253-258, 2009
9) Lee B et al：Feasibility of high-dose-rate brachytherapy salvage for local prostate cancer recurrence after radiotherapy：the University of California-San Francisco experience. Int J Radiat Oncol Biol Phys **67**：1106-1112, 2007
10) Sullivan L et al：Urethral stricture following high dose rate brachytherapy for prostate cancer. Radiother Oncol **91**：232-236, 2009

各論 27. 前立腺がん

C 術後照射

臨床経過

【症例】
66歳，男性．

【現病歴】
検診でPSA 6.7 ng/mLと高値を指摘され，精査目的でA大学病院を受診した．高血圧以外に併発症はなく，既往歴および家族歴にも特記すべき事項はない．

【検査所見】
前立腺生検で右葉：2/6，左葉：1/6でGleason score（GS）：3＋3のがんが陽性，直腸診ならびにMRIでT2aと診断された（**図1**）．前立腺体積は23 cm^{3}であった．骨シンチおよびCTで明らかな転移は認められなかった．前立腺全摘除術が施行され，全摘標本の病理学的な検索の結果，pT3a，被膜外浸潤（＋），GS：4＋3と診断された（**図2**）．術後のPSAは感度以下に低下した．

設問

設問1
下記の前立腺がんの治療選択に関する記載で，<u>誤っている</u>選択肢を1つ選べ．
①放射性ヨウ素永久挿入療法単独も選択肢の1つである．
②中間リスク前立腺がんであるため，放射線治療を選択した場合には短期の内分泌療法併用が必要である．
③無治療経過観察も適応範囲である．
④外部照射単独も適応であり，72 Gy以上の通常分割照射で，前立腺全摘除術と遜色のない生化学的非再燃率（bNED）が得られる．
⑤高線量率小線源治療（HDR-BT）単独療法も選択肢の1つである．

設問2
術後の治療方法およびその治療選択に関する記載で，<u>誤っている選択肢を2つ選べ</u>．

①術後のPSAが感度以下に低下しているため，経過観察でPSAの推移を確認する．
②前立腺床に対する60〜64 Gyのアジュバント放射線治療を追加する．
③全摘標本の病理学的検索で被膜外浸潤を認めたため，内分泌療法を追加する．
④救済放射線治療は臨床的に再燃が認められた時に開

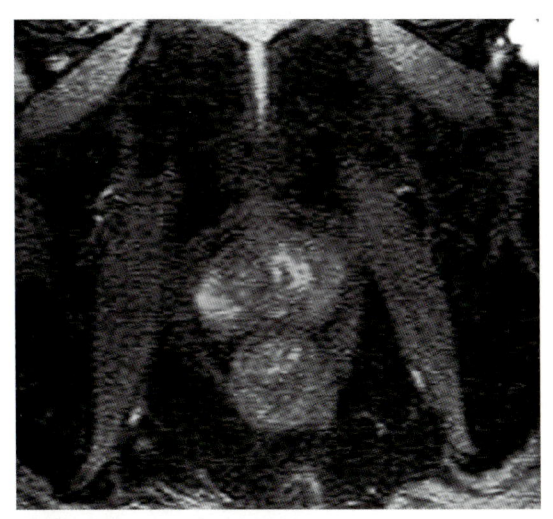

図1 術後のMRI T2強調像
右葉に腫瘤を認めるが，明らかな被膜外浸潤の所見はない．

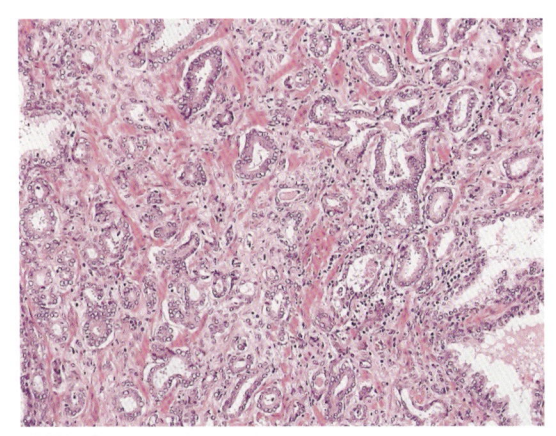

図2 前立腺全摘除後の切除標本
Gleason score：4＋3のがんの浸潤と被膜外浸潤の所見を認める．

始する．
⑤救済放射線治療前の PSA 倍加時間は，治療後の予後予測因子である．

設問 3

術後の治療とその治療選択基準および経過に関する記載で，誤っている選択肢を 2 つ選べ．
①術後の救済放射線治療で，40〜50％の bNED が得られる．
②術後のアジュバント放射線治療を加えることで，経過観察の場合に比較して，有意な生存率が得られることが明らかとなっている．
③被膜外浸潤の有無に加えて，切除標本での精嚢腺浸潤の有無，断端陽性の有無は予後因子として重要である．
④術後のアジュバントならびに救済放射線治療では，骨盤リンパ節領域を照射範囲に含めることが標準である．
⑤本症例の術後の治療で，アジュバント放射線治療と救済放射線治療の優劣については明確になっていない．

解答と解説

設問 1　　正解②

リスク分類には D'Amico 分類や NCCN などいくつかの分類が提唱されているが（「各論 27-A, B」参照），本症例は治療前 PSA 値，T stage および GS から低リスク前立腺がんと診断される．そのため，低リスク前立腺がんの治療選択として選択肢の正誤を判定することになる．選択肢②は中間リスクとしているため，リスク分類に誤りがある．無治療経過観察（待機療法）は PSA が低く GS が 6 以下で T1c〜T2 の症例で適応となるため，本症例も適応範囲内となる．しかし，期待余命や生検陽性数（3 本）も考慮に入れるべきとの報告もあり，その適応には慎重を期する必要がある．選択肢①および④は低リスク前立腺がんに対する治療選択および放射線治療の線量としては妥当である．放射性ヨウ素永久挿入療法では，前立腺体積が大きく，治療前に内分泌療法で前立腺の縮小を要する場合を除き，単独治療で手術と同程度の治療成績が得られる[1]．放射線治療と前立腺全摘除術の比較試験はこれまで行われていないが，低リスクの場合の外部照射の線量としては単施設や後向き研究で 72 Gy 以上の線量が推奨

されている[2]．高線量率組織内照射単独療法も，放射性ヨウ素永久挿入療法と同様に治療選択肢の 1 つである．

設問 2　　正解③，④

この設問は前立腺全摘除術後の治療選択に関して，切除標本の病理学的な検索で pathological T3a（pT3a）と診断された場合の治療方針を確認するものである．前立腺全摘除術後の治療選択およびその方針には，1）PSA チェックを含む経過観察，2）術後に引き続き放射線治療を追加するアジュバント放射線治療，3）術後に PSA 上昇が認められてから放射線治療を行う救済放射線治療，がある．選択肢①は，PSA が術後に感度以下に低下しており，PSA の定期的なチェックを行う経過観察は治療選択として妥当である．また，pT3a 症例へのアジュバント放射線治療に関しても，経過観察との比較試験で有意に生化学的再燃率を低下するとの結果が得られており，妥当な治療選択と判断される[3,4]．pT3a に対して術後早期に内分泌療法を開始することに関しては，その有効性を示す臨床試験などの結果は得られていない．救済放射線治療は，PSA の上昇が認められ術後の PSA 再燃が明らかとなった段階で開始する．この段階では画像で局所再発病巣は認められないことがほとんどで，PSA 上昇が遠隔再燃による場合は，救済放射線治療の適応にはならない．救済放射線治療前の PSA 倍加時間は，救済放射線治療後の予後予測の因子であり，PSA 倍加時間が長い症例では局所再燃の可能性が高いとされる．

設問 3　　正解②，④

pT3a の症例の治療選択とその予後に関する設問である．pT3a でも再燃なく経過する症例は一定の割合で認められる．術後の経過観察で PSA の上昇が認められてから放射線治療を行う救済放射線治療では，おおよそ 40〜50％の bNED が得られることが報告されている[5]．これは，再燃形式が遠隔再燃だけではなく，尿道吻合部から膀胱後壁を中心とした前立腺床に再発する局所再燃が含まれるためである．この範囲を超えた骨盤リンパ節を照射範囲に含めることで治療成績が向上するか否かについては明確にはなっていない．pT3a 症例に対するアジュバント放射線治療に関しては，上述したように bNED が有意に向上することは複数の臨床試験で明らかとなっているが，これが生存率の有意な向上に結びつくか否かについては明らかになっていない．臨床試験のサブセット解析では，被膜

外浸潤，精嚢腺浸潤および断端陽性の症例で，特にアジュバント放射線治療による治療成績向上が得られるとされている[6,7]．本症例はアジュバント放射線治療と救済放射線治療いずれも適応となるが，両者を比較した臨床試験は現在までに行われていないため，術後の放射線治療の実施時期による治療成績の優劣については明確になっていない．

治療の経過

本症例は術後 PSA が感度以下（0.01 ng/mL 未満）に低下したため，外来での定期的な経過観察が行われた．術後 1 年 6 ヵ月経過後に PSA の上昇が認められ，術後 2 年 6 ヵ月の時点で 0.5 ng/mL まで上昇したため，救済放射線治療が行われた（図3）．前立腺床に対して 1.8 Gy/回で 64.8 Gy の放射線治療が施行された．図4a および図4b に線量分布図を示す．

救済放射線治療により一時的な夜間頻尿と排便時の軽度の違和感が認められたが，治療終了後に改善した．放射線治療の終了前から徐々に PSA が低下し，放射線治療終了後 6 ヵ月の時点で 0.01 ng/mL 未満まで低下した．現在までに問題となる晩期有害事象は認めていない．

関連疾患および放射線腫瘍学関連事項の記載と解説

本疾患は局所限局性前立腺がんの治療選択と，前立腺全摘除術を選択された場合の病理病期とその後の放射線治療を含む治療選択の理解を確認するケーススタディである．臨床診断での治療選択に，前立腺がんでは治療前 PSA 値，T stage および生検での GS を用いたリスク分類が有用であること，また前立腺全摘除術が施行された症例では切除標本での病理学的な検索結果（被膜外浸潤や精嚢性浸潤の有無，切除断端，GS）が術後の追加治療の選択において重要な因子であることの理解が必要である．本例の設問では触れていないが，Partin table などのノモグラムも治療選択や予後予測を目的に臨床で使用されているため，その使用方法や問題点などについても理解しておく必要がある．

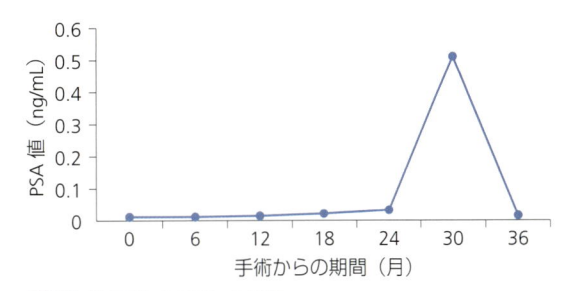

図3 治療後の PSA の推移

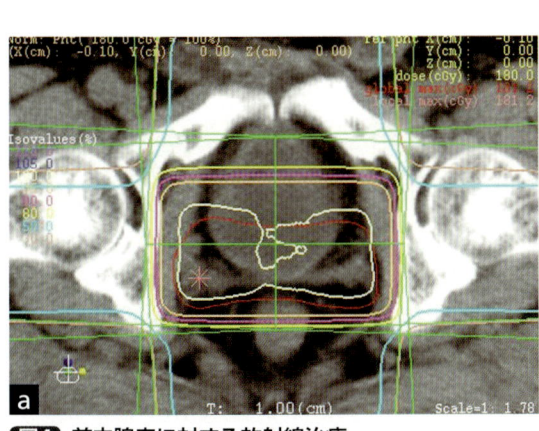

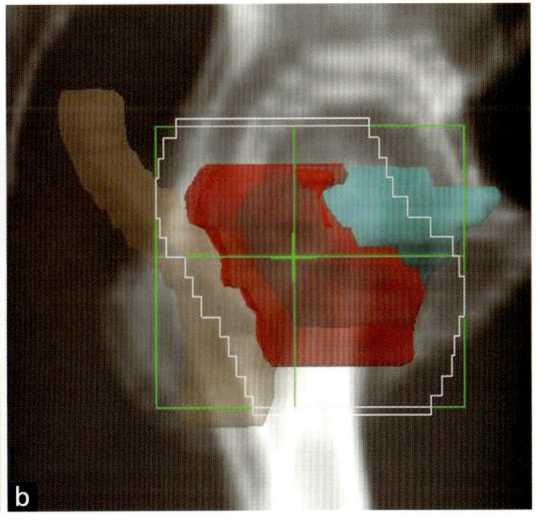

図4 前立腺床に対する放射線治療
a：線量分布図
b：側方からの照射野の beam's eye view
術前の MRI 像を参考に，尿道吻合部から精嚢腺部を含めた前立腺床を計画標的体積（PTV）として，前後左右の 4 門照射で計画．

本症例では術後のPSA上昇（PSA再発）に対して前立腺床への救済放射線治療が施行された．救済放射線治療は術後のPSA再発に対する唯一の根治的な治療法である．PSA再発早期での施行が予後改善に有効であることは，matched-pair analysisや後ろ向き研究で明らかとなっており，救済放射線治療の予後因子としては以下の因子が報告されている[8,9]．1）救済放射線治療前PSA値，2）切除標本のGS，3）PSA倍加時間，4）切除断端，5）リンパ節転移．アジュバント放射線治療においてもその照射範囲および線量（60～65 Gy）はほぼ同様である．照射範囲決定のための輪郭入力のアトラスは，論文やRadiation Therapy Oncology Group（RTOG）などのホームページでも公開されており，PTV決定には有用である[10]．強度変調放射線治療を用いた線量増加の試みも報告されているが，その線量増加による有効性や有害事象は明らかとはなっていない．アジュバント放射線治療および救済放射線治療に関しては，それぞれの有効性を検証する臨床試験の報告が複数あり，経過観察に対する治療成績の向上は確立している[3,4,6,7]．しかし，上述したようにアジュバント放射線治療と救済放射線治療を比較した臨床試験は現在まで行われていないため，術後の放射線治療の実施時期による治療成績の優劣については明確になっていない．

　アジュバント放射線治療ならびに救済放射線治療の有害事象には，急性期では頻尿，尿意切迫，排尿痛，直腸刺激症状，晩期では直腸出血や慢性膀胱炎様，などがある．

文献

1) Zelefsky MJ et al：Multi-institutional analysis of long-term outcome for stages T1-T2 prostate cancer treated with permanent seed implantation. Int J Radiat Oncol Biol Phys **67**：327-333, 2007
2) Kupelian PA et al：Radiation dose response in patients with favorable localized prostate cancer (Stage T1-T2, biopsy Gleason＜or＝6, and pretreatment prostate-specific antigen＜or＝10). Int J Radiat Oncol Biol Phys **50**：621-625, 2001
3) Bolla M et al：Postoperative radiotherapy after radical prostatectomy：a randomised controlled trial (EORTC trial 22911). Lancet **366**：572-578, 2005
4) Swanson GP et al：Predominant treatment failure in postprostatectomy patients is local：analysis of patterns of treatment failure in SWOG 8794. J Clin Oncol **25**：2225-2229, 2007
5) Trabulsi EJ et al：A multi-institutional matched control analysis of adjuvant and salvage postoperative radiation therapy for pT3-4N0 prostate cancer. Urology **72**：1298-1302, 2008
6) Van der Kwast TH et al：Identification of patients with prostate cancer who benefit from immediate postoperative radiotherapy：EORTC 22911. J Clin Oncol **25**：4178-4186, 2007
7) Thompson IM et al：Adjuvant radiotherapy for pathological T3N0M0 prostate cancer significantly reduces risk of metastases and improves survival：long-term follow-up of a randomized clinical trial. J Urol **181**：956-962, 2009
8) Stephenson AJ et al：Predicting the outcome of salvage radiation therapy for recurrent prostate cancer after radical prostatectomy. J Clin Oncol **25**：2035-2041, 2007
9) Trock BJ et al：Prostate cancer-specific survival following salvage radiotherapy vs. observation in men with biochemical recurrence after radical prostatectomy. JAMA **299**：2760-2769, 2008
10) Mitchell DM et al：Assessing the effect of a contouring protocol on postprostatectomy radiotherapy clinical target volumes and interphysician variation. Int J Radiat Oncol Biol Phys **75**：990-993, 2009

各論

28 陰茎がん

臨床経過

【症 例】
57歳，男性．

【現病歴】
半年前より陰茎に結節を自覚し，近医を受診した．生検にて中分化型扁平上皮がんの診断となり（図1），精査・加療目的に当院泌尿器科を紹介された．46歳時，脳出血，47歳時，骨盤骨折の既往がある．

【検査所見】
亀頭部の腫瘍に対して部分切除が行われている（図2）．骨盤部CTでは亀頭部左側に不整に造影される腫瘤を認め，陰茎海綿体への浸潤を疑う（図3）．また，左鼠径部から左外腸骨動静脈周囲にかけて巨大な腫瘤を認め，リンパ節転移を疑う（図4）．CTや骨シンチで明らかな遠隔転移を認めず，T2N3M0の陰茎がん

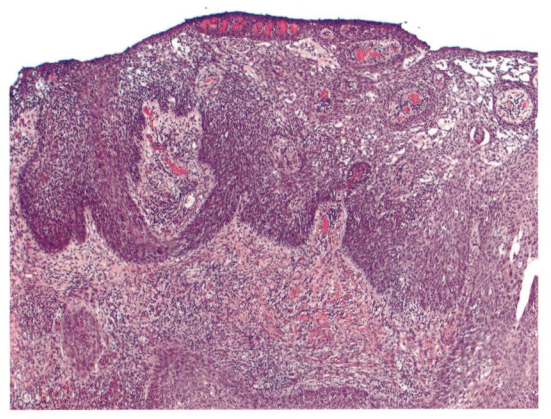

図1 腫瘍部分切除後の切除標本
腫瘍は，乳頭状・シート状に増生し，浸潤性に発育している．がん真珠も観察され，中分化型扁平上皮がんが示唆される．

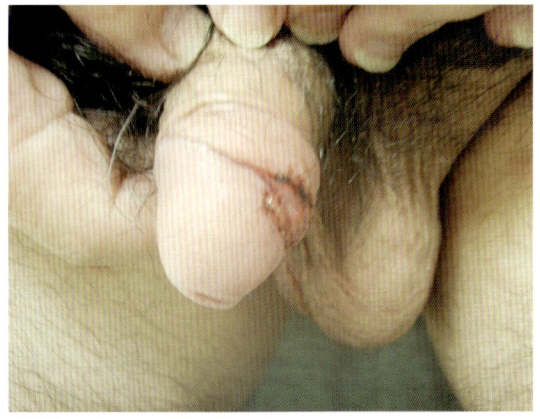

図2 亀頭部の臨床写真
亀頭部から冠状溝にかけて，粘膜の不整を認める．腫瘍に対して前医で部分切除が行われている．

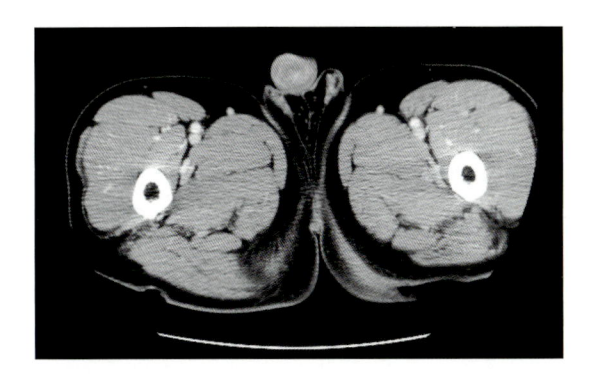

図3 陰茎部の造影CT
亀頭部左側に不整に造影される腫瘤を認め，腫瘤と陰茎海綿体との境界が不鮮明となっている．陰茎海綿体への腫瘤の浸潤を疑う．

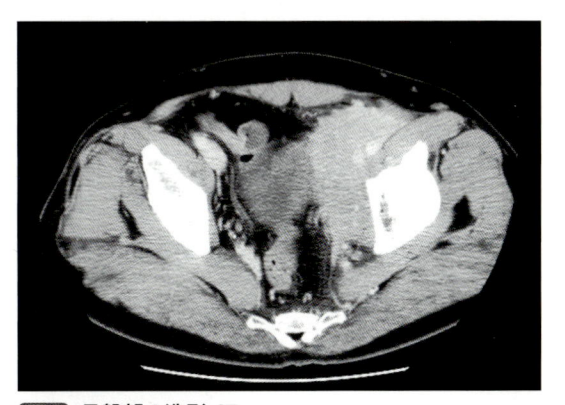

図4 骨盤部の造影CT
左鼠径部から左外腸骨動静脈周囲に9.5×4.5 cmの腫瘤を認め，リンパ節転移が示唆される．

と診断された．

設問

設問1

本症例に対する治療選択に関する記載で，誤っている選択肢を2つ選べ．
① 腫瘍の遺残が疑われるので，陰茎全切除術の適応である．
② 鼠径および骨盤リンパ節郭清後に術後照射を行う．
③ 放射線治療を選択した場合，原発巣に加えリンパ節領域に対しても照射を行う．
④ 化学放射線療法も選択肢の1つである．
⑤ 原発巣に対する低線量率組織内照射やモールド照射の適応はない．

設問2

治療方法およびその治療選択に関する記載で，誤っている選択肢を1つ選べ．
① 全陰茎照射を行う場合は，表面線量を確保するため，陰茎全体を包むボーラスを用いる．
② 陰茎がんに対する全陰茎照射は，陰茎を支持・固定したうえで4 MVまたは6 MVのX線による側方対向2門照射が一般的である．
③ リンパ節に対する照射範囲は，両側鼠径部および全骨盤とする．
④ N0の場合でも，鼠径部と全骨盤に対する予防的照射が推奨されている．
⑤ 処方線量は，通常分割照射法にて予防領域に50 Gy，原発巣およびリンパ節転移に60 Gy以上とする．

設問3

放射線治療とその選択基準および経過に関する記載で，誤っている選択肢を2つ選べ．
① 化学療法と放射線治療を併用する場合，同時併用が最も優れており，化学療法の標準的レジメンが確立している．
② 鼠径リンパ節転移の有無が陰茎がんの予後を大きく左右する．
③ 鼠径リンパ節転移を有する陰茎がんの5年生存率は0%である．
④ 外部照射による陰茎温存率は50～66%程度である．
⑤ 外部照射後の局所再発に対しては，救済手術が行われる．

解答と解説

設問1　　　　　　　　　　　　　　　　正解①，②

　進行陰茎がんに対する治療方針に関する設問である．欧州泌尿器科学会（European Association of Urology：EAU）によって陰茎がんの治療方針に関するガイドラインがまとめられている[1]．原発巣に対する治療方針は，外科治療が標準治療とされているが，4 cm未満のT1～2には放射線治療の適応がある．本症例のようにT2の陰茎がんは，陰茎温存を図ることができる放射線治療のよい適応である．陰茎全切除術の適応となるのはT3やT4など一部の進行がんであり，可能な限り陰茎を温存する治療戦略が推奨されている．リンパ節郭清に関しては議論が分かれるところであるが，N3に関しては手術侵襲が大きくなること，術後の合併症が問題になること，本症例ではリンパ節転移が左外腸骨動静脈に明らかに浸潤していることから，リンパ節郭清の適応はないと考える．本症例は不完全切除後であるため，原発巣と予防域を含めたリンパ節転移に照射を行う必要がある．2つ以上のリンパ節転移がある場合や，リンパ節転移が骨盤に固着している場合には，化学放射線療法の適応であり，白金製剤を含む多剤併用療法が行われる．一般的にT1または亀頭部に限局するT2で，腫瘍が4 cm以下の場合には組織内照射やモールド照射などの小線源治療も考慮されるが，陰茎海綿体に浸潤するような腫瘍の場合には，小線源治療の適応はないと考える．

設問2　　　　　　　　　　　　　　　　正解④

　陰茎がんに対する一般的な照射方法を確認する設問である．表在性病変に対して表面線量を確保しつつ，十分な深部線量を保証するために，適切な厚みのボーラスとエネルギーを選択する必要がある．全陰茎照射は，陰茎を支持・固定したうえで，2次元的な治療計画が行われ，4 MVまたは6 MVのX線による側方対向2門照射が一般的である．しかし，TisやT1のような早期がんに対しては，原発巣から2 cmのマージンを確保した電子線やX線の1門照射も行われる．鼠径リンパ節を触知する場合には，リンパ節領域に対する予防的照射が必要とされ，その際の照射範囲は両側鼠径部と骨盤部とする．しかし，N0の場合，EAU

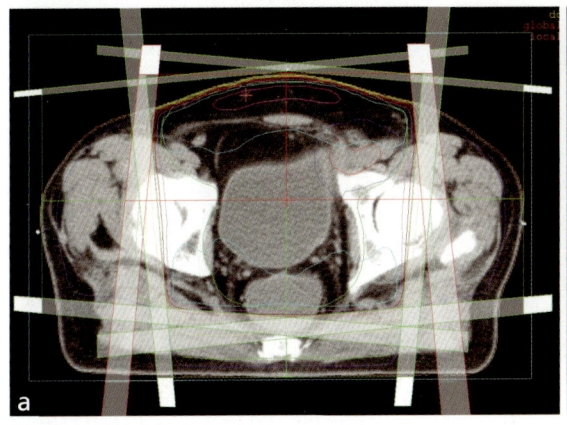

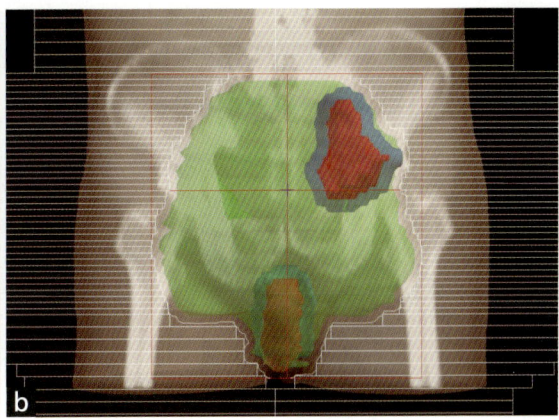

図5 線量分布図と beam's eye view
a：線量分布図．b：前方からの照射野の beam's eye view
造影 CT の画像を参考に，陰茎および鼠径リンパ節と骨盤リンパ節を計画標的体積（PTV）として，前後左右の 4 門照射で計画．

のガイドラインでは予防的照射は推奨されていない．その理由として，予防的照射を行ってもリンパ節転移を防ぎきれないこと，骨盤照射の有害事象，照射後の線維化により経過観察が困難となることなどが挙げられている．処方線量は小線源治療の場合 60〜70 Gy，外部照射の場合，予防域に 50 Gy 後，照射野を縮小して原発巣とリンパ節転移に 60〜70 Gy までとされている．

設問 3 正解①，③

陰茎がんは扁平上皮がんであるため，cisplatin（CDDP）の他，methotrexate（MTX），bleomycin（BLM），fluorouracil（5-FU）が有効な薬剤として挙げられる．白金製剤を含む多剤併用療法が一般的に行われるが，症例数が非常に少なく臨床試験の実施が困難であるため，化学療法の標準的レジメンは確立していない．陰茎がんの予後因子として重要なものは，原発巣の浸潤の程度と鼠径リンパ節転移の有無である．鼠径リンパ節転移のない陰茎がんの 5 年生存率が 70〜90％であるのに対し，鼠径リンパ節転移のある場合は 20〜60％程度と報告されている[2]．放射線治療は，早期がんに対する陰茎温存を目標とする根治的治療や，進行がんに対する緩和的治療として行われる．外部照射による陰茎温存率は 50〜66％，小線源治療では 72〜86％である[3,4]．外部照射や小線源治療後の局所再発には，救済手術が考慮される．

治療の経過

本症例は，リンパ節転移を伴うⅣ期の進行陰茎がんである．リンパ節転移は骨盤に固着しており，切除不能と診断されたため，リンパ節転移に対する姑息的照射の適応として泌尿器科から当科に紹介となった．原発巣は部分切除のため明らかに残存していることから，リンパ節転移のみならず原発巣に対しても準根治的に照射を行うこととなった．放射線治療前に MTX 350 mg，BLM 15 mg，CDDP 35 mg の化学療法（MBP 療法）を施行したところ，リンパ節転移は 42％に縮小したが口腔粘膜障害が著しく，2 コース目の実施はできないと判断された．対向 4 門で 50 Gy の全骨盤照射，原発巣に対しては 6 MeV の電子線，リンパ節に対しては 10 MV の X 線による多門で各々 10 Gy のブースト照射を行った（**図5**）．放射線治療終了時，会陰部と陰嚢に Grade 2（CTCAE v4.0）の皮膚炎，亀頭部周囲に浮腫を認めたが，腫瘍は消失した（**図6**）．放射線治療終了後の CT では，鼠径部-骨盤部のリンパ節転移は著明に縮小した（**図7**）．現在，6 ヵ月を経過しているが，再発の徴候を認めない．

関連疾患および放射線腫瘍学関連事項の記載と解説

本疾患は進行陰茎がんの治療選択と，放射線治療の適応，ならびに放射線治療の方法を問うケーススタディである．陰茎がんは非常にまれな疾患であり，わが国での年齢調整罹患率は 10 万人に 0.2 人とされて

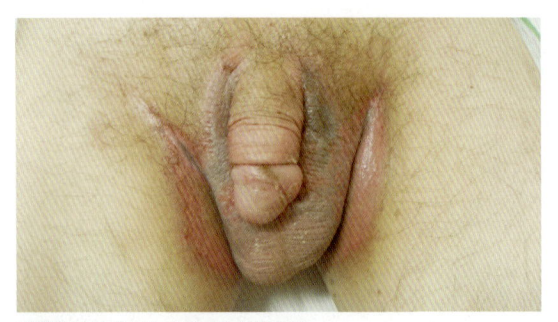

図6 放射線治療後の局所所見
治療前に観察された亀頭部から冠状溝の粘膜不整像は改善している．放射線性皮膚炎による亀頭部の浮腫，および会陰部から陰嚢にかけてびらんを認める．

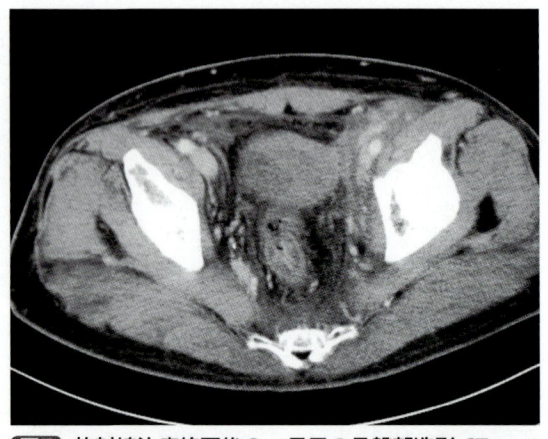

図7 放射線治療終了後3ヵ月目の骨盤部造影CT
左鼠径から左外腸骨動静脈周囲のリンパ節転移は著明に縮小し，造影効果も減弱している．

いる[5]．リスク因子として，包茎，ヒトパピローマウイルス（HPV）感染，慢性炎症，紫外線，喫煙などが報告され，割礼が行われている国での発生率が低いとされている．単一施設で経験する患者数も非常に少なく，そのほとんどが外科手術にまわるため，放射線治療を依頼されるケースはさらに少ない．しかし，陰茎がんに対して陰茎全摘術を行うと機能障害を免れないため，陰茎を温存できる放射線治療の役割は重要である．

病期分類には一般的にUICCのTNM分類（第7版，2009年）が用いられる[6]．T因子はがんの深達度により分類され，N因子は，鼠径リンパ節の個数，部位，可動性，骨盤リンパ節転移の有無などにより分類される．組織型は95％以上が扁平上皮がんであり，まれに悪性黒色腫や基底細胞がんの発生を認める．

陰茎がんの標準治療は外科治療とされており，早期例にはレーザー切除や陰茎部分切除，進行例には陰茎全切除が行われることが多い．しかし，術後の陰茎短縮による男性機能の喪失や，立位での排尿が困難になるなどの機能障害が問題となるため，放射線治療も選択肢となる．放射線治療は早期がんに対する陰茎温存を目的とした根治的照射から，切除不能進行がんに対する姑息的照射まで適応の幅が広い．比較的早期の症例に対する放射線治療の成績は，外科治療と遜色がないと報告されている[7]．

腫瘍の大きさが4cm以下で，T1～2の比較的早期のがんに対しては，原発巣に対して2cmのマージンで電子線やX線の1門照射が行われるが，海綿体に浸潤したT2以上の進行がんに対しては，全陰茎照射の適応となる．全陰茎照射を行う場合，陰茎の固定とボーラスが必要となるが，非常にまれな疾患であるため，施設によってさまざまな方法がとられているのが実情ではないかと考えられる．本症例では，固着したリンパ節転移を伴う進行がんであり，予後不良と考えられたことから，原発巣とリンパ節領域をまとめて外部照射で治療したが，本来は，原発巣とリンパ節領域を分けて治療するべきであろう．文献的に陰茎の固定とボーラスには，プラスチックボックスを用いる方法や，水やエコーゼリーに浸したガーゼや包帯で巻く方法などが報告されているが，施設の実情に合わせて工夫することが肝要である[8,9]．陰茎のリンパ流は鼠径部に注ぎ，N0とされた症例でも潜在的リンパ節転移が認められることがある．T因子と組織学的Gradeにより陰茎がんのリスクを分類した検討では，潜在的リンパ節転移の頻度は，低リスク群（Tis, T1, Grade 1）では0％，高リスク群（T2・Grade 2, T2～3・Grade 3）では83.3％であった[10]．したがって，低リスク群では基本的にリンパ節郭清は不要とされているが，高リスク群ではリンパ節郭清の適応となっている．放射線治療においても，このような議論をふまえて治療方針を検討することが必要であろう．処方線量に関しては，予防域が通常分割で50Gy，原発巣やリンパ節転移には60～70Gyが必要となる．

放射線治療の有害事象には，急性期として放射線皮膚炎，尿道粘膜炎，晩期として陰茎潰瘍，陰茎壊死，尿道狭窄などがある．

文 献

1) Pizzocaro G et al：EAU penile cancer guidelines 2009. Eur Urol **57**：1002-1012, 2010
2) Heyns CF et al：Management of the lymph nodes in penile cancer. Urology **76**（2 Suppl 1）：S43-57, 2010
3) Azrif M et al：External-beam radiotherapy in T1-2 N0 penile carcinoma. Clin Oncol **18**：320-325, 2006
4) Crook JM et al：Penile brachytherapy：results for 49 patients. Int J Radiat Oncol Biol Phys **62**：460-467, 2005
5) Marugame T et al：The Japan cancer surveillance report：incidence of childhood, bone, penis and testis cancers. Jpn J Clin Oncol **37**：319-323, 2007
6) Sobin MH et al：Urological tumours：Penis. TNM Classification of Malignant Tumours, Wiley-Blackwell, New York, 2009
7) Ozsaghin M et al：Treatment of penile carcinoma：To cut or not to cut? Int J Radiat Oncol Biol Phys **66**：674-679, 2006
8) Mnsur DB, Chao KS：Penis and Male Urethra. Principles and Practice of Radiation Oncology, Perez CA, Brady LW（eds）, Lippincott-Raven, Philadelphia, p1519, 2008
9) 溝脇尚志：陰茎癌．放射線治療計画ガイドライン 2008 年版〈http://www.kkr-smc.com/rad/guideline/2008/〉，日本放射線専門医会・医会ほか（編），p214, 2008
10) Solsona E et al：Prospective validation of the association of local tumor stage and grade as a predictive factor for occult lymph node micrometastasis in patients with penile carcinoma and clinically negative inguinal lymph nodes. J Urol **165**：1506-1509, 2001

各論

29 精巣腫瘍

臨床経過

【症例】
28歳，男性，未婚．

【現病歴】
2ヵ月前より右睾丸腫脹を自覚したが，痛みもなく放置していた．徐々に進行し，約8cm大となり近くの泌尿器科医院を受診した．睾丸の超音波検査を行ったところ，右睾丸に均一な低エコーを示す充実性腫瘍の所見を認めたため，精巣腫瘍として精査加療目的に総合病院の泌尿器科へ紹介・入院となった．
特記すべき既往歴などは認めない．

設問

設問1

治療開始までに行っておく検査・処置として，誤っている選択肢を1つ選べ．
①病理診断をつけるための開放生検．
②FDG-PET/CT（PET/CT）による全身スクリーニング．
③血清 α-fetoprotein（AFP）値・血清 β-human chorionic gonadotropin（HCG）値・血清 LDH 値の測定を入院時検査に追加．
④患者と精子凍結保存について相談．
⑤造影 MRI による頭蓋内スクリーニング．

設問2

全身スクリーニングの結果，遠隔転移を示唆する所見が認められず，右高位精巣摘出術が行われた．精索・漿膜浸潤を認めない3cm大の精巣上皮腫の病理診断となったが，この症例に対する術後治療について，誤っている選択肢を1つ選べ．
①無治療での経過観察（サーベイランス）とした．
②carboplatin（CBDCA）単剤によるアジュバント療法を行った．
③後腹膜リンパ節領域（para aorta：PA）のみに 20 Gy/10 回の放射線治療を行った．
④PA への術後照射と，CBDCA によるアジュバント療法の比較では，治療成績は PA への放射線治療のほうが有意に良好である．
⑤適切な術後治療により 95％以上の 5 年無再発生存率（5y-RFS）が得られる．

設問3

今回の症例において，後腹膜に3cm大の単発リンパ節転移とβ-HCG の軽度上昇（200 ng/mL）が認められた場合，術後治療方針として，誤っている選択肢を1つ選べ．
①臨床病期ⅡA期として，bleomycin・cisplatin・etoposide を使用した BEP 療法の導入．
②腎機能低下などにより化学療法が導入できない場合，後腹膜と患側の骨盤リンパ節・腎門部リンパ節を含めた領域［いわゆるドッグレッグ（DL）照射野］へ 30 Gy/15 回の前後対向2門照射．
③健側精巣への被曝を避けるため，後腹膜（PA）領域のみに 20 Gy/10 回の前後対向2門照射．
④化学療法後，後腹膜リンパ節腫大は縮小したが残存．FDG-PET/CT で明らかな高集積を認めず，腫瘍マーカーの陰性化を認めたため，治療終了とした．
⑤適切な術後治療を行うことにより，およそ 90％の 5y-RSF が得られる．

解答と解説

設問1　正解①

精巣腫瘍に対する診断・治療方針決定に関する問題である．穿刺や生検は陰嚢内への播種・リンパ節への転移を誘発させる可能性があるため行わず，最初から高位精巣摘出術による病理診断を行う．よって選択肢①が誤りである．また，肺転移や後腹膜リンパ節転移などを比較的認めやすいため，治療前に CT による全身検索を行うが，転移性病変の検出や治療効果判定に

表1 精巣腫瘍の組織学的分類

胚細胞腫瘍（germ cell tumor）
精巣上皮腫（seminoma）
・typical seminoma
・spermatocytic seminoma
非精巣上皮腫（non-seminoma）
・絨毛がん（chorio carcinoma）
・卵黄嚢がん（yolk sac carcinoma）
・胎児性がん（embryonal carcinoma）
・奇形腫（teratoma）
成熟奇形腫（mature teratoma）
未熟奇形腫（immature teratoma）
悪性化奇形腫（with malignant transformation）
・多型芽腫（polyembryoma）
精巣間質腫瘍（sex cord tumor）
Leydig 腫瘍（Leydig cell tumor）
Sertoli 細胞腫（Sertoli cell tumor）
顆粒膜細胞腫（granulosa cell tumor）
性腺芽細胞腫（gonadoblastoma）
悪性リンパ腫（malignant lymphoma）
転移性腫瘍：悪性リンパ腫/白血病浸潤/前立腺がん転移

おける FDG-PET/CT の役割は，他のがん腫と同様に有用であるという報告が多く[1]，選択肢②は正しい．しかし，脳転移においては検出能が劣るため，頭部 MRI による頭蓋内検索も必要と考える．よって選択肢⑤も正しい．

非精巣上皮腫では，血清 AFP・β-HCG・LDH の値が予後予測因子として重要であること，治療効果判定や治療終了の判断時にマーカーの低下・陰性化が重要な要素であることを考えると，入院時に測定を行っておくことは必要である．よって選択肢③は正しい．一方，精巣上皮腫の治療においては，治療前の血清 β-HCG 値は予後予測因子として重要でない[2]．

精巣腫瘍に対する治療では，骨盤内リンパ節への照射や，繰り返す化学療法のために永久的な不妊症を生じる可能性がある．治療終了後に挙児を希望する場合には，精子の冷凍保存を検討することが必要と考えられるため，選択肢④は正しい．

設問2　　　　　　　　　　　　　正解④

Ⅰ期の精巣上皮腫に対する術後治療について問う問題である．以下の選択肢があり，どの選択肢を選んでも 95％以上の 5y-RFS が得られるため，患者と相談し治療方針を決定することが重要である．

1）注意深く経過観察を行うサーベイランス［再発時には cisplatin（CDDP）を含む化学療法］．
2）PA 領域へ 20 Gy/10 回の放射線治療．
3）CBDCA 単剤によるアジュバント療法．
よって選択肢④が誤りである．

設問3　　　　　　　　　　　　　正解③

臨床病期ⅡA に対する術後治療についての問題である．適切な術後治療が選択されれば，5y-RFS は 90％が得られる[2]．Ⅱ期の標準化学療法としては，bleomycin・CDDP・etoposide を使用した BEP 療法がよく用いられている．規定回数の化学療法後，CT での残存腫瘍を認めても，FDG-PET/CT での集積陰性化とマーカーの陰性化を確認することにより，治療終了の判断が可能となる．

明らかな PA 領域のリンパ節病変がある場合，PA 領域のみに 20 Gy/10 回の放射線治療では，範囲・線量ともに足りない．古くから行われてきた DL 領域への 30 Gy/15 回の治療を行い，5 cm を超えるようなリンパ節径の場合に，10 Gy/5 回程度のブースト照射を考慮する．よって，選択肢③が誤りである．

治療の経過

本症例に対しては術後放射線治療の依頼があったが，未婚で挙児の希望も強かったため，相談の結果サーベイランスが選択された．3年間の再発を認めずに経過観察中であるが，精巣上皮腫の特徴として3年以降の経過でもリンパ節再発を認めることが多いため，10年以上の経過観察を予定している．

関連疾患および放射線腫瘍学関連事項の記載と解説

精巣腫瘍の好発年齢層は乳幼児と 20～30 歳代に二峰性の分布を示し，病理学的には精巣の胚成分から発生する胚細胞腫瘍がほとんどである．**表1**に精巣腫瘍の組織学的分類を示す．

リンパ行性に大動脈周囲リンパ節へ転移しやすく，血行性に肺・肝臓・中枢神経などにも転移しやすい性質を持つ．初診時に転移を認める場合も多いため，治療前に詳細な全身精査が必要である．明らかな遠隔転移を認めなければ，病理確定のための高位精巣摘出術

表2 「精巣腫瘍取扱い規約」による臨床病期分類

Ⅰ期：明らかな転移を認めない	
Ⅱ期：横隔膜以下のリンパ節転移を認める	
ⅡA期	リンパ節転移サイズが5cm未満
ⅡB期	リンパ節転移サイズが5cm以上
Ⅲ期：明らかな遠隔転移を認める	
Ⅲ0期	腫瘍マーカーが陽性であるが転移部位が確認できない
ⅢA期	横隔膜以上のリンパ節（縦隔または鎖骨上）転移を認める
ⅢB期	肺転移を認める
ⅢB1：転移巣4個以下かつ2cm未満	
ⅢB2：転移巣5個以上または2cm以上	
ⅢC期	肺以外の臓器に転移

［日本泌尿器科学会，日本病理学会（編）：泌尿器科・病理 精巣腫瘍取扱い規約，金原出版，2005］

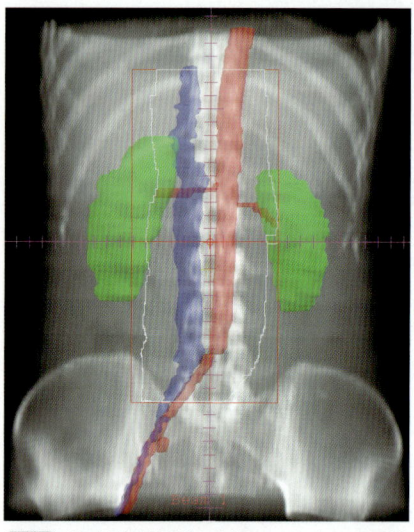

図1 傍大動脈領域照射野のデジタル再構成シミュレーション画像（DRR）

が根治的治療となることがある．

放射線治療の適応となるのは，Ⅰ・Ⅱ期の精巣上皮腫に対する術後治療時であり，進行期や放射線治療の感受性が低い非精巣上皮腫では適応となることは少ない．**表2**に「精巣腫瘍取扱い規約」による臨床病期分類を示す[3]．

精巣上皮腫に対するDL領域へ放射線治療が長い間行われてきたが，良好な長期予後が得られている反面，15年目以降の晩期有害事象として，心血管障害や二次がんが問題となっていた[4]．そこで，Ⅰ期精巣上皮腫の術後治療では，1）放射線治療を行う場合の照射野の縮小や線量の低減化，2）CBDCA単剤によるアジュバント療法，3）無治療で注意深く経過観察を行うサーベイランスでの比較試験が行われ，どれを選んでもほぼ同様の治療成績が得られることが明らかとなった[5-8]．

放射線治療においては，DL領域から同側の骨盤内リンパ節領域を省略したPA領域のみに限局した比較と，線量を30 Gy/15回から20 Gy/10回に減量した比較が行われ，治療成績には差がないという結果になり，不妊症や消化器症状などの有害事象軽減が可能となっている[9]．**図1**にPA領域への放射線治療照射野（デジタル再構成シミュレーション画像：DRR）を示す．Th11の上縁からL5下縁までの高さの範囲で，横突起を含む範囲に設定すると，このような照射範囲となるが，大動脈・腎動脈（赤）と下大静脈（青）に1.4 cmのマージンをとって計画標的体積（PTV）に設定すると，この照射野とよく一致する．しかし，腎動脈を腎門部深くまで描出すると腎実質への照射範囲が広くなってしまうので，注意が必要である．CBDCA単剤によるアジュバント療法でも，術後放射線治療と同様の治療成績が得られ，長期のデータはまだ不十分であるが，晩期有害事象も減少すると報告されている[8]．サーベイランスの場合，約20％にリンパ節再発を認めるが，確認された時点からCDDPを含む化学療法を行っても，全生存率には差が出ないと報告されている．

サーベイランスやCBDCA単剤によるアジュバント療法では，放射線治療で問題となっていたような晩期有害事象が少なくなるため，Ⅰ期の精巣上皮腫に対する術後照射が第一選択として選ばれることは少なくなり，サーベイランスが選択されることが多くなっている．

Ⅱ期に対する術後治療においては，適切な術後治療を行えば90％以上の5y-RFSが得られるが，CDDPをベースとしたBEP療法が選択されることが多い．腎機能低下など，何らかの理由で化学療法が行えない場合などには，従来から行われているDL照射野に30 Gy/10回の術後放射線治療を行い，リンパ節サイズが5 cmを超えるような場合には10 Gy/5回程度のブースト照射を追加する．**図2**は傍大動脈領域に同側の骨盤内リンパ節領域を追加したDL照射野（DRR）である．照射野下縁に関しては，閉鎖孔上縁・臼蓋部上縁などさまざまな報告があるが，臼蓋部上縁で作成したものを示した．

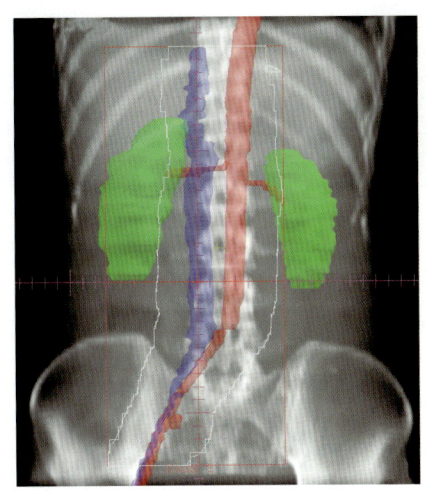

図2 ドッグレッグ照射野のデジタル再構成シミュレーション画像（DRR）

図3にCT上での線量分布図を示した．図3aは，10 MV-X線による前後対向2門照射で体厚中心にアイソセンタを配置した時の線量分布図である．計算アルゴリズムはsuperposition法を用いた．

PA領域への20 Gy/10回の前後対向2門照射を行う場合，急性期有害事象として軽度の食欲不振を認めることがあっても，下痢や嘔吐などを認めることはほとんどなく，外来での治療が可能である．一方，DL領域で30 Gy/10回以上の照射を行う場合には，下痢や悪心などの消化器症状を認めることが多く，日常生活への復帰まで時間を要するとの報告が多い．

精子減少に関しては，同側の骨盤内リンパ節領域への照射で一時的に認められるという報告があるが，クラムシェルなどにより対側の精巣への被曝線量を低下させることができれば，問題となることは少ない．

放射線治療の適応となる，精巣上皮腫Ⅰ期・Ⅱ期それぞれの5y-RFSはおよそ95%・90%と非常に良好であるが，若年発症の患者が多く，予後が良好であることを考慮すると，20～30 Gyの処方線量であっても，二次がんリスクは高い．治療導入時にしっかりとインフォームドコンセントを行い，10年以上の長期の経過観察が必要と考えられる．

文献

1) De Santis M et al : 2-18 fluoro-deoxy-D-glucose positron emission tomography is a reliable predictor for viable tumor in postchemotherapy seminoma : an update of the prospective multicentric SEMPET trial. J Clin Oncol **22** : 1034-1039, 2004
2) Schmoll HJ et al : European consensus on diagnosis and treatment of germ cell cancer : a report of the European Germ Cell Cancer Consensus Group (EGCCCG). Ann Oncol **15** : 1377-1399, 2004
3) 日本泌尿器科学会，日本病理学会（編）：泌尿器科・病理 精巣腫瘍取扱い規約，第3版，金原出版，東京，2005
4) Zagars GK et al : Mortality after cure of testicular seminoma. J Clin Oncol **22** : 640-647, 2004
5) Thomas GM : Over 20 years of progress in radiation oncology : Seminoma. Semin Radiat Oncol **7** : 135-145, 1997
6) Alexander EJ et al : Update on management of seminoma. Indian J Urol **26** : 82-91, 2010
7) Warde P et al : Prognostic factors for relapse in stage I seminoma managed by surveillance. J Clin Oncol **20** : 4448-4452, 2002
8) Olive RT et al : Radiotherapy versus single-dose carboplatin in adjuvant treatment of stage I seminoma : a randomised trial. Lancet **366** : 293-300, 2005
9) Jones WG et al : Randomized trial of 30 versus 20 Gy in the adjuvant treatment of stage I testicular seminoma : a report on Medical Research Council Trial TE18, European Organisation for the Research and Treatment of Cancer Trial 30942 (ISRCTN18525328). J Clin Oncol **23** : 1200-1208, 2005

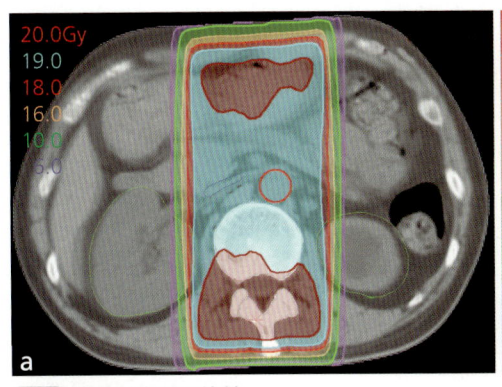

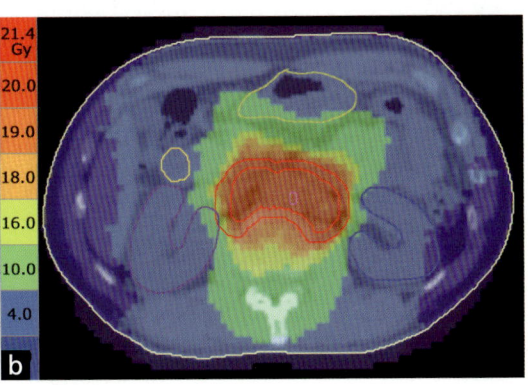

図3 線量分布図の比較
a：前後対向2門の線量分布，b：強度変調放射線治療（IMRT）の線量分布．

各論

30 子宮頸がん

A 根治的放射線治療

臨床経過

【症例】
68歳，女性．

【現病歴】
不正性器出血にて近医受診し，内診にて子宮頸部に腫瘤を認め，A大学病院受診．

【検査所見】
子宮頸部に5 cm大の不整形腫瘤を認め，内診上は左子宮傍組織への進展を認めるものの，骨盤壁までの進展は認められず，子宮頸がんⅡB期と考えられた．組織学的にも扁平上皮がんの診断であった．CT，MRIにて左外腸骨リンパ節への転移を認めたがFDG-PET/CTではそれ以外には転移を認めなかった（図1）．

設問

設問1

下記の子宮頸がんに対する国際産科婦人科連合（FIGO）の病期分類とその診断に関する記載で，**誤っている選択肢を1つ選べ**．

①2008年の改訂でⅡA期が腫瘍径によってⅡA1期とⅡA2期に細分化された．
②病期決定には内診所見が必須である．
③病期決定にはCT，MRIが必須である．
④病期決定にはFDG-PET/CTの所見を考慮してはいけない．
⑤Ⅳa期の決定には膀胱鏡を行う必要がある．

設問2

子宮頸がんⅡB期の治療選択に関する記載で，**誤っている選択肢を1つ選べ**．

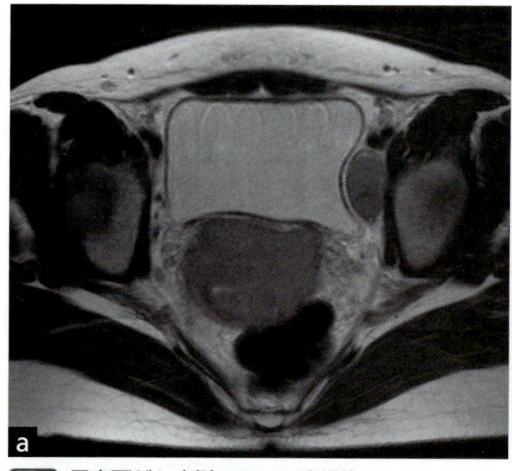

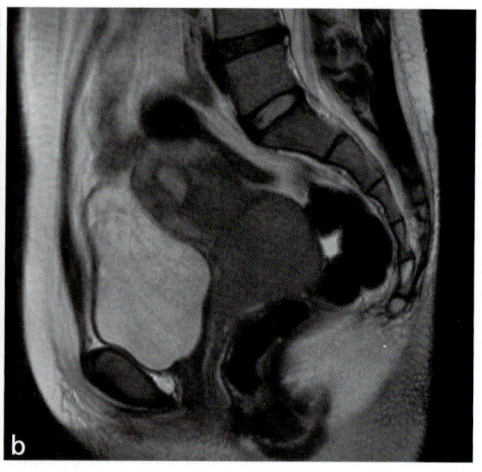

図1 子宮頸がん症例 MRI T2強調像
a：軸位断像．子宮頸部に径5 cm大の腫瘤を認め，右傍組織浸潤が疑われる．左外腸骨リンパ節腫大を認める．
b：矢状断像．子宮頸部に径5 cm大の腫瘤を認める．明らかな体部浸潤はない．

①手術治療は標準治療法の1つである．
②放射線治療は標準治療法の1つである．
③放射線治療では外部照射と腔内照射の組み合わせで治療が行われる．
④わが国においては腔内照射では高線量率腔内照射が推奨される．
⑤放射線治療を行う場合，化学療法の併用は行わない．

設問 3

放射線治療を行った場合に考えうる晩期有害事象をすべて選べ．
①放射線直腸炎・直腸潰瘍
②小腸狭窄・穿孔
③下肢浮腫
④不全骨折
⑤発がん

解答と解説

設問 1　　　正解③

子宮頸がんの病期分類には，対がん米国合同委員会（AJCC）やUICCによるTNM分類や，国際産科婦人科連合（International Federation of Gynecology and Obstetrics：FIGO）による臨床進行期分類があり，放射線治療においては通常FIGO分類が用いられている．これは2008年に一部が改訂され，これまで0期とされた上皮内がんが子宮頸がんの進行期分類から削除され，ⅡA期がⅠB期と同様に腫瘍径4 cmにてⅡA1期とⅡA2期に分類されることになった．ⅡB期については腫瘍径が予後予測因子になるという報告がないことから，従来のままとなっている．また病期決定の因子となる腫瘍径の計測については，厳密にCTやMRIなどの画像診断を用いるのではなく依然として内診所見によるものとなっており，可能なら腫瘍径の評価に画像診断を用いることを推奨するが必須ではないとしている[1]．

わが国においては本症例のように治療前におけるCT，MRIはほぼ必須の検査となっているのに加え，近年ではFDG-PET/CTなども普及しており，これまで治療開始時には有意とはとられなかったごく小さな傍大動脈・骨盤内リンパ節転移や遠隔転移が早期に見つかることも少なくない．腫瘍径・骨盤内リンパ節転移の有無・傍大動脈リンパ節転移の有無など，これらの画像診断を必須とするものがこの疾患の有意な予後予測因子として報告されており，日常診療とFIGO分類の乖離は今後とも検討の余地が十分にある．また，FIGO分類ではMRIで膀胱浸潤が強く疑われるような場合でも膀胱鏡による確認が必要とされていることや，子宮傍組織浸潤が「結節状に骨盤壁に及ぶか原発巣そのものが骨盤壁に達するもののみをⅢB に分類し，平滑な傍組織硬結が達している状態であればⅡB期に分類すべき」とされていることなどにも注意が必要である．

設問 2　　　正解⑤

子宮頸がんⅡB期における標準治療を選択する設問である．National Comprehensive Cancer Network（NCCN）や米国国立がん研究所（NCI）のガイドラインでは子宮頸がんⅡB期における標準治療は化学放射線療法（外部照射＋腔内照射）とされており，手術治療は選択肢の中には示されていない[2,3]．また，これまでⅡB期を対象に手術と根治的放射線治療を比較したランダム化比較試験（RCT）はない．一方，わが国の「子宮頸癌治療ガイドライン2007年版」では事実上標準治療は手術とされていた[4]．これはわが国においては広範子宮全摘出術が開発・改良され，完成度の高い根治的術式として確立されてきたということや，これまで蓄積されてきたエビデンスのほとんどが欧米からのものであり，照射スケジュールや線量率，線量などわが国とは異なる点が多く，欧米のエビデンスをそのままわが国において外挿することが困難と考えられていたためである．しかしながら最近の統計では，ⅡB期では2000年の時点では95％に手術が施行されていたのに対して，2008年度では48％に減少していることや，手術例のおよそ90％では手術単独ではなく何らかの補助療法（化学療法，放射線治療）が施行されていること，また2008年には放射線治療が施行された割合は約50％に上っていることなどもあり，ガイドライン2011年版ではⅡB期に対する標準治療についてはこれまでと同様にGrade Bではあるものの，手術治療と放射線治療がほぼ肩を並べる形となり，放射線治療も標準治療として記載されることとなった[5]．

化学療法の併用については，子宮頸がんに対する放射線治療はcisplatin（CDDP）併用の有用性が示されて以来，照射単独でも高い治癒率が予想されるⅠB1期以外は化学放射線療法が標準治療とされているが[6]，わが国では放射線治療に併用する薬剤とその量，同時

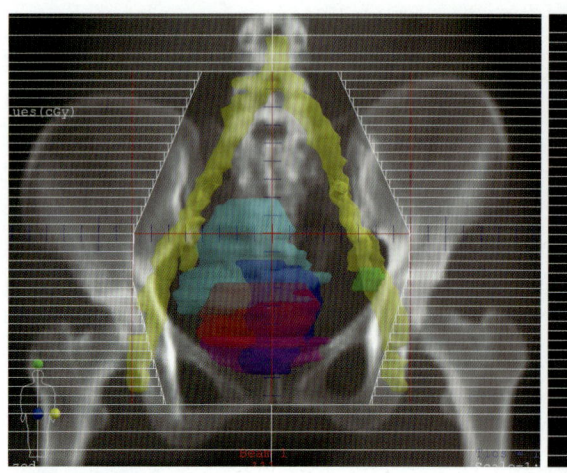

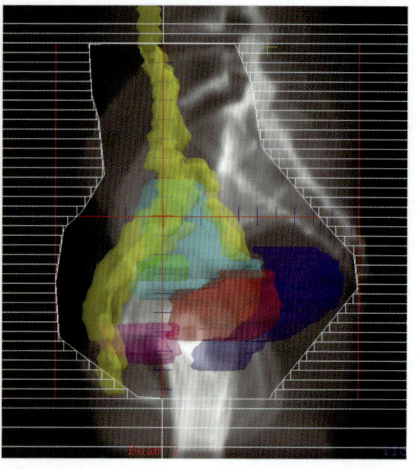

図2 全骨盤照射
子宮頸部腫瘍：赤，子宮体部：水色，直腸：青，転移リンパ節：緑，血管構造：黄色にてそれぞれ示す．

化学放射線療法（concurrent chemoradiotherapy：CCRT）の晩期有害事象の確認がまだなされていなかった．そのため，CCRTのわが国の患者における忍容性・毒性や有効性を観察するための臨床試験（JGOG1066）が行われ，現在症例登録が終了して結果が解析中である．プロトコル治療完遂率は良好とされており，2011年版ガイドラインでもCCRTがGrade Bとして推奨されることとなった．

設問3　　正解①，②，③，④，⑤

急性期の有害事象としては，一般的に放射線宿酔と呼ばれる悪心・倦怠感などとともに，下痢，膀胱炎などの症状が出現する．皮膚炎は前後対向2門照射などの場合には会陰部背側などに出やすい．また，腟壁浸潤が高度な症例に照射野を会陰部付近まで延長した場合には外陰部の皮膚炎・粘膜炎が出現し，排尿/排便時の疼痛に対するケアが必要となることがある．また，まれではあるが，腔内照射の際，アプリケータの挿入によって腟壁の裂傷や子宮穿孔をきたすこともある．通常，白血球減少症はあっても軽度だが，現在では化学療法の併用により時に高度になることもある．晩期有害事象としては直腸炎・直腸潰瘍による下血が最も問題となる．通常は経過観察や比較的短期間の投薬などで改善することがほとんどだが，まれに重症化しレーザー焼灼や手術が必要となる場合もある．この他，膀胱炎による頻尿・血尿，小腸障害による腹痛，下痢，腸閉塞などが起きうるが，Grade 3以上の有害事象頻度は，一般的に2～10％程度と報告されている．

この他に皮下組織線維化・浮腫，下肢浮腫，不全骨折などが認められることもある．今後，外部照射や後述する腔内照射の進歩により有害事象のさらなる軽減が期待される．

治療の経過

本症例においては，局所進行子宮頸がんに対して外部照射として全骨盤領域に10 MV-X線にて4門照射30.6 Gy/17回が施行された後に，照射野にセンターシールド（CS）が入れられ，前後対向2門照射として14.4 Gy/8回が照射された（骨盤部総線量45 Gy/25回）．また，左外腸骨リンパ節に対しては追加照射として6 Gy/3回が施行された．CSの挿入後から高線量率小線源による腔内照射を開始し，総線量24 Gy/4回/4週が行われた．図2，3に外部照射の照射野および腔内照射の線量分布を示す．腔内照射ではマンチェスター法に準じ，A点に線量が投与された．化学療法はCDDP 40 mg/m^2/週が5週間にわたって併用された．照射中には下痢を認め，一時は水様便となったが内服処置などで改善した．骨髄抑制のため6週目の化学療法は施行されなかった．照射終了後，局所の腫瘍は消失し，治療後8ヵ月の時点で再発を認めていない．

関連疾患および放射線腫瘍学関連事項の記載と解説

本症例は局所進行子宮頸がんの進行病期の決定およ

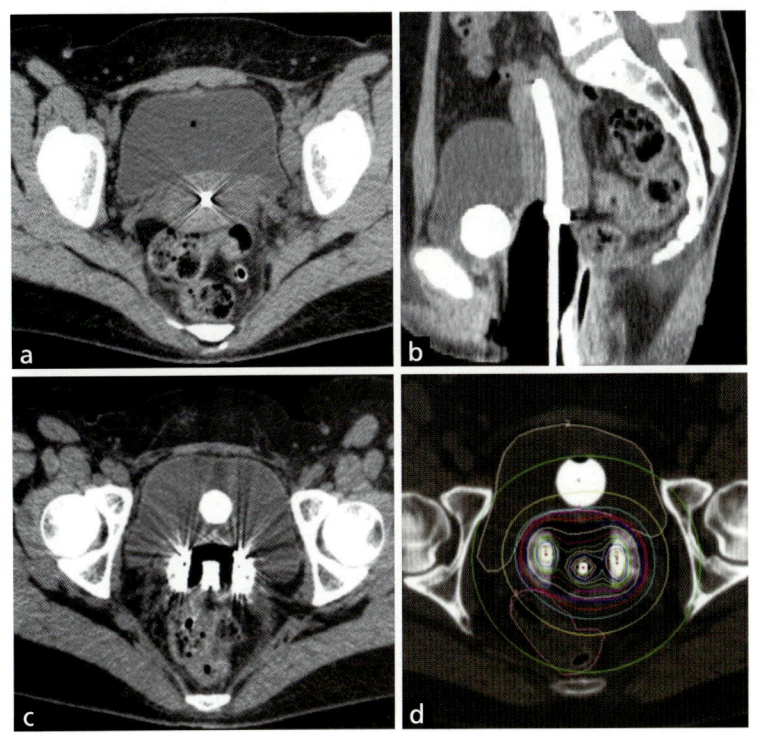

図3 腔内照射時CT像と線量分布図
a：子宮体部レベルの軸位断像．子宮腔内にアプリケータを認める．
b：正中レベルの矢状断像．アプリケータが子宮底部に達するまで挿入されている．
c：オボイド先端レベルの軸位断像．タンデムとオボイドが的確に配置されている．
d：線量分布図．直腸壁の一部に高線量域ができたため，線源配置の修正を行った．

びその際の治療選択，そして放射線治療が選択された場合の有害事象についての理解を確認するケーススタディである．

a 疾患の概要

子宮頸がんはわが国を含め先進国では減少傾向といわれ，その死亡率は漸減してきたが，2000年を前に上昇に転じ，特に若年女性を中心に増加傾向にある．近年，その発症のメカニズムが解明され，現在ではヒトパピローマウイルス（HPV）が性交渉などにより子宮頸部に感染することに端を発すると考えられている．わが国では世界の趨勢に数年遅れて2009年にHPV予防ワクチンが認可された．これらは子宮頸がんの主要原因HPVであるHPV16/18の感染を予防するもので，その予防効果は非常に高く，20年以上の効果持続期間が見込まれている．しかしながら，すでにHPVに感染している女性ではワクチンによってそのHPVを消失させる効力はないとされており，接種の優先対象は10～13歳とされている．今後ワクチン接種の拡大により若年者の発症に対しては予防効果が期待できるが，すでに感染している中高年の症例は当分の間，減少する可能性は低いと考えられ，当分患者の増加傾向に変化はないと考えられる．

大部分の子宮頸がんはこのようなHPV感染によってがん化する扁平上皮がんであるが，近年は頸部腺がんも増加しており，最近では20～25％程度と報告されている．この他の組織型は比較的まれである．経験的には腺がんの放射線感受性は扁平上皮がんよりも低いと考えられるために腺がんの治療成績は扁平上皮がんよりも劣ると考えられているが，明確なエビデンスはない．しかしながら，わが国では組織型は重要な予後因子の1つとして認識され，主治療・補助療法の選択など治療方針を決定するうえで重要な因子と考えられており，ガイドラインでも扁平上皮がんと腺がんでは別項として扱われている．一方，米国では腺がんと扁平上皮がんでは治療方針を明確に分けられておらず，NCCNのガイドラインでも独立した記載はない．

b 標準治療と放射線治療の位置付け

「子宮頸癌治療ガイドライン2007年版」ではIB期～IIB期の子宮頸がんの標準治療は手術治療とされてきたが，2011年版ガイドラインではこれらの病期においても放射線治療も標準治療の1つとされている．また，IIIB期については基本的に手術適応はないと考えられており，今後も放射線治療が標準治療である．放射線治療では骨盤部に対する外部照射と腔内に器具を

挿入して行う腔内照射の組み合わせが標準的手法として行われる．外部照射の領域は通常全骨盤領域であり，傍大動脈領域への予防的照射の意義は明らかではない．これまでの2次元治療計画では，骨盤照射の場合，上縁は第5腰椎上縁，下縁は腫瘍の進展範囲にもよるが腟壁浸潤がなければ閉鎖孔下縁，腟壁浸潤の程度によっては坐骨結節下縁などにすることが多い．また側方では骨盤内腔から1.5～2 cm程度外側を含めるよう推奨されている．3次元治療計画が一般的となるにつれ，外部照射もそれまでの前後対向2門照射から，左右方向を含めた4門照射が行われるようになっている．側方照射野ではリンパ節領域を十分に含めることと，子宮体部が照射野から外れないように留意することが肝要である．

2010年に戸板らにより全骨盤照射を行う際の標的体積（target volume）の設定に関するガイドラインが発表された[7]．これはRadiation Therapy Oncology Group（RTOG）やTaylorらのガイドラインと同様に，骨盤部の主要血管から7 mmのマージンを臨床標的体積（CTV）として設定しているが，批判的吟味のうえ，さらに手が加えられている[8,9]．また，2011年に原発巣に関するCTVについてもガイドラインが発表された[10]．詳細についてはそれぞれの原著を参考にしてほしい．今後はこれらをもとに標準化とその検証が行われていくと考えられる．

c 腔内照射

子宮頸がんに対する腔内照射における治療計画は，従来型アプリケータ（タンデム・オボイドなど）を挿入後，正側2方向のX線写真を撮影する．そしてICRUレポート38に従って，外子宮口の位置から決まる仮想の基準点をA点として，腫瘍に対する基準点とする．また膀胱・直腸線量の基準点もそれぞれに定義し，これら基準点は臓器全体に対する代替として使用される．線量分布はマンチェスター法などに準じて，いわゆる西洋梨型の線量分布をとるように治療が行われている．腔内照射の線量率は欧米でのエビデンスの多くが低線量率により積み重ねられてきたが，わが国では高線量率による治療が広く普及している．わが国から報告されたRCTの結果やこれまでの臨床経験からは，低線量率（LDR）と高線量率（HDR）とでは局所制御率や有害事象について差がないと考えられている．医療スタッフの被曝や長時間の留置に伴うアプリケータの変位や患者の苦痛などの問題もあって，2011年

表1 推奨放射線治療スケジュール

進行期 （がんの大きさ）	外部照射[*] 全骨盤	中央遮蔽	腔内照射[†] HDR （A点線量）
Ⅰb1，Ⅱ（小）	20 Gy	30 Gy	24 Gy/4回
Ⅰb2，Ⅱ（大），Ⅲ	30 Gy	20 Gy	24 Gy/4回
	40 Gy	10 Gy	18 Gy/3回
ⅣA	40 Gy	10 Gy	18 Gy/3回
	50 Gy	0 Gy	12 Gy/2回

HDR：高線量率

[*]：1回1.8～2.0 Gy，週5回法で行う．画像にて転移が疑われるリンパ節，治療前に結節状に骨盤壁に達する子宮傍組織に対しては，外部照射による追加（ブースト）6～10 Gyを検討する．

[†]：1回5～6 Gy，週1～2回法で行う．

［日本婦人科腫瘍学会（編）：子宮頸癌治療ガイドライン2011年版，金原出版，p58, 2011より引用］

版ガイドラインではHDRが標準治療として推奨されている[5]．

わが国の標準的なスケジュールや化学療法の併用に関する有効性と忍容性についての臨床試験が近年施行され，その結果を受けて2011年版ガイドラインでは骨盤照射・腔内照射の線量・回数や中央遮蔽の時期が若干変更されている（**表1**）．一方，米国のスケジュールは低線量率腔内照射の臨床データをもとに放射線生物学的に計算されている．そして，外部照射の後に腔内照射が行われ，中央遮蔽は使用されないのに対して，わが国では外部照射の途中から照射野に中央遮蔽が挿入され，それに併せて腔内照射が始められることから，局所に対する総線量も異なっており，わが国ではより低い線量で制御されている可能性も指摘されている．

d 画像誘導小線源治療（image-guided brachytherapy：IGBT）

前述のように，腔内照射における線量投与は従来マンチェスター法を基本に行われ，ICRUレポート38に準拠し仮想のA点という基準点に対して照射を行うものであった．この方法を用いることの最大の利点は先進国から発展途上国までほぼ同様の線量投与が可能となる点にあり，しかも比較的良好な治療成績がこれまでも報告されていることから世界的に施行されてきた．しかしながら，これまでの経験からは，症例ごと

に腫瘍の大きさ・形状や進展範囲にはバリエーションがあり，また治療経過とともに腫瘍体積も変化していく．A点の位置が腫瘍とは一致しない場合も多々あり，A点線量は必ずしも子宮頸部の腫瘍への最小線量とはならない．また膀胱や直腸の位置を正側Ｘ線画像上に同定することも困難であり，これらの基準点に対する線量が実際の臓器・病変に対する線量とは著しく異なっていることはこれまでにも報告されている．これに対して近年では，小線源治療時にアプリケータを挿入した状態でMRIやCTなどの3次元画像を撮像し，それらの画像を治療計画に利用する3次元IGBTが行われるようになってきた．これによって腫瘍と正常組織の線量を3次元の線量分布によって正確に評価することや，線量体積ヒストグラム（DVH）解析を用いて腫瘍および正常組織の体積線量評価を行うことが可能となる．さらには照射条件を微調整することにより腫瘍の形状や正常組織の位置に合わせた線量分布の最適化を図ることも可能である．

欧米から勧告・ガイドラインが発表されており，徐々に臨床成績が報告されているが，実地臨床においてIGBTを一般化するには，病変や正常組織の輪郭抽出における術者間のばらつき，処方線量の問題など今後解決すべき点も多い[11-13]．また，側方進展が高度な症例などで通常のタンデム/オボイドによる線量分布の作成をIGBTの手法で行ったとしても，直腸や膀胱の線量を許容範囲に保ちつつ，腫瘍に十分な線量を投与することが困難な場合には，経会陰的に子宮傍組織に対して組織内照射を行うことでこれらの問題を回避するという報告もあるが，こちらもまだ一般化されてはいない．

e 治療成績

FIGO臨床病期別の5年生存率は一般にⅠ期：80～90％，Ⅱ期：60～80％，Ⅲ期：40～60％，ⅣA期：10～20％程度と報告されており，本疾患は放射線治療によって高い根治率が期待できる疾患である．今後，3次元原体照射（3D-CRT）がさらに普及し，IGBTが用いられるようになることでさらなる治療成績の改善と有害事象の低減が期待できる．また治療成績を左右する因子として総治療期間と貧血などの問題があり，

NCCNのガイドラインでも可能な限り治療の中断を避けて，総治療期間は8週を超えないようすべきだとしており，また治療中のヘモグロビン濃度が予後に関連するとの報告もある．

文献

1) Pecorelli S et al：Revised FIGO staging for carcinoma of the cervix. Int J Gynaecol Obstet **105**：107-108, 2009
2) Cervical Cancer（PDQ®）. treatment, health professional version, National Cancer Institute, 2011
3) Cervical Cancer Guidline（version. 1. 2011）. NCCN Clinical Practice Guidelines in Oncology, National Comprehensive Cancer Network, 2011
4) 日本婦人科腫瘍学会（編）：子宮頸癌治療ガイドライン2007年版，金原出版，東京，2007
5) 日本婦人科腫瘍学会（編）：子宮頸癌治療ガイドライン2011年版，金原出版，東京，2011
6) Klopp AH, Eifel PJ：Chemoradiotherapy for cervical cancer in 2010. Curr Oncol Rep **13**：77-85, 2011
7) Toita T et al：A consensus-based guideline defining the clinical target volume for pelvic lymph nodes in external beam radiotherapy for uterine cervical cancer. Jpn J Clin Oncol **40**：456-463, 2010
8) Small W Jr et al：Consensus guidelines for delineation of clinical target volume for intensity-modulated pelvic radiotherapy in postoperative treatment of endometrial and cervical cancer. Int J Radiat Oncol Biol Phys **71**：428-434, 2008
9) Taylor A et al：An atlas of the pelvic lymph node regions to aid radiotherapy target volume definition. Clin Oncol **19**：542-550, 2007
10) Toita T et al：A consensus-based guideline defining clinical target volume for primary disease in external beam radiotherapy for intact uterine cervical cancer. Jpn J Clin Oncol **41**：1119-1126, 2011
11) Haie-Meder C et al：Recommendations from Gynaecological（GYN）GEC-ESTRO Working Group（Ⅰ）：concepts and terms in 3D image based 3D treatment planning in cervix cancer brachytherapy with emphasis on MRI assessment of GTV and CTV. Radiother Oncol **74**：235-245, 2005
12) Pötter R et al：Recommendations from gynaecological（GYN）GEC ESTRO working group（Ⅱ）：Concepts and terms in 3D image-based treatment planning in cervix cancer brachytherapy-3D dose volume parameters and aspects of 3D image-based anatomy, radiation physics, radiobiology. Radiother Oncol **78**：67-77, 2006
13) Nag S et al：Proposed guidelines for image-based intracavitary brachytherapy for cervical carcinoma：Report from Image-Guided Brachytherapy Working Group. Int J Radiat Oncol Biol Phys **60**：1160-1172, 2004

各論 30. 子宮頸がん

B 術後照射

臨床経過

【症 例】
55歳，女性．

【現病歴】
不正性器出血を主訴に，A大学病院を受診した．既往歴および家族歴に特記すべき事項はない．初経15歳，閉経52歳．2回経妊2回経産．

【検査所見】
MRIにて，子宮頸部に3.5 cmの腫瘤を認め（図1），CTでは明らかな遠隔転移は認められなかった．SCCは3.0 ng/mLと上昇していた．コルポスコピー下の生検にて扁平上皮がんと診断．子宮頸がんⅡA期と診断し，広汎子宮全摘出術＋両側付属器切除術＋骨盤リンパ節郭清（傍大動脈リンパ節生検を含む）を施行した．術後病理にて，基靱帯リンパ節および閉鎖リンパ節に転移が認められた．

設問

設問1
子宮頸がんの術後補助療法を検討するリスク因子に関する記載で，**誤っている**選択肢を1つ選べ．
①骨盤リンパ節転移
②子宮傍結合織浸潤
③頸部間質浸潤の深さ
④腫瘍マーカー高値
⑤脈管侵襲

設問2
術後放射線治療に関する記載で，**正しい**選択肢を2つ選べ．
①生命予後を改善する．
②化学療法を併用する場合，有害事象低減のため放射線治療後に行うほうがよい．
③骨盤リンパ節転移が多数認められた場合，傍大動脈リンパ節領域を予防的に照射する必要がある．
④骨盤内再発率を低下させる．
⑤術後に放射線治療を加えることにより有意に有害事象が増加する．

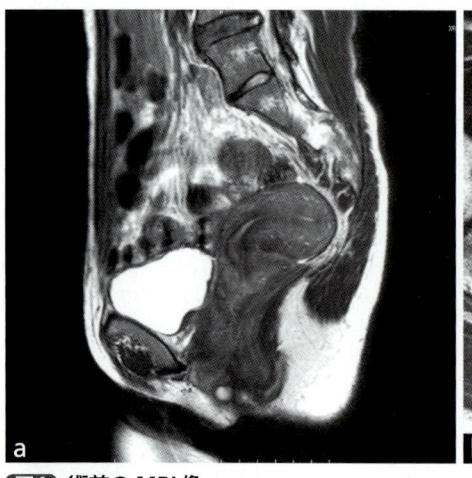

図1 術前のMRI像
子宮頸部に約3.5 cmの腫瘤を認める．
a：T2強調矢状断像，b：T2強調軸位断像．

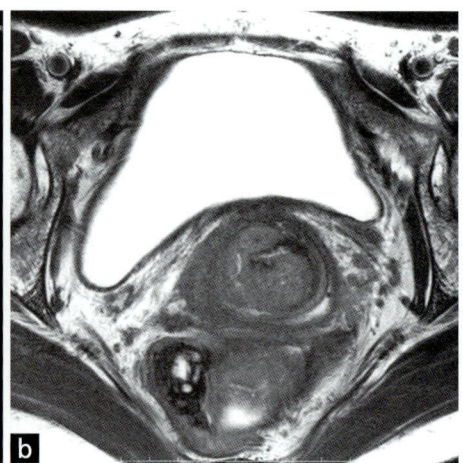

設問 3

術後放射線治療の方法について，**正しい選択肢を1つ選べ**.

① 骨盤部への前後対向2門照射と4門照射とでは，有害事象に大きな差はない．
② 照射野を設定する際，骨構造を目印とするべきである．
③ 総線量は，45～50 Gyが推奨される．
④ 腟断端陽性の場合，腔内照射を併用することの有用性が証明されている．
⑤ 骨盤リンパ節転移を認めた場合には，鼠径リンパ節領域も照射野に含めるべきである．

解答と解説

設問 1   正解 ④

術後補助療法については，「子宮頸癌治療ガイドライン2007年版」には，「予定術式完遂例において手術摘出標本の病理組織学的所見から再発高危険群と判定される症例に対して術後再発予防目的に行われる術後治療」と記載されており[1]，放射線治療，化学療法，化学放射線療法などがある．再発のリスク因子として，腫瘍径の大きさ，骨盤リンパ節転移，子宮傍結合織浸潤，頸部間質浸潤の深さ（1/3を超えるもの），脈管侵襲の有無，腟壁摘出不完全例などが知られている[1,2]．これらのうち，骨盤リンパ節転移の有無が最も重要となり[1,2]，リンパ節転移陽性例では遠隔転移の頻度も高くなる．SCCなどの腫瘍マーカーは，手術可能症例や根治的化学放射線療法施行例において，予後との関連性が指摘されている[3]．しかし，術後照射を検討するリスク因子とはされていない．

設問 2   正解 ④，⑤

子宮頸がん根治術後の再発リスク因子が陽性の場合，術後補助療法が検討される．治療法を選択する場合，特に骨盤リンパ節転移の有無が重要であり，「子宮頸癌治療ガイドライン2007年版」では，骨盤リンパ節転移陽性群と陰性群に分けて治療法が述べられている[1]．

骨盤リンパ節転移が陰性の場合で，他の再発リスク因子が陽性の場合，術後放射線治療が考慮される[1]．GOG92試験では，骨盤リンパ節転移が陰性で，1/3を超える間質浸潤，脈管侵襲，頸部腫大のいずれかのリスク因子を2つ以上持つIB期277症例を術後放射線治療（46～50.4 Gy）群または経過観察群にランダム化した[4]．術後放射線治療群では有害事象は多かったものの，有意な再発率の低下が認められた．2006年に経過観察期間を延長した結果が報告されたが，全生存率は術後放射線治療群で良好な傾向にあるものの，残念ながら統計学的な有意差は認められなかった．

一方，骨盤リンパ節転移陽性の場合は，遠隔転移のリスクも高くなるため，放射線治療に加えて化学療法の併用が考慮される．

化学療法を同時併用することの意義については，根治的放射線治療に関してはすでに明らかにされており，1999年頃から標準治療として勧告されている．これはいくつかのランダム化比較試験（RCT）で同時併用化学療法の有用性が示されたためであるが，興味深いことに，化学療法の併用によって局所コントロール率が改善しただけでなく，照射野外の遠隔転移の割合も低減している．すなわち，遠隔転移の可能性が高い骨盤リンパ節転移陽性例では，放射線治療に加えて化学療法を併用することにより治療成績が向上する可能性があることが容易に想像される．これを受けて，2000年に術後放射線治療に化学療法を併用することの有用性に関するRCTの結果が報告された[5]．この試験では，骨盤リンパ節転移陽性，断端陽性，子宮傍結合織浸潤のいずれかのリスク因子を持つ子宮頸がん243例について，骨盤部への放射線治療単独群またはcisplatin（CDDP）およびfluorouracil（5-FU）との化学療法同時併用群にランダム化している．照射線量は49.3 Gy/29回と1回線量がやや少ないものの，化学療法併用群で有意に生存率が改善した．しかし，Grade 3～4（CTCAE v4.0）の有害事象も化学療法同時併用群に多く認められており，化学療法の用量も含めてわが国での導入にあたっては慎重な対応が必要であろう．

わが国で行われた子宮頸がん術後症例に対する医療実態調査研究（Patterns of Care Study：PCS）では，1995～1997年，1999～2001年，2003～2005年に術後放射線治療が施行された子宮頸がん術後照射例の実態が調査されているが，放射線治療と化学療法の同時併用は，1995～1997年ではわずか6%であったが，2003～2005年には25%と増加しており，上記エビデンスが浸透しつつあることがうかがえる[6]．

一方，傍大動脈領域への予防的な照射の有用性についてははっきり証明されていない[1]．

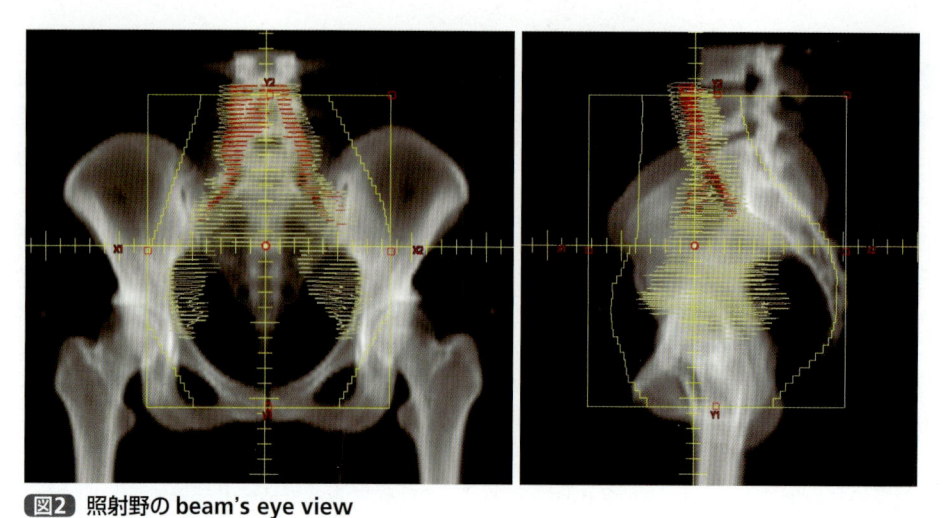

図2 照射野の beam's eye view
3次元治療計画による，骨盤内のリンパ節領域を指標とした照射野設定の例．

手術の合併症として膀胱機能障害，腸閉塞などの消化管障害，下肢のリンパ浮腫などがあるが，術後放射線治療を加えることにより晩期有害事象の頻度が増加することが知られている[4]．

骨盤リンパ節転移陽性例は，局所疾患ではなく，全身疾患であるととらえるべきとする考えから，術後補助療法として放射線治療の代わりに化学療法を用いる試みが多くなされてきた．しかしながら，現在のところは，骨盤リンパ節転移陽性例に対する術後補助化学療法の有用性はいまだ確立していない[1]．

設問3　　　正解③

術後照射では，わが国では前後対向2門による全骨盤照射が用いられてきた．しかし，現在では，晩期有害事象の低減のために，原則として10 MV以上のエネルギーのX線による4門照射が推奨されている[7]．実際，4門照射にすることにより，骨盤内制御率は変わらないものの，消化器系の晩期有害事象およびリンパ浮腫の頻度が低下するとされている．前述のPCSの調査結果では，1995～1997年では4門照射の割合はわずか3％であったが，2003～2005年には20％まで増加しており[6]，今後その割合は増加していくものと考えられる．

従来は照射野決定のために骨構造を目印としてきたが，リンパ節領域や腫瘍床などの臨床標的体積（CTV）が十分含まれない可能性もあり，CT画像をベースとした3次元治療計画により骨盤内のリンパ節領域を指標とした照射野設定を行うように変わりつつある．

全骨盤部への術後放射線治療は，1回線量1.8～2.0 Gyにて，総線量45～50 Gyが推奨されている[1,2,7]．

術後腟断端陽性や切除断端近傍に腫瘍細胞が認められる場合には，放射線治療は局所再発を低下させる．方法としては，外部照射と腔内照射の組み合わせで行われることが多い．前述のPCSの結果では，2003～2005年の術後症例のうち，17％に腔内照射が併用されていた[6]．しかし，腔内照射の回数，スケジュール，中央遮蔽を加えるかどうかなど，治療法は施設によりかなりばらつきがあり，腔内照射を併用しない場合の得失についても不明である．

鼠径リンパ節領域は腟下部への浸潤や外陰がんの場合に問題となり，通常の子宮頸がんの術後放射線治療では照射野に含めない．

治療の経過

本症例は，リンパ節転移陽性であったため，術後放射線治療およびCDDP，5-FUによる同時化学放射線療法が行われた．全骨盤部に4門照射にて1.8 Gy/回，総線量50.4 Gyの放射線治療が施行された．**図2**に照射野を示す．

治療後，両下肢に軽度のリンパ浮腫を認めたが，弾性ストッキング着用，リンパ誘導マッサージにて改善した．

関連疾患および放射線腫瘍学関連事項の記載と解説

　これまで述べてきたように，主に欧米で行われた臨床試験の結果がわが国での治療方針に徐々に反映されてきている．しかし，UnoらはⅠB～ⅡA期までが主な手術の対象である欧米と比べ，わが国ではⅡB期まで，場合によってはそれ以上の進行期でも手術されることも多く，それらの現状をふまえたうえで，術後照射の適応を判断する必要があるとしている[7]．実際，子宮頸がんⅠB～Ⅱ期に対する治療方針は，わが国と欧米で大きく異なっている．日本産科婦人科学会婦人科腫瘍委員会の2009年度患者年報では，ⅡB期965例のうち，根治的放射線治療または化学放射線療法が行われた症例は479例（49.6％）であり，約半数の473例（49.0％）に手術治療が選択されている．さらに，この473例のうち246例（52.0％）が手術に加えて放射線治療が選択されている．術式については，準広汎子宮全摘出術と広汎子宮全摘出術の術式で，予後に有意差はないとする報告があるが，わが国では広汎子宮全摘出術が一般的である．また，わが国の「子宮頸癌取扱い規約」では，不完全手術例でがんの残存が明らかな症例の治療は術後照射例として扱わないと規定されているし，わが国での断端陽性は上皮内がん以上の病変の遺残を意味することが多く，欧米では浸潤性病変の遺残を意味することが多い．このような患者背景や保険制度の違いなどもあり，海外のガイドラインを導入する場合には注意が必要である．

　放射線治療に関しては，従来の骨構造を目印とした前後対向2門や4門での全骨盤照射から，骨盤内のリンパ節領域を指標とした照射野設定を行うように変わりつつある．照射すべきリンパ節領域については，米国 Radiation Therapy Oncology Group（RTOG）などの研究グループは，2007年に子宮体がんおよび子宮頸がんに対する強度変調放射線治療（IMRT）を用いた術後照射のための，臨床標的体積（CTV）の定義に関するガイドラインを報告した[8]．これによれば，CTVは総腸骨領域，外～内腸骨領域，腟の上部3cmおよびその外側の軟部組織を含み，頸部の間質浸潤が認められた場合には仙骨前リンパ節領域も含むべきとしている．また膀胱内の尿量の変化を十分考慮に入れるべきとされている．リンパ節領域の設定にあたっては，総腸骨，外～内腸骨の動静脈から7mmをマージンとして設定する．また，骨や筋肉内にはリンパ節は存在しないため，骨，筋肉，消化管はCTVから除くとされている．

　わが国でも2010年に子宮頸がんの骨盤リンパ節に関するCTVの定義が報告された[9]．上記のRTOGからの報告と比較して，血管の周囲に7mmのマージンを設定し，骨や筋肉をCTVから除外する点は同じだが，腸管に関しては日々の位置や腸管径が変動する点を考慮して，CTVマージンから必ずしも除外しないこと，総腸骨領域では腸腰筋と椎体外側の間の脂肪組織をCTVに含めること，内腸骨領域にあっては外側では腸腰筋の内側まで含めることなどが異なっている．これは必ずしも術後照射のものではなく，根治的照射例も含めてのガイドラインであるが，アトラスも詳細に表示されており，参照されたい．

　欧米ではすでに子宮頸がんの術後照射にIMRTが用いられるようになっている．子宮頸がん術後では子宮は切除され，骨盤領域の中心には比較的放射線感受性の高い小腸などの正常組織が占めている．また，直腸や骨髄なども子宮頸がんの再発部位とは考えられていない．IMRTはそれらの組織の線量を低減し，有害事象の発生率を低下させる．わが国ではまだ子宮頸がんの術後照射としては一般的ではないが，今後普及していく可能性がある．しかしながら，IMRTは標的体積外では線量が急峻に低下するため，CTVなどの設定によっては局所コントロールが低下する可能性があり，また，コストなどに見合う利点があるかどうかについても今後検討していく必要がある．

　治療成績に関しては，子宮頸がんⅠB～ⅡA期で，骨盤リンパ節転移がない場合で全生存率80～95％，リンパ節転移陽性の場合には50～70％程度である[7]．また，リンパ節転移陽性例で手術単独の場合の局所再発率は40％程度，放射線治療を加えた場合には22％程度に低下すると報告されている[10]．

　組織型に関して，年々増加傾向にある腺がんは，扁平上皮がんとやや異なった臨床像を呈する[1]．一般的に腺がんでは生存率が低く，術後放射線治療を行っても照射野内の再発率も扁平上皮がんより高い傾向にある．また，腺がんではリンパ節転移や遠隔転移の確率も高い．腺がんは扁平上皮がんと比較して放射線感受性が低いと考えられており，Ⅰ～Ⅱ期ではまず手術治療が選択される．しかし，腺がんに対してどのような術後補助療法が有効なのかについては明らかではなく，扁平上皮がんと同様な方法で行われる場合が多い．

　術後放射線治療に伴う急性期有害事象については，

下痢，膀胱炎，白血球減少など，根治的照射と同様である．しかし，晩期有害事象については根治的照射と比べ，より強い有害事象が認められる可能性がある．その理由として，子宮はすでに切除されており，直腸や膀胱，小腸などが照射野内に広く含まれること，手術による癒着により小腸などの動きが悪くなっている可能性があること，手術により血流が低下している可能性があることなどが挙げられる．術後放射線治療を行うにあたっては，その適応，照射法などの決定に際して慎重な対応が望まれる．

文献

1) 日本婦人科腫瘍学会（編）：子宮頸癌治療ガイドライン 2007 年版，金原出版，東京，2007
2) Cervical Cancer（version.1.2011）. NCCN Clinical Practice Guidelines in Oncology, National Comprehensive Cancer Network, 2011
3) Noordhuis MG et al：Prognostic cell biological markers in cervical cancer patients primarily treated with (chemo) radiation：a systematic review. Int J Radiat Oncol Biol Phys **79**：325-334, 2011
4) Sedlis A et al：A randomized trial of pelvic radiation therapy versus no further therapy in selected patients with stage IB carcinoma of the cervix after radical hysterectomy and pelvic lymphadenectomy：A Gynecologic Oncology Group Study. Gynecol Oncol **73**：177-183, 1999
5) Peters WA 3rd et al：Concurrent chemotherapy and pelvic radiation therapy compared with pelvic radiation therapy alone as adjuvant therapy after radical surgery in high-risk early-stage cancer of the cervix. J Clin Oncol **18**：1606-1613, 2000
6) 篠田充功ほか：医療実態調査研究（PCS）から見た子宮頸癌手術（術後照射）症例における放射線治療の現状．癌の臨 **56**：149-154, 2010
7) Uno T et al：Postoperative radiation therapy for carcinoma of the uterine cervix. Radiat Med **24**：91-97, 2006
8) Small W Jr et al：Consensus guidelines for delineation of clinical target volume for intensity-modulated pelvic radiotherapy in postoperative treatment of endometrial and cervical cancer. Int J Radiat Oncol Biol Phys **71**：428-434, 2008
9) Toita T et al：A consensus-based guideline defining the clinical target volume for pelvic lymph nodes in external beam radiotherapy for uterine cervical cancer. Jpn J Clin Oncol **40**：456-463, 2010
10) Koh WJ et al：Adjuvant therapy for high-risk, early stage cervical cancer. Semin Radiat Oncol **10**：51-60, 2000

各論

31 子宮体がん

CASE 1

臨床検査

【症　例】
63歳, 女性.

【現病歴】
　数ヵ月前に不正性器出血を生じた. 約20年前から慢性C型肝炎の加療歴があることから, 血小板減少によるものとして経過観察していたが, 改善しないため子宮体部腔内細胞診を行ったところ異型細胞を認めた.

【検査所見】
　子宮体部腔内生検にて高分化型（Grade 1）類内膜腺がんと診断された. 画像診断で腫瘍は子宮体部に限局しており, 臨床進行期分類（FIGO2008）をIaとしたが（図1）, 肝硬変（Child分類C）のため手術不能と判断した.

設　問

設問1

子宮体がんに対する根治的放射線治療に関する記載で, 誤っている選択肢を1つ選べ.
①医学的手術不能の子宮体がんに対し放射線治療が推奨される.
②臨床進行期分類Ia（FIGO2008）の類内膜腺がん（Grade 1）に対する放射線治療は腔内照射単独で行う.
③臨床進行期分類Iaの類内膜腺がん（Grade 2）に対する放射線治療は外部照射と腔内照射を組み合わせて行う.
④腔内照射の病巣線量基準点は子宮底部粘膜下5mmに置く.
⑤I期子宮体がんに対する放射線治療成績は5年全生存率で60〜80％が報告されている.

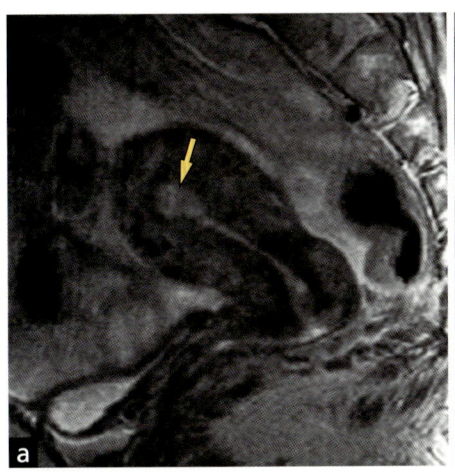

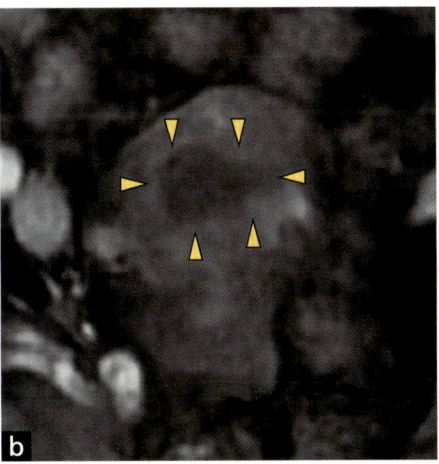

図1 治療前MRI像
a：T2強調矢状断像で子宮底部内膜に限局した肥厚（矢印）を認める.
b：造影T1強調横断像（ダイナミック造影の1コマ）で腫瘍-子宮境界の全周において subendometrial enhancement（矢頭）が認められ, 明らかな筋層浸潤はないと判断される.

表1 子宮体がんの術後再発リスク分類

リスクレベル	定　義
低リスク	子宮体部に限局する Grade 1 または 2 の類内膜腺がんで脈管侵襲がなく，筋層浸潤が 1/2 以内である
中間リスク	腫瘍が子宮に限局するが下記のリスク因子を有する ・類内膜腺がんで筋層浸潤は 1/2 以内だが Grade 3 である ・類内膜腺がんで筋層浸潤が 1/2 を超える ・頸部浸潤あり ・腹腔細胞診陽性 ・脈管侵襲あり ・漿液性腺がん，明細胞がんあるいは未分化がん
高リスク	ⅢまたはⅣ期（FIGO 2008）

数持っている場合（Grade 3 で筋層浸潤 1/2 以上）には術後照射による生存率の改善が認められた[4,5]．しかし，欧米では標準的に骨盤リンパ節郭清が行われていない点をふまえてこの結果を解釈する必要があり，この後に発表された intergroup trial（ASTEC/EN.5）では複数のリスク因子を有する場合にも術後照射の有効性は示されなかった[6]．

このように低リスク群に術後照射の有効性がないことは明らかにされているが，中間リスク群における有効性に関して統一した見解はない．現時点ではメタ解析の結果を受けて中間リスク群に対する術後照射または化学療法の適用が推奨されている．選択肢④の腔腔内照射に関して，局所制御に関する有効性を示したランダム化比較試験（RCT）がある．高-中間リスク群において腔内照射と外部照射を比較した PORTEC-2[7] で，腔内照射は外部照射と同等の腟再発抑制効果を持ちながら有害事象の少ない補助療法であることが示された．郭清によってリンパ節転移陰性が確認されている中間リスク群であれば，補助療法は腔内照射だけで十分であり，有害事象の多い外部照射は施行すべきでないという意見も多い．高リスク群に対する補助療法に関しては，化学療法や化学放射線療法のメリットを検討した複数の RCT[8,9] が行われたが，対象のリスク分類が一定していないことや薬剤内容が異なることから標準化に寄与する結果とはなっていない．わが国では婦人科悪性腫瘍研究機構（JGOG）[10] が 1/2 を超える筋層浸潤をきたしたIC～ⅢC期（FIGO1988）を対象とし化学療法と術後照射の RCT を行った結果，全体の生存率に差はなく，高-中間リスク群と高リスク群に限ると化学療法群の生存率が良好であった．現在は，PORTEC-3 が高リスク群に対して術後照射単独と化学放射線療法＋化学療法順次併用を比較する試験を進めており，さらに化学療法単独と順次または同時化学放射線療法を比較する RCT も予定されている．高リスク群では遠隔での再発が優位となることから，化学療法を主体として補助療法を確立する趨勢ができつつある．

治療の経過（CASE 2）

複数のリスク因子を有する高-中間リスク群であることから術後照射の適応があると判断し，強度変調放射線治療（IMRT）にて全骨盤照射 46 Gy/23 回/4.6 週を施行した．3 年を経過し再発はなく，晩期有害事象も認めていない．

関連疾患および放射線腫瘍学関連事項の記載と解説

日本産科婦人科学会婦人科腫瘍委員会の患者年報によると，わが国の子宮体がんは増加傾向にあり，2009年度には 6,470 例の治療開始例が報告されている．病期別ではⅠ期が約 60％と最多で，Ⅲ期が約 19％と続く．治療の第一選択は手術であり，95％以上の患者に対して根治的手術が施行されている．根治的放射線治療が行われた症例はわずか 1％に過ぎないが，高齢者に多い子宮体がんは医学的手術不能例を含め今後増加する可能性があり，画像誘導放射線治療（IGRT），IMRT など高精度放射線照射技術にバックアップされたより低侵襲で有効な治療法として，放射線治療の適応拡大

がなされていくものと思われる．1996年に約12％に施行されていた術後照射は2006年以降3％台に減少している．一方，薬物療法の併用は徐々に増えており，2009年には約40％の患者に施行された．I期子宮体がんでも手術単独では約10％が再発するため，低リスク群を除いて何らかの補助療法が必要であるが，明確なリスク群の定義やそれに応じた標準治療は確立されていない．今後，局所再発に有効な放射線治療と遠隔転移に有効な薬物療法をどのように組み合わせていくか，ゲノム解析を含め正確な再発パターン予測に基づいたRCTの実施が必要である．

文 献

1) Kucera H et al：Treatment of endometrial carcinoma with high-dose-rate brachytherapy alone in medically inoperable stage I patients. Acta Obstet Gynecol Scand **77**：1008-1012, 1998
2) 兼安祐子：子宮体癌．放射線治療計画ガイドライン 2008年版〈http://www.kkr-smc.com/rad/guideline/2008/〉，日本放射線科専門医会・医会ほか（編），2008
3) 茶谷正史ほか：子宮体癌井上式アプリケータの初期経験．臨放 **50**：291-294, 2005
4) Johnson N, Cornes P：Survival and recurrent disease after postoperative radiotherapy for early endometrial cancer：systematic review and meta-analysis. BJOG **114**：1313-1320, 2007
5) Kong A et al：Adjuvant radiotherapy for stage I endometrial cancer：systematic review and meta-analysis. Ann Oncol **18**：1595-1604, 2007
6) Blake P et al：Adjuvant external beam radiotherapy in the treatment of endometrial cancer（MRC ASTEC and NCIC CTG EN.5 randomised trials）：pooled trial results, systematic review, and meta-analysis. Lancet **373**：137-146, 2009
7) Nout RA et al：Vaginal brachytherapy versus pelvic external beam radiotherapy for patients with endometrial cancer of high-intermediate risk（PORTEC-2）：an open-label, non-inferiority, randomised trial. Lancet **375**：816-823, 2010
8) Maggi R et al：Adjuvant chemotherapy vs radiotherapy in high-risk endometrial carcinoma：results of a randomised trial. Br J Cancer **95**：266-271, 2006
9) Hogberg T et al：Sequential adjuvant chemotherapy and radiotherapy in endometrial cancer--results from two randomised studies. Eur J Cancer **46**：2422-2431, 2010
10) Susumu N et al：Randomized phase III trial of pelvic radiotherapy versus cisplatin-based combined chemotherapy in patients with intermediate- and high-risk endometrial cancer：a Japanese Gynecologic Oncology Group study. Gynecol Oncol **108**：226-233, 2008

各論

32 腟外陰がん

臨床経過

【症例】
75歳，女性．

【現病歴】
数ヵ月前より右外陰の瘙痒感あり，今回同部の腫瘤に気付き来院．全身状態良好であり，特記すべき既往歴・家族歴はなし．

【検査所見】
右大陰唇に径 2 cm ほどの外向性発育を示す腫瘤あり，鼠径リンパ節は触知せず．外陰腫瘤からの生検で扁平上皮がんと診断された．CT では，右鼠径部に微小なリンパ節を複数認めるが，有意なリンパ節転移・遠隔転移は認められない．外陰部分切除術および右側浅鼠径リンパ節郭清が施行され，病理学的に原発腫瘍は 2 mm の間質浸潤があり，完全切除できたが腫瘍マージンは 5 mm 未満であった．右鼠径部に直径 5 mm 以下の微小リンパ節転移を 2 個認めた．

設問

設問 1
外陰がんの診断・治療選択に関する記載で，**誤っている**選択肢を 2 つ選べ．
①外陰がんの FIGO 病期分類は手術/病理結果に基づいて診断される．
②原発巣の間質浸潤が 1 mm 以下であれば鼠径リンパ節郭清を省略する．
③原発巣の切除断端が陰性なので同部への術後照射は省略できる．
④鼠径リンパ節転移が 2 個陽性なので，骨盤リンパ節領域への術後照射が必要である．
⑤鼠径リンパ節転移が 2 個陽性なので，化学療法の併用が望ましい．

設問 2
外陰がんに対する放射線治療法について，**誤っている**選択肢を 2 つ選べ．
①外陰がんの術後照射は骨盤腔全体を均一に照射することが重要である．
②リンパ節領域への電子線治療計画にも CT などの断層撮影は必須である．
③外陰がんに対する予防的術後照射線量は通常に 45～50.4 Gy である．
④放射線治療の中断は外陰部・会陰部の皮膚粘膜障害によることが多い．
⑤根治的化学放射線療法は広汎外陰切除術＋両側鼠径リンパ節郭清よりも治療後 QOL に優れる．

解答と解説

設問 1　　　　　　　　　　　正解③，⑤

外陰がんの病理所見に応じた治療選択・放射線治療の適応を確認する．

従来，外陰がんの治療は，全外陰部と両側鼠径リンパ節領域を en bloc に切除する広汎外陰切除術が標準治療であった．近年になって手術の合併症や機能不全による患者 QOL 低下，精神性的障害が認識されるようになり，病変の浸潤程度に応じた治療法の個別化，集学的治療を用いた手術の縮小化が進められている．FIGO の臨床病期分類（2008 年）も，治療選択・治療予後に直結する病理所見に基づき分類されている．臨床診断に基づく病期分類を持たないことは，根治的照射例，術前治療先行例の取り扱いには不便であるが，最も重要な予後因子である鼠径リンパ節転移の臨床診断精度が低いため，現時点では妥当と思われる．

鼠径リンパ節転移の病理診断が重要である一方，鼠径リンパ節郭清術は創部感染・離開（20～40％），下肢リンパ浮腫（30～70％）など，術後合併症のリスクも大きく[1]，不必要であれば控えたい手術である．扁

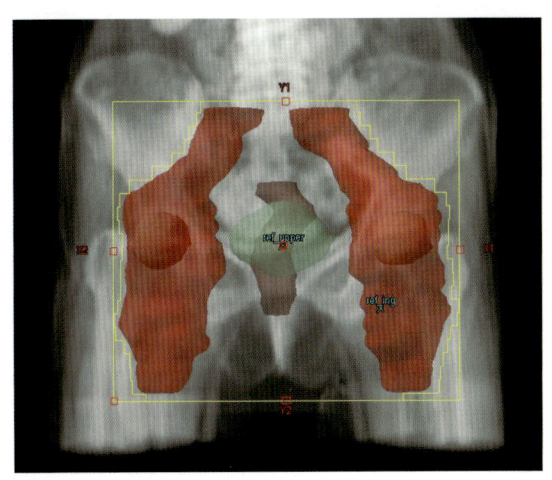

図1 外陰がんの前後照射野例
外陰，鼠径・大腿リンパ節領域，骨盤リンパ節領域を含める場合．

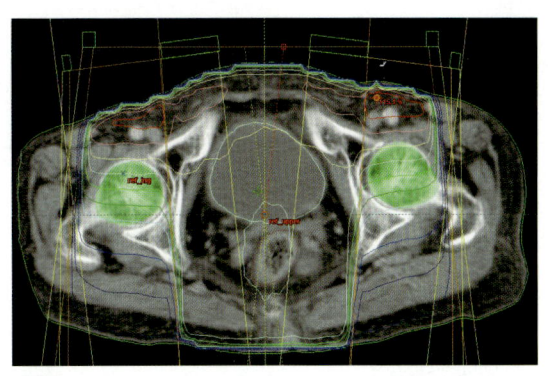

図2 セグメンタル・ブースト法による線量分布図
鼠径・骨盤リンパ節領域を含めながら，大腿骨頭の線量を可及的に減少．

平上皮がんの場合，原発巣の間質浸潤の深さが1mm以下の場合（ⅠA期），鼠径リンパ節転移の可能性が1%未満であり[2]，リンパ節郭清術は省略してよいと考えられる．間質浸潤が1mmを超える場合は，同側もしくは両側（腫瘍局在が正中から1cm以内の場合）鼠径リンパ節郭清の適応であり，同側転移陽性であれば対側鼠径部の評価・治療も必要とされる（対側転移リスク約25%）．より侵襲の少ない鼠径部放射線治療を鼠径リンパ節郭清と比較するランダム化比較試験（RCT）が，臨床的N0の患者を対象に実施されたが[3]，照射群で再発が多く（18% vs. 0%），早期終了となった．この試験は照射法・線量評価法の不適切さが問題視されているが，他の同様の試験も合わせ評価したCochrane reviewは，鼠径リンパ節郭清が第一選択であると総括している[4]．

原発巣の制御に関する最も重要な予後因子が手術断端の性状と考えられるようになり，広汎外陰全摘術から局所切除術へ術式のシフトが進んでいる．腫瘍周囲にがん細胞を含まないマージンを1cm以上とることができれば局所再発リスクは少なく[5]，術後照射を含め追加治療は不要である．鼠径部への照射が必要な場合も，正中遮蔽が可能であり，照射侵襲の軽減が図れる．他に，腫瘍径≧4.1cm，脈管侵襲陽性も局所再発のリスク因子であり，臨床試験の結果はいまだ出ていないが，術後照射の適応となりうる．

過去のGynecologic Oncology Group（GOG）による臨床試験の解析[6]などから，1）鼠径リンパ節転移が2個以上あった場合，転移リンパ節が1個であっても，2）被膜外浸潤を伴う場合や，3）適切な郭清術がなされていない場合は，鼠径・骨盤リンパ節への術後照射を考慮すべきである．鼠径リンパ節転移陽性例を対象に，骨盤リンパ節に対する外科的リンパ節郭清と鼠径・骨盤放射線治療とを比較したRCTが実施されており[7]，放射線治療群の優位性が証明されている．この状況における化学療法の有用性を支持する証拠はない．術後照射の効果は，鼠径リンパ節再発減少（24% vs. 5%）によるところが大きく，郭清された鼠径部への放射線治療の有用性は確立している．しかし，術後照射の追加がリンパ浮腫などの合併症を増悪するという報告もあり，さらなる検討の余地がある．鼠径リンパ節郭清については，センチネルリンパ節生検を用いて手術侵襲を少なくする試みがなされており[8,9]，有望な結果が得られているが，現時点ではまだ臨床研究として実施すべき段階と考える．

設問2　　　正解①，⑤

外陰がんの照射方法はやや複雑であり，標準化もなされていない．実際の症例を参考にしながら照射法のポイントを説明する（図1）．

外陰がんにおける放射線治療の標的体積は骨盤腔全体ではなく，外陰部・鼠径部を中心とした骨盤前部から内外腸骨動静脈に沿って骨盤腔背側部まで伸びる不整形の領域であり，その周囲にリスク臓器が存在している．可及的に標的体積に合致した線量分布を作成するために，前後門のウェイト変更，エネルギー変更，前方門への電子線付加，多門照射，セグメンタル・ブースト法（図2）などさまざまな方法が提案されており，個々の症例に合った対応が望まれる．鼠径リン

パ節照射における大腿骨頭の被曝を低減するため，電子線照射がしばしば用いられる．しかし，鼠径動静脈の走行深度は個人差が大きく，分布範囲が2.0～18.5 cmに及んだという報告もあり[10]，CT/MRIなどで鼠径動静脈の深さを確認することが必須である．強度変調放射線治療（IMRT）が普及することで，線量分布の問題は大きく改善すると思われる．

　線量分割は，1回線量1.8 Gy，週5回の通常分割法が一般的であり，予防的照射域へは45～50.4 Gy，根治的照射・術後残存例では病変存在部位に絞って総線量60～70 Gyの照射を行うことが多い．照射中は，外陰部～会陰部，鼠径部皮膚ヒダなどに生ずる皮膚粘膜炎などの急性期有害事象が問題となる．局所の清潔，軟膏塗布，鎮痛薬などによる対症療法を行うが，局所の炎症が強い場合は放射線治療を一時休止し，局所の安静・改善を図ることが必要である．

　子宮頸がん，肛門管がんなどにおける同時化学放射線療法の普及・標準化に伴い，外陰がんにおいてもさまざまな術前/根治的化学放射線療法の臨床試験が行われている[11]．Ⅲ期，ⅣA期の局所進行例に対し，侵襲の大きな広汎手術の代替療法として始まった化学放射線療法であるが，この治療自体が局所皮膚・粘膜を中心とした強い急性反応が必発で，死亡を含む重篤な有害事象も発生している．Cochrane reviewは化学放射線療法の安全性と有効性を総括し，手術可能症例に対する化学放射線療法の優位性が少ないと結論している[12]．症例を選択し，研究的治療として行うべきと考える．

治療の経過

　本症例は，上記治療後さらなる手術は追加せず，術後照射の方針となった．外陰，両側鼠径部，両側内外腸骨リンパ節領域へX線照射45 Gy/25回，その後右側鼠径リンパ節領域への電子線照射に変更して全59.4 Gy/33回の放射線治療を施行した．Grade 2（CTCAE v4.0）の粘膜炎，肛門痛が出現したが，照射は完遂し，経過観察中である．

関連疾患および放射線腫瘍学関連事項の記載と解説

　外陰がん，腟がんは，まれな腫瘍であり，女性器悪性腫瘍の中でも各々4％，3％程度を占めるに過ぎない．発症平均年齢が65歳，60歳と高く，ほとんどが扁平上皮がんである．発生頻度が低く，高齢発症が多いため，標準治療の確立が困難な疾患群であり，治療関連合併症が強く，精神性的障害もあるため，治療に苦慮することも少なくない．臨床の場で遭遇することが多い疾患ではないが，両疾患とも，がん治療において放射線治療が果たす役割は小さくない．

　腟がんについて概説する．原発性腟がんはまれであるが，他がんの腟浸潤，腟転移は少なくない．定義上，腟に主病変があっても子宮頸部浸潤があれば子宮頸がん，外陰浸潤があれば外陰がんと診断される．腟はリンパが豊富で，複数のドレナージ経路が存在するため，発生部位によって，治療方針，予後などが影響される．また腟と周囲臓器との間に解剖学的バリアがなく，腟がんは容易に膀胱，直腸などへ浸潤する．このため根治的手術治療は骨盤内臓全摘術などの侵襲が強いものにならざるを得ず，初回治療は放射線治療の適応となることが多い．コンセンサスの得られた標準治療は存在せず，患者・腫瘍因子に基づいて個別に治療を決定するが，外陰がんほど明確な方針も存在しない．サイズが小さな粘膜病変は腟内照射単独治療の適応と考えられる．さらに進行した症例は，子宮頸がんに準じて外部照射と腟内照射とを組み合わせた治療，もしくは，腟内照射が不可能であれば外部照射単独で治療する．高線量率腟内照射を用いた場合，至適線量，至適分割回数なども確立されていない．局所進行例，リンパ節転移陽性例などでは，子宮頸がんに準じて化学放射線療法が実施されているが，有用性が証明されているわけではない．放射線を受けた患者の10～15％に治療関連合併症[13]を伴い，膀胱，直腸の近接性から直腸腟瘻・膀胱腟瘻，腟・直腸狭窄などが多い．

　FIGOの1999～2001年の統計では，外陰がんの5年全生存率は，Ⅰ期78.5％，Ⅱ期58.8％，Ⅲ期43.2％，Ⅳ期13.0％，腟がんの5年全生存率は，Ⅰ期77.6％，Ⅱ期52.2％，Ⅲ期42.5％，Ⅳa期12.9％であった[14]．

文献

1) Gaarenstroom KN et al：Postoperative complications after vulvectomy and inguinofemoral lymphadenectomy using separate groin incisions. Int J Gynecol Cancer **13**：522-527, 2003
2) Magrina JF et al：Squamous cell carcinoma of the vulva stage IA：long-term results. Gynecol Oncol **76**：24-

27, 2000
3) Stehman FB et al : Early stage I carcinoma of the vulva treated with ipsilateral superficial inguinal lymphadenectomy and modified radical hemivulvectomy : a prospective study of the Gynecologic Oncology Group. Obstet Gynecol **79** : 490-497, 1992
4) van Der Velden J et al : Primary groin irradiation vs primary groin surgery for early vulvar cancer. Cochrane Database Syst Rev 2000 : CD002224
5) Stehman FB et al : Sites of failure and times to failure in carcinoma of the vulva treated conservatively : a Gynecologic Oncology Group study. Am J Obstet Gynecol **174** : 1128-1132, 1996
6) Fons G et al : Adjuvant radiotherapy in patients with vulvar cancer and one intra capsular lymph node metastasis is not beneficial. Gynecol Oncol **114** : 343-345, 2009
7) Kunos C et al : Radiation therapy compared with pelvic node resection for node-positive vulvar cancer : a randomized controlled trial. Obstet Gynecol **114** : 537-546, 2009
8) Robison K et al : Inguinal sentinel node dissection versus standard inguinal node dissection in patients with vulvar cancer : A comparison of the size of metastasis detected in inguinal lymph nodes. Gynecol Oncol **101** : 24-27, 2006
9) Selman TJ et al : A systematic review of the accuracy of diagnostic tests for inguinal lymph node status in vulvar cancer. Gynecol Oncol **99** : 206-214, 2005
10) Koh WJ et al : Combined radiotherapy and chemotherapy in the management of local-regionally advanced vulvar cancer. Int J Radiat Oncol Biol Phys **26** : 809-816, 1993
11) Moore DH et al : A phase II trial of radiation therapy and weekly cisplatin chemotherapy for the treatment of locally-advanced squamous cell carcinoma of the vulva : A gynecologic oncology group study. Gynecol Oncol **124** : 529-533, 2012
12) van Doorn HC : Neoadjuvant chemoradiation for advanced primary vulvar cancer. Cochrane Database Syst Rev 3 : CD003752, 2006
13) Rubin SC et al : Squamous carcinoma of the vagina : treatment, complications, and long-term follow-up. Gynecol Oncol **20** : 346-353, 1985
14) Beller U et al : Carcinoma of the vulva. FIGO 26th Annual Report on the Results of Treatment in Gynecological Cancer. Int J Gynaecol Obstet **95** (Suppl 1) : S7-27, 2006

各論

33 悪性リンパ腫

A Hodgkinリンパ腫

臨床経過

【症例】
22歳，女性．

【現病歴】
右鎖骨上窩の直径2 cmの腫瘤を自覚し，精査目的で紹介された．上記腫瘤以外の自覚症状はなく，既往歴，家族歴にも特記すべき事項はない．

【身体所見】
上記腫瘤以外に明らかな異常を指摘できなかった．

【検査所見】
血液検査では貧血は認めず，血球数，白血球分画にも異常なし．赤沈値は正常．生化学検査でも明らかな異常は指摘できなかった．胸部X線写真では上縦隔に腫瘤を疑われ，また頸部，胸部，腹部のCTでは，右鎖骨上窩および上縦隔に5 cm大のリンパ節腫大を認めた．その他の異常は指摘できなかった．右鎖骨上窩の腫瘤の生検では，Hodgkinリンパ腫［結節硬化型（nodular sclerosis）Hodgkinリンパ腫］と診断された．FDG-PET/CTを追加したが縦隔，右鎖骨上窩以外に有意な所見は認めなかった．
上記よりHodgkinリンパ腫ⅡA期と診断された．

設問

設問1
下記のHodgkinリンパ腫に関する記載で，正しい選択肢を1つ選べ．
① lymphocyte-rich classical Hodgkin lymphoma は nodular lymphocyte–predominant Hodgkin lymphoma と同義である．
② B症状の1つに過去6ヵ月間における原因不明の10％以上の体重減少がある．
③ 本症例はunfavorable群である．
④ 開腹生検が必要である．
⑤ 骨髄生検が必要である．

設問2
本症例の治療に際し，ABVD療法と併用する場合の放射線治療の臨床標的体積（CTV）はどれか．正しい選択肢を1つ選べ．
① 化学療法前に腫大していたリンパ節
② 化学療法前に腫大していたリンパ節が存在する領域
③ 化学療法前に腫大していたリンパ節が存在する領域および隣り合う領域
④ マントル照射
⑤ マントル照射＋逆Y字照射

設問3
Hodgkinリンパ腫の治療に伴う合併症の記載で，正しい選択肢を2つ選べ．
① ABVD療法ではMOPP療法に比較して不妊になりにくい．
② 放射線治療後の乳がんの発生は照射10年以内に多い．
③ マントル照射後には虚血性心疾患の頻度が上昇する．
④ 急性骨髄性白血病の頻度はMOPP療法よりABVD療法が高い．
⑤ マントル照射後の乳がんの頻度は治療時の年齢が30歳を超えると増加する．

解説と解答

設問1　正解②

Hodgkinリンパ腫の治療方針を決定するためには，正確な病理診断と病期および予後因子の確定が必要で

表1 種々の機関，グループによる Hodgkin リンパ腫のリスク因子

	PDQ	GHSG	EORTC	NCCN
年齢			≧50歳	
赤沈（mm/hr）	>50（A期）	>50（A期） >30（B期）	>50（A期） >30（B期）	>50（A期）
B症状	＋			＋
縦隔腫瘤	MMR>0.33 >10cm（CT）	MMR>0.33	MTR>0.3	MMR>0.33
リンパ節領域数	>2	>2	>3	>3
節外病変	＋	＋		
かさばり病変				>10 cm

Ⅰ，Ⅱ期でこれらの因子が存在する場合 unfavorable とする．
PDQ：Physician Data Query NCI's Comprehensive Cancer Database
GHSG：German Hodgkin Study Group
EORTC：European Organization for Research and Treatment of Cancer
NCCN：National Comprehensive Cancer Network
MMR：mediastinal mass ratio, 腫瘤の最大横径／最大胸郭横径
MTR：mediastinal thoracic ratio, 腫瘤の最大横径／T5～T6 間の胸郭横径
〔PDQ〈http://www.cancer.gov/cancertopics/pdq/treatment/adulthodgkins/HealthProfessional〉, National Comprehensive Cancer Network〈http://www.nccn.org/professionals/physician_gls/pdf/hodgkins.pdf〉〕

ある．

WHO 分類では従来の Hodgkin 病が古典的 Hodgkin リンパ腫（classical Hodgkin Lymphoma：CHL）と結節性リンパ球優位型 Hodgkin リンパ腫（nodular lymphocyte-predominant Hodgkin lymphoma：NLPHL）に分けられている[1]．CHL の表面マーカーが CD15[+/-]，CD20[-]，CD30[+] であるのに対して，後者では CD15[-]，CD20[+]，CD30[-] である．NLPHL は予後が良好で，他部位への再燃も少なく局所の放射線治療のみで対応可能である[2]．

Hodgkin リンパ腫の病期分類は Ann Arbor 分類の Cotswolds meeting による改訂[3] が用いられている．B 症状は重要な予後因子であり，原因不明の 38℃ 以上の発熱，原因不明の過去 6 ヵ月間の 10％以上の体重減少，および盗汗である．この中で盗汗の解釈が最も難しく，パジャマを着替えないとならないような寝汗と考えるとよい．

病期が Ⅰ 期，Ⅱ 期でも B 症状などの予後因子の有無により明らかに予後が異なるため，治療方法を変える必要が生じる．通常 favorable と unfavorable に分類することが一般的であるが，機関により少しずつ定義が異なる（表1）[2,4]．

従来，放射線単独治療を行う場合に必要とされていた試験開腹，摘脾は，診断技術が発達し，化学療法を中心とした治療が行われているため施行しない．骨髄生検も B 症状や貧血があるなどの骨髄浸潤の可能性が高い場合を除いて行う必要がない．一方，FDG-PET/CT は病期診断および治療効果の評価時に行うことが原則である．

設問2　正解②（今後は①になる可能性が高い）

化学療法と併用する照射範囲は，従来はマントル照射のような extended field が用いられたが，種々の臨床試験を通じて縮小され involved field が標準治療として使用される．線量も放射線治療単独に用いられる線量から減量され，現在の標準的線量は 30～36 Gy である．German Hodgkin Study Group（GHSG）ではさらに線量を 20 Gy まで減量しても，予後に差がないことを明らかにしている[5]．GHSG は照射範囲を化学療法前に腫大していたリンパ節に 2～3 cm のマージンをとって計画標的体積（PTV）として臨床試験を実施している[6]．今後結果が待たれる．

設問3　正解①，③

Hodgkin リンパ腫の治療成績が良好であるため，高い治癒率を維持しながら，いかに治療合併症を軽減

するかが重要である．従来の標準化学療法であった MOPP（mechlorethamine＋vincristine＋procarbazine＋prednisolone，わが国では mechlorethamine が使用できなかったため cyclophosphamide で代用）療法は治療に伴う有害事象として骨髄性白血病の発生と不妊が知られている．これに代わるものとして開発された治療法が ABVD（doxorubicin＋bleomycin＋vinblastine＋dacarbazine）療法である．この化学療法は MOPP 療法に比較して治癒率が高く，また白血病，不妊などの頻度も低いため，現在の Hodgkin リンパ腫の標準化学療法となっている[2]．放射線治療では照射後 10 年以上の経過により乳がん，肺がん，大腸がんなどの頻度が増加する．15 年経過後には 13％，25 年後には積算 22％程度の頻度と報告されている[2]．乳がんは照射時の年齢が 30 歳未満で好発し，また照射野の大きさにも頻度が左右される．心が照射される場合，虚血性心疾患の頻度が増加する[7,8]．

治療の経過

治療直後の CT では縦隔病変部に軟部組織構造が残存していたが，FDG-PET/CT では取り込みは認めなかったため経過観察とした．治療終了後 3 年を経過しているが，再発は認めず，通常の生活を営んでいる．結婚予定とのことである．

関連疾患および放射線腫瘍学関連事項の記載と解説

Hodgkin リンパ腫はわが国では比較的まれな疾患で，10 歳代から 20 歳代の女性および 50 歳代の男性に多い．わが国のリンパ腫罹患率の推定値は人口 10 万あたり年間 8.5 人と推計され[9]，Hodgkin リンパ腫はその約 10％と考えられている．リンパ系悪性腫瘍の病理分類は REAL 分類およびそれを改変した WHO 分類が用いられる．Hodgkin リンパ腫の分類もこの分類に含まれ，上述のように CHL と NLPHL に分けられる[1]．NLPHL は男性に多く縦隔リンパ節が腫大することが少なく I，II 期で診断されることが多い疾患である．

病期分類は Ann Arbor 分類の Cotswolds 改訂が用いられる[3]．I 期は 1 リンパ節領域（I 期）あるいは 1 節外臓器の限局性の浸潤（IE 期），II 期は横隔膜の片側で 2 つ以上のリンパ節領域の病変（II 期），あるいは 1 つの節外臓器への限局性の病変とその領域リンパ節への浸潤がある場合（IIE 期）で，横隔膜の同側リンパ節領域の病変の有無は問わない．III 期は横隔膜の両側のリンパ節領域に病変が存在する場合であり（III 期），さらに関連した節外臓器（IIIE）や脾臓（IIIS），あるいはその両方（IIIE＋S）への浸潤がある場合も含む．IV 期はびまん性の節外臓器への浸潤，あるいは孤立性の節外臓器への浸潤および非領域リンパ節の病変が存在する場合である．先に述べた B 症状がある場合には B を付加し，ない場合は A を付加する．

予後はすでに述べた病理分類や種々の予後因子により異なるため，これらに基づいて治療方針を決定する（**表2**）[2,4]．

Hodgkin リンパ腫の治療の歴史は放射線治療の歴史といっても過言ではない．Kaplan らの先駆者が，マントル照射や逆 Y 字照射などの Hodgkin リンパ腫の体系的な治療法を開発し，それ以前では不治の病であった本疾患を治癒する疾患へと変えた．これはまた，手術以外でもがんが治癒することを明らかにしたことに他ならない．

Hodgkin リンパ腫は，1）放射線感受性が一般的ながんより高い，2）転移しやすい，しかし，3）転移する部位が予測可能である，の臨床的特徴を有している．同様の性質を有する疾患には松果体などの胚細胞腫（germinoma），精巣の精上皮腫などが挙げられる．

Hodgkin リンパ腫についてみると，縦隔，頸部あるいは鎖骨上窩に多くの場合初発し，隣り合うリンパ節領域に進展していく．したがってそれらのリンパ節領域を含む大きな照射野で放射線治療を行えば治癒させることができる．この理論で開発されたのがマントル照射や逆 Y 字照射である．

扁平上皮がんや腺がんの治癒に必要な 50 Gy/25 回以上の大線量の照射を上述の照射野に行うことはリスク臓器の耐容線量から困難である．Hodgkin リンパ腫では放射線感受性が高いため通常分割で 25～40 Gy の線量で治療可能であり，この線量は上記の大照射野に対しても照射可能である．I 期，II 期 Hodgkin リンパ腫では本治療により 80～90％を超える高い治癒率が達成された．

胚細胞腫も同様の特徴を示し，放射線感受性が高く，かつ脳脊髄腔内に高頻度で播種する性質がある．Hodgkin リンパ腫と同様の治療戦略をとり，全脳・全脊髄照射をすることで 90％を超える治癒率が得られた．精巣初発精上皮腫も放射線高感受性で傍大動脈

表2 病期別，予後因子別治療法

	PDQ	NCCN
early favorable	ABVD療法 4〜6コース	ABVD療法 2〜4コース＋ IFRT（20〜30 Gy）
	ABVD療法 2コース IFRT（20 Gyまたは30 Gy）	
NLPHL		IFRT（30 Gy）
early unfavorable nonbulky	ABVD療法 4コース＋ IFRT（20〜30 Gy）	ABVD療法 4〜6コース＋ IFRT（30〜36 Gy）
early unfavorable bulky	または ABVD療法 4〜6コース	ABVD療法 4〜6コース＋ IFRT（30〜36 Gy）
advanced favorable	ABVD療法 6〜8コース （bulky diseaseにIFRT）	化学療法 （かさばり病変にIFRT 30〜36 Gy）

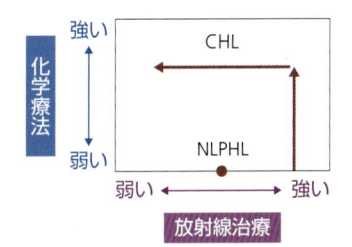

NLPHL：nodular lymphocyte-predominant Hodgkin lymphoma, IFRT：involved field radiotherapy
[PDQ〈http://www.cancer.gov/cancertopics/pdq/treatment/adulthodgkins/HealthProfessional〉, National Comprehensive Cancer Network〈http://www.nccn.org/professionals/physician_gls/pdf/hodgkins.pdf〉]

図1 Hodgkinリンパ腫の治療戦略

リンパ節領域に転移が起こる．したがって，原発巣は高位精巣摘出術後，リンパ節転移の多い傍大動脈（＋患側の骨盤内リンパ節領域）に対して小線量の術後照射により高い治癒率が達成できる．

Hodgkinリンパ腫と同様に経過が長い濾胞性B細胞リンパ腫は，放射線感受性が高く他部位への進展もしやすいが，その部位を予想することは困難である．したがって，濾胞性B細胞リンパ腫では大照射野を用いても根治することが困難であり，通常は病変部位または病変の存在するリンパ節領域に対して放射線治療を行う．

Hodgkinリンパ腫についてはおおむね1940年代においてマントル照射，逆Y字照射法が確立され，多くの患者に福音をもたらした[10]．しかしながら，Hodgkinリンパ腫が10歳代から20歳代の女性に好発することから，放射線治療を受けた患者の中で乳がんの発生頻度が高いことが1990年代初頭から明らかにされるようになった．乳がん以外の二次がんの頻度も高く，また心臓疾患の頻度についても同様のことが指摘されるようになった[7,8]．また，時を同じくするように胚細胞腫についても，成長障害，学力低下，発がんなど，精上皮腫については発がん，不妊などの治療合併症が明らかになった．

現在，Hodgkinリンパ腫の治療は，**図1**に示すように化学療法に重点を置き，放射線治療の照射野を縮小し，かつ照射線量も低下させる方向に研究が進められている．胚細胞腫，精上皮腫についても同様のことがいえ，前者では化学療法併用で全脳・全脊髄照射を省き，拡大局所あるいは全脳室に対して小線量の照射を行うことが一般的になっている．後者では術後治療を省く，あるいは化学療法を行う治療方針がとられることが多い．

【Hodgkinリンパ腫の治療に用いる照射野と線量】

従来，病変の存在するリンパ節領域およびその周囲のリンパ節領域を含むextended fieldが用いられた．代表的なものとしてマントル照射野や逆Y字照射野などが挙げられる．その他，regional field, involved fieldという用語が用いられてきた（**図2**）が，実際は一定のコンセンサスがなかったのが実情である[11]．involved fieldはおおむねReyシンポジウムで提案されたリンパ領域に対しての照射野として考えられている．しかし，このリンパ節領域は病期決定の目的のため作成されたもので，放射線治療の照射野決定を対象としていない．このため，リンパ節領域の境界が明示されておらず，さらに縦隔と肺門が分けられていたり，鎖骨上下窩が別の領域であったりするなど照射野決定時に問題点がある．

Yahalomらはinvolved fieldをおおむね**表3**の部位

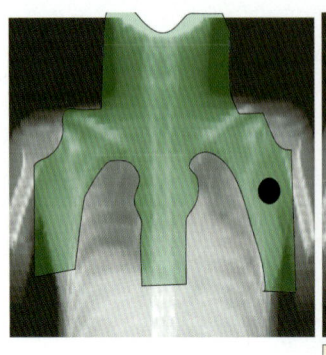

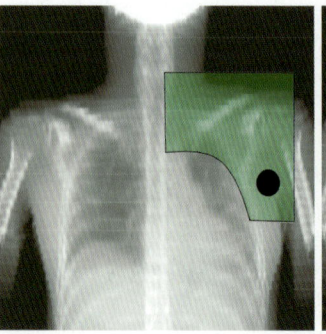

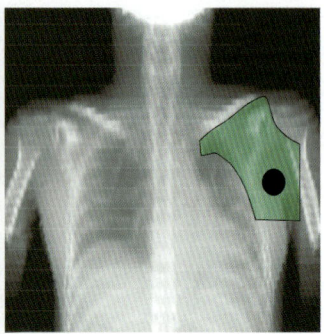

図2 Hodgkin リンパ腫の治療に用いられる照射野
●は病変を示す．

に分けることを提案している[11]．

現在のHodgkinリンパ腫の標準的治療方法を**表2**に示した．I期，II期NLPHLでは放射線治療のみで治療を行う．この場合，いわゆるinvolved fieldで30〜36 Gy（通常は30 Gy）を照射する．CHLでは化学療法に併用し，involved fieldへ30〜36 Gyの放射線治療を通常分割で行う．なお，実際の治療にあたっては，病変がなければ唾液腺や腋窩を可能な限り照射範囲から外すことが推奨されている．

これらの治療により治療成績はきわめて良好で，90％以上の全生存率が得られる[10]．治療に伴う合併症に関してはすでに述べたが，主なものとして，乳がん，肺がん，消化器がんなどの二次がんの発生頻度の上昇，虚血性心疾患の頻度の上昇，不妊などが挙げられる．

今後の課題としては，この高い治癒率を維持したまま化学療法の強度の低下，放射線治療の線量と照射範囲の縮小を図り，治療に伴う合併症をいかに低下させるかが挙げられる．

表3　involved fieldの分け方

1. 患側頸部（鎖骨上窩を含む）
2. 縦隔（両側肺門を含む）
3. 腋窩（患側鎖骨上下窩を含む）
4. 脾臓
5. 腹部傍大動脈
6. 鼠径部（患側腸骨リンパ節および大腿リンパ節領域を含む）

［Yahalom J, Mauch P：Ann Oncol **13**（Suppl 1）：79-83, 2002］

文献

1) Stein H et al：Hodgkin Lymphoma. WHO Classification of Tumours of Haematopoietic and Lymphoid Tissues, 4th Ed, Swerdlow SH et al（eds），WHO press, Geneva, p321, 2008
2) PDQ〈http://www.cancer.gov/cancertopics/pdq/treatment/adulthodgkins/HealthProfessional〉
3) Lister TA et al：Report of a committee convened to discuss the evaluation and staging of patients with Hodgkin's disease：Cotswolds meeting. J Clin Oncol **7**：1630-1636, 1989
4) National Comprehensive Cancer Network〈http://www.nccn.org/professionals/physician_gls/pdf/hodgkins.pdf〉
5) Eich HT et al：Comparison of 30 Gy versus 20 Gy involved field radiotherapy after two versus four cycles ABVD in early stage Hodgkin's lymphoma：Interim analysis of the German Hodgkin Study Group Trial HD10. Int J Radia Oncol Biol Phys **6**（Suppl）：s1-2, 2005
6) Eich HT et al：Involved-node Radiotherapy in early-stage Hodgkin's lymphoma Definition and guidelines of the German Hodgkin Study Group（GHSG）. Strahlenther Onkol **184**：406-410, 2008
7) Franklin J et al：Second malignancy risk associated with treatment of Hodgkin's lymphoma：meta-analysis of the randomised trials. Ann Oncol **17**：1749-1760, 2006
8) Hancock SL et al：Breast cancer after treatment of Hodgkin's disease. J Natl Cancer Inst **85**：25-31, 1993
9) 国立がん研究センターがん対策情報センター：地域がん登録全国推計によるがん罹患データ〈http://ganjoho.ncc.go.jp/professional/statistics/statistics.html〉
10) Hoppe RH：Hodgkin lymphoma. Perez and Brady's Principles and Practice of Radiation Oncology, Halperin EC et al（eds），Lippincott Williams & Wilkins, New York, p1721, 2008
11) Yahalom J, Mauch P：The involved field is back：issues in delineating the radiation field in Hodgkin's disease. Ann Oncol **13**（Suppl 1）：79-83, 2002

各論 33. 悪性リンパ腫

B びまん性大細胞型リンパ腫

臨床経過

【症 例】
60歳，女性．

【現病歴】
数ヵ月前に自覚した右顎下部の腫瘤を主訴に近医を受診した．穿刺吸引細胞診にて Class V と診断され，当院耳鼻咽喉科を紹介受診した．特記すべき既往歴や家族歴はない．

【検査所見】
血算生化学検査にて特に異常は認められなかった．左扁桃に腫瘤を認め，生検にてびまん性大細胞型B細胞リンパ腫（diffuse large B cell lymphoma：DLBCL）の診断を得た．全身の CT にて左扁桃および右顎下リンパ節の腫大を認めたが，その他の部位に明らかな腫瘤性病変は指摘できなかった．FDG-PET では CT で指摘された2病変への異常集積を認めた（**図1**）．

設問

設問1

この症例で病期診断のために考慮すべき検査として，**誤っている**選択肢を1つ選べ．
①病歴の聴取
②骨髄検査
③染色体転座解析
④上部消化管内視鏡検査
⑤脳 MRI 検査

設問2

この症例の予後予測に有用な指標として，**誤っている**選択肢を1つ選べ．
①年齢
②全身状態
③血清 LDH 値
④臨床病期
⑤血中 Hb 値

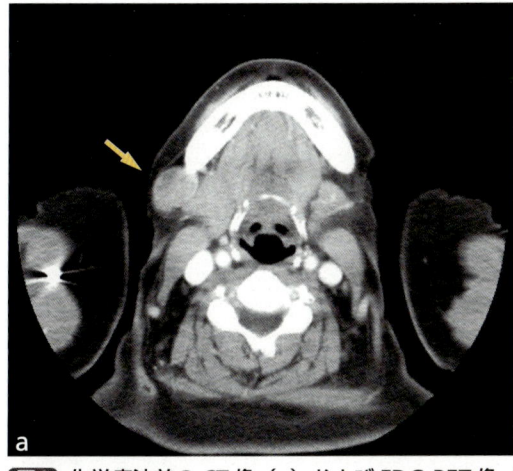

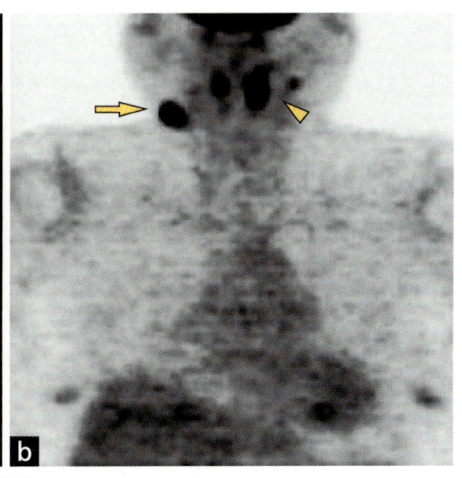

図1 化学療法前の CT 像（a）および FDG-PET 像（b）
a：右顎下リンパ節の腫大（矢印）がみられる．
b：右顎下リンパ節（矢印）と左扁桃（矢頭）で集積が亢進している．全身のその他の部位には明らかな異常集積は指摘されなかった．

表1 臨床病期分類（UICC，第 7 版，2009 年）

病期	定義
I 期	ただ 1 つのリンパ節領域の侵襲を I とし，ただ 1 つのリンパ節外臓器あるいは部位の限局性侵襲を I_E とする
II 期	横隔膜の上下いずれか一側における 2 領域以上のリンパ節侵襲を II とし，ただ 1 つのリンパ節外臓器あるいは部位の限局性侵襲と，その所属リンパ節侵襲があれば，それらと横隔膜に対して同一側にある他のリンパ節領域の侵襲はあってもなくても II_E とする．侵されたリンパ節領域の数は下付き数字で示す（例：II_4）
III 期	横隔膜の上下両側にあるリンパ節領域の侵襲を III とし，これと関連する 1 つのリンパ節外臓器あるいは部位の限局性侵襲を伴うものを III_E，あるいは脾侵襲を伴うものを III_S，あるいは両者を伴うものを III_E+S とする
IV 期	1 つ以上のリンパ節外臓器の播種性（多発性）侵襲は，関連するリンパ節の侵襲があってもなくても IV とする．あるいは孤立性のリンパ節外臓器侵襲であっても遠隔（非所属）リンパ節の侵襲を伴えば IV とする

以下のいずれか 1 つ以上の全身症状がある場合には B を，いずれも認めない場合には A を病期の後に付して各病期を分ける．
- 6 ヵ月で 10% 以上の体重減少
- 38℃以上の発熱
- 盗汗

(Sobin LH et al：TNM Classification of Malignant Tumors, 7th Ed, Wiley-Blackwell, 2009)

設問 3

この症例に対する治療方針として，**正しい選択肢を 2 つ選べ**．

① R-CHOP 療法 3 コース + involved field radiotherapy（IFRT）
② R-CHOP 療法 6～8 コース
③ ABVD 療法 4～6 コース + IFRT
④ extended field radiotherapy（EFRT）
⑤ IFRT

解答と解説

設問 1　正解③

悪性リンパ腫の病期診断に必要な検査を問う設問である．臨床病期は通常，2009 年の UICC 病期分類（第 7 版）もしくは AJCC 病期分類（第 7 版）に沿って決定する（表 1）．臨床病期の決定には CT，MRI，超音波などが用いられている．全身の腫瘍の広がりを評価するために従来ガリウムシンチグラフィが広く行われてきたが，近年 FDG-PET が普及し，その感度や特異度の高さが示されている．このため，FDG-PET は治療効果判定基準にも採用された結果，ガリウムシンチグラフィに取って代わり，病期診断や治療効果判定[1] のために一般的に用いられるようになっている．

B 症状の有無を確認するためには，病歴の聴取は必須である．また，骨髄検査（骨髄穿刺もしくは骨髄生検）を行い，骨髄浸潤が認められる場合には臨床病期は IV_E 期（「リンパ節外臓器の播種性侵襲」に該当）となる．非 Hodgkin リンパ腫では，胃・腸病変の合併が多いため，可能な限り全例で上部消化管内視鏡検査を行うことが望ましい．神経症状がある場合には，脳 MRI や脳脊髄液細胞診によって中枢神経浸潤の有無を評価すべきである．染色体転座解析は，正確な病理組織型診断や腫瘍細胞浸潤検出率の向上には寄与するが，病期診断には関係ない．

設問 2　正解⑤

非 Hodgkin リンパ腫の予後予測指標として，最も広く用いられているのが国際予後指標（International Prognostic Index：IPI）である．表 2 に示す 5 項目のうち，予後不良因子の数により低リスク，低～中間リスク，中間～高リスク，高リスクの 4 群に分けて予後予測を行う[2]．IPI における予後因子に血中 Hb 値は含まれていない．

IPI は，doxorubicin を含む多剤化学療法で第 II 相もしくは第 III 相臨床試験に登録して治療された中悪性度リンパ腫患者 3,273 症例を対象として行われた解析に基づいて提唱されている．IPI 策定に用いられた患者グループの中で，強度の高い治療を行う臨床研究で用いることを意図して 60 歳以下の若年者のみを対象とした解析を改めて行い，age-adjusted IPI（aaIPI）も策定されている（表 3）．IPI および aaIPI は，T 細胞リンパ腫には比較的適合性が低いことが指摘されている．

また，IPI および aaIPI は rituximab が臨床に用いられ始める前に作られた予後予測指標であり，現在，

表2 国際予後予測指標（IPI）と改訂国際予後予測指標（revised IPI：R-IPI）

予後因子	予後不良因子
年齢	61歳以上
血清 LDH 値	基準値を超える
全身状態	performance status（PS）2～4
病期	Ⅲ～Ⅳ期
節外病変	2部位以上

予後因子の数とリスク群
　IPI　：　0～1：低リスク
　　　　　2　：低～中間リスク
　　　　　3　：中間～高リスク
　　　　　4～5：高リスク
　R-IPI：0　：very good
　　　　　1～2：good
　　　　　3～5：poor

表3 国際予後予測指標（age-adjusted IPI，年齢60歳以下に適用）

予後因子	予後不良因子
病期	Ⅲ～Ⅳ期
血清 LDH 値	基準値を超える
全身状態	performance status（PS）2～4

予後因子の数とリスク群
　0：低リスク
　1：低～中間リスク
　2：中間～高リスク
　3：高リスク

B細胞リンパ腫の多くでrituximabが用いられている現状に即した予後指標とはいえなくなってきている．このため，R-CHOP（rituximab, cyclophosphamide, doxorubicin, vincristine, prednisolone）療法で治療された10,000例を超えるDLBCL患者のデータを後向きに解析したrevised-IPI（R-IPI）が提唱されている[3]．予後因子は従来のIPIと同じであるが，予後不良因子0のものをvery good，1および2のものをgood，3～5のものをpoorとする予後予測モデルである（表2）．R-IPIは，現在の標準治療と考えられるR-CHOP療法で治療されたDLBCL患者の予後予測に有用と考えられるが，IPIに代わる新たな予後予測モデルになりうるか否かを，今後検討していかねばならない．

設問 3　　正解①，②

本症例は臨床病期ⅡA期であり，B細胞性の限局性中悪性度リンパ腫に対する治療方針に関するエビデンスを問う設問である．放射線治療の標的体積に関する大規模な臨床試験は行われておらず，照射体積についての明確なエビデンスは存在しないが，involved field radiotherapy（IFRT）がこれまで広く行われてきた．IFRTでは，化学療法前にリンパ腫病変が存在したリンパ節領域を臨床標的体積（CTV）とする．リンパ節領域は通常，AJCCの規定に基づいて分類される．これは，HodgkinリンパのためにKaplanが提唱した定義がもとになっており，非Hodgkinリンパ腫にも広く用いられてきた．ただし，リンパ節領域中の病変存在部位により，解剖学的なリンパ流も考慮に入れた腫瘍進展範囲まで含めて照射することもあり，施設や臨床試験のプロトコルによってIFRTの範囲はいくぶん異なる場合がある．

たとえば，Waldeyer輪原発リンパ腫の場合には，頸部リンパ節に腫瘍が進展することが少なくないので，病変がWaldeyer輪に限局している場合でも頸部～鎖骨上窩リンパ節まで予防的に照射（図3参照）されることがしばしばある．これは，化学療法が確立する以前には，限局期DLBCLおよびその他の中悪性度群も放射線単独で治療していた歴史的背景の名残という側面がある．一方，特に化学療法後寛解（CR）が得られているような場合には，頸部リンパ節領域への再発は比較的まれであり，予防的照射は不要とする方針が近年は普及している．頸部リンパ節領域への予防的照射を省略することにより，耳下腺線量の低減および唾液腺障害の軽減が可能なことから，好まれる傾向にある．

extended field radiotherapy（EFRT）はマントル照射や逆Y字照射などのように，連続した広範なリンパ節領域を系統的に照射する方法で，古くはHodgkinリンパ腫に対して広く行われていた．化学療法の進歩に伴って近年はHodgkinリンパ腫でもIFRTを，さらに最近ではinvolved nodal radiotherapy（INRT）が臨床試験レベルでは行われるようになりつつある．非HodgkinリンパでもINRTで十分であるとの報告もされ始めている．

現時点で限局性中悪性度リンパ腫の治療方針の指針となる最も重要な臨床試験の1つがSouthwest Oncology Group（SWOG）Study 8736である[4]．ランダム化によりCHOP療法8コースとCHOP療法3コース＋IFRT 40～55 Gyとを比較し，5年無増悪生存率（PFS）

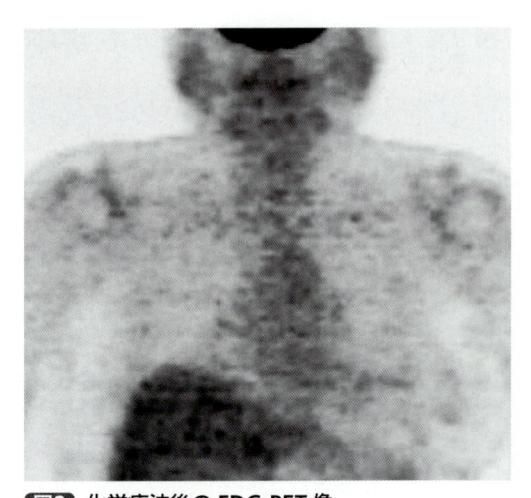

図2 化学療法後のFDG-PET像
化学療法前にみられた右顎下リンパ節と左扁桃の異常集積は消失している.

および5年全生存率（OS）は有意にCHOP療法+IFRT群の成績が良好であった．ただし，経過観察期間を延長したところ，CHOP療法+IFRT群で晩期再発が多かった結果，7～9年で両群のPFSおよびOSは同等になったことが後に報告されている．Groupe d'Etude des Lymphomes de l'Adulte（GELA）では，高齢でIPIでの予後不良因子を有しない限局性中悪性度リンパ腫患者を対象としてCHOP療法4コースとCHOP療法4コース+IFRTをランダム化比較試験により比較したが，両群間に有意差を認めなかったと結論している[5]．

CD20陽性リンパ腫に対する化学療法にrituximabを併用する意義は，対象患者が進行期DLBCLを中心として行われた複数の大規模第Ⅲ相試験によって示されており[6-8]，CD20陽性リンパ腫に対しては化学療法にrituximabを併用することが標準的になっている．

以上より，限局期DLBCLに対する標準治療は，R-CHOP療法3コース+IFRTもしくはR-CHOP療法単独で6～8コースとなる．両者のいずれを選択するかは，症例ごと，また施設の考え方によって異なるが，一般的に，有害事象のために化学療法の継続が困難なケースではR-CHOP療法3コース+IFRTを，照射野が大きくて放射線の有害事象が強くなると予想されるケースに対してはR-CHOP療法単独6～8コースを選択する．最近は，MYC再構成[9]などの遺伝子状態や化学療法開始後早期のFDG-PETの反応性[10]が予後に相関するとの報告が相次いでおり，これらの結果に

基づいて治療方針を選択する施設もある．合併症などの理由で化学療法の適応がない症例に対しては，IFRTの放射線単独治療も選択されうるが，標準治療とはいい難い．EFRT単独治療は適応の余地はない．ABVD（doxorubicin, bleomycin, vinblastine, dacarbazine）療法はHodgkinリンパ腫に対して適用される化学療法であり，本症例では適応とならない．

治療の経過

体重減少・発熱・盗汗のいずれの症状も認められず，その他の検査でも右顎下リンパ節と左扁桃以外にリンパ腫病変は指摘できなかった．以上より，本症例は臨床病期ⅡA期でIPIおよびaaIPIでいずれも低リスクと診断された．R-CHOP療法3コース終了時点での視触診にて腫瘍は認められず，FDG-PETでも異常集積の消失が確認され（**図2**），CRと判断した．その後，30 Gy/20回のIFRTを行った（**図3**）．治療中は咽頭粘膜炎と唾液腺障害が認められたが，照射終了後に徐々に改善し，治療終了4年の時点で明らかな再発や晩期有害事象は認められない．

関連疾患および放射線腫瘍学関連事項の記載と解説

悪性リンパ腫はHodgkinリンパ腫と非Hodgkinリンパ腫に大別されるが，わが国ではHodgkinリンパ腫の頻度は10％以下であり，悪性リンパ腫のほとんどが非Hodgkinリンパ腫である．第3次対がん総合戦略研究事業「がん罹患・死亡動向の実態把握の研究」班による2005年のデータによれば，悪性リンパ腫全体で人口10万人あたり男性15.5人，女性11.2人で，全悪性腫瘍の約2.5％を占める．

非Hodgkinリンパ腫の病理組織型は非常に多様である．現在は2008年に改訂されたWHO分類（第4版）によって各疾患の概念が規定され，これに従って分類されている．臨床的には，平均的な病勢の進行速度に基づいて，低悪性度：indolent（年単位で進行），中悪性度：aggressive（月単位で進行），高悪性度：highly aggressive（週単位で進行）の3群に分類する．この中では中悪性度群が最も頻度が高く，中悪性度群の中でもDLBCLが最も多い．DLBCLは中悪性度群の70～80％，非Hodgkinリンパ腫全体の約30～40％を占める最も頻度の高いリンパ腫で，女性と比較して男

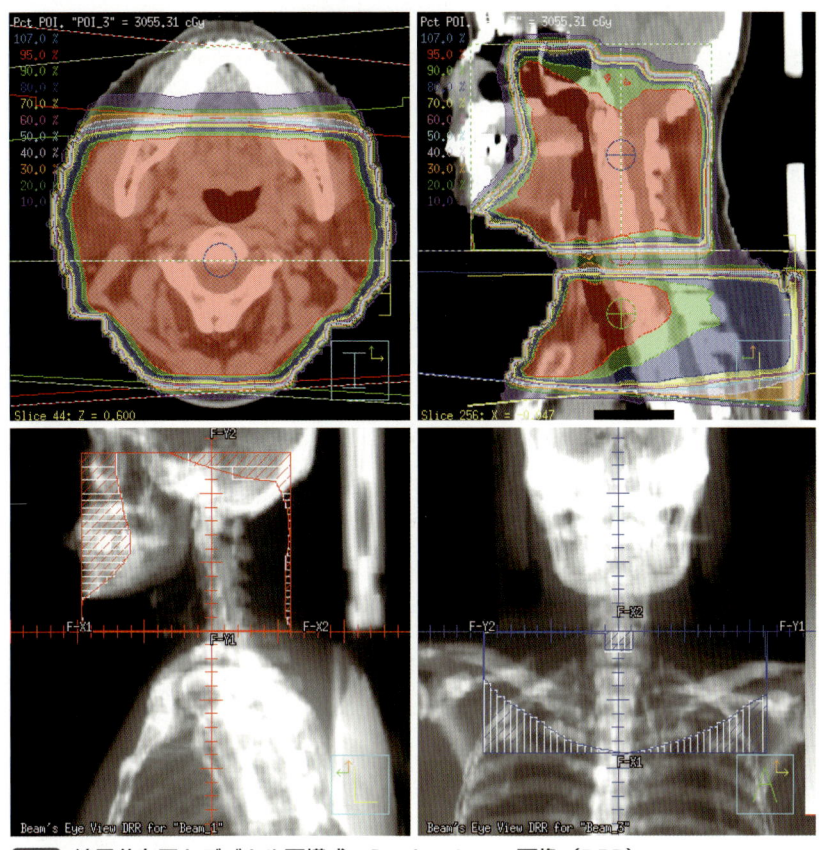

図3 線量分布図とデジタル再構成シミュレーション画像（DRR）
Waldeyer輪から頸部には側方から，鎖骨上窩には前後から，mono-isocentric half-beamでつないで照射する．甲状切痕〜輪状軟骨部に前後方向から2×2cm程度のブロックを入れることにより，喉頭および脊髄の線量を抑制する．Waldeyer輪全体を含めると，頸部の側方からの照射野では一般には頬骨弓のやや頭側が上縁となる．また，照射野前方は眼窩縁後端までが含まれるようにする．通常の頭頸部がんの全頸部照射と比較して，上方・前方は広めに設定することになる．

性にやや多い．中高年に比較的多く60歳代が最多であるが，あらゆる年齢層に発症がみられる．組織学的には濾胞構造を伴わずに大型のリンパ腫細胞がびまん性に増殖しており，免疫学的には免疫グロブリンもしくはCD20やCD79aといったB細胞に特異性の高い抗原が陽性になる．その他，免疫学的表現型や遺伝子異常は多彩である．

その他，中悪性度群に属する病理組織型としてB細胞系ではマントル細胞リンパ腫（mantle cell lymphoma：MCL），濾胞性リンパ腫（follicular lymphoma：FL）のうちGrade 3bのものが，T細胞系では節外性NK/T細胞リンパ腫，鼻型（extranodal NK/T-cell lymphoma, nasal type：nasal NK/T），末梢性T細胞リンパ腫，非特異型（peripheral T-cell lymphoma, not otherwise specified：PTCL-NOSもしくはPTCLu），未分化型大細胞型リンパ腫（anaplastic large cell lymphoma：ALCL）などがある．

成熟T細胞由来リンパ腫の多くがPTCL-NOSに分類され，中悪性度群の15〜20%を占める．成熟T細胞由来リンパ腫で他の組織型に分類することができないものがこれに分類されており，組織学的にも免疫学的にも多様性に富んでいる．ALCLは非Hodgkinリンパ腫の数%を占め，形態学的には馬蹄形の核を有する大型の腫瘍細胞を特徴とし，CD30が陽性である．ALK（anaplastic lymphoma kinase）発現の有無によって臨床像が異なることが知られており，ALK陽性例（ALCL, ALK-positive）は若年男性に多く比較的予後良好である一方，ALK陰性例（ALCL, ALK-negative）は40〜65歳の発症が多いものの小児にもみられる．成熟T細胞由来リンパ腫は一般に予後不良で

ある.

　病期分類は，IPI における予後因子の1つであると同時に，放射線治療方針の決定にも重要な役割を果たす．病期については設問1の解説および**表1**を参照されたい．限局期 DLBCL に対する標準治療は設問3の解説に示したとおりである．それ以外の中悪性度群悪性リンパ腫でも，放射線治療方針の原則は DLBCL とほぼ同じである．ただし，化学療法に関しては，rituximab は CD20 陽性悪性リンパ腫にしか有効性が認められないことから，CD20 陰性である PTCL-NOS や ALCL などの T 細胞性リンパ腫に対しては用いられない．PTCL-NOS や ALCL は，中悪性度リンパ腫として DLBCL と一緒に臨床試験に組み込まれてきた歴史的背景もあり，標準化学療法は CHOP 療法である．前述のとおり予後不良であり，治療強度を高めた化学療法の有効性を調べる臨床試験も行われてきているが，これまでのところ CHOP 療法を凌ぐ多剤併用化学療法は確立していない.

　B 細胞性の中悪性度群悪性リンパ腫の放射線治療に関しては，化学療法後 CR が得られた場合には，30〜40 Gy，化学療法後残存がある場合や放射線単独で治療する場合には 40〜54 Gy 程度を通常分割照射にて投与するのが一般的である．PTCL-NOS や ALCL などの T 細胞性リンパ腫は治療成績が十分とはいえないため，上述の B 細胞性リンパ腫での線量よりも 10 Gy 程度線量を増加する.

　有害事象は，リンパ腫病変の存在部位や処方線量によって異なるが，他の悪性腫瘍よりも線量が低目であるため，急性期有害事象は多くの場合，一過性で症状も軽度である．口内炎・咽頭炎・膀胱炎などの粘膜炎，唾液腺障害，放射線肺臓炎，消化管障害などは，QOL 低下の原因となりうるので注意が必要である．晩期有害事象として問題になりやすいのは二次がん，甲状腺機能低下症，心血管障害などである．近年は全体的な治療方針の変遷に伴う照射野縮小の流れがあり，従来よりも問題となる頻度は減ってきている.

　IPI に基づく治療成績は低リスク，低〜中間リスク，中間〜高リスク，高リスクの各群でそれぞれ5年 OS が 73％，51％，43％，26％と報告されている[2] が，rituximab 導入以前のデータであり，DLBCL に対しては R-CHOP 療法が標準的に行われている現在では，そのままあてはめることができないことに注意が必要である．2007 年に提唱された R-IPI を用いれば，R-CHOP 療法で治療された患者の予後予測がある程度可能と考えられ，その結果は very good，good，poor の各群の 4 年 PFS がそれぞれ 94％，80％，53％，4 年 OS がそれぞれ 94％，79％，55％と報告されている[3].

文献

1) Cheson BD et al：Revised response criteria for malignant lymphoma. J Clin Oncol **25**：579-586, 2007
2) The International Non-Hodgkin's Lymphoma Prognostic Factors Project：A predictive model for aggressive non-Hodgkin's lymphoma. N Engl J Med **329**：987-994, 1993
3) Sehn LH et al：The revised International Prognostic Index (R-IPI) is a better predictor of outcome than the standard IPI for patients with diffuse large B-cell lymphoma treated with R-CHOP. Blood **109**：1857-1861, 2007
4) Miller TP et al：Chemotherapy alone compared with chemotherapy plus radiotherapy for localized intermediate- and high-grade non-Hodgkin's lymphoma. N Engl J Med **339**：21-26, 1998
5) Bonnet C et al：CHOP alone compared with CHOP plus radiotherapy for localized aggressive lymphoma in elderly patients：a study by the Groupe d'Etude des Lymphomes de l'Adulte. J Clin Oncol **25**：787-792, 2007
6) Coiffier B et al：CHOP chemotherapy plus rituximab compared with CHOP alone in elderly patients with diffuse large-B-cell lymphoma. N Engl J Med **346**：235-242, 2002
7) Habermann TM et al：Rituximab-CHOP versus CHOP alone or with maintenance rituximab in older patients with diffuse large B-cell lymphoma. J Clin Oncol **24**：3121-3127, 2006
8) Pfreundschuh M et al：CHOP-like chemotherapy plus rituximab versus CHOP-like chemotherapy alone in young patients with good-prognosis diffuse large-B-cell lymphoma：a randomised controlled trial by the MabThera International Trial (MInT) Group. Lancet Oncol **7**：379-391, 2006
9) Barrans S et al：Rearrangement of MYC is associated with poor prognosis in patients with diffuse large B-cell lymphoma treated in the era of rituximab. J Clin Oncol **28**：3360-3365, 2010
10) Ng AP et al：Early therapeutic response assessment by (18) FDG-positron emission tomography during chemotherapy in patients with diffuse large B-cell lymphoma：isolated residual positivity involving bone is not usually a predictor of subsequent treatment failure. Leuk Lymphoma **48**：596-600, 2007

各論 33. 悪性リンパ腫

C 節外性リンパ腫（胃）

臨床経過

【症例】
63歳，女性．

【現病歴】
心窩部違和感で近医を受診し，胃内視鏡検査を施行．胃角部，体下部に粘膜ヒダの集中を伴う不整形の潰瘍とびらんを認め（図1），生検で atypical cell infiltration と診断され，紹介受診となる．高血圧以外に併発症はなく，既往歴および家族歴にも特記事項は認めない．

【検査所見】
血液生化学および可溶性 IL-2 レセプター抗体も正常範囲内であった．再度生検を行い，低悪性度 MALT リンパ腫の診断となる．FDG-PET では SUV_{max} 2.5 と淡い集積を認めるが，造影 CT を含め，他部位浸潤はなく，Lugano 分類 I 期と診断した．

設問

設問1
本症例にまず行うべき対応として，**正しい選択肢**を1つ選べ．
①悪性度の高いびまん性大細胞型B細胞リンパ腫（DLBCL）が混在している可能性が高いため，再々生検を行う．
②Helicobacter pylori（H. pylori）菌の有無を確認し，陽性であれば除菌療法を行い，経過をみる．
③30 Gy 相当の全胃放射線治療を行う．
④腫瘍に体内標的体積（ITV）を十分加味した範囲で，40 Gy 相当の局所的放射線治療を行う．
⑤手術を勧める．

設問2
胃悪性リンパ腫の治療選択に関する記載で，**誤っている選択肢**を1つ選べ．
①MALT リンパ腫では，H. pylori 菌陰性症例および除菌不応例が放射線治療の最もよい適応である．
②MALT リンパ腫で放射線治療を行う場合には，全胃照射で総線量 30 Gy 程度の線量を投与することで，90％以上の5年生存率が期待できる．
③DLBCL では，rituximab を併用した CHOP 療法を3回程度施行した後に放射線治療を行う．
④DLBCL で化学療法後に放射線治療を行う場合には，全胃照射で総線量 30〜40 Gy 程度を投与すること

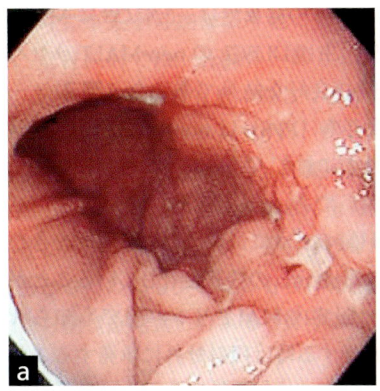

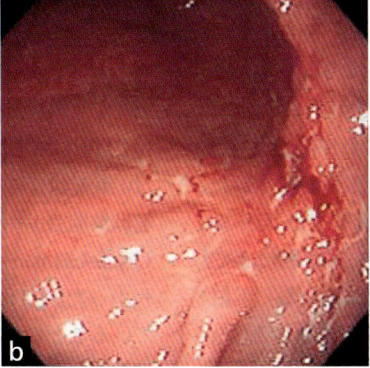

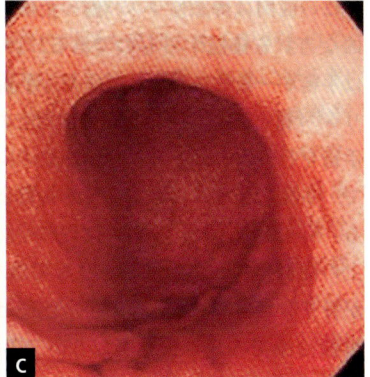

図1 内視鏡像
a, b：治療前，c：治療直後
治療前は胃角部と体下部に潰瘍を伴う病変を認める．治療直後には病変は消失し，完全寛解（CR）の状態となっている．

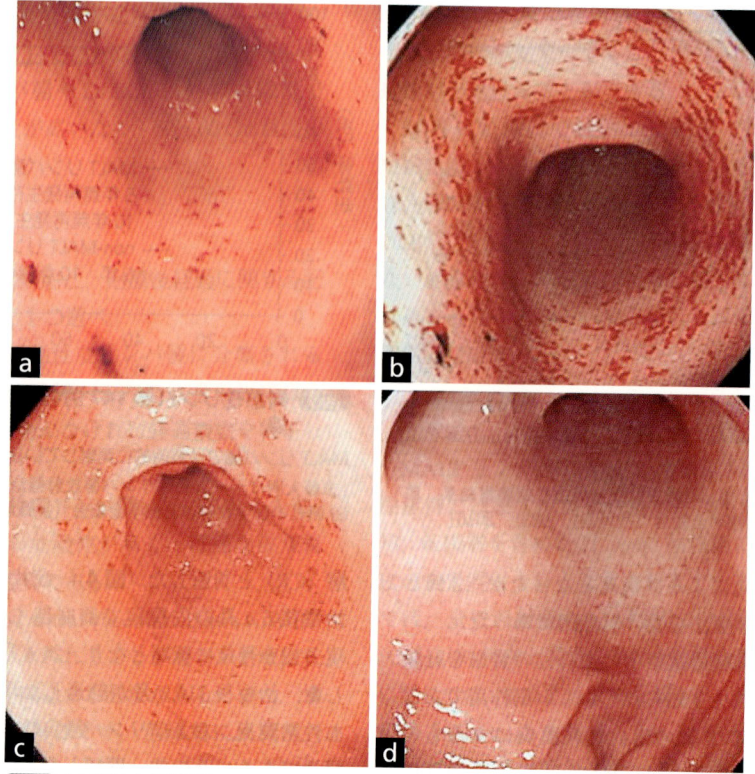

図4 治療後内視鏡像
a：治療終了 6 ヵ月後，b：治療終了 12 ヵ月後，c：治療終了 24 ヵ月後，d：治療終了 30 ヵ月後
12 ヵ月を極期として，GAVE 様粘膜炎が出現し，その後経時的に消退している．リンパ腫の再発は認めていない．

線治療を凌駕する治療法の報告はなく，標準治療としての位置付けとなっている．

b 照射法

臨床標的体積（CTV）は全胃ならびに周囲の腫大したリンパ節とする．筆者らの施設では，必ず空腹時に胃が収縮した状態で治療計画を行い，日々の放射線治療も起床後絶飲食で朝一番に施行している．胃は呼吸移動 intra-fractional margin および蠕動などによる inter-fractional margin が大きい[10]．複数回の CT 撮影，X 線シミュレータ上での呼吸移動計測や 4 次元 CT（4D-CT）を用いる方法など施設により異なるが，症例ごとの設定が必要である．筆者らの施設では，両上肢挙上した状態で浅呼吸の指導を行い，体幹部固定具を用い治療計画 CT を撮影する．その直後に少量のバリウムを服用し蠕動運動を含めた呼吸移動を透視下で XYZ 各方向評価している．実際のマージンとしては，Y 方向が各 20〜25 mm 程度，XZ 方向が 15〜20 mm 程度となることが多い．瀑状胃などで，前後対向 2 門照射が可能な場合もあるが，通常両側腎が重なってくるため 3 次元での治療計画が必須となる．長期経過後に照射範囲の腎臓が萎縮する場合があるからである．腎臓の線量低下を意図し，ボックス 4 門照射で治療計画している施設が多いと思われる．MALT リンパ腫の場合，投与総線量が 30 Gy 程度であり，肝臓の耐容線量自体が問題となることはほとんどない．腎臓に関しては，$V_{20} < 50\%$ や全体での耐容線量が 23 Gy といわれるが[11]，胃悪性リンパ腫ではほぼ全例の長期生存が期待できるため，できるだけ線量の低下，あるいは低線量域を減らす努力が必要と考えている．

筆者らが通常行っている非対向 2 門照射法を紹介する（図 5）．1 門は，ガントリ角度 320〜330°，カウチ 325〜335°程度で，照射野が最小となる右足側からのノンコプラナー照射を設定する．この際，右腎臓がまったく入らず，肝臓の照射範囲が左葉に限局する角度に微調整を行う．ほとんどの場合，左腎臓は上極の

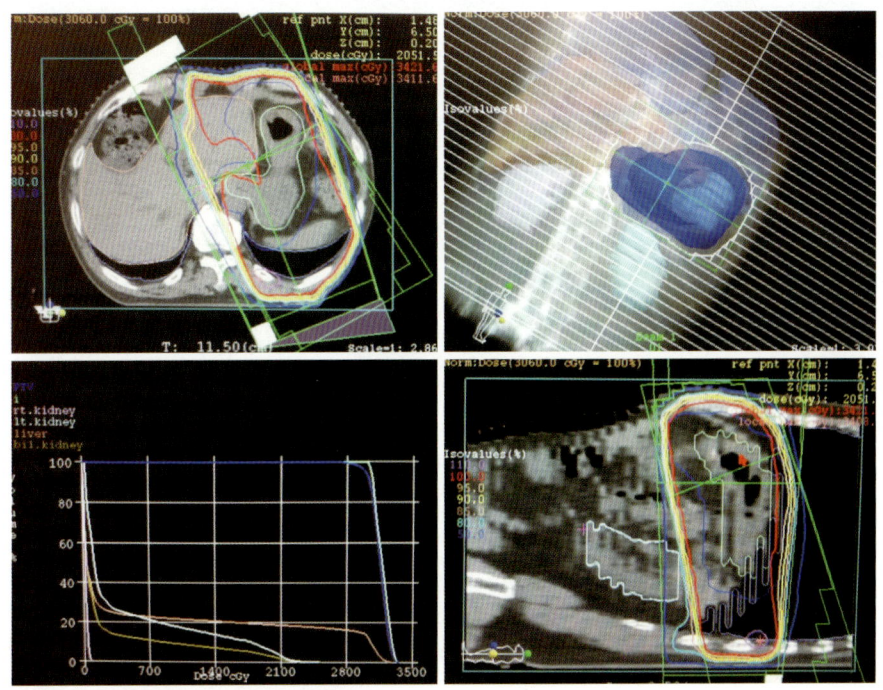

図5 代表的線量分布図と線量体積ヒストグラム（DVH）
右腎を完全に照射野外に設定できている.

一部が入る程度で，下極は照射野外となる．もう1門は，ガントリ角度 150〜165°程度のコプラナー照射で，肝鎌状間膜や肝門部が照射野外となるように設定している．こちらもほとんどの場合，右腎を照射範囲外に設定することが可能である．107%の高線量域が出ないよう 10 MV 以上の X 線を用い，ウェッジフィルタを使用し，適宜線量配分を行うことが多い．治療機器により治療角度に制限があるので，治療計画後に稼働確認を行っている．移動の大きい臓器であり，治療開始後3日間はコーンビーム CT 照合をしている．多くの症例で胃穹窿部や前庭部に存在するガスで照合が可能である．セットアップエラーの大きい症例では連日照合を行う必要がある場合がある．

文献

1) Sano T et al：Total gastrectomy for primary gastric lymphoma at stage IE and ⅡE：A prospective study of fifty cases. Surgery **121**：501-505, 1997
2) Kelessis NG et al：Update of the role of surgery in multimodal treatment of MALT gastric lymphomas. Anticancer Res **22**：3457-3463, 2002
3) 紀藤 毅ほか：胃悪性リンパ腫の治療方針．日消外会誌 **31**：9-14, 1998
4) Fischbach W et al：Long term outcome of patients with gastric marginal zone B cell lymphoma of mucosa associated lymphoid tissue（MALT）following exclusive Helicobacter pylori eradication therapy：experience from a large prospective series. Gut **53**：34-37, 2004
5) Montalban C et al：Treatment of low grade gastric mucosa-associated lymphoid tissue lymphoma in stage I with Helicobacter pylori eradication. Long-term results after sequential histologic and molecular follow-up. Haematologica **86**：609-617, 2001
6) 早渕尚文ほか：消化管悪性リンパ腫に対する放射線治療．臨消内科 **21**：299-305, 2006
7) 末藤大明ほか：胃悪性リンパ腫放射線治療の長期観察結果．第 69 回日本医学放射線治療学会総会（抄録集），p231, 2010
8) 久能由記子ほか：胃悪性リンパ腫放射線治療後の胃粘膜障害．Gastroenterol Endosc **51**（Suppl 1）：815, 2009
9) Inagaki H et al：Gastric MALT lymphomas are divided into three groups based on responsiveness to Helicobacter Pylori eradication and detection of API2-MALT1 fusion. Am J Surg Pathol **28**：1560-1567, 2004
10) 渡辺未歩：target volume delineation のコツとピットホール．日本放射線腫瘍学会（JASTRO）Newsletter 2010 年 1 月号
11) Emami B et al：Tolerance of normal tissue to therapeutic irradiation. Int J Radiat Oncol Biol Phys **21**：109-122, 1991

D 節外性リンパ腫（皮膚）

臨床経過

【症例】
75歳，男性．

【現病歴】
2年前に全身に痒みのない赤い皮疹が突然出現．近医皮膚科受診し，抗アレルギー薬内服で治療されたが改善しなかった．2ヵ月前に左膝窩に皮膚と同じ色の小指頭大の腫瘤が出現．炎症性粉瘤が疑われ抗菌薬内服で経過観察されていたが，徐々に増大したため生検が施行され，皮膚T細胞リンパ腫の病理診断となり，精査加療目的にA大学病院紹介となった．脂質異常症，神経因性膀胱の既往歴あり．家族歴として姉：乳がん，姉：血液疾患（詳細不明）．

額と両頬部中心に，淡紫紅色から紅褐色のやや浸潤のある紅斑が多発しており，血痂鱗屑を伴っていた．体幹四肢では淡紅褐色の胡桃大ほどの浸潤を触れない斑が多発し，癒合傾向であった．両下肢にも全体に鱗屑を付す紅斑が多発しており，下腿ではほぼ全体にみられた．左膝窩の上方に，5×4×1 cmの紫紅色調を呈する浸潤のある弾性硬の結節あり，表面は黒色調の壊死組織が付着していた（図1）．明らかな表在リンパ節は触知されなかった．

【検査所見】
FDG-PET/CTでは，左膝窩の腫瘤に高度の集積が認められた（$SUV_{max}=15.88$）（図2）．また左鼠径リンパ節に軽度の集積が認められた（$SUV_{max}=2.78$）．この他には明らかな異常集積は認められなかった．骨髄穿刺では腫瘍細胞の明らかな骨髄浸潤は認められなかった．

設問

設問1
菌状息肉症およびその類似疾患に関する記載で，誤っている選択肢を2つ選べ．
①皮膚悪性リンパ腫の中で最も多い．
②30〜40歳代の男性に好発する．
③腫瘍細胞の大多数はCD4陽性である．
④古典型の菌状息肉症は紅斑期，扁平浸潤期から，腫瘍期へと進展する．
⑤Sézary症候群は，菌状息肉症と比較して予後が良好である．

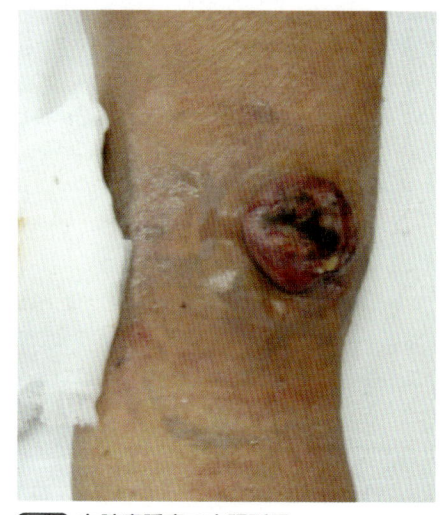

図1 左膝窩腫瘤の肉眼所見
左膝窩に，5×4×1 cm大の紫紅色調を呈する弾性硬の結節が認められる．

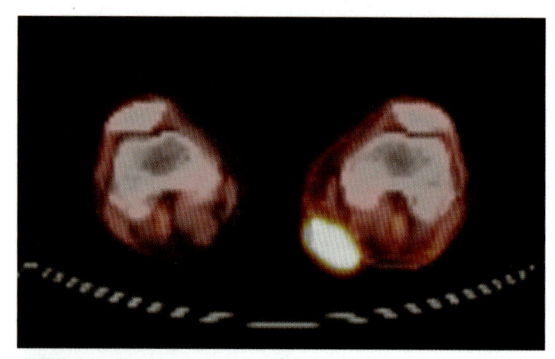

図2 治療前FDG-PET/CT像
左膝窩内側の腫瘤に，FDGの高度集積が認められる（$SUV_{Max}=15.88$）．

設問 2

皮膚に限局した皮膚 T 細胞リンパ腫の治療方法およびその治療選択に関する記載で，**正しい選択肢を 2 つ選べ．**
① 多剤併用化学療法は初回治療の第一選択となる．
② ステロイド外用療法が治療の第一選択となりうる．
③ 分子標的治療薬が治療の第一選択である．
④ ソラレン内服あるいは外用の PUVA 療法が有効である．
⑤ 電子線局所照射より全身皮膚電子線照射が頻用される．

設問 3

皮膚悪性リンパ腫の放射線治療およびその有害事象に関する記載で，**誤っている選択肢を 2 つ選べ．**
① T 細胞リンパ腫の皮膚病変の制御には 40 Gy 以上の照射線量が必要である．
② 全身皮膚電子線照射では，long SSD 法と複数門の体位の組み合わせを用いることが多い．
③ 全身皮膚電子線照射では角膜，水晶体の遮蔽を考慮する．
④ 全身皮膚電子線照射では，頭頂部・足底部・大腿内側への追加照射を考慮する．
⑤ 全身皮膚電子線照射により，高頻度に骨髄抑制が生じる．

解答と解説

設問 1　　　　　　　　　　　　　　　正解②，⑤

　皮膚悪性リンパ腫は表皮向性のある一連のリンパ腫を示しており，T 細胞リンパ腫が多くを占め，主として菌状息肉症，Sézary 症候群およびその類似疾患よりなる．わが国では 2007 年から皮膚リンパ腫の全国症例数調査が開始されており，3 年間で新規に登録された 1,163 症例のうち，菌状息肉症は 41.5％を占め，平均年齢は 60.9 歳，男女比は 1.4：1 で男性に多かったことが報告されている（**表 1**）[1]．菌状息肉症の腫瘍細胞は T 細胞性で，大多数は CD4 陽性，CD8 陰性である．菌状息肉症の代表的な病型である古典型（Alibert-Bazin 型）は，一般に比較的長期間に及ぶ紅斑期，扁平浸潤期を経て，一部が腫瘤期，内臓浸潤期へと進展する．Sézary 症候群は，腫瘍細胞の末梢血中出現と紅皮症，リンパ節腫脹が特徴であり，菌状息肉症と比較して予後が悪い．菌状息肉症・Sézary 症候群の病期分類については，2007 年に International Society for Cutaneous Lymphomas (ISCL)/European Organization for Research and Treatment of Cancer (EORTC) の分類が示されている[2]．

設問 2　　　　　　　　　　　　　　　正解②，④

　わが国における皮膚悪性リンパ腫の診断・治療の指針については，2009 年に日本皮膚科学会，日本皮膚悪性腫瘍学会により診療ガイドラインが発表されており，疾患の特性上ランダム化比較試験が希少でエビデンスレベルの高い報告が多くはないものの，治療方針の参考とすべきと考えられる[3]．皮膚悪性リンパ腫の治療法は主に皮膚のみを対象とするものと全身療法に分けられ，皮膚療法には外用薬，光線療法や放射線治療があり，全身療法には biological response modifier (BRM) 療法，化学療法がある．日本国内の全国症例調査によると，新規に登録された菌状息肉症・Sézary 症候群のうち，病変が皮膚表面に限局し腫瘤を形成していない T1，T2（ⅠA～ⅡA 期）の症例が約 75％を占めていたが[1]，診療ガイドラインではⅠA～ⅡA 期の早期菌状息肉症に対する治療として，ステロイド外用療法，長波長紫外線（UVA）や短波長紫外線（UVB）による光線療法，局所放射線照射が第一選択として推奨されており，化学療法については局所療法および BRM 療法に抵抗性のⅠB/ⅡA に対する第二・第三選択として記載されている[3]．T 細胞リンパ腫に対する分子標的治療薬については，ジフテリア毒素を結合した IL-2 fusion toxin である denileukin diftitox や，ヒストン脱アセチル化酵素阻害薬である vorinostat が米国で認可されているが，わが国ではまだ承認されていない．菌状息肉症の経過は長期にわたり，外用薬や光線療法，局所の電子線照射の繰り返しで対処されることも多い．ガイドラインでは病期ⅠA で病変が限局している菌状息肉症に対しては局所放射線照射が推奨されており，全身皮膚電子線照射は第二選択に位置付けされているが，強い自覚症状を伴う広範囲の浸潤の強い局面に対しては第一選択としてもよいことが記載されている[3]．

設問 3　　　　　　　　　　　　　　　正解①，⑤

　菌状息肉症をはじめ，皮膚悪性リンパ腫の放射線感受性は高いが，30～40 Gy までは線量依存性があると

表1 皮膚リンパ腫の疾患別発症数，発症頻度（2007〜2009年）

	症例数	頻度	年齢（歳）範囲	平均値	中央値	男女比
Mature T- and NK-cell neoplasms	932	80.1%	5〜97	61.0	—	1.3/1.0
Mycosis fungoides/Sézary syndrome	483	41.5%	17〜95	60.9	62.5	1.4/1.0
Mycosis fungoides	467	40.2%	17〜95	60.6	62.5	1.3/1.0
Sézary syndrome	16	1.4%	41〜89	69.3	69.5	7/1
Adult T-cell leukemia/lymphoma	170	14.6%	19〜93	67.5	69.0	1.3/1.0
Primary cutaneous CD30$^+$ T-cell lymphoproliferative disorders	128	11.0%	6〜97	55.4	60.5	1.3/1.0
Primary cutaneous anaplastic large cell lymphoma	82	7.1%	12〜97	63.6	69.0	1.7/1.0
Lymphomatoid papulosis	42	3.6%	6〜84	49.1	48.0	0.9/1.0
Peripheral T-cell lymphoma, not otherwise specified	62	5.3%	5〜91	61.5	66.5	0.9/1.0
Primary cutaneous $\gamma\delta$ T-cell lymphoma	1	0.1%	78	—	—	0/1
Primary cutaneous CD4$^+$ small/medium T-cell lymphoma	19	1.6%	14〜93	60.8	62.0	0.9/1.0
Primary cutaneous CD8$^+$ aggressive epidermotropic cytotoxic T-cell lymphoma	6	0.5%	6〜93	54.2	54.5	1/5
Subcutaneous panniculitis-like T-cell lymphoma	19	1.6%	17〜76	53.1	55.0	0.7/1.0
Extranodal NK/T-cell lymphoma, nasal type	18	1.5%	38〜82	64.7	65.0	0.8/1.0
Angioimmunoblastic T-cell lymphoma	13	1.1%	43〜75	65.3	68.0	0.5/1.0
Anaplastic large cell lymphoma, ALK negative	5	0.4%	32〜80	69.2	75.0	4/1
Anaplastic large cell lymphoma, ALK positive	4	0.3%	28〜73	51.5	52.5	3/1
Mature B-cell neoplasms	195	16.8%	0.3〜97	66.1	—	1.0/1.0
Primary cutaneous follicle center lymphoma	20	1.7%	26〜88	65.3	68.5	1.9/1.0
Extranodal marginal zone lymphoma of mucosa-associated lymphoid tissue	30	2.6%	20〜94	57.2	55.5	0.9/1.0
（Primary cutaneous）MALT lymphoma	28	2.4%	20〜94	57.1	55.5	0.9/1.0
Diffuse large B-cell lymphoma, not otherwise specified	122	10.5%	0.3〜97	71.7	76.0	0.8/1.0
Primary cutaneous diffuse large B-cell lymphoma, leg type	27	2.3%	48〜90	74.8	77.0	0.6/1.0
Intravascular large B-cell lymphoma	9	0.8%	53〜77	63.8	62.0	8/1
Follicular lymphoma	9	0.8%	24〜84	59.9	60.0	0.8/1.0
Blastic plasmacytoid dendritic cell neoplasm	16	1.4%	34〜86	74.8	77.5	4.3/1.0
Others	20	1.7%	—	—	—	—
Total	1,163	100.0%	0.3〜97	611	—	1.2/1.0

（濱田利久ほか：日皮会誌 120：2657-2661, 2010）

されている．局所放射線照射については，unilesional あるいは minimal な病期 IA の菌状息肉症に対して 20〜30 Gy 以上の照射が有効であること，個々の局面・腫瘤に対する姑息的照射では照射線量 30 Gy 以上が推奨されることが診療ガイドラインに記載されている[3]．全身皮膚電子線照射は 3〜6 MeV の低エネルギー電子線を用い，long SSD 法で 6〜8 門を用いて行われることが多い．菌状息肉症に対する全身皮膚電子線照

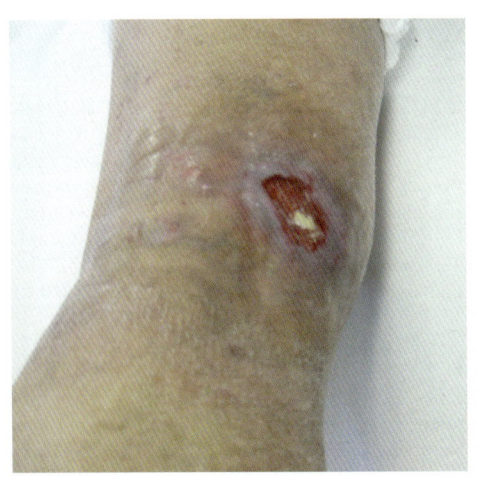

図3 左膝窩の放射線治療終了時の肉眼所見
電子線局所照射終了時には，腫瘍はほぼ消失し，中心部は潰瘍状となっていた．

射療法については，EORTCのコンセンサスガイドラインが発表されており，投与線量は皮膚表面から深さ4 mmで26 Gy以上とすること，眼球線量は皮膚表面の線量の15％を超えないようにすること，線量低下部への追加照射を考慮すること，混在X線による全治療期間における骨髄線量は0.7 Gy以下とすることなどが報告されている[4]．

治療の経過

本症例は全身の皮疹と左膝窩の腫瘤で発症した皮膚悪性リンパ腫の一例であった．紹介時点で皮膚T細胞リンパ腫と診断されており，全身精査と並行して，etretinate内服と左膝窩病変に対する局所放射線治療が計画された．放射線治療開始時には腫瘍の厚みが15 mmに増大していたため，電子線のエネルギーは12 MeVを用い，5 mmのボーラス，8 cm径のコーンを使用して治療を開始した．治療に対する初期反応性は非常に良好で，10 Gy時点ですでに病変はほぼ平坦化したため，エネルギーを8 MeV（ボーラス5 mm使用）に変更し，総線量30 Gyまで継続した．電子線局所照射終了時には左膝窩の病変の中心部は潰瘍状となり，腫瘤はほぼ消失した（図3）．

しかし，膝窩病変の照射終了後1ヵ月以内に左大腿内側の照射野外に新病変の出現を認めた．また左鼠径リンパ節の生検と，左膝窩腫瘤の生検標本の病理学的再検討が行われた結果，皮膚T細胞リンパ腫と考えられるが，表皮指向性に乏しく，CD4陰性，CD8陽性であることから菌状息肉症は否定的で，末梢性T細胞リンパ腫，非特異型（PTCLu）が疑われる，との診断結果になった．そのため，大腿病変に対し姑息的電子線照射を追加し，今後は全身化学療法の適応について検討していく方針となった．

関連疾患および放射線腫瘍学関連事項の記載と解説

本症例は，皮膚悪性リンパ腫の治療方法およびその選択に関する理解を確認するケーススタディである．わが国では2007年から皮膚リンパ腫の全国症例数調査が開始されており，2010年までの3年間で1,163例の新規症例が登録され，このうちT/NK細胞リンパ腫は932症例（80.1％）で平均年齢が61.0歳，男女比が1.3：1，B細胞リンパ腫は195症例（16.8％）で平均年齢が66.1歳，男女比が1：1であったことが報告されている[1]．さらにこのうち菌状息肉症は41.5％を占め，PTCLuの頻度は5.3％とまれであったが[1]，菌状息肉症の予後が5年生存率88％と比較的良好であるのに対し，PTCLuに関しては5年生存率16％と不良であるため[3]，治療法の選択のためにも詳細な診断が求められる．悪性リンパ腫の診療においては詳細な病理組織診断が必須であるが，それを痛切に再確認させられた症例であった．

皮膚悪性リンパ腫の分類はEORTCから提唱されてきたが，一般の白血病・リンパ系腫瘍の分類であるWHO分類との間に差異があった．2005年にWHO-EORTC分類が発表され[5]，2008年にはWHO分類（第4版）が発表されたが[6]，皮膚リンパ腫に関してはWHO-EORTC分類が大部分においてそのまま踏襲されている．病期分類においては，菌状息肉症・Sézary症候群については2007年にISCL/EORTCの分類が示され[2]，菌状息肉症・Sézary症候群以外の皮膚リンパ腫については，2007年にAnn Arbor分類に代わるTNM分類が発表されている[7]．ただし，菌状息肉症・Sézary症候群以外の分類についてはさまざまな病型が含まれているために，病期分類は示されておらず，各病型の予後を反映していないという問題がある．

皮膚悪性リンパ腫の治療については，放射線治療，外用薬，光線療法などの皮膚療法と，BRM療法，化学療法などの全身療法があり，放射線治療の方法には局所放射線照射および全身皮膚電子線照射がある．局

所放射線照射は，病期ⅠAで病変が単一あるいは1～2照射野内に限局している菌状息肉症に対して，また病期に関わらず個々の局面・腫瘤に対する姑息的治療として有効である．全身皮膚電子線照射は，病期ⅠB～ⅡA（T2），病期ⅡB（T3）およびⅢA（T4）の一部に対して有効であるが，広範囲のⅡB，T4でも末梢血病変を伴うⅢB/ⅣA1，および皮膚外病変を伴うⅣA2/ⅣBの菌状息肉症/Sézary症候群に対しては全身皮膚電子線照射療法単独では不十分で，全身療法の併用が必要であるとされている[3]．また菌状息肉症/Sézary症候群以外の病型でも，原発性皮膚未分化大細胞性リンパ腫や原発性皮膚CD4陽性小・中細胞型T細胞リンパ腫，節外性辺縁帯B細胞リンパ腫，皮膚濾胞中心B細胞リンパ腫に対する局所放射線治療は有効である[3]．

全身皮膚電子線照射の奏効率は電子線のエネルギーと総線量によって決まり，EORTCのガイドラインでは4～5.5 MeVのエネルギーを用いること，体幹表面に対し31～36 Gyの照射とすることが推奨されている[4]．全身皮膚電子線照射による完全寛解率はⅠA期で90％以上，ⅠB期では80～90％であるが，10年無再発生存率（RFS）はⅠA期で50％，ⅠB期では10％である[8]．ⅡB期（T3）の症例では完全寛解率は78％，3年RFSが12％であり，93％に皮膚再燃がみられたことが報告されている[9]．紅皮症を呈するⅢ期（T4）の症例において，完全寛解率は60％，5年RFSは26％であり，末梢血への浸潤を認めない症例（ⅢA期）の治療効果が特に高かったとの報告がある[10]．

全身皮膚電子線照射の有害事象には，急性期では放射線皮膚炎，脱毛，爪の発育停止，晩期では皮膚乾燥症，皮膚色素沈着および二次性の皮膚がんの発生などがある．

文 献

1) 濱田利久：本邦における皮膚悪性リンパ腫の現状．日皮会誌 **120**：2657-2661, 2010
2) Olsen E et al：Revisions to the staging and classification of mycosis fungoides and Sezary syndrome：a proposal of the International Society for Cutaneous Lymphomas（ISCL）and the Cutaneous Lymphoma Task Force of the European Organization of Research and Treatment of Cancer（EORTC）. Blood **110**：1713-1722, 2007
3) 岩月啓氏ほか：皮膚悪性腫瘍診療ガイドラインⅡ：皮膚リンパ腫（要約）．日皮会誌 **119**：1189-1211, 2009
4) Jones GW et al：Total skin electron radiation in the management of mycosis fungoides：Consensus of the European Organization for Research and Treatment of Cancer（EORTC）Cutaneous Lymphoma Project Group. J Am Acad Dermatol **47**：364-370, 2002
5) Willemze R et al：WHO-EORTC classification for cutaneous lymphomas. Blood **105**：3768-3785, 2005
6) Swerdlow SH et al：WHO Classification of Tumours of Haematopoietic and Lymphoid Tissues, IARC Press, Lyon, 2008
7) Kim YH et al：TNM classification system for primary cutaneous lymphomas other than mycosis fungoides and Sezary syndrome：a proposal of the International Society for Cutaneous Lymphomas（ISCL）and the Cutaneous Lymphoma Task Force of the European Organization of Research and Treatment of Cancer（EORTC）. Blood **110**：479-484, 2007
8) Smith BD, Wilson LD：Cutaneous lymphomas. Semin Radiat Oncol **17**：158-168, 2007
9) Quiros PA et al：Extent of skin involvement as a prognostic indicator of disease free and overall survival of patients with T3 cutaneous T-cell lymphoma treated with total skin electron beam radiation therapy. Cancer **77**：1912-1917, 1996
10) Jones GW et al：Total skin electron radiation for patients with erythrodermic cutaneous T-cell lymphoma（mycosis fungoides and the Sezary syndrome）. Cancer **85**：1985-1995, 1999

各 論　33. 悪性リンパ腫

E　節外性リンパ腫（鼻）

臨床経過

【症　例】
63歳，女性．

【現病歴】
半年前より右鼻閉，自宅近くの耳鼻科受診，右鼻腔内に腫瘤あり精査のためA病院を受診した．全身状態は良好で特に問題なく，発熱，体重減少，盗汗はなかった．

【検査所見】
血液・生化学検査では血清LDHの上昇がみられた．

CTおよびMRIで右鼻腔から上咽頭に進展する腫瘤があり，FDG-PETでも腫瘤部に集積を認めた（図1, 2）．頸部リンパ節腫脹なく他臓器にも特に所見はなかった．骨髄への浸潤は認められなかった．

右鼻腔腫瘤からの生検では中型，大型の異型リンパ球が血管周囲に集簇していた．免疫組織学的にはCD3⁻，CD5⁻，CD20⁻，CD56⁺でありEpstein-Barrウイルス（EBV）も陽性であった．以上より節外性NK/T細胞リンパ腫，鼻型と診断された．

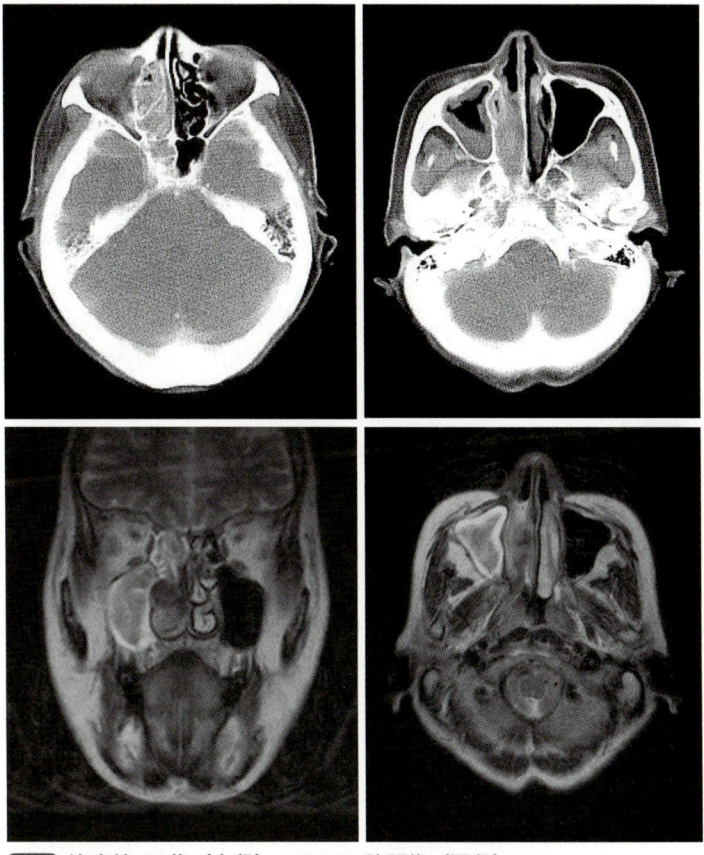

図1 治療前CT像（上段），MRI T2強調像（下段）
右鼻腔，上咽頭に進展する腫瘤が認められる．上顎洞，蝶形骨洞，眼窩への進展は明らかではないと診断されている．

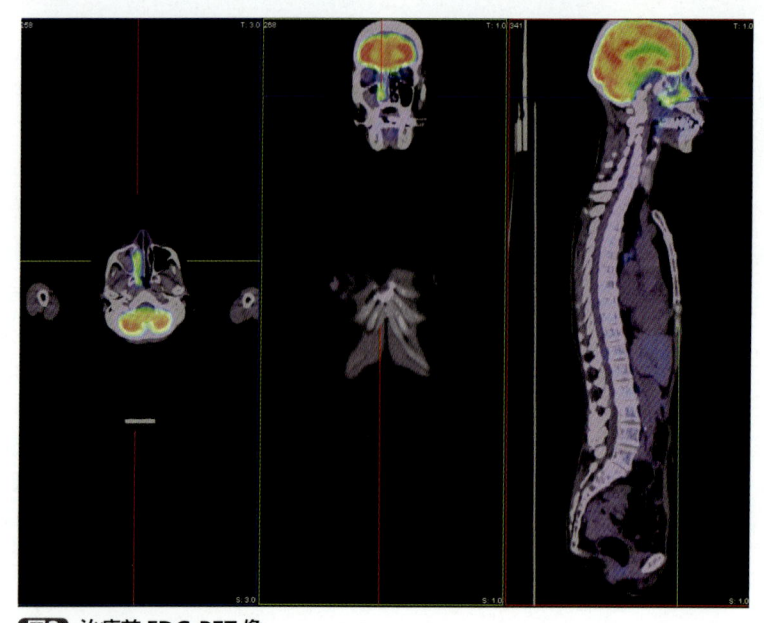

図2 治療前 FDG-PET 像
右鼻腔，上咽頭に集積が認められる．

設問

設問 1

節外性 NK/T 細胞リンパ腫，鼻型についての記載で，誤っている選択肢を 1 つ選べ．
① 鼻腔内の腫瘤形成が主で，潰瘍病変はあまりみられない．
② 悪性リンパ腫に占める割合はアジアに多く，欧米では少ない．
③ 鼻腔以外にも皮膚，消化管にも初発することがある．
④ 初発症状として鼻閉，鼻汁，鼻出血が挙げられる．
⑤ 診断時には限局期であることが多い．

設問 2

症例についての記載で，誤っている選択肢を 2 つ選べ．
① 病期は I 期である．
② 国際予後指標（IPI）での予後不良因子は 2 つあり低～中間リスクに相当する状態である．
③ B 症状はない．
④ EBV は陽性であるが，通常はなく例外的である．
⑤ CD56 陽性細胞の存在が必須である．

設問 3

節外性 NK/T 細胞リンパ腫，鼻型（extranodal NK/T-cell lymphoma, nasal type：ENKL）限局期の治療方法に関連して，正しい選択肢を 2 つ選べ．
① 中悪性度リンパ腫に準じて CHOP 療法施行後放射線治療を行うことが標準治療である．
② 診断後早期の放射線治療開始が勧められている．
③ 総照射線量は 50 Gy 以上が必要とされる．
④ 化学療法との同時併用は勧められない．
⑤ 鼻腔腫瘍には眼や視神経，脳などが隣接し重篤な障害が起こりうるので CT，MRI などで診断された肉眼的腫瘍体積（GTV）に絞り込んだ治療計画が必要である．

解答と解説

設問 1　　正解①

選択肢①が誤り．血管浸潤性増殖により潰瘍が多い．選択肢②～⑤は正しい．詳細は「関連疾患および放射線腫瘍学関連事項の記載と解説」を参照．

設問 2　　正解④，⑤

選択肢①，②は正しい．2,031 例の中高悪性度非

Hodgkin リンパ腫に対して doxorubicin を含む多剤併用療法を行った結果を解析し，IPI が提唱され[1]現在広く中高悪性度非 Hodgkin リンパ腫の予後予測モデルとして使用されている．全年齢に対する予後不良因子として，1) 年齢61歳以上，2) 血清 LDH 上昇，3) performance status（PS）2～4，4) Ⅲ～Ⅳ期，5) 節外病変2部位以上，が挙げられ，予後不良因子の数により低リスク（0～1個），低～中間リスク（2個），中間～高リスク（3個），高リスク（4個）とリスク分類を行う．60歳以下では，1) 血清 LDH 上昇，2) PS 2～4，3) Ann Arbor Ⅲ，Ⅳ期の予後不良因子による age-adjusted IPI 分類（aaIPI）が提唱され，低リスク（0個），低～中間リスク（1個），中間～高リスク（2個），高リスク（3個）とリスク分類される．他に不良因子として，1) 血清 LDH 上昇，2) B 症状，3) 領域リンパ節浸潤，4) Ann Arbor 分類Ⅲ，Ⅳ期による NK/T cell lymphoma prognostic index が提唱され，IPI よりも予後予測が優れていたという報告もある[2]．

選択肢③は正しい．発熱，体重の減少，盗汗（顕著な寝汗）という「B 症状」は伴っていない．

選択肢④，⑤は誤り．詳細は「関連疾患および放射線腫瘍学関連事項の記載と解説」参照．

設問 3　　　　　　　　　　　　　　正解②，③

選択肢①は誤り．他の中悪性度リンパ腫に準じて，CHOP 療法に引き続く放射線治療という治療方法では有効性が低く，現時点では標準治療は明確でない．

選択肢②，③は正しい．詳細は「関連疾患および放射線腫瘍学関連事項の記載と解説」参照．

選択肢④は誤り．順次併用療法での生存率が低いこと，化学療法の有効性が低いこと，早期に遠隔転移が多いことから同時併用療法も検討されてきた．

選択肢⑤は誤り．血管浸潤などにより真の進展範囲を確定することが難しく臨床標的体積（CTV）を広くとる必要がある．

治療経過

DeVIC 療法（dexamethasone, etoposide, ifosfamide, carboplatin）併用により放射線治療（50 Gy/25 回）が行われた．40 Gy までの線量分布図を**図3**に示す．**図4**は治療開始後の CT, MRI であり，腫瘍は制御された状態が継続している．

関連疾患および放射線腫瘍学関連事項の記載と解説

血管周囲性あるいは血管を破壊するような増殖を示し，著明な潰瘍・壊死を伴う EBV が関連した節外性悪性リンパ腫である．ほとんどの例では NK 細胞腫瘍であるが，細胞傷害性 T 細胞の表現型を示す例もあり "NK" ではなく NK/T 細胞リンパ腫と命名されている．angiocentric T-cell lymphoma, malignant midline reticulosis, polymorphic reticulosis, lethal midline granuloma（致死性正中肉芽腫），angiocentric immunoproliferative lesion などと呼ばれていた[3]．

悪性リンパ腫の中での頻度は東アジアでは3～10%を占めるが，欧米では1%以下である．わが国では2.6%と報告されている[4]．

鼻腔を中心とし上咽頭，副鼻腔，口蓋が主な病変部位である．皮膚，軟部組織，消化管，精巣にも発生することがある．アジアおよびメキシコ，中南米の米国先住民族に多い．成人がほとんどで男性に多い[3]．

鼻腔に病変がある場合は鼻閉，鼻汁，鼻出血，鼻腫脹などで発症する．鼻腔周囲の眼窩，副鼻腔，上咽頭，中咽頭に連続し進展することがある．80%以上が Ⅰ，Ⅱ期の限局期である[5]．

典型的な腫瘍細胞の免疫形質は $CD2^+$, $CD56^+$, 表面 $CD3^-$, 胞体内 $CD3^+$ である．ほぼ全例で腫瘍細胞において EBV が検出され，EBV 関連腫瘍の1つである．胞体内 $CD3^+$ で $CD56^-$ の場合，granzyme B や perforin などの細胞傷害性分子の発現と EBV 陽性であれば節外性 NK/T 細胞リンパ腫，鼻型と診断される[3]．

予後不良因子としては進行期（Ⅲ～Ⅳ期），IPI 予後不良因子が多い，骨，皮膚への浸潤，血液中 EBV DNA 高値，骨髄中に EBV 陽性腫瘍細胞の存在が挙げられている[3]．

限局期 NK/T 細胞リンパ腫，鼻型に対する前向き臨床試験は1990年代まで皆無であり，標準治療は未確立であるといえる．他の中悪性度リンパ腫に準じて，CHOP 療法に引き続く放射線治療という治療方法では有効性が低く，他の治療開発が推奨されている[6]．

放射線治療施行にあたっては内視鏡所見や身体所見，MRI, CT などにより総合的に病巣進展範囲を診断することが重要である．標的体積は病巣から十分な余裕をもって設定されなければならないが，リスク臓器（眼球・視神経・視交叉・脳）に十分に配慮することも必要である．CT を用いた3次元放射線治療計画

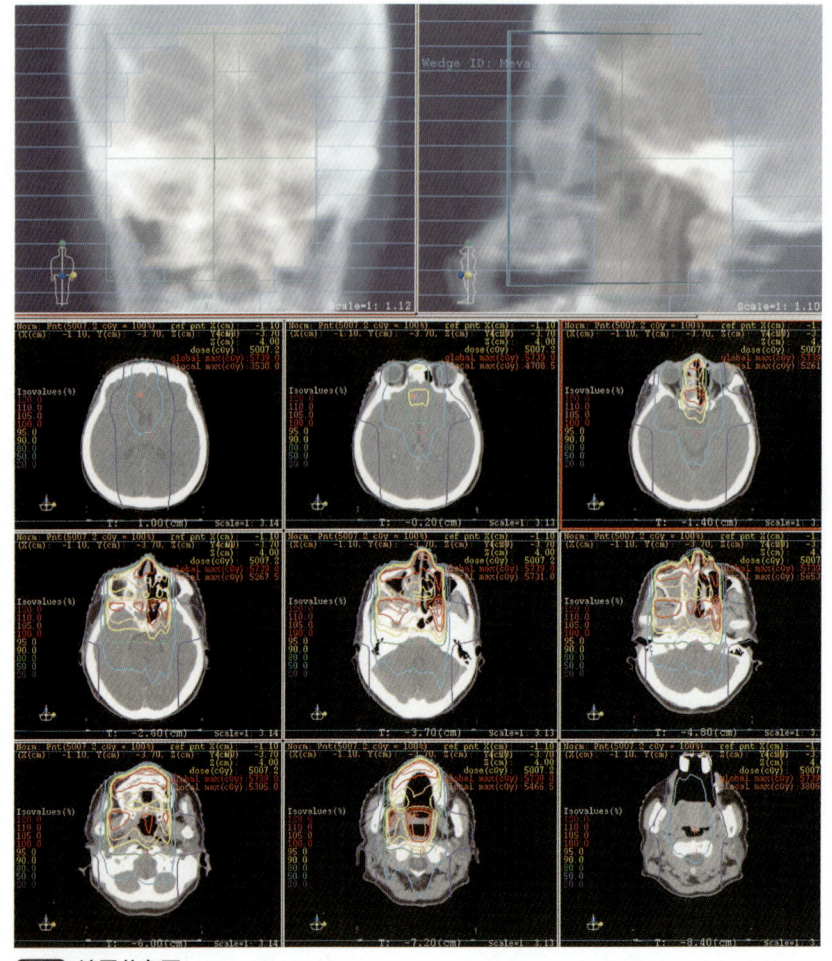

図3 線量分布図

前方，左右の3門照射での線量分布図である．臨床標的体積（CTV）は肉眼的腫瘍体積（GTV）を含む臓器全体（右鼻腔，上咽頭）およびGTVから2 cmの余裕のある範囲としている．正常組織の線量制約を守りながらCTVの線量均一性を図るのは難しい．

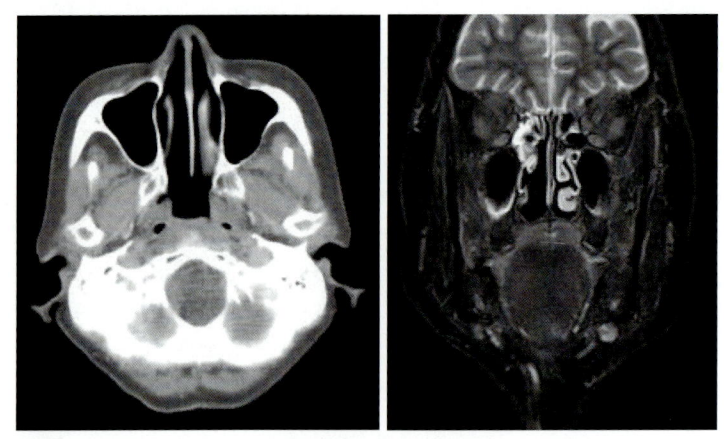

図4 治療開始4年後のCT像，MRI像（脂肪抑制T2強調像）

治療前にみられた右鼻腔，上咽頭の腫瘍は消失している．

あるいは強度変調放射線治療（IMRT）で行われることが望ましい．

National Comprehensive Cancer Network（NCCN）ガイドライン[7]では限局期NK/T細胞リンパ腫，鼻型の治療方法として，1）Ⅰ期では50 Gy以上の放射線治療，2）同時化学放射線療法，3）化学療法に引き続いて放射線治療，4）臨床試験への参加，が推奨されている．同時化学放射線療法としてはわが国からは放射線50 Gyに3コースDeVIC療法を併用した第Ⅰ/Ⅱ相試験（JCOG0211）が報告されている[8]．完全寛解（CR）が77％（20/26），2年生存率は79％で放射線治療単独（historical control）45％を上回っていたと報告されている．

NCCNガイドラインには同時化学放射線療法での化学療法としてはDeVIC，VIPD（etoposide, ifosfamide, cisplatin, dexamethasone），放射線治療に先行する化学療法としてはVIPD，L-asparaginaseを基盤とするSMILE［steroid（dexamethasone），methotreaxate, ifosfamide, L-asparaginase, etoposide］が記載されている[7]．

文献

1) A predictive model for aggressive non-Hodgkin's lymphoma. The International Non-Hodgkin's Lymphoma Prognostic Factors Project. N Engl J Med **329**：987-994, 1993
2) Lee J et al：Extranodal natural killer T-cell lymphoma, nasal-type：a prognostic model from a retrospective multicenter study. J Clin Oncol **24**：612-618, 2006
3) Chan JK et al：Extranodal NK/T-cell lymphoma, nasal type. WHO Classification of Tumours of Haematopoietic and Lymphoid Tissues, Swerdlow SH et al（eds）, International Agency for Research on Cancer, p285-288, 2008
4) The World Health Organization classification of malignant lymphomas in japan：incidence of recently recognized entities. Lymphoma Study Group of Japanese Pathologists. Pathol Int **50**：696-702, 2000
5) Nakamura S et al：Clinicopathologic study of nasal T/NK-cell lymphoma among the Japanese. Pathol Int **47**：38-53, 1997
6) Kim WS et al：CHOP followed by involved field radiation：is it optimal for localized nasal natural killer/T-cell lymphoma? Ann Oncol **12**：349-352, 2001
7) NCCN Clinical Practice Guidelines in Oncology：Non-Hodgkin's lymphoma version 2, National Comprehensive Cancer Network, 2011
8) Yamaguchi M et al：Phase Ⅰ/Ⅱ study of concurrent chemoradiotherapy for localized nasal natural killer/T-cell lymphoma：Japan Clinical Oncology Group Study JCOG0211. J Clin Oncol **27**：5594-5600, 2009

各論　33. 悪性リンパ腫

F　節外性リンパ腫（脳）

臨床経過

【症　例】
45歳，男性．

【現病歴】
1週間前に頭部を打撲したため，近医を受診した．以前より時々頭痛があったが，特に最近増強したわけではなかった．それ以外自覚症状はなく，普通に仕事をしていた．診察時，明らかな神経症状を認めなかったが，やや精神活動性が低下している印象があった．頭部 CT, MRI にて腫瘍性病変を認めた．体温 36.8℃で，最近の発熱の訴えもなかった．全身の診察にて，リンパ節腫脹などの異常は指摘されなかった．

【検査所見】
LDH 437 IU/L, 可溶性 IL-2 レセプター 559 IU/mL 以外は異常値なし．初診時 MRI および CT 像を**図1**に示す．

設　問

設問1

この疾患の典型例の画像所見として，<u>誤っている</u>選択肢を1つ選べ．
①CT でも MRI でも均一に強く造影される．
②腫瘍の大きさのわりには，mass effect が少ない．

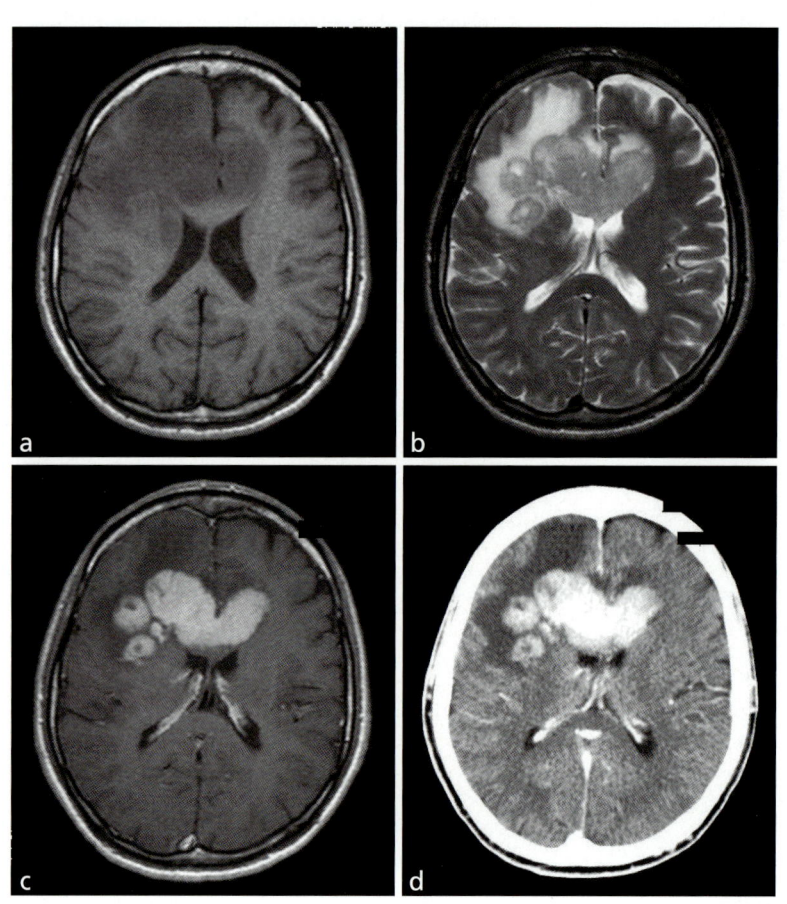

図1　初診時画像所見
a：MRI T1 強調像
b：MRI T2 強調像
c：ガドリニウム造影 MRI T1 強調像
d：造影 CT 像

③造影される腫瘍部分の周囲を，比較的広範な低吸収域/T1強調像低信号・T2強調像高信号域が取り囲む．
④ステロイドの全身投与に反応して造影される病変が縮小する．
⑤画像上多発性病変が約3/4の症例にみられる．

設問2

この疾患の外科手術について，一般的に妥当と考えられる選択肢を2つ選べ．
①可及的に全摘出を試みるべきである．
②手術による後遺症を極力避けるような切除を考慮する．
③同意が得られれば生検を行う．
④まず化学療法を行ってから切除を行う．
⑤生検も切除も意味はない．

設問3

本疾患の放射線治療に関する記載で，誤っている選択肢を1つ選べ．
①一般的には全脳照射が行われている．その場合，30 Gy あるいは 40 Gy の後にブースト照射を行う．
②1回線量 2 Gy で総線量 50 Gy が一般的である．
③単発の場合，十分なマージンをとった拡大局所照射を主張しているグループもある．
④予防的全脳脊髄照射の有用性はまだ明らかではない．
⑤高齢者では，化学療法で完全寛解（CR）が得られた場合，放射線治療を省略する（再発時にとっておく）試みが成功している．

設問4

本疾患の化学療法および予後に関する記載で，正しい選択肢を2つ選べ．
①methotrexate（MTX）大量（$3\,g/m^2$ 以上）療法単独あるいはそれを含むレジメンが広く行われるようになっている．
②地固め化学療法としては R-CHOP 療法が推奨される．
③MTX 大量療法の有用性は，ランダム化比較試験（RCT）で証明された．
④化学療法で CR が得られた場合，再発率は放射線治療を使用しなかった場合と大差ない．
⑤放射線単独治療の5年生存率は全症例をひっくるめて15〜20％程度であるが，MTX 大量療法を含むレ

ジメンと放射線治療を併用した臨床試験では30％を超える報告が多い．

解答と解説

設問1　　　正解⑤

中枢神経原発リンパ腫（primary central nervous system lymphoma：PCNSL）の典型例は，特徴的な画像所見を呈する場合が多い．選択肢①〜④はその特徴であり，正しい．筆者はこれらを含めた PCNSL の臨床診断基準を提唱している[1]．特にステロイドへの反応は特徴的であり，他の腫瘍では滅多にみられない所見であるので，選択肢①〜③に加えて④があれば PCNSL の診断は間違いないといってもよい．ただし，今後病理組織学的にもさらなる病態の解明が期待されるので，組織学的亜分類や検体保存の目的で，生検は可能な限り施行されてよい．ステロイドで消失してしまう場合があるので，生検を行う予定の場合は，その前のステロイドの投与は慎重にすべきである．

腫瘍の画像上の多発性に関しては，以前の報告では多発症例は40％前後が多かった[2]．しかし，筆者らの最新の調査では55％であった[3]．

設問2　　　正解②，③

放射線および化学療法に対する感受性があるため，外科的広範切除の有用性は一般的には認められていない．ステロイドが広範切除と同等の腫瘍縮小効果を持つことは珍しくない．化学療法も同様である．したがって，本症例のような大きな腫瘤がある場合は，選択肢②のような考え方もあるであろう．選択肢③の生検は上述のように，施行されることが望ましい．典型例では臨床診断が可能とはいえ，生検も切除も意味がないとはいえない．

設問3　　　正解⑤

放射線治療としては，選択肢①，②のように全脳照射＋ブースト照射が標準的に行われてきた．しかし，全脳照射の有害事象が一部の神経腫瘍医によって強調されているため，特に単発の場合で化学療法を併用する場合，筆者らは拡大局所照射を提唱している[4]．その場合，造影される腫瘍塊から 4 cm 程度の十分なマージンをとっている．結果的には照射野外再発も認められるが，全脳照射を行っても，もとの部位から離

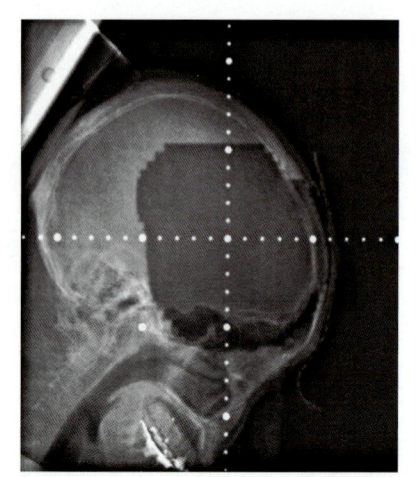

図2 全脳照射後のブースト照射のリニアックグラフィ

病変の分布より左右対向2門照射を用いた.

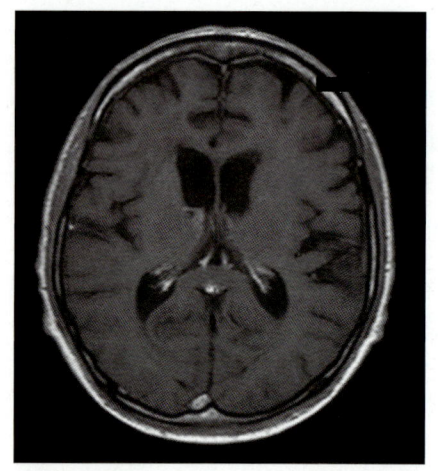

図3 治療終了後ガドリニウム造影 MRI T1 強調像

れた部位に再発することが珍しくないため, 現在もこの方針で症例を集積中である. 一部の神経腫瘍医は, 高齢者を中心に放射線治療の省略を試みている[5,6]. 最近比較試験の結果が報告されたが, 全面的にその方針をサポートするデータとはなっていない[7]. 頭蓋内再発の明らかな増加が観察されており, 今後さらに客観的に評価されるべきである.

設問 4　　　正解 ①, ⑤

MTX 大量療法の有用性に関する報告が多くなっている. ただし放射線治療単独と放射線治療＋MTX を含む化学療法の RCT は施行されていない. CHOP 療法, R-CHOP 療法の有用性は証明されていない. 化学療法で CR となっても, 放射線治療を加えないと再発率が高くなることが認められている[5-7]. それらのグループは, 再発時に放射線治療を行えばよいと主張するが, 再発してしまうと治癒のチャンスが低くなることが懸念される. 放射線治療単独の成績はかつては非常に悪く, 5年生存率10％未満の報告が多かったが, 筆者らの検討では1990年代の放射線治療単独の5年生存率は18％であった[8].

PCNSL の治療方針について, まだ客観的に絶対的といえるものがないが, これはひとえに RCT の欠如が原因といえる.

治療の経過

定位脳生検術が施行され, 腫瘍はびまん性大細胞型 B 細胞リンパ腫と診断された. MTX 大量療法 ($3\,g/m^2$) を3コース行った後, 放射線治療 (全脳照射 $2\,Gy \times 20$ 回, 腫瘍部位へのブースト照射 $2\,Gy \times 5$ 回, 計 $50\,Gy/25$ 回) が施行された. **図2** はブースト照射のリニアックグラフィである. ブースト照射野は初診時の造影される腫瘍の範囲とした. **図3** に放射線治療後の造影 MRI 像を示す. 造影される腫瘍影がほぼ消失している. その後経過良好であったが, 治療開始より1年2ヵ月後に**図4**のような頭蓋内再発をきたし, 死去した.

関連疾患および放射線腫瘍学関連事項の記載と解説

PCNSL は, 1980年以前は十分に病態が理解されておらず, さまざまな名称が付けられていた. その後頻度が増加するとともに疾患の概念が確立されてきており, 名称も PCNSL にほぼ統一されている. 後天性免疫不全症候群 (AIDS) や腎移植後の患者にはより高率で発生するが, わが国ではこれらの患者自体が少ないので, PCNSL 患者のほとんどは非免疫不全者である. 患者の平均年齢は60歳代で, 男性にやや多い[2,3]. 現在のリンパ腫の病理組織分類によると, びまん性B大細胞型がほとんどである. Hodgkin リンパ腫や MALT リンパ腫はきわめてまれであり, T 細胞型は数％と考えられる[3].

典型例は本症例のように画像上特徴的な所見を呈する. すなわち, CT および MRI で均一に強く造影され

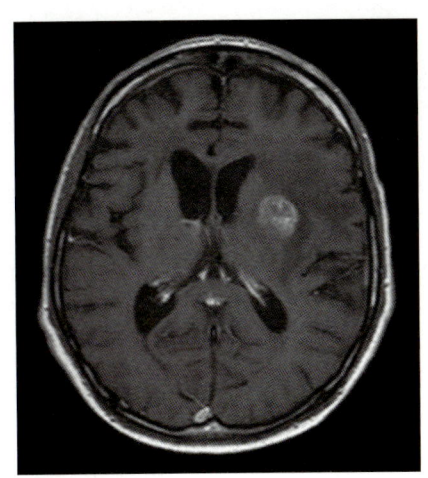

図4 再発時ガドリニウム造影 MRI T1 強調像

る腫瘍で，周囲に浮腫状の低吸収域あるいは低信号域（T1強調像）/高信号域（T2強調像）を広く認めるが，そのわりには mass effect が比較的小さいのが，典型例の所見である．これらの所見に加えて，ステロイドや放射線に対して著明な反応を示せば，PCNSL の診断は確実となる．組織学的にはほとんどびまん性大細胞型 B 細胞リンパ腫であるため，生検の意義は高くないかもしれないが，将来さらにリンパ腫組織分類の改変が行われるであろうし，組織を採取し保存しておくことは意味があるかもしれない．生検や外科的切除を嫌がり，このような典型的な画像所見を呈する症例に対しては，筆者は画像診断とステロイド/放射線に対する反応を含めた臨床診断基準を提唱している[1]．画像上40～50％の症例で多発する．頭蓋内の多発性腫瘍は，PCNSL 以外はほとんど脳転移であるが，所見はかなり異なるため，多発している場合は PCNSL の臨床診断はさらに容易となる．本症例では画像上多発していると判断されるが，このように近接して多発している場合は，病理学的には連続している場合が多い．

治療法は長らく放射線治療単独が標準であった．その後大量 MTX と放射線治療の併用がより有効と報告されるようになった[9]．現在でも局所に対する効果は放射線が最も高いが，有害事象を危惧して，欧米では特に高齢者に対しては，放射線治療を避けて大量 MTX を主体とする化学療法によって治療する試みも行われている．MTX に関しては有効とする報告が多いが，反応しない症例がかなりあるとの批判的な意見もある[10]．放射線治療に含 MTX 化学療法を加えることに関しての RCT が行われていないため，標準治療についてはまだ十分なエビデンスとコンセンサスが得られていないといえる．一方，MTX 大量療法をベースにして，放射線治療を施行するかしないかの比較試験が行われ，最近結果が公表された[7]．それによると，放射線治療の有無に関わらず，生存率は両群で同等であったが，無増悪生存率は放射線治療施行群で優れていた．また放射線治療/二次化学療法の前の導入化学療法中に13％もの患者が死亡していることと，プロトコルを完遂した患者においても，5年生存率は25％前後にとどまっていることが示されており，こういったアプローチが全面的に成功しているとはいい難い結果となっている．

照射野については，単発の場合でも全脳照射が標準的に用いられてきた．拡大局所照射との優劣については今後の検討課題である．線量については設問1に記載したものが標準的であるが，化学療法の併用によって総線量は36 Gy まででよいとする報告もある[11]．線量に関しても，今後のさらなる検討と評価が必要である．

悪性リンパ腫であるため放射線治療に対する一時効果は良好であり，約2/3の症例では腫瘍の消失が認められる．しかし，再発が多く，5年生存率は全体でみると15～25％程度である．大量 MTX を含む化学療法と放射線治療が施行された症例においては，5年生存率30％以上の報告が多いが，バイアスがかかっている可能性は高い[12]．再発はもとの部位あるいは頭蓋内で離れた部位に起こりやすい．頭蓋外の転移および髄膜播種の頻度はともに10％以下である．放射線治療後に，特に高齢者において，再発がないのに認知症や performance status（PS）の低下が認められることがある．脳転移に対する全脳照射ではそれほど高頻度で観察されないので[13]，本腫瘍の浸潤形式と関係していると考えられる．これに対しては，化学療法の併用によって放射線量を低減したり，放射線治療を後回しにすることが試みられているが，上述のごとく，是非については結論が得られていない．

文献

1) Shibamoto Y et al：Systemic chemotherapy with vincristine, cyclophosphamide, doxorubicin and prednisolone following radiotherapy for primary central nervous system lymphoma：a phase II study. J Neurooncol **42**：161-167, 1999

2) Hayabuchi N et al : Primary central nervous system lymphoma in Japan : a nationwide survey. Int J Radiat Oncol Biol Phys **44** : 265-272, 1999
3) Shibamoto Y et al : Primary central nervous system lymphoma in Japan : changes in clinical features, treatment, and prognosis during 1985-2004. Neuro Oncol **10** : 560-568, 2008
4) Shibamoto Y et al : Is whole-brain irradiation necessary for primary central nervous system lymphoma? Patterns of recurrence following partial-brain irradiation. Cancer **97** : 128-133, 2003
5) Cobert J et al : Monotherapy with methotrexate for primary central nervous system lymphoma has single agent activity in the absence of radiotherapy : a single institution cohort. J Neurooncol **98** : 385-393, 2010
6) Omuro A et al : Primary CNS lymphoma in patients younger than 60 : can whole-brain radiotherapy be deferred? J Neurooncol **104** : 323-330, 2011
7) Thiel E et al : High-dose methotrexate with or without whole brain radiotherapy for primary CNS lymphoma (G-PCNSL-SG-1) : a phase 3, randomized, non-inferiority trial. Lancet Oncol **11** : 1036-1047, 2010
8) Shibamoto Y et al : Results of radiation monotherapy for primary central nervous system lymphoma in the 1990's. Int J Radiat Oncol Biol Phys **62** : 809-813, 2005
9) Schultz CJ, Bovi J : Current management of primary central nervous system lymphoma. Int J Radiat Oncol Biol Phys **76** : 666-678, 2010
10) Herrlinger U et al : NOA-03 trial of high-dose methotrexate in primary central nervous system lymphoma : final report. Ann Neurol **57** : 843-847, 2005
11) Ferreri AJ et al : Consolidation radiotherapy in primary central nervous system lymphomas : impact on outcome of different fields and doses in patients in complete remission after upfront chemotherapy. Int J Radiat Oncol Biol Phys **80** : 169-175, 2010
12) Norden AW et al : Survival among patients with primary central nervous system lymphoma, 1973-2004. J Neurooncol **101** : 487-493, 2010
13) Shibamoto Y et al : Incidence of brain atrophy and decline in mini-mental state examination score after whole-brain radiotherapy in patients with brain metastases : a prospective study. Int J Radiat Oncol Biol Phys **72** : 1168-1173, 2008

各論 33. 悪性リンパ腫

G 節外性リンパ腫（眼）

臨床経過

【症例】
72歳，男性．

【現病歴】
6ヵ月前から右結膜充血と腫脹，3ヵ月前から右眼の異物感あり，眼科受診したところ眼球突出を指摘され紹介．複視や視力障害はない．発熱や体重減少もなく，performance status（ECOG）は0である．

【検査所見】
視診にて右上眼瞼腫脹と球結膜にサーモンピンクの肥厚を認める．MRIでは右眼窩内上直筋から上眼瞼にかけて腫瘤性病変を認める（図1）．

主な血液検査の値では，白血球：5,900/μL，ヘモグロビン：13.8 g/dL，血小板：21.7万/μL，LDH：153 IU/L，CRP：0.14 mg/dL，可溶性IL-2レセプター：394 IU/mL，と異常を認めなかった．

右上眼瞼からの生検標本を図2に示す．

FDG-PET/CTで他部位に病変はなく，骨髄穿刺でも異常は認めなかった．

設問

設問1
本疾患の治療法について，正しい選択肢を1つ選べ．
① 同時化学放射線療法が適している．
② 手術治療単独後の局所再発はまれである．
③ 大量methotrexate（MTX）療法が適している．
④ 放射線治療単独で高い無増悪生存が得られる．
⑤ 短期化学療法後の放射線治療が標準的である．

設問2
放射線治療の標的について，正しい選択肢を1つ選べ．
① 眼窩全体を標的とする．
② 全脳を含めて照射する．
③ 対側眼窩に予防的照射を行う．
④ 患側頸部リンパ節を含める．
⑤ 肉眼的腫瘍のみを標的とする．

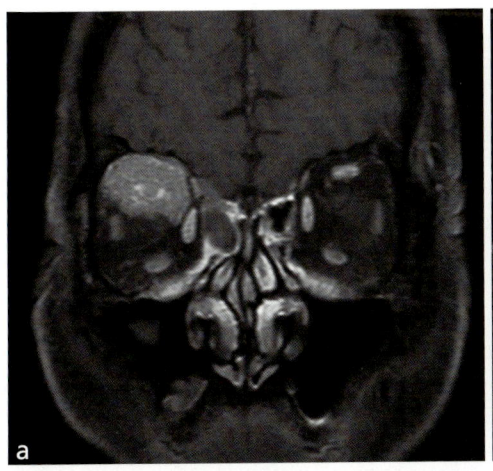

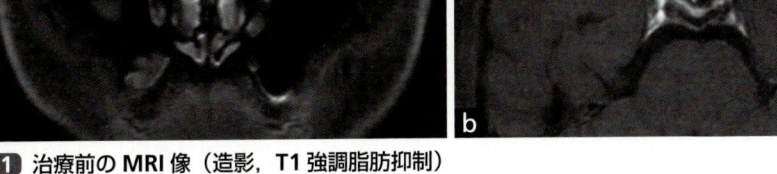

図1 治療前のMRI像（造影，T1強調脂肪抑制）
a：冠状断像，b：軸位断像
右上直筋から上眼瞼にかけて腫瘤を認める．

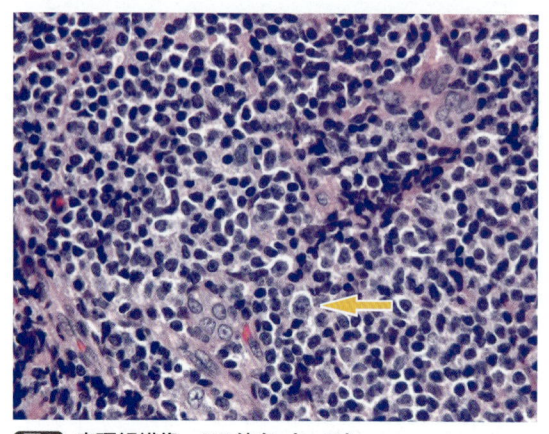

図2 病理組織像　HE 染色（×40）
中型で類円形，あるいはくびれた核を有する異型リンパ球がびまん性に増殖している．少数の大型リンパ球（矢印）を認める．

解答と解説

設問 1　正解④

眼付属器の節外性粘膜関連リンパ組織型辺縁帯 B 細胞性リンパ腫（extranodal marginal zone B-cell lymphoma of mucosa-associated lymphoid tissue type，以下 MALT リンパ腫）の治療法についての設問である．本疾患に対する治療法についての前向き比較試験の報告はなく，放射線治療，化学療法，抗体療法，手術治療のいずれでも生存率はおおむね良好である．

放射線治療単独は 85～100％の長期局所制御が期待でき，10年無増悪生存率（PFS）も 70～75％と高いことからよく用いられる[1~4]．

生検を含めた手術治療単独後の待機療法は，局所再発は比較的多いものの生存率は良好であり，無症状の場合には選択肢の 1 つである[4]．

MALT リンパ腫に対する化学療法についての報告は限られており，標準的なものはない．CVP（cyclophosphamide, vincristine, prednisolone）療法や cladribine, fludarabine などの少数例での報告があり，奏効率は高いもので 100％と良好であるが，放射線治療に比べると局所再発はやや多い[5]．

また，抗 CD20 抗体である rituximab 単独療法の報告では，奏効率 73％，治療成功期間中央値 14.2ヵ月であり，他の治療法と比べて単剤での効果は高いとはいえないものの副作用が少ないため，化学療法を行う際には併用されることが多い[6]．

びまん性大細胞型 B 細胞リンパ腫の場合は短期化学療法後の放射線治療か，または化学療法単独が選択されるが，Ⅰ期の MATL リンパ腫では化学療法を併用する有用性は示されておらず，現時点では過治療であると考えられる．

なお，大量 MTX 療法は眼球内リンパ腫に対して（中枢神経系原発リンパ腫に準じて）行われる化学療法である．眼球内リンパ腫と眼付属器リンパ腫は病態，予後，治療法ともにまったく別の疾患であるので混同しない．

設問 2　正解①

節外性リンパ腫に対する放射線治療の標的は，原則として浸潤臓器全体を含むようにする．

眼付属器の MALT リンパ腫に対し，腫瘍のみに限局した照射や不適切な水晶体遮蔽を行うと非照射部位に再発することが報告されている[2,7]．したがって，球後部では眼窩全体を標的とし，結膜，眼瞼，涙腺に限局するものはそれぞれの浸潤臓器全体を含むようにするのが一般的である．複数の部位に浸潤が及んでいることもあるので注意する．

頸部リンパ節のみに再発する例は少なく，その場合の多くは他の遠隔再発を伴っており[1,3]，化学療法の適応と考えられる．予防的照射の対象ではない．

同時または異時性に両側病変が 10％前後にみられるが[1,3]，対側病変が出現してから治療を行うことで治癒可能であり，予後には影響しないため，対側の予防的照射は推奨されない．

MALT リンパ腫が頭蓋内（髄膜）へ浸潤することは少数の症例報告があるがきわめてまれであり，予防的照射は推奨されない．

治療の経過

眼窩原発 MALT リンパ腫の I 期と診断され，治療は放射線治療単独で行った．右眼窩全体を臨床標的体積（CTV）とし，6 MV の X 線を用いた前方 1 門照射で，1.8 Gy/回で総線量 30.6 Gy の照射を行った（**図3**）．

放射線治療終了時には右眼球突出と眼瞼腫脹は改善を認め，1ヵ月後の CT で上直筋の肥厚はいくらか残存しているものの著明に縮小している（**図4**）．急性期有害事象としては結膜炎と眼瞼の皮膚炎があったが軽症であり，ヒアルロン酸ナトリウムと抗菌薬の点眼

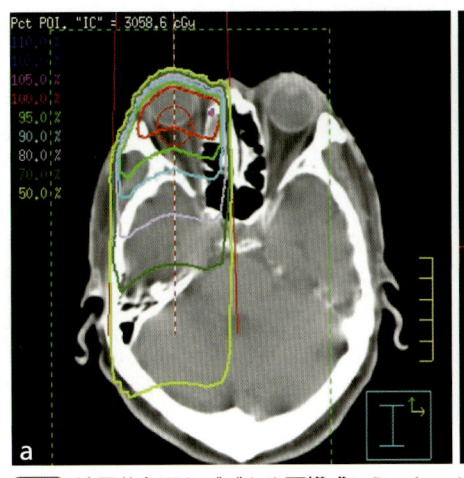

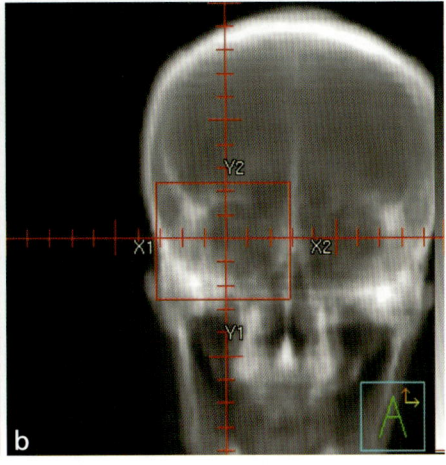

図3 線量分布図とデジタル再構成シミュレーション画像（DRR）
a：線量分布図．患側眼窩全体を臨床標的体積（CTV）として，前方1門照射で計画．
b：デジタル再構成シミュレーション画像（DRR）．

薬にて対処した．右後頭部には軽度の脱毛がみられた．

治療後1年の時点で完全寛解（CR）が確認されているが，右眼瞼下垂の回復が不十分であったため眼瞼挙筋短縮術が施行された．また，2年6ヵ月の時点で晩期有害事象と考えられる右白内障に対して手術が施行された．再発や視力障害は認めていない．

関連疾患および放射線腫瘍学関連事項の記載と解説

眼付属器の悪性リンパ腫は，非Hodgkinリンパ腫全体の約1～2％，節外性リンパ腫の約8％を占める．眼付属器に発生する悪性腫瘍の中では最多である．多くは原発性であるが，10～32％は全身のリンパ腫からの浸潤である．眼付属器リンパ腫の95％以上がB細胞性リンパ腫で，80％が低悪性度リンパ腫である．原発性の眼付属器リンパ腫ではMALTリンパ腫が最も多い組織型であり35～80％を占めるが，わが国での頻度は欧米より多く80％以上とされる．次いで濾胞性リンパ腫，びまん性大細胞型B細胞リンパ腫がある．したがって，眼付属器の非上皮性腫瘍をみた時には，第一にMALTリンパ腫を疑う．

眼付属器原発のMALTリンパ腫の多く（85～90％）がⅠ期の限局性病変であり，リンパ節への浸潤は少ないが，同時性または異時性に他の節外臓器に病変がみられることもまれではない．また，両側性病変は10～

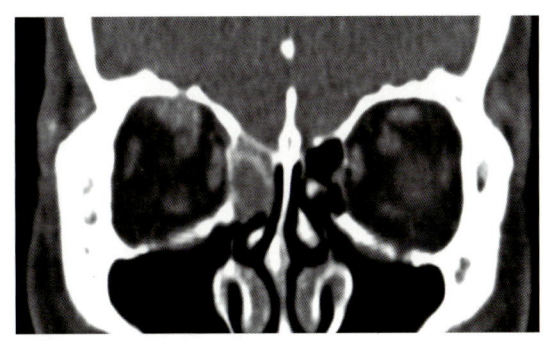

図4 照射終了1ヵ月後のCT像
右上直筋の腫瘤は著明に縮小している．

15％にみられる．

初発症状は眼の異物感，結膜充血，眼瞼腫脹，眼瞼下垂，眼球突出，複視などであり，視力障害は少ない．B症状を伴うことはほとんどなく，血清LDH値や可溶性IL-2レセプターの上昇も伴わないことが多い．

MALTリンパ腫は感染や自己免疫疾患による慢性炎症を背景に発生することが知られており，胃の*Helicobacter pylori*（*H. pylori*）感染，甲状腺での橋本病，唾液腺でのSjögren症候群などに続発する．眼付属器では*Chlamydia psittaci*感染の関連が示唆されている[8]が，報告によって検出頻度も抗菌療法の効果もさまざまであり，地域差や効果判定法の違いによる影響もいわれている[9]．また，最近ではIgG4関連疾患による

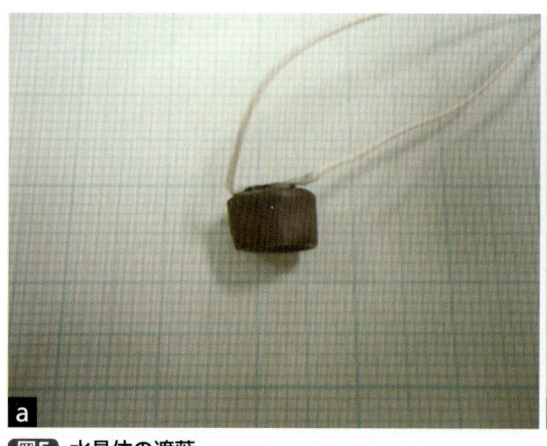

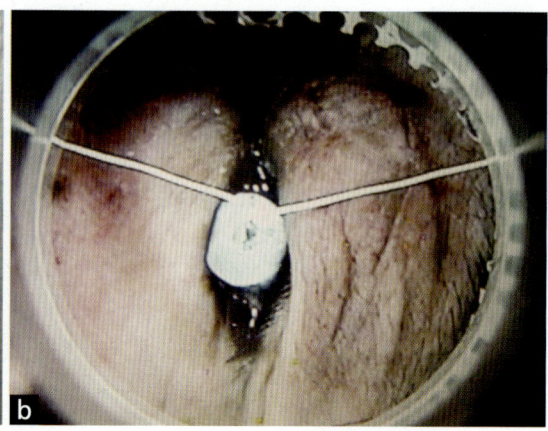

図5 水晶体の遮蔽
a：鉛の水晶体シールド．b：電子線照射中のモニター映像．眼球の動き・鉛シールドのずれを監視する．

涙腺や唾液腺の病変にMALTリンパ腫が続発することが報告されている[10]．

胃外MALTリンパ腫の治療は，前述のごとく定まったものではないが，限局期では放射線治療単独で行われることが多く，毒性と局所制御においては他治療法より優れている．複数の臓器に病変があるⅣ期では化学療法が行われるが，まとまった報告は限られており，標準的な治療指針は定まっていない．Ⅳ期であっても生命予後はおおむね良好であり，無症状の場合は待機療法も選択肢の1つとなりうる．

再発時に高悪性度リンパ腫へ組織学的移行する例は3％前後にみられ，その場合の予後は移行のないものより不良である[1, 4]．

本疾患に対する放射線治療計画について以下に述べる．処方線量は25～30.6 Gyで1回線量は1.8～2 Gyが推奨される[1-3]．これ以上の線量は有害事象が増えるため推奨されない．照射終了時にCRに至らない場合でも，長期的に局所再発はまれであり[1, 3]，線量を追加すべきではない．結膜，眼瞼，涙腺など表在性病変では電子線を使用し，浸潤臓器全体をカバーするように直径5～6 cmの照射野とする．可能であれば水晶体の遮蔽を行うが，結膜病変では球結膜を遮蔽すると再発することがあるので注意を要する．遮蔽物は鉛で自作するが，直径を角膜より小さくし，照射中の眼球の動きや位置ずれなどがないようにモニタカメラを使うなどの工夫が必要である（図5）．球後部の病変は4～6 MVのX線を使用する．眼窩全体をCTVとするが，30 Gy処方の場合，眼窩後方の線量は90％程度でもよく，通常は前方1門照射でカバーできる．ウェッジフィルタを使用した2門照射もよく用いられる．眼瞼や結膜から球後部に連続する病変ではビルドアップを考慮し，必要に応じてボーラスを使用する．

放射線治療による有害事象として，急性期には放射線角結膜炎・皮膚炎が起こるので角膜保護薬や抗菌薬の点眼薬，およびステロイド眼軟膏で対処する．X線の場合は射出側の脱毛が起こるので，多門照射を用いて皮膚線量を10 Gy未満にすると目立たなくすることもできる．その際，対側再発した場合の照射の可能性を考慮し，対側眼球・視神経の線量に注意する．晩期有害事象として，水晶体遮蔽を行わない場合は3～5年で白内障が必発するが，眼内レンズを用いた水晶体再建術で視力は回復できる．網膜障害は30 Gyで起こることはまれであるが，36 Gyを超えると5～10％以上に発生する．涙腺障害による角膜乾燥症は軽症を含めると10％程度に起こりうる[3]．

本疾患の標準的な放射線治療単独の成績は，10年でPFS 70％，全生存率70～90％，局所制御率は90～95％以上である[1-4]．

他の頭頸部領域のMALTリンパ腫として，頻度は少ないが唾液腺と甲状腺が発生臓器として知られている．眼付属器と同様に確立された治療法はないが，限局期であれば放射線治療または手術治療が選択されることが多い．放射線治療ではいずれも浸潤臓器全体を標的として30 Gyを照射することで局所制御が得られるが，唾液腺では初発時または経過中に対側を含む複数の唾液腺に浸潤が及ぶことが多いので注意する[11]．

また，甲状腺に発生するリンパ腫では MALT リンパ腫よりもびまん性大細胞型 B 細胞リンパ腫が多い．

文 献

1) Goda JS et al：Long-term outcome in localized extranodal mucosa-associated lymphoid tissue lymphomas treated with radiotherapy. Cancer **116**：3815-3824, 2010
2) Isobe K et al：A multicenter phase II study of local radiation therapy for stage IEA mucosa-associated lymphoid tissue lymphomas：a preliminary report from the Japan Radiation Oncology Group（JAROG）. Int J Radiat Oncol Biol Phys **69**：1181-1186, 2007
3) Ejima Y et al：Ocular adnexal mucosa-associated lymphoid tissue lymphoma treated with radiotherapy. Radiother Oncol **78**：6-9, 2006
4) Tanimoto K et al：Primary ocular adnexal MALT lymphoma：a long-term follow-up study of 114 patients. Jpn J Clin Oncol **37**：337-344, 2007
5) Song EK et al：Efficacy of chemotherapy as a first-line treatment in ocular adnexal extranodal marginal zone B-cell lymphoma. Ann Oncol **19**：242-246, 2008
6) Conconi A et al：Clinical activity of rituximab in extranodal marginal zone B-cell lymphoma of MALT type. Blood **102**：2741-2745, 2003
7) Pfeffer MR et al：Orbital lymphoma：is it necessary to treat the entire orbit? Int J Radiat Oncol Biol Phys **60**：527-530, 2004
8) Aigelsreiter A et al：*Chlamydia psittaci* Infection in nongastrointestinal extranodal MALT lymphomas and their precursor lesions. Am J Clin Pathol **135**：70-75, 2011
9) Husain A et al：Meta-analyses of the association between *Chlamydia psittaci* and ocular adnexal lymphoma and the response of ocular adnexal lymphoma to antibiotics. Cancer **110**：809-815, 2007
10) Sato Y et al：Ocular adnexal IgG4-related disease has uniform clinicopathology. Pathol Int **58**：465-470, 2008
11) Anacak Y et al：Primary mucosa-associated lymphoid tissue lymphoma of the salivary glands：a multicenter Rare Cancer Network Study. Int J Radiat Oncol Biol Phys **82**：315-320, 2010

各論

34 多発性骨髄腫・形質細胞腫

臨床経過

【症　例】
82歳，男性．

【現病歴】
食欲不振でかかりつけ医を受診し，スクリーニング目的のCTにて第3腰椎の腫瘤性病変を指摘され，精査加療目的でA大学病院整形外科へ転院した．腰痛や神経障害はなく，慢性胃炎以外に併発症はなく，既往歴および家族歴にも特記すべき事項はない．

【検査所見】
X線で第3腰椎に溶骨性骨破壊を認め（図1），MRIで第3腰椎椎体に最大径46 mmの辺縁分葉化した境界明瞭な腫瘤を認めた（図2）．その他の骨には異常は認められなかった．また，血液および尿検査に異常所見はなく，臓器障害は認められなかった．CTガイド下生検にて，クローナルな形質細胞の増殖を認め，表面マーカーはCD38[+]，CD138[+]，IgG[+]で骨髄腫と診断された（図3）．国際骨髄腫ワーキンググループ（International Myeloma Working Group：IMWG）骨髄腫診断基準により，孤発性骨形質細胞腫（solitary plasmacytoma of bone）と診断された．

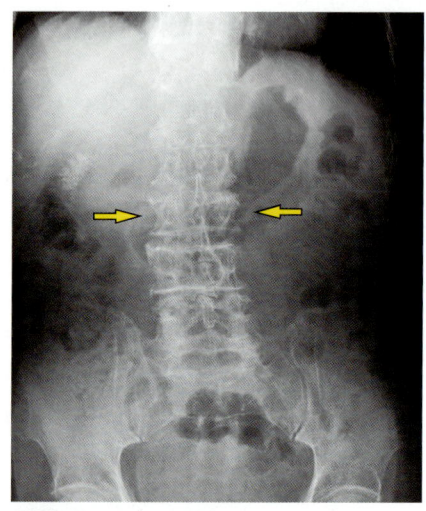

図1 腹部臥位X線像
第3腰椎に溶骨性骨破壊を認める（矢印）．

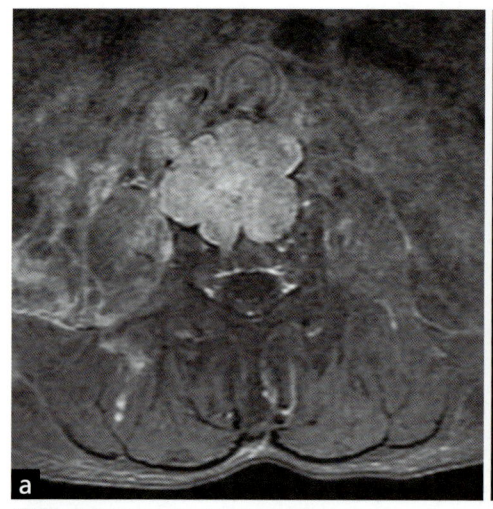

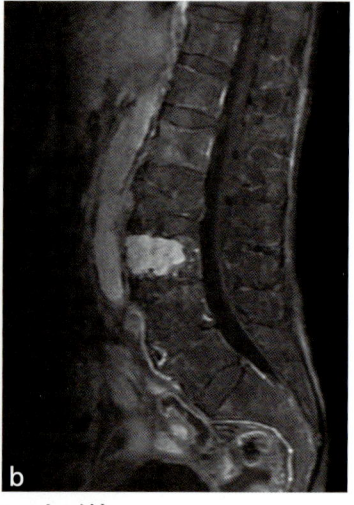

図2 腰椎MRI像（脂肪抑制造影T1像，fast spin echo法）
a：第3腰椎椎体に最大径46 mmの辺縁分葉化した境界明瞭な腫瘤を認める．
b：辺縁に硬化縁に相当する低信号帯を有し，拡散強調像では全体が高信号を呈する．

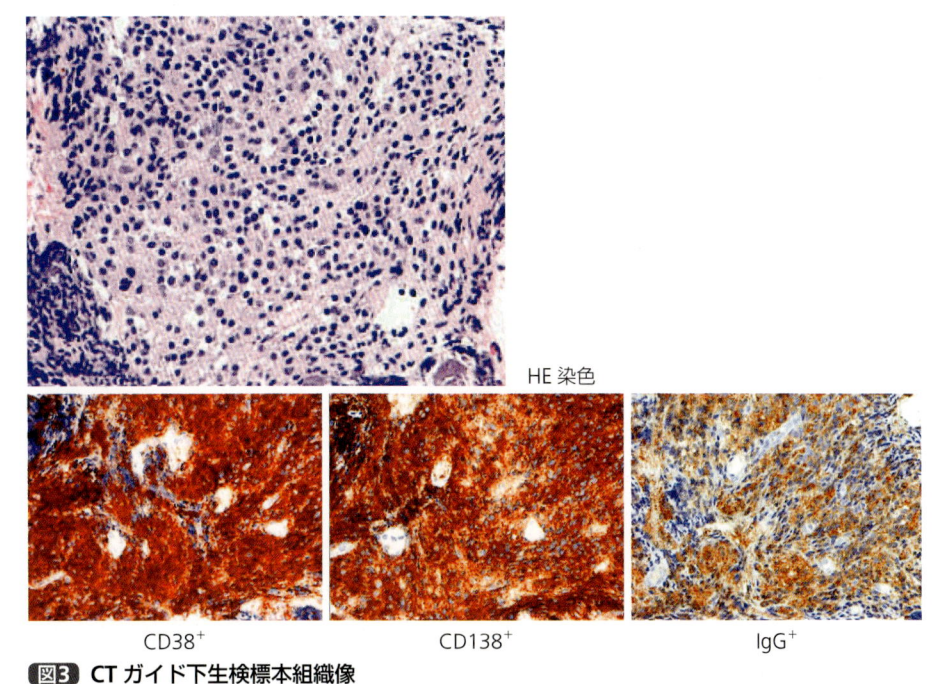

図3 CTガイド下生検標本組織像
CD38⁺，CD138⁺，IgG⁺のクローナルな形質細胞の増殖を認める．

設問

設問1
下記の孤発性骨形質細胞腫の治療前評価に関する記載で，**誤っている**選択肢を1つ選べ．
① 病変部生検は必須である．
② 血清および尿中M蛋白分画の検査は必須である．
③ 臓器障害を有する．
④ 骨髄所見は正常である．
⑤ X線やMRIなどによる骨病変の検索が必要である．

設問2
下記の孤発性骨形質細胞腫の治療選択に関する記載で，**誤っている**選択肢を2つ選べ．
① 局所への放射線治療のよい適応である．
② 脊髄圧迫が認められる症例では，緊急照射も必要となることがある．
③ 全身化学療法は必須ではない．
④ 骨髄腫における疼痛緩和目的と同様の低線量で十分である．
⑤ 放射線感受性が高いので，腫瘍径は予後とは関係ない．

設問3
下記の孤発性骨形質細胞腫の治療後の経過に関する記載で，**誤っている**選択肢を2つ選べ．
① 生命予後は比較的良好で，10年生存率は40〜50％である．
② 症候性骨髄腫への進展は30％以下である．
③ 症候性骨髄腫への診断までの期間は多くが2〜4年である．
④ 症候性骨髄腫へ進展した症例の予後は，*de novo*の症候性骨髄腫の予後に比べ不良である．
⑤ 放射線治療後は，血液内科による綿密な経過観察が必要である．

解答と解説

設問1　正解③

現在わが国でも，国際的に頻用されているIMWGの国際診断基準（IMWG骨髄腫診断基準，**表1**）に基づいて診断を行うことが，日本骨髄腫研究会でも推奨されており，骨髄腫による高カルシウム血症・腎不全・貧血・骨病変・その他（過粘稠度症候群，アミロイドーシス，年2回以上の細菌感染）を臓器障害（my-

表1 IMWG 骨髄腫診断基準

病　型	全項目ともに満たすこと
症候性骨髄腫 （いわゆる多発性骨髄腫） symptomatic multiple myeloma	血清 M 蛋白陽性 骨髄クローナル質細胞増加あるいは形質細胞腫 臓器障害を有する
無症候性骨髄腫 （いわゆるくすぶり型骨髄腫） asymptomatic myeloma	血清 M 蛋白≧3 g/dL 骨髄クローナル質細胞比率≧10% 臓器障害を有さない
monoclonal gammopathy of undetermined significance (MGUS)	血清 M 蛋白＜3 g/dL 骨髄クローナル質細胞比率＜10% 臓器障害を有さない
非分泌型骨髄腫 nonsecretory myeloma	血清および尿中 M 蛋白陰性 骨髄クローナル質細胞比率≧10% あるいは形質細胞腫 臓器障害を有する
孤発性骨形質細胞腫 solitary plasmacytoma of bone	血清および尿中 M 蛋白陰性（少量検出も可） 骨髄異常なし 臓器障害を有さない 病変部以外に X 線および MRI 上骨異常がない形質細胞腫
髄外性形質細胞腫 extramedullary plasmacytoma	血清および尿中 M 蛋白陰性（少量検出も可） 骨髄異常なし 臓器障害を有さない 骨および骨髄以外の組織に発生する形質細胞腫
形質細胞白血病 plasma cell leukemia	末梢血の形質細胞数＞2,000/μL 白血球分画形質細胞比率≧20%

臓器障害：①血清カルシウム＞10.5 mg/dL または基準値上限以上，②血清クレアチニン＞2 mg/dL，③ Hb＜10 g/dL または基準値より 2 g/dL 以上の低下，④溶骨性骨病変または骨粗鬆症，⑤過粘稠度症候群，アミロイドーシス

（Palumbo A et al：Leukemia 23：1716-1730, 2009）

eloma-related organ or tissue impairment）と規定し，M 蛋白の量に関わらず，臓器障害のいずれかを有するものを症候性骨髄腫（symptomatic myeloma）と診断している[1,2]．孤発性骨形質細胞腫は，血清および尿中に M 蛋白を認めず，クローナルな形質細胞の増加が認められ，臓器障害はなく，正常骨髄であり，病変部以外は正常な骨所見であることが定義されている．しかし，少量の M 蛋白の検出は許容されている．診断の精度としては，MRI が有用で，孤発性骨形質細胞腫と診断された症例の 25% 程度に多発病変が認められ，無症候性骨髄腫を除外するためにも，MRI などによる骨病変の検索は必須ではないが推奨される[3]．また，骨髄腫として鑑別すべき病態として，monoclonal gammopathy of undetermined significance（MGUS）の他，慢性リンパ性白血病，B 細胞悪性リンパ腫などがある．

設問 2　　正解④，⑤

骨髄腫は放射線感受性が高いが，治療の主力は化学療法であり，放射線治療の役割は疼痛緩和や脊髄圧迫予防などの対症目的が多い．対症目的の場合，比較的低線量で十分で，25 Gy 程度の放射線治療で 97% の有効率が報告されている[4]．化学療法の適応となるのは，症候性骨髄腫，あるいは形質細胞疾患の症候性骨髄腫への進展が明らかとなった場合となる．化学療法としては，65 歳以下で重篤な合併症のない症例では，自家造血幹細胞移植を伴う大量化学療法が推奨され，非適応症例には MP（melphalan, prednisolone）療法や多剤併用の標準化学療法を行う．しかし孤発性骨形質細胞腫は症候性骨髄腫とは区別され，化学療法導入よりも放射線治療のよい適応となる．放射線治療としては，病変への局所照射にて，総線量は 45 Gy 程度で

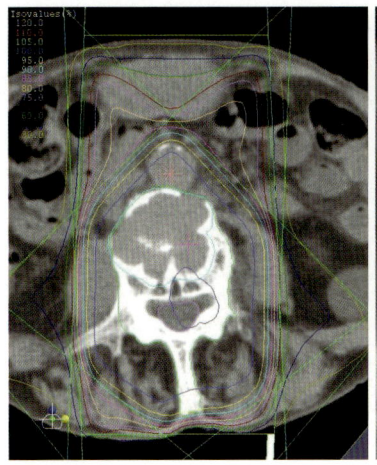

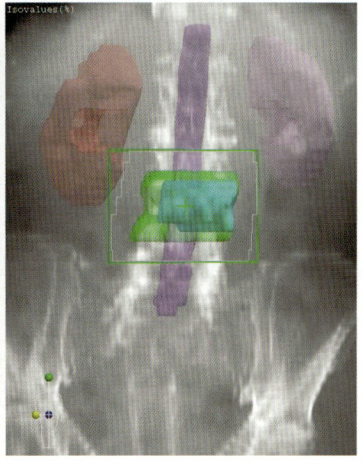

図4 線量分布図
形質細胞腫を肉眼的腫瘍体積（GTV）に，腫瘍が存在する第3腰椎椎体を臨床標的体積（CTV）として，適切なマージンを加え計画標的体積（PTV）とした．

良好な局所制御が得られたと報告されている[5]．ただし，腫瘍径が5 cmを超えるものの予後は不良であることが報告されている[6]．その他，髄外性形質細胞腫（solitary extramedullary plasmacytoma）も，頭頸部軟部組織に発生するものが多く，局所療法である外科的切除や放射線治療のよい適応となり，術後照射の有用性も示唆されている[7]．

設問3　　　　　　　　　　　　　　正解②，④

生命予後は比較的良好で，10年生存率は40〜50%であるが，症候性骨髄腫への進展が75%以上認められる．また，症候性骨髄腫への診断までの期間は多くが2〜4年である[6]．ただし，症候性骨髄腫へ進展した症例の予後は，生存期間中央値61ヵ月と，診断前に形質細胞疾患を有さない症候性骨髄腫の予後に比べ良好であると報告されている．しかし，この結果は，進展前の3〜6ヵ月ごとの綿密な経過観察による早期診断のためとされる[7]．

治療の経過

本症例は血液内科転科となり，孤発性骨形質細胞腫と診断され，放射線治療依頼となった．第3腰椎に対して1.8 Gy/回で45 Gyの放射線治療が施行された．図4に参考線量分布図を提示する．

以後，血液内科と協調し，綿密な経過観察を行っている．

関連疾患および放射線腫瘍学関連事項の記載と解説

多発性骨髄腫は，形質細胞ががん化，増殖することで発症する．いわゆるM蛋白は，骨髄腫細胞が産生する単クローン性免疫グロブリンのことで，これが大量に出現すると正常免疫グロブリンは抑制され，さまざまな症状を引き起こす．また，骨髄腫細胞そのものも，造血機能の低下や骨破壊を引き起こす．

わが国での10万人あたりの推計年齢調整罹患率は，全国がん罹患モニタリング集計2006年罹患数・率報告［Monitoring of Cancer Incidence in Japan（MCIJ2006）］によると，男性2.4%，女性1.7%と推計され，白血病や悪性リンパ腫の罹患率のおよそ50%以下である[10]．しかし，年齢階級別罹患率については，欧米同様に高齢になるほど増加し，今後の高齢化社会に合わせ，多発性骨髄腫の患者が増加すると考えられる．

診断に際しては，診断基準と病型分類はIMWGの国際診断基準（IMWG骨髄腫診断基準）に基づき，病期分類は国際病期分類（International Staging System：ISS）が推奨され，Durie & Salmon病期分類は併記することが望ましいとされている．診断基準としては，Southwest Oncology Group（SWOG）の診断基準が頻用されていたが問題点も多く，2003年にIMWGにより，骨髄腫による高カルシウム血症・腎不全・貧血・骨病変・その他（過粘稠度症候群，アミロイドーシス，年2回以上の細菌感染）を臓器障害（myeloma-

455

related organ or tissue impairment）と規定し，M蛋白の量に関わらず，臓器障害のいずれかを有するものを症候性骨髄腫（symptomatic myeloma）とする診断基準が提唱され，わが国でもIMWG骨髄腫診断基準が推奨されている．

IMWG骨髄腫診断基準では，SWOGの診断基準のくすぶり型骨髄腫（smoldering multiple myeloma：SMM）を無症候性骨髄腫とし，MGUSの定義を明確化し，特殊な病型として，非分泌性骨髄腫（nonsecretory myeloma），本症例でもある孤発性骨形質細胞腫（solitary plasmacytoma of bone），髄外性形質細胞腫（extramedullary plasmacytoma），多発性形質細胞腫（multiple solitary plasmacytoma），形質細胞白血病（plasma cell leukemia）と区分し，診断基準を定義した．診断基準にのっとって，診断後，孤発性骨形質細胞腫，髄外性形質細胞腫などは，局所療法である放射線治療や外科的切除の適応となる．このような場合の根治的放射線治療は病変部への局所照射にて45 Gy程度は必要とされ，疼痛緩和などの対症療法としての放射線治療は，比較的低線量で症状緩和が得られることが知られている．

症候性骨髄腫は化学療法が導入され，完全寛解や再燃時の救済治療など，治療成績は向上しているものの，現在のところ治癒は困難ではある．また，他の形質細胞疾患の症候性骨髄腫への進展も高率で発生するので，綿密な経過観察による早期発見・早期治療が必要である．

骨髄腫と鑑別すべき疾患として，M蛋白血症を呈する疾患である．慢性リンパ性白血病やB細胞悪性リンパ腫がある．また，リンパ系腫瘍の中には，樹状細胞肉腫がきわめてまれに認められ，病理学的には，骨髄腫がfoaming patternを呈した場合やHodgkinリンパ腫の組織に類似することもある．

文　献

1) Palumbo A et al：International Myeloma Working Group guidelines for the management of multiple myeloma patients ineligible for standard high-dose chemotherapy with autologous stemcell transplantation. Leukemia 23：1716-1730, 2009
2) 日本骨髄腫研究会：多発性骨髄腫の診療指針，第2版，文光堂，東京，p1-12，2008
3) Dimopoulos M et al：International myeloma working group consensus statement and guidelines regarding the current role of imaging techniques in the diagnosis and monitoring of multiple myeloma. Leukemia 23：1545-1556, 2009
4) Leigh BR et al：Radiotherapy for palliation of multiple myeloma. Int J Radiat Oncol Biol Physl 25：801-804, 1993
5) Krause S et al：Radiothrapy of solitary plasmacytoma. Ann Hematol 90：1093-1097, 2011
6) Tsang RW et al：Solitary plasmacytoma treated with radiotherapy：impact of tumor size on outcome. Int J Radiat Oncol Biol Physl 50：113-120, 2001
7) Sasaki R et al：Multiple-institutional analysis of solitary extramedullary plasmacytoma of the head and neck With curative radiotherapy. Int J Radiat Oncol Biol Physl 82：626-634, 2012
8) Dimopoulos MA et al：Solitary plasmacytoma of bone and asymptomatic multiple myeloma. Blood 96：2037-2044, 2000
9) Kyle RA et al：Review of 1027 patients with newly diagnosed multiple myeloma. Mayo Clin Proc 78：21-33, 2007
10) 国立がん研究センター　がん対策情報センター：全国がん罹患モニタリング集計 2006年罹患数・率報告 Monitoring of Cancer Incidence In Japan（MCIJ2006），2011

各論

35 骨・軟部腫瘍

A 骨腫瘍

臨床経過

【症例】
14歳，女性．

【現病歴】
　左足の痺れ，腰痛を主訴に近医受診．椎間板ヘルニアを疑われ鎮痛薬を処方されたが改善しないためMRIを撮像したところ，第2腰椎椎体に腫瘍を疑われた．A大学病院を紹介され生検を行ったところEwing肉腫と診断された．術前化学療法の効果次第では切除可能と考えられたが，化学療法2コース終了した時点で手術困難と判断され当院を紹介された．既往歴および家族歴に特記すべき事項はない．

【検査所見】
　MRI T2強調像では第2腰椎椎体内に高信号を呈す腫瘤を認め，腫瘤は脊柱管に進展し脊髄を圧迫している（図1）．腫瘍の最大径は4 cm．CT・PET・骨シンチ上領域リンパ節転移，遠隔病変なし．LDH：183 IU/L，ALP：228 IU/L，NSE：91.2 ng/mL．

設問

設問1

本症例の病期分類について，**正しい選択肢**を選べ．
① ⅠA期
② ⅠB期
③ ⅡA期
④ ⅡB期
⑤ Ⅲ期

設問2

本症例の治療方針について，**正しい選択肢**を1つ選べ．

① 遠隔転移がないため化学療法は不要．可能な限り手術を行って腫瘍量を減らした後，放射線治療を行い治療は終了となる．
② 遠隔転移がないため化学療法は不要．完全切除できないのであれば局所治療として放射線治療を行う．
③ 遠隔転移がなくても化学療法は必須．局所治療としては可能な限り手術を行って腫瘍量を減らした後に放射線治療を行う．
④ 遠隔転移がなくても化学療法は必須．完全切除ができないのであれば局所治療として放射線治療を行う．
⑤ 化学療法が非常によく効く腫瘍なので，局所治療は必要ない．

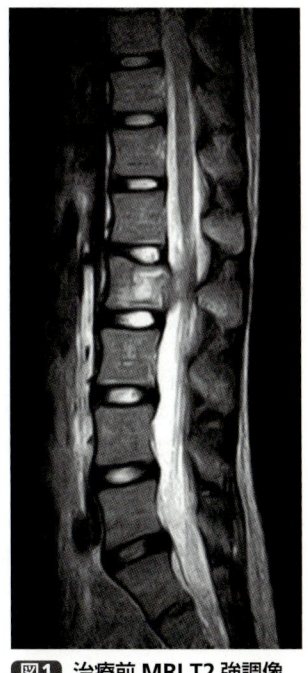

図1 治療前 MRI T2 強調像

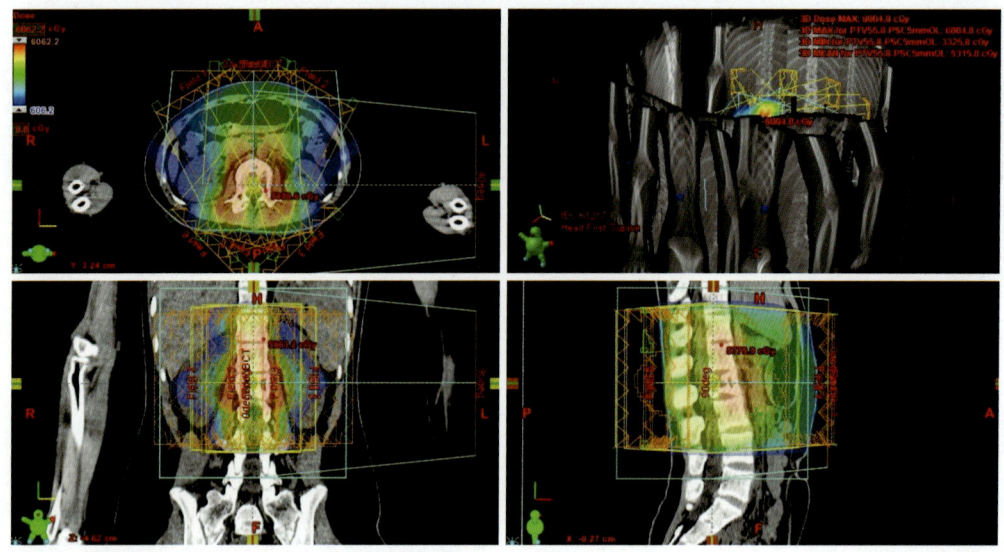

図2 強度変調放射線治療（IMRT）の線量分布図

解答と解説

設問1　　正解③

腫瘍は8cm以下であるためT1．Ewing肉腫は高悪性度であるため，UICC病期分類（第7版，2009年）としてはT1N0M0高悪性度．よってⅡA期となる．

設問2　　正解④

遠隔転移がなくても微小遠隔転移の可能性があるため，化学療法は必須．しかし化学療法のみでの治癒は望めないため局所治療も必要である．化学療法とともに放射線治療もよく効く腫瘍であり，完全切除ができないのであれば局所治療として手術＋放射線治療ではなく放射線治療が選択される．

治療の経過

化学療法（VDC-IE療法：vincristine, doxorubicin, cyclophosphamide, ifosfamide, etoposide）5コース後の評価で完全切除困難と判断され，放射線治療が選択された．

通常の放射線治療では脊髄線量の制約のため45Gyまでしか照射できないということから，強度変調放射線治療（IMRT）を用い脊髄は45Gyまで，腫瘍には55.8Gyまで照射するような治療計画を立てた（**図2**）．放射線治療後も化学療法は継続され，最終的にVDC-IE療法11コースが投与された．現在予定治療が終了し経過観察中である．

関連疾患および放射線腫瘍学関連事項の記載と解説

総論

原発性悪性骨腫瘍は全悪性腫瘍の0.2%以下のとてもまれな悪性腫瘍で，成長スパートが起きる小児や若年者に多い．一方で高齢者の骨腫瘍は転移性や骨髄腫であることが多い．わが国の骨悪性新生物の死亡率は人口10万人に対して男性0.7～0.8人，女性0.5人で欧米に比し少ない．日本整形外科学会による全国規模での骨腫瘍登録が1964年より行われている[1]．1964～1994年までの31年間の原発性悪性骨腫瘍の登録例数は9,001例で，年間平均290例である．原発性悪性骨腫瘍中，最も多数を占める腫瘍は骨肉腫（44%）であり，以下，多発性骨髄腫（14.6%），軟骨肉腫（14.5%），Ewing肉腫（6.2%），悪性線維性組織球腫（4.8%）などである．

骨腫瘍は原発部位の腫脹・疼痛で発見されることが多い．進行すると病的骨折や関節運動制限を起こす場合もある．発熱，体重減少，倦怠感などの全身症状を呈することはまれである．好発部位は，成長で長さや大きさが著しく変化する部位の大腿骨遠位の骨幹端，脛骨近位，上腕骨近位である．骨腫瘍の好発部位を**図3**に示す[2]．

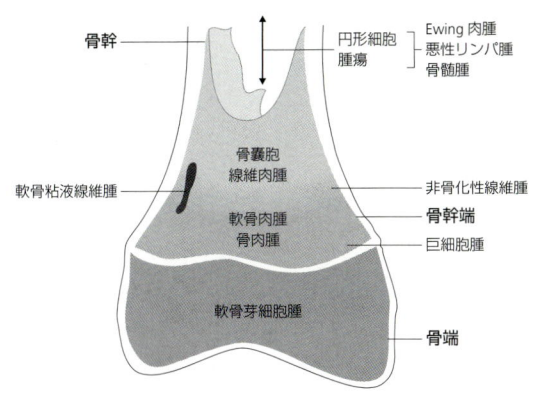

図3 骨腫瘍の好発部位
(Daffner RH：Clinical Radiology：The Essentials, 3rd Ed, Lippincott Williams & Wilkins, 2007 より改変)

a 診 断

　病歴聴取としては放射線治療の既往，良性骨腫瘍の既往をチェックする必要がある．骨原発腫瘍もリンパ節転移を起こすことがあるため触診やCTで領域リンパ節の評価を行う．同一骨内のskip lesionや骨転移を調べるにはMRIや骨シンチが有用である．骨腫瘍の遠隔転移の中では肺転移が多いため胸部の画像診断も必須となる．原発部位の広がりや質的診断をするにはMRIが役に立つ．病変の広がり診断に引き続き術式の検討を行う．特に温存術が可能かどうか，切断術が必要な場合は再建方法を検討する．組織型を知るには生検が必須となるが，誤ったルート・方法で生検してしまうとかえって腫瘍をばら撒いてしまうことにつながるため，骨の悪性腫瘍を疑った場合は必ず骨悪性腫瘍の治療ができる施設で生検を行うべきである．そして生検部位は印を付けておき，腫瘍切除術を行う際には生検部位ごと切除する．Ewing肉腫では進行すると骨髄浸潤を起こすことがあるため，局所の生検に加え骨髄生検が必要となる．骨腫瘍に特異的な血液マーカーは存在しないが，ALP，LDHは病勢を反映するのでチェックしておく．

b 骨腫瘍の病期分類

　現在用いられている分類にはSurgical Staging System（表1）[3]とUICCのTNM分類（第7版，2009年）（表2）[4]がある．

c 治 療

　化学療法の進歩により，過去30年で骨腫瘍の生存率は劇的に改善された．有効な化学療法が開発される以前は，局所の制御はできても80～90％の患者は遠隔転移を起こして命を落としていた．なぜならば骨腫瘍は臨床的に明らかな遠隔転移がなくても微視的な遠隔病変を有していることが多いためである．

　骨腫瘍の治療を考えるうえでは，1) 組織型（化学療法・放射線治療が効く腫瘍かどうか），2) 切除可能かどうか・原発部位，3) 遠隔病変があるかどうか，が重要である．

1) 組織型

・骨肉腫：放射線感受性は低いが微小転移は化学療法で治癒可能である．手術可能であれば術前化学療法＋根治的切除で治癒可能である．

・Ewing肉腫：放射線治療・化学療法ともによく効く．手術可能であれば手術が優先されるが，完全切除ができない場合は局所治療として放射線治療が選択される．

・その他：軟骨肉腫・脊索腫において化学療法は一般的に無効とされている．悪性線維性組織球腫における化学療法の有効性は確立していない．

表1 Surgical Staging System（Enneking）

病期分類（Stage）	悪性度（Grade）	原発巣	転 移
ⅠA	低悪性度（G1）	コンパートメント内（T1）	なし（M0）
ⅠB	低悪性度（G1）	コンパートメント外（T2）	なし（M0）
ⅡA	高悪性度（G2）	コンパートメント内（T1）	なし（M0）
ⅡB	高悪性度（G2）	コンパートメント外（T2）	なし（M0）
ⅢA	低悪性度（G1）	骨内または骨外（T1～T2）	所属リンパ節転移または遠隔転移あり（M1）
ⅢB	高悪性度（G2）	骨内または骨外（T1～T2）	所属リンパ節転移または遠隔転移あり（M1）

(Enneking WF et al：J Bone Joint Surg Am **62**：1027-1030, 1980)

表2 骨腫瘍のTNM分類（UICC，第7版，2009年）

原発巣（T）	
TX	原発腫瘍の評価が不可能
T0	原発腫瘍を認めない
T1	原発腫瘍の最大径が8 cm以下の腫瘍
T2	原発腫瘍の最大径が8 cmを超える腫瘍
T3	原発巣から非連続性の腫瘍

所属リンパ節（N）	
NX	所属リンパ節の評価が不可能
N0	所属リンパ節転移なし
N1	所属リンパ節転移あり

遠隔転移（M）	
M0	遠隔転移なし
M1	遠隔転移あり
M1a	肺転移
M1b	肺以外の遠隔転移

病理組織学的分化度（G）

TNM 2-grade system	3-grade system	4-grade system
低悪性度	Grade 1	Grade 1
		Grade 2
高悪性度	Grade 2	Grade 3
	Grade 3	Grade 4

Ewing肉腫は高悪性度に分類．悪性度の評価ができない場合は低悪性度に分類．

病期分類

ⅠA期	T1	N0	M0	低悪性度
ⅠB期	T2	N0	M0	低悪性度
ⅡA期	T1	N0	M0	高悪性度
ⅡB期	T2	N0	M0	高悪性度
Ⅲ期	T3	N0	M0	悪性度に関係なく
ⅣA期	Tに関係なく	N0	M1a	悪性度に関係なく
ⅣB期	Tに関係なく	N1	Mに関係なく	悪性度に関係なく
	Tに関係なく	Nに関係なく	M1b	悪性度に関係なく

（Sobin LH et al：TNM Classification of Malignant Tumors, 7th Ed, Wiley-Blackwell, 2009）

2）切除可能かどうか・原発部位

日本整形外科学会は術前の各種画像診断などをもとに安全な切除縁（マージン）を確保できるような手術計画を立てることを推奨している[1]．原発部位により十分な切除ができないことがあるため原発部位は重要な予後因子である．また，切除縁評価に出てくる解剖学的バリアの概念は放射線治療の臨床標的体積（CTV）を決める時にも有用である．

・四肢原発：以前は四肢原発の骨腫瘍に対し切断術が選択されることが多かったが，現在は可能であれば患肢温存手術を行うのが主流である．患肢温存手術とは腫瘍が存在する骨や軟部組織を周囲の健常組織で被

表3 術前化学療法の効果判定基準（Memorial Sloan-Kettering Cancer Center）

Grade	効　果
Ⅰ	効果がほとんど認められない，または効果がない
Ⅱ	化学療法の効果による，無細胞の類骨，壊死，または線維性物質がみられる領域があるが，その他の大部分の領域には viable tumor を認める
Ⅲ	化学療法の効果による，無細胞の類骨，壊死，または線維性物質がみられる領域が優勢であるが，viable tumor cell が散見される
Ⅳ	標本全体に viable tumor を認めない

（Rosen G et al：J Cancer Res Clin Oncol **106**（Suppl）：55-67, 1983）

覆して，患肢を切断することなく腫瘍を一塊として切除する手術である．これまで切断術と患肢温存手術を直接比較した前向き臨床試験は存在しないが，後向き試験では適切に症例を選択すれば温存手術を行っても腫瘍制御に差はないといわれている．しかし，局所再発は遠隔転移とつながるため，患肢温存手術では腫瘍を取りきれないと判断した場合は切断術を選択するのが骨腫瘍の gold standard である．

・axial bone 原発：頭蓋骨，顔面骨，舌骨，椎骨，肋骨を総称して axial bone という．axial bone 原発では発見時に腫瘍が大きかったり切除困難な正常組織が近接している場合が多かったりするため，完全切除が難しく予後不良である．

・骨盤骨原発：十分なマージンをとって切除することが困難な部位のため予後不良である．患側下肢を温存しつつ骨盤半切を行う internal hemipelvectomy と患側下肢ごと骨盤半切を行う external formal hemipelvectomy があるが，適切に選択した症例では下肢温存を行っても同等の腫瘍制御を期待できるといわれている．一方で 1/3 は腫瘍の進展の程度から external hemipelvectomy を選択せざるを得ないが，ある報告では external hemipelvectomy を行っても局所再発率が 70％であった[5]．

・椎体原発：axial bone，骨盤骨と同様に十分なマージンをとって切除することが困難な部位であり，marginal resection に終わることが多い．ある報告では 67％が断端陽性であった[6]．

・肩原発：肩甲骨は再建術が難しい部位である．また，腫瘍切除術に伴い上肢の可動性がかなり障害される．上腕神経叢の切除が必要な場合は上肢切断術が選択される．

3) 遠隔病変の有無

骨肉腫の場合，遠隔病変があっても原発巣が治癒しており，転移臓器が1つのみで，対象となる臓器が切除可能であれば積極的に切除を行い，化学療法も行う．一方，化学療法の感受性のよい Ewing 肉腫は遠隔転移を有する場合，大量化学療法＋自家幹細胞移植が有望視されているが，同治療法を試した臨床試験の結果はまだ出ていない．

4) 化学療法について

手術単独治療では骨肉腫，Ewing 肉腫の 80％が再発する．それは初診の時点で明らかな遠隔転移がなくともすでにミクロの遠隔病変があるためと考えられている．近年の化学療法の進歩によりこれらミクロの遠隔転移は化学療法で制御可能となっている．骨肉腫では術前化学療法が積極的に行われており，これにより患肢温存手術の施行率を上げたり術後の装具を作製する時間を得たりすることができる．術前化学療法の反応は重要な予後因子であり，その効果判定基準としては Memorial Sloan-Kettering Cancer Center（MSKCC）で開発された基準が使われることが多い（**表3**）[7]．

5) 放射線治療に関して

骨肉腫は感受性が低いためその役割は限定的（術後照射や緩和照射）だが，Ewing 肉腫で化学療法とともに放射線治療の感受性も良好であり，不完全切除＋術後照射と放射線治療の成績は同等であることから，完全切除ができないことがはじめからわかっている場合は局所治療として放射線治療が選択される．治療の歴史はまだ浅いが，粒子線治療は手術に代わる有望な局所治療として注目されている．

―――― 各　論 ――――

各論では代表的な骨腫瘍である骨肉腫，Ewing 肉腫について言及する．なお，化学治療に反応する中間～高リスク悪性線維性組織球腫（malignant fibrous histiocytoma：MFH），線維肉腫は骨肉腫と同じ方針で治

療する．一方で化学療法が効きづらい平滑筋肉腫，軟骨肉腫は術前化学療法を行わず治療のウェイトは手術が占めることとなる．

a 骨肉腫

骨肉腫の年齢分布は骨がよく成長する時期である15〜19歳と65歳以上の二峰性である．珍しい腫瘍だが，小児の骨腫瘍の中では最多の悪性腫瘍である．小児/若年者では骨がよく伸びる長骨の骨幹端に原発することが多い（75％が膝関節周囲に原発）．一方，成人の骨肉腫は骨Paget病や良性骨腫瘍を背景とした二次性のものが多く，axial bone（頭蓋骨，椎骨，肋骨）に発生しやすい．特に骨Paget病から二次性に生じた骨肉腫の予後はとても悪いといわれている．男女比は1.4：1.1で男性にやや多い．骨肉腫は高悪性度，中悪性度，低悪性度と悪性度が3つに分類される．骨の表面から発生する骨膜性骨肉腫や傍骨性骨肉腫は悪性度が低いため完全切除できれば手術単独で治療されるが，高悪性度では初診時に遠隔病変がなくても微小遠隔転移を起こしていると考えられる[8]ため化学療法が必須となる．

骨肉腫の予後不良因子には，1）遠隔転移あり，2）術前化学療法への反応不良，3）腫瘍の大きさ，4）ALP・LDH上昇，5）高齢，が挙げられる．

前述のとおり化学療法の開発により骨肉腫の予後は大幅に改善されてきた．化学療法を十分に行うことで微視的な遠隔病変は根絶することが可能である．今日の化学療法を含めた集学的治療をもってすれば，遠隔転移のない四肢原発骨肉腫の2/3は長期生存し，肺転移を有していても限局性であれば根治を目指すことができ，遠隔転移があっても1/4で長期再発生存を期待することが可能である．

かつて手術は切断術など腫瘍が存在するコンパートメントごと切除する術式が主流であったが，現在は温存手術が主流となっている．骨肉腫の放射線感受性はよくないため，一般的に局所治療としてのX線の役割は限定的であるが，断端陽性であった場合に術後照射を行うことで完全切除と同等の局所制御率が得られるとの報告もある[9]．

Ewing肉腫についての詳細は「各論-36-C」を参照されたい．

文 献

1) 日本整形外科学会骨・軟部腫瘍委員会（編）：整形外科・病理 悪性骨腫瘍取扱い規約，第3版，金原出版，東京，2000
2) Daffner RH：Clinical Radiology：The Essentials, 3rd Ed, Lippincott Williams & Wilkins, Philadelphia, 2007
3) Enneking WF et al：Current concepts review. The surgical staging of musculoskeletal sarcoma. J Bone Joint Surg Am **62**：1027-1030, 1980
4) Sobin LH et al：TNM Classification of Malignant Tumors, 7th Ed, Wiley-Blackwell, New York, 2009
5) Ozaki T et al：Osteosarcoma of the pelvis：experience of the Cooperative Osteosarcoma Study Group. J Clin Oncol **21**：334-341, 2003
6) Talac R et al：Relationship between surgical margins and local recurrence in sarcomas of the spine. Clin Orthop Relat Res **397**：127-132, 2002
7) Rosen G et al：Primary osteogenic sarcoma：eight-year experience with adjuvant chemotherapy. J Cancer Res Clin Oncol **106**（Suppl）：55-67, 1983
8) Bruland OS et al：Hematogenous micrometastases in osteosarcoma patients. Clin Cancer Res **11**：4666-4673, 2005
9) Delaney TF et al：Radiotherapy for local control of osteosarcoma. Int J Radiat Oncol Biol Phys **61**：492-498, 2005

各論 35. 骨・軟部腫瘍

B 軟部腫瘍

臨床経過

【症例】
65歳，男性．

【現病歴】
左殿部腫瘤自覚し，近医を経て，A大学病院整形外科受診．独歩可能．performance status（PS）：1．喫煙歴あり，飲酒歴なし．アレルギー・副作用歴なし．MRIにて殿筋内に軟部腫瘍あり．生検の結果，線維肉腫（myxofibrosarcoma），cT2bN0M0 Grade 2 ⅡB期（UICC，第7版，2009年）と診断された（図1）．広範切除術が施行された．術後病理組織診断にて，断端陽性であった．術後1ヵ月後から局所再発予防に対する60 Gy/30回の放射線治療が施行された．合併症として術前検査でインスリン非依存性糖尿病（non-insulin-dependent diabetes mellitus：NIDDM）と診断され，術後より3週間インスリン投与，その後経口糖尿病治療薬を服用した．

【検査所見】
MRIにて殿筋内に190×10×90 mmのT2強調像高信号（図1），T1強調像低信号の軟部腫瘍あり．

空腹時血糖：202 mg/dL，HbA1c（JDS値）：8.6%，抗GAD抗体＜1.3．

設問

設問1
悪性軟部腫瘍の病態について，誤っている選択肢を1つ選べ．
① 悪性骨腫瘍より頻度が多い．
② 大腿部に好発する．
③ 組織別には滑膜肉腫が最多である．
④ T分類は大きさと進達度で決まる．
⑤ 病期分類には悪性度（Grade）が考慮される．

設問2
治療選択に関する記載について，誤っている選択肢を2つ選べ．
① 治療の基本は広範切除術である．
② 術前，術後に化学療法を多用する．
③ 放射線単独治療の適応は少ない．
④ 放射線治療は通常化学療法を同時併用する．
⑤ 術後照射は術前照射より局所制御率が高い．

設問3
放射線治療に関する記載について，正しい選択肢を2つ選べ．
① 平滑筋肉腫は横紋筋肉腫より放射線感受性が低い．
② 悪性線維性組織球腫（malignant fibrous histiocytoma：MFH）の放射線感受性は高い．
③ 骨盤部など深部領域には粒子線治療も考慮する．
④ 術後照射は生存率を上昇させる．
⑤ 術後放射線治療は断端陽性のみに適用する．

解答と解説

設問1　　　　　　　　　　　　　　　　正解③

悪性骨腫瘍に比べれば多いが，まれな疾患である．好発部位は大腿が最多で悪性軟部腫瘍の4割を占める．悪性腫瘍では下肢46%，上肢14%，体幹19%，後腹膜13%，頭頸部8%の報告がある[1]．脂肪腫は背

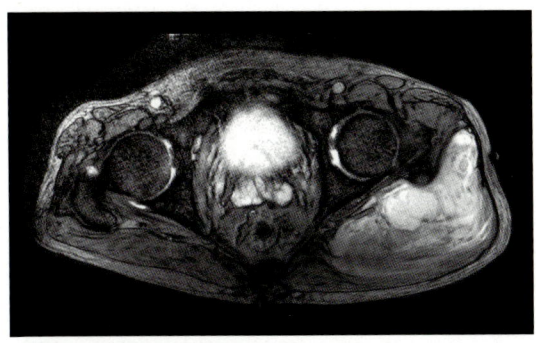

図1 治療前MRI（T2 FFE TRA）像
左殿筋内に高信号域の占拠病変あり．

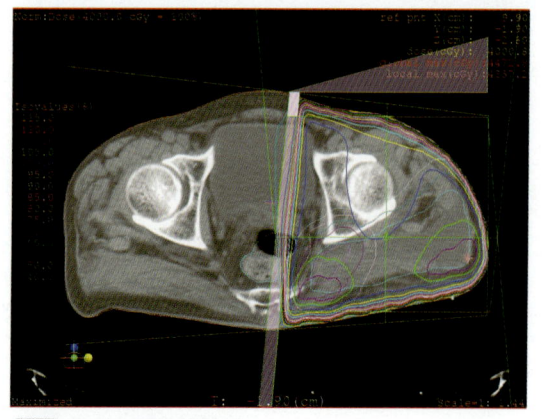

図2 前半の線量分布図
40 Gy/20回までの手術前腫瘍範囲（腫瘍床）を十分に含む前後対向2門照射．

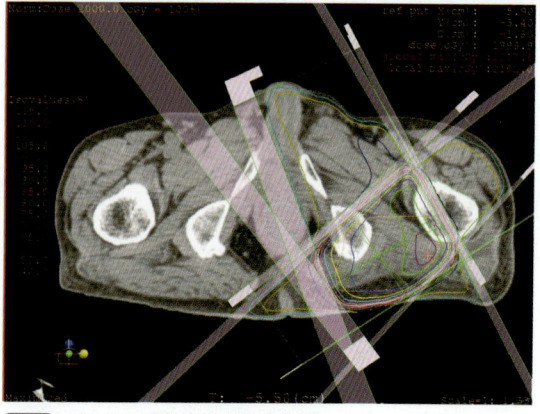

図3 ブースト照射の線量分布図
追加20 Gy/10回の断端陽性および辺縁切除域を含む4門照射．

部，神経鞘腫は上腕に多い．組織型は MFH が 26% と最も多く，脂肪肉腫 23%，滑膜肉腫 10%，横紋筋肉腫と悪性末梢神経鞘腫（malignant peripheral nerve sheath tumor：MPNST）がともに 7% と続く[2]．T 分類は 5 cm 以下が T1，5 cm を超えるものが T2，浅部腫瘍に a，深部腫瘍に b を付け，T1a，T2b などとする．N は「あり」が 1，M は肺転移が 1a，その他の遠隔臓器転移ありは 1b とする．組織の悪性度も加味し病期を決定するのが特徴的である．

設問2　　　　　　　　　　　　　　正解④，⑤

軟部腫瘍の治療選択の原則は切除で，十分な切除縁（マージン）をつけて摘除する．近年は局所制御率と生存率を高めるため，術前後に doxorubicin，ifosfamide などの多剤化学療法を併用することが多くなっている．ただし，放射線治療との同時併用は一般になされず，今後臨床試験が行われる可能性はありうる．

根治療法としての放射線治療の適応は少ない．術前または術後に施行されることが多い．術前照射と術後照射の有用性の比較については報告により異なり，定説はない（後述）．

設問3　　　　　　　　　　　　　　正解①，③

組織型により感受性は異なる．骨外 Ewing 肉腫など原始神経外胚葉腫瘍（primitive neuroectodermal tumor：PNET），小円形細胞腫瘍（一部の横紋筋肉腫など）は感受性が高く，高分化型脂肪肉腫，紡錘形細胞型・多形性 MFH，MPNST，線維肉腫（デスモイ

ドを除く）などは感受性が低い．抵抗性の組織型で深部領域では粒子線治療が考慮される[3]．

術後照射は局所制御を高めるが，生存には寄与しないとする報告が多い．術後では断端陽性はもちろんのこと，陰性でも辺縁切除（marginal resection）となった場合など再発予防のために用いられる．術後照射を前提として縮小手術も図られ，患肢温存にも寄与する可能性がある．

治療の経過

術後創が治癒した後，放射線治療として 60 Gy/30 回/6 週施行．最初の 40 Gy は腫瘍床全体と関連筋群を含めた広範照射野とした（**図2**）．ブースト照射として 20 Gy は坐骨神経，上殿動脈など神経血管束付近の断端陽性部を含む辺縁切除となった領域に投与した（**図3**）．化学療法は前後も含め併用されなかった．

放射線治療終了後 1 年の時点で MRI により再発は認めていない（**図4**）．

急性期有害事象として，照射野に一致した発赤，軽度乾性落屑を伴う皮膚炎（Grade 1）のみ生じた．手術により殿筋を合併切除しており筋力低下あり，歩行時に違和感と多少の跛行はあるが，他には特記すべき晩期有害事象は現在まで認めていない．

関連疾患および放射線腫瘍学関連事項の記載と解説

a 病態・疫学と特徴，病期分類，組織型

軟部腫瘍は悪性のものが放射線治療の対象になる．剖検数からみた全悪性腫瘍に占める頻度は0.14%（1995～1999年）であった．良性のものが多く，米国の統計では良性：悪性＝100：1である[4]．さまざまな非上皮性，間葉系の組織があり，その分類に応じた臨床像，放射線感受性がある．骨肉腫が10歳代までの若年者に多いのに比較すると年代が高く，60～69歳が多い[4]．がん腫より幅広い年代層に発生する．

b 手術治療，化学療法を含めた標準治療と放射線治療の位置付け（放射線治療以外の治療選択肢を含む）

悪性軟部腫瘍の治療は組織型によっても違うが，一般には広範切除術と術前後の化学療法が主体である[5]．放射線単独治療は特殊な場合を除いて施行されない．全病期に対し，通常の手術・化学療法だけでは局所制御が難しい場合，術前，術後または術中[6]に照射する．欧米では辺縁切除で腫瘍を摘出する縮小術式で患肢温存も図り，良好なQOLを保持するよう積極的な適応を行っている．米国で2002年の1,369例では，四肢で約50%，それ以外で20～30%に放射線治療が適応されている[5]．

c 放射線治療の代表的治療計画とその解説

1) 肉眼的腫瘍体積（GTV）

放射線単独治療または術前照射の場合，主に造影CT・MRIを用い決定される異常陰影である．腫瘍と周囲反応層を含む．FDG-PETも2010年から保険適用がなされ活動性病変同定の参考となる．術後照射の場合は，術後の残存腫瘍である．

2) 臨床標的体積（CTV）

根治的照射例の場合，低・中悪性度ではGTV＋短軸方向に2～3 cm，長軸方向に5 cmがおよその目安である．高悪性度では筋膜でまとめられる関連筋群全体とするべきである．術後照射では，腫瘍床ないし腫瘍細胞の播種が疑われる全範囲である．可能な限り術創を含む．

3) 計画標的体積（PTV）

固定具によって四肢，骨盤の正位を保つ．四肢は比

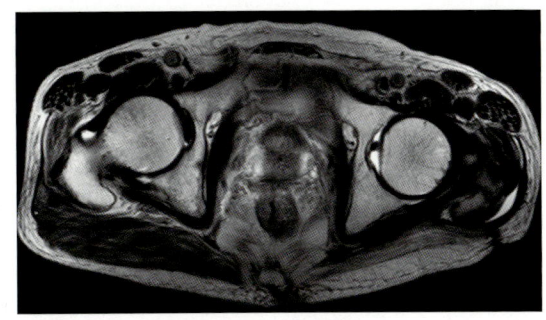

図4 治療1年後のMRI T2強調像
切除腔に若干の水分貯留はあるものの，腫瘍再発は認めていない．殿筋の大部分は切除されている．

較的体内マージンは少ないが，体幹部では呼吸など変動幅を考慮する．

4) 照射野

体幹部の照射野で重要臓器（脊髄，腸管など）が含まれる場合は，過線量を避けるため多分割コリメータ（MLC）などで遮蔽する．斜入方向など，避けうる方向を吟味する．

5) 照射方法

四肢の照射の場合，患肢の長軸方向と照射中心軸方向を平行させ，上記CTVを十分に含む前後対向2門の矩形の照射野が基本である．全周的に照射野に含めず，皮膚の一部をできるだけ除外し浮腫を軽減する．小児の場合，成長線の骨端部を少なくとも一方はできるだけ照射野から外す．3次元原体照射も特にブースト照射時に考慮される．強度変調放射線治療（IMRT），術中照射[6]，組織内照射も利用される．小児の場合など，関節周囲への照射なども避けられる．

6) 照射線量

放射線単独治療，術後照射での非切除例または不完全切除（肉眼的残存）例では，横紋筋肉腫など高感受性では45～55 Gy/25～35回/5～7週とする．それ以外は60 Gy/30回/6週が基本である．線維肉腫，悪性血管肉腫など低感受性では，可能なら照射野を縮小したブーストを照射することにより70 Gy/35回/7週程度まで考慮される．いずれも2 Gy/回/日が基本である．

術前照射は術後合併症を考慮して，40～50 Gy前後とする．術後微視的残存例では，高感受性では36～50 Gy/20～25回/4～5週，それ以外は50～60 Gy/25～30回/5～6週とするが，四肢・体幹部とも64 Gyを超える例が64 Gy以下の例より有意に局所制御が優れていたという報告もある[8]．

小児の場合や，化学療法併用時には薬剤の種類・量に応じて，安全性の面から線量を減らすことを考慮する．

d 有害事象とその対策

1) 急性期有害事象（治療開始から3ヵ月以内）

急性期では，皮膚炎と術後の創治癒遷延がある．初発治療時の術前・術後のランダム化比較試験で創治癒遅延や創部合併症が術前照射で多かった[9]．難治性潰瘍を生じないよう，皮膚に対しては70 Gyを超える高線量を避ける．皮膚炎に対しステロイド外用薬を塗布する．

治療が必要な創部合併症が術前照射例の34%，術後照射例の16%，腫瘍径が5 cmを超える症例の31%，5 cm以下の症例の17%に生じたと報告された[10]．

手指・足趾への照射は，高線量部位に急性炎症が起こりやすく，壊死に陥ることもある．ホットスポットを作らないよう十分注意する．

今回のように糖尿病を合併する場合は，皮膚炎の重症化や術創治癒遅延することがあり留意する．骨盤骨などの広範囲の照射では急性骨髄障害が問題になる．特に，術後，貧血・血小板減少などがすでにある時，化学療法の併用時などでは注意する．

2) 晩期有害事象（治療開始から3ヵ月以降）

患肢温存手術後照射時の重篤な晩期有害事象は10%程度生じる．腫瘍体積が大きい時，皮膚・筋肉の壊死，拘縮を発症しやすいと考えられる場合は，初回手術から筋皮弁などの再建を考える．術後照射例で急性期の創部合併症が生じた症例に，晩期有害事象をきたす割合が高かった[10]．骨への照射は40 Gyを超えてくると，骨粗鬆症をきたし脆弱になり，病的骨折などの危険性が増す．病的骨折は55歳以上の女性に多く，また照射線量が多い症例で発現率が高かった[11]．初回残存を含む再切除例の術前（中央値50 Gy）または術後照射（60 Gy）の比較では1年後の晩期有害事象に差がなかったとの報告[12]がある．晩期線維化は術後照射が多い傾向だったという報告もある[13]．

e 治療成績（JROSGでまとめたものを含めた標準成績）

Yangらは成人の四肢の高悪性度，低悪性度軟部腫瘍に対し，局所制御率がそれぞれ手術：外部照射併用=78%：100%，67%：96%と併用効果を報告した[14]．生存率の差はなかった．Sampathらは後腹膜腔軟部肉腫に対し5年局所非再発生存率として手術：外部照射併用=64%：79%（p=0.05）と併用が有利であることを報告した[15]．

術前照射か術後照射の比較としては，Zagardsらが10年局所制御率として術前：術後=83%：72%と術前が有利であったことを報告した[16]．O'Sullivanらは四肢悪性軟部腫瘍に対し，5年局所制御率が術前：術後=93%：92%と，生存率を含め差がないこと[9]，Pollackらも5年局所制御率として術前：術後=81%：82%（p=0.4）と差がないことを報告した[17]．一方，AlektiarらはIMRTを術前または術後に用い5年局所制御率94%を報告している[7]．

生存率すなわち予後は局所制御と，むしろ遠隔転移の有無に大きく関係する．これには組織別や悪性度の違いが大きく寄与する．

f 骨軟部肉腫に対する粒子線治療

軟部肉腫では根治的放射線治療として，粒子線治療は局所制御を高め患肢温存に寄与しうる．治験から一般臨床に拡大され[5]，エビデンス集積の最中である．特に骨盤肉腫など巨大な手術不能，または病理学的高悪性度腫瘍に対し，重粒子線である炭素イオン線治療が有効であり，今後の発展が期待される．

文献

1) Weiss SW, Goldblum JR：Enzinger and Weiss's Soft Tissue Tumors, 4th Ed, Mosby, St. Louis, 2001
2) 日本整形外科学会骨・軟部腫瘍委員会（編）：悪性軟部腫瘍取扱い規約，第3版，金原出版，東京，2002
3) Kamada T et al：Efficacy and safety of carbon ion radiotherapy in bone and soft tissue sarcomas. J Clin Oncol **20**：4466-4471, 2002
4) 日本整形外科学会（監）：軟部腫瘍診断ガイドライン2012, 南江堂, 東京, 2012
5) Gadgeel SM et al：Patterns of care in a population-based sample of soft tissue sarcoma patients in the United States. Cancer **115**：2744-2754, 2009
6) Niewald M et al：Intraoperative radiotherapy (IORT) combined with external beam radiotherapy (EBRT) for soft-tissue sarcomas--a retrospective evaluation of the Homburg experience in the years 1995-2007. Radiat Oncol **4**：32, 2009
7) Alektiar KM et al：Impact of intensity-modulated radiation therapy on local control in primary soft-tissue sarcoma of the extremity. J Clin Oncol **26**：3440-3444, 2008
8) Delaney TF et al：Radiation therapy for control of soft-tissue sarcomas resected with positive margins. Int J Radiat Oncol Biol Phys **67**：1460-1469, 2007
9) O'Sullivan B et al：Preoperative versus postoperative

radiotherapy in soft-tissue sarcoma of the limbs : a randomized trial. Lancet **359** : 2235-2241, 2002
10) Cannon CP et al : Complications of combined modality treatment of primary lower extremity soft-tissue sarcomas. Cancer **107** : 2455-2461, 2006
11) Holt GE et al : Fractures following radiotherapy and limb-salvage surgery for lower extremity soft-tissue sarcomas. A comparison of high-dose and low-dose radiotherapy. J Bone Joint Surg Am **87** : 315-319, 2005
12) Zagars GK et al : Sequencing radiotherapy for soft tissue sarcoma when re-resection is planned. Int J Radiat Oncol Biol Phys **56** : 21-27, 2003
13) Davis AM et al : Late radiation morbidity following randomization to preoperative versus postoperative radiotherapy in extremity soft tissue sarcoma. Radiother Oncol **75** : 48-53, 2005
14) Yang JC et al : Randomized prospective study of the benefit of adjuvant radiation therapy in the treatment of soft tissue sarcomas of the extremity. J Clin Oncol **16** : 197-203, 1998
15) Sampath S et al : Radiotherapy and extent of surgical resection in retroperitoneal soft-tissue sarcoma : multi-institutional analysis of 261 patients. J Surg Oncol **101** : 345-350, 2010
16) Zagars GK et al : Preoperative vs. postoperative radiation therapy for soft tissue sarcoma : a retrospective comparative evaluation of disease outcome. Int J Radiat Oncol Biol Phys **56** : 482-488, 2003
17) Pollack A et al : Preoperative vs. postoperative radiotherapy in the treatment of soft tissue sarcomas : a matter of presentation. Int J Radiat Oncol Biol Phys **42** : 563-572, 1998

各論

36 小児腫瘍

A Wilms 腫瘍

臨床経過

【症例】
3歳，女児．

【現病歴】
腹痛を主訴に受診し，超音波検査で腹部腫瘤を指摘された．

【検査所見】
腹部 CT 検査ならびに MRI 検査（図1）にて左腎腫瘍が認められた．腎被膜外浸潤が疑われ，腎門部ならびに後腹膜リンパ節腫大はなかった．胸部 X 線写真で肺転移は認められなかった．腎腫瘍摘出術が施行された被膜外浸潤部で切除断端に顕微鏡的腫瘍残存がみられた．病理組織型は腎芽腫（巣状退形成）であった（図2）．

設問

設問1

Wilms 腫瘍の治療選択に関する記載で，正しい選択肢を1つ選べ．
①治療方針決定のために生検による病理組織診断が必須である．
②CT で検出された微小肺転移はすべて全肺照射の適応である．
③腎ラブドイド腫瘍は Wilms 腫瘍の不全型である．
④術前の腫瘍破裂症例は全腹部照射の適応である．
⑤腫瘍完全摘出例では術後腹部照射は行わない．

設問2

Wilms 腫瘍の放射線治療に関する記載で，誤っている選択肢を1つ選べ．
①照射と化学療法併用時の骨髄抑制では化学療法を優先し照射を休止する．
②全肺照射と腹部照射が適応となる場合は同時に照射する．
③全腹部照射では両側大腿骨骨頭を照射体積から除外する．
④全肺照射では両側上腕骨骨頭を照射体積から除外する．

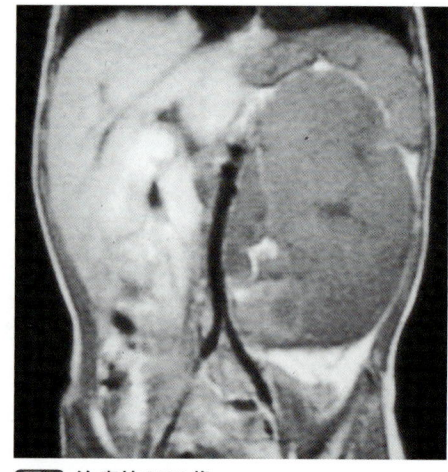

図1 治療前 MRI 像
造影 T1 強調冠状断像．

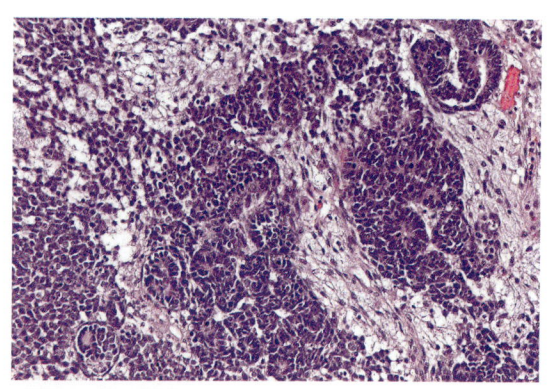

図2 治療前組織像

表1 JWiTS-2プロトコルにおける術後病期分類

病期	適応
I	腫瘍は腎に限局し完全摘出されている 腎被膜浸潤なし，腫瘍破裂なし，または摘出前生検なし，腎洞血管浸潤なし，切除断端に腫瘍なし
II	腫瘍は完全摘出され切除断端に腫瘍が存在しない 腫瘍が腎を越えて進展している（被膜浸潤あり，または腎洞浸潤あり，腎実質外の血管内浸潤あり）
III	術後残存腫瘍が腹部または骨盤内に存在する 以下のどれか1つを含む：腹部または骨盤リンパ節転移，腹膜浸潤，腹膜播種，切除断端顕微鏡的陽性，摘出不能，術前または術中の腫瘍こぼれ，摘出前生検，腫瘍の一括切除不能（副腎浸潤，腎血管腫瘍栓など）
IV	血行性転移（肺，肝，骨，脳など），腹部骨盤外リンパ節転移
V	両側性腎腫瘍

〈http://jwits.umin.ac.jp/〉

⑤側腹部照射では椎体骨の全幅を照射体積に含める．

設問3

Wilms腫瘍治療後の有害事象として，**誤っている選択肢**を1つ選べ．
①腎機能障害
②成長障害
③学習障害
④二次がん
⑤心不全

解答と解説

設問1　　正解④

　小児腎腫瘍の治療成績は，欧米の臨床研究グループであるNational Wilms' Tumor Study Group（NWTS）とSociety of International Pediatric Oncology（SIOP）を中心に飛躍的に向上した．初回治療として，NWTSでは腫瘍摘出術を先行し，SIOPは化学療法を先行しているが，ともに治療開始前の生検を推奨していない[1,2]．これは，不用意な生検によって腫瘍細胞が腹腔内にこぼれ，その後の治療を困難にするリスクを避けるためである．

　小児腎腫瘍の病理組織は予後と密接に関連する．Wilms腫瘍は小児腎腫瘍の総称とされるが，狭義には腎芽腫とその亜型のみを指す．腎芽腫の通常型（favorable histology）の予後は良好であるが，巣状またはびまん性退形成（unfavorable histology）の予後は不良である．腎明細胞肉腫（clear cell sarcoma of kidney：CCSK）と腎ラブドイド腫瘍（rhabdoid tumor of kidney：RTK）は治療抵抗性で，かつてはWilms腫瘍の不全型と考えられていたが，現在では発生の異なる別の小児腎腫瘍として分類されている．CCSKは晩期再発が多く化学療法の投与期間を延長することで予後の改善が図られている．一方，RTKはきわめて予後不良で，現在は別個に治療戦略が検討されている[1,2]．

　わが国のJapan Wilms' Tumor Study（JWiTS）グループではNWTSに準じて腫瘍摘出術を先行し，術後病期と病理組織型によって治療方針を決定している[3]．JWiTS-2プロトコルの病期分類を**表1**[4]に，放射線治療の適応を**表2**に示した．術後照射は原則として患側腹部へ行うが，腹腔内に広範な腫瘍播種が認められた場合は全腹部照射を行う[1,2]．初診時から認められる肺転移については全肺照射が推奨されるが，NWTS-3およびNWTS-4で，胸部X線写真で確認できずCTでのみ検出される微小転移巣では全肺照射の有無で4年無イベント生存率に差がなかった[5]．したがって，現行プロトコルでは，胸部X線で検出できない微小肺転移への全肺照射は省略されている[1,2,6]．Children's Oncology Group（COG）では，肺転移に対する化学療法著効例に全肺照射を省略する臨床試験が進められているが[1]，JWiTS-2プロトコルには採用されていない．

設問2　　正解①

　成長期にある小児への放射線治療では，骨格系成長障害への配慮が必要である．術後側腹部照射では側彎

表2 JWiTS-2 プロトコルでの放射線治療の役割

病期	予後良好型 （favorable histology）	巣状またはびまん性退形成 （unfavorable histology）	明細胞肉腫 （clear cell sarcoma of kidney）
I	なし	なし	腹部照射
II	なし	腹部照射	腹部照射
III	腹部照射 10.8 Gy/6 回 腫瘍径 3 cm 超では追加照射 10.8 Gy/6 回	腹部照射	腹部照射
IV	腹部病期IIIに腹部照射 全肺照射 12 Gy/8 回 転移巣照射	腹部照射 全肺照射 転移巣照射	腹部照射 全肺照射 転移巣照射

放射線治療は術後9日以内に開始する．

〈http://jwits.umin.ac.jp/〉

症予防のために椎体骨の全幅・全高を含めること，全腹部照射では両側大腿骨頭を遮蔽すること，全肺照射では両側上腕骨頭を遮蔽することが必要で，骨格のX線解剖をもとに対向2門照射が行われる[1,2]．全肺照射と腹部照射が必要とされる場合は原則として同時に行い併用薬剤を減量すること，骨髄抑制などで同時施行が不可能な場合は全肺照射を優先することが推奨されている．

設問3　　　　　　　　　　　　　　　　正解③

Wilms 腫瘍の放射線治療後の晩期有害事象で，頻度が高いのは側彎症と筋骨格系異常である．Rateらは 1970～1980 年代の Wilms 腫瘍の側腹部照射で側彎症 48％，下部肋骨低形成 57％がみられたと報告した[7]．Hogeboom らは，照射時期が若く照射線量が多いほど低身長がみられたと報告した[8]．学習障害は，小児脳腫瘍治療後の晩期有害事象として重要であるが，Wilms 腫瘍では特に問題とされていない．

腎機能の温存は小児腎腫瘍治療の重要な課題である．通常の片側腎摘出では残存腎が総腎機能を代償するので，NWTS では片側腎摘出術と術後化学療法後の患児の糸球体濾過率（glomerular filtration rate：GFR）と有効腎血漿量（effective renal plasma flow：ERPF）はほぼ正常であったが，腹部照射が追加された患児では，照射線量に依存してクレアチニンクリアランスが低下した[9]．腎機能を保護するために各国のプロトコルは，正常腎の照射線量が 14.4 Gy（1.8 Gy×8 回）を超えないように規定している[1,2]．

晩期心障害の発生には doxorubicin（DXR）使用と全肺照射による心臓照射が密接に関連する．NWTS-1～4 の 20 年間の経過観察では，初回 DXR 使用例の 4.4％，再発での DXR 使用例の 17.4％，全肺照射例の 5.4％にうっ血性心不全が認められた[9]．

Wilms 腫瘍の治療関連事象の中で致死的なものは，末期腎不全とうっ血性心不全と二次がんの3つである．British Childhood Cancer Survivor Study では，二次がんが 30 歳代 2％，40 歳代 7％，50 歳代 12％で，Wilms 腫瘍治療後の放射線照射野内に発生した[10]．NWTS では平均 7.5 年の観察期間で二次がん発生率が 1.6％であった[11]．

治療の経過

切除断端に顕微鏡的腫瘍残存が認められた．手術日を0日とし，術後第5日から化学療法［JWiTS-2 プロトコルレジメン DD-4A；actinomycin D（ACT-D），vincristine，DXR］を開始し，術後第9日から左側腹部照射（1.8 Gy×6 回）を施行した（図3）．その後24週間の化学療法を継続し，治療終了から7年3ヵ月経過した現在，再発なく経過観察中である．

関連疾患および放射線腫瘍学関連事項の記載と解説

わが国では，小児腎腫瘍の集学的治療として NWTS に準じた JWiTS プロトコルによる多施設共同研究が行われている．JWiTS-1（1996～2005 年）では，組織型別5年全生存率は，腎芽腫（狭義の Wilms 腫瘍）91.9％，CCSK 72.9％，RTK 22.2％，病期別5年全生存率は，I期 90.5％，II期 92.2％，III期 90.0％，IV期

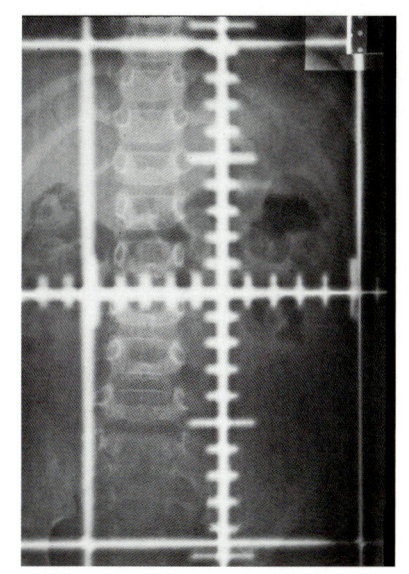

図3 左側腹部照射のX線シミュレータ像
椎体骨の全幅・全高を含める.

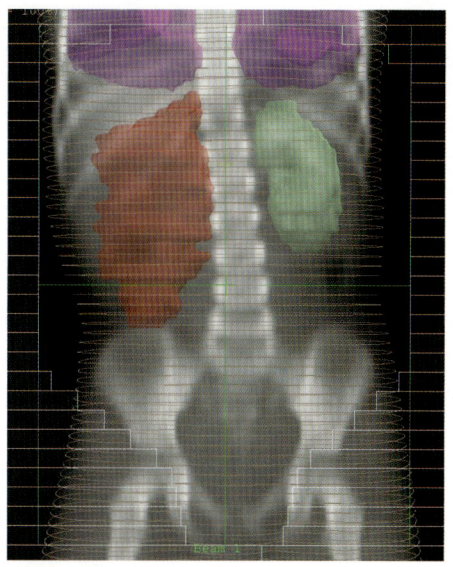

図4 全腹部照射
横隔膜上縁から閉鎖孔下端までの全腹膜腔を含める.
両側大腿骨と臼蓋を遮蔽する.

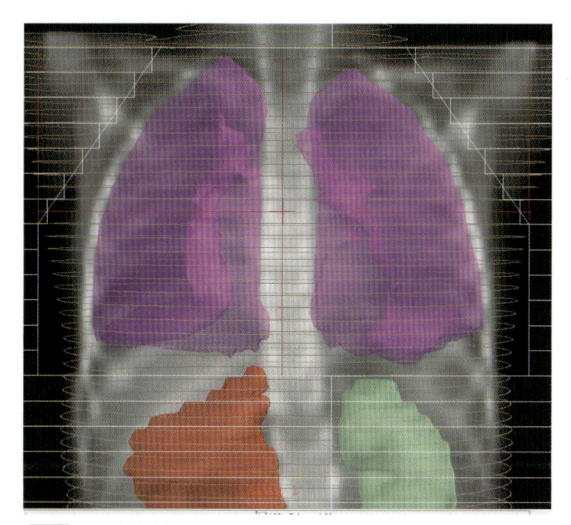

図5 全肺照射
呼吸移動を考慮し横隔膜下端を含め両側上腕骨頭を遮蔽する.

86.7%, V期78.7%であった[3]. 現在はNWTS-5に準じたJWiTS-2プロトコルが継続されている. 組織型別でRTKの予後が不良であったこと, V期すなわち両側性Wilms腫瘍の治療成績が不良で生存例に重篤な腎障害がみられたことから, RTKとV期について新たな治療戦略が検討されている[4]. JWiTS-2プロトコルをもとに, Wilms腫瘍の放射線治療の概要と急性期有害事象を以下にまとめる.

a 放射線治療開始のタイミング

放射線治療は手術日を0日として, 術後9日以内に開始する. 術後合併症がある場合であっても遅くとも14日までに開始する. NWTSから術後照射開始の遅延がその後の予後に影響したことが報告されている[12].

b 放射線治療体積

術後腹部照射では, 初診時画像診断で確認された腫瘍進展範囲と患側腎ならびに残存腫瘍のすべてを含めた体積が肉眼的腫瘍体積（GTV）と定義される. 臨床標的体積（CTV）はGTVに1～2cmマージンを加えた体積である. 計画標的体積（PTV）はCTVに呼吸移動を考慮し, 側腹部照射では内側縁は椎体骨の全幅・全高を含める. 広範な腹膜播種が認められる場合は, 全腹部照射の適応となる. 全腹部照射のPTVは横隔膜上縁から閉鎖孔下端までの全腹膜腔である. 両側の大腿骨頭と臼蓋を遮蔽する. 図4に全腹部照射例を示す.

全肺照射のGTVは胸部X線写真で認められるすべての胸郭内腫瘍であるが, CTVは両側肺野・胸膜・縦隔・心臓・心膜などを含む全胸郭である. 全肺照射では横隔膜の呼吸移動を考慮し, 横隔膜下端をPTVに含め, 両側上腕骨頭を遮蔽する. 全肺照射例を図5に示す. 腹部照射と全肺照射が適応となる場合では,

両者を同時に行う．骨髄抑制などで照射を中断または変更する必要が生じた場合は，腹部照射を休止し全肺照射を優先する．

c 照射線量

側腹部照射は，化学療法との同時併用で1回1.8 Gyで10.8 Gy照射する．全腹部照射では1回1.5 Gyで10.5 Gy照射する．全肺照射では1回1.5 Gyで12 Gy照射する．同時化学療法が行われるが，全腹部照射や全肺照射を行う場合は，照射中ならびに照射終了直後のACT-DとDXRの投与量を減量する．

d 急性期有害事象

Wilms腫瘍の標準プロトコルでは多剤併用化学療法と広範照射が同時に施行されるため血液毒性が必発である．発生頻度と重篤度は併用薬剤の種類と投与量に依存し，NWTS-3では，治療開始から6週までに6～64％の割合で重篤な血液毒性が認められた[13]．

急性肝障害では，肝腫大・腹水・黄疸を三主徴とする肝中心静脈閉塞症（veno-occlusive disease：VOD）が問題となる．VODの発生頻度と重篤度はACT-Dの投与量と肝照射の有無が関連する[9]．NWTSでは，門脈圧亢進症の発生頻度が右腎原発症例に多く（右0.7％ vs. 左0.1％），肝照射線量15 Gy以上でのハザード比が2.5であった[14]．

文献

1) Kalapurakal JA, Thomas PRM：Wilms' tumor. Perez and Brady's Principle and Practice of Radiation Oncology, 5th Ed, Halperin EC et al (eds), Lippincott Williams & Wilkins, Philadelphia, p1850, 2008
2) Karapurakal JA, Halperin EC：Wilms' tumor. Pediatric Radiation Oncology, Halperin EC et al (eds), Lippincott Williams & Wilkins, Philadelphia, p257, 2011
3) 大植孝治ほか：日本ウィルムス腫瘍スタデイグループ-1（JWiTS-1）登録症例の追跡調査報告．小児がん **46**：349-358, 2009
4) 〈http://jwits.umin.ac.jp/〉
5) Meisel JA et al：Significance and management of computed tomography detected pulmonary nodules：a report from the National Wilms' Tumor Study Group. Int J Radiat Oncol Biol Phys **44**：579-585, 1999
6) Davies-Johns T et al：The role of radiation therapy in the management of Wilms' tumor. Semin Urol Onchol **17**：46-54, 1999
7) Rate WR et al：Late orthopedic effects in children with Wilms' tumor treated with abdominal irradiation. Med Pediatr Oncol **19**：265-268, 1991
8) Hogeboom CJ et al：Stature loss following treatment for Wilms tumor. Med Pediatr Oncol **36**：295-304, 2001
9) Egeler RM et al：Long-term complications and post-treatment follow-up of patients with Wilms' tumor. Semin Urol Oncol **17**：55-61, 1999
10) Taylor AJ et al：Second primary neoplasms in survivors of Wilms' tumor—a population-based cohort study from the British Childhood Cancer Survivor Study. Int J Cancer **122**：2085-2093, 2008
11) Breslow NE et al：Second malignant neoplasms following treatment for Wilms' tumor：a report from the National Wilms' Tumor Study Group. J Clin Oncol **13**：1851-1859, 1995
12) Kalapurakal JA et al：Influence of radiation therapy delayed on abdominal tumor recurrence in patients with favorable histology Wilms' tumor treated on NWTS-3 and NWTS-4：a report from the National Wilms' Tumor Study Group. Int J Radiat Oncol Biol Phys **57**：495-499, 2003
13) Green DM et al：Comparison between single-dose and divided-dose administration of dactinomycin and doxorubicin for patients with Wilms' tumor：a report from the National Wilms' Tumor Study Group. J Clin Oncol **16**：237-245, 1998
14) Warwick AB et al：Portal hypertension in children with Wilms' tumor：a report from the National Wilms' Tumor Study Group. Int J Radiat Oncol Biol Phys **77**：210-216, 2010

各論 36. 小児腫瘍

B 神経芽腫

臨床経過

【症 例】
10ヵ月，男児．

【現病歴】
眼球突出に気付き受診．腹部腫瘤も指摘された．CTを図1に示す．左副腎原発の神経芽腫（unfavorable histology）と診断される．化学療法施行後原発腫瘍摘出術を受け，末梢血幹細胞移植（peripheral blood stem cell transplantation：PBSCT）併用の大量化学療法を受ける．今回原発巣への放射線治療を依頼された．

設 問

設問1
予後不良因子として，誤っている選択肢を1つ選べ．
①年齢1歳以上
②11番染色体長腕（11q）の欠失
③MYCN 増幅
④下田分類 unfavorable histology
⑤Ⅳ-S 期

設問2
原発巣に対する照射線量で，正しい選択肢を1つ選べ．
①4.5 Gy/3 回
②10.8 Gy/6 回
③19.8 Gy/11 回
④45 Gy/25 回
⑤54 Gy/30 回

設問3
神経芽腫に対する放射線治療についての記載で，誤っている選択肢を1つ選べ．
①原発巣の照射野は椎体全体を含む．
②化学療法後の MIBG で陽性の遠隔転移部に対しても放射線治療を行う．
③呼吸困難を伴う肝転移に対して放射線治療を行う．
④1回線量は2Gy 未満で放射線治療を行う．
⑤手術後9日以内に放射線治療を開始する．

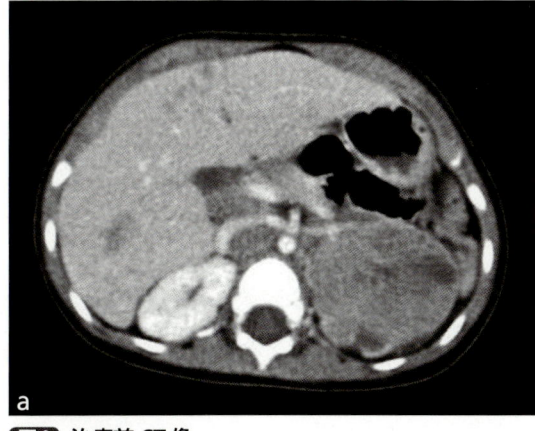

図1 治療前 CT 像
a：左副腎腫瘍（原発巣），b：左眼窩部腫瘍（転移巣）

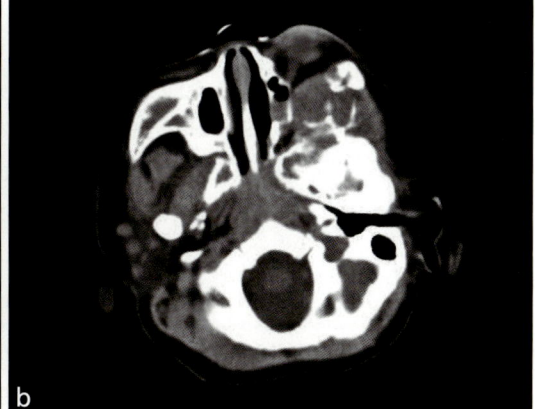

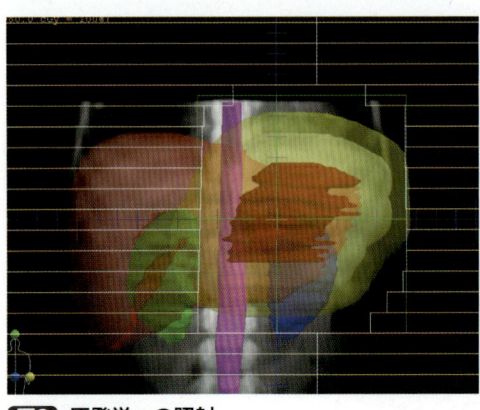

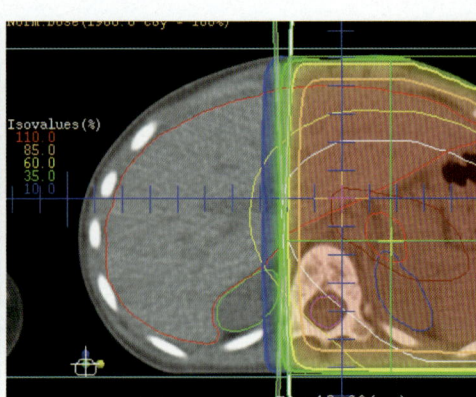

図2 原発巣への照射
肉眼的腫瘍体積（GTV）が左図の左腎近くの赤色で表示された部分．これに 1.5 cm マージンをとった臨床標的体積（CTV）を黄色で示し，さらに 1 cm マージンをとった外側の黄色で表示されたものが計画標的体積（PTV）．ピンク色の肝臓，緑色の右腎臓にあまり線量が入らないようにして，しかも椎体全体を含むように照射野を設定している．

解答と解説

設問 1　　正解⑤

神経芽腫の予後因子としては，病期，病理分類，腫瘍細胞の染色体数，腫瘍組織中の MYCN がん遺伝子の増幅などが挙げられる．MYCN 遺伝子増幅は，神経芽腫における強力な予後不良因子である．また，MYCN の増幅は 1 番染色体短腕（1p）の欠失および 17 番染色体長腕（17q）の増幅と関係しており，後者は単独で予後不良を予測するとも報告されている[1]．また，1 番染色体短腕（1p）の欠失および 11 番染色体長腕（11q）の欠失も予後不良因子である．国際神経芽腫リスクグループによるリスク（International Neuroblastoma Risk Group Risk：INRGR）では，年齢，病期，MYCN 遺伝子の増幅，11 番染色体長腕（11q）の欠失が重要な予後因子としている[2]．

また，診断時年齢も重要な予後因子である．1 歳以下の症例の予後は良好であるが，1 歳以上の症例の予後は不良である．

一方，転移部位が骨髄，肝臓，皮膚に限られ，原発巣が小さい（病期 I，II に相当する）ものは，遠隔転移しているにも関わらず自然消失することもあり，特殊型として病期 IV-S とされる．IV-S 期は予後良好である．

設問 2　　正解③

4.5 Gy/3 回は肝転移による呼吸困難に対する放射線治療の際によく使用される線量分割である．10.8 Gy/6 回は Wilms 腫瘍の術後照射でよく用いられる線量分割である．19.8 Gy/11 回が神経芽腫でよく用いられる線量分割で，30 Gy を超えるような線量は神経芽腫では用いられない．

設問 3　　正解⑤

原発巣の照射野は側彎予防のために椎体全体を含む必要がある．また，診断時に転移巣があり，化学療法後の MIBG でも陽性の遠隔転移部に対しても放射線治療を行うのが一般的であり，照射線量は原発巣と同様に 20 Gy 程度の線量を照射する．呼吸困難を伴う肝転移に対しても放射線治療は有効で，4.5 Gy/3 回程度の照射線量を照射する．小児腫瘍の場合，晩期有害事象の軽減が重要で，1 回線量はできるだけ小さくするのが一般的である．

手術後 9 日以内に放射線治療を開始するのは Wilms 腫瘍の場合である．

治療の経過

原発巣と両側眼窩部などの転移巣に対して 19.8 Gy/11 回の放射線治療を施行した（図 2，3）．治療 2 年後の現在，再発の徴候を認めない．また，晩期有害事象，視力障害なども認めていない．

関連疾患および放射線腫瘍学関連事項の記載と解説

神経芽腫は，胎生期の神経堤細胞を起源とする細胞ががん化したものであり，体幹の交感神経節，副腎髄質に多く発生する．発生部位の約 65％が腹部であり，

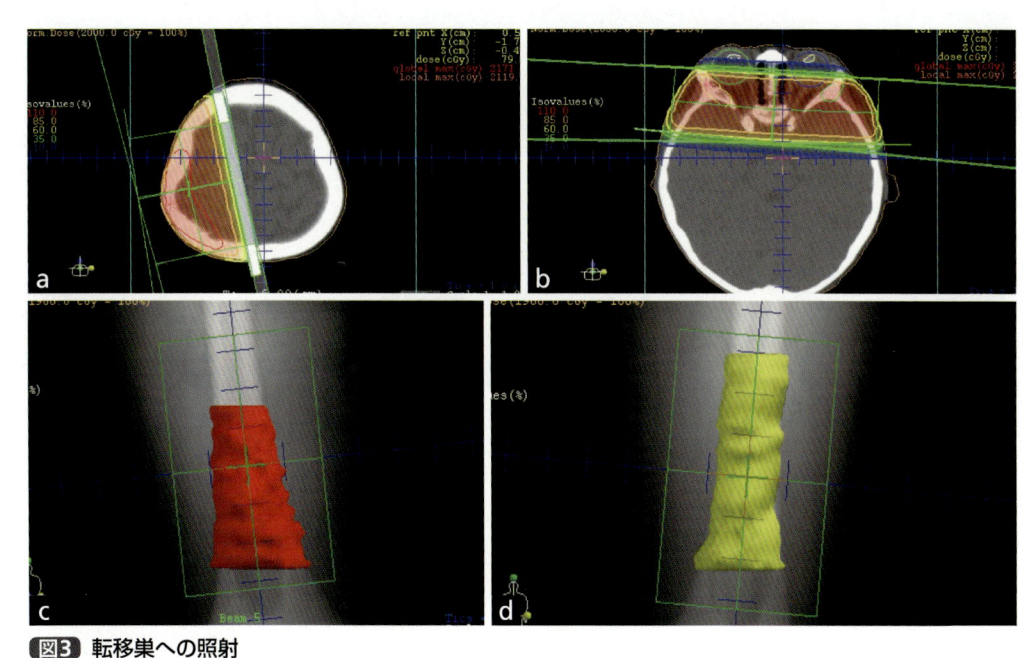

図3 転移巣への照射
a：右側頭骨，b：両側眼窩，c, d：両側大腿骨

その半数が副腎髄質であり，それ以外には頸部，胸部，骨盤部などから発生する．悪性度の高いものがある一方，自然退縮を生じるものなど，さまざまな腫瘍動態を示す．発生頻度は小児がんの中では白血病・脳腫瘍に次いで多くみられる．年齢分布では0歳で最も高いピークがあり，3歳に第2の低いピークを持つ二峰性のパターンを示す．

進行期神経芽腫に対する治療としては化学療法，手術治療と放射線治療の集学的治療が行われる．放射線治療の適応としては，集学的治療の中で腫瘍床に対する術後照射および骨転移巣への治療がある．

照射線量に関してはChildren's Cancer GroupのCCG-3891の結果に基づいた放射線治療の有用性に絞った報告がある[3]．化学療法，原発巣の手術に引き続いて縦隔や腹部病変には10 Gy/5回，それ以外は20 Gy/10回の放射線治療を行い，その後に化学療法を続ける群と造血幹細胞移植を併用した大量化学療法を併用する群とを比較検討した報告である．造血幹細胞移植を併用した群では10 Gyの全身照射が併用されており，合計20 Gyの放射線治療が局所制御に有効であると報告している．また，Kushnerらも21 Gy/14回の過分割照射を施行して良好な局所制御を報告しており[4]，おおよそ20 Gy程度の放射線量が神経芽腫の照射線量として施行されることが多い．また，原発巣への術中照射の報告も多く[5,6]，局所制御に有効視されているが，いずれも少数例での解析である．

また，新生児期に見つかった肝転移症例で，肝転移が巨大な場合に生じる呼吸困難の症状緩和目的で放射線治療を行うこともあり，4～5 Gyの放射線治療が有効である．それ以外にも化学療法が不能な場合などに緩和的放射線治療を行う場合もあり，その有効性も報告されている[7]．

文献

1) Bown N et al：Gain of chromosome arm 17q and adverse outcome in patients with neuroblastoma. N Engl J Med **340**：1954-1961, 1999
2) Cohn SL et al：The International Neuroblastoma Risk Group (INRG) classification system：an INRG Task Force report. J Clin Onco **27**：289-297, 2009
3) Haas-Kogan DA et al：Impact of radiotherapy for high-risk neuroblastoma：a Children's Cancer Group study. Int J Radiat Oncol Biol Phys **56**：28-39, 2009
4) Kushner BH et al：Hyperfractionated low-dose radiotherapy for high-risk neuroblastoma after intensive chemotherapy and surgery. J Clin Oncol **19**：2821-2828, 2001
5) Gillis AM et al：Long-term outcome and toxicities of intraoperative radiotherapy for high-risk neuroblastoma. Int J Radiat Oncol Biol Phys **69**：858-864, 2007
6) Haas-Kogan DA et al：Intraoperative radiation therapy for high-risk pediatric neuroblastoma. Int J Radiat Oncol Biol Phys **47**：985-992, 2000
7) Gaussa L et al：Role of palliative radiotherapy in the management of metastatic pediatric neuroblastoma：a retrospective single-institution study. Int J Radiat Oncol Biol Phys **79**：214-219, 2011

各論 36. 小児腫瘍

C Ewing 肉腫

臨床経過

【症例】
15歳，女性．

【現病歴】
1週間前より背部痛あり，徐々に下肢の脱力が出現してきた．胸部単純X線写真で異常を認め，かかりつけ小児科医よりA大学病院の整形外科を紹介され受診．既往歴および家族歴に特記すべき事項なし．受診時，両下肢の不全麻痺を認めた．

【検査所見】
MRIおよびCT上，椎体全体に腫瘍を認め，椎体より後方に連続するよく造影される軟部腫瘍を伴っていた（図1）．第3胸椎レベルで脊髄は前後より圧迫されていた．

緊急手術が実施され椎弓切除術および後方固定が行われ，Ewing肉腫と診断された．全身検索にて明らかな転移は認められなかった．不全麻痺は改善し歩行可能となり，治療目的で専門病院に紹介転院となった．

設問

設問1
Ewing肉腫の診断および治療選択に関する記載で，**誤っている選択肢を2つ選べ**．

① Ewing肉腫の診断は，完全切除術が困難であることより細胞診で行われることが多い．
② Ewing肉腫では肺転移・骨転移・骨髄転移とともに中枢神経転移も多く報告されており，病期の診断には，MRI，CT，FDG-PETまたは骨シンチとともに骨髄穿刺を施行する．
③ Ewing肉腫の予後因子として，転移の有無および原発部位，腫瘍の大きさとともに化学療法に対する組織学的治療奏効度が挙げられる．
④ Ewing肉腫治療の基本は多剤併用化学療法，手術治療，放射線治療による集学的治療である．
⑤ Ewing肉腫は放射線感受性が高い腫瘍であり，放射線治療が手術併用もしくは単独で応用されている．

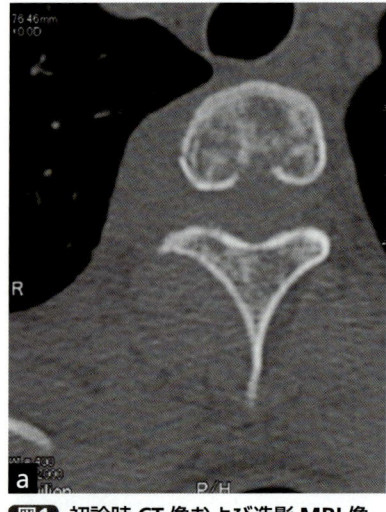

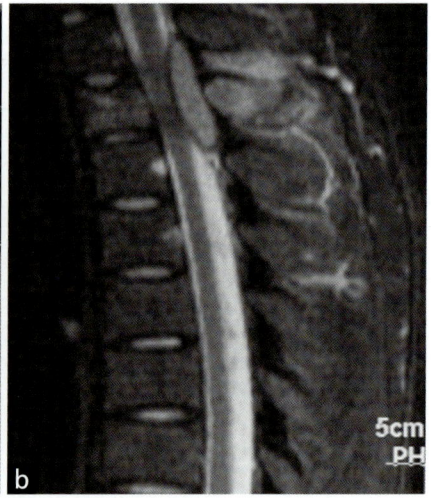

図1 初診時CT像および造影MRI像
a：椎体全体に腫瘍を認め，椎体より後方に連続するよく造影される軟部腫瘍を伴っている．
b：造影T1強調像．第3胸椎レベルで脊髄は前後より圧迫されている．

C. Ewing 肉腫

設問 2

Ewing 肉腫の治療方法に関する記載で，**誤っている**選択肢を 2 つ選べ．

① Ewing 肉腫の手術では広範切除が実施されるべきである．
② 術後の病理学的評価において，組織学的奏効度は術後照射の必要性に影響しない．
③ Ewing 肉腫では術前照射が施行されることがある．
④ 限局型 Ewing 肉腫では，cisplatin（CDDP）や carboplatin（CBDCA）などの白金製剤と他の薬物を組み合わせた多剤併用化学療法が実施される．
⑤ Ewing 肉腫の肺転移例では全肺照射による局所制御が検討される．

設問 3

Ewing 肉腫の放射線治療に関する記載で，**誤っている**選択肢を 1 つ選べ．

① Ewing 肉腫の放射線治療で推奨される線量は，手術による切除の状態や化学療法の効果により異なる．
② Ewing 肉腫の放射線治療計画では，原発部位の骨髄全体を照射体積に含む必要がある．
③ Ewing 肉腫ではリスク臓器の線量低減に配慮した治療計画を実施する必要がある．
④ Ewing 肉腫では化学療法が放射線治療とともに実施されるため，皮膚炎・粘膜炎に特に配慮が必要である．
⑤ 放射線治療の照射野に一致した皮膚炎や粘膜炎は，放射線治療終了後の化学療法時に出現することがある．

解答と解説

設問 1 正解 ①，②

Ewing 肉腫ファミリー腫瘍（Ewing sarcoma family of tumors：ESFT）は，小児期〜青年期の骨・軟部組織に発生する小円形細胞肉腫であり，病理学的診断に加え分子生物学的診断を行うことで診断がより確実となっている．ESFT に対して正しい病理組織学的診断を行うためには，十分な組織検体が必要であり切開生検が実施される．免疫組織学的染色で，*MIC2* 遺伝子産物で表面膜蛋白の 1 つである CD99 が陽性であれば ESFT の可能性が高く[1]，vimentin, neuron-specific enolase（NSE），S-100 蛋白，Leu-7 が陽性となる．細胞遺伝学的検査にて 22 番染色体のバンド q12 にある *EWS* 遺伝子座の変異が同定されており，ESFT のキメラ遺伝子である *EWS-FLI*（約 85％），*EWS-ERG*（約 15％）などが検出されれば確定診断となる[2,3]．

病期は限局型と転移型に分類され，予後も異なることが知られている．腫瘍の進展範囲把握および全身検索として MRI，CT，FDG-PET または骨シンチ，骨髄穿刺を施行する．診断時に 25％ は転移型であり，転移部位は肺・骨・骨髄に多くリンパ節・肝臓・中枢神経への転移は少ない．

転移の有無が代表的な予後因子である．局所型では，体幹部・骨盤部原発，15 歳以上，腫瘍体積 100 cm^3 以上，診断〜再発の期間が 2 年以内および化学療法に対する組織学的治療奏効度が予後因子となる．転移型では肺単独転移が肺外転移のある症例に比べ予後は良好とされる[4]．発熱，貧血，血清 LDH 高値，症状発現から診断されるまでの期間なども予後因子として報告されている．

ESFT 治療の基本は多剤併用化学療法，手術治療，放射線治療による集学的治療である．限局型 ESFT に対する局所治療としては，ESFT は放射線感受性が高い腫瘍であり放射線治療が手術併用もしくは単独で応用されている．しかし放射線治療単独では手術もしくは手術と放射線を組み合わせた治療に比べて局所再発率が高いという報告や，照射部位からの二次がんの発生，成長期の四肢長管骨での放射線による骨端線障害が原因となる四肢の発育障害の可能性があり，切除が可能な病巣に対しては広範切除が実施されている[5-7]．

設問 2 正解 ②，④

ESFT の手術においては，他の骨・軟部肉腫の手術と同様に広範切除が行われる．手術施行例では十分な広範切除以上の切除縁（マージン）が達成された場合に比較し，辺縁切除や腫瘍内切除などの不十分なマージンしか得られなかった場合で局所再発率が高い[5,7]．このような不十分なマージンしか得られなかった場合や組織学的奏効度が不良の場合，術後に放射線治療が追加される．Schuck ら[7] による CESS81，CESS86，EICESS92 の 1,058 人に対する外科切除縁と放射線治療との検討結果では，広範切除で組織学的奏効度が良好な場合は照射の必要性がなく，腫瘍内切除または辺縁切除で組織学的奏効度が不良の場合には，術後放射線治療を併用したほうが局所制御は良好であると報告

している.

ESFTでは化学療法により治療が開始されるが,初期化学療法実施中に手術適応が検討される.この際広範以上のマージンをもって手術を行うことが可能な症例では手術が実施されるが,困難な症例では放射線治療が実施される.この際,1)頭蓋骨・顔面骨・椎体・寛骨臼周囲の骨盤などの切除により重大な機能損失を招く部位の病変,2)外科的に切除が難しく大きな病変,3)初期化学療法に良好な反応を示さず手術が機能的には許容範囲外の結果に終わりそうな場合には,放射線治療が実施され,治療効果により可能と判断された場合にあらためて手術が検討される.

ESFTにおいて有効性の高い薬剤は,doxorubicin(DXR),cyclophosphamide(CPA),vincristine(VCR),ifosfamide(IFM),etoposide(VP-16),actinomycin D(ACT-D)の6剤が挙げられ,限局例に対する標準的な化学療法は4~6剤を組み合わせた多剤併用化学療法が用いられている.CDDPやCBDCAなどの白金製剤はESFTに対しては有効性が低く,これらを追加することの有用性は証明されていない.米国での標準治療はINT-0091[8]によるVCR+DXR+CPA(VDC療法)とIFM+VP-16(IE療法)の交替療法である.INT-0091ではVDCとIEの交替療法とVDC単独療法のランダム化比較試験を行い,転移型ESFTでは成績に差はなかったが限局型では5年無病生存率がVDC+IE群で69%と,VDC単独療法群の54%に比較し有意に良好であった.欧州での標準治療は,EICESS-92[9]による標準リスク群でVCR+ACT-D+IFM+DXR(VAIA療法)や,転移を認めない高リスク群でVP-16+VCR+ACT-D+IFM+DXR(EVAIA療法)が推奨された.

肺転移を有する症例に対する全肺照射は臨床試験においても推奨される放射線治療として検討されてきた.EICESS92では化学療法で病巣がコントロールされていても全肺照射(14歳未満は14 Gy,14歳以上は18 Gy)を推奨している.Böllingらによる登録された肺転移を認めた99例の検討では[10]実際の照射線量は12~21 Gyであり,5年全生存率は全肺照射した症例(61%)が照射しない症例(49%)よりよい傾向にあったとしている(p=0.036).肺機能検査では16/28(57%)は,何らかの肺機能異常を認め2例は重症であるも,肺機能異常の出現率は照射線量による差は認めなかったとしている.全肺照射を行う場合は,12~14 Gyが照射線量として推奨されるが,放射線照射による肺機能異常の出現率は高く十分注意する必要があ

り,今後有効性と安全性に関するさらなる検討が待たれる.

設問3　正解②

ESFTの治療において放射線治療は化学療法の導入以前より標準治療の一環として用いられ,50~60 Gyが根治的線量として用いられてきた.転移型および再発時の積極的治療および緩和的治療にも幅広く応用されている.ESFTの放射線治療において,線量・分割方法や実施のタイミング,最適な照射体積は臨床試験における検討の課題となっている[15-17].手術が併用される場合の総線量はその切除度合(十分な広範切除以上のマージンか,辺縁切除や腫瘍内切除などの不十分なマージンか)や化学療法の病理学的奏効度,非切除の場合には画像上の化学療法の奏効度により線量が設定されていることが多いが,40 Gy未満の症例ではたとえ小病変といえども局所制御率が低下しているとする報告[11]もある.1回線量を低くすることにより有害事象の低減が期待され,標準分割照射で1.8 Gy/回とすることが多く,また全肺照射や広範な腹部照射などでは1.5 Gy/回が選択されることもある.

放射線治療の照射体積の設定において,従来の伝統的照射体積であった病変部の存在する骨において骨髄腔全体をカバーする照射野(whole bone)と肉眼的腫瘍体積(GTV)をもとに計画する照射野を検討し(POG8346),前者の広範な照射野の必要性が否定された[12].以降の臨床試験では現在用いられているGTVに適切なマージンを設定するICRUレポート62に沿った照射野(tailored port)が使用されている.

ESFTの治療において必要となるのが,局所制御に重要な線量を確保しつつリスク臓器の線量を耐容線量以下になるべく低減する工夫である.この問題を解決する手段として,3次元原体照射は必須であり,さらに施設により実施可能な放射線治療方法として,粒子線治療,小線源治療,定位放射線照射,強度変調放射線治療(IMRT)などがある.いずれも長所・短所を理解したうえでの臨床応用とエビデンスの集積が重要である.粒子線治療はリスク臓器への線量低減とともに照射体積の低減による二次がんの発症率低下が期待されている.IMRTではリスク臓器の線量低減が期待されているが,小児の場合には低線量領域の増加および治療時間延長は大きな問題として認識される必要がある.

ESFTの放射線治療で有害事象対策として注意が必

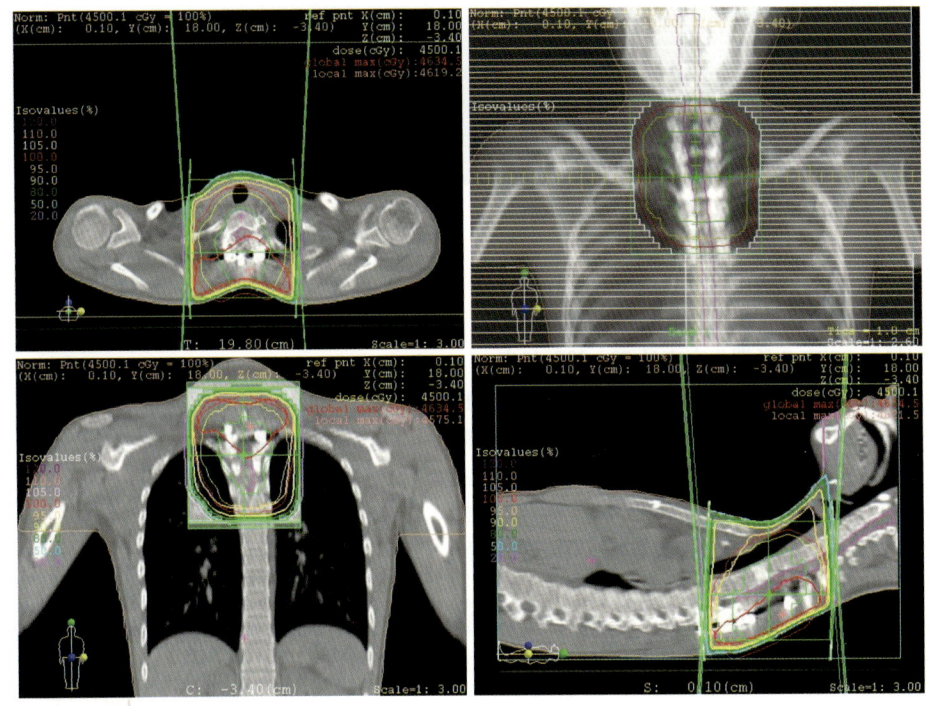

図2 治療計画

軟部腫瘤は化学療法により著明に縮小している.
肉眼的腫瘍体積（GTV）＝治療開始前の骨あるいは軟部組織病変（治療前の浸潤範囲を含む）.
化学療法が奏効しているため，治療前の軟部陰影が接していた正常組織の偏位が本来の位置に復していることを意識して設定する.
臨床標的体積（CTV）＝GTV＋1.5 cm マージン
計画標的体積（PTV）＝CTV＋0.5 cm マージン
成長期では，椎体全体が標的体積に含まれている.

要な事項としては以下がある．1）リンパ浮腫対策として四肢などで辺縁に1～2 cmの照射されない正常組織を残す．2）膀胱炎対策としてCPAやIFM使用時の膀胱線量の低減がある．3）DXRやACT-Dの併用は湿潤性皮膚炎を生じやすいとされ，6 MV以下のエネルギーのX線使用時や接線照射となる部位，皮膚の"しわ"のある部位で特に注意が必要である．4）薬物により"recall"現象と呼ぶ遅発性の炎症が知られており，化学療法施行時に照射野に一致した皮膚や粘膜の炎症を生ずる可能性がある．

治療の経過

本症例は，術後の経過は良好で歩行も可能となり疼痛コントロールにより全身状態も改善したため，VDC＋IE療法が開始された．5コース目のVDC療法のDXR投与終了翌日より放射線治療を開始し，45 Gy/25回の照射を施行した（図2）．急性期の有害事象としてはGrade 2（CTCAE v4.0）の食道炎の出現をみたが，食事は可能であり予定治療を遂行した．その後，維持化学療法を実施し経過観察中である．現在までに再発・転移・晩期有害事象は認めていない．

関連疾患および放射線腫瘍学関連事項の記載と解説

骨Ewing肉腫，骨外性Ewing肉腫以外に，primitive neuroectodermal tumor（PNET），neuroepithelioma，Askin腫瘍と呼ばれた腫瘍はt(11;22)(q24;q12)などの共通の染色体転座を有することが明らかとなり[13]，これらは一連の疾患としてEwing肉腫ファミリー腫瘍（ESFT）と呼ばれるようになった．ESFTは小児期〜青年期に最も多く発症する肉腫であり，同時期の腫瘍の約5％を占め米国では100万人あたり2.93

各　論―37．良性疾患

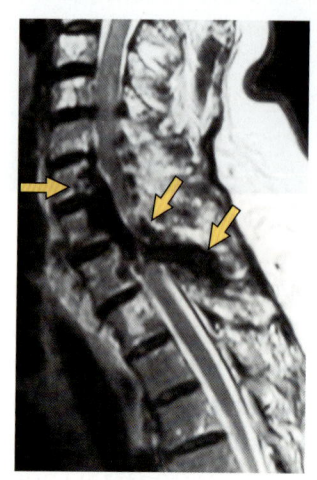

図2　治療前 MRI 像
T2 強調像．導出静脈が脊髄の横を通り圧迫している．

(Kishi K et al：Br J Radiol 78：252-254, 2005)

①血管腫・血管奇形は腫瘍とは区別されて考えられている．
②血管腫・血管奇形には放射線治療を考慮してもよい場合がある．
③血管腫・血管奇形に対する放射線治療には1回照射と分割照射がある．
④幼児血管腫（infantile hemangioma）には放射線治療は著効するため，治療の第一選択である．
⑤Kasabach-Merritt phenomenon は小児血管腫（infantile hemangioma）とは別の疾患と考えられている．

解答と解説

設問 1　　正解②，⑤

　動静脈奇形（arteriovenous malformation：AVM）は流入動脈，ナイダス［nidus, AVM の特徴である"動脈化"した異常血管（毛細血管由来および二次的小静脈由来の部分）］，および拡張した導出静脈の3つの部分からなる．本例は，血管造影および造影 CT で動脈相で拡張蛇行する血管の塊として筋肉部分に観察され，導出静脈が脊柱管の内部や周囲を占拠した．ゆえに筋肉内にナイダスがあり，導出静脈が脊髄を圧迫する AVM と診断された．血管奇形の成因は不明であるが，一般には発生時点で異常な血管の残基から発生

すると考えられており，この症例での発症はそれらが筋虚血や炎症などで促進したためかもしれない．
　脊髄の AVM は前脊髄動脈かその分枝の血流が増大し脊髄硬膜内でナイダス化していることが多い．また，脊椎血管腫（vertebral hemangioma）は椎体内に発生する静脈奇形であり，骨の脆弱化による疼痛と骨折リスクがある．痛みには放射線治療が奏効すると報告されている．また，metameric arteriovenous malformation syndrome として Cobb 症候群のようなさまざまな体節性の複合的疾患がある．
　International Society for the Study of Vascular Anomalies（ISSVA）分類の静脈奇形のような slow flow type は進行しても非常に緩徐なことが多いが，AVM の場合は悪循環が止まらずに進行しやすい．本例では自然に脊髄内に出血するリスクはあまりないとしても，脊髄圧迫による麻痺が進行した．頸部の硬膜動静脈瘻では出血例が45％（20/44）を占めていたという[2]．それらでは出血症状は突然出現している．AVM あるいは静脈奇形でも骨吸収亢進による骨変化が進行することがある．

設問 2　　正解①

　血管腫・血管奇形の治療方法は安全性が重視される．血管内治療は血管造影診断時に塞栓術を介入することにより，ナイダスを通過する圧力と流れ（trans nidal flow）を制御する迅速な方法である．この症例では非常に多くの血管が関与していることから手術・血管内治療は見送られた．
　血管腫・血管奇形は腫瘍ではなく，化学療法は通常用いられない．
　奏効率に関しては，この症例のような希少な病態ではデータがないが，脳 AVM の治療では，16～20 Gy/回の定位放射線治療ではナイダスの2～3年で40～50％以上，5～6年で70～80％が閉塞すると報告されている．ただし，後述の病態を考慮した場合，縮小効果や症状緩和という点では放射線治療後の奏効率は100％といえるかもしれない．
　発がん率に関しては，脳 AVM の照射後に二次がんの発生がきわめて少数の症例報告があるだけで，正確な頻度は不明である．年齢や部位での発がんリスクを評価し，十分な説明のもとに同意を得ておく必要がある．
　脊髄障害リスクに関しては，血管内治療でも塞栓子迷入の危険があり，この症例では放射線治療が最もリ

表1 ISSVA分類

血管腫（vascular tumor）	血管奇形（vascular malformation）
・幼児血管腫（infantile hemangioma） ・先天性血管腫（congenital hemangioma：CS） 　急速に退縮するもの（RICH），非退縮性のもの（NICH） ・房状（tufted）血管腫（Kasabach-Merritt症候群を伴う，または伴わない） ・Kaposi肉腫様血管内皮腫（Kasabach-Merritt症候群を伴う，または伴わない） ・紡錘形細胞血管内皮腫 ・その他，まれな血管内皮腫（類上皮，複合，網状，多形性，Dabska腫瘍，lymphangioendotheliomatosis，他） ・後天性の血管腫［膿原性肉芽腫（pyogenic granuloma），標的様血管腫（targetoid hemangioma），糸球体様血管腫（glomeruloid hemangioma），微小細静脈血管腫（micro-venular hemangioma）など］	流れの遅い血管奇形（slow-flow vascular malformation） ・毛細血管奇形（capillary malformation：CM） 　ポートワイン母斑（port-wine stain） 　毛細血管拡張症（telangiectasia） 　被角血管腫（angiokeratoma） ・静脈奇形（venous malformation：VM） 　common sporadic VM 　Bean症候群 　familial cutaneous and mucosal venous malformation (VMCM) 　glomuvenous malformation (GVM) 　Maffucci症候群 ・リンパ管奇形（lymphatic malformation：LM） 流れの速い血管奇形（fast-flow vascular malformation） ・動脈奇形 ・動静脈瘻 ・動静脈奇形 低速と高速が複合あるいは組み合わさった血管奇形 (complex-combined vascular malformations) ・CVM, CLM, LVM, CLVM, AVM-LM, CM-AVM

ISSVA分類は血管奇形を治療する専門家や患者（団体）に広く受け入れられている．この分類では血管奇形を血流の速さでslow flowとfast flowと複合混合型に分けている．ISSVA分類では本文で記載した2）と3）がvascular tumorsとしてまとめられ，既存脈管の拡張はこの分類に含まれていない．

［Enjolras O et al（eds）：Color Atlas of Vascular Tumors and Vascular Malformations, Cambridge University Press, p1-11, 2007］

スクが低いと見積もられた．

設問3　　正解④

広義の血管腫・血管奇形には，正常の遺伝子配列で生じうる病態として，1）vascular malformation（血管奇形）や過拡張などの血管異常，および2）胚の発生過程の未分化な細胞に由来する血管腫（infantile hemangioma），3）細胞が遺伝子配列の異常を持ち自律的に自己複製する血管由来の腫瘍（neoplastic vascular tumor）があるが，1）2）と3）は区別され，一般には血管腫・血管奇形は腫瘍とは区別されて考えられている．本項では1）2）を血管腫・血管奇形と呼ぶ．同じ血管腫という言葉を含んでいても，2）に属するinfantile hemangiomaの「血管腫」と1）に属する成人の脊椎血管腫などの「―血管腫」は異なる病態である．分類にはISSVA分類（表1）がある．詳しくは他の成書を参照されたい[3]．

血管腫・血管奇形に共通していえることは，血管形成に関わる因子は炎症・低酸素や圧と量の負荷などの細胞増殖刺激の結果[4]として病態が発現し，循環増強していることである（図3）．外傷や術後に多くみられる硬膜動静脈瘻では炎症や低酸素状態に対する反応の結果と考えられている．したがって手技的に困難な場合はともかく，手術的な血管組織の除去や血管内治療による血管塞栓術が必ずしもよい解決にならない場合がある．手術的な適応が容易ではない場合および血管内治療に限界がある場合には，被照射領域の細胞増殖を制御する目的で放射線治療の適応を考慮することは，生物学的にもリスク管理の面からも正しい選択肢の1つといえる．これらの希少疾患の治療では，大症例数のEBMが形成されず，生物学的な病態をふまえた臨床判断が必要になる．すなわち，血管腫・血管奇形には放射線治療を考慮してもよい場合がある，といえる．

現在の血管腫・血管奇形に対する放射線治療方法は，脳AVMには1回定位照射，四肢・体幹部に対しては分割照射が用いられることが多い．脳や傍脊髄部のようなα/β比が小さい臓器は，1回線量が高いと

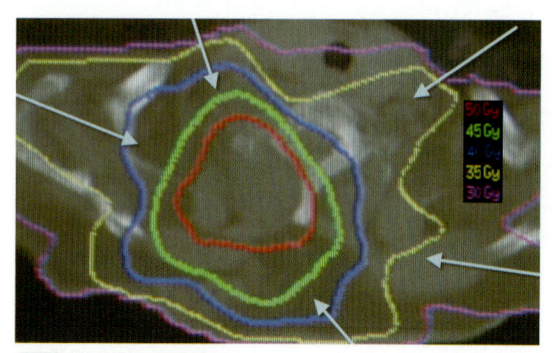

図3 放射線治療計画
矢印はビーム方向を示す．

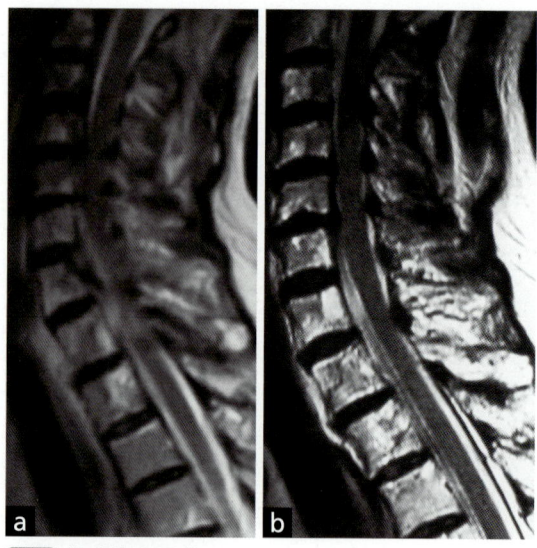

図4 治療後 MRI 像
a：照射終了直後，b：1年後
(Kishi K et al：Br J Radiol **78**：252-254, 2005)

晩期有害事象が出やすくなる．晩期有害事象を避けたい脳や脊髄などの器官の内部やその近傍に発生した血管腫・血管奇形に対する安全で効果的な治療は難しかったが，高精度放射線治療技術のおかげで，1回高線量の治療での好成績が得られるようになり，EBMとなった．放射線の線量と組織の反応の間には血管腫・血管奇形の治療の場合でも関連性をみることができる．ナイダスの完全閉塞には1回照射であれば20 Gy 程度が要求される．20 Gy 1回のダメージを1回2 Gyでの総線量に誤差なく換算する方法はまだ一般的ではないが，参考までにあえて換算すると lineal-quadratic-linear（LQL）model では63.2 Gy となる[5]．出血の予防（脳AVM以外で）には1回2 Gyで合計30〜40 Gy程度，疼痛の緩和に1回3 Gyで合計30 Gy前後で，小児でKasabach-Merritt phenomenon（KMP）を生じている場合の播種性血管内凝固症候群（DIC）などの抑制の目的では，1回2 Gyで合計10〜20 Gyなどの線量で効果が現れる．

小児の血管腫・血管奇形への放射線治療は，血管腫・血管奇形のほとんどが放射線治療の適応とされた時代が確かにあり，著効したとある[6]．そしてこの時代に血管腫・血管奇形のすべてに細胞の増殖制御という電離放射線の効果が期待できることがわかった．しかし幼児血管腫（infantile hemangioma）は原則として自然退縮する．放射線治療は，照射部位に成長障害，発がんリスクなどの不可逆的ダメージと障害をもたらす．現在は，手術治療・血管内（塞栓）治療・光線力学的治療・ステロイド・インターフェロン・血管新生阻害薬など，放射線治療以外の治療法が優先されるようになった．KMPは幼児血管腫（infantile hemangioma）とは別の疾患と考えられている（後述）．

治療の経過

ナイダスを標的として脊髄を回避して3 Gy×17回，合計51 Gyの3次元原体照射を計画した（**図3**）．脊髄を圧迫していた導出静脈は照射終了直後には著しく縮小し，1年後は消退した（**図4**）．歩行も徐々に可能になり，追跡外来には徒歩で通院し，治療後の9年間再発・晩期有害事象を認めていない．

関連疾患および放射線腫瘍学関連事項の記載と解説

脳AVM・硬膜動静脈瘻などでは放射線治療の役割は高いエビデンスレベルで理解されている[3]．一方で，過去に放射線治療の適応とされた血管形成の異常に関する疾患群については放射線治療の適応が変化している．留意するべき疾患には，前述の幼児血管腫，乳児にみられるKMP，高齢者でみられる脈絡膜新生血管による加齢黄斑変性症などが挙げられる．KMPは，Kaposi肉腫様血管内皮腫などの増殖性腫瘍で発生するGlut-1の異常のために血管内皮機能が不全状態に陥るために血管内凝固を発生する疾患であることがわかり，腫瘍の制御とDIC拡大の回避が明確な治療目標となった．加齢黄斑変性症には血管内皮成長因子受容体（VEGFR）阻害薬の投与が標準治療となった．

一方で，放射線治療以外によい方法のない場合に，柔軟に適応を考慮すべき疾患として，成人の肝血管腫・膵AVM・脊椎血管腫などを挙げてよいだろう[3,8]．

文　献

1) Kishi K et al：Selective conformal radiotherapy for arteriovenous malformation involving the spinal cord. Br J Radiol **78**：252-254, 2005
2) Aviv RI et al：Cervical dural arteriovenous fistulae manifesting as subarachnoid hemorrhage：report of two cases and literature review. Am J Neuroradiol **25**：854-858, 2004
3) 岸　和史ほか：血管異常に対する放射線治療．がん・放射線療法 2010，大西　洋ほか（編），篠原出版新社，東京，p1169-1176，2010
4) Timur AA et al：Biomedicine and diseases：the Klippel-Trenaunay syndrome, vascular anomalies and vascular morphogenesis. Cell Mol Life Sci **62**：1434-1447, 2005
5) 〈http://www.eyephysics.com/tdf/models.htm〉
6) Fürst CJ et al：Radiation therapy of hemangiomas, 1909-1959. A cohort based on 50 years of clinical practice at Radiumhemmet, Stockholm. Acta Oncol **26**：33-36, 1987
7) Enjolras O et al：ISSVA Classification. Color Atlas of Vascular Tumors and Vascular Malformations, Enjolras O et al（eds），Cambridge University Press, New York, p1-11, 2007
8) Kishi K et al：Role of external beam radiotherapy for arteriovenous malformation of the pancreas. Jpn J Radiol **29**：517-520, 2011

各 論　37. 良性疾患

B　その他

CASE 1

臨床経過

【症　例】
　25歳，女性．
【現病歴】
　思春期に生じた面皰が徐々に増大し，最近になって疼痛・瘙痒感を伴うようになった．他院にて抗アレルギー薬（tranilast）内服および症状を伴う部位に対してステロイド局注を受けるも増大傾向を認めたため，A病院を受診した．既往歴および家族歴に特記すべき事項はない．
【検査所見】
　胸壁に蟹爪状の赤色隆起を認めた（図1）．他にも背部や四肢に同様の小隆起病変を認めた．胸壁の病変に対して腫瘍摘出術が施行され，病理学的に真性ケロイドの診断を得た．

設　問

設問 1
ケロイドに対する治療および予後に関する記載で，正しい選択肢を2つ選べ．
①無症状の病変に対しては放射線単独治療のほうが望ましい．
②若齢者は再発率が高いため，積極的に切除術および術後放射線治療を用いる．
③切除術および術後放射線治療で80％程度の非再発率が得られる．
④再発のピークは2〜3年後にみられる．
⑤術後，半年〜1年は術創の過剰伸展を避けるよう促す．

設問 2
ケロイドに対する放射線治療に関する記載で，正しい選択肢を1つ選べ．
①手術後，術創が閉じてから放射線照射を実施する．
②皮下脂肪厚に関わらず使用する放射線の電圧は同じでよい．
③照射範囲は術創周囲に3 cm程度のマージンを設定する．
④治療期間中は術創表面にテープなどの貼付は避ける．
⑤照射線量は10 Gy/2回/2日で良好な非再発率が得られる．

解答と解説

設問 1　　　　　　　　　　　　　　　正解③，⑤

　難治性のケロイドに対する初診時での治療方針の決定とその患者説明につき確認する設問である．本症例のような保存的治療に抵抗性を示すケロイドの場合は手術による病巣切除のうえ，再発予防を目的とした術後放射線治療を行うのが最も治癒率が高い．放射線単独治療を行うことに関する明確なコンセンサスが得られておらず，また高い再発率が報告されており，症状の有無によって第一選択となることはない．また，若齢者は平均余命が長く，放射線治療による発がんリスクの増加を軽視することができない．わずかではある

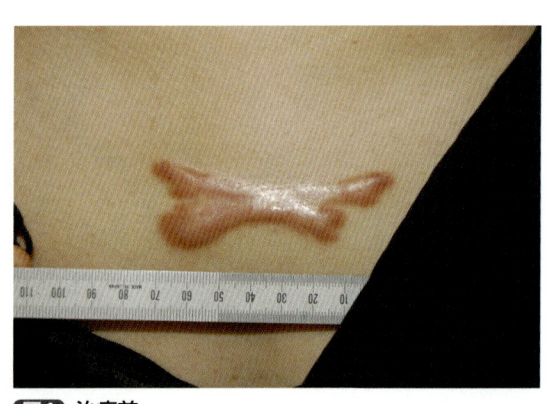

図1　治療前

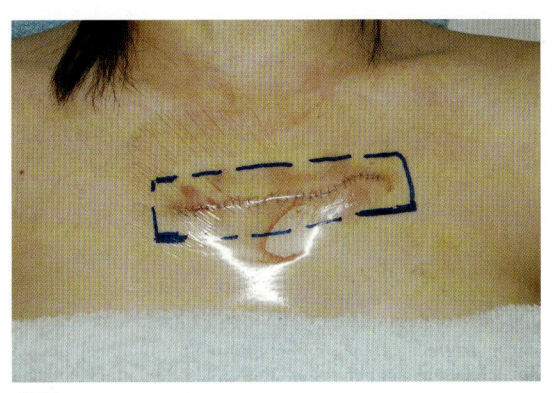

図2 ケロイド切除後

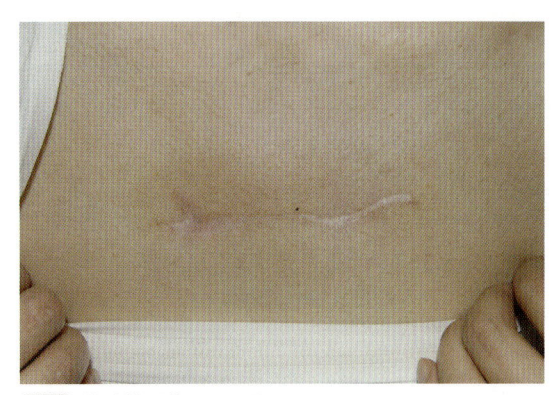

図3 治療終了後 18 ヵ月

が放射線性発がんの報告があることより，若齢者に対して用いる際には十分な説明をしたうえで慎重に治療方針を決定する．

照射線量および分割回数に関してもさまざまな報告があり，典型的な治療方法というものはない．Kal らによる 18 論文の review では生物学的効果線量(BED)10 にて 20～30 Gy の照射で 80％前後の非再発率が得られるとされている[1]．さらに，放射線治療が終了した後も術創の圧迫療法や自己管理を継続することでさらに再発率を低下させることができる[2]．自己管理の内容は術創を過剰伸展させないように過剰な運動や仕事を避けるように促すことである．再発は約半数で 1 年以内，80％以上は 2 年以内にみられるとされており[3]，治療結果の検討には 2 年以上の経過観察が必要とされる．

設問 2　　　　　　　　　　　　　　正解②

ケロイドの術後放射線治療を行う際の方法につき確認する設問である．適切な照射開始時期に関する報告は多数ある．術後早急に開始することの有意性を記した報告はある．一方，手術と放射線治療開始までに間隔を空けることに関しては同等の成績が得られることを示した報告はあるものの，有利であることを示した報告はない[4]．入院期間などを考慮すると開始時期を遅延させる理由はない．照射の対象は術創で，照射野辺縁の線量低下を考慮して，術創に 1 cm 程度のマージンを含めた領域を照射範囲とする．ストロンチウム-90 (^{90}Sr) による β 線治療が有効であるように[5]，必要な照射深度は真皮層までの数 mm 程度であり，使用可能な最低電圧の電子線を使用する．皮下脂肪層の厚さを考慮する必要はない．

設問 1 の解説中でも触れたが，Kal らによる 18 論文の review で BED10 にて 20～30 Gy の照射で 80％前後の非再発率が得られるとされている．分割回数を 2 回とすると 1 回線量は 6.5～8 Gy，3 回とすると 4.5～6 Gy，4 回では 3.7～5 Gy に相当する．胸壁は再発頻度の高い高張力部位であり，耳垂などの低張力部位と同等の治療成績を得るためには線量を多く設定する必要があり，18 Gy/3 回や 20 Gy/4 回を用いる[6]．

治療の経過（CASE 1）

本症例は胸壁および左肩甲骨部のケロイドを切除のうえ（図2），手術の翌日より電子線照射 20 Gy/4 回/4 日を施行した．術後 1 ヵ月目より照射部位に一致した皮膚発赤が出現したが，徐々に改善し，びらんや潰瘍形成には至らなかった．治療終了後 18 ヵ月で明らかな再発は認めていない（図3）．同領域の色素沈着の遷延を認めるが改善傾向にある．

残存する背部および四肢の病巣に増大傾向を認めたため，再度手術および術後放射線治療を施行．現在，経過観察中である．

CASE 2

臨床経過

【症　例】
65 歳，男性．

【現病歴】
甲状腺機能亢進症を 3 年前に指摘されて以降，保存

的治療を行ってきたが，近日複視を自覚するようになった．CT にて両側内側直筋のびまん性肥厚を認めた．既往歴に特記すべき事項はない．喫煙歴は20歳より20本/日で，現在も喫煙中である．

【検査所見】
視診上，両側対称性の眼球突出を認めた．眼窩 CT にて外眼筋群のびまん性肥厚を認め（**図4**），臨床経過と併せて甲状腺眼症の診断となった．

設 問

設問 3

甲状腺眼症に対する治療選択および経過について，正しい選択肢を1つ選べ．
① 放射線治療の適応は軽症例である．
② リスク臓器である眼球全体を防護するよう注意を払う．
③ 標準照射線量は 20 Gy/10 回である．
④ 放射線治療による奏効率は 80％程度である．
⑤ 副腎皮質ステロイドとの併用は副作用を増強させるため避ける．

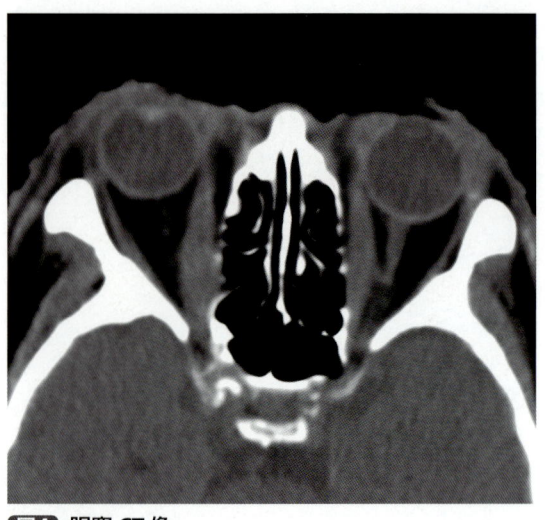

図4 眼窩 CT 像

解答と解説

設問 3　　正解 ③

この設問は甲状腺眼症に対する放射線治療を行う際の基礎知識を確認するものである．甲状腺眼症の重症度は，1）眼窩周辺の浮腫，2）眼球突出，3）外眼筋の肥厚，4）角膜障害，5）視力障害の程度をスコア化し，その合計で評価される．放射線治療の適応はそのうち，中等度以上の病状を呈する症例であり，軽症例は禁煙や点眼治療などの支持療法で寛解することが多い．副腎皮質ステロイドも同疾患に対して有効であり，その効果は放射線照射とほぼ同等とされている他，併用で有効率が向上することも報告されている．

照射の対象は肥大した外眼筋と球後脂肪織であり，眼球の大部分が照射野に含まれることはやむを得ない．ただし，標準線量を照射することで白内障の出現は必発であるため，水晶体を照射野から外すよう注意を払う．標準照射線量は 20 Gy/10 回/2 週であるが[7,8]，2.4 Gy/8 回/16 日，20 Gy/20 回/20 週（週1回照射）なども報告がある[9,10]．

複視や眼痛などの諸症状は治療中あるいは終了後 1～2ヵ月で改善し，その成績は 50～70％の有効率といわれている．照射線量が少ないため重篤な合併症は少ないが，20 Gy で放射線網膜症が発生したとの報告があり[11]，事前に患者への説明をする必要がある．放射線性発がんの可能性は無視できないが，これまで該当する報告はない．

治療の経過（CASE 2）

本症例は betamethasone によるパルス療法併用下で放射線照射 20 Gy/10 回/2 週を施行した（**図5**）．照射後1ヵ月目より眼球突出は改善を認めたが，外眼筋肥厚は残存した．3ヵ月間ステロイド投与を継続するも複視は改善しないため手術を施行した．

関連疾患および放射線腫瘍学関連事項の記載と解説

本項では放射線治療の対象となる代表的な良性疾患に関する治療選択とその方法につき確認するべく症例を提示した．両疾患とも治療にはステロイドや抗アレルギー薬による内科的治療をまず試み，重症例・治療抵抗例には外科的治療が用いられる．放射線治療に関してはそれぞれの疾患で使用方法が異なる．甲状腺眼症では中等症以上の症例を対象にした単独照射またはステロイドとの併用療法が，ケロイドにおいては外科的切除の術後照射が主な適応となる．ケロイドに対す

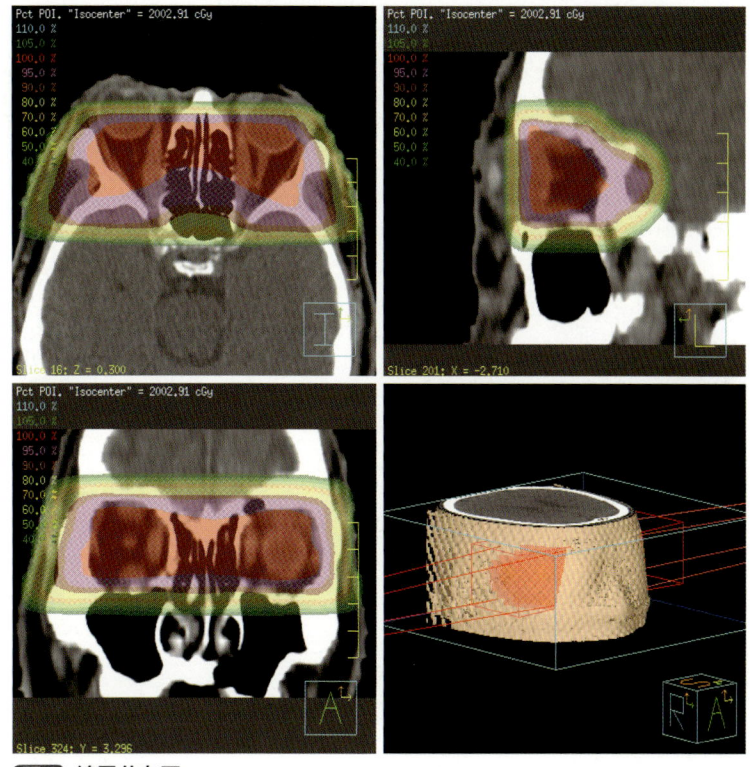

図5 線量分布図

る放射線単独治療は有効性や晩期有害事象の点から第一選択とはなりえないが，他に有効な治療法がない場合には行うことがある[12]．

本項で取り上げた2疾患とも良性疾患で，生命維持に支障をきたすことはきわめてまれであるが，日常生活の質を低下させるさまざまな症状を生じることがある．たとえば，ケロイドでは皮膚拘縮による関節の可動制限，甲状腺眼症では眼球運動障害や視野異常といった機能障害である．また，機能的な問題はなくても，疾患がもたらす美容的問題による精神的苦痛が治療の一番の動機となっていることも多い．放射線治療の依頼を受けた時には，すでに他の治療は無効であるケースが多く，当該疾患に対面した医師は放射線治療の適応疾患として柔軟に対応することが重要である．

放射線治療の適応基準や治療方法などは設問に対する解説を参照してもらいたい．

良性疾患に対する放射線治療は治療後の余命が長いため，晩期有害事象の低減に細心の注意を払う必要がある．甲状腺眼症に対する治療では白内障と，まれではあるが網膜症といった視力に関する機能保持が重要である．一方，ケロイドでは皮膚の色素沈着・脱失など美容的な満足が重要になることが多い．いずれも正常組織の防護と過線量域発生の阻止を治療計画に要求される．また，良性疾患全般で問題となる二次がんについては，ケロイドに対する放射線治療後に発生したという報告が数例あるが，現行の標準治療を行った症例では報告はなく，発生頻度としてはきわめてまれと判断できる[13]．治療を行う側としては，1）二次がんの可能性については軽視せずに患者に正確に伝える，2）晩期有害事象防止のために正常組織の防護と過線量域発生の阻止を治療計画上注意するよう心がける必要がある．

文 献

1) Kal HB et al：Dose-effect relationships for recurrence of keloid and pterygium after surgery and radiotherapy. Int J Radiat Oncol Biol Phys **74**：245-251, 2009
2) 宮下次廣ほか：良性疾患放射線治療の今日的意義と問題点．日放線腫瘍会誌 **11**：223-228, 1999
3) Arnault JP et al：Keloids treated with postoperative Iridium-192 brachytherapy：a retrospective study. J Eur Acad Dermatol Venereol **23**：807-813, 2009
4) Kovalic JJ, Perez CA：Radiation therapy following

keloidectomy : A 20-year experience. Int J Radiat Oncol Biol Phys **17** : 77-80, 1989
5) Viani GA et al : Postoperative Strontium-90 brachytherapy in the prevention of keloids : results and prognostic factors. Int J Radiat Oncol Biol Phys **73** : 1510-1516, 2009
6) Ogawa R et al : Postoperative radiation protocol for keloids and hypertrophic scars : statistical analysis of 370 sites followed for over 18 months. Ann Plast Surg **59** : 688-691, 2007
7) Peterson IA et al : Prognostic factor in the radiotherapy of Graves' ophthalmopathy. Int J Radiat Oncol Biol Phys **19** : 259-264, 1990
8) Nakahara H et al : Graves ophthalmopathy : MR evaluation of 10-Gy versus 24-Gy irradiation combined with systemic corticosteroids. Radiology **196** : 857-862, 1995
9) Kahaly GJ et al : Low-versus high-dose radiotherapy for Graves' ophthalmopathy : a randomized, single blind trial. J Clin Endocrinol Metab **85** : 102-108, 2000
10) Gerling J et al : Retrobulbar irradiation for thyroid-associated orbitopathy : double-blind comparison between 2.4 Gy and 16 Gy. Int J Radiat Oncol Biol Phys **55** : 182-189, 2003
11) Miller ML et al : Radiation retinopathy after standard radiotherapy for thyroid-related ophthalmopathy. Am J Ophthalmol **112** : 600-601, 1991
12) Malaker K et al : Retrospective analysis of treatment of unresectable keloids with primary radiation over 25 years. Clin Oncol **16** : 290-298, 2004
13) Ogawa R et al : Is radiation therapy for keloids acceptable? The risk of radiation-induced carcinogenesis. Plast Reconstr Surg **124** : 1196-1201, 2009

各論

38 緩和的治療

A 転移性骨腫瘍

臨床経過

【症例】
62歳，女性．

【現病歴】
肺腺がん cT3N2M1，Ⅳ期（肝転移，副腎転移）の診断にて，化学療法を開始した．化学療法開始4ヵ月後に脳 MRI 上，多発脳転移を認めたため，全脳照射 30 Gy/10 回を施行した．その2ヵ月後に腰痛を自覚し，痛みの程度は numerical rating scale（NRS）で0～10の11段階中，3であった．鎮痛薬の服用はしていない．その他の部位に疼痛はなく，performance status（PS）は1であった．

【検査所見】
骨シンチを施行し，腰椎，肋骨，骨盤骨など多発性に集積を認めた．腰椎 MRI 矢状断像を示す（**図1**）．第4腰椎の椎体にガドリニウム造影剤にて造影効果を伴う骨転移像を認める．病的圧迫骨折や後方への脊柱管圧排像は認めない．脳 MRI 上，脳転移は消失しているが，胸腹部 CT 上，原発巣，縦隔リンパ節転移，肝転移は増悪（progressive disease：PD）であった．

設問

設問1
本症例に対する骨転移の治療方針として，正しい選択肢を2つ選べ．
① 鎮痛薬として，オピオイドを開始する．
② 骨吸収抑制薬（ビスホスホネート）を開始する．
③ 腰椎転移に対して外部照射を施行する．
④ 手術を施行する．
⑤ ストロンチウム-89（^{89}Sr）内用療法を施行する．

設問2
疼痛緩和を目的とした外部放射線照射を施行することになった．本症例で選択する線量分割方法として，誤っている選択肢を1つ選べ．
① 8 Gy/1 回
② 20 Gy/5 回
③ 24 Gy/6 回
④ 30 Gy/10 回
⑤ 50 Gy/25 回

設問3
骨転移に対する一般的な放射線治療計画の記載について，誤っている選択肢を2つ選べ．
① 椎体転移に対し，腫瘍進展のない横突起を臨床標的体積（CTV）に含めて後方1門照射を計画した．

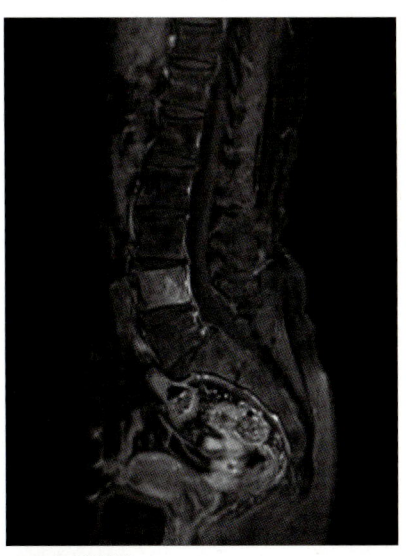

図1 MRI 矢状断像
第4腰椎にガドリニウム造影剤にて造影される転移を認める．

②前胸壁に膨隆する骨外進展のある胸骨転移に対し，電子線で計画した．
③肋骨転移に対し，X線にて斜入2門で接線照射を計画した．
④骨外進展のない上腕骨転移に対し，皮膚全体を照射野に含めて計画した．
⑤腸骨転移に対し，X線にて斜入対向2門照射を計画した．

設問 4

本症例の治療経過中に疼痛部位が多発したため，^{89}Sr内用療法を検討した．^{89}Srに関する記載で，正しい選択肢を2つ選べ．
①β線を放出する放射性同位元素（RI）で，物理学的半減期は50.5日である．
②治療前の骨シンチは必須ではない．
③高頻度の有害事象は血液毒性である．
④2ヵ月間隔で反復投与が可能である．
⑤骨折予防，抗腫瘍効果も期待できる．

解答と解説

設問 1　　　　　　　　　　正解②，③

　骨転移に対する治療に関する設問である．骨転移に対する治療は，鎮痛薬，外部放射線照射，外科治療（手術），化学療法，内分泌療法，骨吸収抑制薬（ビスホスホネート），内部照射などがあり，予後，病状，PSなどを考慮して種々の組み合わせで治療が検討される．鎮痛薬はWHO方式がん疼痛治療法での「三段階除痛ラダー」に従い，痛みの程度に応じて効力の順に選択する．軽度の痛みには第一段階の非オピオイド鎮痛薬，軽度～中等度の痛みには第二段階の弱オピオイド，中等度～高度の痛みには第三段階の強オピオイドを使用する．第二，第三段階でも作用機序が異なるため非オピオイド鎮痛薬を併用し，第一段階から鎮痛補助薬の併用を考慮する[1]．本症例の痛みの評価はNRSで3であり，軽度の痛みと判断されるため，第一段階として非ステロイド抗炎症薬（NSAIDs）から投与する．鎮痛薬使用と同時に疼痛の原因となっている転移巣への外部放射線照射を検討する．また，破骨細胞の活動を抑制し，骨吸収を阻害するビスホスホネートは骨転移に対する鎮痛効果や骨関連事象（病的骨折，外科治療，放射線治療，高カルシウム血症な

ど）の発生を遅延，減少させる有用性が示されており，骨転移診断時から投与を検討する．重篤な副作用として，顎骨壊死，腎障害などがある．鎮痛薬や鎮痛補助薬，外部放射線照射を開始する現時点で，^{89}Srの適応はない（適応については後述）．また，現在神経麻痺症状もなく，侵襲度から手術適応はない．

設問 2　　　　　　　　　　正解⑤

　疼痛緩和を目的とした場合の線量分割に関する設問である．有痛性骨転移に対する放射線治療の疼痛緩和割合は70～90％と有効である．線量分割法として，30 Gy/10回，20 Gy/5回，24 Gy/6回，8 Gy/1回などがある．これまで報告された分割法別の大規模ランダム化比較試験（RCT）やメタ解析の結果，病的骨折や骨折のリスクがなく，脊髄麻痺徴候や神経因性疼痛がない有痛性骨転移に対する放射線治療において，疼痛緩和を目的とした場合に線量分割法の違いによる線量-効果関係は示されておらず，疼痛緩和効果はほぼ同等である[2-5]．しかし，病的骨折の予防，神経因性疼痛，脊髄麻痺の治療を目的とした場合には，1回照射の有効性は証明されておらず，分割照射が一般的に行われる[5,6]．また，長期生存が期待できる場合には，局所制御も目的の1つとして，40～50 Gy/20～25回などの線量分割法が選択される．本症例は病的圧迫骨折や神経因性疼痛を認めていないため，疼痛緩和を目的とした場合に30 Gy/10回，20 Gy/5回，24 Gy/6回，8 Gy/1回のいずれの線量分割法による照射も選択可能である．しかし，病勢として長期予後は期待できない状態であるため，病的骨折予防や脊髄麻痺予防の目的はなく，治療期間も長くなる50 Gy/25回の線量分割は選択しないのが一般的である．

設問 3　　　　　　　　　　正解①，④

　放射線治療計画に関する設問である．椎体転移に対する治療計画では，椎体全体をCTVに含めるが，横突起に腫瘍進展を認めない場合に横突起はCTVに含めず，後方1門照射では横突起近辺が照射野の外側縁になる（図2）．胸骨や鎖骨，肋骨の転移などで皮膚直下に腫瘍を認める場合，X線治療だけではなく，電子線治療も選択可能である．電子線治療の場合は病巣全体に90％以上の線量が投与されるように適切なエネルギーを選択する．肋骨転移に対し，肺を避けるために，X線での斜入2門の接線照射の治療計画を施行することも考慮される（図3b）．四肢骨の転移に対

する治療計画では，治療後のリンパ浮腫を避けるため，四肢の全周を含めた照射を避けることが推奨される（図3c）．腸骨転移に対する治療計画では前後対向2門照射（図3d）以外に，腸管を避けて消化器毒性を減じるために，斜入対向2門照射を施行することも考慮される．

設問4　正解①，③

^{89}Sr 内用療法に関する設問である．^{89}Sr は物理学的半減期 50.5 日の高エネルギーβ線放出核種であり，β線の最大エネルギーは 1.49 MeV，組織内飛程は平均 2.4 mm（最大 8 mm）である．骨ミネラル構成成分の Ca と同族体であり，骨転移病巣の造骨活性を示す部位にコラーゲンのミネラル化に依存して集積し，骨転移病巣を局所的に照射する．効能または効果は，固形

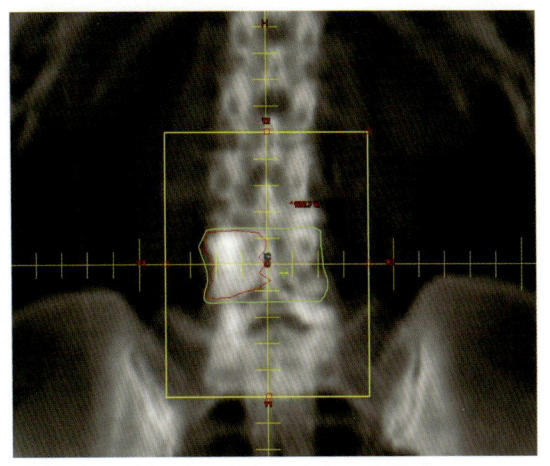

図2 第4腰椎転移に対するデジタル再構成シミュレーション画像（DRR）
上下1椎体をカバーし，照射野外側は横突起辺としている．

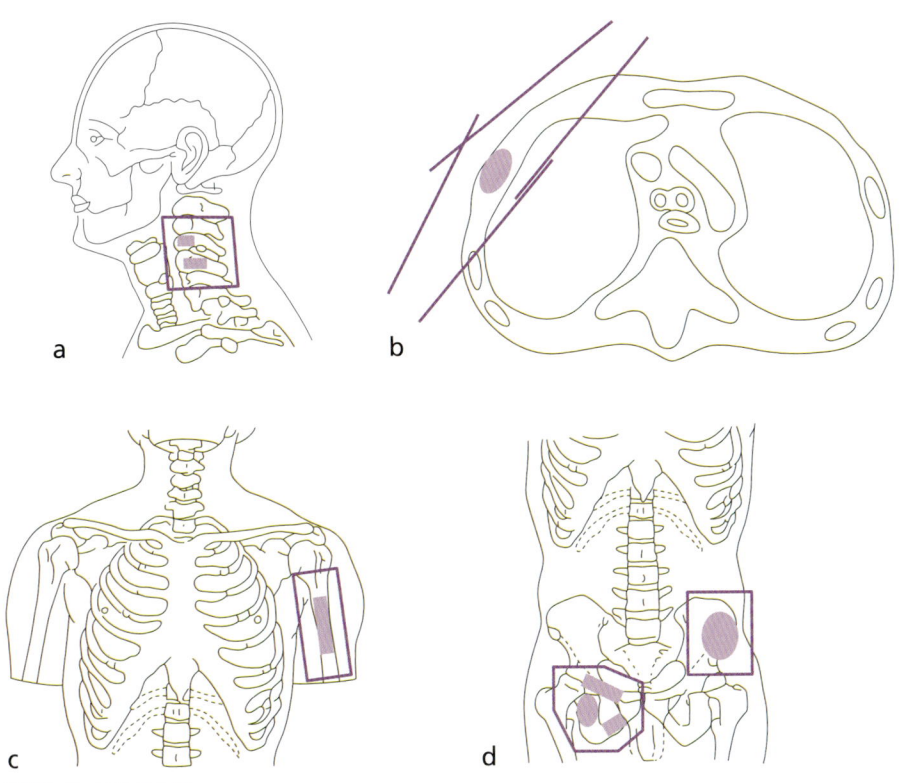

図3 治療計画の例
a：頸椎転移に対する左右対向2門照射
b：肋骨転移に対する接線照射
c：上腕骨転移に対する前後対向2門照射
d：骨盤骨転移に対する前後対向2門照射

がん患者における骨シンチで陽性像を呈する骨転移部位の疼痛緩和に有効なことである．効果の発現は通常，投与後1〜2週間後にみられる．標準的鎮痛薬では除痛が不十分で，外部放射線照射が適応困難な多発性骨転移における疼痛緩和に適している．

1）適応患者の選択基準

適応患者の選択基準は，1）組織学的および細胞学的に固形がんが確認された患者（白血病，多発性骨髄腫，悪性リンパ腫などの血液悪性腫瘍は除く），2）本薬投与前に骨シンチで多発性骨転移が認められた患者，3）骨シンチの取り込み増加部位と一致する多発性の疼痛部位を有する患者，4）NSAIDsやオピオイドおよび従来の鎮痛補助薬では，疼痛コントロールが不十分な患者，5）外部放射線治療の適応が困難な患者，6）本薬の臨床的利益が得られる生存期間が期待できる患者（余命が1ヵ月以上見込める症例），7）十分な血液学的機能（血小板数≧75,000/mm^3，白血球数≧3,000/mm^3，好中球数≧1,500/mm^3，ヘモグロビン量≧9.0 g/dL，赤血球数≧300×10^4/mm^3）を有する患者，である．

2）除外基準

除外基準は，余命が非常に短い（1ヵ月以下）患者，播種性血管内凝固症候群（DIC）または急激な血小板減少がみられた患者，骨折や脊髄圧迫など，骨転移以外の要因による骨性疼痛，重篤な腎障害がある患者（NCI共通毒性基準 Grade 3〜4の腎不全など），である．反復投与は可能であるが，前回投与から少なくとも3ヵ月以上の間隔をとり，かつ骨髄機能の回復を確認したうえで適応を判断する．

3）有害事象

重要な有害事象として，血小板および白血球の減少（投与前に比し20〜30％の減少）などの骨髄抑制がある．また，5〜15％の患者において，投与後3日以内に，まれに3週間以内に，一時的疼痛増強（pain flare）が発現し2〜5日持続する．骨髄抑制をもたらす抗がん薬または外部放射線治療による原疾患に対する治療を行っている患者，または治療を予定している患者に対する本薬の使用は，原疾患に対する治療が施行できなくなる場合があるので，患者選択を慎重に行う必要がある．骨髄抑制や相互作用のないホルモン療法や骨吸収抑制薬（ビスホスホネート）の併用は可能である．本薬は，悪性腫瘍の骨転移に伴う骨折の予防や抗腫瘍効果はない．また，治療を急ぐ脊椎転移に伴う脊髄圧迫症例に対しても，対麻痺を防ぐ緊急処置目的としては使用できない．

治療の経過

腰椎転移による疼痛対策として，NSAIDsを開始し，外部放射線照射 30 Gy/10回を施行した（図2）．また，同時期にビスホスホネートも開始した．鎮痛効果は良好で，NRSで0となり，二次化学療法を施行した．その後，腰椎以外の多発骨転移の痛みを認めたため（NRSで7），オピオイドを導入した．今後の化学療法の適応はなく，骨シンチにて疼痛の部位に一致した集積を認めたため，骨髄機能，腎機能など適格条件を確認後に^{89}Sr内用療法を施行し，疼痛緩和が得られた（NRSで3）．外部放射線照射や^{89}Sr内用治療など骨転移の治療に伴う重篤な有害事象は認めていない．

関連疾患および放射線腫瘍学関連事項の記載と解説

本症例は骨転移に対する放射線治療を含む治療方法と治療選択の理解を確認するケーススタディである．骨転移はがん患者の70％以上に起こり，それによる疼痛，病的骨折，脊髄圧迫などは患者のQOLを著しく低下させる．骨転移を有する75％の患者は疼痛が主症状である[7]．一般に骨転移は脊椎，骨盤骨，肋骨，胸骨，大腿骨および上腕骨の骨幹部，頭蓋骨など赤色骨髄の多い場所で頻度が高い．骨転移の治療には鎮痛薬，外部放射線照射，外科治療（手術），化学療法，内分泌療法，骨吸収抑制薬（ビスホスホネート），内部照射などがあり，予後，病状，PSなどを考慮して種々の組み合わせで治療が行われる．骨転移に対する放射線治療の目的としては，1）疼痛の軽減，2）病的骨折の予防，3）脊髄への直接浸潤あるいは腫瘍の圧迫に伴う麻痺の予防と治療であり，このうち疼痛の軽減を目的とすることが最も多く，鎮痛薬と並び放射線治療は有痛性骨転移の一般的な治療法である．痛みの評価方法として，患者側からの痛みの評価が標準的で，そのツールとして，NRS，visual analogue scale（VAS），faces pain scale（FPS）などがある[1]．鎮痛薬はWHO方式がん疼痛治療法での「三段階除痛ラダー」に従い，痛みの程度に応じて効力の順に選択する[1]．骨吸収抑制薬（ビスホスホネート）は破骨細胞の活動を抑制し，骨吸収を阻害し，骨転移に対する鎮

痛効果や骨関連事象（病的骨折，外科治療，放射線治療，高カルシウム血症など）の発生を遅延，減少させる有用性が示されており，骨転移診断時から投与を検討する[8]．重篤な副作用として顎骨壊死，腎障害などがあることに留意が必要である．近年，破骨細胞の分化および活性化を促進する骨リモデリングにおける骨破壊の主要なメディエーターである蛋白NF-κB活性化受容体リガンド（RANKL）を特異的に阻害するdenosumabに関し，ビスホスホネートのzoledronateとのRCTで最初の骨関連事象までの期間が有意に延長することが報告され，その有用性が示されている[8]．荷重骨の骨皮質が50%以上破壊されている場合には，病的骨折のリスクが高く，内固定術と術後照射を検討する．

1）外部放射線照射の線量分割法

骨転移に対する外部放射線照射の線量分割法として，わが国では30 Gy/10回が一般的に用いられているが，その他20 Gy/5回，24 Gy/6回，8 Gy/1回などがある．これまで報告された分割法別の大規模RCTメタ解析の結果，疼痛緩和を目的とした場合に線量分割法の違いによる線量-効果関係は示されておらず，疼痛緩和効果はほぼ同等である[2-5]．これらの臨床試験は，病的骨折や骨折のリスクがなく，脊髄麻痺徴候や神経因性疼痛がない有痛性骨転移を対象としていることに留意が必要である．病的骨折の予防，神経因性疼痛，脊髄麻痺の治療を目的とした場合には，1回照射の有効性は証明されておらず，分割照射が推奨される[5,6]．また，他に活動性の転移病巣がなく，数年の予後が期待できる場合には，局所制御も目的の1つとして，40～50 Gy/20～25回などの線量分割法が用いられる．

2）照射野

放射線治療計画として，局所照射における標的体積は，疼痛の原因となっている腫瘍に対して適切なマージン（1～数cm）をつけて設定することが標準的であり，必ずしも転移している骨全体を照射野に含める必要はない．骨外性腫瘍がある場合には，CT，MRIにより把握可能である．各部位における照射野の例を図3に示した．椎体転移の場合，椎体全体をCTVに含めるが，横突起に腫瘍進展がない場合には横突起はCTVには含めない．四肢骨の転移では，治療後のリンパ浮腫を避けるために，四肢の全周を含めた照射を避けることが推奨される．髄内釘固定後の照射では，髄内釘遠位端を十分に含めた照射野を作成する．緩和治療のため，強い急性期有害事象が出ないように配慮することが必要で，周囲正常組織への線量軽減も考慮する．そのために肋骨転移では斜入2門の接線照射にて肺照射体積を少なくさせ，骨盤骨の転移では斜入対向2門照射にて腸管照射体積を少なくさせることや多門照射で腸管照射線量を減らすことを考慮する．胸骨や鎖骨，肋骨の転移などで皮膚直下に腫瘍を認める場合，X線治療だけではなく，電子線治療も選択可能である．多発性骨転移における外部放射線照射として，臍を境にしてそれぞれ上半身と下半身すべてに照射する半身照射がある．上半身照射の場合には6 Gy，下半身照射の場合には8 Gyを通常1回で照射する．分割照射として用いても有効である．照射範囲が広いため，局所照射に比し有害反応が強く，補液，ステロイド，制吐薬などの前処置が必要である．ビスホスホネート，^{89}Srを投与できる今日では実際に半身照射が行われることは少ない．

3）再照射と高精度放射線治療

外部放射線治療におけるその他の事項として，再照射と高精度放射線治療の問題がある．再照射に関し，さまざまな初回治療の分割法と再照射の分割法の後向き解析の報告で，疼痛緩和割合が50～84%とその有用性が示唆されているが，有害事象に関するデータも少ない[5]．再照射施行にあたっては，照射野内に含まれる正常組織の有害反応のリスクが問題となり，特に重篤な症状が出る可能性のある脊髄や腸管に対する配慮が必要である．今後，至適な分割法についての前向きな検討が必要である．また，高精度放射線治療に関し，近年，椎体に対する再照射で定位照射や強度変調放射線治療（IMRT）を安全かつ有効に行えたとの報告が続いている[5]．適応症例として，腫瘍がリスク臓器を含む，あるいは近接する再照射例や原発巣が制御され，他に転移のない，単発性の骨転移症例に対する局所制御を目的とした場合に定位照射やIMRTが検討される．なお2012年時点で骨転移に対する定位照射は保険適用ではなく，IMRTについても上記のような単発性の骨転移（限局型腫瘍）症例以外は保険適用ではない．その有用性についても今後の前向き研究での評価が必要である．

4）^{89}Sr 内用療法

内部照射としての^{89}Srは，標準的鎮痛薬では除痛が不十分で，外部放射線治療が適応困難な多発性骨転移に対し，疼痛緩和を目的として行われる[9,10]．その適応基準，除外基準は設問4の解説に記載したとおり

で，特に骨シンチの取り込み増加部位と一致する疼痛部位を有することの確認が必要である．近年，ビスホスホネートとの併用療法で疼痛緩和割合が増加する報告もある[5,10]．

5) 有害事象

急性期の有害事象として，倦怠感，悪心，皮膚炎，骨髄抑制，その他照射部位に応じて生じる．頸部では咽頭炎，胸部では食道炎，肺臓炎，腹部では悪心，嘔吐，下痢，腹痛，などの可能性がある．総線量が少ないため，局所照射では有害反応の程度は軽いことが多い．症状が強い場合には，悪心・嘔吐に対し制吐薬，粘膜炎に対し粘膜保護薬，下痢に対し整腸薬，止痢薬などの使用を考慮する．晩期有害事象で問題となることはほとんどないが，再照射例では照射体積内の正常組織の重篤な有害事象の可能性についての患者への説明が必要である．^{89}Sr 内用療法の重要な有害事象として，血小板および白血球の減少（投与前に比し 20〜30％の減少）などの骨髄抑制がある．悪心，嘔吐もあるが，頻度は少ない．投与後 5〜15％の患者において，投与後 3 日以内に，まれに 3 週間以内に，一時的疼痛増強（pain flare）が発現し 2〜5 日持続する．

治療効果として，有痛性骨転移に対する外部放射線照射の疼痛緩和割合は 70〜90％である[2-5]．神経因性疼痛の場合はやや劣り，疼痛緩和割合は 50〜60％である[6]．脊椎転移による脊髄麻痺の治療ではステロイドを併用し，麻痺症状が出現してから可及的速やかに放射線治療を開始することが重要であり，麻痺の進行とともに治療効果は低くなる．^{89}Sr 内用療法の疼痛緩和割合は 60〜90％，効果持続期間は 3〜6ヵ月である[9,10]．

文 献

1) 日本緩和医療学会（編）：がん疼痛の薬物療法に関するガイドライン 2010 年版，金原出版，東京，2010
2) Hartsell WF et al：Randomized trial of short- versus long-course radiotherapy for palliation of painful bone metastases. J Natl Cancer Inst 97：798-804, 2005
3) Wu JS et al：Meta-analysis of dose-fractionation radiotherapy trials for the palliation of painful bone metastases. Int J Radiat Oncol Biol Phys 55：594-605, 2003
4) Chow E et al：Palliative radiotherapy trials for bone metastases：a systematic review. J Clin Oncol 25：1423-1436, 2007
5) Lutz S et al：Palliative radiotherapy for bone metastases：an ASTRO evidence-based guideline. Int J Radiat Oncol Biol Phys 79：965-976, 2011
6) Roos DE et al：Randomized trial of 8 Gy in 1 versus 20 Gy in 5 fractions of radiotherapy for neuropathic pain due to bone metastases（Trans-Tasman Radiation Oncology Group, TROG 96.05）. Radiother Oncol 75：54-63, 2005
7) Wagner G：Frequency of pain in patients with cancer. Recent Results Cancer Res 89：64-71, 1984
8) Body JJ：New development for treatment and prevention of bone metastases. Curr Opin Oncol 23：338-342, 2011
9) 西尾正道ほか：疼痛を伴う骨転移癌患者の疼痛緩和に対する塩化ストロンチウム（Sr-89）（SMS. 2P）の有効性及び安全性を評価する多施設共同オープン試験．日本医放会誌 65：399-410, 2005
10) Paes FM, Serafini AN：Systemic metabolic radiopharmaceutical therapy in the treatment of metastatic bone pain. Semin Nucl Med 40：89-104, 2010

各論 38. 緩和的治療

B 転移性脳腫瘍

CASE 1

臨床経過

【症例】
55歳，女性．

【現病歴】
54歳時に右乳がん（浸潤性乳管がん，solid-tubular type，pT3N0M0，ⅡB期）に対して定型的乳房切除術を施行された．約1ヵ月前より左下肢脱力を自覚した．ECOG performance status (PS)：2（ただし，左下肢脱力が出現する前は PS：0）．

【検査所見】
頭部 MRI で右中心溝近傍に径 2 cm の腫瘤を認めた（図1）．その他に脳転移巣は指摘されなかった．また，胸部〜骨盤 CT，骨シンチでは明らかな転移巣は指摘されなかった．

設問

設問 1

この症例の予後はどの程度か．最も近いと予想される選択肢を選べ．
① 3ヵ月未満
② 3〜6ヵ月
③ 6ヵ月〜1年
④ 1年〜1年6ヵ月

設問 2

この症例に対する定位放射線照射（stereotactic irradiation：STI）についての記載で，誤っている選択肢を1つ選べ．
① 辺縁線量 20 Gy（最大線量 40 Gy）の定位手術的照射（stereotactic radiosurgery：SRS）を行う．
② D_{95} として 35 Gy/5 回/1 週の定位放射線治療（stereotactic radiotherapy：SRT）を行う．
③ SRS に全脳照射を併用した場合，局所制御率の改善が期待できる．
④ SRS に全脳照射を併用した場合，頭蓋内制御率の改善が期待できる．
⑤ SRS に全脳照射を併用した場合，予後の改善が期待できる．

解答と解説

設問 1　　正解④

全脳照射が行われた脳転移症例（1979〜1993年）において，Radiation Therapy Oncology Group (RTOG) による予後因子の解析が行われている[1]．重要な予後良好因子として，全身状態：Karnofsky performance status（KPS）≧70，年齢：＜60歳，原発巣が制御されていること，遠隔転移が脳以外にみられないこと，の4因子が検出されている．Class Ⅰ（予後良好群：KPS≧70，年齢＜65歳，原発巣が制御されていること，遠隔転移が脳以外にみられないこと），Class Ⅱ（Class Ⅰ・Class Ⅲ 以外），Class Ⅲ（予後不良群：KPS＜70）の三群の生存期間中央値は，それぞれ 7.1ヵ月，4.2ヵ月，2.3ヵ月である．一方，Sanghavi[2] は，1988〜1998

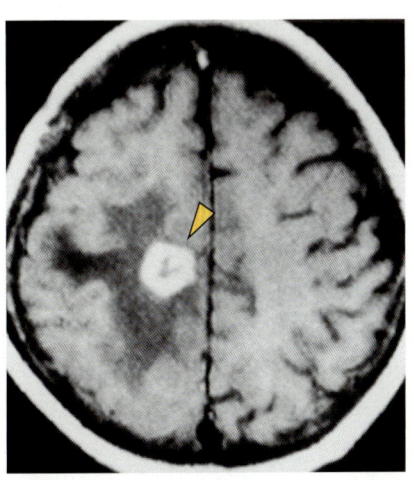

図1 治療前 MRI 像（ガドリニウム造影，コントラスト増強法）

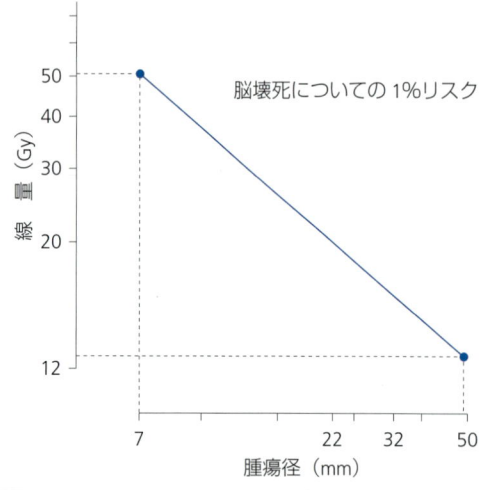

図2 Kjellberg による腫瘍径と線量と脳壊死との関係
（Kjellberg RN：Neurosurgery 25：670-672, 1989 より改変）

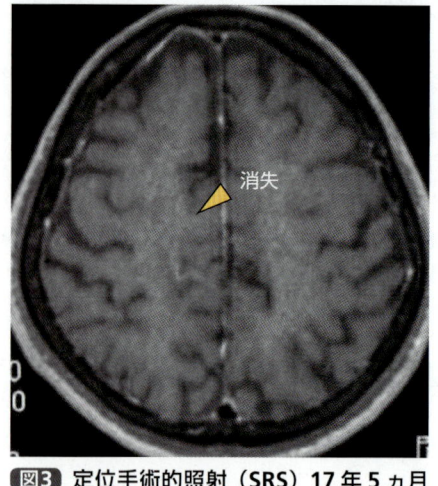

図3 定位手術的照射（SRS）17年5ヵ月後 MRI 像（ガドリニウム造影，コントラスト増強法）

年に全脳照射＋SRS で治療した脳転移患者の予後を同様の手法で解析し，Class Ⅰ～Ⅲ，それぞれの生存期間中央値は 16.1ヵ月，10.3ヵ月，8.7ヵ月であった．

この症例は，RTOG RPA（recursive partitioning analysis）では Class Ⅰ に分類される症例である．患者の予後予測はきわめて難しい問題であるが，上記の結果からは脳転移の治療をうまく行えば比較的長期予後が期待できる症例として治療にあたるべきであろう．

設問 2　　　　　　　　　　　　　　正解⑤

eloquent な領域の病変であり手術は適用しにくく，STI の適用を考える症例である．全脳照射単独治療は考え難い．SRS における線量設定には Kjellberg[3]による脳壊死 1% リスクが参照される．これによれば 7 mm 径の病変であれば辺縁線量 50 Gy，50 mm 径の病変であれば辺縁線量 12 Gy の照射が許容できる（図2）．悪性腫瘍であるので多少のリスクを負っても辺縁線量 20 Gy の処方は行いたい．このような観点からは，SRS で高率な局所制御を期待するには腫瘍径 2 cm 以下の病変が望ましい．SRS では肉眼的腫瘍体積（GTV）＝計画標的体積（PTV）として照射される場合が多い．処方線量は辺縁線量として表記されることが多く，定説はないが PTV 内の最大線量の 50%（ガンマナイフ装置）や 80%［直線加速器（リニアック）］線量域で辺縁がカバーされる場合が多い．SRT は分割照射であるので大きな病変に対しても高線量が処方しやすい．30 Gy/5 回や 35 Gy/5 回，40 Gy/4 回などの分割照射の報告があるがコンセンサスはない．SRT については，GTV-PTV 間にどれほどのマージンをとっているか，リーフマージンがいかほどか，線量表記の方法（辺縁線量や D_{95}，D_{90}），など施設間でのばらつきが多く，他施設からの報告を参考にする場合には注意が必要である．

日本放射線腫瘍学研究機構（JROSG）[4]による比較試験では，SRS＋全脳照射併用群と SRS 単独治療群との間に，生存に関する有意差はみられない．SRS＋全脳照射併用群においては，1年後の新たな脳転移巣の出現率と初回治療病変の 1年局所制御率が有意に良好である．EORTC[5]による比較試験でも，手術＋全脳照射併用群と手術単独治療群，SRS＋全脳照射併用群と SRS 単独治療群との間で，類似した結果が得られている．

治療の経過（CASE 1）

リニアックにより，1個あるいは複数の球形照射野による SRS を行うこととした．GTV＝PTV として，径 12 mm 照射筒を使用して，1個の球形照射野により中心線量 44 Gy/辺縁線量 22 Gy の SRS が行われた．治療前にみられた左片麻痺は速やかに改善し，SRS 後 4ヵ月目の MRI では腫瘍は消失していた．17年以上経過した時点でも脳転移やその他部位の再燃なく（図3），健在である．

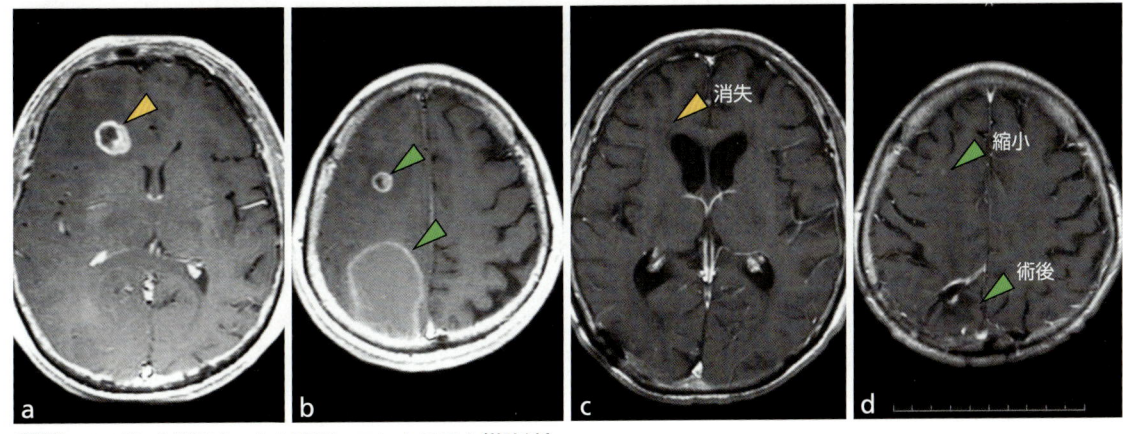

図4 MRI像（ガドリニウム造影，コントラスト増強法）
a, b：治療前．c, d：治療2年後

関連疾患および放射線腫瘍学関連事項の記載と解説

脳転移巣に対する治療の目的は，1）脳転移そのものが死因とならないように，2）頭蓋内圧亢進症状や神経症状の改善によって患者のQOLを維持するために，脳転移巣を制御することの2点にある．この症例でも，設問1で問われた予後因子と生存期間を考慮して脳転移巣に対する治療方針が立案された．

最近，注目されている概念にoligometastases[6]がある．がんの再燃があっても，1ヵ所もしくは数ヵ所のみの転移もしくは再発の場合，同部位にしっかりとした局所治療をすることで長期生存が可能となる症例があるという考え方である．本例のような経過をみる場合がある．

参考症例（図4）

【手術あるいはSRSに局所制御と頭蓋内制御の改善を狙って全脳照射を行った症例】

64歳，女性，卵巣がん（腺がん）．約1ヵ月前より物忘れがひどくなった．さらに頭痛，軽度の左片麻痺が出現し，頭部MRIで異常を指摘された．頭部MRIで右前頭葉に径2cmの腫瘍を2ヵ所認め，右後頭葉にはmass effectを伴う5cm大の囊胞性腫瘤を認めた（図4a, b）．その他に脳転移巣は指摘されなかった．まず，右後頭葉の囊胞性腫瘤に対して開頭腫瘍摘出術（肉眼的全摘），さらに11日後に右前頭葉の2病変に対して，リニアックによりGTV+2mm=PTVとして，mMLCを使用して，中心線量15Gy・辺縁線量22Gy（中心線量の80%=22GyでPTVの95%をカバー，リーフマージン2mm）のSRSを行った．また，手術より17日目から，全脳照射37.5Gy/15回を行った．治療前にみられた神経症状は速やかに改善し，開頭手術2年後のMRIでは脳転移巣は制御されている（図4c, d）．

CASE 2

臨床経過

【症例】
59歳，女性．

【現病歴】
58歳時に卵巣がん（腺がん，ⅢC期）に対して子宮全摘＋両側付属器摘出術，回腸部分切除＋直腸定位前方切除術を施行され，術後補助療法として化学療法施行中であった．約2ヵ月前より頭痛や意欲減退を自覚していたが，1ヵ月前より見当識障害も出現した．頭部MRIで異常を指摘された．

【検査所見】
頭部MRIで両側大脳半球，両側小脳半球，脳幹に径2cmを超える病変を含め，多数の転移性腫瘍を認めた（図5）．

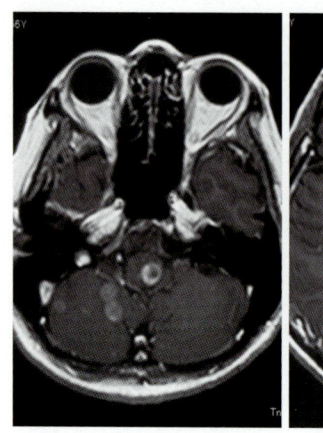

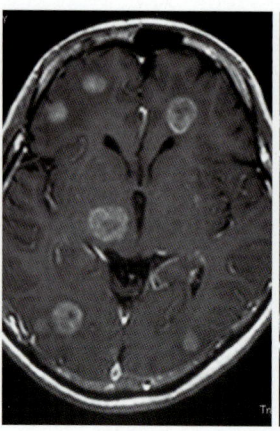

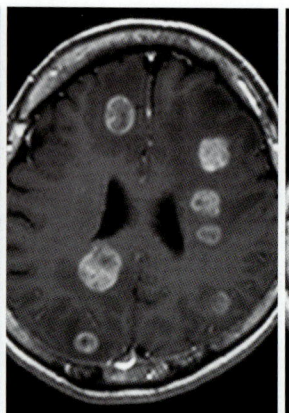

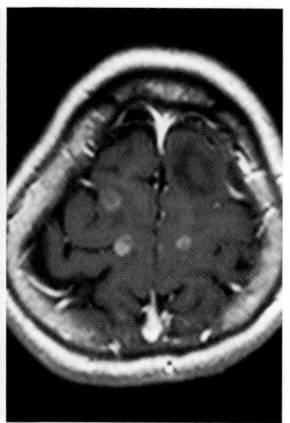

図5 全脳照射前MRI像（ガドリニウム造影，コントラスト増強法）

設問

設問3

全脳照射の有害事象について，誤っている選択肢を1つ選べ．
①希突起神経膠細胞（oligodendroglia）の脱髄がその病態である．
②白質の変化が主体である．
③脳萎縮は照射後2〜3ヵ月頃から出現する．
④学習能力低下や記憶障害が出現しやすい．
⑤生存率をエンドポイントとした臨床試験でも高次脳機能低下は証明される．

解答と解説

設問3　　　　　　　　　　　　　　正解⑤

　全脳照射は脳転移に対する有力な治療の選択肢である．本症例は全脳照射が著効した．ただし，全脳照射では治療後の脳萎縮，認知障害も問題となる．放射線照射後の脳萎縮や認知障害は，晩発性脳壊死とは異なる亜急性障害と位置付けられる[7]．放射線に弱い希突起神経膠細胞の脱髄がその病態であり，白質の変化が主体である．脳萎縮は照射後2〜3ヵ月頃から出現し6〜10ヵ月で完成する．老化した細胞では修復機転が低下するので高齢者ほど耐容性が低い．しかし，本症例にみられるように，患者のQOLは脳転移をコントロールすることによって初めて維持される．必要な場合には躊躇せず全脳照射を積極的に適用するべきである．

また，手術やSTIとの併用においては，前述の臨床試験で示されたエビデンス（全脳照射のメリット[4,5]）も考慮してその適用を判断すべきである．

　1990年代に行われた脳転移に対する全脳照射に関わる臨床試験では，生存率がエンドポイントとして設定されており，このような試験では全脳照射後の高次脳機能低下は指摘されていない．しかし，2000年代の全脳照射後のQOL維持をエンドポイントとした試験では詳細な高次脳機能の評価が行われるようになり，全脳照射後の高次脳機能低下が指摘されるようになった[8]．高次脳機能として，特に学習／記憶障害，遂行能力低下，緻密な運動能力低下が顕著となる場合が多い[9]．

治療の経過（CASE 2）

　病変の多発性，個々の病変の大きさから，手術やSTIによる単独治療は適応外と考えた．全脳照射後のSTI併用も念頭に置いたが，まず，全脳照射37.5 Gy/15回を行った．

　治療前にみられた神経症状は速やかに改善した．全脳照射に対する反応が良好なため，STI併用は見送られた．照射5ヵ月後のMRIでは脳転移巣の著明な縮小を認める（図6）．

　8ヵ月後より再び見当識障害が出現し，MRIでは広範ながん性髄膜炎が認められた．がん性髄膜炎の発症により見当識障害が再燃したが，腫瘍が制御されていた期間は脳転移発症前と同様の日常生活を送ることができた．全脳照射後のMRI像（FLAIR法）の変化を示す（図7）．脳萎縮，特に脳室拡大と白質の高信号

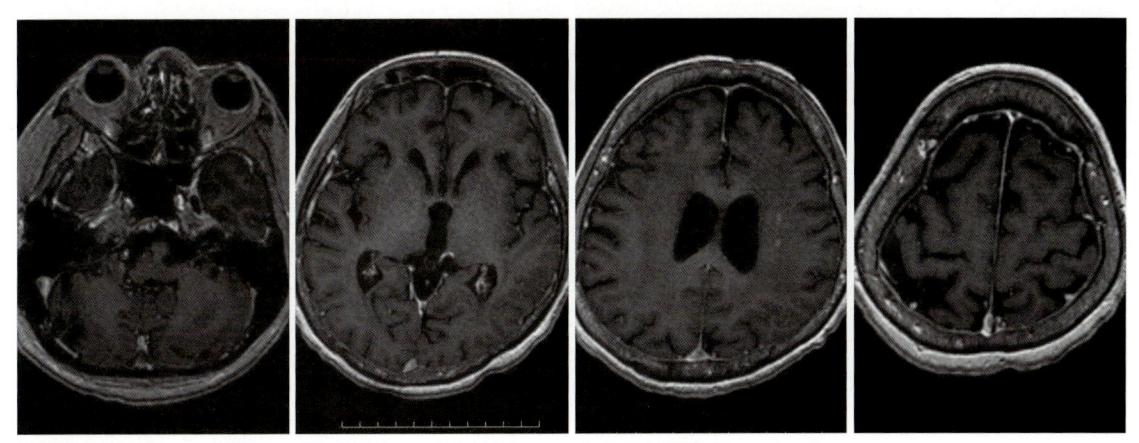

図6 全脳照射5ヵ月後MRI像（ガドリニウム造影，コントラスト増強法）

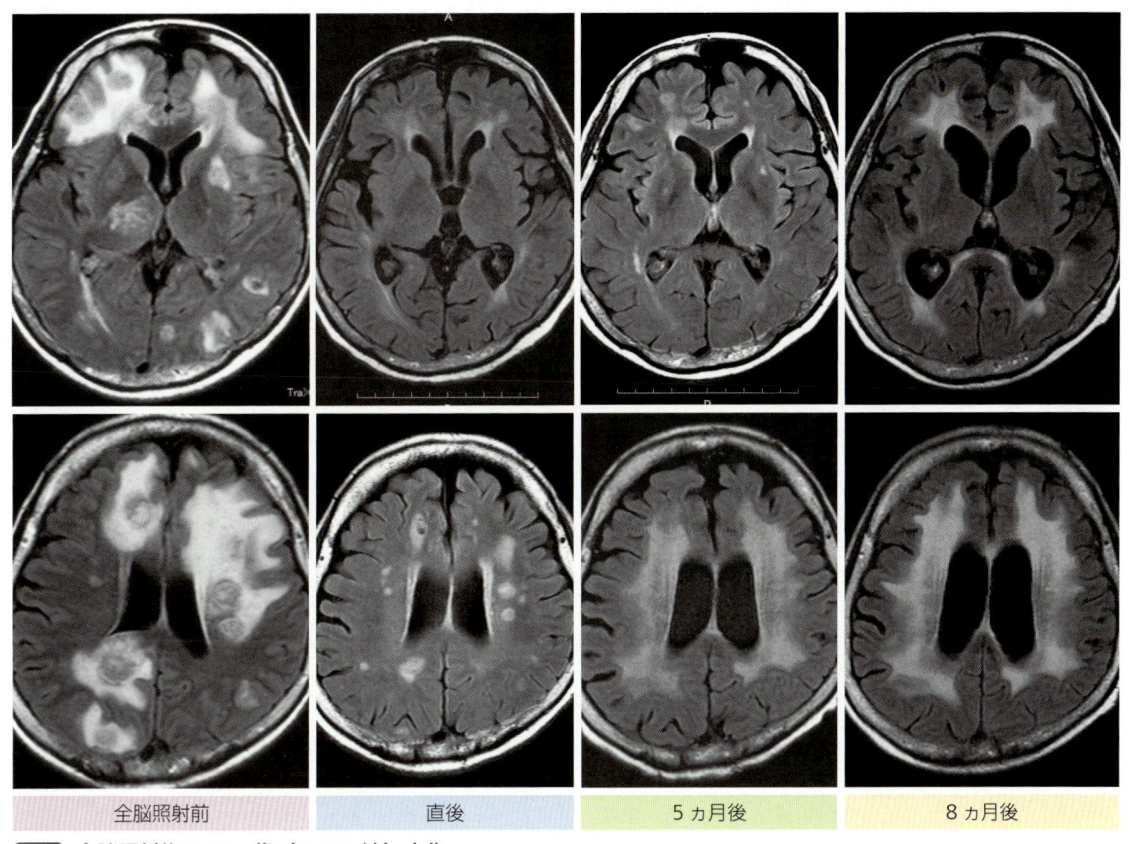

| 全脳照射前 | 直後 | 5ヵ月後 | 8ヵ月後 |

図7 全脳照射後のMRI像（FLAIR法）変化

拡大が徐々に進行している．このような状態であっても，がん性髄膜炎発症までのPSは保たれており，患者のQOL維持には腫瘍制御を最優先すべきであることを実感した例である．

蛇足であるが，前出の症例（**図4**）でも全脳照射後2年目のMRIで脳室の拡大が認められている．前出の症例ではこのような画像所見を呈していても認知障害の出現なく患者のPSは保たれていた．

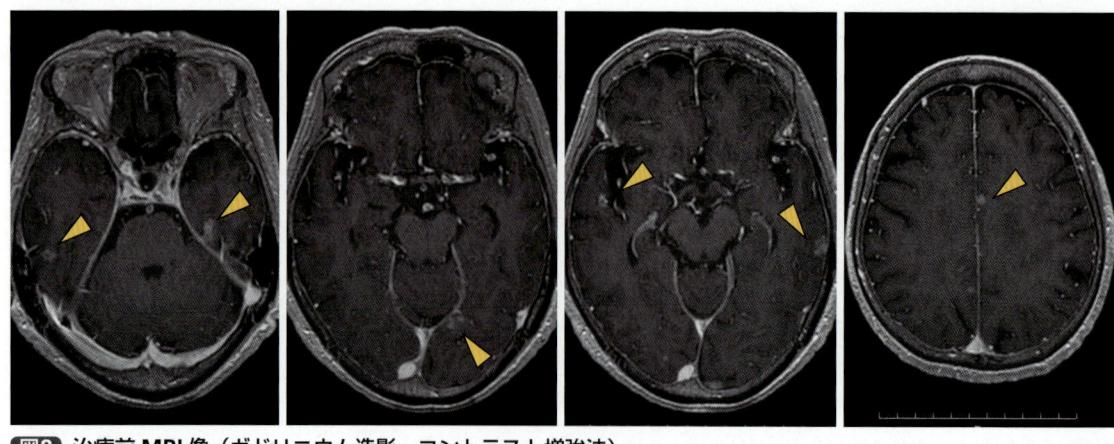

図8 治療前 MRI 像（ガドリニウム造影，コントラスト増強法）

CASE 3（参考症例）

臨床経過

【症　例】
79歳，女性．

【現病歴】
78歳時に肺がん（腺がん，EGFR 変異陰性，cT4N2M1：脳・骨Ⅳ期）と診断された．
脳転移による症状なく，化学療法が先行された．

【検査所見】
化学療法が先行されたが，原発巣は増大し，腫瘍マーカーの増加あり，頭部 MRI で多発性脳転移巣のわずかな増大傾向を認めた（**図8**）．

治療の経過（CASE 3）

second line therapy として erlotinib が開始された．erlotinib 開始9ヵ月後の MRI では，多発脳転移巣はほぼ消失しているが，右基底核領域病変のみ増大を認めた（**図9 上段**）．この病変に対して，リニアックにより GTV＋2 mm＝PTV として，mMLC を使用して，1アイソセンタ・中心線量25 Gy/5回・辺縁線量20 Gy（中心線量の80％＝20 Gy で PTV の95％をカバー，リーフマージン2 mm）の SRT を行った．SRT 3ヵ月後の MRI では，右基底核領域は縮小しているが，多発脳転移巣は小さく再燃している（**図9 下段**）．有害事象により SRT 前より erlotinib は中止されていた．神経症状はないため全脳照射は行わず，脳転移については経過観察されたが，原病の増悪のため脳転移に対する治療（erlotinib）開始1年8ヵ月後に死去した．

解　説

転移性脳腫瘍の放射線治療にまつわるエビデンスを示した報告は多くあるが，転移性脳腫瘍に対する「標準的」といえる治療法についてはコンセンサスはない．患者の年齢や全身状態により種々の治療の選択肢を検討するべきである．患者本人の治療に対する要望も重要である．数多くのエビデンスは患者の治療法選択の判断材料として用いられるべきである．

転移性脳腫瘍に対する分子標的治療薬の効果については，肺がんに対する gefitinib，erlotinib や乳がんに対する lapatinib は脳血管関門を通過する薬剤であり，奏効率についての報告は少ないが，本症例のように多発性の微小な脳転移巣に対して有効である場合も多い．

文　献

1) Gaspar L et al：Recursive partitioning analysis（RPA）of prognostic factors in three Radiation Therapy Oncology Group（RTOG）brain metastases trials. Int J Radiat Oncol Biol Phys **37**：745-751, 1997
2) Sanghavi SN et al：Radiosurgery for patients with brain metastases：a multi-institutional analysis, stratified by the RTOG recursive partitioning analysis method. Int J Radiat Oncol Biol Phys **51**：426-434, 2001
3) Kjellberg RN：Radiosurgery. Neurosurgery **25**：670-672, 1989
4) Aoyama H et al：Stereotactic radiosurgery plus Whole-Brain Radiation Therapy vs stereotactic radio-

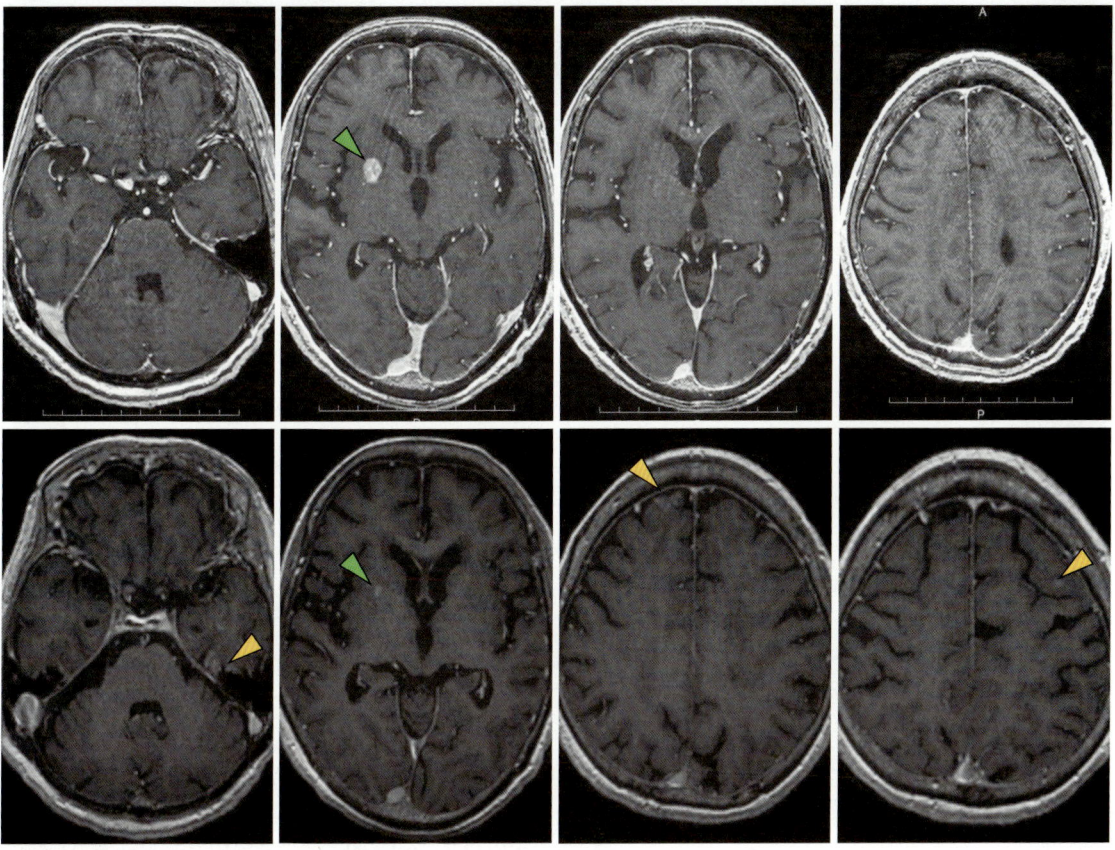

図9 治療後 MRI 像（ガドリニウム造影，コントラスト増強法）
上段：治療開始 9 ヵ月後（SRT 前）
下段：治療開始 1 年 5 ヵ月後（SRT 6 ヵ月後）

surgery alone for Treatment of brain metastases. JAMA **295**：2483-2491, 2006
5) Kocher M et al：Adjuvant whole-brain radiotherapy versus observation after radiosurgery or surgical resection of one to three cerebral metastases：results of the EORTC 22952-26001 study. J Clin Oncol **29**：134-141, 2011
6) Hellmann S, Weichselbaum RR：Oligometastases. J Clin Oncol **13**：8-10, 2004
7) Asai A et al：Subacute brain atrophy induced by radiation therapy of malignant brain tumors. Gan No Rinsho **33**：753-761, 1987
8) Chang EL et al：Neurocognition in patients with brain metastases treated with radiosurgery or radiosurgery plus whole-brain irradiation：a randomised controlled trial. Lancet Oncol **10**：1037-1044, 2009
9) Meyers CA, Brown PD：Role and relevance of neurocognitive assessment in clinical trials of patients with CNS tumors. J Clin Oncol **24**：1305-1309, 2006

各論

39 がん救急

A 上大静脈症候群

臨床経過

【症例】
65歳，男性．

【現病歴】
近医で胸部異常陰影を指摘され当院の呼吸器内科を受診し，精査にて進展型小細胞肺がん（cT4N2M1）と診断された．全身化学療法を4コース施行したところ部分奏効（PR）となった．化学療法終了から4ヵ月後に病変の増悪を認めたため再度化学療法が5コース施行されたが奏効せず，上大静脈症候群が出現したため放射線治療目的に当科受診となった．

【検査所見】
喘鳴が認められ労作時の呼吸困難感の訴えがあった．顔面から頸部の浮腫と前胸部の静脈の怒張を認めた（図1）．胸部造影CTでは気管周囲から右肺門にかけて造影効果の乏しい腫瘤が認められ，この腫瘤によって上大静脈は圧排され高度に狭窄しており，右主気管支の狭窄も認められた（図2）．

設問

設問1
上大静脈（superior vena cava：SVC）症候群に関する記述（a～d）のうち，正しい内容はどれか．選択肢①～⑤より正しい組み合わせを1つ選べ．
a. 原疾患としては肺がんが最も多い．
b. SVC症候群の症状として顔面や上肢の浮腫の他，喘鳴や呼吸困難感が認められることもある．
c. 奇静脈を主とした側副血行路が形成されていれば，緊急的な治療が必要となることは少ない．
d. 初回治療として放射線治療および化学療法が選択されることが多い．

① a, c, d
② a, b
③ b, c
④ d のみ
⑤ a～d すべて

解答と解説

設問1　　　　　正解⑤

SVC症候群は結核や梅毒の感染による大動脈瘤が原因であることが多かったが，近年は悪性腫瘍によるものが90％を占め，悪性腫瘍のうちでは非小細胞肺がんが原因となる頻度が最も高いといわれている（表1）[1,2]．

SVCの症状として，顔面から上腕の浮腫，皮下の静脈の怒張などが挙げられる．その他に気道の圧排や浮腫による呼吸器症状を呈することもある．症状の重症度はSVCの閉塞の程度やそのスピードに依存して

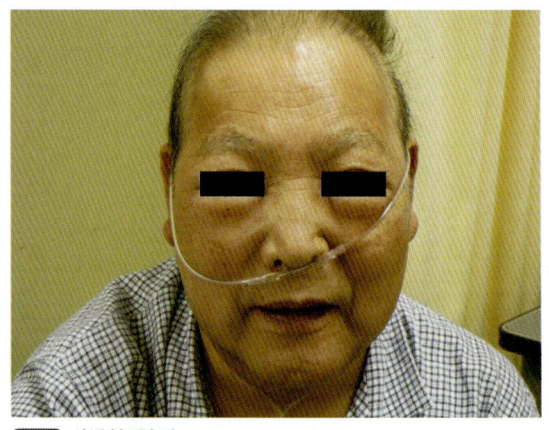

図1 当科初診時
顔面から頸部にかけて浮腫が認められた．

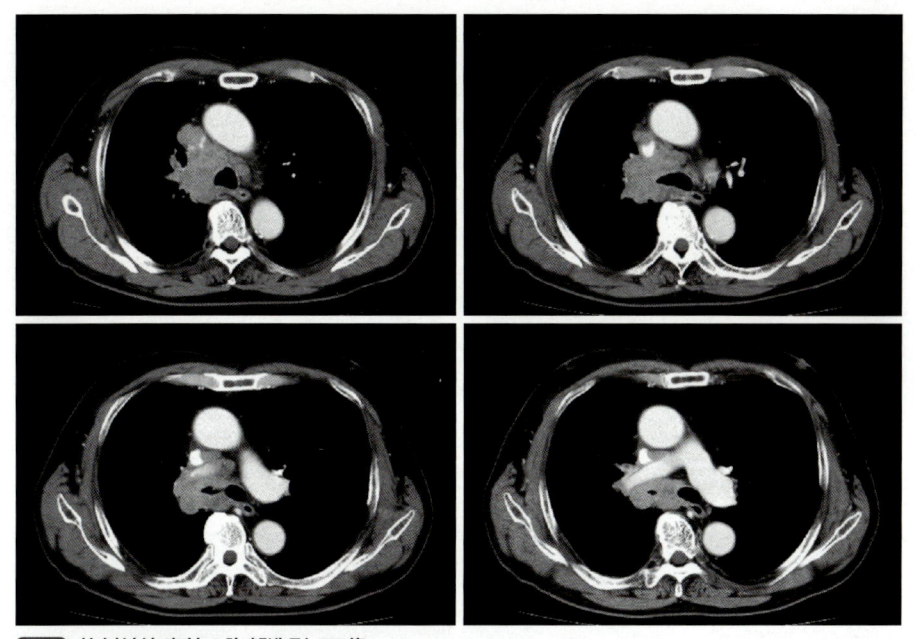

図2 放射線治療前の胸部造影 CT 像
縦隔から右肺門部の腫瘍による上大静脈の狭窄が認められた.

表1 上大静脈（SVC）症候群の原因となりうる悪性腫瘍

腫瘍の種類	比率 %（range）	臨床的な特徴
非小細胞肺がん	50（43〜59）	喫煙歴あり，50歳以上
小細胞肺がん	22（7〜39）	喫煙歴あり，50歳以上
悪性リンパ腫	12（1〜25）	胸部以外のリンパ節腫大，65歳以下
転移性腫瘍	9（1〜15）	悪性腫瘍の既往
胚細胞性腫瘍	3（0〜6）	HCG や AFP の上昇，40歳以下の男性
胸腺腫	2（0〜4）	腫瘍関連症候群の存在
中皮腫	1（0〜1）	アスベスト曝露歴
その他	1（0〜1）	

HCG：human chorionic gonadotropin（ヒト絨毛性ゴナドトロピン）
AFP：α-fetoprotein（α-フェトプロテイン）

（Wilson LD et al：N Engl J Med **356**：1862-1869, 2007 より改変）

いるが，奇静脈を主とした側副血行路が形成されていることが多く，高度の気道閉塞や脳浮腫を合併していない限り致死的となることはない．したがって治療の第一選択は原疾患に対する治療であると思われる．一方，致死的な症状を有するような症例では，ステロイドの投与や症状の改善が早期に得られるステント留置術が選択されることもある．

治療の経過

本症例は進展型小細胞肺がんに対して化学療法を施行後に病変の再増大を認め，SVC 症候群を呈した症例である．当科受診時に酸素吸入をしていたが，全身状態は良好であったため，irinotecan, nedaplatin を用いた化学放射線療法の方針となった．放射線治療は CT 治療計画を施行後，縦隔腫瘍，原発病巣に対して 1 回 2 Gy で開始し 56 Gy 照射した．また，predniso-

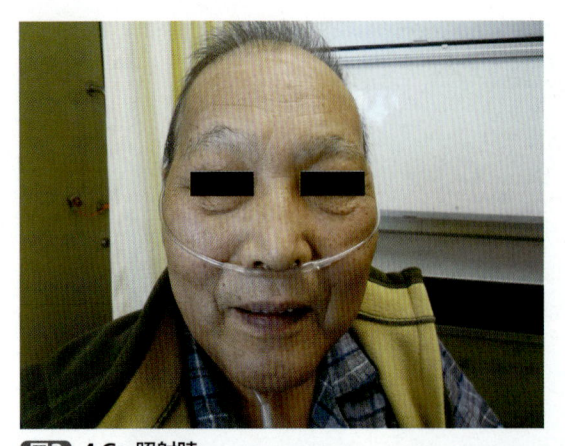

図3 4 Gy 照射時
顔面の浮腫は著明に改善した.

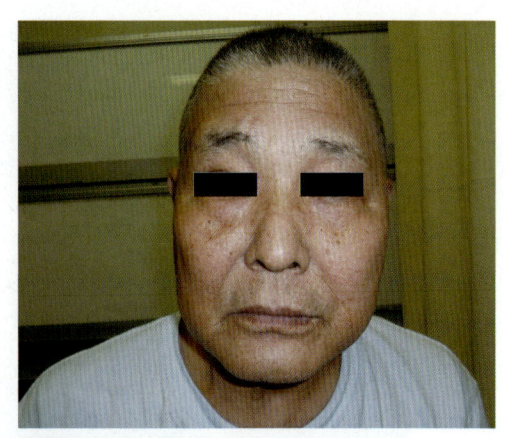

図4 10 Gy 照射時
治療前に認められた浮腫はほぼ消失した.

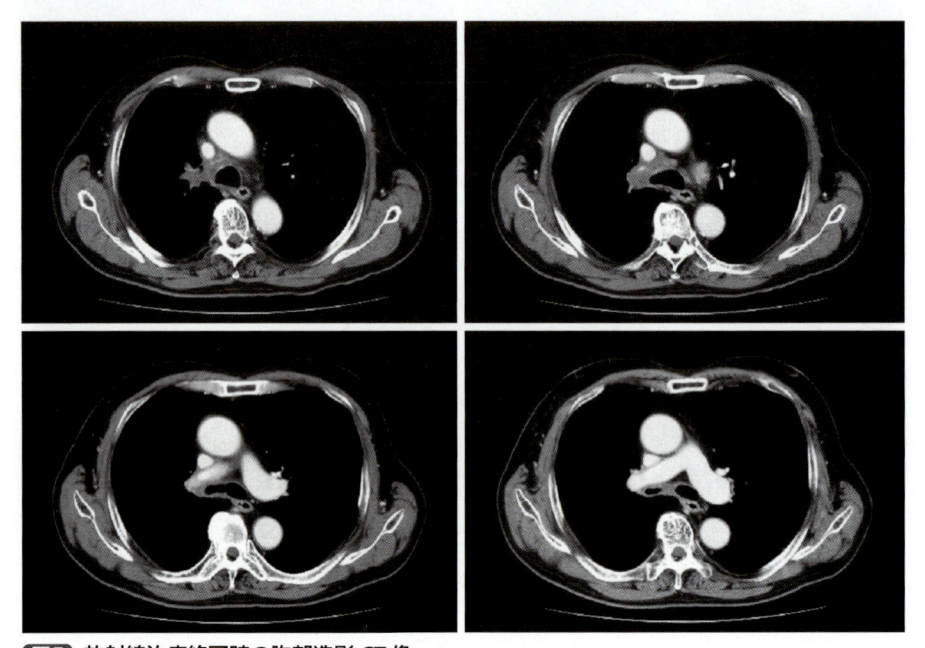

図5 放射線治療終了時の胸部造影 CT 像
治療前に認められた腫瘤は著明に縮小し，上大静脈の狭窄は改善した.

lone と furosemide が補助治療薬として投与された．照射開始2日目に顔面の浮腫は軽減し（**図3**），10 Gy 照射後に浮腫は消失した（**図4**）．治療終了直後の CT では腫瘍は著明に縮小し SVC の開存が認められた（**図5**）．

経過は良好であったが，放射線治療終了から3ヵ月後に肝転移，副腎転移の出現，さらに脳転移の増大が認められた．全身化学療法が行われたが治療効果は得られず，放射線治療終了から7ヵ月後に死去した．

関連疾患および放射線腫瘍学関連事項の記載と解説

先述のとおり，SVC 症候群の原因としては悪性腫瘍が最も多いため，本項では悪性腫瘍が原因の SVC 症候群に限定して述べる．SVC 症候群は緊急的な治療が必要であるといわれていたが，近年，症状が認められた期間と予後に相関がないことが明らかとなってきたため，気道閉塞や脳浮腫による致死的な症状がある症例を除いて，原疾患に対する治療を優先すること

が多い[1]．本疾患では大規模なランダム化比較試験による治療内容の比較や有用性の検討は困難である[2,3]．Yuらによって SVC 症候群を病状の重症度で分類し，それに基づいた治療アルゴリズムが提案されたが[4]，多くの施設では後向きな症例検討や経験をもとに治療が行われているのが現状である．

本疾患では治療法によって症状の改善率に差はないとされているが，放射線治療による症状の改善は 7 日以内に認められることが多く，症状の改善率も 80 ％前後と高いことから放射線治療は有用である[1]．実際の放射線治療に際しては CT 治療計画を行うことが望ましい．しかしながら，状態が不良で治療寝台上で仰臥位が困難な症例では，ベッド上の体位のまま治療室内で照射野を決定し治療を開始することもある．このような症例では症状が改善した後に治療計画 CT を撮像し，3 次元的な治療計画による放射線治療を施行する．放射線腫瘍医の臨機応変かつ適切な判断力や放射線治療技師，看護師との綿密な連携が重要である．筆者らの施設では SVC 症候群による症状改善のみを目的とした場合，計画標的体積 (PTV) は SVC を圧排している原因病巣を十分に含め，照射線量は通常分割 (1 回 1.8～2.0 Gy) で総線量 40 Gy 前後，根治的な治療を行う症例では原発巣も PTV に含めて 60 Gy 前後まで照射している[6]．補助治療としての利尿薬やステロイドの投与については科学的な根拠はない[1,2]．しかしながら，脳浮腫をきたしている症例や SVC の狭窄が高度で気道閉塞を合併している症例では，治療の開始早期に組織の浮腫によって，静脈圧の上昇や咽頭，喉頭の浮腫などの症状が一過性に増悪する危険があるため，これら薬剤の投与が支持療法として必要である．

放射線治療や化学療法以外の治療として SVC の狭窄部位へのステント留置術が挙げられる[5]．ステント留置では症状の改善は 3 日以内に認められることが多く，症状改善率は 80 ％前後と高い．しかしながら，ステント留置後，長期間にわたって抗凝固療法が必要となる症例や，血栓形成による閉塞や感染などの合併症が報告されている．さらに，ステント留置は原疾患に対する治療ではないことから，本治療は放射線治療が無効であった症例や再発例，あるいは症状改善の緊急性が高い症例に限定して施行されるべきである．

文献

1) Rowell NP, Gleeson FV：Steroids, radiotherapy, chemotherapy and stents for superior vena caval obstruction in carcinoma of the bronchus. Cochrane Database Syst Rev：CD001316, 2001
2) Wilson LD et al：Clinical practice. Superior vena cava syndrome with malignant causes. N Engl J Med **356**：1862-1869, 2007
3) Wilson P et al：The difficulties of a randomized study in superior vena cava obstruction. J Thorac Oncol **2**：514-519, 2007
4) Yu JB et al：Superior vena cava syndrome--a proposed classification system and algorithm for management. J Thorac Oncol **3**：811-814, 2008
5) Lanciego C et al：Endovascular stenting as the first step in the overall management of malignant superior vena cava syndrome. Am J Roentgenol **193**：549-558, 2009
6) 中山優子，備前麻衣子：緩和医療としての放射線治療．肺癌診療マニュアル，江口研二（編），中外医学社，東京，p267，2006

B 切迫麻痺

臨床経過

【症　例】
72歳，男性．

【現病歴】
6ヵ月前より前立腺がん多発骨転移の診断のもとホルモン療法が開始された．初診時のPSAは102.8 ng/mL，生検の結果は低分化型腺がん（Gleason score：4＋5）であった．1ヵ月前より背部痛が出現し，数日前より両下肢へ広がる電撃痛と背部痛の増悪がみられた．既往歴および家族歴に特記すべき事項はない．

【検査所見】
両下肢の軽度の脱力を認めたが，感覚障害や膀胱直腸障害はなく自立歩行も可能であった．脊椎MRIにて脊椎に多発する転移性骨病変を認め，第5胸椎レベルを中心に脊柱管内に両側から進展する腫瘍と胸髄の変形を認めた（図1, 2）．血清カルシウム値は正常であった．

設問

設問1
切迫麻痺の初期治療として行うべき治療について，正しい選択肢を2つ選べ．
① 化学療法
② ホルモン療法
③ ステロイド投与
④ 外科的処置による圧迫解除
⑤ ストロンチウム-89（^{89}Sr）を用いた内用療法

設問2
患者への説明の前に整形外科医，泌尿器科医，放射線腫瘍医による合同カンファレンスが開かれた．治療方針について，正しい選択肢を2つ選べ．
① 手術時に術中照射を行う．
② 手術を行う前に術前照射を行う．
③ 歩行障害が生じていないため手術は当面行わない．
④ 手術による除圧と椎体固定を施行した後，術後照射を行う．
⑤ 患者自身が手術を希望しない場合には外部照射を提示する．

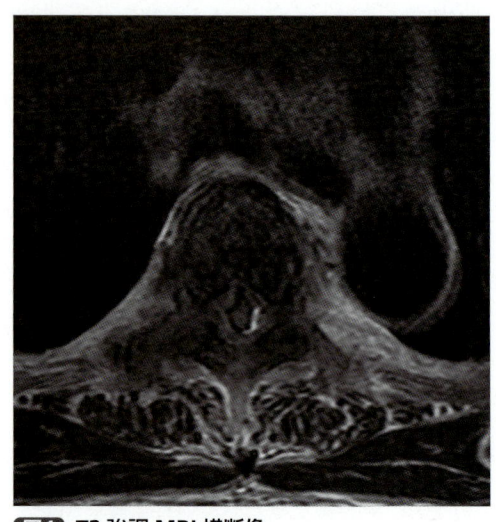

図1 T2強調MRI横断像
両側より脊柱管内に進展する腫瘍と変形した胸髄を認める．

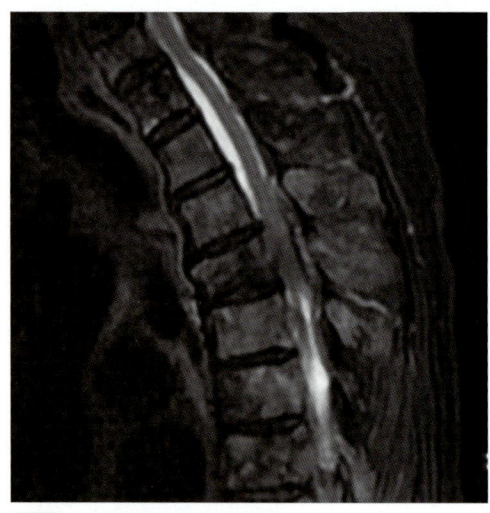

図2 T2強調MRI矢状断像
第5胸髄レベルで腫瘍を認める．

設問3

病状説明と治療方針を詳しく行ったものの患者の強い希望で放射線治療を行うこととなった．放射線治療に関して，**正しい選択肢を2つ選べ**．
① 8 Gy 単回照射
② 30 Gy/10 回の分割照射
③ 第4胸椎から第6胸椎までを含めた後方1門照射
④ [89]Sr による内用療法と外部照射の併用
⑤ 強度変調放射線治療（IMRT）の準備を進め1週間後から照射を開始する．

解答と解説

設問1　　　　　　　　　　　　　　　　正解③，④

進行する脊髄麻痺に対する初期治療としては脊髄圧迫の原因を取り除くことであるが，化学療法や放射線治療に感受性が高い造血器腫瘍以外では化学療法や放射線治療は第一選択とはならない．確定診断後速やかに dexamethasone 10〜16 mg（現在の 8.2〜13.2 mg に相当）を投与する[1]．外科的除圧術と椎体固定術が第一選択となるが，患者の全身状態，生命予後，患者の希望などによっては手術以外の方法が選択される．また [89]Sr を用いた内用療法は，多発する骨病変に対し疼痛緩和を目的に用いられるが，腫瘍の急速な縮小効果は期待できず本症例の初期治療には適さない．

設問2　　　　　　　　　　　　　　　　正解④，⑤

全身状態が良好であり歩行機能も維持されていることから，手術による除圧術と椎体固定術がまず行われる．完全麻痺になった後に手術を施行した場合には歩行機能の改善率は低い．術前照射は術後の合併症が増加するため推奨されない[1,2]．手術後に外部照射（30 Gy/10 回や 40 Gy/20 回など）が推奨されている[2]．全身状態不良や手術拒否例では外部照射を中心とした治療が選択される．

設問3　　　　　　　　　　　　　　　　正解②，③

手術を施行せず放射線治療を中心とした治療が行われる際，照射スケジュールが問題となる．脊髄圧迫を呈した症例を対象とした前向き試験（Spinal Cord Compression Recurrence Evaluation：SCORE-1）の結果が参考となる[3]．8 Gy 単回照射や 20 Gy/5 回の短期照射と，30 Gy/10 回，37.5 Gy/15 回，40 Gy/20 回などの1回線量を下げ分割回数を増やした照射方法との比較では，短期的な神経機能温存率は同等であるが，6〜12ヵ月時点での圧迫骨折や運動機能障害の再燃率が後者のほうが低いと報告されている．ある程度の予後が期待できる症例では1回線量を下げ分割回数を増やした照射方法が望ましい．責任病巣部に上下1椎体ずつを含めた照射野（本症例では第4胸椎から第7胸椎の一部までを含めた）で後方1門照射，または前後2門照射（ビームの比重は後方からのビームの比重を高くする）などの照射方法が一般的である．ガンマナイフは頭部以外の部位には適用することができない．[89]Sr は多発性骨転移の疼痛緩和として有用な治療法であるが，外部照射との併用により疼痛緩和率の向上は示されておらず，また本症例のような脊髄圧迫に対する併用の効果は明らかではない．確定診断後早急に（24時間以内）照射を開始すべきとされている．

治療の経過

診断後ただちに治療計画用 CT と 3 次元治療計画を施行し，同日中に照射を開始した（**図3**）．照射スケジュールは 30 Gy/10 回を選択した．照射と並行してオピオイドとステロイドが投与され，照射終了時には疼痛の改善傾向がみられた．2ヵ月が経過した時点では麻痺の進行はなく，化学療法およびビスホスホネート製剤が継続投与されている．

関連疾患および放射線腫瘍学関連事項の記載と解説

脊椎転移を生じる疾患としては，肺がん，乳がん，腎がん，甲状腺がん，悪性リンパ腫，多発性骨髄腫，肝がんなどが挙げられる．脊椎転移による切迫麻痺における最も重要な治療の目的は，歩行機能温存と神経機能温存，疼痛緩和である．画像機器の普及と診療ガイドラインの浸透により，1990 年代には診断時 1/3 程度であった歩行可能例が，近年では 2/3 の症例で歩行機能が維持された状態で診断されるようになった[2]．がん患者で切迫麻痺が疑われた場合には 24 時間以内に MRI による画像評価を行い，確定診断をつけることが重要とされている[1]．切迫麻痺を疑う症状と所見は，1）上背部痛または後頸部痛，2）進行する下背部痛，3）持続する著明な下背部痛，4）くしゃみや咳を

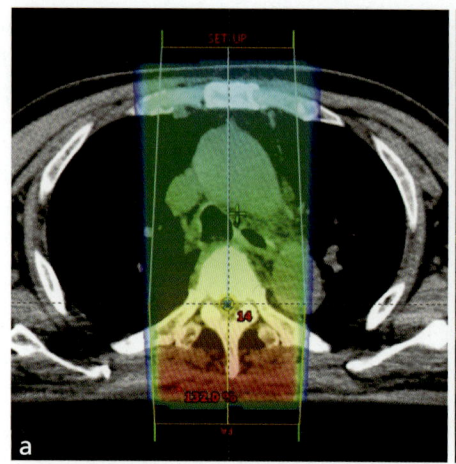

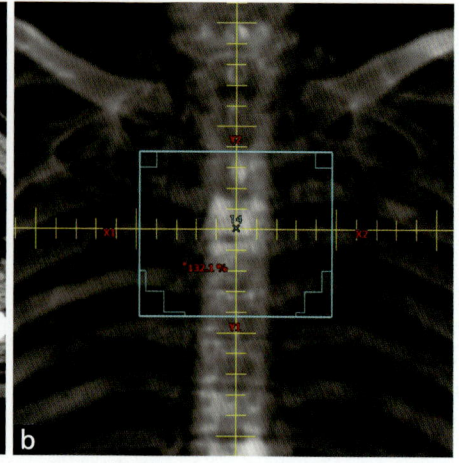

図3 線量分布図（a）と照射野（b）
対向2門照射で後方からのビームの比重を高くした．

した際に増悪する背部痛，5）背部の圧痛，6）睡眠を妨げる背部痛などである．

治療法の選択としては以下のものが挙げられる．

1) 鎮痛薬

非ステロイド抗炎症薬やオピオイドを投与し，並行して脊髄圧迫の状態を MRI で評価する．

2) ステロイド

ステロイド投与に関する一定の見解は得られていないが，英国の National Institute for Health and Clinical Excellence（NICE）や二次資料である UpToDate では，確定診断後速やかに dexamethasone 10～16 mg を投与することが推奨されている[1,2]．初期治療後，速やかに減量し 5～7 日間で終了する．一方，Cochrane review ではステロイド投与の有効性は不明としており，特に dexamethasone 96 mg（現在の用量で 79.2 mg）の大量投与では有意に有害事象が増えるとしている[4]．臨床の現場では dexamethasone 10～16 mg 投与が行われている．

3) ビスホスホネート製剤

本剤の投与により多発性骨髄腫や乳がんの椎体破壊例では疼痛緩和効果や圧迫骨折のリスクの減少が期待できる．NICE のガイドラインでは，前立腺がんの脊椎転移例では鎮痛薬で十分な鎮痛効果が得られない場合にビスホスホネート製剤を考慮すべきとしている．腫瘍の急速な縮小効果は期待できず進行する脊髄麻痺の初期治療で行う治療ではないが，初期治療後にビスホスホネート製剤（特に zoledronate）を投与することで骨関連事象（病的骨折，圧迫骨折，疼痛など）の発生を減少させることが期待される[5]．

4) 放射線治療

放射線感受性の高い造血器腫瘍では第一選択となるが，前立腺がんの脊椎転移例では放射線治療による急速な腫瘍の縮小は期待できない．SCORE-1 試験では約 20％の前立腺がん症例が含まれており，乳がんや肺がんからの転移例と同様に放射線治療により約 30％の症例で運動機能の改善が得られ，また約半数の症例で運動機能障害の増悪を回避できている[3]．わが国ではあまり用いられる照射スケジュールではないが，16 Gy/2 回（6 日間隔で 8 Gy を 2 回照射）と 30 Gy/8 回（5 Gy/回を 4 日間隔で 3 回照射した後，3 Gy/回で 5 日間照射）を比較したランダム化比較試験では，同等の疼痛緩和と，歩行機能および膀胱機能維持が確保できることが示されている[6]．長期予後が期待できる症例には 30 Gy/10 回の照射が，生命予後が短い症例にはより短期間の照射が用いられる[2]．また，30 Gy/10 回を超える線量を投与することによる臨床的メリットは示されていない[2]．脊髄圧迫をきたした症例の治療後の歩行機能の改善・維持率を，原発部位や照射前の歩行状態などから予測するスコアが報告されており治療方針決定に有用である[7]．過去に同部位に照射歴がある場合には過線量に注意が必要である[1,2]．

5) 手 術

進行する麻痺や，麻痺を起こす可能性が高いと予想される症例では外科治療が第一選択である．照射単独に比べ，手術治療と術後放射線治療が併用されたほうがより良好な運動機能を確保できることが示されてい

る[4,8]．椎弓切除術単独では十分な効果が得られないため，椎弓切除術に加え腫瘍の可及的切除と椎体固定術が行われる[2,4]．また，完全麻痺になった症例でも脊椎の不安定に伴う疼痛が強い場合には手術治療による脊椎の固定術が考慮される．歩行障害がある場合でも，感覚機能や運動機能が一部でも残っている症例では機能改善がある程度期待できる．

文献

1) National Institute for Health and Clinical Excellence：Metastatic spinal cord compression：diagnosis and management of patients at risk of or with metastatic spinal cord compression, National Collaborating Cancer for Cancer, 2008
2) Schiff D：Treatment and prognosis of neoplastic epidural spinal cord compression, including cauda equina syndrome. UpToDate version 18.3, 2011
3) Rades D et al：Final results of a prospective study comparing the local control of short-course and long-course radiotherapy for metastatic spinal cord compression. Int J Radiat Oncol Biol Phys **79**：524-530, 2011
4) George R et al：Interventions for the treatment of metastatic extradural spinal cord compression in adults. Cochrane Database Syst Rev：CD006716, 2008
5) Rosen LS et al：Zoledronic acid versus placebo in the treatment of skeletal metastases in patients with lung cancer and other solid tumors：a phaseⅢ, double-blind, randomized trial--the Zoledronic Acid Lung Cancer and Other Solid Tumors Study Group. J Clin Oncol **21**：3150-3157, 2003
6) Maranzano E et al：Short-course versus split-course radiotherapy in metastatic spinal cord compression：results of a phaseⅢ, randomized, multicenter trial. J Clin Oncol **23**：3358-3365, 2005
7) Rades D et al：A score predicting posttreatment ambulatory status in patients irradiated for metastatic spinal cord compression. Int J Radiat Oncol Biol Phys **72**：905-908, 2008
8) Patchell RA et al：Direct decompressive surgical resection in the treatment of spinal cord compression caused by metastatic cancer：a randomised trial. Lancet **366**：643-648, 2005

索 引

欧 文

A

ABC トランスポーター　37
ABVD 療法　418, 424
accelerated hyperfractionation（AHF）　33, 57
accelerated partial breast irradiation（APBI）　155, 317
accelerated repopulation　152
acquired immunodeficiency syndrome（AIDS）　359, 444
actinomycin D（ACT-D）　34, 58, 472, 478
acute myelogenous leukemia（AML）　9, 158
acute radiation syndrome　66
acute toxicity　62
acutely responding tissue　56
ADC MAP　372
adenosine triphosphate（ATP）　37
adjuvant chemotherapy（AC）　31, 36
adjuvant hormone therapy（AHT）　372
adverse event（AE）　24
age-adjusted IPI（aaIPI）　422
ALARA（as low as reasonably achievable）　95
ALDH2　326
American Association of Physicists in Medicine（AAPM）　100
American Brachytherapy Society（ABS）　377
American Society of Clinical Oncology（ASCO）　269
anaplastic large cell lymphoma（ALCL）　425
anaplastic lymphoma kinase（ALK）　425
anaplastic thyroid carcinoma（ATC）　282
androgen deprivation therapy（ADT）　372
Ann Arbor 分類　417, 418
antibody-dependent cellular cytotoxicity（ADCC）　53
antithymocyte globulin（ATG）　67

aplastic anemia（AA）　157
argon plasma coagulation（APC）　379, 429
arteriovenous malformation（AVM）　482
Askin 腫瘍　479
aspirin　149
ataxia telangiectasia（AT）　43
ataxia telangiectasia mutated（ATM）　42, 46
ataxia telangiectasia mutated-and Rad3-related（ATR）　42, 46
^{198}Au　32, 149, 240, 250, 253, 255
A-V shunt　345
axial bone　461

B

B 型肝炎ウイルス（HBV）　429
B 症状　417, 422
Bartholin 腺がん　207
basaloid squamous cell carcinoma　270
basic fibroblast growth factor（bFGF）　48
BEP 療法　393
Bergonie-Tribondeau の法則　63
β 線　71
bevacizumab　53, 60, 355, 356
biological effective dose（BED）　145
biological response modifier（BRM）　433
bleomycin（BLM）　58, 389, 393, 418, 424
bone marrow transplantation（BMT）　157
boron-neutron capture therapy（BNCT）　72
Bragg ピーク　72, 108, 115, 348, 375
拡大──（SOBP）　71, 111, 116
Brinkman 指数　260
British Institute of Radiology（BIR）　102
bronchiolitis obliterans organizing pneumonia（BOOP）　62
busulfan（BUS）　157

C

C 型肝炎　344
cancer stem cell　9
CAP 療法　308

capecitabine　34, 58
carboplatin（CBDCA）　58, 297, 298, 301, 308, 439
CE 療法　301
cetuximab　38, 53, 59, 268, 275, 298
chemoradiotherapy（CRT）　58, 330, 336, 341, 355
chemoselection　268
Child-Pugh 分類　344
Children's Oncology Group（COG）　218
Chlamydia psittaci 感染　449
CHOP 療法　424, 444
chronic myelogenous leukemia（CML）　58
chronic obstructive pulmonary disease（COPD）　365
cisplatin（CDDP）　34, 58, 128, 229, 233, 246, 269, 274, 283, 288, 298, 304, 308, 312, 314, 326, 332, 336, 367, 389, 393, 397, 403
cladribine　448
Clarkson 法　79, 86, 123, 293
classical Hodgkin Lymphoma（CHL）　417
clear cell sarcoma of kidney（CCSK）　469
clinical target volume（CTV）　32, 96
^{60}Co　71, 149
Collaborative Ocular Melanoma Study（COMS）　225
combination chemotherapy　37
Common Terminology Criteria for Adverse Events（CTCAE）　24
complement-dependent cytotoxicity（CDC）　53
complete response（CR）　22, 24
Compton 散乱　71, 80
concurrent chemoradiotherapy（CCRT）　31, 59, 300, 398
conformal radiotherapy　120
conformity index（CI）　123
convolution 法　78
^{137}Cs　32, 149, 169
CT　17, 23, 112, 134, 138, 144
CVP 療法　448
Cyberknife®　133
cyclin-dependent kinase（Cdk）　9

512

cyclophosphamide（CPA） *34, 58, 157, 304, 308, 366, 423, 448, 458, 478*

D
D_{90} *150*
D_{95} *84, 85, 98, 129, 144, 288*
dacarbazine *58, 418, 424*
dasatinib *38*
DAV-feron *202, 205*
DCF 療法 *336*
denosumab *495*
DeVIC 療法 *439*
dexamethasone *439, 509*
DFFP（Dual Fluoroscopy and Flat Panel）システム *132*
diffuse large B cell lymphoma（DLBCL） *421, 428, 429*
digitally reconstructed radiography（DRR） *89, 91, 118, 356, 394, 449*
DNA 損傷修復 *47*
DNA 二重鎖切断 *40, 45*
DNA リガーゼⅣ（Lig Ⅳ） *40*
DNA-PKcs *40*
docetaxel（DOC） *35, 59, 298, 336*
donor lymphocyte infusion（DLI） *157*
dose and dose rate effective factor（DDREF） *69*
dose-intensive chemotherapy *37*
dose-volume histogram（DVH） *25, 84, 122, 234, 298, 348, 431*
doxorubicin（DXR） *34, 58, 283, 308, 314, 367, 418, 423, 424, 458, 470, 478*
DP 療法 *298*
ductal carcinoma *in situ*（DCIS） *262, 318*
dynamic MLC *126*

E
Early Breast Cancer Trialists' Collaborative Group（EBCTCG） *316, 321*
Eastern Cooperative Oncology Group（ECOG） *364*
ECF 療法 *336*
electronic health record（EHR） *182*
electronic portal imaging device（EPID） *89, 133, 375*
Ellis の式 *55*
endoscopic retrograde cholangiopancreatography（ERCP） *351*
epidermal growth factor（EGF） *47*
epidermal growth factor receptor（EGFR） *35, 47, 50*
epirubicin *34, 336*
Epstein-Barr ウイルス（EBV） *8, 235*
erlotinib *298, 502*
estrogen receptor（ER） *12*
etoposide（VP-16） *35, 58, 301, 304, 308, 393, 439, 458, 478*
European Organization for Research and Treatment of Cancer（EORTC） *209, 363*
EVAIA 療法 *478*
Ewing 肉腫 *459, 476*
exemestane *36*
extended field *417*
extended field radiotherapy（EFRT） *423*
extensive disease（ED） *301*
extracellular matrix（ECM） *48*
extranodal NK/T-cell lymphoma, nasal type（ENKL） *425, 438*

F
faces pain scale（FPS） *494*
FDG-PET *18, 23*
^{18}F-fluoro-2-deoxy-D-glucose（FDG） *18*
fibroblast growth factor（FGF） *48*
field shaping method *120*
fine-needle aspiration biopsy（FNA） *281*
fludarabine *58, 158, 448*
fluorescence *in situ* hybridization（FISH）法 *12*
fluorouracil（5-FU） *34, 58, 326, 332, 336, 341, 362, 389, 403*
follicular lymphoma（FL） *425*
FP 療法 *271, 326*
full time equivalent（FTE） *184*
functional subunit *64*

G
G_1 期阻止 *47*
G_2 期阻止 *47*
γ 線 *71*
gastrointestinal stromal tumor（GIST） *337*
GC 療法 *367*
GEANT4 *112*
gefitinib *38, 59, 298*
gemcitabine（GEM） *34, 58, 342, 352, 367*
generalized equivalent uniform dose（gEUD） *99*
germ cell tumor（GCT） *214*
germinoma *213*
Goldie-Coldman の仮説 *37*
Gompertzian モデル *37*
goserelin *36*
graft versus host disease（GVHD） *67*
graft versus leukemia effect（GVL） *157*
granisetron *160*

gross tumor volume（GTV） *28, 32, 96, 120*

H
half field 法 *319*
Heidelberg Ion-Beam Therapy Center（HIT） *117*
hematopoietic stem cell transplantation（HSCT） *157*
HER2 テスト *12*
high dose chemotherapy *37*
high dose rare（HDR） *147, 250, 400*
high dose rate-intraoperative radiation therapy（HDR-IORT） *152*
Hinge 法 *319*
homogeneity index（HI） *123*
homologous recombination（HR） *40*
hospital information system（HIS） *175*
H. pylori *5, 428, 449*
human immunodeficiency virus（HIV） *359*
human papilloma virus（HPV） *5, 8, 241, 360, 390, 399*
hyperfractionation *32, 57*
hypofractionation *33*

I
^{125}I *32, 149, 170, 381*
——シード線源永久挿入療法 *170*
^{131}I *162, 282*
^{131}I-MIBG（metaiod benzylguanidine） *162*
ibritumomab tiuxetan *164*
idarubicin（IDR） *34*
IDH-1 変異 *211*
IE 療法 *478*
ifosfamide（IFM） *34, 58, 439, 458, 478*
image-guided brachytherapy（IGBT） *400*
image-guided radiotherapy（IGRT） *88, 91, 93, 122, 131*
imatinib *13, 38, 58, 158*
imiquimod *206*
indolent lymphoma *428*
induction chemotherapy *31*
infantile hemangioma *484*
insulin growth factor-1（IGF-1） *47*
Integrated Radiotherapy Imaging System（IRIS） *131*
Integrating the Healthcare Enterprise Radiation Oncology（IHE-RO） *187*
intensity-modulated radiation therapy（IMRT） *31, 121, 125, 186, 328, 362*
前立腺がんに対する—— *128*
頭頸部がんに対する—— *127*

intensity-modulation particle therapy 119
intensity-modulation proton therapy 111
interleukin（IL） 62
internal margin（IM） 87
internal target volume（ITV） 32, 97
International Atomic Energy Agency（IAEA） 102, 171
International Classification Diseases for Oncology（ICD-O） 30
International Commission on Radiation Units and Measurements（ICRU） 84
　ICRU 基準点 97
　ICRU レポート 38 400
　ICRU レポート 50 84, 85, 87, 96
　ICRU レポート 62 85, 87, 96, 478
　ICRU レポート 83 85, 98
International Commission on Radiological Protection（ICRP） 69, 84, 169, 171
International Electrotechnical Commission（IEC） 100
International Federation of Gynecology and Obstetrics（FIGO） 397, 407, 412
International Prognostic Index（IPI） 422, 438
International Society for the Study of Vascular Anomalies（ISSVA） 482
interstitial pneumonitis（IP） 160
involved field 417, 419, 420
involved field radiotherapy（IFRT） 297, 423
involved nodal radiotherapy（INRT） 423
^{192}Ir 32, 149, 169, 250
　――ワイヤ 244
irinotecan（CPT-11） 35, 58, 298, 301

J

Japan Clinical Oncology Group（JCOG） 22, 144
Japanese Radiation Oncology Study Group（JROSG） 318, 334, 343, 351
Japanese Society for Therapeutic Radiology and Oncology（JASTRO） 27, 190
JWiTS-2 プロトコル 469

K

Kaposi 肉腫様血管内皮腫 484
Kasabach-Merritt phenomenon（KMP） 484
Ku 40

L

Late Effect in Normal Tissue-Subjective Objective Management and Analytic（LENT-SOMA）scale 25
late responding tissue 56
late toxicity 63
lethal dose（LD） 66
letrozole 36
leukoplakia 259
leuprorelin 36
Lhermitte 徴候 234
limited disease（LD） 301
linear energy transfer（LET） 45, 116
linear no threshold（LNT） 169
linear-quadratic（LQ）モデル 55, 65, 69, 145
lomustine 218
long SAD 法 159
low dose rate（LDR） 147, 169, 249, 252, 377

M

malignant fibrous histiocytoma（MFH） 461, 463
malignant peripheral nerve sheath tumor（MPNST） 464
malignant pleural mesothelioma（MPM） 310
MALT（mucosa-associated lymphoid tissue）リンパ腫 8, 428, 448
mantle cell lymphoma（MCL） 425
MAP キナーゼ情報伝達系 46
matrix metalloproteinase（MMP） 9, 48
maximum androgen blockade（MAB） 373
maximum intensity projection（MIP） 144
MD Anderson Cancer Center 53, 207, 322
mean lung dose（MLD） 99
median survival time 22
melphalan 454
Memorial Sloan-Kettering Cancer Center（MSKCC） 381, 461
mercaptopurine（6-MP） 58
Merkel 細胞がん 201
metal oxide semiconductor field effect transistor（MOSFET） 160
methotrexate（MTX） 34, 58, 367, 389
　――大量療法 444, 448
MGMT 遺伝子プロモーター 211
MHI-TM2000 132
middle dose rate（MDR） 147
mitogen activated protein kinase 46
mitomycin C（MMC） 298, 362, 367

modified RECIST（mRECIST） 346, 349
Mohs 手術 197, 203
molecular targeted drug 59
monitor unit（MU） 85
monoclonal gammopathy of undetermined significance（MGUS） 454
MOPP 療法 418
MP 療法 454
Mre11-Nbs1-Rad50（MRN）複合体 40
MRI 18, 372
multiple endocrine neoplasia（MEN） 282
multiple leaf collimator（MLC） 31
M-VAC 療法 367
MVP 療法 298
MYCN 遺伝子増幅 474
myeloablative（MA） 157
myelodysplastic syndrome（MDS） 161

N

narrow band imaging（NBI） 12, 326
National Comprehensive Cancer Network（NCCN） 233, 317, 372, 397
　――ガイドライン 341, 360, 441
　――リスク分類 372
neoadjuvant chemotherapy（NAC） 36
neoadjuvant hormone therapy（NHT） 372, 377
neuroepithelioma 479
Nijmegen 染色体不安定性症候群 43
nilotinib 38
NK/T cell lymphoma prognostic index 439
nodular lymphocyte-predominant Hodgkin lymphoma（NLPHL） 417
nogitecan 58
nominal standard dose（NSD） 55
non-alcoholic steatohepatitis（NASH） 347
non-germinomatous germ cell tumor（NGGCT） 214
nonhomologous end joining（NHEJ） 40
non-insulin-dependent diabetes mellitus（NIDDM） 463
non-myeloablative（NMA） 157
normal tissue probability（NTCP） 99
Norton-Simon の仮説 37
Novalis® TX 133
numerical rating scale（NRS） 491

O

O^6-メチルグアニン-DNA メチル化酵素（MGMT） 210

off-center ratio（OCR） *82, 105*
oligometastases *30, 295, 499*
On-board Imager® （OBI） *131*
overall survival *22*
oxaliplatin（L-OHP） *34, 58*
oxygen enhancement ratio（OER） *51*

P

P-糖蛋白質（P-gp） *37*
p53 *42, 43, 47*
p53-binding protein 1（53BP1） *46*
paclitaxel（PTX） *35, 59, 297, 308*
pain flare *494*
panitumumab *38*
parallel organ *64*
paraneoplastic syndrome *303*
partial response（PR） *22, 24*
Patterns of Care Study（PCS） *183*
PCE 療法 *304*
pCR *338*
PE 療法 *308*
pemetrexed *34, 312*
percentage depth dose（PDD） *73*
percutaneous endoscopic gastrostomy（PEG） *31*
percutaneous ethanol injection therapy（PEIT） *344*
percutaneous transhepatic biliary drainage（PTBD） *351*
peripheral blood stem cell transplantation（PBSCT） *473*
peripheral T-cell lymphoma, not otherwise specified（PTCL-NOS） *425*
personal health record（PHR） *182*
PET Response Criteria in Solid Tumors（PERCIST） *23*
PF 療法群 *275*
Phoenix の定義 *377*
photodynamic therapy（PDT） *206*
physical modulator *126*
planning target volume（PTV） *32, 97, 121*
polymerase chain reaction（PCR） *13*
postmastectomy radiation therapy（PMRT） *321*
potentially lethal damage（PLD） *52*
prednisolone *423, 448, 454*
primary central nervous system lymphoma（PCNSL） *443*
primitive neuroectodermal tumor（PNET） *464, 479*
progesterone receptor（PR） *12*
programmed cell death *48*
progression-free survival *22*
progressive disease（PD） *24*
ProGRP *303*

prophylactic cranial irradiation（PCI） *301*
PSA bounce（spike） *377*
PSA doubling time（PSADT） *372*
pTNM *11, 15*
pubic arch interference（PAI） *377*
pure germinoma *215*

Q

QA/QC ガイドライン *101*
quality assurance（QA） *93, 100*
quality control（QC） *93, 100*
Quantitative Analyses of Normal Tissue Effects in the Clinic（QUANTEC） *99*

R

^{223}Ra *165*
Rad51 *40*
radiation emesis *62*
radiation induced liver damage（RILD） *345*
radiation pneumonitis *62*
Radiation Therapy Oncology Group（RTOG） *364, 405*
radioactive isotope（RI） *162*
radiofrequency ablation（RFA） *344*
radiology information system（RIS） *175*
radiosensitive severe combined immunodeficiency（RS-SCID） *44*
radiotherapy treatment planning system（RTPS） *76*
random error *87*
R-CHOP 療法 *423, 428, 444*
RECICL *349*
Redistribution *51*
reduced-intensity conditioning（RIC） *157*
regional field *419*
regional nodal irradiation（RNI） *317*
relative biological effectiveness（RBE） *45, 52, 72, 115, 148, 348*
remaining volume at risk（RVR） *98*
remote afterloading system（RALS） *147*
Reoxygenation *51*
Repair *51*
Repopulation *51*
Response Evaluation Criteria in Cancer of the Liver（RECICL） *346*
Response Evaluation Criteria in Solid Tumors（RECIST） *22*
response rate *22*
RET 遺伝子 *282*
revised-IPI（R-IPI） *423*
rhabdoid tumor of kidney（RTK） *469*
rituximab *34, 163, 423, 424, 428, 448*

RTOG RPA（recursive partitioning analysis） *498*
RT-RT（Real-Time Tumor Tracking）システム *132*
^{106}Ru *224*

S

S-1 *336*
Schistosoma haematobium *366*
secondary cancer *63*
sequential chemotherapy *37*
serial organ *64*
set-up margin（SM） *32, 87, 93, 96*
severe combined immunodeficiency（scid） *41*
Sézary 症候群 *433*
SH 物質 *50*
short T 字照射野 *327*
simultaneous integrated boost（SIB） *129, 233*
single nucleotide polymorphism（SNP） *8, 63*
sinusoidal obstruction syndrome（SOS） *160*
Skipper モデル *37*
solitary extramedullary plasmacytoma *455*
solitary plasmacytoma of bone *452*
sorafenib *60, 345, 348*
source-axis distance（SAD） *81*
source-surface distance（SSD） *81*
spindle cell carcinoma *270*
spread out Bragg peak（SOBP） *71, 111*
^{89}Sr *71, 162, 492*
——内用療法 *495*
^{90}Sr *71, 487*
stable disease（SD） *24*
static MLC *126*
Stell-McCormick 分類 *229*
stereotactic body radiation therapy（SBRT） *85*
stereotactic irradiation（STI） *31, 121, 142, 497*
stereotactic multiple arc radiotherapy（SMART） *121, 144*
stereotactic radiosurgery（SRS） *121, 142, 497*
stereotactic radiotherapy（SRT） *142, 184, 292, 348, 497*
sunitinib *60*
superior vena cava（SVC） *504*
superposition 法 *78, 86, 123, 293, 297, 395*
Surgical Staging System *459*
Surveillance Epidemiology and End Results（SEER） *352*
symptomatic myeloma *454*

索引

Synergy® *131*
systematic error *87*

T
tamoxifen *36*
tegafur-uracil（UFT） *58*
telomerase *48*
temozolomide（TMZ） *208, 210*
thoracoabdominal irradiation（TAI） *157*
three-dimensional conformal radiotherapy（3D-CRT） *31, 120*
thrombotic microangiopathy（TMA） *160*
tissue inhibitor of metalloproteinase（TIMP） *9, 48*
tissue phantom ratio（TPR） *120*
tissue maximum ratio（TMR） *73*
tolerance dose（TD） *64*
TomoTherapy® *134*
total body irradiation（TBI） *157*
total energy released per unit mass（TERMA） *77*
total lymphoid irradiation（TLI） *157*
total marrow irradiation（TMI） *157*
total mesorectal excision（TME） *357*
TPF療法群 *275*
transcatheter arterial chemoembolization（TACE） *344*
transforming growth factor（TGF） *62*
transhepatic arterial infusion（TAI） *344*
transrectal ultrasonography（TRUS） *149, 381*
transurethral bladder tumor resection（TUR-BT） *365*
trastuzumab *34, 38, 322*
treatment effect（TE） *349*
tri-modality *377*
tumor control probability（TCP） *99*
tumor necrosis factor（TNF） *62*
tumoritis *263*
two-hit theory *8*
two-step法 *233*

U
UK Co-ordinating Committee on Cancer Research（UKCCCR） *363*
Union for International Cancer Control（UICC） *15, 333, 341, 360, 390, 459*

V
V（D）J組換え *40*
V_{20} *62, 99, 122, 145, 297, 298*
V_{100} *150*
VAIA療法 *478*
vascular endothelial growth factor（VEGF） *7, 48*

VDC療法 *478*
VDC-IE療法 *458*
veno-occlusive disease（VOD） *472*
verrucous tumor *261*
vertebral hemangioma *482*
vinblastine *367, 418, 424*
vincristine（VCR） *35, 59, 423, 448, 458, 478*
vindesine *298*
vinorelbine（VNR） *35, 59*
visual analogue scale（VAS） *494*
volume effect *64*
VS_5 *298*

W
Waldeyer輪原発リンパ腫 *423*
warfarin *149*
whole breast irradiation（WBI） *317*
Wilms腫瘍 *468, 469*
Wobbler法 *109, 117*
World Health Organization（WHO） *11, 102, 307*

X, Y, Z
X線 *70*
XRCC4 *40*

^{90}Y *71, 162*

zoledronate *163, 495*

和文

あ
アクシデント *103*
悪性胸膜中皮腫（MPM） *310*
悪性血管肉腫 *465*
悪性神経膠腫 *210*
悪性神経内分泌腫瘍 *162*
悪性線維性組織球腫（MFH） *461, 463*
悪性転化奇形腫 *215*
悪性末梢神経鞘腫（MPNST） *464*
悪性リンパ腫 *158, 416, 449*
アジュバント放射線治療 *384*
アジュバントホルモン療法（AHT） *372*
アスベスト *311*
アセトアルデヒド *326*
アデノシン三リン酸（ATP） *37*
アプリケータ *380, 409*
アブレーション *281*
アポクリン腺がん *207*
アポトーシス *9, 43, 45, 48, 50*
アルキル化薬 *34, 58*
アルゴンプラズマ凝固（APC）焼灼術 *379, 429*
アロマターゼ阻害薬 *322*
安定（SD） *24*
アンドロゲン除去療法（ADT） *372*

い
胃悪性リンパ腫 *428*
医学物理士 *29, 185, 190*
胃がん *154, 335*
異型核分裂 *14*
移植片対宿主病（GVHD） *67, 160*
移植片対白血病効果（GVL） *157*
一塩基変異多型（SNP） *8, 63*
位置決めシステム *117*
位置検出用体内マーカー *139*
位置誤差 *92*
一次線 *76*
位置照合 *91*
イットリウム-90（^{90}Y） *71, 162*
遺伝子制御メカニズム *8*
遺伝的影響 *68*
イリジウム-192（^{192}Ir） *32, 149, 169, 250*
医療過誤 *103*
医療機器安全管理 *186*
医療事故 *103*
医療被曝 *169*
医療法 *172, 177*
医療法施行規則 *166, 174*
陰茎がん *387*
インシデント *103*
飲酒 *5, 241, 252, 257*

516

インスリン非依存性糖尿病（NIDDM） 463
インスリン様成長因子（IGF-1） 47
インターロイキン（IL） 62
咽頭後リンパ節転移 242

う
ウィーン分類 13
ウェッジフィルタ 83, 230, 261, 431

え
永久刺入組織内照射法 381
英国放射線学会（BIR） 102
疫学 2
エストロゲン受容体（ER） 12
エラー 103
遠隔操作式後装填法（RALS） 147, 244, 250
塩基性線維芽細胞成長因子（bFGF） 48
嚥下障害 275

お
横紋筋肉腫 463
大星・下里分類 24
オートプシー 45

か
外陰がん 412
介護保険法 167
外耳道がん 228
回転ガントリ装置 111
外部照射 31, 100, 371
下咽頭がん 273
化学放射線療法（CRT） 58, 330, 336, 341, 355
角化型扁平上皮がん 235
拡散強調像 372
拡大 Bragg ピーク（SOBP） 71, 111, 116
拡大局所照射 443
拡大ビーム照射法 117
画像診断 17
画像誘導小線源治療（IGBT） 400
画像誘導放射線治療（IGRT） 88, 91, 122, 131
　　——臨床導入のためのガイドライン 93, 131
加速過分割照射（AHF）法 32, 57, 283, 300
加速器装置 109
加速再増殖 152
加速乳房部分照射（APBI） 317
褐色細胞腫 162
滑膜肉腫 464
荷電粒子線治療 108
カーネル 77, 80
過分割照射法 32, 57

寡分割照射法 32, 55
可変絞り法 120
カルチノイド 162
眼窩原発 MALT リンパ腫 448
がん幹細胞 9
肝癌治療効果判定基準 346, 349
間期死 45
がん救急 504
眼球内リンパ腫 448
環境放射線被曝線量 170
環境要因 4
管腔内照射 148
肝硬変 344
がん細胞 7
肝細胞がん 344
間質性肺炎（IP） 160, 291, 294
患者固定 135, 143
患者紹介 186
患者体位の再現性 90
患者ボーラス・コリメータ 111
がん診療連携拠点病院 168
がん性髄膜炎 500
完全奏効（CR） 22, 24
患側胸壁照射 321
がん対策基本法 27, 168
がん対策推進基本計画 168
肝中心静脈閉塞症（VOD） 472
肝動注化学療法（TAI） 344
肝動脈化学塞栓療法（TACE） 344
眼付属器リンパ腫 448
がんプロフェッショナル養成プラン 27
がんプロフェッショナル養成基盤推進プラン 27
ガンマナイフ 121, 143
肝類洞閉塞症候群（SOS） 160
緩和的治療 491, 497

き
気管支腔内照射 291
奇形腫 215
基準画像 91
喫煙 5, 235, 241, 252, 257, 259, 269, 303, 366, 390
機能単位 64
逆 Y 字照射 418, 423
救済放射線治療 386
吸収線量 76, 80
　　——測定法 74
嗅神経芽細胞腫 289
急性期有害事象 25
急性骨髄性白血病（AML） 9, 158
急性死 66
急性障害 62
急性障害型組織 46
急性反応型組織 56
急性放射線症候群 66
急性リンパ性白血病（ALL） 158
胸腺腫 306

狭帯域光観察（NBI） 12, 326
強度変調放射線治療（IMRT） 31, 121, 125, 186, 328, 362
強度変調陽子線治療 111
強度変調粒子線治療 119
胸腹部照射（TAI） 157
胸部食道がん 330
胸壁再発 323
胸膜プラーク 311
局所進行胃がん 155
局所進行膵がん 155
局所進行直腸がん 154, 357
局所制御率曲線 122
局所放射線照射 433
筋骨格系異常 470
菌状息肉症 432
近接照射 255
金属マーカー 87, 92, 131, 135, 138

く
腔内照射 148, 333, 397, 399, 409, 414
偶発誤差 87
グロムス腫瘍 289
クーロン散乱 115

け
計画的リスク臓器体積 97
計画標的体積（PTV） 32, 97, 121
形質細胞腫 452
経直腸的超音波装置（TRUS） 149, 381
系統誤差 87
経尿道的前立腺切除術（TURP） 377
経尿道的膀胱腫瘍切除術（TUR-BT） 365
経皮経肝胆道ドレナージ 351
経皮的エタノール注入療法（PEIT） 344
経皮内視鏡的胃瘻造設術（PEG） 31
頸部食道がん 325
頸部リンパ節区分 241
頸部リンパ節転移 287
血管奇形 481
血管腫 481
血管新生 52
　　——阻害薬 53, 60
血管内皮成長因子（VEGF） 7, 35, 48, 52
血清アミラーゼ 67
結節性リンパ球優位型 Hodgkin リンパ腫（NLPHL） 417
血栓性微小血管障害症（TMA） 160
ケロイド 486
限局型小細胞肺がん 301, 304
原子核反応 115
原始神経外胚葉腫瘍 464
原体照射法 120
建築基準法 177
建築図書 180

索 引

原爆被爆　68
原発性悪性骨腫瘍　458
原発不明がん　287
原発不明頸部リンパ節転移　286

こ

高悪性度神経膠腫　210
高圧酸素療法　379
抗エストロゲン薬　322
高エネルギーX線発生装置　104
膠芽腫　210
効果判定基準　23
抗がん性抗生物質　34, 58
抗胸腺細胞グロブリン（ATG）　67, 158
口腔がん　249, 254
膠細胞腫　16
甲状腺がん　162, 281
甲状腺眼症　488
甲状腺機能亢進症　162
甲状腺機能低下症　265, 275, 326, 426
甲状腺髄様がん　162
甲状腺未分化がん（ATC）　282
校正点吸収線量測定　74
高線エネルギー付与放射線照射　45
光線力学的療法（PDT）　206
高線量率（HDR）　147, 250, 400
　　──腔内照射　397, 408
　　──小線源治療　377
抗体依存性細胞傷害（ADCC）　53, 163
抗体薬　35
後天性免疫不全症候群（AIDS）　359, 444
喉頭温存療法　270, 327
　　──のガイドライン　269
後頭蓋窩照射　218
喉頭がん　259
広汎外陰切除術　412
硬膜動静脈瘻　482
肛門がん　359
呼吸移動　89, 138, 143, 297, 353
　　──対策　138
呼吸運動管理法　139
呼吸制限法　144
呼吸停止法　144
呼吸同期システム　117
呼吸同期照射　122
国際がん研究機関（IARC）　4, 11
国際原子力機関（IAEA）　102, 171
国際産科婦人科連合（FIGO）　397, 407, 412
国際対がん連合（UICC）　15
国際電気標準会議（IEC）　100
国際放射線単位測定委員会（ICRU）　84, 96
国際放射線防護委員会（ICRP）　69, 84, 169, 171
国際予後指標（IPI）　422, 438
骨 Paget 病　462

骨壊死　251
骨外 Ewing 肉腫　464
骨関連事象　492
骨吸収抑制薬　494
骨腫瘍　155, 457
骨照合　91
骨浸潤　274
骨髄異形成症候群（MDS）　161
骨髄移植（BMT）　157
骨髄死　66
骨髄腫　454
骨髄抑制　494
骨肉腫　155, 459, 462
固定具　89
固定精度　89
固定多門照射　120
古典的 Hodgkin リンパ腫（CHL）　417
誤認　103
5年生存率　22
孤発性骨形質細胞腫　452
コバルト-60（^{60}Co）　71, 149
コプラナー照射　120
コミッショニング　100
コロニー形成法　42
根治的放射線治療　396
コーンビーム CT（CBCT）　131

さ

サイクリン依存性キナーゼ（Cdk）　9, 42, 47
サイクロトロン　109, 117
再照射　495
鰓性がん　287
再生不良性貧血（AA）　157
再発直腸がん　154
サイバーナイフ　133, 143
細胞外マトリックス（ECM）　48
細胞死　42, 45, 48
細胞周期　47
　　──チェックポイント　9, 41
細胞診　11, 15
嗄声　259, 267
殺細胞性抗がん薬　34, 58
サマリウム-153（^{153}Sm）-EDTMP（ethylene diamine tetra methylene phosphonate）　163
サルコイド反応　19
3次元原体照射（3D-CRT）　31, 120
3次元放射線治療計画　298
酸素増感比（OER）　51
残存甲状腺アブレーション　162
三段階除痛ラダー　492
残余リスク体積（RVR）　98

し

紫外線　204
しきい値　169
子宮頸がん　396, 402

子宮体がん　407
軸外線量比（OCR）　82, 105
事故被曝　173
施設基準　143
自走式 CT 装置　112
実効長　78
実測ベースアルゴリズム　77
シード療法　170
脂肪腫　463
脂肪肉腫　464
シミュレータ装置　183
遮蔽　159
集学的治療　31, 36, 152, 313
重症筋無力症　307
重症複合免疫不全（scid）　41
重粒子線　72
出血影響薬　150
出血性放射線直腸炎　379
術後再発リスク　410
術後照射　273, 383, 402
術後補助化学療法　36
術前化学療法の効果判定基準　461
術前検査　149
術前補助化学療法　36
術中照射　152
術中迅速診断　11, 15
腫瘍壊死因子（TNF）　62
腫瘍随伴症候群　303
腫瘍制御確率（TCP）　99
腫瘍マーカー　23
竣工図書　180
上咽頭がん　232
小円形細胞腫瘍　464
消化管間質腫瘍（GIST）　337
上顎がん　245
症候性骨髄腫　454
小細胞肺がん　298, 300
照射装置　109
照射体積　97
照射中誤差　133, 138
照射中心位置精度　88
照射補助具　184
照射野設定　243
上肢リンパ浮腫　320
小線源治療　32, 147, 183, 255, 377
上大静脈症候群　504
小児甲状腺がん　282
小児腫瘍　154, 468, 473, 476
小児脳腫瘍　215
上皮絨毛がん　215
上皮成長因子受容体（EGFR）　35, 47, 50
　　──阻害薬　53, 59
小分子化合物　35
消防法　177
食道温存　327
食道がん　325, 330
食道気管支瘻　333

食道狭窄　326, 329
腎芽腫　469
シンクロトロン　109, 117
神経因性疼痛　495
神経芽腫　154, 162, 473
神経膠腫　208
神経周囲浸潤　280
神経鞘腫　464
神経浸潤　274
心血管障害　394, 426
進行（PD）　24
寝台移動法　159
深部量百分率（PDD）　73, 81, 105
腎明細胞肉腫（CCSK）　469
腎ラブドイド腫瘍（RTK）　469

■ す
髄外性形質細胞腫　455
髄芽腫　217
膵がん　152, 154, 340
水晶体遮蔽　159, 450
頭蓋内胚細胞腫　214
ステロイド　443, 510
ステント挿入　333
ストロンチウム-89（^{89}Sr）　71, 162, 492
ストロンチウム-90（^{90}Sr）　71, 487
スペーサ　256
スメアリング　118

■ せ
生化学的非再燃率（bNED）　383
生検診断　11
精子減少　395
成熟奇形腫　215
正常細胞　7
正常組織障害発生確率（NTCP）　99, 122, 353
精上皮腫　418
精神性の障害　412
精巣腫瘍　392
精巣上皮腫　393
生存期間中央値　22
生存率曲線　42
声帯白板症　259
生物学的効果線量（BED）　145, 487
生物学的効果比（RBE）　45, 52, 72, 115, 148, 348
声門がん　259
声門上がん　267
ゼヴァリン　163
世界保健機関（WHO）　11, 102, 307
赤芽球癆　307
脊椎血管腫　482
セグメンタル・ブースト法　413
施工管理　180
施工図書　178
セシウム-137（^{137}Cs）　149, 169

節外性NK/T細胞リンパ腫, 鼻型（nasal NK/T）　425, 437
節外性粘膜関連リンパ組織型辺縁帯B細胞性リンパ腫　448
節外性リンパ腫　427, 432, 437, 442, 447, 449
舌がん　249
設計図書　176
セットアップエラー　88, 135
セットアップマージン（SM）　32, 87, 93, 96
切迫麻痺　508
線維芽細胞増殖因子（FGF）　48
線維性狭窄　333
線維肉腫　463
線エネルギー付与（LET）　45, 116
腺がん　405
線源回転軸間距離（SAD）　81, 159
線源管理　172
線源脱落　171
線源取り扱い　170
線源表面間距離（SSD）　81
全骨髄照射（TMI）　157
全骨盤照射　398
潜在的致死損傷（PLD）　52
穿刺吸引細胞診（FNA）　15, 281
前縦隔腫瘍　306
全身照射（TBI）　157
全身皮膚電子線照射　433
全生存期間　22
センチネルリンパ節生検　413
全乳房照射　317
全脳照射　443, 500
全脳全脊髄照射　218, 221
全肺照射　471, 478
全腹部照射　471
腺様嚢胞がん　277, 280
前立腺がん　128, 371, 377, 383
線量計　72
線量計算アルゴリズム　76, 86, 106
線量効果曲線　122
線量制限　375
線量線量率効果係数（DDREF）　69
線量測定　72, 160
線量体積解析　97
線量体積ヒストグラム（DVH）　25, 84, 122, 234, 298, 348, 431
線量分割　32, 65, 158
線量分布　80
　生体内における——　348
線量率　51
線量率効果　45, 67
全リンパ組織照射（TLI）　157

■ そ
造血幹細胞移植（HSCT）　67, 157, 475
奏効率　22
増殖死　42

相対電子濃度　78
相同組換え（HR）　40, 47, 50
測定可能病変　23
側弯症　470
鼠径リンパ節　404, 412
組織学的完全奏効（pCR）　338
組織最大線量比（TMR）　73, 81
組織内照射　148, 255
組織ファントム線量比（TPR）　120
組織不均質補正　297

■ た
体幹部定位（放射線）照射（SBRT）　85, 122, 142, 293
体幹部定位放射線治療ガイドライン　89
退形成星細胞腫　212
胎児性がん　215
代謝拮抗薬　34, 58
退出基準　165, 171
対象画像　91
体積効果　64
大腸がん　154
胎内被曝　67
体内標的体積（ITV）　32, 97
体内マージン（IM）　87, 93, 97
ダイナミックMRI　372
耐容線量　65, 275
大量化学療法　37
唾液腺悪性腫瘍　279
唾液腺機能温存　234
唾液腺腫脹　67
唾液腺腫瘍　277
唾液分泌障害　275, 288
多形性膠芽腫　154
多軸ロボット制御寝台　112
多発性骨髄腫　158, 452, 455
多発性内分泌腫瘍症（MEN）　282
多分割コリメータ（MLC）　31, 117, 120, 125
多分割照射法　55
炭素イオン線　72, 115, 227, 356
断端陽性例　274
胆道がん　351

■ ち
地域医療　186
チェルノブイリ原子力発電所　69, 282
逐次化学放射線療法　301
腟外陰がん　412
腟がん　414
チーム医療　189, 272
中咽頭がん　239
中枢神経系原始神経外胚葉性腫瘍　219
中枢神経原発リンパ腫（PCNSL）　443
中枢神経死　67
中性子線　72
腸死　67

索引

重複がん　244, 252
直線加速器　⇒リニアック
直腸炎　398
直腸潰瘍　398
直腸がん　154, 354
直腸間膜全切除（TME）　357
直腸出血　122
直列臓器　46, 64
治療効果判定法　22
治療体積　97

つ

通常分割照射　268

て

低悪性度神経膠腫　208
定位手術的照射（SRS）　121, 142, 497
定位多軌道回転照射（SMART）　121, 144
定位放射線照射（STI）　31, 121, 142, 497
定位放射線治療（SRT）　142, 184, 292, 348, 497
低ガンマグロブリン血症　307
定期構造調査　183
低酸素細胞増感剤　53, 154
低線エネルギー付与（LET）放射線　50
低線量率（LDR）　147, 249
　　——腔内照射　400
　　——小線源治療（LDR-BT）　169, 252, 377
低分化がん　285
デジタル再構成シミュレーション画像（DRR）　89, 91, 118, 356, 394, 449
デスモイド　464
テロメラーゼ　48
転移　20
転移性骨腫瘍　491
転移性脳腫瘍　497
電子線　71, 152, 197
電子ポータル画像装置（EPID）　89, 133, 375
電波法　178
電離放射線被曝　18

と

東海村臨界事故　67
頭頸部がん　127, 154
頭頸部扁平上皮がん　240
同時化学放射線療法（CCRT）　31, 59, 300, 398
同室設置CT　134
同時併用化学療法　31
動静脈奇形（AVM）　482
動体追尾機能　122
動注化学療法　246, 257
疼痛緩和　495
導入化学療法　31, 36, 275

ドナーリンパ球輸注療法（DLI）　157
トポイソメラーゼ阻害薬　35, 58
トモセラピー　126, 134, 221
トランスフォーミング増殖因子（TGF）　62
トランスポーター　37

な

内視鏡的逆行性膵胆管造影（ERCP）　351
内視鏡的凝固療法　379
内視鏡的粘膜下層剥離術（ESD）　331, 337
内視鏡的粘膜切除術（EMR）　330, 337
軟X線　152
軟骨浸潤　274
軟部腫瘍　463
軟部肉腫　155

に

肉眼的腫瘍体積（GTV）　28, 32, 96, 120
二次がん　63, 394, 420, 426, 489
二次電子　76, 80
二重鎖切断（DSB）修復能　50
二重散乱体法　109
日本版ブルーブック　183, 189
日本放射線腫瘍学研究機構（JROSG）　318, 334, 343, 351
日本放射線腫瘍学会（JASTRO）　27, 190
日本臨床腫瘍研究グループ（JCOG）　22, 122, 294
乳がん　155, 315
乳房温存療法　315
乳房外Paget病　206
乳房切除後放射線治療（PMRT）　321
尿道球部（膜様部）　379
尿道狭窄　379
妊娠中　318
認知機能発達障害　219

ね

ネオアジュバントホルモン療法（NHT）　372, 377
ネクローシス　9, 43, 45, 48
熱蛍光線量計（TLD）　160
年齢調整率　2

の

脳壊死　498
脳室上衣腫　216
脳腫瘍　154
脳定位放射線照射　142
ノンコプラナー照射　120

は

バイオマーカー　38

肺がん　13, 122, 290, 296, 298, 300, 301, 304
肺気腫　291
胚細胞腫　213, 418
胚細胞腫瘍（GCT）　214
肺線維症　122
肺腺がん　19
バイパス術　333
白内障　122, 224, 450, 488
白板症　259, 262
播種性血管内凝固症候群（DIC）　494
発がんリスク　69
白金製剤　34, 58
パッチ照射　119
半影　82, 105, 115
晩期障害　62
晩期反応組織　46, 56
晩期有害事象　25, 56
半身照射　495
半致死量　66

ひ

非Hodgkinリンパ腫　424
非アルコール性脂肪性肝炎（NASH）　347
鼻腔がん　245
微小管阻害薬　35, 59
非小細胞肺がん　290, 296, 298
非浸潤性乳管がん（DCIS）　262, 318
ビスホスホネート　494, 510
非相同末端結合（NHEJ）　40, 47, 50
非通常分割照射　268
飛程　115, 118
非定型奇形腫様/ラブドイド腫瘍　219
非特異的免疫療法薬　36
ヒトパピローマウイルス（HPV）　8, 241, 360, 390, 399
被曝計算因子　172
被曝予防　169
皮膚T細胞リンパ腫　433
皮膚悪性黒色腫　201, 203
皮膚悪性リンパ腫　433
皮膚変化　199
皮膚マーキング　91
皮膚有棘細胞がん　198
被膜外浸潤　252
びまん性星細胞腫　208
びまん性大細胞型B細胞リンパ腫（DLBCL）　13, 421, 427, 445
びまん性大細胞型リンパ腫　421
ビームデータ　105
病院情報システム（HIS）　175
病巣線量基準点　408
標的の結節治療効果度（TE）　349
標的照合　92
標的の体積内同時ブースト（SIB）　129, 233, 288, 328
標的病変　23

病理解剖　11
病理診断　11
ビルハルツ住血吸虫症　366
貧血　261, 429
品質管理（QA）　93, 100
品質保証（QC）　93, 100

■ふ
ファントム　72, 92, 106, 186
不均質補正計算　76
不均質領域　76, 82
副作用　62
副鼻腔がん　245
婦人科悪性腫瘍　154
婦人科性性腫瘍研究機構（JGOG）　410
物理的補償フィルタ　126
ブドウ膜悪性黒色腫　223
不妊症　394
部分奏効（PR）　22, 24
プラーク小線源治療　224
プログラム細胞死　48
プロゲステロン受容体（PR）　12
分化型甲状腺がん　162
分割間隔　57
分割照射法　55
分子標的治療薬　35, 59, 275
　　──に対する耐性機構　38
分裂期破綻　45
分裂死　45

■へ
平滑筋肉腫　463
平均肺線量（MLD）　99, 122
米国医療物理学会（AAPM）　100
米国国立がん研究所（NCI）　319, 397
米国臨床腫瘍学会（ASCO）　269
閉塞性細気管支炎性器質化肺炎（BOOP）　62
並列臓器　46, 64
ベキサール　163
ペナンブラ　82, 105, 115
ベンジジン　366
ペンシルビーム　81, 111
扁平上皮がん　262

■ほ
膀胱がん　365
放射性金粒子（^{198}Au）　32, 149, 240, 250, 253, 255
放射性同位元素（RI）　162
放射線
　　──種類　70
放射線応答　45
放射線角結膜炎　450
放射線感受性　45, 50, 64, 284, 336
放射線効果　45
放射線骨髄炎　251
放射線遮蔽図書　180

放射線宿酔　62
放射線腫瘍医　185, 190
放射線障害防止法　172, 177
放射線情報システム（RIS）　175, 182
放射線食道炎　329
放射線性肝障害（RILD）　345
放射線性発がん　487
放射線耐容線量　251
放射線治療
　　──適応　30
放射線治療看護師　185, 191
放射線治療技師　185, 191
放射線治療計画　32, 76, 96, 118
　　──ガイドライン2008　64
　　──チェックシート　107
放射線治療計画装置（RTPS）　76, 105, 111, 184
放射線治療施設　175
放射線治療情報管理担当者　185, 192
放射線治療専門（放射線）技師　29, 185, 191
放射線治療専門医　28
放射線治療装置　175
放射線治療病室　169
放射線治療品質管理士　185, 191
放射線治療部門の運営　183
放射線治療方針　30
放射線肺臓炎　62, 122, 291, 329, 429
放射線被曝　66
放射線皮膚炎　322, 329
放射線防護　169, 176, 251
放射線誘発アポトーシス　43
放射線誘発がん　251
放射免疫治療　163
傍神経節腫　162
紡錘体細胞がん　270
ホウ素中性子捕捉療法（BNCT）　72, 211
傍大動脈領域　394
乏突起膠腫　212
乏突起星細胞腫　212
補償フィルタ　126
補助化学療法　31
補正ベースアルゴリズム　76
補体依存性細胞傷害（CDC）　53, 163
補綴装置　148
ボーラス　117, 261
ホルモン療法　36, 380

■ま
幕内基準　345
正岡臨床病期分類　307
マージンの大きさ　93
末梢血幹細胞移植（PBSCT）　473
末梢神経障害　152
末梢性T細胞リンパ腫, 非特異型（PTCL-NOS）　425, 435

マトリックスメタロプロテアーゼ（MMP）　9, 48
慢性骨髄性白血病（CML）　58, 158
慢性閉塞性肺疾患（COPD）　365
マンチェスター法　150, 398
マントル細胞リンパ腫（MCL）　425
マントル照射　417, 423

■み
密封小線源治療　32
ミニ移植　157
未分化型大細胞型リンパ腫　425
未分化奇形腫　215
未分化転化　282
脈管腫瘍塞栓　344
脈絡膜悪性黒色腫　224
ミラノ基準　345

■む
無増悪生存期間　22
ムービングビーム法　159

■め
免疫組織化学　11

■も
毛細血管拡張性運動失調症（AT）　43
網膜障害　450
網膜剥離　224
モデルベースアルゴリズム　76
モニタユニット（MU）　85
モールド治療　148, 255
モンテカルロ法　111

■や
薬剤耐性　37
薬事法　177

■ゆ
有害事象（AE）　24, 62, 160
　　──評価法　22
有棘細胞がん　196
遊離空腸　274

■よ
幼児血管腫　484
陽子線　71
　　──特性　108
陽子線治療　108
陽子線治療計画　347
陽子線治療装置　108
ヨウ素-125（^{125}I）　32, 149, 170, 381
ヨウ素-131（^{131}I）　162, 282
4次元CT（4D-CT）　144
4次元治療計画　122
予防的所属リンパ節領域照射　341
予防的全脳照射（PCI）　301

索 引

ら
ラジウム-223（^{223}Ra） 165
ラジオサージャリー 142
ラジオ波焼灼療法（RFA） 344
卵黄腫 215
ランダム生検 287

り
リスク臓器（OAR） 32, 97, 121
リスクマネジメント 102
リッジフィルタ 110
リニアック 31, 126, 131, 143, 183
リーフマージン 97

粒子線治療 108, 115, 348, 466
粒子線治療装置 108, 115
領域リンパ節照射 317
緑内障 224, 227
リン酸化型 H2AX（γH2AX） 46
臨床標的体積（CTV） 32, 96
リンパ節外浸潤 274
リンパ節転移 19
リンパ節陽性病変 375
リンパ節領域 423

る
類基底細胞がん 270
累積罹患率 2

涙腺障害 450
ルテニウム-106（^{106}Ru） 224

れ
レセプショニスト 185, 192
レンジモジュレータ 111

ろ
老化 45
瘻孔 333
老人福祉法 167
労働安全衛生法 178
濾胞性 B 細胞リンパ腫 419
濾胞性リンパ腫 425